致 读 者

　　社会主义的根本任务是发展生产力，而社会生产力的发展必须依靠科学技术。当今世界已进入新科技革命的时代，科学技术的进步已成为经济发展、社会进步和国家富强的决定因素，也是实现我国社会主义现代化的关键。

　　科技出版工作肩负着促进科技进步、推动科学技术转化为生产力的历史使命。为了更好地贯彻党中央提出的"把经济建设转到依靠科技进步和提高劳动者素质的轨道上来"的战略决策，进一步落实中共江苏省委、江苏省人民政府作出的"科教兴省"的决定，江苏科学技术出版社于1988年倡议筹建江苏省科技著作出版基金。在江苏省人民政府、江苏省委宣传部、江苏省科学技术厅（原江苏省科学技术委员会）、江苏省新闻出版局负责同志和有关单位的大力支持下，经江苏省人民政府批准，由江苏省科学技术厅、凤凰出版传媒集团（原江苏省出版总社）和江苏科学技术出版社共同筹集，于1990年正式建立了"江苏省金陵科技著作出版基金"，用于资助自然科学范围内符合条件的优秀科技著作的出版。

　　我们希望江苏省金陵科技著作出版基金的持续运作，能为优秀科技著作在江苏省及时出版创造条件，并通过出版工作这一平台，落实"科教兴省"战略，充分发挥科学技术作为第一生产力的作用，为建设更高水平的全面小康社会、为江苏的"两个率先"宏伟目标早日实现，促进科技出版事业的发展，促进经济社会的进步与繁荣做出贡献。建立出版基金是社会主义出版工作在改革发展中新的发展机制和新的模式，期待得到各方面的热情扶持，更希望通过多种途径不断扩大。我们也将在实践中不断总结经验，使基金工作逐步完善，让更多优秀科技著作的出版能得到基金的支持和帮助。

　　这批获得江苏省金陵科技著作出版基金资助的科技著作，还得到了参加项目评审工作的专家、学者的大力支持。对他们的辛勤工作，在此一并表示衷心感谢！

江苏省金陵科技著作出版基金管理委员会

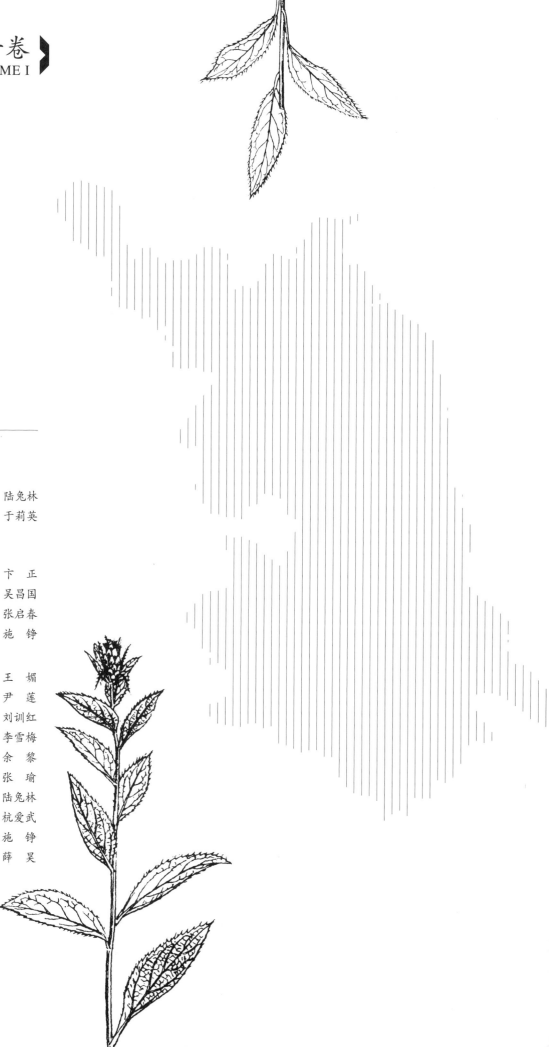

江蘇中藥志

江苏中药志

【第一卷】
VOLUME I

Jiang Su
Chinese
Materia
Medica

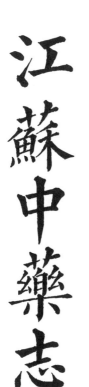

主编单位 南京中医药大学

主 编 陈仁寿 刘训红

副主编 曹 宜 尹 莲 陆兔林
张 瑜 杭爱武 于莉英
宋建平 邹立思

编 委 (按姓氏笔画排序)
丁 宁 王 媚 卞 正
朱蕴菡 杨 萌 吴昌国
余 黎 张 珂 张启春
陈 勇 季 德 施 铮

本卷编写人员 (按姓氏笔画排序)
丁 宁 于莉英 王 媚
王程成 卞 正 尹 莲
白颖锋 朱蕴菡 刘训红
严 颖 李 越 李雪梅
杨 萌 吴昌国 余 黎
邹立思 宋建平 张 瑜
张 珂 张启春 陆兔林
陈 勇 陈仁寿 杭爱武
季 德 赵 慧 施 铮
梅余琪 曹 宜 薛 昊
魏丽芳

江苏凤凰科学技术出版社

序 一

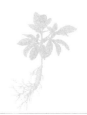

　　江苏省历来人杰地灵,经济繁荣,教育发达,孕育了丰富的地域文化。江苏是中国古代文明的发祥地之一,其中吴文化、金陵文化、淮扬文化、中原文化这四大文化的交相融合,对华夏文明的发扬与传播起到了积极的作用。

　　自古以来,江苏传统医学发达,著名医家林立。一方面源自江苏丰富的人文环境,得益于经济与文化的发达;另一方面是因为江苏拥有良好的自然环境,具有丰厚的自然资源和四季分明的气候条件。

　　有道是"一方水土养一方人",这里所谓的"养"当包含"养育"与"养生"两个概念。江苏大部分地区生态环境优良,属中国著名的"鱼米之乡",养育了大批优秀的华夏之士。同时,在江苏丰厚的自然资源中,有大量的对人类身体健康具有保养与防治疾病作用的植物、动物、矿物,是中华民族传统医药学的重要组成部分。

　　与一些中药材蕴藏品种与资源极为丰富的省份比较,江苏中药材种类虽然不算太多,但也有上千种,而且很多是临床常用中药,是大量古代经典名方的重要组成部分,如苍术、柴胡、藿香、桔梗、太子参、明党参等,目前临床使用量很大,它的药用价值当深入挖掘与研究,并加以规范和推广使用。

　　南京中医药大学一批热爱中医药传承与发扬的专家学者们,秉承"苏派中医"的特质,一贯重视对中医药学术的整理与传承,拥有一支老中青相结合的古今中药学文献研究队伍,他们曾经编纂出版过在国内外有影响的中药著作——《中药大辞典》《中华本草》等。近年来,他们积极关注江苏中医药事业的发展,深入开展江苏省中医药流派的传承与研究,并重视对江苏省中药资源的挖掘与利用。因此,他们精心策划了《江苏中药志》的编纂工作,现经过编写组的共同努力,该书即将面世。《江苏中药志》内容丰富,古今结合,图文并茂,既有生药学知识,又有临床药用理论,特别是资源的分布与历代文献的记载充分体现了江苏特色,反映了江苏中药的历史沿革,将是一部全面认识江苏中药资源与利用的重要文献著作。

　　中药志书的编写不同于一般的学术著作,它涉及专业较多,知识面很广,需要中医与中药专业的专家共同协作和相互配合才能完成。从已完成的书稿中可以看到,工作量很大,相互协调的方面很多,该书的完成是一项集体劳动的结晶,编写组成员均付出了辛勤的劳动,十分值得赞赏!

　　我想,《江苏中药志》的出版,对于丰富江苏中医药学术资源、促进江苏中医药事业发展,必将起到积极的作用!

　　特为之序!

中国科学院院士

蒋华良

2019 年 6 月 10 日

序　二

　　在我国中药学发展史上,曾经有过6次历史性的总结。首先是《神农本草经》,这是我国现存的第一部中药学专著,它总结了先秦至后汉的本草成就,收载药材365种,其中大部分至今还是临床常用药物;第二次是梁·陶弘景的《本草经集注》,在《神农本草经》的基础上增加《名医别录》药物365种,保存了《神农本草经》的原貌,首次对药物进行考证、评注;第三次是唐代的《新修本草》,这是第一部由政府主持编修颁布的法典性本草,考订严谨,具很高的权威性,并首次绘制了药物图谱;第四次是宋代政府组织编纂的《开宝本草》《嘉祐本草》《本草图经》等系列本草著作,其内容主要被保存在宋代唐慎微编修的大型中药文献《证类本草》之中;第五次是明代李时珍的《本草纲目》,他在广泛收集文献和深入调查的基础上,全面总结了明代中叶以前的本草学成就,创建新的药物分类系统,收载药物达1 892种,阐发药学理论,考订错误,内容广博,达到了古代历史上本草学的最高水准,成为一部影响深远的科学巨著,被誉为"16世纪中国的百科全书";第六次当是20世纪90年代组织全国众多中药专家共同编纂而完成的《中华本草》,它集古今中药研究成果于一体,全面反映了当代中药各分支学科的研究成果,也是一部划时代的中药文献著作。

　　以上6次历史性的总结成果均为综合性本草著作,除此之外,我国历史上不乏有大量的专题性本草著作,其中有一类为地方性本草文献,主要反映一个地区的中药资源与利用的情况,如《南方草木状》《南海药谱》《滇南本草》《晶珠本草》《祁州药志》等。中华人民共和国成立后,各地积极开展中药材普查,并组织撰写地方中药志或药物志,出版问世的有《四川中药志》《安徽中药志》《甘肃中药志》《湖北中草药志》《湖南药物志》《云南中药志》等。

　　江苏省历代很多医药学家重视对中药的整理与研究工作,以上所述《本草经集注》的作者陶弘景即为南北朝时期的丹阳秣陵(今江苏南京)人。屠呦呦因发明新药青蒿素而获得诺贝尔奖,其灵感即来自于晋代丹阳郡句容(今江苏句容)人葛洪所著的《肘后备急方》。中华人民共和国成立后,江苏省出版过《江苏药材志》《江苏植物药材志》《江苏中药材标准》等著作,但一直缺少一本地方性中药志著作。曾经参与《中华本草》《中药大辞典》(第二版)编纂工作的陈仁寿、刘训红等老师近年来一直致力于江苏中药资源与利用方面的古今资料收集、整理和调研工作,拟编纂《江苏中药志》,并被列为江苏省"十三五"重点图书出版项目,现经过大家的共同努力即将完稿出版。从目前已完成的稿件看,从药名、来源、采收加工、药材、化学成分、药理、炮制,到药性、功用、主治、临床报道,再到历史沿革、江苏地方志等,内容丰富,古今结合,条理清晰,做到了"考镜源流,辨章学术",传统中蕴含新知,现代中保存古义,较好地展示了江苏地区中药资源的医药价值,为现代临床使用和新药研发提供了重要参考资料。

　　《江苏中药志》的出版将填补全面反映江苏中药材资源与利用的地方中药志著作的空白,对促进江苏中医药学的发展具有重要的作用!

　　乐为序!

《中华本草》总编

宋立人

2019.5 于南京

前 言

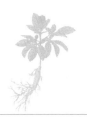

  江苏,简称"苏",公元 1667 年因江南省东西分置而建省,得名于"江宁府"与"苏州府"之首字。位于中国大陆东部沿海中心,地跨长江、淮河南北,京杭大运河从中穿过。处于暖温带向亚热带的过渡地区,即苏北灌溉总渠以北为暖温带,苏北灌溉总渠以南至宜兴、溧阳山地北缘为北亚热带,宜兴、溧阳的南部为中亚热带,由此,气温、雨水、土壤、植被均形成了较为显著的南北过渡、差异及递变规律,整体上气候温暖湿润,雨量充沛,四季分明,境内生境类型包含东北和西南低山丘陵、沿海滩涂、江河湖泊水网、平原等,动物、植物、矿物资源丰富。据最新出版的《江苏植物志》记载,江苏省内分布的高等植物至少 3 400 种,可以入药材使用者 1 500 种左右。除此之外,据普查发现江苏还有部分动物、矿物药,其中动物药 100 余种,矿物药 20 余种。

  我国春秋时期的典籍《晏子春秋·杂下之十》云:"橘生淮南则为橘,生于淮北则为枳,叶徒相似,其实味不同。所以然者何? 水土异也。"中药材的性质与品质优劣与地域常密切相关,此所谓"味不同"因"水土异也"。江苏省虽非中药材生产大省,但也有一些道地药材,如茅苍术、太子参、明党参、丹参、桔梗、牛蒡根、何首乌、宜兴百合、泰半夏、浙贝母、延胡索、孟荆芥、苏薄荷、连钱草、败酱草、银杏叶、苏雏菊、夏枯草、苏芡实、瓜蒌、蟾酥、土鳖虫、鳖甲等。本省家种大宗中药材相对全国其他地区其产量和面积均在减少,野生中药资源品种较多但蕴藏量少,部分野生资源量急剧下降,如茅苍术、明党参、夏枯草、桔梗、丹参、太子参等,急需保护。不同于东北、西南等地的药材,江苏道地药材的特性大多药性温和轻平,少大热、大寒、大毒之品,这正适用于江苏柔和体质人群的疾病状态。这些中药材无论是生长还是性味虽平淡而不奇,但其中有很多为历代经典名方的组成药物,在今天的临床上仍然使用十分频繁。

  江苏省是文化科技大省,人文荟萃,历代名医辈出,据统计,从后汉时期到中华民国的一千年间,史料载录的江苏医家 4000 多人,具有吴门医派、孟河医派、山阳医派、金陵医派等在全国著名的中医流派,其中内涵学术思想与观点纷呈迭现,你中有我,我中有你,成为我国中医药发展中颇具特色的"苏派中医"。

  中药,在古代常称作"本草",江苏最早的本草文献当属《吴普本草》,作者吴普为广陵人氏(今江苏省江都),三国时华佗的弟子,生活于公元 150—239 年。《吴普本草》共 6 卷,载药 441 种,内容包含药名、别名、性味、产地与生长环境、形态、采集、加工、主治、畏恶等方面,在药性方面引用了神农、黄帝、岐伯、雷公、桐君、扁鹊、当之、医和、一经等论述,基本上全面汇集了魏以前对药性的认识。

  南北朝丹阳秣陵(今江苏南京)陶弘景(公元 456—536 年)于永明十年(公元 492 年)辞官隐居句曲山(即江苏句容茅山)始著《本草经集注》,该书在本草史上具有重要的历史地位,保存了我国现存第一部中药著作《神农本草经》的全部内容,又补入了魏晋名医对药物的研究成果(即名医副品),并有陶氏本人对药物认识的解说,因此是一部划时代的本草著作。晚于陶弘景的同时代名医家徐之才(公元 505—572 年,寄居丹阳,即今江苏南京)编修《药对》2 卷,这是一部临床实用性药对著作,内容涉及药名、药性、君臣佐使、功效主治等。

  隋代江宁(今江苏南京)诸葛颖(公元 536—612 年)著有《淮南王食目》10 卷、《淮南王食经》120 卷,均为养生食谱类本草文献。唐代润州(今江苏丹徒)医博士杨损之著《删繁本草》,江都(今江苏扬州)道士李含光(公元 683—769 年)著《本草音义》。

苏颂(公元 1020—1101 年)为北宋著名的本草学家,童年时居住福建泉州南安,曾在多处任职;公元 1092 年被任为右宰相,两年后辞相出任扬州知州;1097 年告老还乡,宋哲宗赐赠苏颂"太子少师"衔,并赐江苏丹阳良田四百亩。尽管江苏不是苏颂的出生地,但其在江苏还是生活了一段不算短的时间。他先参编《嘉祐本草》,后一人执笔编撰《本草图经》,两书全面反映了北宋时期本草发展的实际情况,图文并茂,堪称本草文献姊妹篇。

明代著名的本草巨著《本草纲目》由湖北医药学家李时珍花了 27 年时间编撰而成,但书成之后刊行遇到困难,最后在其死后才得以在金陵(南京)出版刊行,形成了存世《本草纲目》最有价值的金陵版,表明了明代江苏对本草著作出版的重视。明代江苏本草文献中以苏州医家所著者为多数,如吴县王鏊著《本草单方》、沈宗学著《本草发挥精华》、顾逢伯著《分部本草妙用》,吴江盛寅明著《脉药玄微》,太仓王育著《本草辨名疏义》,常熟陆仲德著《本草拔萃》,昆山郑之效著《本草辨疑》。此外还有溧阳芮城明著《纲目拾遗》、金坛王肯堂著《王宇泰药性赋》、高邮王磐著《救荒野菜谱》、江宁李元素著《本草经》、江都史廷立著《本草集要》、京口(镇江主城区)宁原著《食鉴本草》、南通冯鸾著《药性赋》等。

清代是江苏历史上刊行本草文献著作最多的一个朝代,共有 70 多部,主要为普及性本草文献,著作的类型和范围十分广泛,对本草学的普通与推广起到了积极的作用。著作类型有《本经》研究、药性论、药性歌诀、《本草纲目》节要等。

民国时期的本草文献类型涉及《本经》注释、临床实用、中西汇通、本草讲义、中药辞书、地方本草、药材考证等方面,如江苏丹徒蔡陆仙编纂的综合性医著《中国医药汇通》(1937 年),无锡丁福保(公元 1874—1950 年)著《化学实验新本草》《家庭新本草》《中药浅说》,江苏嘉定(今属上海市)人张山雷于 1920 年编《本草正义》,江苏武进恽铁樵(公元 1878—1935 年)著《论药集》《药物学》,武进中国生药学先驱者赵燏黄(公元 1883—1960 年)编撰《祁州药志》《蒙古本草药之原植物》。

中华人民共和国成立以后,江苏所在的南京中医药大学、中国药科大学、江苏植物研究所等单位的部分专家长期致力于本草学的研究工作,编写了大量的中药学科领域的教材如《中药学概论》《药材学》等,为培养高层次中药人才做出了巨大的贡献。南京中医药大学前后主编了具有划时代意义的本草文献《中药大辞典》(1977 年第 1 版,2006 年第 2 版)和《中华本草》(1999—2005 年),江苏省植物研究所主编了《新华本草纲目》3 册(1981—1986 年)。中国药科大学参与国家重点科技项目,完成了《常用中药材品种整理和质量研究》(南方编)。这些著作都是反映当代中药学研究和发展水平的重要本草文献,对于本草学术承前继后起到了积极的推动作用,更反映了江苏中药学与本草学的研究水平,并成为苏派中医的重要组成部分。

纵观江苏中药的发展历史,无论是对中药资源与品种的普查研究,还是中药理论与应用的分析归纳,江苏都取得了很大成就,并一直处在全国前列。特别是近年来,在品种来源、基原(形态)、分布、生长、栽培、采收加工、药材、炮制、化学成分、药理作用、药性、功能、主治、用法用量、临床报道、药用历史、考证、文献源流等方面新的研究成果不断涌现。虽然江苏省曾于 20 世纪五六十年代编写过反映江苏省中药材资源应用情况的著作《江苏中药材》《江苏省植物药材志》,1989 年和 2016 年出版过不同版本的《江苏省中药材标准》,但一直没有编纂过全面反映中药材资源与利用的地方中药志著作,与其他省份相比,这项工作明显不足。为此本编写组成员多年前即开始策划编写《江苏中药志》,对书中拟收中药、编写样例和样稿进行了反复讨论与修订,后通过申请,该书被列入江苏省"十三五"重点图书出版项目。

《江苏中药志》是在广泛收集资料并进行必要的实地考察基础上,以实用性为主,沿袭《中药大辞典》和《中华本草》的编纂风格,着重介绍药物的生药学知识、实验研究以及临床应用知识,以药用部位为分类,从根、茎、叶、花、果为序排列,每一类下又以药名的首字笔画为序,以便于读者查检。

现经过编写组的不断讨论、反复修订及共同协作,从分项目撰稿,到组装审稿,再到定审配图等工作流程,《江苏中药志》第一卷已经付梓,并即将面世,希望能对江苏以及全国的中药材研发与利用提供有价值的资料。

《江苏中药志》第一卷共收载江苏产常用根及根茎类、茎木类 106 种药物,分正名、异名、来源、原植物、栽培、采加加工、药材、鉴别、化学成分、药理、炮制、药性、功能、主治、用法用量、注意事项、附方、临床报道、药论摘录、品种沿革、地方志等栏目,分别介绍相关知识,全面展示该药的古今研究成果,特别是在原植物分布、药材产地、品种沿革、地方志收载等项目上充分体现江苏特色。从中可以了解江苏地区原植物的分布区域、药材生产现状、历代品种演变与古代物产流通情况。

本书在编写过程中参阅了大量古今中医药文献著作和学术论文,在此向古代先贤致敬! 向当代学者致谢! 特别要感谢中国科学院院士蒋华良研究员和《中华本草》总编宋立人研究员为本书作序! 还要感谢出版社编辑为本书的出版付出的辛勤劳动!

由于作者水平有限,书中疏漏与不足之处在所难免,敬请读者批评指正。

《江苏中药志》编写组

2019 年 5 月于南京中医药大学

凡　例

一、本书为《江苏中药志》第一卷,分为凡例、药物、索引、彩色插图四部分。

二、药物部分主要介绍江苏省内分布的根及根茎类、茎木类常用中药材106味,每类按中药名首字笔画顺序排列。每味中药介绍其正名、异名、来源、栽培、采收加工、药材、化学成分、药理、炮制、药性、功能、主治、用法用量、注意事项、附方、临床报道、药论摘录、品种沿革、地方志等内容。

1. 正名:即药物条目名,选用历代本草常用和现代临床习用的药名为本书药物的正名,主要以《中华人民共和国药典》《中华本草》《中药大辞典》(第二版)《江苏省中药材标准》中的药名为依据。每个正名下列该药的汉语拼音和本草文献出处。

2. 异名:举列该药的其他常用别称,特别是江苏地区的别称和通用名。异名后不注出处。

3. 来源:记述该药基原的中文科名、种名和拉丁名及其药用部分。

4. 原植物:① 记述原植物的习用中文名称及其他中文名、形态特征、生长环境及分布。分布先述全国范围,再述江苏境内。② 本项下附不同品种的原植物形态墨线图。

5. 栽培:扼要依次叙述其生物学特性、繁殖方法、田间管理、病虫害防治。

6. 采收加工:记述药物的采收时间(季节)、采收方法、注意事项、产地加工技术。

7. 药材:先述药材名(中名和拉丁学名)以及江苏境内主要产地,再述药材的性状鉴别、显微鉴别、理化鉴别和品质标志,各鉴别项下大部分附有黑线图。

8. 炮制:记述现行炮制品的炮制方法和饮片贮藏。

9. 化学成分、药理:概要介绍该药近年来国内外所研究的主要化学成分和药理作用。

10. 药性:以目前出版的权威性中药著作为依据,叙述药物的性味、毒性、归经3项内容。

11. 功能:简要介绍药物的主要功能,药物的传统功能用中医术语表达,现代医学发现的功能则用西医术语表述。

12. 主治:以功能为序,叙述功能范围内的主要适应证。

13. 用法用量:主要记述药物的给药法、各种剂型的常用量及不同炮制品的功用。煎服用量指成人1日常用量,散剂用量指成人1次的服用量。

14. 注意事项:包括药物的病症禁忌、妊娠禁忌、配伍禁忌以及使用时间上的注意。

15. 附方:选录以本药为主,对功能和主治有印证作用或对应用配伍有启发作用的古今效验方。

16. 临床报道:举例介绍单味药或以该药为主药的复方近年来的临床应用报道,需有例数统计评定疗效者。

17. 药论摘录:主要收录古代本草文献中有关药物的性味、功能、主治记载以及性效理论阐释。

18. 品种沿革:分集解和考证两部分,集解主要收录古代本草文献中有关该药的基原形态、生长环境、分布地区等方面的文字描述,考证主要根据集解的内容对药物的基原和资源进行本草考证,以确定古今品种演变情况。

19. 地方志:收集江苏省古代地方志中有关该药的分布、产地、使用等方面的文字记载。

20. 参考文献:记录有关化学成分、药理、临床报道方面的参考文献,为节省篇幅主要收录作者、杂志名、年代及卷期页。

以上正名、来源、原植(动、矿)物、采收加工、药性、功能、主治、用法用量是必备项目,其余根据实际情况可以缺项。

三、索引:包括中文名称(药名、异名、植物名)及拉丁学名 2 个索引。

四、彩色插图:选取具有代表性的江苏道地药材的基原形态照片共 40 幅。

目　录

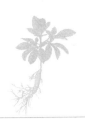

第一章 　根及根茎类中药

第二章　茎木类中药

第一章

根及根茎类中药

1. 三棱 Sān Léng

（《本草拾遗》）

【异名】 京三棱、红蒲根、荆三棱、光三棱。

【来源】 为黑三棱科植物黑三棱 *Sparganium stoloniferum* Buch. -Ham. 的块茎。

【原植物】 黑三棱。

多年生草本，高 50～100 cm。根茎横走，下生粗而短的块茎。茎直立，圆柱形，光滑。叶丛生，2 列；叶片线形，先端渐尖，基部抱茎，下面具 1 条纵棱。花茎由叶丛中抽出，单一，有时分枝；花单性，雌雄同株，集成头状花序，有叶状苞片；雄花序位于雌花序的上部，通常 2～10 个；雌花序通常 1～3 个；雄花花被片 3～4，雄蕊 3；雌花有雌蕊 1，罕为 2，子房纺锤形，花柱长，柱头狭披针形。聚花果直径约 2 cm，核果倒卵状圆锥形，花被宿存。花期 6～7 月，果期 7～8 月（图 1-1，彩图 1-2）。

生于池沼或水沟等处。分布于华北、东北、华东、西南及河南、湖北、湖南、陕西、甘肃、宁夏等地。

本省分布于南京市区、江浦、六合和盱眙等地。

【栽培】 **生长环境** 喜温暖湿润气候，宜在向阳、低湿的环境中生长。对土壤要求不高，可栽种在沟渠、池塘的浅水处，也可栽种在水田里。

繁殖方法 块茎繁殖。冬季收获的块茎，放于窖中贮藏，翌春用贮存的块茎或临时挖取的块茎为繁殖材料，按 30 cm 开穴，深约 10 cm，每穴平放块茎 2～3 个，栽后浇灌清水，经常保持有水。

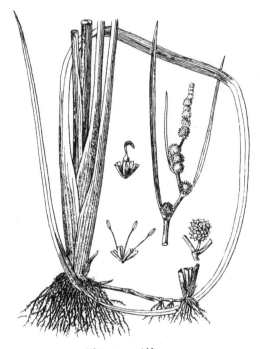

图 1-1 三棱

田间管理 苗出齐后，须经常拔除杂草。长期追肥 2 次，齐苗后追肥 1 次，以人畜粪水为主，也可施用硫酸铵；5～6 月进行第 2 次追肥，先撒施草木灰或圈肥及过磷酸钙，施后中耕埋到土里，并实行浅水灌溉，切忌断水干旱。

病虫害防治 本品无明显病虫害。

【采收加工】 冬季至次年春采挖，洗净，削去外皮，晒干。

【药材】 三棱 Sparganii Rhizoma 本省盱眙、浦口、南京市区、江宁、溧阳等地曾有产。

性状鉴别 呈圆锥形，略扁，长 2～6 cm，直径 2～4 cm。表面黄白色或灰黄色，有刀削痕，须根痕小点状，略呈横向环状排列。体重，质坚实。气微，味淡，嚼之微有麻辣感（图 1-3）。

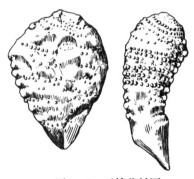

图 1-3 三棱药材图

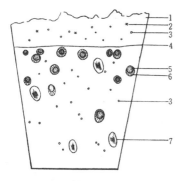

图 1-4 三棱(块茎)横切面简图

1.残存的皮层 2.草酸钙簇晶 3.分泌细胞 4.内皮层 5.韧皮部 6.木质部 7.不规则走向的维管束

显微鉴别 1. **块茎横切面** 皮层为通气组织,薄壁细胞不规则形,细胞间有大的腔隙;内皮层细胞排列紧密。中柱薄壁细胞类圆形,壁略厚,内含淀粉粒;维管束外韧型及周木型,散在,导管非木化。皮层及中柱均散有分泌细胞,内含棕红色分泌物(图1-4)。

2. **粉末** 黄白色。淀粉粒甚多,单粒类圆形、类多角形或椭圆形,直径 $2\sim10\ \mu m$,较大粒隐约可见点状或裂缝状脐点。分泌细胞内含红棕色分泌物。纤维多成束,壁较厚,微木化或木化,有稀疏单斜纹孔。木化薄壁细胞呈类长方形、长椭圆形或不规则形,壁呈连珠状,微木化(图1-5)。

理化鉴别 取本品粉末 2 g,加乙醇 30 ml,加热回流 1 小时,滤过,滤液蒸干,残渣加乙醇 2 ml 使溶解,作为供试品溶液。另取三棱对照药材 2 g,同法制成对照药材溶液。按薄层色谱法试验,吸取上述两种溶液各 10 µl,分别点于同一硅胶 G 薄层板上,以石油醚(60~90℃)-乙酸乙酯(4:1)为展开剂,展开,取出,晾干,置紫外光灯(365 nm)下检视。供试品色谱中,在与对照药材色谱相应的位置上,显相同颜色的荧光斑点。

品质标志 1. **经验评价** 以体重、质坚实、去净外皮、表面黄白色者为佳。

2. **含量测定** 按醇溶性浸出物测定法热浸法测定,用稀乙醇作溶剂,含醇溶性浸出物不得少于 7.5%。

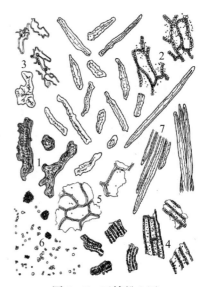

图 1-5 三棱粉末图

1.厚壁细胞 2.木化薄壁细胞 3.分泌细胞 4.导管 5.薄壁细胞 6.淀粉粒 7.木纤维

【成分】 黑三棱块茎含挥发油,其中主要成分为:去氢木香内酯(dehydrocostuslactone),3,4-二氢-8-羟基-3-甲基-1H-2-苯并吡喃-4-酮(3,4-dihydro-8-hydroxy-3-methyl-1H-2-benzopyran-4-one),1-羟基-2-乙酰基-4-甲基苯(1-hydroxy-2-acetyl-4-methylbenzene),β-榄香烯(β-elemene),2-呋喃醇(2-furanmethanol),2-乙酰基吡咯(2-acetylpyrrole)等共 21 个成分[1]。脂肪酸:三棱酸(sanleng acid)[2],9,11-十八碳二烯酸(9,11-octadedicenoic acid),9,12-十八碳二烯酸(9,12-octadedicenoic acid),9-十八烯酸(9-octadecenoic acid),9-十六烯酸(9-hexadecenoic acid),10-十九烯酸(10-nonadecenoic acid),11-二十烯酸(11-eicosenoic acid),以及含有 $C_8\sim C_{10}$、C_{12}、$C_{14}\sim C_{20}$ 的脂肪酸[3]。还含刺芒柄花素(formonetin)[4]。

【药理】 1. **抗血小板聚集和抗血栓形成** 采用血小板聚集功能测定法、小鼠体内血栓形成法对三棱总黄酮进行抗血小板聚集及抗血栓作用研究。结果表明,三棱总黄酮具有较强的抗血小板聚集及抗血栓作用。以此筛选出三棱中总黄酮破血化瘀的有效活性部位,同时比较炮制对其影响,结果显示,醋制后化瘀作用明显增强[1,2]。

2. **抗肿瘤作用** 对黑三棱分别以水提醇沉、75%甲醇浸提、100%甲醇浸提、乙酸乙酯萃取 4 种方法制备三棱黄酮,比较不同黄酮提取物体外对 HeLa 细胞增殖活性的抑制效率,发现除乙酸乙酯萃取样品,其他制备方法所得三棱黄酮的主要成分相近,且在 MTT 及细胞骨架形态实验中均可显著抑制所培养 HeLa 细胞株的增殖活性、诱导细胞的接触生长状态消失、微丝突触减少及细胞形态不规则改变,对 HeLa 细胞的增殖抑制作用强度依次为:水相浸膏>75%甲醇浸膏>100%甲醇浸膏;三棱黄酮水相浸膏与 100%甲醇浸膏的 HPLC 指纹图谱共识别 18 个色谱峰,其中 10 个为共有峰,7 个色谱峰表现为与抗癌活性相对应的含量变化[3]。

【炮制】 1. **三棱** 取原药材,除去杂质,大小分开,浸泡六七成透时,捞出,闷润至内外湿度一致,切薄片,干燥。生三棱行气化滞力强,多用于食积腹胀等症。

2. **醋三棱** 取净三棱片,加米醋拌匀,润透至米醋被吸尽,置锅内用文火加热,炒至色变深,微带焦斑时,取出,放凉。每 100 kg 三棱片,用米醋 15 kg。或取净三棱用醋浸 1 日,蒸半日至透,切片,干燥。每 100 kg 三棱,用醋 25 kg。

3. **麦麸炒三棱**　取麦麸置锅内,炒至冒烟时,加入净三棱片,炒至黄色,取出,筛去麦麸。每 10 kg 三棱片,用麦麸 1 kg。

4. **酒麸制三棱**　麦麸先置锅内炒热,再加入经水、酒闷 4 小时的三棱片,炒至黄色,取出,筛去麦麸。每 100 kg 三棱片,用酒、麦麸、水各 5 kg。

饮片性状　三棱参见"药材"项。醋三棱形如三棱,片面色泽加深,偶见焦黄斑,微有醋气。麦麸炒三棱形如三棱,表面黄色,微有焦香气。酒麸制三棱形如麸炒三棱,微有酒气。

贮干燥容器内,防霉,防蛀。醋三棱、麦麸炒三棱、酒麸制三棱,密闭,置阴凉干燥处。

【**药性**】　辛、苦,平。归肝、脾经。

【**功能**】　破血行气,消积止痛。

【**主治**】　癥瘕痞块,心腹痛,食积胀痛,瘀滞经闭,痛经,跌扑伤痛。

【**附方**】　1. 治远年近日一切积聚　川芎二两(醋煮微软,切作片子),京三棱四两(醋煮软,竹刀切作片子,晒干),大黄半两(醋纸裹,火煨过,切)。上三味为末,水糊丸如桐子大。每服三十丸,温水下,无时。病甚者一月见效,小者半月见效。(《卫生宝鉴》醋煮三棱丸)

2. 治妇人、室女血痕,月经不通,脐下坚结大如杯,久而不治,必成血蛊　荆三棱、莪术各二两,芫花半两,青皮(去瓤净)一两半。上锉如豆大,用好醋一升,煮干,焙为细末,醋糊为丸,如桐子大。每服五十丸,食前用淡醋汤下。(《济生方》三棱煎丸)

3. 治癖气在胁下,痛久不差　京三棱(煨,锉)半斤,枳壳(去瓤,麸炒)一两,甘草(炙,锉)三两。上三味,捣罗为散。每服三钱匕,入盐半字,沸汤点服,空心食前。(《圣济总录》京三棱散)

4. 治小儿阴㿗核肿　京三棱面裹煨焦,去面,为末。三岁半钱,空心盐汤下。人小加减。(《普济方》引自《全婴方》三棱散)

5. 治鼻衄　京三棱大者一枚,上一味,以湿纸裹,于慢火中煨熟。乘热椎碎,捣罗为细末,醋煮面调糊,贴背第三椎上。(《圣济总录》贴背膏方)

【**用法用量**】　内服:煎汤,5~10 g;或入丸、散。

【**注意事项**】　气虚体弱、血枯经闭、月经过多及孕妇禁服。

【**临床报道**】　1. 治疗多囊肾　取三棱 50 g,水煎服,每日 1 次,伴有结石者加用金钱草 20 g,海金沙 20 g,车前草 25 g,伴有出血、血尿者加用小蓟 15 g,白茅根 15 g,田三七 10 g。适应证:肾功能正常的多囊肾患者,尿常规:尿 PRO(＋~＋＋＋),并伴有镜下血尿或白细胞尿。共收治 20 例,男 14 例,女 16 例,最大年龄 50 岁,最小年龄 29 岁,平均年龄 45 岁。结果:尿蛋白明显减少者,从＋＋＋变成＋＋有 3 例,从＋＋变成＋有 8 例,从＋变成阴性有 1 例,共占 60%;镜下血尿从＋＋＋变成＋＋有 2 例,从＋＋变成＋有 8 例,从＋变成阴性有 3 例,共占 65%;无效:尿蛋白无减少者为 3 例,占 15%[1]。

2. 治疗慢性萎缩性胃炎　124 例慢性萎缩性胃炎患者随机分为观察组和对照组,每组 62 例,对照组口服吗丁啉 10 mg/次,3 次/日,枸橼酸铋钾颗粒 1 g/次,3 次/日。观察组在对照组的基础上加用三棱莪术粉。结果:治疗 6 个月后观察两组治疗效果,观察组总有效率明显高于对照组,两者比较差异有统计学意义($P<0.05$)[2]。

3. 治疗精神分裂症残留型　90 例精神分裂症残留型患者随机分为研究组与对照组,研究组 46 例,对照组 44 例,两组患者的年龄、病程及抗精神病药物的种类均无明显性差异。用大黄三棱胶囊(酒大黄、三棱、赤芍、地龙干、冰片组成)和安慰剂制成同色胶囊(A 胶囊、B 胶囊),研究开始后两组的原有抗精神病药物剂量不变,按氯丙嗪效价折算,日剂量控制在 300 mg 以下,治疗组大黄三棱胶囊 5 粒(每粒 1.5 g),3 次/日,共治疗 16 周,对照组服用相同剂量的安慰剂。结果:研究组近期痊愈 5 例,显进 12 例,进步 20 例,无效 9 例,有效率 80.43%;对照组依次为 2 例,7 例,16 例,19 例,有效率 56.82%,两组有效率有显著差异($P<0.05$)[3]。

【**药论摘录**】　1.《日华子本草》:"治妇人血脉不调,心腹痛,落胎,消恶血,补劳,通月经,治气胀,消扑损瘀血,产后腹痛,血运,并宿血不下。"

2.《开宝本草》:"主老癖癥瘕结块。"

3.《医学启源》:"主心膈痛,饮食不消,破气。"

4. 王好古:"通肝经积血,治疮肿坚硬。"(引自《本草纲目》)

5.《汤液本草》:"破血中之气。"

6.《医学入门》:"破血通经下乳汁","兼治小儿痫热"。

7.《本草经疏》:"三棱,从血药则治血,从气药则治气。老癖癥瘕,积聚成块,未有不由血瘀、气结、食停所致,苦能泄而辛能散,甘能和而入脾,血属阴而有形,此所以能治一切凝结停滞有形之坚也。又主产后恶血血结,通月水,堕胎,止痛,利气者,亦散血行气之功也。"

8.《本草汇言》:"荆三棱,破血通经,为气中血药也。盖血随气行,气聚而血不流,则生瘀滞之患,若老癖癥瘕,积聚结块,产后恶血,血结,或食积蛊疾,膨胀痞坚,肠痛肚疝,凡病胸腹肠胃之间,急疾不通,非此不治,此药苦能泄,辛能散,入血则破血,入气则破气。"

【品种沿革】 集解 1.《开宝本草》:"俗传昔人患癥癖死,遗言令开腹取之。得病块干硬如石,文理有五色,人谓异物,窃取削成刀柄,后因以刀刈三棱,柄消成水,乃知此可疗癥癖也。黄色体重,状若鲫鱼而小。又有黑三棱,状似乌梅而稍大,有须相连蔓延,体轻。为疗体并同。"

2.《本草图经》:"三棱,多生浅水旁,或陂泽中。其根初生成块,如附子大,或有扁者。傍生一根,又成块,亦出苗,其不出苗,只生细根者,谓之鸡爪三棱。又不生细根者,谓之黑三棱,大小不常,其色黑,去皮即白。河中府又有石三棱,根黄白色,形如钗股,叶绿色,如蒲,苗高及尺,叶上亦有三爪,四月开花,白色,如红蓼花。五月采根。亦消积气。下品别有草三棱条,云生蜀地,即鸡爪三棱也。其实一类……今三棱,荆襄、江淮水泽之间皆有。叶如莎草,极长,茎三棱如削,大如人指,高五六尺,茎端开花,大体皆如莎草而大,生水际及浅水中。苗下即魁,其傍有根横贯,一根则连数魁,魁上发苗。采时断其苗及横根,形扁长如鲫鱼者,三棱也。根末将尽,一魁未发苗,小圆如乌梅者,黑三棱也。又根之端钩屈如爪者,为鸡爪三棱。皆皮黑肌白而至轻。三者本一物,但力有刚柔,各适其用。因其形为名,如乌头、乌喙、云母、云华之类,本非两物也。今人乃妄以凫茨、香附子为之。"

3.《救荒本草》:"黑三棱,旧云:河陕江淮荆襄间皆有之;今郑州买峪山涧水边亦有。苗高三四尺,叶似菖蒲叶而厚大,背皆三棱剑脊。叶中撺葶,葶上结实,攒为刺球,状如楮桃样而三颗瓣甚多。其颗瓣,形似草决明子而大,生则青,熟则红黄色。根状如乌梅而颇大,有须蔓延相连,比京三棱体微轻,治疗并同。"

4.《本草纲目》:"三棱多生荒废陂池湿地,春时丛生,夏秋抽高茎,茎端复生数叶,开花六七枝,花皆细碎成穗,黄紫色,中有细子。其叶茎花实俱有三棱。"

考证 三棱之名首载于《本草拾遗》。古代所用三棱品种与名称较杂乱,以荆三棱、黑三棱为常用。从药材的形态描述看,《本草图经》所载形如鲫鱼而体重的京三棱及坚重的红蒲根,与今黑三棱科植物黑三棱及其同属植物的块茎特征符合;而《本草拾遗》所谓形如乌梅的三棱(一名蔏者)即今莎草科植物黑三棱 *Scirpus yagara* Ohwi 的块茎(另见"黑三棱"条)。《救荒本草》曰:"(黑三棱)叶中撺葶,葶上结实,攒为刺毬,状如楮桃样而三颗瓣甚多。"并有附图,与本品一致。

【地方志】 元·张铉《至正金陵新志·卷七·物产》:"京三棱:按《本草》,以上并出江宁。"

参考文献 ▸▸

成分

[1] 陈耀祖,等.药物分析杂志,1988,8(5):270

[2] 张卫东,等.中草药,1995,26(3):125

[3] 张卫东,等.中国中药杂志,1995,20(6):356

[4] 袁久荣,等.山东中医杂志,1989,8(6):28

药理

[1] 陆兔林,等.中草药,1999,30(6):439

[2] 陆兔林,等.中成药,1999,21(10):511

[3] 孙杰,等.西北植物学报,2010,30(12):2530

临床报道

[1] 李芳,等.中医药信息,2006,23(5):10

[2] 赵刚.当代医药论丛,2014,12(11):192

[3] 黄跃东,等.福建中医药,1999,30(3):1

2. 干姜 Gān jiāng

（《神农本草经》）

【异名】 白姜、均姜。

【来源】 为姜科植物姜 *Zingiber officinale* Rosc. 的干燥根茎。

【原植物】 姜，又名生姜、老姜。

多年生草本，高 50～80 cm。根茎肥厚，断面黄白色，多分枝，有芳香及辛辣味。叶互生，排成 2 列，无柄，几抱茎；叶舌膜质；叶片披针形至线状披针形，先端渐尖，基部狭，叶基鞘状抱茎，无毛。穗状花序球果状，由根茎抽出，被疏离的鳞片；苞片卵形，淡绿色，边缘淡黄色，先端有小尖头；花萼管具 3 短尖齿；花冠黄绿色，唇瓣中央裂片长圆状倒卵形，短于花冠裂片，有紫色条纹及淡黄色斑点，侧裂片卵形；雄蕊 1，暗紫色，药隔附属体包裹住花柱；子房 3 室，无毛，花柱 1，柱头近球形。蒴果。种子多数，黑色。花期 8 月（图 2-1）。

栽培植物。分布于我国中部、东南部至西南部各省。

本省分布于兴化、如皋。

【栽培】 **生长环境** 喜温暖湿润的气候，不耐寒，怕潮湿，怕强光直射。忌连作。宜选择坡地和稍阴的地块栽培。以土层深厚、疏松、肥沃、排水良好的沙壤土至重壤土为宜。

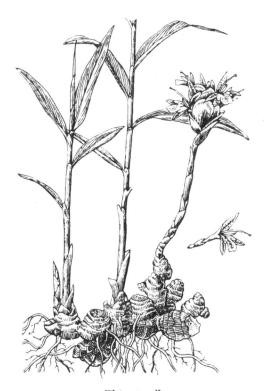

图 2-1 姜

繁殖方法 根茎（种姜）繁殖，穴栽或条栽。秋季采挖生姜时，选择肥厚、色浅黄、有光泽、无病虫伤疤的根茎作种姜，下窖贮藏或在室内与细沙分层堆放贮藏备用。南方于 1～4 月、北方于 5 月，取出种姜保温催芽，然后把种姜切成小块，每块保留 1～2 个壮芽。穴栽按行株距 40 cm×30 cm 开穴，深 13～17 cm，先浇粪水于穴中，待渗透土后，每穴平放种姜 1 块，最后覆盖细堆肥与土。条栽按行距 40 cm 开沟，施入基肥后，按株距 27 cm 下种，上覆土与地面平。四川产区注意播种的深浅度，播种深（挖穴 30 cm 左右），并不断培土而成菜姜，为生姜来源；播种浅（挖穴 5～10 cm）而成药姜，为干姜来源。

田间管理 出苗后发现缺株，及时补栽。全年中耕除草 3～4 次，追肥 4 次，肥料以有机肥和复合肥为主。生长期间对水分要求比较严格，不能缺水，出现干旱要及时浇水保湿，收获前 10 日停止浇水。

病虫害防治 病害有腐败病（姜瘟），可用波尔多液或石灰防治。虫害有亚洲玉米螟、姜弄蝶，可用 90% 敌百虫 1 000 倍液防治亚洲玉米螟，可用 80% 敌敌畏 1 500 倍液防治姜弄蝶。

【采收加工】 冬季采挖，除去须根和泥沙，晒干或低温干燥。趁鲜切片晒干或低温干燥者称为"干姜片"。

【药材】 干姜 Zingiberis Rhizoma 本省各地均有产。

性状鉴别 呈扁平块状，具指状分枝，长 3～7 cm，厚 1～2 cm。表面灰黄色或浅灰棕色，粗糙，具纵皱纹

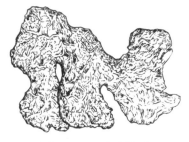

图 2-2 干姜药材图

和明显的环节。分枝处常有鳞叶残存,分枝顶端有茎痕或芽。质坚实,断面黄白色或灰白色,粉性或颗粒性,内皮层环纹明显,维管束及黄色油点散在。气香、特异,味辛辣(图 2-2)。

干姜片呈不规则纵切片或斜切片,具指状分枝,长 1～6 cm,宽 1～2 cm,厚 0.2～0.4 cm。外皮灰黄色或浅黄棕色,粗糙,具纵皱纹及明显的环节。切面灰黄色或灰白色,略显粉性,可见较多的纵向纤维,有的呈毛状。质坚实,断面纤维性。气香、特异,味辛辣。

显微鉴别 1. 根茎横切面 木栓层为多列扁平木栓细胞。皮层散列多数叶迹维管束;内皮层明显,可见凯氏带。中柱占根茎的大部分,散列多数外韧型维管束,近中柱鞘处维管束形小,排列较紧密,木质部内侧或周围有非木化的纤维束。薄壁组织中散有油细胞。薄壁细胞含淀粉粒(图 2-3)。

2. 粉末 淡黄棕色。淀粉粒众多,长卵圆形、三角状卵形、椭圆形、类圆形或不规则形,直径 5～40 μm,脐点点状,位于较小端,也有呈裂缝状者,层纹有的明显。油细胞及树脂细胞散于薄壁组织中,内含淡黄色油滴或暗红棕色物质。纤维成束或散离,先端钝尖,少数分叉,有的一边呈波状或锯齿状,直径 15～40 μm,壁稍厚,非木化,具斜细纹孔,常可见菲薄的横隔。梯纹导管、螺纹导管及网纹导管多见,少数为环纹导管,直径 15～70 μm。导管或纤维旁有时可见内含暗红棕色物的管状细胞,直径 12～20 μm。

理化鉴别 取本品粉末 1 g,加乙酸乙酯 20 ml,超声处理 10 分钟,滤过,取滤液作为供试品溶液。另取干姜对照药材 1 g,同法制成对照药材溶液。再取 6 姜辣素对照品,加乙酸乙酯制成每 1 ml 含 0.5 mg 的溶液,作为对照品溶液。按薄层色谱法试验,吸取上述 3 种溶液各 6 μl,分别点于同一硅胶 G 薄层板上,以石油醚(60～90℃)-三氯甲烷-乙酸乙酯(2:1:1)为展开剂,展开,取出,晾干,喷以香草醛硫酸试液,在 105℃加热至斑点显色清晰。供试品色谱中,在与对照药材色谱和对照品色谱相应的位置上,显相同颜色的斑点。

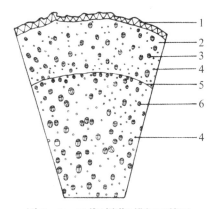

图 2-3 干姜(根茎)横切面简图
1. 木栓层 2. 皮层 3. 叶迹维管束 4. 油细胞 5. 内皮层 6. 中柱维管束

品质标志 1. 经验评价 以质坚实、断面色黄白、粉性足、气味浓者为佳。

2. 含量测定 按水溶性浸出物测定法热浸法测定,含水溶性浸出物不得少于 22.0%。按挥发油测定法测定,含挥发油不得少于 0.8%(ml/g)。按高效液相色谱法测定,含 6-姜辣素($C_{17}H_{26}O_4$)不得少于 0.60%。

【成分】 干姜油含挥发性成分:α-姜烯(α-zingiberene),牻牛儿醛(geranial),牻牛儿醇(geraniol),β-甜没药烯(β-bisabolene),橙花醇(nerol),1,8-桉叶素(1,8-cineole),α-松油醇(α-terpineol),龙脑(borneol),β-水芹烯(β-phellan drene),芳樟醇(linalool),樟烯(camphene),柠檬烯(limonene),倍半水芹烯(sesquiphellandrene),α-姜黄烯(α-curcumene)[1],莰烯(camphene),姜酮(zingberone),姜醇(zingberol)[2],柠檬烯(limonene),对伞花素(p-chmene),枯烯(cumene),甲基庚烯酮(methylheptenone)[3],2,6-二甲基庚烯-1-ol(2,6-di-Me hepten-1-ol),α-古芸烯(gurjunene),芳香醇氧化物(linalool oxide),荜澄茄醇(cadinol),去二氢菖蒲烯(calacorene),衣兰油醇(muurolol),α-荜澄茄油烯乙酸(α-cubebene acetic acid),檀香萜烯(santalene),牻牛儿基丙酸酯(geranyl propionate),(E,E)α-金合欢烯[(E,E)-α-farnesene],牻牛儿酸(geranic acid),雪松烯(himachalene),香叶酸(geranoic acid),蒎烯醇(pinanol)[4],4-松油醇(4-terpineol),异龙脑(isoborneol),橙花醛(neral)[5],月桂烯(myrcene),古巴烯(copaene)[6],γ-小豆蔻烯(γ-cardinene),水合倍半香桧烯(sesquisabinene hydrate),龙脑(borneol),姜烯醇(zingiberenol),香茅醇(citronellol),牻牛儿醇乙酸酯(geranyl acetate)等[7];辛辣成分:4-姜辣醇(4-gingerol)(姜辣素),6-姜辣醇,8-姜辣醇,10-姜辣醇,12-姜辣醇,6-姜辣二酮(6-gingerdione),6-姜辣烯酮(6-shogaol)[8],8-姜辣烯

酮,6-姜辣二醇(6-gingediol)[9],6-姜辣二醇-5-乙酸酯(6-gingediol-5-acetate),6-姜辣二醇-3-乙酸酯(6-gingediol-3-acetate),6-姜辣二醇双乙酸酯(6-gingediacetate),6-甲基姜辣二醇双乙酸酯(6-methylgingediacetate)[10],甲基姜酚,甲基姜醇,甲基姜烯[11]等;葵烷类化合物:6-姜辣二醇葡萄糖苷(6-gingerdiol glucoside)等6个[12,13];二芳基庚烷类成分:姜烯酮(gingerenone)A、B、C,异姜烯酮(isogingerenone)B[8],六氢姜黄素(hexahydrocurcumin),内消旋-3,5-二乙酰氧基-1,7-双-(4-羟基-3-甲氧基苯基)-庚烷[3,5-diacetoxy-1,7-bis-(4-hydroxy-3-methoxyphenyl)-heptane][14],5-羟基-7-(4-羟基苯基)-1-(4-羟基-3-甲氧基苯基)-3-庚酮[5-hydroxy-7-(4-hydroxyphenyl)-1-(4-hydroxy-3-methoxyphenyl)-3-heptanone][15];生物碱类成分:6-zingerine,8-zingerine,10-zingerine[16];干姜还含姜油树脂(ginger oleoresin),姜油酮(zingerone),3-羟基-1-(4-羟基-3-甲氧基苯)丁烷[3-hydroxy-1-(4-hydroxy-3-methoxyphenyl)butane][17]和姜辣酮[18],6-姜辣磺酸(6-gingesulfonic acid),5-外-羟基龙脑-2-$O-\beta-D$-吡喃葡萄糖苷(angelicoidenol-2-O-β-D-glucopyranoside)及姜糖脂(gingerglycolipid)A、B、C[19],硬毛钩藤烯醇(hirsutenone)[20]。

【药理】 1. **镇静、镇痛、抗炎作用** 干姜甲醇提取物皮下注射,能明显延长环己巴比妥诱导的小鼠睡眠时间,对小鼠自发活动有抑制倾向,对中枢神经系统有轻度抑制作用[1]。干姜甲醇提取物还能明显抑制小鼠醋酸扭体反应,但热板法未显示有镇痛作用[1]。干姜醚提取物(油状液体)、醚提取后残渣水提取物灌胃,均能显著抑制小鼠醋酸扭体反应,前者作用更强,并能明显延长热刺激痛反应的潜伏期[2]。干姜醚提取物(油状液体)、醚提取后残渣水提取物也对二甲苯所致小鼠耳壳肿胀均有明显抑制作用。醚提取物、水提取物灌胃,对角叉菜胶性大鼠足肿有显著拮抗作用[2]。

2. **抗凝作用** 干姜水提取物、干姜挥发油灌胃,能明显延长大鼠实验性血栓形成时间。此外,干姜水提取物对ADP和胶原诱导的家兔血小板聚集有明显抑制作用,并呈量效依赖关系;干姜挥发油还可明显延长白陶土部分凝血活酶时间[3]。干姜挥发油也能强烈抑制血小板聚集,其机制可能与抑制血小板的血栓烷B_2(TXB_2)及前列腺素S(PGs)合成有关[4]。

3. **影响肾上腺皮质功能** 干姜连续灌胃,可使幼年小鼠胸腺萎缩;干姜、干姜挥发油或干姜酚酸性部分灌胃,均能显著降低大鼠肾上腺中维生素C的含量[5]。

4. **对消化系统的作用** 干姜甲醇提取物灌胃、淋巴囊给药,对硫酸铜所致蛙呕吐有明显抑制作用;甲醇提取物皮下注射能明显抑制小鼠胃液分泌,并降低胃液酸度;甲醇提取物灌胃,对小鼠应激性溃疡有抑制倾向,并对小鼠硫酸钡肠内推进运动有一定促进作用。此外,干姜甲醇提取物在低浓度时(1×10^{-3} g/ml)使离体豚鼠肠管收缩,在高浓度时(1×10^{-2} g/ml)使其弛缓[1]。亦有研究表明干姜水煎液连续灌胃,对大鼠应激性、醋酸性、幽门结扎型及消炎痛型胃溃疡均无抑制作用[6]。姜辣醇对离体豚鼠回肠有明显收缩作用,并呈一定量效关系。东莨菪碱、异丙嗪可抑制此效应。干姜挥发油亦能非竞争性拮抗乙酰胆碱、组胺对豚鼠离体回肠收缩效应。提示其效应可能与胆碱受体和组胺受体有关[7]。

5. **抗缺氧作用** 干姜醚提油状物灌胃,能减慢小鼠耗氧速度,延长常压缺氧和氰化钾(KCN)中毒小鼠的存活时间,并能增加断头小鼠张口动作的持续时间;但对亚硝酸钠中毒小鼠及受寒小鼠的存活时间无明显影响[8]。

6. **其他作用** 干姜甲醇提取物静脉注射,暂时性升高麻醉大鼠血压,继之下降,作用有剂量相关性,心率也有一过性减慢;干姜对豚鼠离体心房的自发性运动有增强作用[1]。干姜醇提取物及其所含姜辣素和姜辣烯酮有显著灭螺和抗血吸虫作用。姜辣素对曼氏血吸虫的毛蚴和尾蚴有显著杀灭作用,并能阻止毛蚴对钉螺和尾蚴对小鼠的感染[9]。干姜甲醇提取物对去甲肾上腺素所致豚鼠输精管收缩、乙酰胆碱和组胺所致离体豚鼠气管收缩,均有明显的拮抗作用[1]。

7. **毒性** 干姜的毒性较低,其甲醇提取物小鼠皮下注射的LD_{50}为33.5 g(生药)/kg[1]。干姜醚提取物小鼠灌胃的LD_{50}为16.3 ml/kg[8]。干姜乙醇提取物小鼠静脉注射的LD_{50}为2.08 g/kg[10]。

【炮制】 1. **干姜** 取原药材,除去杂质,略泡,洗净,润透,切厚片或块,干燥。

2. **姜炭** 取干姜片或块,用武火炒至表面焦黑色,内部棕褐色,喷淋清水少许,灭尽火星,取出,凉透。

饮片性状 干姜为不规则厚片或块,表面黄白色或灰白色,有明显的淡黄色筋脉小点,显粉性或颗粒性,周边灰棕色或浅黄棕色,粗糙。质坚脆。气香特异,味辛辣。姜炭形如干姜片块,表面焦黑色,内部棕褐色,体轻,质松脆。味微苦,微辣。

贮干燥容器内,置阴凉通风处,防蛀。

【药性】 辛,热。归脾、胃、心、肺经。

【功用主治】 温中散寒,回阳通脉,温肺化饮。主治脘腹冷痛,呕吐,泄泻,亡阳厥逆,寒湿痹痛,寒饮喘咳。

【用法用量】 内服:煎汤,3~10 g;或入丸、散。外用:适量,煎汤洗;或研末调敷。

【注意事项】 阴虚内热、血热妄行者禁服。

【附方】 1. 治卒心痛 干姜末,温酒服方寸匕,须臾,六七服,瘥。《肘后方》

2. 治一切寒冷,气郁心痛,胸腹胀满 白米四合,入干姜、良姜各一两,煮食。(《寿世青编》干姜粥)

3. 治伤寒,本自寒下,医复吐下之;寒格,更逆吐下,食入口即吐者 干姜三两,黄芩三两,黄连三两,人参三两。以水六升,煮取二升,去滓,分温再服。(《伤寒论》干姜黄芩黄连人参汤)

4. 治食后吐酸水 干姜、食茱萸各二两。上二味,治下筛。酒服方寸匕,日二。胃冷服之,立验。(《千金要方》治中散)

5. 治妊娠呕吐不止 干姜、人参各一两,半夏二两。末之,以生姜汁糊为丸,如梧子大。饮服十丸,日三服。(《金匮要略》干姜人参半夏丸)

6. 治水泻无度 干姜末,粥饮调一钱服,立效。(《政和本草》引孙真人方)

7. 治肠澼,溏便脓血 干姜、黄连、桂心各一分。上为末。服方寸匕,着糜中食,日三。多脓加桂。忌猪肉,冷水,生葱。(《外台秘要》引《古今录验》干姜散)

8. 治少阴病,下利清谷,里寒外热,手足厥逆,脉微欲绝,身反不恶寒,其人面色赤,或腹痛,或干呕,或咽痛,或利止脉不出 甘草二两(炙),附子大者一枚(生用,去皮,破八片),干姜三两(强人四两)。上三味,以水三升,煮取一升二合,去滓。分温再服,其脉即出者愈。(《伤寒论》通脉四逆汤)

9. 治伤寒下之后,复发汗,昼日烦躁不得眠,夜而安静,不呕不渴,无表证,脉沉微,身无大热 干姜一两,附子一枚(生用,去皮,切八片)。二味以水三升,煮取一升,去滓。顿服。(《伤寒论》干姜附子汤)

10. 治肾着之病,其人身体重,腰中冷,如坐水中,形如水状,反不渴,小便自利,饮食如故,病属下焦,腰以下冷痛,腹重如带五千钱 干姜、茯苓各四两,甘草、白术各二两。上四味,以水五升,煮取三升,分温三服。(《金匮要略》甘姜苓术汤)

11. 治肺冷咳嗽 干姜八分,炙草二钱,五味子三十粒。水煎服。(《温热经解》干姜五味甘草汤)

12. 治吐血不止 姜炭为末。童便调服。(《赤水玄珠》干姜散)

13. 治脾寒疟疾 干姜、高良姜等分。为末。每服一钱,水一盏,煎至七分服。(《外台秘要》)

14. 治鼻中不利 干姜二分,桂心一分,上药治下筛。取如大豆许,以绵裹,塞鼻中。常鼻中热便去之。(《医心方》卷五引《效验方》干姜散)

15. 治悬痈,咽热,暴肿 干姜、半夏各等分,上为末。以少许着舌上。(《千金要方》)

16. 治毒热口疮,或下虚邪热 干姜、黄连为末,掺疮上。初若不堪,应手而愈。(《世医得效方》换金散)

17. 治牙痛 干姜一两,雄黄三钱。上为细末,搽之立止。(《万病回春》)

18. 治暴赤眼 白姜末,水调,贴脚心。(《普济方》)

【临床报道】 1. 治疗慢性胃炎 用蒲公英25~50 g,延胡索10~30 g,干姜3~9 g组成"英胡干姜汤",偏热者重用蒲公英,偏寒者重用干姜,偏气滞血瘀或疼痛明显者重用延胡索,水煎服,每日1剂。共治疗100例。结果:治愈38例,好转56例,无效6例,总有效率94%。服药时间最短者14天,最长者70天,平均35天[1]。

2. 治疗小儿腹泻 (1)取干姜25 g,吴茱萸20 g,共为细末,将细末装入纱布袋或一般白布袋内敷脐,上以热水袋温之,保持一定的温度,一般需20~30分钟,每天3~4次,3天为1个疗程。如果出现患儿腹胀不矢气者加荜拨 10 g,木香 6 g,以转矢气为度;小便少者加大葱茎 8 根,大便见有黄黏液,呕吐有涎者加大蒜头 4 枚。共治疗 98 例。结果:1 个疗程治愈者 12 例,2 个疗程治愈者 58 例,3 个疗程治愈者 23 例,总治愈率 94％[2]。

(2) 2 岁以下婴幼儿患小儿秋季腹泻 65 例,其中男患儿 35 例,女患儿 30 例,病程在 3 天之内,大便次数在 10 次/日以上,大便呈蛋花汤样或水样,无脓血,多数伴有轻度至中度脱水。治疗方法:口服干姜淀粉炭(干姜 3 g 炒成炭,淀粉、山芋粉或面粉一食匙炒成黄黑色,合为一剂分 2 次服,较小婴儿可分 3 次服);有脱水征者加服补液盐,按每千克体重 50～60 ml/d,分多次口服。另设对照组,为同期症状、体征相同的住院患儿 50 例,口服吡哌酸,按每千克体重 40 ml/d,分 3 次服,有脱水征者同样加服补液盐。结果:干姜淀粉炭组止泻时间平均为 41 小时,对照组止泻时间平均为 72 小时,干姜淀粉炭组疗效明显优于对照组[3]。

3. 治疗手足皲裂　用干姜擦剂,配制方法:20％干姜酊 30 ml(干姜 20 g,80％乙醇溶液加至 100 ml,取两次滤液合并而得),干姜粉 5g,氯化钠 0.5 g,甘油 30ml,香精 3 滴,水加至 100ml。治疗组采用干姜擦剂,对照组用 10％尿素软膏,两组患者局部涂药后轻轻按摩 2～3 分钟,每天 2～3 次。对Ⅲ度患者要求先用热水浸泡患处 10～15 分钟,用刀削去过厚角质层后再涂药,治疗 7 天为 1 个疗程。结果:治疗组 70 例中治愈 46 例,显效 16 例,无效 8 例,总有效率 88.6％;对照组 50 例中治愈 16 例,显效 18 例,无效 16 例,总有效率 68.0％。经统计学处理,两组治愈率、总有效率有有显著性差异。治疗组中,部分患者涂药后患部有一过性疼痛,有 1 例使用期间皮肤变硬、瘙痒,立即停止用药。10％尿素软膏无明显不良反应[4]。

【药论摘录】　1.《神农本草经》:"味辛,温。主胸满咳逆上气,温中,止血,出汗,逐风湿痹,肠澼下痢。"

2.《名医别录》:"大热,无毒。治寒冷腹痛,中恶、霍乱、胀满,风邪诸毒,皮肤间结气,止唾血。"

3.《药性论》:"味苦、辛。治腰肾中疼冷,冷气,破血,去风,通四肢关节,开五脏六腑,去风毒痹,夜多小便。治嗽,温中,用秦艽为使,主霍乱不止,腹痛,消胀满冷痢,治血闭。病人虚而冷,宜加用之。"

4.《新修本草》:"治风,下气,止血,宣诸络脉,微汗。久服令眼暗。"

5.《日华子本草》:"消痰下气,治转筋吐泻,腹脏冷,反胃干呕,瘀血扑损,止鼻洪,解冷毒,开胃,消宿食。"

6.《医学启源》:"干姜其用有四:通心助阳,一也;去脏腑沉寒痼冷,二也;发诸经之寒气,三也;治感寒腹痛,四也。"

7.《汤液本草》:"干姜能补下焦,去寒,故四逆汤用之。理中汤用此者,以其四顺也。"

8.《心印绀珠经》:"干姜生则味辛,炮则味苦,可升可降,阳也。其用有二:生则逐寒邪而发表,炮则除胃冷而温中。"

9.《本草要略》:"干姜生用味辛,能发散寒邪行表,与生姜同功;熟用带苦,能除胃冷守中,与生姜异同。生用入发散药,能利肺气而治嗽;熟用入补中药,能和脾家虚寒;入补阴药,能治血虚发热,故产后发热当用之。盖以熟用则性温,能守能助,性补故也。"

10.《本草纲目》:"干姜能引血药入血分,气药入气分,又能去恶养新,有阳生阴长之意,故血虚者用之;凡人吐血、衄血、下血,有阴无阳者,亦宜用之,乃热因热用,从治之法也。"

11.《雷公炮制药性解》:"干姜,生者味辛,能行血,逐寒邪而发表;熟者味苦,能止血,除胃寒而守中。其性热,血遇热则走,生者行之,固其宜也。而吐衄下血、崩漏淋产证,熟者反能止之,何也? 盖物极则反,血去多而阴不复,则阳无所附,得此以助阳之生,而阴复生。且见火则味苦,色黑,守而不走,血安得不止耶。然必病久气虚,亡阳而多盗汗,及手足冷者宜用。若初病火炽,遽而投之,是抱薪救火,危亡立至矣。"

12.《神农本草经疏》:"干姜,辛可散邪理结,温可除寒通气,故主胸满咳逆上气,温中,出汗,逐风湿痹,下痢因于寒冷,止腹痛。其言止血者,盖血虚则发热,热则血妄行,干姜炒黑能引诸补血药入阴分,血得补则阴生而热退,血不妄行矣。治肠澼亦其义也。""久服损阴伤目。阴虚内热,阴虚咳嗽吐血,表虚有热汗出,自汗盗汗,脏毒下血,因热呕恶,火热腹痛,法并忌之。"

13.《药品化义》:"干姜干久,体质收束,气则走泄,味则含蓄,比生姜辛热过之,所以止而不行,专散里寒。如腹痛身凉作泻,完谷不化,配以甘草,取辛甘合化为阳之义。入五积散,助散标寒,治小腹冷痛;入理中汤定寒霍乱,止大便溏泻;助附子以通经寒,大有回阳之力;君参、术以温中气,更有反本之功。生姜主散,干姜主守,一物大相迥别。"

14.《神农本草经百种录》:"凡味厚之药主守,气厚之药主散。干姜气味俱厚,故散而能守。夫散不全散、守不全守,则旋转于筋络脏腑之间,驱寒除湿,和血通气,所必然矣。"

15.《本草求真》:"干姜,大热无毒,守而不走,凡胃中虚冷,元阳欲绝,合以附子同投,则能回阳立效,故书有附子无姜不热之句,仲景四逆、白通、姜附汤皆用。故凡因寒内入而见脏腑痼蔽,关节不通,经络阻塞,冷痹寒痢,反胃膈绝者,无不藉此以为拯救除寒。"

16.《长沙药解》:"燥湿温中,行郁降浊,下冲逆,平咳嗽,提脱陷,止滑泄。""血藏于肝而源于脾,(干姜)调肝畅脾,暖血温经。凡女子经行腹痛,陷漏紫黑,失妊伤胎,久不产育者,皆缘肝脾之阳虚,血海之寒凝也,悉宜干姜,补温气而暖血海。"

17.《法古录》:"干姜入肺中,利肺气;入肾中,利下湿;入肝经,引血药生血;同补阴药,亦能引血药入气分生血,故血虚发热,产后大热者用之。盖产后大热,非有余之热,乃阴虚生热,忌用表药寒药,干姜同补阴药用之,乃热因热用,从治之法也。又止唾血、痢血,须炒黑用之。有血脱色白面夭不泽、脉濡者,此大寒也,宜干姜之辛温以益血,甘热以温经。"

【品种沿革】 集解 1.《本草经集注》:"干姜,今惟出临海、章安,二三村解作之。蜀汉姜旧美,荆州有好姜,而并不能作干者。凡作干姜法:水淹三日毕,去皮置流水中六日,更去皮,然后晒干,置瓮缸中,谓之酿也。"

2.《本草图经》:"秋采根,于长流水洗过,日晒为干姜。汉州干姜法:以水淹姜三日,去皮,又置流水中六日,更刮去皮,然后曝之令干,酿于瓮中,三日乃成也。"

3.《本草纲目》:"干姜以母姜造之,今江西、襄均皆造,以白净结实者为良,故人呼为白姜,又曰均姜。凡入药并宜炮用。"

考证 以上所载古代干姜的来源,均由生姜晒干而成,与现一致。

参考文献 ▶▶

成分

[1] Miyazawa M, et al. Agric Biol Chem,1988,52(11):2961

[2] Olusegun E,et al. Flavour Fragrance J,1988,3(2):85

[3] 池田正树,等. 现代东洋医学,1987,8(1):45

[4] Onyenekwe P C,et al. Z Lebensm Unters Forsch A, 209(6):407. CA,132:34958

[5] Nishimura, et al. Osamu Flavour and Fragrance Journal,16(1):13. CA,135:91749

[6] Dambatta BB,et al. Adv Colour Sci Technol,1(3):80. CA,131:23211

[7] Kim M k,et al. Han'guk Nonghwa Hakhoechi,1992, 35(1):59. CA,117:110405

[8] Endo K, et al. Phytochemistry,1990,29(3):797

[9] 山原条二,等. 药学杂志(日),1992,112(9):645

[10] Kikuzaki H,et al. Phytochemistry,1992,31(5):1783

[11] Jiang HL,et al. Rapid Commun Mass Spectrom,2005, 19,2957

[12] Sekiwa Y,et al. J Agric Food Chem,2000,48(2):373. CA,132:205483

[13] Kikuzaki H,et al. Phytochemistry,1992,31(5):1783

[14] Kikuzaki H,et al. Chem Pharm Bull,1991,39(1):120

[15] Kikuzaki H,et al. Phytochemistry,1991,30(11):3647

[16] Juan J,et al. Phytochemistry,2011,72(9):935

[17] Agarwal M,et al. Pest Management Science,57(3): 289. CA,134:248318

[18] 黄雪松,等. 中草药,1999,30(6):423

[19] Yoshikawa M,et al. Chem Pharm Bull,1992,40(8): 2239

[20] Venkateswarlu S,et al. CA,2001,135:210870

药理

[1] 笠原义正,等. 生药学杂志(日),1983,37(1):73

[2] 张明发,等. 中医药研究,1992,(1):41

[3] 许青媛,等. 中国中药杂志,1991,16(2):112

[4] Srivastava KC,et al. Prostagland Med,1984,13:117

[5] 谢人明,等. 陕西新医药,1984,13(5):53

[6] 吴皓,等. 中国中药杂志,1990,15(5):278

[7] 姚秀娟,等. 西北药学杂志,1994,9(1):27

[8] Adewunmi CO,et al. Planta Med,1990,56(4):374

[9] 钱东生,等. 中国中西医结合杂志,1992,12(2):95

临床报道

[1] 李安源,等. 陕西中医,1994,15(1):3

[2] 洪侠,等. 淮海医药,1997,15(1):31

[3] 徐淑君. 中国冶金医学杂志,1993,10(1):,6

[4] 廖晖,等. 中国中西医结合杂志,2001,21(6):469

3. 土茯苓 Tǔ Fú Líng

（《滇南本草》）

【异名】 土草薢、禹余粮、白余粮、草禹余粮、刺猪苓、过山龙、硬饭、冷饭团、仙遗粮、过冈龙、土苓。

【来源】 为百合科植物光叶菝葜 *Smilax glabra* Roxb. 的根茎。

【原植物】 光叶菝葜。

攀缘状灌木。根茎块根状,有明显结节,着生多数须根。茎光滑无刺。单叶互生;革质,披针形至椭圆状极针形,先端渐尖,基部圆形,全缘,下面常被白粉,基出脉 3～5 条;叶柄略呈翅状,近基部具开展的叶鞘,叶鞘先端常变成 2 条卷须。花单性,雌雄异株;伞形花序腋生,花序梗极短;小花梗纤细,基部有多数宿存的三角形小苞片;花小,白色;花被裂片 6,2 轮;雄花的雄蕊 6,花丝较花药短,退化雌蕊缺;雌花的退化雄蕊线形,子房上位,3 室,柱头 3 歧,稍反曲。浆果球形,熟时紫黑色。花期 7～8 月,果期 9～10 月(图 3-1)。

生长于山坡、荒山及林边的半阴地。分布于甘肃(南部)和长江流域以南各省区,台湾、海南岛和云南也有分布。

本省分布于镇江、宜兴、溧阳等地。

【栽培】 **生长环境** 喜温暖的气候。以土层深厚、排水良好的沙质壤土及黏质壤土为宜。

繁殖方法 种子繁殖。3～4 月播种,条播,保持土壤湿润。苗高 10 cm 时开穴移栽,每穴 1 株。

田间管理 苗高 30 cm 左右时搭架。松土除草,施追肥 1～2 次。

病虫害防治 本品无明显病虫害。

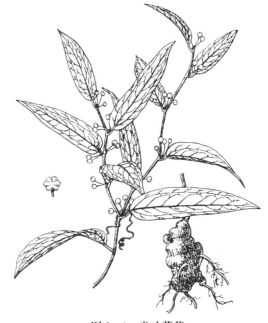

图 3-1 光叶菝葜

【采收加工】 夏、秋二季采挖,除去须根,洗净,干燥;或趁鲜切成薄片,干燥。

【药材】 土茯苓 Smilacis Glabrae Rhizoma 本省镇江、宜兴、溧阳等地曾有产。

性状鉴别 略呈圆柱形,稍扁或呈不规则条块,有结节状隆起,具短分枝,长 5～22 cm,直径 2～5 cm。表面黄棕色或灰褐色,凹凸不平,有坚硬的须根残基,分枝顶端有圆形芽痕,有的外皮现不规则裂纹,并有残留的鳞叶。质坚硬。切片呈长圆形或不规则,厚 1～5 mm,边缘不整齐;切面类白色至淡红棕色,粉性,可见点状维管束及多数小亮点;质略韧,折断时有粉尘飞扬,以水湿润后有黏滑感。气微,味微甘、涩(图 3-2)。

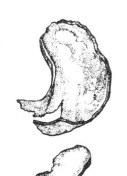

图 3-2 土茯苓药材图

显微鉴别 1. 根茎横切面 下皮为 3～5 列黄棕色细胞,排列紧密,壁较厚,木化,有的具壁孔。皮层散有大形黏液细胞,内含草酸钙针晶束。中柱薄壁细胞径向延长;散列有限外韧型维管束,中心分布较密;木质部常有两个大导管及数个小导管;韧

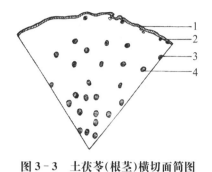

图 3-3 土茯苓(根茎)横切面简图

1. 下皮 2. 针晶束 3. 韧皮部
4. 木质部

皮部含少量纤维。薄壁细胞含大量淀粉粒(图 3-3)。

2. **粉末** 淡棕色。淀粉粒甚多,单粒类球形、多角形或类方形,直径 8~48 μm,脐点裂缝状、星状、三叉状或点状,大粒可见层纹;复粒由 2~4 分粒组成。草酸钙针晶束存在于黏液细胞中或散在,针晶长 40~144 μm,直径约 5 μm。石细胞类椭圆形、类方形或三角形,直径 25~128 μm,孔沟细密;另有深棕色石细胞,长条形,直径约 50 μm,壁三面极厚,一面菲薄。纤维成束或散在,直径 22~67 μm。具缘纹孔导管及管胞多见,具缘纹孔大多横向延长(图 3-4)。

理化鉴别 取本品粉末 1 g,加甲醇 20 ml,超声处理 30 分钟,滤过,取滤液作为供试品溶液。另取落新妇苷对照品,加甲醇制成每 1 ml 含 0.1 mg 的溶液,作为对照品溶液。按薄层色谱法试验,吸取上述两种溶液各 10 μl,分别点于同一硅胶 G 薄层板上,以甲苯-乙酸乙酯-甲酸(13∶32∶9)为展开剂,展开,取出,晾干,喷以三氯化铝试液,放置 5 分钟后,置紫外光灯(365 nm)下检视。供试品色谱中,在与对照品色谱相应的位置上,显相同颜色的荧光斑点。

品质标志 1. **经验评价** 以断面淡棕色、粉性足者为佳。

2. **含量测定** 按醇溶性浸出物测定法热浸法测定,用稀乙醇作溶剂,含醇溶性浸出物不得少于 15.0%。按高效液相色谱法测定,含落新妇苷($C_{21}H_{22}O_{11}$)不得少于 0.45%。

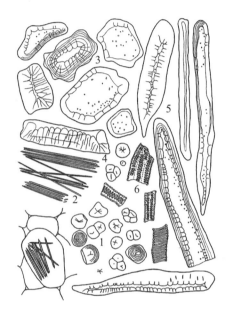

图 3-4 土茯苓粉末图

1. 淀粉粒 2. 草酸钙针晶束 3. 石细胞 4. 内皮层细胞 5. 纤维 6. 导管

【成分】 根茎主要含黄酮类化合物:异黄杞苷(isoengelitin),异落新妇苷(isoastilbin)[1],6,7-二羟基-3-甲氧基异黄酮(6,7-dihydroxy-3-methoxy isoflavone),花旗松素(taxifolin),落新妇苷(astilbin)[2],土茯苓素(smitilbin),赤土茯苓苷(smiglabrin),黄杞苷(engeletin),二羟基槲皮素(dihydroquercetin);土茯苓苷(smiglaside)A~E[3]。槲皮素(quercetin),槲皮素-4′-O-β-D-吡喃葡萄糖苷(quercetin-4′-O-β-D-pyranglucoside)[4];苯丙素类化合物:helonioside A[3],(+)-丁香树脂醇-4-O-β-D-吡喃葡萄糖基(1-6)-β-D-吡喃葡萄糖苷[(+)-syringaresinol-4-O-β-D-glucopyrannsyl(1-6)-β-D-glucopyranoside][5]等;芪类化合物:白藜芦醇(resveratrol)[6]及白藜芦醇-3-O-β-D-吡喃葡萄糖苷(resveratrol-3-O-β-D-glucopyranoside)[7];甾体皂苷:薯蓣皂苷(dioscin)[2]等;蛋白质类化合物:甘露醇结合凝集素(mannose-bingding lectin),非甘露醇结合凝集素(non-mannose-bingding lectin)[8,9]等。此外,还含挥发油类[10],酚酸类[11],甾醇类[12]等成分。

【药理】 1. **抗炎、镇痛作用** 土茯苓对二甲苯所致小鼠耳肿胀、蛋清及角叉菜胶所致小鼠足肿胀均有明显抑制作用。落新妇苷能明显对抗尿酸钠所致大鼠痛风性关节炎,增加大鼠尿量,对醋酸所致小鼠扭体反应及热板引起的小鼠足痛有对抗作用[1]。土茯苓注射液可明显抑制右旋糖酐导致的大鼠足肿胀,可明显减少醋酸引起的小鼠扭体反应次数,有明显的抗炎、镇痛作用[2]。在二甲苯致小鼠腹部毛细血管通透性影响实验中,断面红棕色及类白色的土茯苓能减少染料的渗出量。在小鼠棉球肉芽肿实验中,断面红、白二色的土茯苓均能减少肉芽肿的增生。在大鼠液体石蜡致炎实验中,断面红棕色及类白色的土茯苓均能减少血清中 NO 的产生,提示断面红、白二色的土茯苓醇提液均具有抗炎作用。在急性(渗透型)炎症中,断面类白色土茯苓组的抗炎效果要优于断面红棕色土茯苓组;在慢性(增殖型)炎症中,断面红棕色土茯苓组抗炎效果要优于断面类白色土茯苓组[3]。断面白色的土茯苓中落新妇苷质量分数低于断面红色土茯苓中落新妇苷质量分数,而小鼠毛细血管通透性实验中,断面白色的土茯苓抗炎抑制率高于断面红色的土茯苓抗炎抑制率,提示红、白两种断面的土茯苓中,落新妇苷的含量和抗炎作用均存在较大差异,土茯苓中的落新妇苷的含量高低与其抗炎作用的强弱并不成正相关[4]。

2. 抗肿瘤作用　土茯苓提取物体外对消化道肿瘤细胞 Eca - 109、SGC - 7901 和 COLO205 细胞有增殖抑制作用,抑制率与药物浓度成正比,但对胰腺癌 JF305 细胞无明显增殖抑制作用[5]。土茯苓总皂苷(SGR)对体外培养的艾氏腹水癌 EAC、肉瘤 S_{180} 和肝癌 H22 细胞有一定抑制作用。SGR 灌胃,能抑制 S_{180} 实体瘤生长,对小鼠移植性肿瘤 H22 也有抑制作用,但对荷 EAC 瘤小鼠以及荷肉瘤 S_{180} 小鼠的生存期均没有明显影响[6]。

3. 抗汞中毒作用　土茯苓水煎液给急性汞中毒大鼠灌胃,可使大鼠的血清尿素氮(BUN)、尿蛋白水平、尿乳酸脱氢酶(LDH)及尿碱性磷酸酶(ALP)活力,以及肾、肝及血中的汞含量均显著降低,尿汞含量显著增加。肾脏病理组织学观察显示,高剂量组土茯苓对汞中毒模型大鼠的肾损伤有较好的修复作用。提示土茯苓能够改善汞中毒大鼠肝肾功能,去除体内汞蓄积,对汞中毒大鼠具有一定的防治作用[7]。

4. 对泌尿系统的作用　土茯苓灌胃,能不同程度地降低糖尿病肾病(DN)大鼠血糖、尿糖、果糖胺值,降低血清肌酐含量,提高内生肌酐清除值,具有改善糖代谢、改善肾功能、保护肾脏的作用[8]。土茯苓还显著提高糖尿病肾病大鼠 NO 水平和 NO/ET 值,不同程度地降低肾重和肾脏指数,抑制 TGF - β1 的表达。HE 染色和 PAS 染色实验结果显示,高、中剂量给药组大鼠部分肾小球内系膜细胞增生,少量肾小管上皮空泡化,个别形成上皮管型,部分基底膜增生;低剂量组大鼠部分肾小球体积增大,系膜细胞增生,部分肾小管上皮细胞空泡化,部分形成上皮管型,肾小球基底膜增生明显。提示土茯苓能够一定程度地改善 DN 模型大鼠肾脏病理变化,抑制肾脏 TGF - β 表达,舒张血管[9]。

土茯苓灌胃,使酵母诱导的高尿酸症模型小鼠的血清尿酸(UA)、肌酐、胆固醇、甘油三酯、尿素氮水平均有不同程度降低,黄嘌呤氧化酶(XOD)活性减弱,对高尿酸症小鼠有明显的治疗作用[10]。用氧嗪酸钾盐建立高尿酸血症大鼠模型,采用实时荧光定量 PCR 检测,发现土茯苓能降低模型大鼠血尿酸值,降低肾脏尿酸转运蛋白-1(URAT1)基因的 mRNA 相对表达量[11]。

5. 对心血管系统的作用　用两肾两夹法制备大鼠肾性高血压模型,灌胃给予土茯苓,显著降低肾性高血压大鼠收缩压、舒张压和平均血压,同时显著降低心房肽、内皮素水平,升高 NO 水平,具有一定的降血压作用[12],并不同程度地降低肾性高血压模型大鼠全血黏度(高、中、低切)、红细胞聚集指数、血沉方程 K 值、红细胞计数、红细胞电泳时间,高、中剂量给药组动物血清超氧化物歧化酶等明显增加[13]。

在原代培养的人脐静脉内皮细胞(HUVECs)实验中,以平均荧光强度代表血管细胞黏附分子-1(VCAM-1)水平,结果发现 IL-1 刺激后可升高 HUVECs 的平均荧光强度,加入土茯苓含药血清后,平均荧光强度明显低于空白血清组,提示土茯苓可抑制 HUVECs 表达 VCAM-1[14]。

6. 抗病原微生物作用　体外实验显示,土茯苓水煎液对金黄色葡萄球菌、福氏痢疾杆菌、白喉杆菌、炭疽杆菌有极强的抑菌活性和很高的抑菌率,对大肠埃希菌、溶血链球菌、铜绿假单胞菌、鼠伤寒沙门菌的抑菌活性稍弱[15]。纸片扩散法显示,100%土茯苓浸出液滤纸片对金黄色葡萄球菌、白色葡萄球菌、铜绿假单胞菌、大肠埃希菌、伤寒杆菌、甲型链球菌、乙型链球菌均有明显抑菌作用[16]。用细胞病变法和 MTT 法检测土茯苓体外抗人巨细胞病毒(HCMV)的最大无毒浓度、最小有效浓度和治疗指数,并与更昔洛韦、复方中药金叶败毒进行比较。结果显示土茯苓细胞毒性略低于金叶败毒,大大低于更昔洛韦,抗 HCMV 效果与金叶败毒相同,略低于更昔洛韦,有可能成为治疗 HCMV 活动性感染的药物[17]。

7. 其他作用　采用大鼠下腔静脉结扎法和 Chandler 法,发现土茯苓注射液对下腔静脉血栓形成及体外血栓形成均有显著的抑制作用。光、电镜观察亦表明,土茯苓注射液有保护大鼠下腔静脉内皮细胞、防止内皮损害的作用[18]。

土茯苓水煎剂灌胃,能明显降低硫代酰胺(TAA)中毒大鼠血清 5 种肝酶谱的活性,降低肝匀浆中丙氨酸氨基转移酶、天冬氨酸氨基转移酶的活性,且使碱性磷酸酶和谷氨酰转肽酶的活性不降低,但是醇提取物部分对大鼠实验性肝损伤无明显作用,提示土茯苓的保肝作用的活性成分具有一定的亲水性[19]。

土茯苓对浓氨气引起的小鼠咳嗽次数与咳嗽潜伏期无明显作用,但高剂量组促进小鼠腹腔注射酚红后引起气管酚红的排泌,提示土茯苓止咳作用尚不明显,但在高剂量时有明显祛痰作用[20]。

土茯苓中乙酸乙酯部位为抑制黄嘌呤氧化酶活性的有效部位,主要为黄酮类成分,其中落新妇苷等均具有较强的抑制黄嘌呤氧化酶活性作用[21]。

【炮制】 取原药材,除去杂质,大小分档,洗净,分别浸泡,润透,切薄片,干燥。

饮片性状 土茯苓参见"药材"项。

贮干燥容器内,置通风干燥处。

【药性】 甘、淡,平。归肝、肾、脾、胃经。

【功能】 清热除湿,泄浊解毒,通利关节。

【主治】 梅毒,淋浊,泄泻,筋骨挛痛,脚气,痈肿,疮癣,瘰疬,瘿瘤及汞中毒。

【附方】 1. 治杨梅疮毒 冷饭团四两,皂角子七个。水煎代茶饮。浅者二七,深者四七,见效。(《本草纲目》引《邓笔峰杂兴方》)

2. 治杨梅疮,鱼口,肾疳 土茯苓四两,黄柏二两,生黄芪二两,生甘草一两。水煎服。(《医林纂要》土茯苓汤)

3. 治腹泻 土茯苓根四两,切碎,水煎取汁,分数次服。(《南京地区常用中草药》)

4. 治风湿痛、疮疡肿毒 土茯苓根二斤(去皮)切片,水煎,去渣后加白糖二两,煎成浓液,每天二次,每次服一至二茶匙。忌食酸辣、茶叶、萝卜菜、腥气。(《南京地区常用中草药》)

5. 治痈肿恶疮、刀伤出血 地锦草二两,加牛膝四到五钱,土茯苓一两,水煎,冲黄酒、红糖,早、晚饭前各服一次。忌食酸辣。(《南京地区常用中草药》)

6. 治湿疹流黄水 木防己根一两,土茯苓、仙鹤草各五钱,羊蹄四钱,甘草三钱,水煎,每日早、晚饭前各服一次。忌食酸辣,腥气。(《南京地区常用中草药》)

7. 治皮炎 土茯苓根二到三两,水煎,当茶饮。(《南京地区常用中草药》)

8. 治瘰疬溃烂 冷饭团,切片或为末,水煎服。或入粥内食之,须多食为妙。忌铁器、发物。(《积德堂经验方》)

9. 治钩端螺旋体病 土茯苓60 g,甘草9 g。水煎服,每日1剂。病情较重而体质较好者,土茯苓可加至150 g。(《全国中草药汇编》)

10. 治小儿疳积,面黄肌瘦,肚子大,烦躁爱哭,啼哭无声,不想吃东西,大便失调,皮肤粗糙 土茯苓9 g,野棉花根9 g。研细末,加猪肝60 g与水炖服,或米汤冲服。(《草医草药简便验方汇编》)

【用法用量】 内服:煎汤,10～60 g。外用:适量,研末调敷。

【注意事项】 肝肾阴虚者慎服。忌犯铁器,服时忌茶。

【临床报道】 1. 治疗尖锐湿疣 先用常规手术切去疣体,然后用5%高锰酸钾液棉球或纱布压迫创面,注意保护好正常皮肤黏膜,如留下褐色斑可用双氧水、25%维生素C注射液、草酸溶液除去。血止后30～60分钟去除棉球,创面大者可用京万红软膏或湿润烧伤膏外敷。另内服土茯苓100 g,水煎当茶饮,每日1剂,20日为1个疗程。服药期间不可饮茶,否则易引起脱发。共治疗25例,结果全部治愈,其中服药1个疗程治愈者16例,服药2个疗程治愈者7例,余2例服药3个疗程而愈[1]。

2. 治疗梅毒 用土茯苓250 g,三餐饭前30分钟水煎,温服。20天为1个疗程,3个疗程后观察疗效。共治疗30例。结果:治愈27例,治愈率90%,平均治疗2.6个疗程。3例因工种关系,煎药不便,半途改用青霉素治疗[2]。

3. 治疗滴虫性阴道炎 ①患者于月经过后第3天,取单味土茯苓200 g浸入1 500 ml水中30分钟,加热煮沸30分钟,过滤去滓,趁热熏洗30分钟。然后取备好的胶囊2粒(由土茯苓研极细末装入胶囊内,每粒胶囊内装生药1.5 g),轻轻放入阴道左右穹隆部各1粒,每晚1次。7日为1个疗程,并于第2～3个月经周期再各连续用3日,每个月经期停后各复查1次。治疗期间禁房事,每日更换内裤。结果:39例中治愈33例,好转5例,无效1例,总有效率97%。特别对灭滴灵、妇炎灵、洁尔阴治疗无效者,亦可获满意效果[3]。②单味土茯苓散剂及熏洗外用治疗滴虫性阴道炎39例,服用3个疗程后治愈33例,好转5例,无效1例,总有效率达 97%[10]。

4. 治疗急性菌痢　用鲜土茯苓、鲜车前草各 90 g,穿心莲 30 g,加水 1 500 ml,煎至 1 000 ml,每次口服 40 ml,每日 3～4 次。治疗 67 例,全部治愈。平均治愈时间 3.8 天[4]。

5. 治疗小儿急性扁桃体炎　取土茯苓 20 g,研为细末,米醋调为糊状,涂敷于患儿两足涌泉穴,外贴一层塑料布,然后以绷带包扎,睡前敷药,次日晨起取下,一般 1～3 次即可见效。共治疗 20 例,结果经 1～3 次治疗均获效,其中治愈 16 例,好转 4 例[5]。

6. 治疗复发性口疮　Ⅰ型口疮用复方土茯苓汤 1 号(土茯苓、虎杖),Ⅱ型用复方土茯苓汤 2 号(土茯苓、茯苓),两方药物用量可随病情轻重适当调整,一般均以 3∶2 组成,每剂生药 100 g,每日 1 剂,水煎,取汁分早晚 2 次冷服,严重者可不拘时当茶饮。同时忌烟、酒及葱蒜等辛辣刺激之品。共治疗 38 例,全部有效,其中治愈 14 例,好转 24 例[6]。

7. 治疗银屑病　①用土茯苓 60～90 g,金银花 60～90 g,每日 1 剂,早晚分服。外用马钱子 60 g,放入 500 ml 米醋中泡 7 天后每日涂患处 2 次,10 天为 1 个疗程,停药观察 5 天,如不愈,再行第 2 个疗程。共治疗 166 例,结果:治愈 102 例,显效 51 例,无效 13 例,总有效率为 92.1%;用药时间最短 1 个疗程,最长 10 个疗程[7]。②用土茯苓 60 g,研粗末包煎,每日 1 剂,2 次分服,15 剂为 1 个疗程。共治 50 例,结果痊愈 25 例,显效 14 例,有效 7 例,无效 4 例,总有效率为 92%,一般服药 2 个疗程,皮鳞屑变薄,皮疹减少;3～4 个疗程皮疹开始消退[8]。

8. 治疗手足口病　将住院 104 例手足口病患者随机分为治疗组 54 例和对照组 50 例,观察疱疹消退时间。对照组常规护理,治疗组在对照组的基础上给予自拟土茯苓苦参汤(土茯苓 20 g,苦参 20 g,地肤子 15 g)煎水 400 ml,泡手(脚)30 分钟,每日 2 次,直到疱疹结痂为止。所有患者手足疱疹消退时间:治疗组平均 (3.037 0±0.699 3)日,对照组平均(4.560 0±0.972 2)日,治疗组与对照组相比,疱疹消退时间明显缩短。$t=9.23$,$P<0.01$ 差异有非常显著性[9]。

9. 治疗冠心病　32 例冠心病心绞痛患者服用单味赤土茯苓煎剂(服药期间停服降血脂药及扩冠药) 100 天,治疗心绞痛显效率为 75%,总有效率为 100%;心电图改善,ST 段和 T 波改变的有效率分别为 93.10% 和 86.20%。服药后均未发现毒副作用[10]。

10. 治疗顽固性头痛　以土茯苓为主药,用量 30～60 g,最大量 120 g,治疗 45 例顽固性头痛,并根据不同证型配伍用药。用药时间最短 7 天,最长 3 个月,结果显效 17 例,好转 27 例,总有效率 97.8%[10]。

【药论摘录】　1.《滇南本草》:"健脾胃,强筋骨,去风湿,利关节。杨梅疮,服之最良。"

2.《本草纲目》:"治拘挛骨痛,恶疮痈肿。解汞粉、银朱毒。"

3.《本草会编》:"病杨梅疮毒,药用轻粉,愈而复发,久则肢体拘挛,变为痈漏,延绵岁月,竟致废笃。盖此疾始由毒气干于阳明而发,加以轻粉燥烈,久而水衰,肝挟相火,来凌脾土,土属湿,主肌肉,湿热郁蓄于肌腠,故发痈肿,甚则拘挛,《内经》所谓湿气害人皮肉筋骨是也。土萆薢甘淡而平,能去脾湿,湿去则营卫从而筋脉柔,肌肉实而拘挛痈漏愈矣。初病服之不效者,火盛而湿未郁也,此药长于去湿,不能去热,病久则热衰气耗而湿郁为多故也。"

4.《本草正义》:"土茯苓,利湿去热,能入络,搜剔湿热之蕴毒。其解水银、轻粉毒者,彼以升提收毒上行,而此以渗利下导为务,故专治杨梅毒疮,深入百络,关节疼痛,甚至烂,又毒火上行,咽喉痛溃,一切恶症。"

【品种沿革】　集解　1.《本草经集注》:"禹余粮,南人又呼平泽中一藤,叶如菝葜,根作块有节,似菝葜而色赤,根形似薯蓣,谓为禹馀粮。"

2.《本草拾遗》:"草禹余粮言禹采此当粮,根如盏连缀,半在土上,皮如茯苓,肉赤,味涩。人取以当谷,不饥,调中止泄,健行不睡。云昔禹曾会诸侯,弃粮于地,化为此草,故名馀粮。今多生海畔山谷。"

3.《本草图经》:"今施州有一种刺猪苓,蔓生。春夏采根,削皮焙干。彼人用傅疮毒,殊效。"

4.《本草纲目》:"按《中山经》云:鼓镫之山有草焉,名曰荣草,其叶如柳,其本如鸡卵,食之已风。恐即此也。昔人不知用此。近时弘治、正德间,因杨梅疮盛行,率用轻粉药取效,毒留筋骨,溃烂终身,至人用此,遂为要药。诸医无从考证,往往指为萆薢及菝葜。然其根苗迥然不同,宜参考之。但其功用亦颇相近,盖亦草蘼、菝葜之类也。"

5.《本草原始》:"土象其形色,茯苓似其形。肉有赤白,皮俱赤黄,肉软味甜。"

考证 本品始载于《本草经集注》,原名禹余粮,以上所载"根作块有节,似菝葜而色赤""蔓生"等特征,与今百合科植物土茯苓相符。此外《滇南本草》记载有两种"土茯苓",其中一种为本品,另一种为蓼科植物金荞麦。

【地方志】 清·王祖畲《太仓州志·卷三》:"药有土茯苓,一名仙遗粮,治肿毒。"

参考文献 ►►

成分

[1] Chen GY, et al. 中国中药杂志,1996,21(6):355

[2] Yi YJ, et al. CA, 1999,130:349701

[3] Chen T, et al. Phytochemistry, 2001, 53(8):1051

[4] 吴博,等.沈阳药科大学学报,2010,27(2):116

[5] Yuan JZ, et al. Heterocycles, 2003,60(7):1633

[6] Ng TB, et al. Int J Biochem Cell Biol, 2001, 33(3):269

[7] 袁久志,等.中草药,2004,35(9):967.

[8] Oli LS, et al. J Agric Food Chem, 2004, 52(20):6091

[9] 张存莉,等.陕西林业科技,1999,(3):61

[10] 曹正中,等.天然产物研究与开发,1994,6(2):33

[11] 易以军,等.药学学报,1995,30(9):718

[12] 李伊庆,等.中草药,1996,27(12):712

药理

[1] 张白嘉,等.中药药理与临床,2004,20(1):11

[2] 孙晓龙,等.中国中医药科技,2004,11(4):231

[3] 葛向前,等.中药药理与临床,2012,28(6):103

[4] 何席呈,等.中国中药杂志,2012,37(23):3595

[5] 杨晓鲲,等.西南国防医药,2014,24(3):253

[6] 邱光清,等.中药药理与临床,2001,17(5):14

[7] 郑捷,等.中国实验方剂学杂志,2014,20(4):163

[8] 王德军,等.中华中医药学刊,2009,27(12):2662

[9] 王德军,等.中国中医药科技,2010,17(4):320

[10] 郭淑云,等.海南医学院学报,2012,26(2):165

[11] 孙红,等.中国临床药理学与治疗学,2012,17(4):403

[12] 王德军,等.中国比较医学杂志,2011,21(12):46

[13] 张利棕,等.浙江中医药大学学报,2012,36(7):803

[14] 黄秀兰,等.中国中医药信息杂志,2006,13(3):45

[15] 纪莉莲,等.中国生化药物杂志,2002,23(5):239

[16] 王志强,等.时珍国医国药,2006,17(11):2203

[17] 冯燕,等.中国妇幼保健,2010,25(36):5457

[18] 孙晓龙,等.中国中医药科技,2004,11(4):229

[19] 辛淮生,等.镇江医学院学报,1998,8(2):22

[20] 谢雯雯,等.辽宁中医药大学学报,2013,40(6):30

[21] 徐婷婷,等.中药材,2012,35(4):582

临床报道

[1] 罗安明.中国民间疗法,2002,10(5):5

[2] 王庆泉.时珍国医国药,2001,12(9):822

[3] 洪鸾,等.中国寄生虫病防治杂志,1997,10(2):111

[4] 中国人民解放军6761部队医院.新医学,1972,(6):15

[5] 张军.中国民间疗法,2000,8(5):19

[6] 申越魁,等.成都中医药大学学报,1996,19(4):111

[7] 万福源.山东中医杂志,1990,9(5):23

[8] 王凤岭.黑龙江中医药,1988,(3):24

[9] 李秀玲,等.中西医结合,2012,(16):17

[10] 杜志敏,等.基层中药杂志,2000,14(1):56

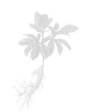

4. 大戟 Dà Jǐ

《《神农本草经》》

【异名】 邛钜、红芽大戟、紫大戟、下马仙、京大戟、乳浆草、龙虎草、九头狮子草、将军草、膨胀草、黄花大戟、黄芽大戟、千层塔、搜山虎、穿山虎。

【来源】 为大戟科植物大戟 *Euphorbia pekinensis* Rupr. 的根。

【原植物】 大戟,又名湖北大戟。

多年生草本。根圆柱状,分枝或不分枝。茎单生或自基部多分枝,每个分枝上部又 4～5 分枝,高 40～80(90)cm,直径 3～6(7)cm,被柔毛或被少许柔毛或无毛。叶互生,常为椭圆形,少为披针形或披针状椭圆形,变异较大,先端尖或渐尖,基部渐狭或呈楔形或近圆形或近平截,边缘全缘;主脉明显,侧脉羽状,不明显,叶两面无毛或有时叶背具少许柔毛或被较密的柔毛,变化较大且不稳定;总苞叶 4～7 枚,长椭圆形,先端尖,基部近平截;伞幅 4～7,长 2～5 cm;苞叶 2 枚,近圆形,先端具短尖头,基部平截或近平截。花序单生于二歧分枝顶端,无柄;总苞杯状,边缘 4 裂,裂片半圆形,边缘具不明显的缘毛;腺体 4,半圆形或肾状圆形,淡褐色。雄花多数,伸出总苞之外;雌花 1 枚,具较长的子房柄;子房幼时被较密的瘤状突起;花柱 3,分离;柱头 2 裂。蒴果球状,被稀疏的瘤状突起,成熟时分裂为 3 个分果片;花柱宿存且易脱落。种子长球状,暗褐色或微光亮,腹面具浅色条纹;种阜近盾状,无柄。花期 5～8 月,果期 6～9 月(图 4-1)。

生长于山坡、路边、荒坡或草丛中。分布于除台湾、云南、西藏和新疆外的全国各地,北方尤为普遍。

本省各地有分布。

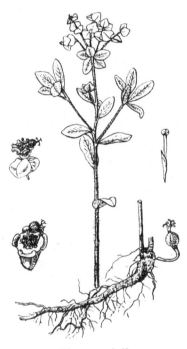

图 4-1 大戟

【栽培】 生长环境 喜温暖湿润气候,耐旱、耐寒。对土壤要求不严,以土层深厚、疏松肥沃、排水良好的沙质壤土或黏质壤土栽培为好。

繁殖方法 种子育苗移栽和分根繁殖。种子育苗移栽:4 月上旬种子育苗,撒播或条播,均匀播种,覆薄细土镇压浇水,保持床土湿润,经 2～3 周出苗,苗高 12～15 cm 时选阴天移栽,按行株距 30 cm×25 cm 开穴,穴深 12 cm,每穴栽种 1 株,覆土压实,浇水。分根繁殖:秋季叶枯后或早春萌芽前,挖掘根部进行分根,每根带有 2～3 个芽,按行株距 30 cm×25 cm 开穴栽种。

田间管理 幼苗定植后,如有缺株,应及时补栽,并施 1 次稀人粪尿。现蕾时要及时摘蕾,再施 1 次粪肥或饼肥。每隔半月需松土除草。

病虫害防治 本品无明显病虫害。

【采收加工】 秋、冬二季采挖,除去残茎及须根,洗净,晒干。

【药材】 大戟 Euphorbiae Pekinensis Radix 本省宁镇扬山区曾有产。

性状鉴别 呈不整齐的长圆锥形,略弯曲,常有分枝,长 10～20 cm,直径 1.5～4 cm。表面灰棕色或棕褐色,粗糙,有纵皱纹、横向皮孔样突起及支根痕。顶端略膨大,有多数茎基及芽痕。质坚硬,不易折断,断

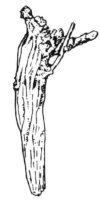

图 4-2 大戟药材图

面类白色或淡黄色,纤维性。气微,味微苦涩(图 4-2)。

显微鉴别 根横切面 木栓层为 10~20 余列木栓细胞。皮层狭窄。韧皮部散有多数乳汁管,直径 30~90 μm。形成层成环。木质部占根的大部分;射线宽广;导管大多径向排列,其旁散有单个或成束的非木化纤维。薄壁细胞中含草酸钙簇晶,直径 15~53 μm,偶见方晶;并含淀粉粒(图 4-3)。

粉末 淡黄色。淀粉粒单粒类圆形或卵圆形,直径 3~15 μm,脐点点状或裂缝状;复粒由 2~3 分粒组成。草酸钙簇晶直径 19~40 μm。具缘纹孔导管和网纹导管较多见,直径 26~50 μm。纤维单个或成束,壁较厚,非木化。无节乳管多碎断,内含黄色微细颗粒状乳汁。

理化鉴别 1. 取本品手切薄片 2 片,一片加冰醋酸与硫酸各 1 滴,置显微镜下观察,在韧皮部乳管群处呈现红色,5 分钟后渐褪去;另一片加氢氧化钾试液,呈棕黄色。

2. 取本品粉末 0.5 g,加石油醚(60~90℃)5 ml,浸渍 1 小时,滤过,滤液浓缩至 1 ml,作为供试品溶液。另取大戟对照药材 1 g,同法制成对照药材溶液。再取大戟二烯醇对照品,加甲醇制成每 1 ml 含 1 mg 的溶液,作为对照品溶液。按薄层色谱法试验,吸取上述三种溶液各 2 μl,分别点于同一硅胶 G 薄层板上,以石油醚(30~60℃)-丙酮(5:1)为展开剂,展开,取出,晾干,喷以 10% 硫酸乙醇溶液,在 105℃加热至斑点显色清晰。分别置日光及紫外光灯(365 nm)下检视。供试品色谱中,在与对照药材和对照品色谱相应的位置上,显相同颜色的斑点或荧光斑点。

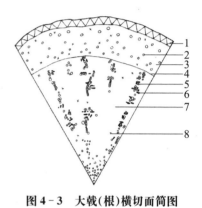

图 4-3 大戟(根)横切面简图

1. 木栓层 2. 乳汁管 3. 韧皮部 4. 形成层 5. 木质部 6. 纤维 7. 射线 8. 草酸钙簇晶

品质标志 1. 经验评价 以条粗、断面色白者为佳。

2. 含量测定 按醇溶性浸出物测定法冷浸法测定,用乙醇作溶剂,含醇溶性浸出物不得少于 8.0%。按高效液相色谱法测定,含大戟二烯醇($C_{30}H_{50}O$)不得少于 0.60%。

【成分】 根含三萜类成分:大戟酮(euphorbon),生物碱大戟色素体(euphorbia)A、B、C 等[1],羊毛甾醇(lanosterol),大戟醇(euphol)和甘遂甾醇(tirucallol)[2];二萜类:大戟素(euphpekinensin)[3],巨大戟烷型二萜 3,12-O-diacetyl-7-O-benzoyl-8-methoxyingol, ingol-12-ac-etate, ingol[4];还含 3-甲氧基-4-羟基反式丙烯酸正十八醇酯(octadecanyl-3-methoxy-4-hydroxybenzeneacrylate),伞形花内酯(7-hydroxycoumarin),2,2'-二甲氧基-3,3'-二羟基-5,5'-氧-6,6'-联苯二甲酸酐(2,2'-dimethoxy-3,3'-dihydroxy-5,5'-oxygen-6,6'bipbenylformic anhydride),右旋-松脂素(d-pinoresinol),槲皮素(quercetin),3,4-二甲氧基苯甲酸(3,4-dimethoxybenzoic acid),3,4-二羟基苯甲酸(3,4-dihydroxybenzoic acid)[4]。

【药理】 1. 抗肿瘤作用 大戟注射液体外试验能阻断 KY821 细胞株细胞周期中的 S 期,抑制癌细胞 DNA 合成[1]。大戟体外抑制 KY821 细胞株集落产率[2]。大戟注射液给 L_{615} 白血病小鼠腹腔注射,能阻断肿瘤细胞的 S 期,延长 L_{615} 白血病小鼠的生存期[3]。

2. 致泻作用 大戟能刺激肠管,引起肠蠕动增加,产生泻下作用[4]。其乙醇提取物及热水提取物均可使实验动物产生泻下[5]。

3. 利尿作用 大戟根醇提物可引起狗的肾容积明显减少,未见利尿作用[6]。大鼠先造成实验性腹水,再灌服大戟煎剂或醇浸液,可产生明显的利尿效应[7]。

4. 其他作用 大戟提取液对末梢血管有扩张作用,并能拮抗肾上腺素的升压作用[4]。醇提物有兴奋离体妊娠子宫的作用[4]。

5. 毒副作用 与甘草配伍后的影响:大戟与甘草合煎或分煎后,不论灌胃或腹腔给药,随着甘草配伍剂量的增加,大戟的毒性都增强,半数致死量降低。但在观察亚急性毒性时,证明当大戟 1/5 LD_{50} 与甘草 1/6

LD_{50}相配伍时,毒性未发现有显著的特异性改变。说明相反药物配伍时,不是绝对配伍禁忌,与伍用剂量有关[8]。大戟单味药对大型蚤的毒性大于甘草,它们配伍后的毒性比甘草或大戟的单独用药都有所减弱[9]。甘草、京大戟水提液和甘草、京大戟合煎液灌胃,观察对大鼠肠黏膜 P -糖蛋白(P-gp)表达的影响,将旁细胞途径药物荧光素钠(CF)分别作为转运方式的标志物进行检测,可见京大戟可以抑制 P-gp 的表达,在与甘草合并使用后对 P-gp 表达的抑制加强,使 CF 吸收分泌双方向均增加,提示京大戟作用可能是打开肠黏膜紧密连接[10]。

京大戟生品可抑制人正常肝细胞 LO2 细胞增殖,诱导细胞凋亡,引起细胞 S 期阻滞,能显著升高细胞培养液丙氨酸氨基转氨酶、天冬氨酸氨基转氨酶、乳酸脱氢酶活力。醋制后,京大戟对 LO2 细胞的毒性降低,其机制可能是减轻氧化损伤,从而降低细胞周期阻滞,减少细胞凋亡[11]。京大戟乙醇提取液对小鼠的半数致死量为 18.95 g/kg($r=0.986\ 3$)。京大戟乙醇提取液、石油醚萃取物和氯仿萃取物对小鼠都有毒杀作用,主要的毒性成分在氯仿萃取物中[12]。

【炮制】 1. 大戟 取原药材,除去杂质,洗净,润透,切厚片,干燥。

2. 醋大戟 取净大戟置锅内,用米醋和适量水浸拌 1～2 小时,用文火煮至醋液被吸尽时,取出,晾至六七成干时,切厚片,干燥。或取净大戟片,用米醋拌匀,闷润至透,置锅内,用文火炒干,取出放凉。每 100 kg 大戟,用米醋 30 kg。

3. 煨大戟 取净大戟,以面皮包裹,置炉旁煨至面皮焦黄色,取出,剥去面皮,趁热切薄片,放凉。每 100 kg 大戟,用面粉 50 kg。

饮片性状 大戟参见"药材"项。醋大戟形如大戟片,色泽加深,略具醋味。煨大戟为不规则长圆形或圆形薄片,色泽加深。

贮干燥容器内,醋大戟、煨大戟密闭,置阴凉通风处。

【药性】 苦、辛,寒,有毒。归肺、脾、肾经。

【功能】 泻水逐饮,消肿散结。

【主治】 水肿,胸腹积水,痰饮积聚,二便不利,痈肿,瘰疬。

【用法用量】 内服:煎汤,0.5～3 g;或入丸、散。外用:适量,研末或熬膏敷,或煎水熏洗。

【注意事项】 中寒泄泻,痰湿痞满气滞者禁服。

【附方】 1. 治水肿 枣一斗,锅内入水,上有四指,用大戟并根苗盖之遍,盆合之,煮熟为度。去大戟不用,旋旋吃,无时。(《活法机要》)

2. 治水病,无问年月深浅 大戟、当归、橘皮各一大两(切),以水二大升,煮取七合,顿服,利水二三斗。(《兵部手集》)

3. 治通身肿满喘息,小便涩 大戟(去皮,细切,微炒)二两,干姜(炮)半两。上二味捣罗为散。每服三钱匕,用生姜汤调下,良久,糯米饮投之,以大小便利为度。(《圣济总录》大戟散)

4. 治太阳中风,下利呕逆,表解里未和,其人漐漐汗出,发作有时,头痛,心下痞硬满,引胁下痛,干呕短气,汗出不恶寒 大戟、芫花(熬)、甘遂各等分,各别捣为散。以水一升半,先煮大枣肥者十枚,取八合,去滓,内药末,强人服一钱匕,羸人服半钱,温服之,平旦服。若下少病不除者,明日更服,加半钱,得快下利后,糜粥自养。(《伤寒论》十枣汤)

5. 治忽患胸背、手脚、颈项、腰胯隐痛不可忍,连筋骨牵引钓痛,坐卧不宁,时时走易不定;或头痛不可举,或神意昏倦多睡,或饮食无味,痰唾稠黏,夜间喉中如锯声,多流唾涎,手脚重,腿冷痹,气脉不通 甘遂(去心)、紫大戟(去皮)、白芥子(真者)各等分。上为末,煮糊丸如梧子大。食后临卧,淡姜汤或熟水下五、七丸至十丸,如疾猛气实,加丸数不妨。(《三因方》控涎丹)

6. 治黄疸,小水不通 大戟一两,茵陈二两,水浸,空心服。(《本草汇言》引《大氏方》)

7. 治中风发热 大戟、苦参各等分,研末。以药半升,白酢浆一斗,煮三沸,适寒温洗之,从上下,寒乃止,立瘥。小儿三指撮,浆水四升煮洗之。(《千金要方》大戟洗汤方)

8. 治风瘾疹 大戟末三两,以水二斗(升)煮取一升涂之。(《太平圣惠方》)

9. 治淋巴结核　大戟 60 g,鸡蛋 7 个。将药和鸡蛋共放砂锅内,水煮 3 小时,将蛋取出,每早食鸡蛋 1 个,7 日为 1 个疗程。(《全国中草药新医疗法展览会资料选编》)

10. 治小瘤　先用甘草煎膏,笔蘸妆瘤旁四围,干而复妆,凡三次,后以大戟、芫花、甘遂,上等分为末,米醋调,别笔妆敷其中,不得近着甘草处,次日缩小,又以甘草膏妆小晕三次,中间仍用大戟、芫花、甘遂如前,自然焦缩。(《直指方》)

11. 治牙齿摇痛　大戟咬于痛处,良。(《本草纲目》引《生生编》)

【临床报道】　1. 治疗急、慢性肾炎水肿　大戟根洗净,刮去粗皮,切片,每 500 g 以食盐 9 g,加水适量拌匀,吸入后晒干或烘干呈淡黄色,研成细末装入胶囊。日服 2 次,每次 0.5~0.6 g,隔日 1 次,空腹温开水送下,6~9 次为 1 个疗程。共观察 60 余例,均有显著的消肿作用,一般经治 5~7 日后水肿即完全消失。患者服药后有不同程度的恶心、呕吐、腹泻。其泻下作用常在服药后 2~4 小时最为剧烈;如症状严重,可进食水果或冷糖开水,反应即可减轻[1,2]。

2. 治疗晚期血吸虫病腹水或其他肝硬化腹水　大戟鲜根洗净,晒干磨粉,用小火焙成咖啡色,装入胶囊,成人每次 0.6~0.9 g,隔日或隔 2 日服药 1 次,7~8 次后停药 1 周,以后视病情再服。若腹水已退,可选用人参养荣丸等调理。曾试治 20 例,经服药 5~36 次不等,显效 9 例,好转 9 例,无效 2 例。治程中主要反应为腹泻、恶心、呕吐及腹痛等,经数小时后可自行消失;但亦有人观察到,一般服粉剂 0.6 g 时药物反应都能耐受,如超过 1.8 g 时,则反应加重,有恶寒、震颤、头晕、烦躁、口干,有时呈极度恐惧感。反应可持续 2~6 小时,如及时处理即可缓解。禁忌证同前[3~6]。

3. 治疗顽固性便秘　大戟 5 g 研末,与 8 枚大枣肉共捣烂成膏,敷于脐部,点燃艾条在其上施灸 20 分钟,然后用纱布覆盖,胶布固定。每日 1 次,直至大便畅通,一般需治疗 30~40 日。共治疗 68 例,痊愈 56 例,有效 6 例,无效 6 例[7]。

【药论摘录】　1.《神农本草经》:"味苦,寒。主蛊毒,十二水,腹满急痛,积聚,中风皮肤疼痛,吐逆。"

2.《名医别录》:"甘,大寒,有小毒。主颈腋痈肿,头痛,发汗,利大小肠。"

3.《药性论》:"味苦、辛,有大毒。下恶血癖块、腹内雷鸣,通月水,善治瘀血,能堕胎孕。"

4.《日华子本草》:"泻毒药,泄天行黄病、温疟,破癥结。"

5.《本草图经》:"治瘾疹风及风毒脚肿,并煮水热淋,日再三便愈。"

6.《本草纲目》:"控涎丹,乃治痰之本。痰之本,水也,湿也,得气与火,则凝滞而为痰、为饮、为涎、为涕、为癖。大戟能泄脏腑之水湿,甘遂能行经隧之水湿,白芥子能散皮里膜外之痰气,惟善用者能收奇功也。"

7.《本草经疏》:"大戟,阴寒善走而下泄,洁古谓其损真气,故凡水肿不由于受湿停水,而由于脾虚,土坚则水清,土虚则水泛滥,实脾则能制水,此必然之数也。今不补脾而复用疏泄追逐之药,是重虚其虚也,宜详辨而深戒之。惟留饮、伏饮停滞中焦及元气壮实之人患水湿,乃可一暂施耳。"

8.《本经逢原》:"大戟,惟禀阴毒,峻利首推,苦寒下走肾阴,辛散上泻肺气,兼横行经脉,故《本经》专治十二水,腹满急痛等证,皆浊阴填塞所致,然惟暴胀为宜,云中风者,是指风水肤胀而言,否则传写之误耳。"

9.《本草正义》:"大戟,《本经》谓主十二水,腹满急痛,积聚。盖谓十二经之水湿积聚,以致外肿内满,而为急痛耳。然苟非体充邪实者,亦不可概投。'中风皮肤疼痛'六字,当作一句读,盖指风湿热之袭于肌腠者,则辛能疏散,而苦寒又专泄降,是以治之,非泛言外受之风寒,石顽谓指风水肤胀,亦颇有理。吐逆,是指水饮停于上焦,而不能下泄以致上逆者,此以辛苦泄破,通达下降,是以主之。《别录》主颈腋痈肿,皆痰饮凝络之症治。头痛,亦指饮邪凝聚,水气上凌者而言。发汗,则驱除水湿之溢于肤腠者耳。利大小便,固通泄攻破之专职矣。"

【品种沿革】　集解　1.《名医别录》:"生常山。十二月采根,阴干。"

2.《本草经集注》:"近道处处皆有,至猥贱也。"

3.《蜀本草》:"苗似甘遂,高大,叶有白汁,花黄,根似细苦参,皮黄黑,肉黄白。五月采苗,二月、八月采根用。"

4.《本草图经》:"春生红芽,渐长作丛,高一尺已来;叶似初生杨柳,小团;三月、四月开黄紫花,团圆似杏花,又似芫荑;根似细苦参,皮黄黑,肉黄白色,秋冬采根阴干。"

5.《本草纲目》:"大戟生平泽甚多,直茎高二三尺,中空,折之有白浆。叶长狭如柳叶而不团,其梢叶密攒而上。""杭州紫大戟为上,江南土大戟次之。北方绵大戟色白,其根皮柔韧如绵,甚峻利,能伤人。弱者服之,或至吐血,不可不知。"

考证　大戟入本草始载于《神农本草经》,列为下品。以上诸本草文献中所述大戟形态与现用大戟基本相符合。《本草图经》并附有 4 种大戟图,其中并州大戟为今用之大戟,滁州大戟似月腺大戟 Euphorbia ebracteolata Hayata,而河中府大戟和信州大戟究系何种植物待考。可见,古代所用大戟品种不止一种,但主要是大戟科植物大戟。

【地方志】　1. 明·张峰《海州志·卷二·土产》:"药材曰大戟。"

2. 清·何绍章、杨履泰《丹徒县志·卷一七·物产》:"大戟:叶如柳叶。折之有白汁,抱茎有短叶相对,团而出尖。叶中出茎,茎中分二三小枝,二三月开细花,结实如豆大,一颗三粒相合,生青熟黑。"

参考文献 ▶▶

成分
[1] 中国医学科学院药物研究所. 中草药有效成分的研究(第一分册). 第 1 版. 北京:人民卫生出版社,1972:379
[2] 梁侨丽,等. 中草药,2008,39(12):1779
[3] Liang QL, et al. Fitoterapia, 2009,80(8):514.
[4] 史海明,等. 化学进展,2008,20(2-3):375

药理
[1] 文成英,等. 中医药信息,1999,(4):48
[2] 文成英,等. 中医药信息,1999,(2):59
[3] 尚溪瀛,等. 中医药学报,2000,(2):76
[4] 千叶仲男. 医学中央杂志(日),1966,218:561
[5] Masakazu, et al. 药学杂志(日),1944,64(7A):9
[6] 邓祖藩,等. 中华医学杂志,1961,47:7
[7] 崔珉,等. 中国生理科学会学术会议论文摘要汇编. 1964:136

[8] 金恩波,等. 中成药研究,1982,5(2):30
[9] 袁永久,等. 中国现代医生,2007,45(19):1
[10] 孙亚彬. 南方医科大学(学位论文),2012
[11] 陈海鹰,等. 中国中药杂志,2013,(6):866
[12] 刘竹乾. 西北农林科技大学(学位论文),2012

临床报道
[1] 全国中草药新医疗法展览会资料选编. 1970:63
[2] 湖北中医学院. 中草药经验介绍. 1970:3
[3] 周志明,等. 中级医刊,1960,(1):49
[4] 卫生部血吸虫病研究委员会. 血吸虫病研究资料汇编. 1958:516
[5] 丁志遵. 中华医学杂志,1956,42(5):424
[6] 全国中草药新医疗法展览会资料选编. 1970:51
[7] 吴迎春,等. 中国民间疗法,2002,10(8):22

5. 山药 Shān Yào

(侯宁极《药谱》)

【异名】 署预、署蓣、山芋、诸署、署豫、玉延、王芋、薯药、怀山药、蛇芋、白苕、九黄姜、野白薯、山板薯、扇子薯、佛掌薯。

【来源】 为薯蓣科植物薯蓣 *Dioscorea opposita* Thunb. 的根茎。

【原植物】 薯蓣,又名儿草、延草。

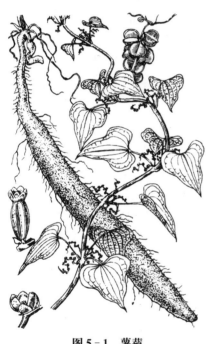

图 5-1 薯蓣

缠绕草质藤本。块茎长圆柱形,垂直生长,长可达 1 m,新鲜时断面白色,富黏性,干后白色粉质。茎通常带紫红色,右旋,无毛。单叶,在茎下部的互生,中部以上的对生,很少 3 叶轮生;叶片变异大,卵状三角形至宽卵状戟形,先端渐尖,基部深心形、宽心形或戟形,边缘常 3 浅裂至 3 深裂,中裂片卵状椭圆形至披针形,侧裂片耳状,圆形、近方形至长圆形;叶腋内常有珠芽(零余子)。雌雄异株,为穗状花序;雄花序长 2~8 cm,近直立,2~8 个着生于叶腋,花序轴明显地呈"之"字形曲折,苞片和花被片有紫褐色斑点,雄花的花被片 6,雄蕊 6;雌花序 1~3 个着生于叶腋,雌花子房下位 3 室。蒴果三棱状扁圆形或三棱状圆形,外面有白粉。种子着生于每室中轴中部,四周有膜质翅。花期 6~9 月,果期 7~11 月(图 5-1,彩图 5-2)。

生于山坡、山谷林下、溪边、路旁的灌丛或杂草中,或为栽培。分布于华北、华东和中南、西北地区。

本省各地有分布。

【栽培】 **生长环境** 喜温暖湿润、阳光充足的环境,耐寒,在北方稍行覆盖可以越冬。应选择土层深厚、排水良好、疏松肥沃的沙质壤土。土壤酸碱度以中性最好。

繁殖方法 根茎和珠芽(山药豆)繁殖。根茎繁殖:每年 10 月将地下根挖出,将山药上部根茎 15~25 cm 长折下,于日光下略晒,使其水分蒸发,经过日晒 2~3 天,伤口愈合,放入室内或室外挖坑贮藏。坑的深度及盖土厚度以不使根茎受冻为度,河南坑深为 40 cm,盖土 6 cm,天冷时覆土至 10 cm。保持湿润。翌年 4 月(清明至谷雨)取出,在畦内按行距 30~40 cm,株距 18~20 cm,开 6 cm 深的沟栽种,将根茎顺序平放于沟内,盖土。珠芽繁殖:4 月中旬将上年秋天采收珠芽(山药豆)从坑中取出,稍晒,即可进行栽种,行距 30 cm,株距 10~15 cm,沟深 6 cm,将珠芽放入沟内,覆土 6 cm,约 1 个月可出芽。

田间管理 出苗后,应设支架,以使茎蔓向上生长,支架材料不限,竹竿、秫秸秆及树枝均可。在 5~8 月期间,应分次追肥,以粪水及厩肥为主,可结合浇水施用或撒布于根旁。浇水后遇雨,土壤过湿,会使根不向下生长而形成杈根。因此,雨季应注意排水,浇水要适量。浇水过多也容易引起锈病,使早期落叶,影响根的产量。

病虫害防治 病害有白锈病、褐斑病,用波尔多液 1:1:150 倍液防治。虫害有蛴螬、地老虎,发生时用毒饵诱杀。

【采收加工】 冬季茎叶枯萎后采挖,切去根头,洗净,除去外皮和须根,干燥,习称"毛山药";或除去外皮,趁鲜切厚片,干燥,称为"山药片";也有选择肥大顺直的干燥山药,置清水中,浸至无干心,闷透,切齐两端,用木板搓成圆柱状,晒干,打光,习称"光山药"。

【药材】 山药 Dioscoreae Rhizoma 本省苏北地区有产。

性状鉴别 1. 毛山药 略呈圆柱形,弯曲而稍扁,长 15～30 cm,直径 1.5～6 cm。表面黄白色或淡黄色,有纵沟、纵皱纹及须根痕,偶有浅棕色外皮残留。体重,质坚实,不易折断,断面白色,粉性。气微,味淡、微酸,嚼之发黏(彩图 5-3A)。

2. 山药片 为不规则的厚片,皱缩不平,切面白色或黄白色,质坚脆,粉性。气微,味淡、微酸(彩图 5-3B)。

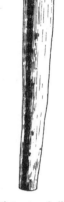

图 5-4 山药药材图

3. 光山药 呈圆柱形,两端平齐,长 9～18 cm,直径 1.5～3 cm。表面光滑,白色或黄白色(图 5-4)。

显微鉴别 1. 根茎横切面 基本组织中黏液细胞类圆形,直径 34～85 μm,长 85～115 μm,内含草酸钙针晶束,长约 52 μm。维管束散在,外韧型,四周有一列薄壁性维管束鞘。后生木质部导管直径约 50 μm。树脂道分布在薄壁细胞间,内充满黄褐色树脂物。本品薄壁细胞含众多淀粉粒(图 5-5)。

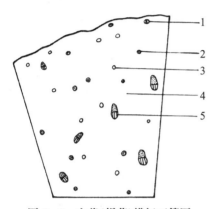

图 5-5 山药(根茎)横切面简图

1.草酸钙结晶 2.树脂道 3.黏液细胞 4.基本组织 5.维管束

2. 粉末 类白色。淀粉粒单粒扁卵形、三角状卵形、类圆形或矩圆形,直径 8～35 μm,脐点点状、人字状、十字状或短缝状,可见层纹;复粒稀少,由 2～3 分粒组成。草酸钙针晶束存在于黏液细胞中,长约 240 μm,针晶粗 2～5 μm。具缘纹孔导管、网纹导管、螺纹导管及环纹导管直径 12～48 μm(图 5-6)。

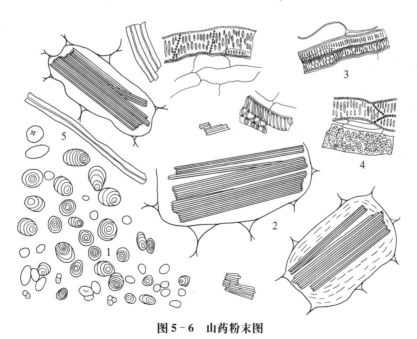

图 5-6 山药粉末图

1.淀粉粒 2.草酸钙针晶束 3.导管 4.筛管 5.纤维

理化鉴别 取本品粉末 5 g,加二氯甲烷 30 ml,加热回流 2 小时,滤过,滤液蒸干,残渣加二氯甲烷 1 ml 使溶解,作为供试品溶液。另取山药对照药材 5 g,同法制成对照药材溶液。按薄层色谱法试验,吸取上述两种溶液各 4 µl,分别点于同一硅胶 G 薄层板上,以乙酸乙酯-甲醇-浓氨试液(9∶1∶0.5)为展开剂,展开,取出,晾干,喷以 10%磷钼酸乙醇溶液,在 105℃加热至斑点显色清晰。供试品色谱中,在与对照药材色谱相应的位置上,显相同颜色的斑点。

品质标志 1. 经验评价 以条粗、质坚实、粉性足、色洁白者为佳。

2. 含量测定 按二氧化硫残留量测定法测定,毛山药和光山药二氧化硫残留量不得超过 400 mg/kg,山药片二氧化硫残留量不得超过 10 mg/kg。按水溶性浸出物测定法冷浸法测定,毛山药和光山药含水溶性浸出物不得少于 7.0%,山药片含水溶性浸出物不得少于 10.0%。

【成分】 根茎中含多糖类化合物:山药多糖是山药中的主要功能性成分,组成和结构比较复杂,根据药材的品质及产地略有不同,含量也有差别。主要由甘露糖(mannose)、木糖(xylose)、阿拉伯糖(L-arabinose)、葡萄糖(glucose)和半乳糖(galactose)组成[1]。含精氨酸(arginine)、谷氨酸(glutamic acid)与天冬氨酸(D-aspartic acid)等氨基酸[2];还含甾醇类:胆甾醇(cholesterol),麦角甾醇(ergosterol),菜油甾醇(campesterol),豆甾醇(stigmasterol),β-谷甾醇(β-sitosterol)[3]。黏液中含植酸(phytic acid)[4]。

【药理】 1. 增强免疫功能 山药多糖灌胃可不同程度地提高小鼠 T 淋巴细胞的增殖能力、NK 细胞活性、血清溶血素活性、血清 IgG 含量,也能增强巨噬细胞的吞噬能力[1]。以碳粒廓清实验为指标,研究山药生品、麸炒品及土炒品对小白鼠非特异性免疫功能的影响,结果表明,各给药组与对照组比较均有非常显著性差异,生品强于麸炒品和土炒品。而麸炒品和土炒品之间则没有显著性差异[2]。山药低聚糖连续给药,可促进小鼠血清溶血素生成,增强小鼠迟发性超敏反应(DTH)的反应能力,提示山药低聚糖具有提高小鼠体液免疫、细胞免疫功能的作用,但对小鼠非特异免疫功能无显著影响[3]。

2. 抗氧化、抗衰老作用 用 DPPH 方法测定抗自由基活性,发现怀山药乙醇提取物中,乙酸乙酯萃取部分活性最强,氯仿萃取部分次之,再其次是正丁醇和水溶性部分。抗自由基活性与萃取物中的多酚性成分含量有一定的相关性[4]。小鼠口服给予山药水溶性多糖,可显著提高过氧化物酶活性及血、肝、肾的超氧化物歧化酶活性,减少血、肝、肾组织中的脂质过氧化产物的含量[5]。

山药稀醇提取物能明显提高家蚕的平均寿命,降低老龄小鼠血浆过氧化脂质(LPO)、肝脏脂褐素(LF)的含量,揭示山药有一定的抗衰老作用[6]。给果蝇饲喂山药多糖,可使雌蝇超氧化物歧化酶活性上升,雄蝇丙二醛含量降低,雄蝇过氧化氢酶活力升高,延长雌雄果蝇平均寿命和平均最高寿命。提示山药多糖可以提高果蝇的抗氧化能力,抑制脂质过氧化,延长果蝇寿命[7]。

3. 抗疲劳作用 运动疲劳模型大鼠灌服山药提取物水溶液,能够明显延长大强度运动的模型大鼠跑台运动至力竭的时间,具有抗疲劳作用,还能够抑制运动导致的大鼠肝脏、肾脏和血清中过氧化氢酶活性的下降,抑制力竭运动造成的组织中谷胱甘肽过氧化物酶(GSH-Px)活性的下降,降低各组织和血清中丙二醛的含量,抑制运动导致的组织和血清中总抗氧化能力(T-AOC)的下降。提示山药提取物可清除过度训练所产生的自由基,显著提高大鼠机体的抗氧化能力,延缓运动中疲劳的发生,提高大鼠运动能力[8]。

4. 抗贫血作用 中、高剂量的怀山药提取物灌胃,能明显升高环磷酰胺导致的骨髓抑制贫血模型小鼠外周血红细胞、白细胞、血红蛋白的数量,促进骨髓有核细胞(BMCs)的增加,促进贫血模型小鼠骨髓细胞中有核细胞增殖性核抗原和 Survivin 的表达,使骨髓细胞中基质金属蛋白酶-2(MMP-2)和基质金属蛋白酶-9(MMP-9)表达增强,骨髓造血微环境中 proMMP-2、proMMP-9 和 MMP-9 活性也升高,进而促进骨髓抑制贫血模型小鼠的骨髓造血功能的恢复[9]。

5. 防治糖尿病作用 山药多糖干预治疗,可显著升高 2 型糖尿病模型大鼠胰岛素水平,降低胰高血糖素水平,升高模型大鼠肾组织胰岛素受体、胰岛素受体底物-1、磷脂酰肌醇 3 激酶的表达水平,增加组织对胰岛素的敏感性,对 2 型糖尿病大鼠肾病有预防作用[10]。

6. 抗骨质疏松作用 灌胃给予山药水煎剂,使卵巢切除所致骨质疏松症模型大鼠的胫骨骨小梁体积百分比显著增高,骨小梁吸收表面百分比以及骨小梁表面百分比等均明显降低,成骨细胞和间充质干细胞骨保护素蛋白及其 mRNA 表达皆显著增高,而核因子-κB 受体活化因子配基蛋白及其 mRNA 表达皆显著降低,对卵巢切除所致的骨质疏松症具有明显的治疗作用[11]。

7. 其他作用　铁棍山药中提取的山药多糖体外添加于生长良好的肾上腺髓质嗜铬瘤细胞 PC12 及肝癌 Hepal-6 细胞中,发现在一定浓度范围内山药多糖具有抑制肿瘤作用[12]。以东莨菪碱和乙醇分别造成小鼠学习记忆获得障碍和记忆再现障碍,采用迷津法和跳台法观察怀山药对小鼠学习记忆能力的影响。结果显示,怀山药可加快模型小鼠逃避伤害刺激的反应速度,明显减少模型小鼠错误次数,缩短模型小鼠遭电击时间,有改善小鼠学习和记忆障碍的作用[13]。怀山药隔水煎醇沉液给利血平致脾虚模型小鼠灌胃,使脾虚模型小鼠体重明显增加,体温和胸腺指数明显恢复[14]。

【炮制】　1. 山药　取原药材,除去杂质,大小条分开,浸泡 3～4 成透,捞出,闷润至透,切厚片,及时干燥。

2. 炒山药　取净山药片置锅内,用文火炒至微黄色,取出放凉。

3. 麸炒山药　取麦麸皮,撒入热锅内,用中火加热,俟冒烟时,投入山药片,拌炒至黄色,取出,筛去焦麸皮,放凉。每 100 kg 山药片,用麦麸 10 kg。

4. 土炒山药　取伏龙肝粉,置锅内,用文火炒热,投入山药片,拌炒至表面挂土色,取出,筛去土粉,放凉。每 100 kg 山药,用伏龙肝粉 30 kg。

5. 米炒山药　取净山药片和米,投入热锅内,用文火炒至米呈黄色,取出,筛去米,放凉。每 100 kg 山药片,用米 30 kg。

6. 蜜麸炒山药　将蜜炙麦麸撒入热锅内(约 180℃),炒至冒烟时,投入净山药片,再炒至微黄或金黄色,取出,筛去焦麸皮,放凉;或将蜜水拌麦麸,撒入锅内微火炒干,加入净山药片,炒至微黄色,取出,筛去焦麸皮,放凉。每 100 kg 山药片,用蜜麸 6 kg 或 12 kg。

饮片性状　山药参见"药材"项。炒山药形如山药片,表面微黄色。麸炒山药形如山药片,表面淡黄色,偶有焦斑,略具焦香气。土炒山药形如山药片,表面土红色,粘有土粉,略具焦香气。米炒山药形如山药片,表面微黄色或金黄色,味甜。

贮干燥容器内,炒山药、麸炒山药、土炒山药、米炒山药、蜜麸炒山药密闭,置于通风干燥处,防霉,防蛀。

【药性】　甘、平。归脾、肺、肾经。

【功能】　补脾,养肺,固肾,益精。

【主治】　脾虚泄泻,食少浮肿,肺虚咳喘,消渴,遗精,带下,肾虚尿频。外用治痈肿,瘰疬。

【用法用量】　内服:煎汤,15～30 g,大剂量 60～250 g;或入丸、散。外用:捣敷。补阴,宜生用;健脾止泻,宜炒黄用。

【注意事项】　湿盛中满或有实邪、积滞者禁服。

【附方】　1. 治脾胃虚弱,不思进饮食　山芋、白术各一两,人参三分。上三味,捣罗为细末,煮白面糊为丸,如小豆大,每服三十丸,空心食前温米饮下。(《圣济总录》山芋丸)

2. 治湿热虚泻　山药、苍术等分,饭丸,米饮服。(《濒湖经验方》)

3. 治噤口痢　干山药一半炒黄色,一半生用。研为细末,米饮调下。(《百一选方》)

4. 治脾肺阴分亏损,饮食懒进,虚热劳嗽,并治一切阴虚之证　生山药二两,生薏米二两,柿霜饼八钱。上三味,先将山药、薏米捣成粗渣,煮至烂熟,再将柿霜饼切碎,调入融化,随意服之。(《医学衷中参西录》珠玉二宝粥)

5. 治痰气喘急　生山药捣烂半碗,入甘蔗汁半碗,和匀,顿热饮之。(《简便单方》)

6. 治下焦虚冷,小便数,瘦损无力　生薯蓣半斤,刮去皮,以刀切碎,研令细烂于铛中著酒,酒沸下薯蓣,不得搅,待熟,着少盐、葱白,更添酒,空腹饮三二杯妙。(《食医心镜》)

7. 治耳聋由肺气虚者　山药(炒)三两,白茯苓二两,杏仁(去皮尖,炒)二两五钱,为末。用黄蜡一两,溶化为丸,弹子大,盐汤嚼下。少气嗌干者,用生脉散,煎汤嚼之。(《外科大成》蜡弹丸)

8. 治虚劳诸不足,风气百疾　薯蓣三十分,当归、桂枝、曲、干地黄、豆黄卷各十分,甘草二十八分,人参七分,芎䓖、芍药、白术、麦门冬、杏仁各六分,柴胡、桔梗、茯苓各五分,阿胶七分,干姜三分,白蔹二分,防风六分,大枣百枚为膏。上二十一味,末之,炼蜜和丸,如弹子大,空腹酒服一丸,一百丸为剂。(《金匮要略》薯

蓣丸)

9. 治腰脚疼痛及腹内一切冷病　薯蓣一斤,杏仁一升(汤浸,去皮、尖、双仁),牛乳三升。上烂研杏仁,入牛乳绞取汁,以杏仁尽为度,后取薯蓣相和,都入新瓷瓶盛之,密封瓶口,安于釜中,以重汤煮一伏时,每日空心以温酒调一匙服之。(《太平圣惠方》九仙薯蓣煎)

10. 治妇女赤白带下　生山药一两,生龙骨(捣细)六钱,生牡蛎(捣细)六钱,海螵蛸(去净甲,捣)四钱,茜草三钱,水煎服。(《衷中参西录》清带汤)

11. 治肿毒　山药、蓖麻子、糯米为一处,水浸研为泥,敷肿处。(《普济方》)

12. 治吹乳肿痛不可忍　生山药捣烂,敷上即消,消即去之,迟则肉腐。(《古今医鉴》)

13. 治冻疮　山药少许,于新瓦上磨为泥,涂疮口上。(《儒门事亲》)

【临床报道】　1. 治疗婴幼儿腹泻　①用单味生山药粉,每人每次5～10 g,加水适量,调和后加温熬成粥状,于奶前或饭前口服,每日3次,也可用山药粥代乳食,疗程3日。治疗期间停止其他任何治疗措施,治疗104例小儿秋季腹泻,结果痊愈75例,好转18例,无效11例,总有效率为89.43%;对照组用西医常规医药治疗,总有效率78.13%,两组比较有显著性差异(P＜0.01)[1]。②用山药文火焙干过筛成粉30 g,鸡蛋黄1个文火炒干研成粉,加开水适量拌成稀粥为1剂,每日服3～4次。治疗婴幼儿慢性迁延性腹泻亦有一定疗效[2]。

2. 治疗轮状病毒肠炎　100例轮状病毒性肠炎患儿随机分为2组各50例,观察组予以山药薏苡仁粳米粥(6月龄～1岁,每日用山药5 g,苡仁10 g,粳米25 g,母乳或奶粉每日2～3次,不足者予药膳服用;1～3岁,每日用山药10 g,苡仁20 g,粳米50～100 g,所需水量以苹果煮水代替),对照组予蒙脱石散(6月龄～1岁每次1 g,每日3次;1～2岁每次1.5 g,每日3次;2～3岁每次2 g,每日3次)及双歧三联活菌散(6月龄～1岁每次0.5 g,1～3岁每次1 g,每日2次,温开水冲服)治疗。结果:观察组治疗时间短于对照组,且整体康复优于对照组[3]。

3. 治疗早泄　72例早泄患者,用韭菜籽30 g,山药30 g,烤焦黄,研磨成细末,为1日量,冲服,每日2次,15日为1个疗程,用3～4个疗程,治愈率72%,有效率达98%[4]。

4. 治疗带下病　30例带下病患者,其中轻度宫颈糜烂12例,中度宫颈糜烂5例,附件炎4例,宫颈糜烂三度合并慢性盆腔炎2例,宫颈光滑无炎症2例,全部均排除滴虫性阴道炎和外阴阴道假丝念珠菌病及可疑癌变。用党参30 g,海螵蛸30 g,山药50 g,白术9 g,甘草6 g,水煎服,每日服3次。结果:30例中,症状消失、妇科检查无阳性所见者26例,症状明显改善者2例,无效2例[5]。

【药论摘录】　1.《神农本草经》:"味甘,温。主伤中,补虚羸,除寒热邪气,补中益气力,长肌肉,久服耳目聪明,轻身不饥延年。"

2.《名医别录》:"平,无毒。主头面游风,风头(一作'头风'),眼眩,下气,止腰痛,补虚劳羸瘦,充五藏,除烦热,强阴。"

3.《药性论》:"补五劳七伤,去冷风,止腰疼,镇心神,安魂魄,开达心孔,多记事,补心气不足,患人体虚羸,加而用之。"

4.《食疗本草》:"治头疼,利丈夫,助阴力。"

5.《日华子本草》:"助五脏,强筋骨,长志安神,主泄精健忘。"

6.《本草纲目》:"益肾气,健脾胃,止泄痢,化痰涎,润皮毛。"

7.《本草再新》:"健脾润肺,化痰止咳,开胃气,益肾水,治虚劳损伤,止吐血遗精。"

8.《本草崇原》:"山药气味甘平,乃补太阴脾土之药,故主治之功皆在中土。治伤中者,益中土也;补虚羸者,益肌肉也;除寒热邪气者,中土调和,肌肉充足,则寒热邪气自除矣。夫治伤中则可以补中而益气力,补虚羸则可以长肌肉而强阴,阴强则耳目聪明,气力益则身体轻健,土气有余则不饥而延年。"

9.《本草求真》:"山药本属食物,古人用入汤剂,谓其补脾益气除热,然究色白入肺,味甘入脾,气虽温而却平,为补脾肺之阴,是以能润皮毛,长肌肉,不似黄芪性温能补肺阳,白术苦燥能补脾阳也。且其性涩,能治遗精不禁,味甘兼咸,又能益肾强阴,故六味地黄丸用此以佐地黄。然性虽阴而滞不甚,故能渗湿以止泄泻,生捣敷痈疮,消肿硬,亦补阴退热之意。至云补阳消肿,补气除滞,理虽可通,语涉牵混,似非正说。至入汤剂以治火虚危症,难图近功,必多用之方愈,以其秉性和缓故耳。"

【品种沿革】　集解　1.《吴普本草》:"署预,一名诸署,齐越名山羊,一名修脆,一名儿草。或生临朐钟山,始生赤茎细蔓,五月花白,七月实青黄,八月熟落,根中白,皮黄,类芋。"

2.《名医别录》:"一名山芋,秦、楚名玉延,郑、越名土薯(音除)。生嵩高山谷。二月、八月采根,曝干。"

3.《本草经集注》:"今近道处处有,东山、南江皆多掘取食之以充粮。南康间最大而美,服食亦用之。"

4.《新修本草》:"署预,日干捣细,筛为粉,食之大美,且愈疾而补。此有两种:一者白而且佳;一者青黑,味亦不美。蜀道者尤良。"

5.《本草图经》:"署预,今处处有之,以北都、四明者为佳。春生苗,蔓延篱援。茎紫、叶青,有三尖角,似牵牛更厚而光泽。夏开细白花,大类枣花。秋生实于叶间,状如铃。二月、八月采根,今人冬春采,刮之白色者为上,青黑者不堪,曝干用之。"

6.《本草纲目》:"薯蓣入药,野生者为胜;若供馔,则家种者为良。四月生苗延蔓,紫茎绿叶,叶有三尖,似白牵牛叶而更光润。"

考证　山药,原名薯蓣,本草始入《神农本草经》,列为上品。因唐代宗名预,故避讳改为薯药,后又因宋英宗讳署,遂改为山药。宋代《本草图经》记载形态颇详,云:"春生苗,蔓延篱援,茎紫、叶青,有三尖角,似牵牛更厚而光泽,夏开细白花,大类枣花。秋生实于叶间,状如铃,二月、八月采根。"与现用品种的形态比较一致,《本草纲目》明确提出野生者入药为佳,若供食用以家种为良。

【地方志】　1.宋·史能之《重修毗陵志·卷一三·土产》:"蓣药:一名玉延,又名修脆,紫(茎)细蔓,叶似牵牛而光泽,开细白花,结实如铃,根白色而腻。"

2.元·脱因、俞希鲁《至顺镇江志·卷四·土产》:"山药:即薯蓣。……紫茎蔓生,叶如牵牛,白花,结实如悬铃。茅山有一种形如手掌,名佛掌薯。"

3.元·张铉《至正金陵新志·卷七·物产》:"山药……并出山中。"

4.明·张衮《江阴县志·卷六·土产》:"山药:即薯蓣也。其苗蔓生,大者一拔或至数斤,结子亦可食。"

5.明·陈文仲《句容县志·卷三·贡办》:"国朝岁办土物:荐新山药肆十斤……蔬之品:山药。"

6.明·沈明臣《通州志·卷四·物产(海门同)》:"蔬之属:薯蓣……药之属:山药。"

7.清·何绍章、杨履泰《丹徒县志·卷一七·物产》:"山药:本名薯蓣。……一名玉延(《康熙志》)。子生叶间,大小不一。本草谓之零余子。亦可食,味如其根。"

8.清·王祖畲《太仓州志·卷三》:"薯蓣,即山药,子名零余子,功倍山药。"

参考文献 ▶▶

成分

[1]徐琴,等.中药材,2006,29(9):909

[2]张丽梅,等.氨基酸和生物资源,2008,30(2):12

[3]Toshio S. CA,1968,68:96970a

[4]Hironaka K,et al. CA,1990,113:3251v

药理

[1]赵国华,等.营养学报,2002,24(2):187

[2]杨中林,等.中国中药杂志,1991,16(12):725

[3]贾士奇,等.河南大学学报(医学版),2009,28(1):44

[4]赵东保,等.天然产物研究与开发,2005,17(3):272

[5]梁亦龙,等.食品研究与开发,2007,12(11):1

[6]林刚,等.南昌大学学报(理科版),2002,26(4):363

[7]梁亦龙,等.广东化工,2010,37(11):37

[8]王永明.河南大学(学位论文),2010

[9]李方方.河南师范大学(学位论文),2012

[10]杨宏莉,等.中国药房,2010,21(15):1345

[11]贾朝娟,等.中国中医基础医学杂志,2009,15(4):268

[12]高启禹,等.河南大学学报(自然科学版),2012,42(6):742

[13]王丽娟,等.食品科学,2010,(3):243

[14]覃俊佳,等.时珍国医国药,2003,14(3):193

临床报道

[1]关德华.北京中医学院学报,1989,(6):24

[2]靳宪莲,等.中国中西医结合消化杂志,2001,9(5):314

[3]刘云,等.实用中医药杂志,2016,33(12):1161

[4]刘民厚.中西医结合中国民间疗法,2012,20(12):49

[5]刘丽洁.吉林中医药,1983,17(4):30

6. 川乌 Chuān Wū

（侯宁极《药谱》）

【异名】 乌头、乌喙、奚毒、即子、鸡毒、毒公、耿子。

【来源】 为毛茛科植物乌头 *Aconitum carmichaelii* Debx. 的母根。

【原植物】 乌头，又名草乌、乌药、盐乌头、鹅儿花、铁花、五毒。

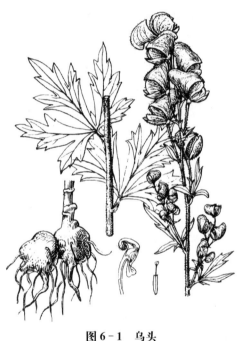

图 6-1 乌头

多年生草本，高 60～150 cm。块根倒圆锥形，常 2 个连生。茎直立或稍倾斜，下部光滑无毛，上部疏被反曲的短柔毛。叶互生，革质，有叶柄；叶片卵圆形，3 裂几达基部，侧裂片再 2 裂，中央裂片菱状楔形，先端 3 浅裂，裂片边缘有粗齿。总状圆锥花序，花序轴被贴伏短柔毛；萼片 5，蓝紫色，外被短柔毛，上萼片高盔形，长 1.7～2.2 cm，高约 2 cm，侧萼片近圆形；花瓣 2，无毛；雄蕊多数，花丝下半部扩张成翅；心皮 3～5，离生，密被短绒毛。蓇葖果长圆形，具横脉，宿存花柱芒尖状。种子三棱形。花期 6～7 月，果期 7～8 月(图 6-1)。

生于山地草坡或灌丛中。四川西部、陕西南部及湖北西部一带生长于海拔 850～2150 m，湖南及江西生长于 700～900 m 间，沿海诸省生长于 100～500 m 间。分布于云南东部、四川、湖北、贵州、湖南、广西北部、广东北部、江西、浙江、江苏、安徽、陕西南部、河南南部、山东东部、辽宁南部。主产于四川、陕西。在云南、贵州、河北、湖南、湖北、江西、甘肃等省有栽培。在越南北部也有分布。

本省分布于连云港(云台山)、南京、镇江、句容、常熟、苏州、宜兴等地。

【栽培】 生长环境 喜温暖湿润气候。以阳光充足、表上疏松、排水良好、中等肥力的腐殖质壤土及沙质壤土为佳，适应性强，忌连作。黏土不宜种植。

繁殖方法 块根繁殖。7 月下旬至 8 月初，将子根穴栽，芽口向上，覆土，可与蔬菜、蚕豆、豌豆、小麦等套种。天干旱时 7～8 日浇水一次，让子根在地里休眠，第二年出苗生长。冬至前 6～10 日进行栽植，每穴栽块根 1 个，根芽须向上，覆土即可。

田间管理 出苗后松土、除草，有缺苗时及时补苗。进行 2 次修根，第 1 次在春分苗高 17～20 cm 时，去小子根，保留母根两边较大的子根各 1 个；第 2 次在立夏前，修除新生的子根及保留子根上的须根，只留一个独根，如茎上有子根亦同时除去。每半月浇水 1 次。施肥 3 次。苗高 50 cm 左右时进行打顶，一般保留 6～9 片叶子，每月摘腋芽 1～2 次。

病虫害防治 病害有霜霉病和叶斑病，用波尔多液(1∶1∶140)喷射防治。虫害有蝼蛄和蛴螬，可用 0.5% "六六六"粉制成毒饵诱杀。

【采收加工】 6 月下旬至 8 月上旬采挖，除去子根、须根及泥沙，晒干。

【药材】 川乌 Aconiti Radix 本省连云港云台山、镇江、句容、南通、宜兴等地曾有产。

性状鉴别 呈不规则的圆锥形,稍弯曲,顶端常有残茎,中部多向一侧膨大,长 2～7.5 cm,直径 1.2～2.5 cm。表面棕褐色或灰棕色,皱缩,有小瘤状侧根及子根脱离后的痕迹。质坚实,断面类白色或浅灰黄色,形成层环纹呈多角形。气微,味辛辣、麻舌(图 6-2)。

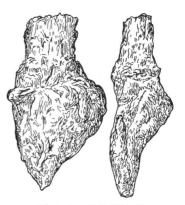

图 6-2 川乌药材图

显微鉴别 1. 根横切面 后生皮层为棕色木栓化细胞。皮层薄壁组织偶见石细胞,单个散在或数个成群,类长方形、方形或长椭圆形,胞腔较大。内皮层不甚明显。韧皮部散有筛管群,内侧偶见纤维束。形成层类多角形,其内外侧偶有 1 至数个异型维管束。木质部导管多列,呈径向或略呈"V"形排列。髓部明显。薄壁细胞充满淀粉粒(图 6-3)。

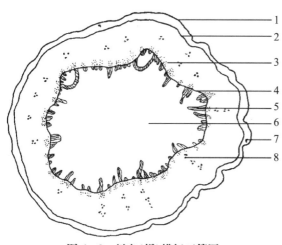

图 6-3 川乌(根)横切面简图

1. 后生皮层 2. 内皮层 3. 韧皮部 4. 形成层 5. 木质部 6. 髓 7. 石细胞 8. 筛管群

2. 粉末 灰黄色。淀粉粒单粒球形、长圆形或肾形,直径 3～22 μm;复粒由 2～15 分粒组成。石细胞近无色或淡黄绿色,呈类长方形、类方形、多角形或一边斜尖,直径 49～117 μm,长 113～280 μm,壁厚 4～13 μm,壁厚者层纹明显,纹孔较稀疏。后生皮层细胞棕色,有的壁呈瘤状增厚突入细胞腔。导管淡黄色,主为具缘纹孔,直径 29～70 μm,末端平截或短尖,穿孔位于端壁或侧壁,有的导管分子粗短拐曲或纵横连接(图 6-4)。

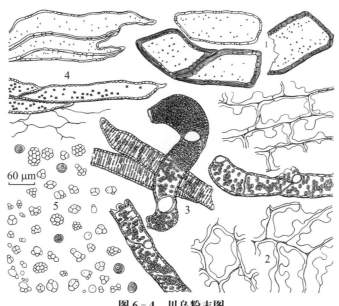

60 μm

图 6-4 川乌粉末图

1. 石细胞 2. 后生皮层细胞 3. 导管 4. 残存茎基纤维 5. 淀粉粒

理化鉴别 取本品粉末 2 g,加氨试液 2 ml 润湿,加乙醚 20 ml,超声处理 30 分钟,滤过,滤液挥干,残渣加二氯甲烷 1 ml 使溶解,作为供试品溶液。另取乌头碱对照品、次乌头碱对照品及新乌头碱对照品,加异丙醇-三氯甲烷(1∶1)混合溶液制成每 1 ml 各含 1 mg 的混合溶液,作为对照品溶液。按薄层色谱法试验,吸取上述两种溶液各 5 μl,分别点于同一硅胶 G 薄层板上,以正己烷-乙酸乙酯-甲醇(6.4∶3.6∶1)为展开剂,置氨蒸气饱和 20 分钟的展开缸内,展开,取出,晾干,喷以稀碘化铋钾试液。供试品色谱中,在与对照品色谱相应位置上,显相同颜色的斑点。

品质标志 1. 经验评价 以个大饱满、质坚实、断面色白、有粉性者为佳。

2. 含量测定 按高效液相色谱法测定,含乌头碱($C_{34}H_{47}NO_{11}$)、次乌头碱($C_{33}H_{45}NO_{10}$)和新乌头碱($C_{33}H_{45}NO_{11}$)的总量应为 0.050%～0.17%。

【成分】 块根(母根)主要含生物碱类化合物:乌头碱(aconitine),次乌头碱(hypaconitine),中乌头碱(mesaconitine),塔拉胺(talatisamine)[1~3],消旋去甲基衡州乌药碱(demethylcoclaurine)[4],异塔拉定(isotalatizidine)[2,3,5],新乌宁碱(neoline),准噶尔乌头碱(songorine),附子宁碱(fuziline)[6~8],去甲猪毛菜碱(salsolinol)[9],异飞燕草碱(isodelphinine),苯甲酰中乌头碱(benzoylmesaconine)[7],苯甲酰新乌头原碱(benzoylmesaconine),苯甲酰乌头原碱(benzoylaconine),苯甲酰次乌头原碱(benzoylhypacoitine),焦乌头碱(pyraconitine)[10],多根乌头碱(karakoline),森布星(senbusine)A、B,14-乙酰塔拉胺(14-acetyltalatisamine)[2],脂乌头碱(lipoaconitine),脂次乌头碱(lipohypaconitine),脂去氧乌头碱(lipodeoxyaconitine),脂中乌头碱(lipomesaconitine)[11,3],北草乌碱(beiwutine)[12],川附宁(chuanfunine)[13],3-去氧乌头碱(3-deoxyaconitine)[14],8-去乙酰基美沙乌头碱(8-deacetyl mesaconitine)[15],惰碱(ignavine),荷克布星(hokbusine)A 及 B[16],尿嘧啶(uracil)[17],乌头多糖(aconitan)A、B、C、D[18,19],醛次乌头碱(aldohypaconitine),准噶尔乌头胺(songoramine)[20],素馨乌头碱(jesaconitine)、去氧乌头碱(deoxyaconitine),川乌碱甲(chyan-wu-base A),川乌碱乙(chuan-wu-base B),卡乌碱(carmicheline)[21],异乌头碱(isoaconitine)[22],附子灵(fuziline),尼奥灵(neoline)[23],金色酰胺醇酯(aurantiamide acetate),松胞素 B2(cytochalasin B2),宋果灵(songorine)[24],2-羟基苯甲酸-2′-氨基甲酰基-4-羟基苯酯(2′-carbamoyl-4′-hydroxy benzyl-2-hydroxy benzoate),N(N-苯甲酰基-S-苯丙氨酰基)-S-苯丙胺醇醋酸酯[O-acetate of N(N-benzoyl-S-phenylalaninyl)-S-phenylalaninol][25],北乌头碱(beiwutine),得姆啶(denudine)等[26];挥发油类化合物:苯甲醇(benzyl alcohol),苯乙醛(phenylacetaldehyde),苯乙醇(phenethyl alcohol),2,3-二氢苯并吡喃(2,3-dihydrobenzopyran),苯并噻唑(benzothiazole),2-甲氧基-4-乙烯基苯酚(2-methoxy-4-vinylphenol),香兰素(vanillin),亚麻酸甲酯(methyl linolenate),十六酸(bexadecanoic acid),亚油酸(linoleic acid),亚麻酸(linolenic acid)[27],正十五酸(n-Pentadecanoic acid),单棕榈酸甘油酯(monopalmitin),棕榈酸(palmitic acid),硬脂酰酸(stearolic acid)等[28]。此外,还含多糖[29]类等成分。

【药理】 1. 镇痛作用 川乌能显著减少醋酸所致小鼠扭体次数,延长小鼠扭体潜伏期,其最佳煎煮时间为 6 小时,给药剂量为 2.4 g/kg。提示川乌镇痛作用与煎煮时间、给药剂量有显著相关性[1]。甲醛致痛模型小鼠实验中,制川乌单煎液具有镇痛作用,白蔹单煎液没有镇痛作用。而制川乌与白蔹合煎液能有效减少甲醛足底致痛小鼠两个时相的舔足时间,存在协同作用,且比例为 1∶1 时协同作用最大[2]。川乌总碱灌服,在小鼠热板法、醋酸扭体法实验中均有明显的镇痛作用[3]。

2. 抗炎作用 川乌能明显抑制二甲苯所致小鼠耳郭肿胀,能显著对抗蛋清所致大鼠足肿胀,能抑制巴豆油所致大鼠炎性肉芽肿增生,减少炎性渗出[1]。大鼠灌服川乌总碱,显著抑制角叉菜胶、蛋清、组胺和 5-HT 所致大鼠足跖肿胀,可抑制二甲苯所致小鼠耳肿胀,能明显抑制组胺、5-HT 所致大鼠皮肤毛细血管通透性亢进,抑制巴豆油所致肉芽囊的渗出和增生,还能显著抑制角叉菜胶所致大鼠胸腔渗液及白细胞向炎症灶内的聚集,明显减少渗出液中的白细胞总数;对于免疫性炎症,可显著抑制大鼠可逆性被动 Arthus 反应及结核菌素所致大鼠皮肤迟发型超敏反应,对于大鼠佐剂性关节炎也有一定抑制作用。川乌总碱能显著减少角叉菜胶性渗出物中前列腺素 E(PGE)的含量,表明抑制 PGE 可能是其抗炎机制之一[3]。

3. 对心血管系统的作用 川乌头生品及炮制品水煎剂对离体蛙心有强心作用,但剂量加大则引起心律失常,终致心脏抑制。煎剂可引起麻醉犬血压呈迅速而短暂下降,此时心脏无明显变化,降压作用可被阿托品或苯海拉明所拮抗[4,5]。建立大鼠慢性心力衰竭模型,测定川乌配伍瓜蒌对心力衰竭大鼠血流动力学指标的影响,并采用链霉素抗生物素蛋白-过氧化酶法检测心肌细胞 Bcl-2、Bax 蛋白表达。结果表明制川乌与瓜蒌配伍的高、中、低剂量组均可改善慢性心力衰竭大鼠血流动力学指标,高剂量组上调 Bcl-2 抑制凋亡基因的表达,提高 Bcl-2/Bax 比值。提示适当剂量的制川乌配伍全瓜蒌的共煎液对慢性心力衰竭大鼠心肌具有保护作用[6]。

4. 抗肿瘤作用 生川乌水煎液灌胃,可显著抑制小鼠 S_{180} 实体瘤的生长。生川乌水煎液在体外对肿瘤细胞 LoVo、MGC-803 的生长有明显的抑制作用[7]。给肝癌 H22 皮下移植的肿瘤模型小鼠川乌灌胃,能使肿瘤生长减缓,胸腺指数、脾脏指数均升高。体外实验用 MTT 法测定显示,川乌对小鼠 Lewis 肺癌细胞有生长抑制作用[8]。

5. 对神经系统的影响 选用神经行为测试组合即 Morris 水迷宫试验、爬杆试验及小鼠自发活动试验,分别观察川乌对小鼠平均逃避潜伏期、爬杆持续时间、小鼠自发活动数的影响,发现在 Morris 水迷宫试验中,高剂量川乌影响小鼠平均逃避潜伏期。在小鼠自发活动试验中,高剂量组小鼠在给药后 30 分钟自发活动数也明显低于阴性对照组,提示生川乌对小鼠的肌耐力无明显影响,但可影响小鼠记忆获得能力,抑制小鼠的自发活动[9]。

6. 配伍研究 采用辐射热刺激甩尾法检测给药前及给药后不同时间点小鼠的痛阈值,考察"半蒌贝蔹及攻乌"各单味药的镇痛效果和反药组合对制川乌镇痛效果的影响,发现制川乌在生药 4 g/kg 剂量下、15 分钟时镇痛效果最佳。法半夏、川贝母、白及与制川乌配伍后,可使制川乌的镇痛起效时间延后。白蔹与制川乌配伍后,可显著降低制川乌的镇痛效果。瓜蒌与制川乌配伍,可使镇痛作用起效时间提前,并可持续一定时间(约 30 分钟)。降低乌头的镇痛作用或延迟起效时间可能是"半蒌贝蔹及攻乌"反药组合相反的具体表现之一[10]。采用均匀设计法,按 2 因素 7 水平,以小鼠醋酸致扭体次数、气管酚红分泌量、咳嗽次数为指标,研究发现,制川乌与川贝配伍能增强制川乌的镇痛作用并降低川贝的祛痰镇咳作用,其作用强度随配比和剂量的不同而改变。制川乌与浙贝配伍,对浙贝的镇咳作用无影响[11]。

灌胃给予大鼠生川乌冻干粉和与生半夏不同配比的冻干粉溶液 4 周,测定大鼠尿液中微量白蛋白、转铁蛋白和血清中尿素氮、肌酐、β2 微球蛋白含量,血清中谷丙转氨酶、谷草转氨酶、碱性磷酸酶等,结果提示生川乌对大鼠肝脏、肾脏具有明显毒性。生川乌配伍不同比例生半夏后,其肝脏、肾脏毒性降低,且在一定比例范围内毒性随生半夏配伍比例的升高而降低[12, 13]。

制川乌配伍白芍,能升高小鼠化学刺激、热刺激疼痛和大鼠痹证足部疼痛的痛阈值,抑制小鼠二甲苯所致的耳肿胀和痹证大鼠足部肿胀,纠正痹证大鼠免疫脏器的病理变化,升高痹证大鼠血浆中 PGE2、血清中NO、血清细胞因子和脑组织单胺类递质的含量,降低痹证大鼠血清类风湿因子的含量。提示制川乌配伍白芍,可部分增加制川乌镇痛、抗炎、免疫调节等作用[14]。制川乌总碱与白芍总苷、白芍多糖 1∶2 配伍,可以减轻风寒湿证类风湿性关节炎大鼠关节肿胀和关节疼痛,升高下丘脑亮氨酸脑啡肽(L-ENK)、β-内啡肽(β-END)的含量,降低血浆 P 物质、血清 IgG、血清 IL-1β、血清 IL-6 的含量,升高血清 IL-2 的含量,抑制成纤维样滑膜细胞分泌功能的异常亢进[15]。与川乌单煎液相比,白芍与川乌不同配比溶液均能降低川乌对肝脏主要药物代谢酶 CYP3A、CYP2D、CYP2C 及 CYP1A2 的抑制作用,而对 CYP2E1 基本无影响。制川乌组分-白芍配伍溶液的 CYP 代谢指纹图谱分析结果表明,与川乌单煎液相比,共煎液经 CYP 代谢后双酯型生物碱的丰度明显降低,而单酯型生物碱的丰度明显增加,表明白芍与川乌共用,能使川乌中的双酯型毒性生物碱加快降解,生成抗炎活性较好的单酯型生物碱,起到减毒增效的作用[16]。

7. 毒副作用 川乌炮制品毒性和药效各不相同,小鼠生川乌的半数致死量为 5.36 g/kg,醋制法川乌炮制品的半数致死量为 64.86 g/kg,药典法川乌炮制品的半数致死量为 57.15 g/kg,黑豆法川乌炮制品的半数致死量为 83.95 g/kg[17]。

灌胃给予生川乌醇提物前是否禁食对大鼠急性毒性有一定影响。禁食组半数致死量为 12.17 g(原药材)/kg,在 4.5 g(原药材)/kg 及更高剂量下能观察到明显的中毒症状。未禁食组半数致死量为 75.27 g(原药材)/kg,在 36 g(原药材)/kg 及更高剂量下能观察到明显的中毒症状。川乌急性毒性的主要靶器官为神经系统。急性毒性致动物死亡的主要原因可能是心脏衰竭与呼吸抑制[18]。

用生川乌水煎液给昆明种小鼠灌胃,采用基因表达谱技术,对生川乌造成的小鼠5种脏器的毒性进行全基因组描绘等,发现生川乌明显影响小鼠黏着斑(Focal adhesion)通路中的黏附素(ECM)、局部黏附激酶(FAK)和GTP结合蛋白(Cdc42)等关键基因,提示生川乌可能是通过影响小鼠Focal adhesion信号通路的关键基因而引起毒性,最终导致毒性的产生[19]。

【炮制】 1. 生川乌 取原药材,除去杂质及残茎,洗净,捞出,干燥。

2. 制川乌 ①煨、煮或蒸制:取川乌头,大小个分开,用水浸泡至内无干心,取出,置锅内,加水煮沸4～6小时或置蒸笼内蒸6～8小时,至取大个及实心者切开内无白心,口尝微有麻舌感时,取出,晾至六成干,切厚片,干燥。②黑豆制:先取净黑豆煮至膨胀,再将浸透的川乌头倒入锅内,同煮至熟透为度。每川乌100 kg,用黑豆10 kg。③甘草、黑豆制:取泡至稍有麻舌感的川乌头,与黑豆、甘草汤共煮至内无白心、无麻辣味时,出锅,晒至六七成干,闷润后切片,干燥。每川乌头100 kg,用黑豆10 kg,甘草5 kg。④生姜、甘草、皂角煮:取川乌头拣去杂质,大小个分开浸泡,春冬3～4日,夏秋2～3日,每日换水1～2次,捞出。另取生姜、皂角、甘草捣碎,与川乌头共倾入锅中加热煮沸(约2小时),至透心为度,取出,除去辅料,晾至七成干,切2～3 mm厚片,晒干或烘干,筛去灰屑。每生川乌100 kg,用生姜10 kg,皂角3 kg,甘草5 kg。⑤黑豆、甘草、白矾煮:取泡至微有麻辣感的川乌头,与甘草、黑豆、白矾汤共煮至内无白心,取出,微晾,切1.5 mm厚片子,晾干。每川乌100 kg,用甘草5 kg,黑豆10 kg,白矾2 kg。⑥甘草、黑豆、生姜煮:将泡透心的川乌头与甘草、黑豆、生姜共煮,至内无白心,口尝微有麻舌感时取出,晾至六成干,闷润切片,干燥。每川乌100 kg,用甘草5 kg,黑豆10 kg,生姜10 kg。⑦甘草、银花制:将银花煎汤去渣,再与泡煮过的川乌同煮,用大火煮至内无白心,晾六成干,闷2～3日至透,去芦,切1～2 mm厚的片子,晒干。每川乌100 kg,用甘草2.5 kg,银花2.5 kg;或甘草5 kg,银花2 kg。⑧甘草制:取泡过的生川乌与甘草同煮10小时余,至内外发软,闷润1日,切薄片,晒干。每生川乌100 kg,用甘草10 kg。⑨甘草、醋制:生川乌大小个分开,与甘草同置水中浸泡,夏秋天泡10日左右,每日换水3次;春冬天泡15日左右,每日换水2次。泡至口尝稍有麻舌感为度,捞出,移置锅内,加醋与适量水共煮,至中心无白心为度,取出,晾至半干,切顺刀片0.8～1 mm厚,干燥。每生川乌100 kg,用甘草6 kg,醋18 kg。⑩甘草、白矾制:将甘草煎煮2次,2次滤液与白矾混合,与泡好的川乌同煮,至内无白心,口尝稍有麻辣感时,捞出,晾至七成干,闷润,切片,干燥。每生川乌100 kg,用甘草0.5 kg,白矾3.5 kg。⑪黑豆、甘草、生姜、白矾制:将生川乌大小个分开,用水浸泡,夏天泡10日左右,每日换水3次;冬春泡15日左右,每日换水2次,泡至口尝稍有麻舌感时,捞出,置锅内,加生姜、甘草、黑豆、白矾煮,至透心为度,取出,除去辅料,晾至半干,切顺刀片0.8 mm厚,干燥。每生川乌100 kg,用黑豆12 kg,甘草、白矾、生姜各3 kg。

古今对川乌头的炮制方法虽然繁多,但归纳说来,可分为浸泡等水处理,烘、焙、煨、炮等干热处理和蒸、煮等湿热处理3种类型。3类方法皆能达到去毒目的。但水处理生物碱随水流失较多,药效受到影响;烘等干热处理对总生物碱含量影响不大,对药效影响较小;蒸煮特别是热压蒸制处理,总生物碱含量高,双酯型毒性生物碱含量低,去毒效果好,生产周期短。《中华人民共和国药典》2015年版制川乌采用水煮法或蒸法。

饮片性状 生川乌参见"药材"项。制川乌为不规则或长三角形厚片,表面黑褐色或黄褐色,有灰棕色多角形环纹(形成层)。周边褐色。质坚脆。无臭,微有麻舌感。

贮干燥容器内,置通风干燥处,防蛀。生川乌按毒性中药专管。

【药性】 辛、苦,热,大毒。归心、肝、脾、肾经。

【功能】 祛风除湿,温经散寒止痛。

【主治】 风寒湿痹,肢体麻木,半身不遂,头风头痛,心腹冷痛,寒疝疼痛,跌打瘀痛,阴疽肿毒。并可用于麻醉止痛。

【用法用量】 内服:煎汤,3～9 g;或研末,1～2 g;或入丸、散。内服须炮制后用;入汤剂应先煎1～2小时,以减低其毒性。外用:适量,研末撒或调敷。

【注意事项】 阴虚阳盛,热证疼痛及孕妇禁服。反半夏、栝楼、天花粉、川贝母、浙贝母、白蔹、白及。乌头服用不当可引起中毒,严重者可死于循环、呼吸衰竭及严重的心律失常。

【附方】　1. 治风痹,荣卫不行,四肢疼痛　川乌头二两(去皮,切碎,以大豆同炒,候豆汁出即住),干蝎半两(微炒)。上件药,捣罗为末,以酽醋一中盏,熬成膏,可丸,即丸如绿豆大。每服不计时候,以温酒下七丸。(《太平圣惠方》)

2. 治风寒湿痹,麻木不仁　川乌头(生,去皮、尖,为末)。用香熟白米半碗,药末四钱,同用慢火熬熟,稀薄不要稠,下姜汁一茶脚许,蜜三大匙,搅匀。空腹啜之,温为佳。如是中湿,更入薏苡仁末二钱,增米作一中碗。(《本事方》川乌粥法)

3. 治左瘫右痪,口眼歪斜,中风涎急,半身不遂,不能举者　川乌头(去皮、尖)、五灵脂(去石)、当归、骨碎补各等分。上为细末,用无灰酒打面糊为丸,如梧桐子大。每服七丸,渐加至十丸至十五丸,温酒下。(《太平惠民和济局方》四生丸)

4. 治偏正头痛　川乌、天南星等分。为末。葱白连须捣烂调末,贴于太阳痛处。(《卫生易简方》)

5. 治头风　大川乌、天南星等分。上为细末。每服半钱,水一大盏,白梅一个,生姜五片,煎至五分服。(《是斋百一选方》)

6. 治寒疝绕脐痛苦,发则白津出,手足厥冷,其脉沉紧　乌头大者五枚(熬,去皮)。以水三升,煮取一升,去滓,内蜜二升,煎令水汽尽,取二升。强人服七合,弱人服五合;不瘥,明日更服,不可一日再服。(《金匮要略》大乌头煎)

7. 治冷气心腹胀满,脐腹撮痛,吐逆泄泻　乌头(生用)一两,苍术二两。上二味,水浸七日,刮去皮焙干,粗捣筛。每服二钱匕,水一盏,生姜三片,枣二枚(擘),煎至七分,去滓热服。(《圣济总录》乌头汤)

8. 治胃寒肠热,腹胀泄利　乌头(去皮、脐,生用)半两,栀子(去皮)一分,干姜(生)一分。上三味,捣罗为末,用生姜自然汁和丸,如梧桐子大。每服七丸,温酒下,食前日二。(《圣济总录》妙应丸)

9. 治久赤白痢及泻水　川乌头二枚(一枚豆煮,一枚生用),为末。上以黑豆半合,入水同煮,黑豆熟为度,与豆同研烂,丸如绿豆大。每服,以黄连汤下五丸。(《圣惠方》)

10. 治牙齿龋疼痛　乌头(炮裂,去皮、脐)半两,五灵脂一两。上为末,以醋一升,煮大枣二十枚,醋尽为度,取枣肉和药,丸如绿豆大。用绵裹一丸,于痛处咬,勿咽津。(《普济方》乌头丸)

11. 治痈疽肿毒　川乌头(炒)、黄柏(炒)各一两。为末,唾调涂之,留头,干则以米泔润之。(《僧深集方》)

12. 治鹅掌风　生草乌、生川乌、明雄黄各五分,巴豆、蓖麻各七枚,均去壳。先将前三味研细末,再与后两味捣烂如泥。晚上睡前,用温开水洗净患手,再以麻油适量调药如糊状,涂患部,戴上手套入睡,第二天洗净药物。涂药时勿沾及健康皮肤。(《江苏验方草药新编》)

【临床报道】　1. 治疗肩关节周围炎　用川乌、草乌、樟脑各90 g,研细末,用时以适量药末加老陈醋调敷患处,厚约0.5 cm,外裹纱布,并用热水袋热敷30分钟。治疗35例,结果治愈22例,显效8例,好转4例,无效1例。一般用药3次即可见效,平均用药7次[1]。

2. 治疗腰肢痛(包括关节痛、纤维组织炎、腰肌劳损、坐骨神经痛)　用乌头100 g,加水2 000 ml,煎至1 000 ml,装瓶备用。用已浸药汁的布垫置于阳极板下,将阳极板放在痛区,阴极选放适宜部位,固定极板后通电,一般将电流量调在10～20 mA之间,每次导入时间10～20分钟,每日1次,10～15次为1个疗程,必要时可延长疗程。共观察225例,总有效率为87.4%。无毒副反应。比较后发现对寒湿型腰肢痛疗效更好,外伤引起的急性腰肢痛,止痛效果尤快[2]。

3. 用于手术麻醉　①10%的乌头乙醇浸出液:主要用于鼻腔和口腔黏膜麻醉。②10%的乌头乙醇加入蒸馏水或盐水,配制成1.25%稀释液,用于眼、气管、食管表面麻醉。③以极细的乌头粉1份与葡萄糖粉9份混合,其麻醉力较浸出液强大,又不易失效。用上述3种剂型作黏膜表面麻醉手术138例,麻醉有效率可达97.1%,其中85.5%的患者手术中完全无痛,未见不良反应[3]。

4. 治疗癌症　乌头提取液(乌头碱水解产物)1.6 mg/ml,肌内注射,每日2次,治疗胃癌、肝癌为主的晚期消化道癌271例,多数延长存活期,减轻症状,尤其是止痛有效率达100%[4]。用乌头注射液2 ml(含乌头总碱 0.8 mg),每日肌内注射 1 次,30 日为 1 个疗程,可连续给药 3 个疗程,用上方治疗 10 例癌症患者,其中胃癌 8 例,贲门癌 1 例,胰腺癌 1 例。用药以后,近期有效 6 例,稳定不变 2 例,无效恶化 2 例。用药期间,观察血象、肝、肾功能无异常,未见有毒副反应[5]。

5. 治疗类风湿关节炎 类风湿关节炎患者 30 例,男 8 例,女 22 例,平均年龄(48±10)岁,每日给予乌头酊 40 ml 搽患痛处,连用 8 周。结果:总有效率 93%,不良反应轻微[6]。

6. 治疗周围性面瘫 326 例周围性面瘫患者采用川乌、草乌塞鼻治疗。结果痊愈 318 例,好转 8 例,无效 0 例,有效率 100%[6]。

【药论摘录】 1.《神农本草经》:"味辛,温。主中风,恶风洗洗出汗,除寒湿痹,咳逆上气,破积聚寒热。"

2.《名医别录》:"乌头,甘,大热,有大毒。消胸上痰冷,食不下,心腹冷疾,脐间痛,肩胛痛不可俯仰,目中痛不可久视,又堕胎。""乌喙,味辛,微温,有大毒。主风湿,丈夫肾湿阴囊痒,寒热历节掣引腰痛,不能行步,痈肿脓结。又堕胎。"

3.《药性论》:"乌头,味苦、辛,大热,有大毒。能治恶风憎寒,湿痹,逆气,冷痰包心,肠腹疗痛,痃癖气块,益阳事,治齿痛,主强志。""乌喙,能治男子肾气衰弱,阴汗,主疗风温(应作'寒')湿邪痛,治寒热痈肿,岁月不消者。"

4.《医学启源》:"疗风痹半身不遂,引经药也。《主治秘要》云:其用有六,除寒疾一也,去心下坚痞二也,温养脏腑三也,治诸风四也,破积聚滞气五也,治感寒腹痛六也。"

5.《本草纲目》:"助阳退阴,功同附子而稍缓。"

6.《本经疏证》:"乌头之用,大率亦与附子略同,其有异者,亦无不可条疏而仲比之也。夫附子曰主风寒咳逆邪气,乌头曰中风恶风洗洗出汗,咳逆邪气。明明一偏于寒,一偏于风,一则沉著而回浮越之阳,一则轻疏而散已溃之阳,于此见附子沉,乌头浮矣。附子曰除寒湿踒躄拘挛,膝痛不能行步,乌头曰除寒湿痹,一主治踒,一主治痹,踒躄拘挛是筋因寒而收引,阳气柔则能养筋,又何患其不伸。寒湿痹是气因邪而阻闭,阳气强则能逐邪,又何患其不开,于此见附子柔,乌头刚矣。夫惟其沉方能柔,惟其散则为刚,沉而柔者无处不可到,无间不可入,散而刚者无秘不可开,无结不可解。故附子曰破癥坚积聚血瘕,乌头曰破积聚寒热,于此可见其一兼入血,一则止及气分矣。"

7.《本草正义》:"(乌头)温经散寒,虽与附子大略近似,而温中之力较为不如。且专为祛除外风外寒之响导者。""散外邪,是其本性。洁古谓治诸风、风痹、血痹,半身不遂;东垣谓除寒湿、行经、散风邪,固皆以泄散为其专职。而洁古又谓除寒冷,温养脏腑,去心下痞坚,感寒腹痛;东垣又谓破诸积冷毒,则仍与附子同功耳。"(《本草正义》)

【品种沿革】 集解 1.《本草经集注》:"形似乌鸟之头,故谓之乌头。"

2.《蜀本草》:"似乌鸟头为乌头,两歧者为乌喙,细长乃至三四寸者为天雄,根傍如芋散生者名附子,傍连生者名侧子,五物同出而异名。苗高二尺许,叶似石龙芮及艾,其花紫赤,其实紫黑。今以龙州、绵州者为佳。"

3.《本草图经》:"四品都是一种所产,其种出于龙州。"又:"绵州彰明县多种之,惟赤水一乡者最佳。"

4.《本草纲目》:"出彰明者,即附子之母,今人谓之川乌头。"

考证 乌头始入本草首见于《神农本草经》,书中载有附子、乌头、天雄三条,《名医别录》又增侧子一条,属同一植物的不同部位。以上集解说明乌头的人工栽培已有悠久的历史。《本草图经》所载乌头产地龙州和绵州彰明县,即今四川省平武县和绵阳市,此两地现仍是川乌头和附子的主要栽培产地,而平武县又是川乌头无性繁殖的种栽块根乌药的基地之一,这与本草所载一致,其植物形态也与本草描述相同。可见古今川乌头是同一种植物,至今川乌头仍均为栽培品。

【地方志】 1. 元·张铉《至正金陵新志·卷七·物产》:"附子、乌头……并出山中。附子,山中名茅附,比蜀产者实小而气劣,性大去湿,乌头同。"

2. 明·陈文仲《句容县志·卷三·贡办》:"药之品:乌头。"

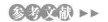参考文献 ▶▶

成分

［1］陈嬿,等.药学学报,1965,12(7):435

［2］Konno C, et al. J Nat Prod, 1982,45:128

［3］Isao K, et al. Yakugaku Zasshi, 1984,104(8):848

［4］小菅卓夫,等.汉方医药(日),1974,(11):381

［5］朱元龙,等.中药通报,1981,(6):38

［6］陈泗英,等.云南植物研究,1982,4(1):73

［7］张迪华,等.中草药,1982,13(11):481

［8］Pelletier SW, et al. Heterocycles, 1982,18:47

［9］陈迪华,等.药学学报,1982,17(10):792

［10］林宏英,等.中国现代中药,2015,17(3):208

［11］Isao K, et al. Chem Pharm Bull, 1982,30(2):758

［12］王洁之,等.药学学报,1985,20(1):71

［13］Chinese J Bot, 1990,2(1):57

［14］第37回日本东洋医学会学术总会.讲演要旨集.1986:7

［15］陈泗英.云南植物研究,1992,14(3):345

［16］Hiroshi H, et al. J Nat Prod,1983,46(2):178

［17］韩公羽,等.第二军医大学学报,1989,10(1):94

［18］Hikino H. J Ethnopharmacol, 1989,25(3):295

［19］Konno C, et al. Planta Med, 1985,(2):160

［20］Wang, XK, et al. Chin Chem Lett, 1994, 15(8):671

［21］王英豪.光明中医,2009,24(9):1805

［22］姜海,等.科技向导,2014,(9):257

［23］陈丽丽,等.天津中医药大学学报,2014,33(1):56

［24］杨茗,等.现代药物与临床,2014,29(3):224

［25］Jian LS, et al. Helvetica Chinmica Acta, 2009, 92 (12):2746

［26］Hikoto. J ChromatographyB, 1998,(714):215

［27］倪士峰,等.中草药,2002,33(8):691

［28］王加,等.沈阳药科大学学报,2014,31(8):622

［29］Hikino H.国外医药·植物药分册,1989,4(2):88

药理

［1］张宏,等.中药药理与临床,2006,22(5):30

［2］孙丹妮,等.中国实验方剂学杂志,2015,21(22):50

［3］师海波,等.中国中药杂志,1990,15(3):46

［4］饶曼人.药学学报,1966,13(3):195

［5］刘天培,等.药学学报,1966,13(4):250

［6］王楚盈,等.中药新药与临床药理,2013,24(1):59

［7］曾瑾,等.四川大学学报(自然科学版),2007,44(6): 1344

［8］黄秀曼,等.河南大学学报(医学版),2014,33(2):82

［9］严光焰,等.现代预防医学,2008,35(11):2026

［10］赖晓艺,等.天津中医药大学学报,2014,33(1):32

［11］谭淑芳,等.中国中药杂志,2013,38(16):2706

［12］杨坤宝,等.中医杂志,2015,56(2):156

［13］杨坤宝,等.中成药,2015,37(2):397

［14］李晋奇,等.华西药学杂志,2007,22(2):144

［15］李晋奇,等.中国中药杂志,2009,34(22):2937

［16］毕云枫,等.药学学报,2014,49(12):1705

［17］吴刚刚,等.绿色科技,2011,(6):163

［18］刘强强,等.中国中医药信息杂志,2013,20(3):39

［19］张仲林,等.中草药,2009,40(1):75

临床报道

［1］张宏太,等.上海中医杂志,1987,(1):29

［2］中国人民解放军第六十四医院理疗科.新医药学杂志, 1975,(4):45

［3］王辉武,等.中药新用.科学技术文献出版社重庆分社, 1990:42

［4］常敏毅.抗癌本草.第1版.长沙:湖南科学技术出版 社,1987:86

［5］汤铭新,等.北京中医,1986,(3):27

［6］余翔.中国民族民间医药,2013,(11):136

7. 天门冬 Tiān Mén Dōng

(《神农本草经》)

【异名】 虋冬、大当门根、天冬。

【来源】 为百合科植物天门冬 *Asparagus cochinchinensis*（Lour.）Merr. 的块根。

【原植物】 天门冬,又名三百棒、丝冬、老虎尾巴根、天冬草、明天冬、非洲天门冬、满冬。

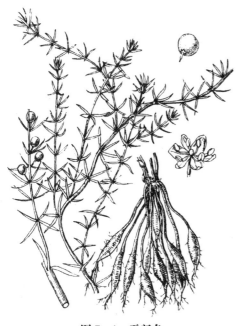

攀援植物。根在中部或近末端成纺锤状膨大,膨大部分长3～5 cm,粗1～2 cm。茎平滑,常弯曲或扭曲,长可达1～2 m,分枝具棱或狭翅。叶状枝通常每3枚成簇,扁平或由于中脉龙骨状而略呈锐三棱形,稍镰刀状;茎上的鳞片状叶基部延伸为长2.5～3.5 mm的硬刺,在分枝上的刺较短或不明显。花通常每2朵腋生,淡绿色;花梗长2～6 mm;关节一般位于中部,有时位置有变化;雄花花丝不贴生于花被片上;雌花大小和雄花相似。浆果熟时红色,有1颗种子。花期5～6月,果期8～10月(图7-1)。

生于山野林缘阴湿地、丘陵地灌木丛中或山坡草丛中。分布于华东、华中、西南以及河北、山西、陕西和甘肃。

本省各地有分布。

图 7-1 天门冬

【栽培】 生长环境 喜温暖湿润气候,不耐严寒,忌干旱及积水。宜选深厚、肥沃、富含腐殖质、排水良好的壤土或沙质壤土栽培;不宜在黏土或瘠薄土及排水不良的地方种植。

繁殖技术 种子繁殖、分株繁殖。种子繁殖:育苗移栽,7～8月当果实由绿色变为黄色时采收,搓去果肉,选籽粒大、饱满、乌润发亮的作种。春播在3～4月,秋插在8～9月,在无霜或霜期短的地区,以秋播为主。春播种子用2～3倍湿沙贮藏过冬,播种前选荫蔽度30％树下作畦,也可搭棚遮阴。于畦面开横沟,行距17～20 cm,播幅8～10 cm,深3.5 cm,将种子匀撒沟中,盖细土或混有草木灰的土杂肥,再盖薄草保湿。培育1～2年,在10月或春季萌芽前移栽,行株距(30～40)cm×(20～25)cm。分株繁殖:3～4月植株未萌发前,将根挖出,分成3～5簇,每簇有芽1～2个,穴栽,每穴1簇,行株距30 cm×(20～25)cm,保持湿润,10～15日出苗。

田间管理 每年进行中耕除草3次,第1次在3～4月;第2次在6～7月,追施人畜粪水,也可适当施用硫酸铵和尿素;第3次在9～10月,施土杂肥。当蔓茎长到50 cm左右时,设支架或支柱。

病虫害防治 病害有根块腐烂病,做好排水工作,在病株周围撒些生石灰粉,或喷施50％甲基托布津1 000倍液。虫害为短须螨,用40％水胺硫磷1 500倍液或20％双甲脒乳油1 000倍液喷雾防治。

【采收加工】 秋、冬季采挖块根,洗净,除去茎基和须根,置沸水中煮或蒸至透心,趁热除去外皮,洗净,干燥。

【药材】 天门冬 Asparagi Radix 本省各地曾有产。

性状鉴别 呈长纺锤形,略弯曲,长5～18 cm,直径0.5～2 cm。表面黄白色至淡黄棕色,半透明,光滑或具深浅不等的纵皱纹,偶有残存的灰棕色外皮。质硬或柔润,有黏性,断面角质样,中柱黄白色。气微,味甜、微苦(图7-2、彩图7-3)。

显微鉴别　1. 块根横切面　根被有时残存。皮层宽广,外侧有石细胞散在或断续排列成环,石细胞浅黄棕色,长条形、长椭圆形或类圆形,直径32～110 μm,壁厚,纹孔和孔沟极细密;黏液细胞散在,草酸钙针晶束存在于椭圆形黏液细胞中,针晶长40～99 μm。内皮层明显。中柱韧皮部束和木质部束各31～135个,相互间隔排列,少数导管深入至髓部,髓细胞亦含草酸钙针晶束(图7-4)。

2. 粉末　灰黄色。石细胞极多,大多单个散在,长方形、长条形、类圆形或长梭形,长85～460 μm,直径32～88 μm,壁厚5～37 μm,纹孔细密,孔沟细而短。草酸钙针晶散在或成束存在于黏液细胞中,针晶长40～99 μm。导管多为具缘纹孔或梯状具缘纹孔,直径18～110 μm。此外有导管旁木薄壁细胞、纤维管胞等(图7-5)。

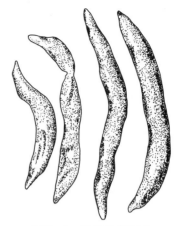

图7-2　天门冬药材图

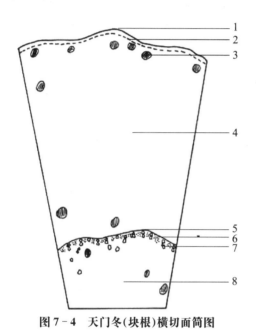

图7-4　天门冬(块根)横切面简图

1. 表皮　2. 外皮层　3. 石细胞　4. 皮层　5. 内皮层　6. 韧皮部　7. 木质部　8. 髓

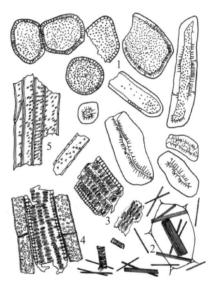

图7-5　天门冬粉末图

1. 石细胞　2. 草酸钙针晶　3. 导管　4. 导管旁木薄壁细胞　5. 纤维管胞

品质标志　1. 经验评价　以肥满、致密、色黄白、半透明者为佳。

2. 含量测定　按二氧化硫残留量测定法测定,二氧化硫残留量不得超过400 mg/kg。按醇溶性浸出物测定法热浸法测定,用稀乙醇作溶剂,含醇溶性浸出物不得少于80.0%。

【成分】　块根含甾体皂苷:天冬呋甾醇寡糖苷Asp-Ⅳ,Asp-Ⅴ、Asp-Ⅵ、Asp-Ⅶ[1],甲基原薯蓣皂苷(methylprotodioscin),伪原薯蓣皂苷(pseudoprotodioscin),3-O-(α-L-吡喃鼠李糖基(1→4)-β-D-吡喃葡萄糖基)26-O-(β-D-吡喃葡萄糖基)-(25R)-5,20-呋甾二烯-3β,26-二醇[3-O-α-L-rhamnopyranosyl(1→4)-β-D-glucopyranosyl-26-O-(β-D-glucopyranosyl)-(25R)-furosta-5,20-dien-3β,26-diol][2]及苷元分为雅姆皂苷元(yamogenin)、薯蓣皂苷元(diosgenin)、菝葜皂苷元(sarsasapogenin)、异菝葜皂苷元(smilagenin)的甾体皂苷[3];还含天冬多糖(asparagus polysaccharide)A、B、C、D、氨基酸等[4]。

【药理】　1. 抗氧化、抗衰老作用　天冬总皂苷灌胃治疗衰老模型大鼠,使衰老大鼠血清中肌酐(Cr)及尿素的含量降低,血清与肾脏中超氧化物歧化酶(SOD)的活性增高,丙二醛(MDA)含量降低,并能够降低大鼠肾脏组织 p53 mRNA 的表达[1]。天门冬提取液明显提高 D-半乳糖致衰老小鼠 SOD 基因的表达,且水提法得到的提取液最为有效[2]。天门冬块根多糖是提高小鼠血浆和肝脑组织 SOD 活性、降低 MDA 含量的主要成分。天门冬块根氨基酸和浸提物的综合作用导致小鼠血浆蛋白质含量增加[3]。

2. 抗辐射损伤作用　天门冬水煎剂对慢性辐射损伤大鼠心脏有保护作用,升高模型大鼠血清与心脏中 SOD 的活性,降低 MDA 水平,使模型大鼠心脏组织内的 c-myc 表达下降[4]。

3. 抗菌作用　天门冬提取液体外对金黄色葡萄球菌、大肠埃希菌和黑曲霉的抑制作用较强[5]。

4. 抗肿瘤作用　给予荷 Hep 瘤小鼠天门冬提取物,能抑制瘤体生长,提高荷瘤小鼠碳粒廓清指数、血清溶血素值,明显增加荷瘤小鼠胸腺和脾脏的重量。组织病理学观察可以见到给药组 Hep 瘤体有坏死灶,坏死面积与给药剂量成正相关[6]。

【炮制】　1. 天门冬　取原药材,除去杂质及泛油色黑者,迅速洗净,或用明矾水洗净,晒至半干,切薄片,干燥。

2. 炒天门冬　取净天门冬片置锅内,用文火炒至微焦,取出放凉。

3. 炙天门冬　取炼蜜加适量开水稀释后,投入净天门冬片拌匀,稍闷,置锅内,用文火炒至深黄色,不粘手为度,取出放凉。每 100 kg 天门冬片,用炼蜜 12 kg。

4. 朱天门冬　取净天门冬片用清水微润湿,撒入朱砂细粉拌匀,晒干或晾干。每 100 kg 天门冬,用朱砂 0.15 kg。

饮片性状　天门冬参见"药材"项。炒天门冬形如天门冬片,表面淡黄色或棕色,中心淡黄色。炙天门冬形如天门冬片,表面黄色或棕黄色。气微,味甜。朱天门冬形如天门冬片,外被红色朱砂细粉。

贮干燥容器内,炒天门冬、炙天门冬、朱天门冬密闭,置于阴凉干燥处,防潮,防霉,防蛀。

【药性】　甘、苦,寒。归肺、肾经。

【功能】　滋阴润燥,清肺降火。

【主治】　燥热咳嗽,阴虚劳嗽,热病伤阴,内热消渴,肠燥便秘,咽喉肿痛。

【用法用量】　内服:煎汤,6~15 g;熬膏,或入丸、散。外用:鲜品捣敷,或捣烂绞汁涂。

【注意事项】　虚寒泄泻及风寒咳嗽者禁服。

【附方】　1. 治肺胃燥热,痰涩咳嗽　天门冬(去心)、麦门冬(去心)等分。上两味熬膏,炼白蜜收,不时含热咽之。(《张氏医通》二冬膏)

2. 治肺痿咳嗽,吐涎沫,心中温温,咽燥而不渴者　生天门冬捣取汁一升,酒一斗,饴一升,紫菀四合,入铜器于汤上煎至可丸。服如杏子大一丸,日可三服。(《肘后方》)

3. 治血虚肺燥,皮肤拆裂及肺痿咳脓血证　天门冬新掘者不拘多少,净洗,去心、皮,细捣,绞取汁用砂锅慢火熬成膏。每用一二匙,空心温酒调服。(《医学正传》天门冬膏)

4. 治妇人喘,手足烦热,骨蒸寝汗,口干引饮,面目浮肿　天门冬十两,麦门冬八两,生地黄三斤(取汁为膏)。上二味为末,膏子和丸如梧子大。每服五十丸,煎逍遥散送下。逍遥散中去甘草加人参。(《素问·病机气宜保命集》天门冬丸)

5. 治诸不足,暖五脏　天门冬、熟地黄、白茯苓各等分。上为细末,炼蜜为丸如弹子大。每服一丸,食远温酒调化服。(《简便单方》)

6. 治健忘　天冬、远志、茯苓、干地黄各等分。为末,蜜丸。酒服二十丸如梧子,日三服。加至三十丸,常服之勿绝。(《千金要方》)

7. 治口疮连年不愈　天门冬(去心)、麦门冬(去心)、玄参各等分。共为细末,炼蜜为丸,如弹子大。每服一丸,噙化。(《外科精义》玄参丸)

8. 治面上黑气不退　天门冬和蜜打烂为丸。日日洗面。(《吉人集验方》)

【临床报道】　1. 治疗乳腺小叶增生　鲜天门冬 62.5 g,加黄酒适量蒸熟。每日分早、中、晚 3 次服完。或口服天门冬片(每片含生药 0.3 g),每次 9 片,每日 3 次。或口服天门冬糖浆,每次 10 ml,每日 3 次。或用天门冬静脉注射液每次 60 g,以生理盐水或葡萄糖液 10~30 ml 稀释后静脉注射,每日 1 次;也可加入 5%~

10％葡萄糖液 250 ml 静脉滴注。20 日为 1 个疗程,2 个疗程间歇 7～10 日。治疗 42 例,临床治愈 16 例,显效 8 例,有效 11 例,总有效率为 83％。一般 3～4 日后肿块变软缩小,2～3 个疗程后,肿块基本消失。消失时间最短 22 日,最长 3～6 个月。在临床治愈的病例中,经随访有 2 例半年后复发,1 例间隔 1 年后复发,复发后再用天门冬制剂仍有效[1]。

2. 治疗恶性淋巴肉瘤　以天门冬注射液(每 1 ml 相当生药 2 g),成人每次 10～40 g,最大用至 120 g,加入 25％～50％葡萄糖注射液静脉注射,每日 2 次。白花蛇舌草注射液(每 1 ml 相当生药 2 g),每次 8 g,肌内注射,每日 2 次。连续治疗 3～6 个月,共治疗 41 例。单用天门冬和白花蛇舌草治疗的 23 例中,临床治愈 5 例,显效 7 例,有效 7 例,无效 4 例。一般于用药后 3～4 日(第 5～6 针)淋巴肿块可见缩小变软,用药至 15～20 日显效,30～40 日肿块基本消失。对患者无毒副反应,仅见有些患者用药后全身出汗,个别在注射大剂量白花蛇舌草注射液后可见白细胞下降,停药 3～5 日后恢复正常[2]。

3. 治疗子宫出血　用带皮生天门冬干品 15～30 g(或鲜品 30～60 g)水浸 20 分钟,武火煮沸 10 分钟后改用文火煎 20 分钟,取药液 100 ml,加入红糖 15～30 g,每日早晚各服 1 次,10 天为 1 个疗程,血止后为巩固疗效,再服药 3～5 剂。共治疗 7 例,结果:经服 1～3 个疗程,月经恢复正常,半年以上未复发者 6 例,半年内仍有复发者 1 例,无无效患者[3]。

【药论摘录】　1.《神农本草经》:"味苦,平。主诸暴风湿偏痹,强骨髓,杀三虫,去伏尸。久服轻身,益气延年。"

2.《名医别录》:"甘,大寒,无毒。保定肺气,去寒热,养肌肤,益气力,利小便,冷而能补。"

3.《药性论》:"主肺气咳逆,喘息促急,除热,通肾气,疗肺痿生痈吐脓,治湿疥,止消渴,去热中风,宜久服。煮食之,令人肌体滑泽,除身中一切恶气,不清之疾,令人白净。"

4.《日华子本草》:"镇心,润五脏,益皮肤,悦颜色,补五劳七伤。治肺气并嗽,消痰,风痹热毒,游风,烦闷吐血。"

5.《本草衍义》:"天门冬,治肺热之功为多,其味苦,但专泄而不专散,寒多人禁服。"

6.《本草蒙筌》:"天、麦门冬并入手太阴经,而能驱烦解渴,止咳消痰,功用似同,实亦有偏胜也。麦门冬兼行手少阴心,每每清心降火,使肺不犯于贼邪,故止咳立效;天门冬复走足少阴肾,屡屡滋肾助元,令肺得全其母气,故消痰殊功。盖痰系津液凝成,肾司津液者也,燥盛则凝,润多则化,天门冬润剂,且复走肾经,津液纵凝,亦能化解。麦门冬虽药剂滋润则一,奈经络兼行相殊,故上而止咳不胜于麦门冬,下而消痰必让于天门冬尔。先哲亦曰,痰之标在脾,痰之本在肾,又曰,半夏惟能治痰之标,不能治痰之本。以是观之,则天门冬惟能治痰之本,不能治痰之标,非但与麦门冬殊,亦与半夏异也。"

7.《本草述》:"天门冬,通肾而润燥益精。先哲云:天冬冷而能补,盖苦寒入肾者多矣。唯此质润而味厚,正谓肾忌燥而喜润。又精不足者补之以味,是所云通肾气强骨髓者止此也。抑保定肺气者云何?天冬属足少阴气分药,本肾中之阴气以上至肺,故能保定肺中阴气而后可攻其火也。经曰:二阴至肺。是肾中阴气原至于肺也。惟肾阴虚者,则不能至于肺而肺虚。天冬不止苦寒除热,兼以润腻益精,俾虚火不烁于阴中,而阴气能极于上际,故肺气赖以保定。此所谓主肺气喘逆急促,止嗽消痰,疗吐血并肺痿生痈吐脓是也。其所谓镇心者何?盖坎离本是同宫,肾阴足而心火宁,况有肺阴下降以入心,是所谓主心病嗌干,心痛,渴而欲饮者是也。所谓治痿蹷嗜卧者何?盖肾气能至于肺,肺气即还能至于肾。凡痿蹷为病皆由肺热叶焦,肺阴不能降,而气不能至于地,不则何痿蹷嗜卧之有?此所谓疗足下热而痛,更益气力,利小便者此也。至于润五脏,补五劳七伤,总不外先哲所云润营卫枯竭,与麦冬、人参、五味、枸杞逐队,的能补虚劳。"

8.《药品化义》:"天冬本非肺药,为肺主气,气有余便是火,反克肺脏,以此体润性寒,最能保定肺气,勿令火扰,则肺清气宁。凡肺热极,痰火盛,以致肺焦叶举;或咳嗽,或喘急,或吐血,或衄血,或风热,或湿痹,俱宜用之。此皆保肺气之功也。又取其味厚苦寒,俱属于阴,因肾恶燥以寒养之,肾欲坚以苦坚之,故能入肾助元精,强骨髓,生津液,止消渴,润大便,利小便,此皆滋肾之力也。"

9.《长沙药解》:"天冬,清金化水,止渴生津,消咽喉肿痛,除咳吐脓血。水生于金,金清则水生,欲生肾水,必清肺金,清金而生水者,天冬是也。天冬润泽寒凉,清金化水之力十倍于麦冬,土燥水枯者,甚为相宜。阳明伤寒之家,燥土贼水,肠胃焦涸;瘟疫斑疹之家,营热内郁脏腑燔蒸。方其燥结未甚,以之清金泄热,滋水润肠,本元莫损,胜服大黄。"

10.《本草求真》:"天门冬,据书载泻肺火及兼补肾,然究止属苦寒,安能滋肾而补水乎? 所云能补水者,以肺本清虚,凉则气宁而不扰,热则气行而不生,且肺为肾母,肺金失养,则肾亦燥而不宁;肾气上攻,则肺益燥而受克。而凡咳嗽吐衄,痰结燥渴,肺痈肺痿等证,靡不因之毕呈。得此清肃之品,以为化源之自,则肾未必即补,而补肾之基,未必不于所清而先具也。是以又云补肾。"

【品种沿革】 集解 1.《抱朴子》:"或名地门冬,或名莚门冬,或名巅棘,或名淫羊食,或名管松。其生高地,根短味甜,气香者善;其生水侧下地者,叶细似蕴而黄,根长而味多苦,气臭者下,亦可服食。"

2.《名医别录》:"生奉高山谷。"

3.《本草经集注》:"奉高,泰山下县名也。今处处有之,以高地大根味甘者为好。《桐君采药录》云:蔓生,叶有刺,五月花白,十月实黑,根连数十枚。张华《博物志》云:天门冬逆捋有逆刺。若叶滑者,名绤休。一名颠棘。可以浣缣,素白如绒,金城人名为浣草。譬其根,温汤中挼之,以浣衣胜灰。此非门冬,相似尔。按如此说,今人所采皆是有刺者,本名颠勒,亦粗相似,用此浣垢衣则净。《桐君采药录》又云:叶有刺,蔓生,五月花白,十月实黑,根连数十枚,如此殊相乱。而不复更有门冬。恐门冬自一种,不即是浣草耶? 又有百部,根亦相类,但苗异尔。"

4.《新修本草》:"此有二种,苗有刺而涩者,无刺而滑者,俱是门冬。"

5.《本草图经》:"今处处有之。春生藤蔓,大如钗股,高至丈余。叶如茴香,极尖细而疏滑,有逆刺,亦有涩而无刺者,其叶如丝杉而细散,皆名天门冬。夏生白花,亦有黄色者,秋结黑子,在其根枝傍。入伏后无花,暗结子。其根白或黄紫色,大如手指,长二三寸,大者为胜,颇与百部根相类,然圆实而长,一二十枚同撮。""二月、三月、七月、八月采根,四破之,去心,先蒸半炊间,曝干,停留久仍湿润。入药时,重炕焙令燥,洛中出者,叶大干粗,殊不相类。岭南者无花,余无它异。"

6.《本草衍义》:"天门冬,麦门冬之类。虽曰去心,但以水渍漉使,周润,渗入肌,俟软,缓缓擘取,不可浸出脂液。其不知者,乃以汤浸一二时,柔即柔矣,然气味都尽。用之不效,乃曰药不神,其可得乎?"

7.《救荒本草》:"春生藤蔓,大如钗股,长至丈余,延附草木上。叶如茴香,极尖细而疏滑,有逆刺;亦有涩而无刺者,其叶如丝杉而细散,皆名天门冬。夏生白花,亦有黄花及紫花者。秋结黑子,在其根枝傍;入伏后无花,暗结子。其根白或黄紫色,大如手指,长二三寸;大者为胜。其生高地,根短味甜气香者上;其生水侧下地者,叶似蕴而微黄,根长而味多苦,气臭者下,亦可服。"

8.《本草纲目》:"生苗时,亦可以沃地栽种。子亦堪种,但晚成。"

考证 天门冬的始载本草为《神农本草经》。根据以上诸本草所述形态描述进行考证,可见古代所用天门冬原植物与现今相符,为百合科植物天门冬。

【地方志】 1. 元·脱因、俞希鲁《至顺镇江志·卷四·土产》:"……天门冬……以上诸品,《本草图经》虽不载本郡所出,然今皆有之,姑叙于此。"

2. 元·张铉《至正金陵新志·卷七·物产》:"天门冬,按《本草》,并出溧阳州。"

3. 明·沈明臣《通州志·卷四·物产(海门同)》:"药之属,天门冬。"

4. 清·王祖畲《太仓州志·卷三》:"天门冬,苗名天棘。"

参考文献 ▶▶

成分

[1] Tenji K, et al. Chem Pharm Bull, 1979,27(12):3086

[2] Liang ZZ, et al. Planta Med, 1988,54(4):344

[3] 黑柳正典,等.日本药学会第 107 次年会论文选辑(国外医学·中医中药分册)1988;10(1):56

[4] 杜旭华,等.沈阳药学院学报,1990,7(3):197

药理

[1] 李艳菊,等.中国老年学杂志,2012,32(18):3961

[2] 肖媛媛,等.怀化学院学报,2012,(11):38

[3] 熊大胜,等.湖南文理学院学报(自然科学版),2009,21

（4）：40

［4］李琴山，等.中华中医药杂志，2011，26（2）：375

［5］方芳，等.湖北农业科学，2012，28（5）：931

［6］俞发荣，等.甘肃科技，2006，22（10）：195

临床报道

［1］高国俊.江苏医药，1976，（4）：33

［2］高国俊.新医学，1975，（4）：193

［3］杨明.中医杂志，1993，11（9）：534

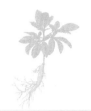

8. 天花粉 Tiān Huā Fěn

（《本草图经》）

【异名】　栝楼根、蒌根、白药、瑞雪、天瓜粉、花粉、栝楼粉、蒌粉

【来源】　为葫芦科植物栝楼 *Trichosanthes kirilowii* Maxim. 的根。

【原植物】　栝楼，又名瓜蒌、瓜楼、药瓜。

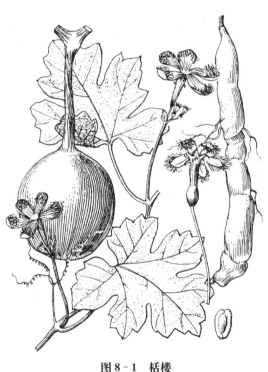

图 8-1　栝楼

多年生草质藤本，长可达 10 m。块根肥厚。茎攀援，光滑无毛；卷须腋生，先端 2 歧。叶互生；叶片近圆形或近心形，常为 5～7 浅裂或中裂，少为 3 裂，裂片倒卵形、矩圆形、椭圆形至矩圆状披针形，先端急尖或短渐尖，边缘有疏齿。花单性，雌雄异株；雄总状花序单生，或与一单花并生，或在枝条上部者单生，总状花序顶端有 5～8 花，小苞片倒卵形或阔卵形，中上部具粗齿，基部具柄，被短柔毛；花萼筒筒状，顶端扩大，被短柔毛，裂片披针形，全缘；花冠白色，裂片倒卵形，顶端中央具 1 绿色尖头，两侧具丝状流苏，被柔毛；花药靠合，花丝分离，粗壮，被长柔毛；雌花单生，萼、瓣与雄花略同；子房下位，长卵形，柱头 3 深裂，丝状。瓠果卵圆形至广椭圆形，熟时橙黄色，光滑。种子多数，扁平，长方卵形或阔卵形，边缘有线纹状形成窄边，熟时黄棕色。花期 7～8 月，果期 9～10 月（图 8-1，彩图 8-2）。

生于潮湿的田边、沟边、路旁和草地。分布于辽宁、华北、华东、中南、陕西、甘肃、四川、贵州和云南。

本省各地有分布。

【栽培】　**生长环境**　喜温暖湿润的气候。以土层深厚、肥沃疏松、排水良好的沙质壤土为好。

繁殖方法　种子繁殖与分根繁殖。种子繁殖：直播法，开穴播种，每穴播种子 3～4 粒，覆土，保持土壤湿润；育苗法，选向阳地为苗床，种子以小的一端插入土中，覆细土。分根繁殖：秋后取根贮藏于窖中，次年春季掘出，折成 8～12 cm 小段，开穴，每穴栽 2 段，覆土保湿。如计划采收果实的选雌株的根，计划采收根的选雄株的根。

田间管理　出苗后松土、除草、间苗，施人粪尿与硫酸铵肥 2～3 次。茎长 30～40 cm 时搭架，栽培第二年后开始每年须整枝。

病虫害防治　病害有炭疽病、蔓枯病，可用多菌灵可湿性粉剂 800 倍液或 25％百菌清 600 倍液防治炭疽病，可用 40％杜邦福星乳油 800 倍液进行茎基部喷雾，或 5％菌毒清 300～500 倍液灌根或全田喷雾防治蔓枯病。虫害有瓜实蝇、瓜绢螟、黄守瓜、蚜虫、透翅蛾，可用 48％乐期本乳油 2 000 倍液防治瓜实蝇、黄守瓜、蚜虫等，可用 20％绿佳达 1 000～1 500 倍液或 5％美除 1 500 倍液防治瓜绢螟，可用 80％敌敌畏乳油 1 000 倍液防治透翅蛾。

【采收加工】 秋、冬二季采挖,洗净,除去外皮,切段或纵剖成瓣,干燥。

【药材】 天花粉 Trichosanthis Radix 本省苏北地区有产。

性状鉴别 呈不规则圆柱形、纺锤形或瓣块状,长 8～16 cm,直径 1.5～5.5 cm。表面黄白色或淡棕黄色,有纵皱纹、细根痕及略凹陷的横长皮孔,有的有黄棕色外皮残留。质坚实,断面白色或淡黄色,富粉性,横切面可见黄色木质部,略呈放射状排列,纵切面可见黄色条纹状木质部。气微,味微苦(图 8-3)。

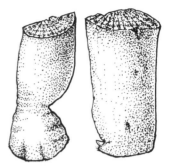

图 8-3 天花粉药材图

显微鉴别 1. 根横切面 木栓层为 14～20 列木栓细胞,黄色。皮层有 1～4 列石细胞断续排列成环,石细胞长方形、椭圆形或多角形,长至 180 μm,直径至 140 μm。韧皮部较窄。形成层不明显。木质部宽广,导管 3～5(～10)个成群,或单个散在,直径至 360 μm,次生木质部束常排列为 1 次二歧状,有的木质部导管附近常有木间韧质部。薄壁细胞含淀粉粒(图 8-4)。

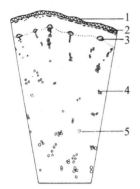

图 8-4 天花粉(根)横切面简图

1. 木栓层 2. 石细胞环 3. 韧皮部 4. 导管 5. 斜走导管

2. 粉末 类白色。淀粉粒甚多,单粒类球形、半圆形或盔帽形,直径 6～48 μm,脐点点状、短缝状或人字状,层纹隐约可见;复粒由 2～14 分粒组成,常由一个大的分粒与几个小分粒复合。具缘纹孔导管大,多破碎,有的具缘纹孔呈六角形或方形,排列紧密。石细胞黄绿色,长方形、椭圆形、类方形、多角形或纺锤形,直径 27～72 μm,壁较厚,纹孔细密(图 8-5)。

理化鉴别 取本品粉末 2 g,加稀乙醇 20 ml,超声处理 30 分钟,滤过,取滤液作为供试品溶液。另取天花粉对照药材 2 g,同法制成对照药材溶液。再取瓜氨酸对照品,加稀乙醇制成每 1 ml 含 1 mg 的溶液,作为对照品溶液。按薄层色谱法试验,吸取供试品溶液及对照药材溶液各 2 μl、对照品溶液 1 μl,分别点于同一硅胶 G 薄层板上,以正丁醇-无水乙醇-冰醋酸-水(8∶2∶2∶3)为展开剂,展开,取出,晾干,喷以茚三酮试液,在 105℃加热至斑点显色清晰。供试品色谱中,在与对照药材色谱和对照品色谱相应的位置上,显相同颜色的斑点。

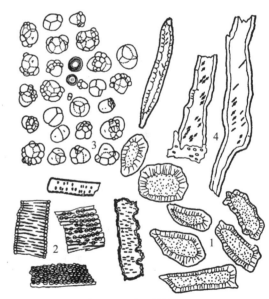

图 8-5 天花粉粉末图

1. 石细胞 2. 导管 3. 淀粉粒 4. 木纤维

品质标志 1. 经验评价 以断面色白、质坚实、粉性足者为佳。

2. 含量测定 按二氧化硫残留量测定法测定,二氧化硫残留量不得超过 400 mg/kg。按水溶性浸出物测定法冷浸法测定,含水溶性浸出物不得少于 15.0%。

【成分】 根含蛋白质类化合物:从鲜根汁中分离出天花粉蛋白(trichosanthin)[1],α-天花粉蛋白(α-trichosanthin)[2],天花粉蛋白-ZG(richosanthin-ZG)[3],天花粉凝集素[4],栝楼蛋白[5]等;葫芦烷三萜类化合物:葫芦素 B(cucurbitacin B),异葫芦素 B(isocucurbitacin B),葫芦素 D(cucurbitacin D),异葫芦素 D(isocucurbitacin D)[6]等;甾醇类化合物:7-豆甾烯-3β-醇(stigmasta-7-en-3β-ol),7-豆甾烯-3β-醇-3-O-β-D-吡喃葡萄糖苷(stigmasta-7-en-3-β-ol-3-O-β-D-glucopyranoside)[7],α-菠菜甾醇(α-spinasterol)[8]等。此外,还含有挥发油[9]、脂肪酸类[7,10,11]及多糖类[11,12]等成分。

【药理】 1. 抗肿瘤作用 天花粉蛋白(TCS)显著抑制 Hela 细胞增殖。TCS 处理后,Hela 细胞 Survivin mRNA 水平无明显改变,但蛋白表达水平显著降低,TCS 降低 Hela 细胞周期中 G_2/M 期细胞比率,但增加 S 期细胞的数量[1]。随着 TCS 作用时间延长、浓度增大,乳腺癌 MDA－MB－231 和 MCF－7 细胞生长受到明显抑制;TCS 处理后,细胞阻滞于 G_0/G_1 期,并可检测到凋亡峰。TCS 给药组裸鼠的移植瘤体积和瘤重均较对照组明显缩小。TCS 对荷瘤裸鼠的肾功能、血常规无明显影响,但可引起谷丙转氨酶轻度升高[2]。经天花粉蛋白处理后,宫颈癌 Caski 细胞中 DNMT1 基因 mRNA 及蛋白表达水平降低。体外酶活性分析实验发现,TCS 对 DNMT1 酶活性有直接抑制作用。提示天花粉蛋白去甲基化的作用可能是通过抑制 DNA 甲基转移酶(DNMTs)的活性而实现的[3]。天花粉蛋白具有抗小鼠前列腺癌细胞 RM－1 的作用,其作用机制之一是诱导肿瘤细胞凋亡。Bax 基因在天花粉蛋白诱导 RM－1 细胞凋亡的过程中起到重要的调控作用[4]。天花粉蛋白对胎盘滋养层的肿瘤及其他多种肿瘤均具有抑制作用,对体外三维培养的黑色素瘤细胞血管生成拟态及 PI3K 信号通路有抑制作用,这可能是其肿瘤治疗的机制之一[5]。在裸鼠人肝癌模型 LCI－D20 实验中,天花粉蛋白(TCS)腹腔注射,能抑制肝癌的肺转移。体外实验中,肝癌高转移细胞株 MHCC97H 运动力强,侵袭力强,与纤连蛋白黏附力强。TCS 能降低该细胞株黏附力,抑制瘤细胞运动和侵袭,作用呈剂量依赖性[6]。

2. 抗生育作用　天花粉蛋白体外对孕期 5 日的兔胚泡有损伤作用[7],注射于早孕兔亦有明显的抗早孕作用,可使胚泡坏死、液化,终致完全吸收[8]。注射用天花粉能促进妊娠后期大鼠娩出胎鼠,并增强其在位子宫的自发活动,还可提高妊娠大鼠子宫 $PGF_{2\alpha}$ 含量,对动物血浆和子宫孕酮浓度则无明显影响。提示该药促进子宫 $PGF_{2\alpha}$ 的合成和释放是增强妊娠子宫自发活动的重要原因[9]。天花粉增强假孕兔的子宫自发活动,并增强子宫肌条对 15－甲基前列腺素 $F_{2\alpha}$ 和催产素的反应,但对假孕兔的子宫 PGE 含量、子宫组织形态等均无明显影响。提示天花粉增强妊娠子宫收缩活动的作用存在着胎仔胎盘外的与子宫的 PGE 等无关的作用机制[10]。天花粉蛋白具有致流产功能。观察天花粉蛋白作用于小鼠胚胎细胞过程中的活性氧自由基和细胞内钙离子浓度的变化,发现天花粉蛋白能诱导小鼠胚胎细胞钙浓度升高,产生活性氧自由基,并且天花粉蛋白能有效抑制小鼠胚胎细胞的分裂。这可能是天花粉蛋白致流产作用的新机制[11]。

3. 抗病毒作用　将人免疫缺陷病毒 1 型在细胞系中培养,加入天花粉蛋白后,未见细胞病变,P24 抗原及反转录酶检测均为阴性,提示天花粉蛋白在培养细胞系中可以有效地抑制人免疫缺陷病毒 1 型[12]。天花粉蛋白是 I 型核糖体失活蛋白。通过研究 TCS 对病毒靶点和细胞 MAPK 信号,发现 TCS 不能抑制 HIV－1 进入宿主细胞;对感染细胞和未感染细胞的融合没有抑制作用;TCS 也不能抑制 HIV－1 重组反转录酶活性;TCS 对病毒颗粒的直接杀伤作用不大。提示 TCS 抗 HIV－1 活性与其核糖体失活活性显著相关,但似乎又不是唯一的决定因素,C 末端氨基酸的突变影响其抗 HIV－1 活性,其作用可能与其选择性地诱导病毒感染细胞凋亡有关[13]。

将 1 型单纯疱疹病毒在细胞中培养,加入天花粉蛋白后观察细胞病变情况,发现始终未见细胞病变,提示天花粉蛋白在体外培养细胞系中可以抑制 1 型单纯疱疹病毒的感染[14]。小鼠颅内接种 1 型单纯疱疹病毒(HSV－1),建立病毒性脑炎模型,于接种 HSV－1 前腹腔注射天花粉蛋白注射液,能降低模型小鼠脑组织含水量。治疗组小鼠脑组织的病毒滴度明显降低[15]。

4. 抗脑缺血作用　采用线栓法制备大脑中动脉闭塞(MCAO)模型大鼠,缺血后再灌注,发现天花粉给药组大鼠神经凋亡阳性细胞数和 Cyclin D_1 免疫阳性细胞数均显著减少,提示天花粉可减轻大鼠脑缺血再灌注后神经细胞凋亡,减少 Cyclin D_1 的表达[16]。采用大鼠脑缺血再灌注模型,发现天花粉给药后,能显著改善模型动物神经功能,显著减少血浆高同型半胱氨酸含量,显著减少细胞周期蛋白 A 阳性表达水平,提示天花粉的减轻缺血再灌注损伤的作用机制可能和细胞周期蛋白相关[17]。

5. 对免疫系统的影响　应用淋巴细胞体外增殖抑制试验,分别在丝裂原刀豆球蛋白 A(ConA)、可溶性抗原卵清白蛋白(OVA)及 CD_3 联合 CD_{28} McAb 三种 T 细胞增殖系统中,进行天花粉蛋白诱导免疫抑制的实验。结果显示,低剂量天花粉蛋白对 OVA 增殖系统有强烈抑制作用,对 ConA 增殖系统的抑制较弱,而对 CD_3 联合 C_{D28} McAb 及 IL－2 增殖系统的 T 细胞增殖几乎无抑制作用。天花粉蛋白冲击处理过的骨髓来源未成熟树突状细胞(iBDC)提呈 OVA 激活特异性 T 细胞的能力明显下降,而天花粉蛋白冲击处理过的 OVA 特异性的 T 细胞系(Tova)增殖能力没有受到影响。提示天花粉蛋白通过影响抗体提呈细胞来诱导免疫抑制[18]。

天花粉多糖促进人外周血单个核细胞(PBMC)增殖。其作用后,人 PBMC 中 T 淋巴细胞亚群(CD3＋,CD4＋,CD8＋)的表达增加。天花粉多糖还诱导人 PBMC 分泌产生 TNF－α、IL－6[19]。天花粉多糖能显著促进绵羊红细胞抗体的产生,促进小鼠脾脏免疫器官细胞的增殖,促进小鼠腹腔巨噬细胞吞噬鸡红细胞的能力。PHA－P 刺激淋巴细胞增殖试验表明,天花粉多糖能显著促进免疫细胞的增殖[20]。

6. 毒副作用　天花粉蛋白可引起过敏反应。注射天花粉注射液后,SD 大鼠在被动皮肤过敏反应(PCA)实验中蓝斑阳性率、蓝斑直径及蓝斑 OD 值均高于 Wistar 大鼠。PCA 实验还显示,给予 SD 大鼠抗血清的小鼠耳郭 OD 值亦显著高于给予 Wistar 大鼠抗血清的小鼠,提示不同品系大鼠对天花粉蛋白的反应存在明显差异。SD 大鼠对天花粉蛋白注射液诱导的被动皮肤过敏反应较 Wistar 大鼠更显著[21]。

【炮制】　取原药材,除去杂质,大小分档,分别浸泡至 4～5 成透时,捞出,润透,切厚片,干燥。

饮片性状　天花粉参见"药材"项。

贮干燥容器内,置于阴凉通风干燥处。

【药性】　甘、微苦,微寒。归肺、胃经。

【功能】　清热生津,润肺化痰,消肿排脓。

【主治】　热病口渴,消渴多饮,肺热燥咳,疮疡肿毒。

【附方】　1. 治热病口渴　麦冬块根、栝楼根各三钱,五味子二钱,水煎服。《南京地区常用中草药》

2. 治男妇大小,不拘壮盛老弱,一切痘疾　天花粉一两,茵陈五钱。水煎代茶饮。《本草汇言》

3. 治男子尿精　瓜蒌根、泽泻、土瓜根各二两。上三味捣合下筛,以牛膝和为丸如梧子。先食服三丸良。《外台秘要》

4. 治乳无汁　栝楼根(切)一升,酒四升。煮三沸,去滓,分三服。《千金要方》

5. 治痈未溃　栝楼根、赤小豆等分为末,醋调涂。《本草纲目》引《杨文蔚方》

6. 治瘰核不拘久近,已破未破　花粉、苦参各五钱,皂刺四十九个(炒黄),土茯苓三斤。共煎汤,当茶饮。忌牛肉。《仙拈集》四妙散

7. 治天疱疮　用天花粉、软滑石各等分为末,水调搽。《普济方》

【用法用量】　内服:煎汤,9～15 g;或入丸、散。外用:研末撒布,或调敷。

【注意事项】　脾胃虚寒、大便溏泄者慎服。反乌头。少数患者可出现过敏反应。

【临床报道】　1. 用于早、中期妊娠引产　用天花粉蛋白注射液先常规皮试,阴性者肌内注射试验量,无不良反应者,再肌内注射地塞米松 5 mg,20 分钟后注射全量,分别采用宫腔注射(950 例)和肌内注射(50例)。共用于 1 000 例,其中初孕 266 例,经孕 734 例;孕 5～9 周 367 例,10～13 周 186 例,14～24 周 447 例。结果:完全流产率宫腔内注射为 96.2％,肌内注射为 94％。结果显示,天花粉蛋白引产出血少、宫缩温和、痛苦小、胎盘剥离完整,妊娠 10～16 周最适用此法[1]。

2. 治疗宫外孕　早期曾采用注射天花粉 10 mg,1983 年后改用结晶天花粉 2.4 mg 肌内注射,均需先做皮试与试探注射。1 星期后尿 HCG 定量无明显下降者,再追加注射 1 次。上法共治疗非急性大出血的宫外孕 71 例,其中年龄最小 22 岁,最大 40 岁。临床观察以治疗后尿 HCG 定量＜312 IU/L 而未做手术者为有效,结果 61 例有效。尿 HCG 转阴时间:有效的 61 例中,1 星期内转阴者 35 例,8～14 日转阴者 19 例,最快的 3 日转阴,有 2 例超过 28 日转阴。注射次数:61 例中有 56 例注射 1 次成功,5 例注射了 2 次[2]。

3. 治疗恶性滋养叶肿瘤　共观察 19 例,其中 16 例采用天牙冻干粉(天花粉、牙皂,经快速冷冻干燥制成的 10％合剂,装胶囊,每支 0.25～0.5 g),阴道给药。用时清洗阴道后,将胶囊放入后穹隆,剂量由 0.25 g开始,间隔 5～7 天后上药 1 次。如反应轻微,每次可增加药量 0.025 g。总治疗次数为 2～6 次。2 例采用注射天花粉,溶于 5％葡萄糖 500 ml 内,静脉滴注,首次量为 5 mg,每隔 3～5 日滴注 1 次,共滴注 6 次,总剂量为 38 mg。另一例恶性葡萄胎 3 期用天牙粉 9 次及注射用天花粉 1 次,皮试阳性或隔一段时间再用,需做天花粉脱敏(注射)。治疗结果:19 例中除 2 例绒癌死亡外,17 例均痊愈。出院时尿 TT 或 HCG 测定阴性,随访 8～16 年,无 1 例复发[3]。

4. 治疗肠腺化生　用天花粉合剂(天花粉12 g,黛蛤散3 g)治疗肠腺化生14例,每日1剂,20～40日为一个疗程,并与西药组7例进行对照。服药2个月后,用药组肠腺化生全部消失者12例,仍存在者2例(重度萎缩性胃炎)。对照组均无效,且有1例发生癌变[4]。

5. 治疗剖宫产瘢痕妊娠　选取剖宫产瘢痕妊娠患者74例,首先肌内注射天花粉,1周后在超声引导下囊内抽吸并注射甲氨蝶呤(MTX)。观察两种药物治疗的临床效果及不良反应。结果:64例患者血清β-人绒毛膜促性腺激素(β-hCG)在药物治疗1个月后下降到正常水平,10例患者血清β-hCG在给予药物后短暂下降,之后无改变甚至上升。剖宫产瘢痕妊娠患者治愈率达86.5%[5]。

6. 减少糖皮质激素样尿糖　共观察49例,其中治疗组25例,对照组24例,两组同时给予中医气阴两虚型治疗方案(益气固肾汤治疗);治疗组给予加用天花粉治疗(30 g/(天·剂)),治疗及观察随访为6周,观察其空腹血糖、餐后2小时血糖、尿糖、常规尿液检查(尿蛋白定量、尿蛋白定性、尿NAG、尿微量白蛋白)及肾功能指标(尿素氮、血肌酐)的变化。两组在第6周研究结束时的结果提示,在空腹血糖、尿蛋白定量、尿NAG指标方面治疗组的改善显著优于对照组,在血肌酐、尿素氮、尿微量白蛋白、肾小球滤过率方面两组差异无统计学意义[6]。

7. 治疗高水平血绒毛膜促性腺激素输卵管妊娠　共观察输卵管妊娠孕妇22例,随机分为治疗组与对照组各11例,治疗组使用甲氨蝶呤联合天花粉针剂进行治疗,对照组采取单用甲氨蝶呤针剂进行治疗。观察并记录两组患者治疗不同时间β-血清绒毛膜促性腺激素情况,临床治疗两组患者注射甲氨蝶呤的次数,患者在注射甲氨蝶呤后的不良反应,以及两组患者治愈率。结果天花粉组β-血清绒毛膜促性腺激素水平下降迅速,差异均有统计学意义($P < 0.05$)。天花粉针对β-血清绒毛膜促性腺激素水平恢复到正常所需要的时间也明显短于单独甲氨蝶呤针剂组($P < 0.01$)。治疗组2次使用甲氨蝶呤的患者明显少于对照组($P < 0.05$),治愈率也显著高于对照组($P < 0.05$)[7]。

8. 治疗宫内死胎和过期流产　共观察102例宫内死胎和过期流产,结果引产成功率分别为97%和95.9%,从用药到胎儿或胎盘排出所需平均时间为死胎组(3.14±1.23)日,过期流产组(4.18±1.78)日,均未见大量出血等严重并发症[8]。

9. 治疗葡萄胎　用天花粉结晶或注射用天花粉,先以结晶天花粉做皮试,20分钟后无反应则用天花粉结晶肌内注射0.05 mg,再观察2小时,如仍无反应,肌内注射结晶天花粉2.4 mg或注射用天花粉10 mg。治疗葡萄胎52例,有效44例[8]。

【药论摘录】　1.《神农本草经》:"味苦,寒。主消渴,身热,烦满,大热,补虚安中,续绝伤。"

2.《名医别录》:"无毒。除肠胃中痼热,八疸身面黄,唇干、口燥,短气,通月水,止小便利。"

4.《日华子本草》:"通小肠,排脓,消肿毒,生肌长肉,消仆损瘀血,治热狂时疾,乳痈,发背,痔瘘疮疖。"

5.《本草纲目》:"栝楼根,味甘微苦酸,酸能生津,故能止渴润枯,微苦降火,甘不伤胃,昔人只言其苦寒,似未深察。"

6.《本草汇言》:"此药禀天地清阴之气以生,甘寒和平,退五脏郁热。如心火盛而舌干口燥,肺火盛而咽肿喉痹,脾火盛而口舌齿肿,痰火盛而咳嗽不宁,若肝火之胁胀走注,肾火之骨蒸烦热,或痈疽已溃未溃而热毒不散,或五疸身目俱黄而小水若淋若涩,是皆火热郁结所致,惟此剂能开郁结,降痰火,并能治之。又其性甘寒,善能治渴,从补药而治虚渴,从凉药而治火渴,从气药而治郁渴,从血药而治烦渴,乃治渴之神药也。"

7.《本经逢原》:"栝楼根,降膈上热痰,润心中烦渴,除时疾狂热,祛酒瘅湿黄,治痈疡解毒排脓。《本经》有补虚安中续绝之称,以其有清胃祛热之功,火去则中气安,津液复则血气和而绝伤续矣。其性寒降,凡胃虚吐逆,阴虚劳嗽误用,反伤胃气,久必泄泻喘咳,病根愈固矣。"

8.《医学衷中参西录》:"天花粉,为其能生津止渴,故能润肺,化肺中燥痰,宁肺止咳,治肺病结核。又善通行经络,解一切疮家热毒,疔痈初起者,与连翘、山甲并用即消;疮疡已溃者,与黄芪、甘草(皆须用生者)并用,更能生肌排脓,即溃烂至深,旁窜他处,不能敷药者,亦可自内生长肌肉,徐徐将脓排出。"

【品种沿革】　集解　1.《名医别录》:"生洪农川谷及山阴地,入土深者良,生卤地者有毒。"

2.《本草经集注》:"出近道,藤生,状如土瓜而叶有叉。《毛诗》云:果赢之实,亦施于宇。其实,今以杂作手膏用。根入土六、七尺，大二、三围者，服食亦用之。"

3.《雷公炮炙论》："栝楼，凡使皮子茎根，效各别，其栝并楼样全别。若栝自圆黄，皮厚蒂小；若楼唯形长，赤皮蒂粗。"

4.《本草图经》："今所在有之。实名黄瓜。《诗》所谓果蓏之实是也。根亦名白药，皮黄肉白。三、四月内生苗，引藤蔓。叶如甜瓜叶，作杈，有细毛。七月开花，似葫芦花，浅黄色。实在花下，大如拳，生青，至九月熟，赤黄色。二月、八月采根，刮去皮，曝干，三十日成。其实有正圆者，有锐而长者，功用皆同。其根唯岁久入土深者佳，卤地生者有毒。"

5.《救荒本草》："栝楼根俗名天花粉，采根削皮致白处，寸切之，水浸，一日一次换水，浸经四五日取出，烂捣研，以绢袋盛之。澄滤令极细如粉。或将根晒干，捣为面，水浸澄滤二十余遍，使极腻如粉，或为烧饼，或作煎饼，切细面，皆可食。"

6.《本草纲目》："时珍曰：其根直下生，年久者长数尺。秋后掘者结实有粉。夏月掘者有筋无粉，不堪用。其实圆长，青时如瓜，黄时如熟柿，山家小儿亦食之。内有扁子，大如丝瓜子，壳色褐，仁色绿，多脂，作青气。"

考证　栝楼为古代常见植物之一。《诗经·豳风》言："果蓏之实，亦施于宇"。各家多释果蓏为栝楼。《本草纲目》"栝楼"条释名曰："栝蒌，即果蓏二字音转也，亦作菰蒌，后人又转为瓜蒌，愈转愈失其真矣。"

《神农本草经》即收载有"栝楼根"一药。栝楼根与栝楼实在《伤寒论》《金匮要略》诸方中均有应用。《雷公炮炙论》言栝楼"皮子茎根，效各别"。《名医别录》则分别论述了栝楼根、实、茎叶的具体功用。其后历代本草多记载了栝楼的形态特征与不同药用部位的性效等。《本草图经》《履巉岩本草》《植物名实图考》等还附有栝楼之图，与今葫芦科植物栝楼等形态大致相仿。

《新修本草》云："今用（栝楼）根作粉，大宜服石虚热人食之。作粉如作葛粉法，洁白美好。"《本草图经》收载栝楼，言栝楼"实名黄瓜……根亦名白药，皮黄肉白"。另外，《本草图经》还在"本经外草类"列有"天花粉"，首次用此药名。《本草纲目》称栝楼"其根作粉，洁白如雪，故谓之天花粉。苏颂《图经》重出天花粉，谬矣"。《重庆堂随笔》认为天花粉实际是"天瓜粉"之讹，谓"栝楼实一名瓜，故其根名天瓜粉。后世伪'瓜'为'花'，然相传已久，不可改矣"。

陶弘景《本草经集注》提到栝楼"出近道"，提示南朝齐梁年间，江苏附近即出产栝楼。《本草图经》认为栝楼"今所在有之"，说明宋代栝楼分布产地较为广泛。明代《本草汇言》描述栝楼产地，也曰"今江南、江北、闽、浙、河南山野僻地间亦有"。因此，江苏地区古代即为栝楼产区之一，也应出产天花粉。

【地方志】　1. 元·脱因、俞希鲁《至顺镇江志·卷四·土产》："天花粉……以上诸品，《本草图经》虽不载本郡所出，然今皆有之，姑叙于此。"

2. 清·何绍章、杨履泰《丹徒县志·卷一七·物产》："瓜蒌，《康熙志》：一名栝楼。其根曰天花粉。"

3. 清·王祖畲《太仓州志·卷三》："栝蒌实，其根磨为天花粉。"

参考文献 ▶▶

成分

[1] 金善炜,等. 化学学报,1981,39:911

[2] Chow TP, et al. J Biol Chem, 1990,265(15): 867

[3] Maroganore J, et al. Eur Pat Appl Ep, 1988,286441

[4] 王耀萍,等. 生物物理学报,1998,14(3):413

[5] 汪嵋,天花粉蛋白质[M].北京:科学出版社,2000:21

[6] Shi YR, et al. Arch. Pharm. Res, 1994, 17(5):348

[7] 北岛润一,等. 药学杂志(日),1989,129(9):677

[8] Kitajima J, et al. 药学杂志,1989,109(9):677

[9] 胡合娇,等. 林产化学与工业,2005,25(1):109

[10] Matao K, et al. Chem Pharm Bull, 1982,30(7):2570

[11] Chung YB, et al. C A, 1991,114:199202t

[12] 屠ँ红,等. 中国现代应用药学,2011,28(7):666

药理

[1] 谭寒星,等. 中华中医药杂志,2011,26(11):2702

[2] 丁波泥,等. 实用肿瘤杂志,2008,23(4):310

[3] 宋华梅,等. 中国药理学通报,2010,26(10):1312

[4] 石柱,等. 中药材,2009,32(2):239

[5] 韩冰冰,等. 中国药理学通报,2013,29(10):1476

[6] 孙健,等. 中华肝胆外科杂志,2005,11(4):253

[7] 曾弥白,等. 实验生物学报,1979,28(3):267

[8] 束怀德,等. 生理学报,1979,42(1):21

［9］陈敏星,等.中国医药工业杂志,1992,23(4):168

［10］陈敏星,等.中国医药工业杂志,1993,24(6):57

［11］徐慧,等.分析科学学报,2001,17(6):460

［12］赵巧云,等.西北大学学报(自然科学版),2006,36(1):85

［13］郑永唐.第六届全国免疫学学术大会,2008

［14］黎志东,等.科学技术与工程,2006,6(12):1676

［15］陈光福,等.中国当代儿科杂志,2006,14(3):239

［16］陈威,等.现代中西医结合杂志,2011,20(15):1844

［17］陈威,等.中国中医急症,2011,7(2):275

［18］王保龙,等.中华微生物学和免疫学杂志,200,25(1):
68

［19］徐水凌,等.中国中药杂志,2010,35(6):745

［20］蒋红,等.中国饲料,2007,(11):24

［21］李秀芳,等.中国毒理学会第五次全国学术大会,2009

临床报道

［1］冯承万,等.山东医药,1990,30(6):56

［2］陆培新,等.上海医学,1988,(6):337

［3］黄跃兰.中西医结合杂志,1987,7(3):154

［4］倪秀礼,等.中西医结合杂志,1985,5(11):695

［5］钱芳波,等.中国妇幼保健,2014,(29):748

［6］熊国良,等.中国中西医结合肾病杂志,2014,15(11):
1003

［7］薛建芳,等.中国现代医生,2014,52(1):38

［8］院民生,等.药物研究,2011,(6):51

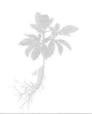

9. 天南星 Tiān Nán Xīng

(《本草拾遗》)

【异名】 半夏精、鬼蒟、南星、虎膏、蛇芋、野芋头、蛇木芋。

【来源】 为天南星科植物异叶天南星 *Arisaema heterophyllum* Bl. 或东北天南星 *Arisaema amurense* Maxim. 的块茎。

【原植物】 1. **异叶天南星** 又名白南星、山苞米、蛇包谷、山棒子、半边莲、狗爪半夏、虎掌半夏、麻芋子、大半夏、独足伞、山磨芋、虎掌、蛇头蒜、锁喉莲、蛇草头、独脚莲、独叶一枝枪、青杆独叶一枝枪、蛇六谷、天凉伞、蛇棒头、双隆芋。

块茎扁球形,直径 2～4 cm,顶部扁平。叶 1,叶柄圆柱形;叶片鸟足状分裂,裂片 13～19,有时更少或更多,倒披针形、长圆形、线状长圆形,先端骤狭渐尖,全缘,中裂片无柄或具短柄,比侧裂片几短 1/2;侧裂片向外渐小,排列成蝎尾状。佛焰苞管部圆柱形,粉绿色,内面绿白色,喉部截形,外缘稍外卷;檐部卵形或卵状披针形,下弯几成盔状,背面深绿色、淡绿色至淡黄色,先端骤狭渐尖。肉穗花序两性和雄花序单性。两性花序:下部雌花序长 1～2.2 cm,上部雄花序长 1.5～3.2 cm,此中雄花疏,大部分不育,有的退化为钻形中性花,稀为仅有钻形中性花的雌花序。单性雄花序长 3～5 cm,粗 3～5 mm。各种花序附属器基部粗,向上细狭,至佛焰苞喉部以外之字形上升(稀下弯)。雄花具柄,花药 2～4,白色,顶孔横裂。雌花球形,花柱明显,柱头小,胚珠 3～4,直立于基底胎座上。浆果黄红色、红色,圆柱形,内有棒头状种子 1 枚,不育胚珠 2～3 枚。种子黄色,具红色斑点。花期 4～5 月,果期 7～9 月(图 9-1)。

生于阴坡、林下及沟旁较为阴湿处。分布于除西北、西藏外的各省(区)。

本省分布于苏南各地。

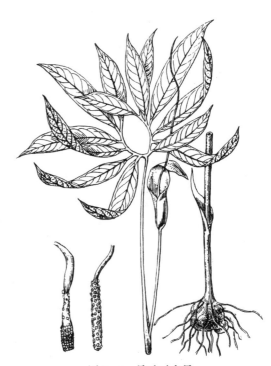

图 9-1 异叶天南星

2. **东北天南星** 又名长虫苞米、山苞米、天南星、大参、天老星、虎掌。

块茎小,近球形,直径 1～2 cm。叶 1,叶柄下部 1/3 具鞘,紫色;叶片鸟足状分裂,裂片 5,倒卵形、倒卵状披针形或椭圆形,先端短渐尖或锐尖,基部楔形,侧裂片与中裂片近等大;全缘。花序柄短于叶柄。佛焰苞管部漏斗状,喉部边缘斜截形,细狭,外卷;檐部直立,卵状披针形,渐尖。肉穗花序单性,雄花序上部渐狭,花疏;雌花序短圆锥形;各附属器具短柄,棒状,基部截形,向上略细,先端钝圆。雄花具柄,花药 2～3,药室近圆球形,顶孔圆形;雌花子房倒卵形,柱头大,盘状,具短柄。浆果红色。种子 4,红色,卵形。肉穗花序轴常于果期增大,基部粗可达 2.8 cm,果落后紫红色。花期 5 月,果 9 月成熟(图 9-2)。

生于沟边、林缘、林缘湿草甸、林中、山谷林下湿地。分布于东北、华北以及陕西、宁夏、山东和河南。

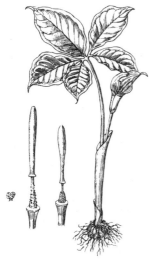

图 9-2 东北天南星

本省分布于连云港(云台山)、句容(宝华山)、宜兴等地。

【栽培】 **生长环境** 喜湿润、疏松、肥沃的土壤和环境,较能耐寒。以疏松肥沃、排水良好的黄砂土为好,凡低洼、排水不良的地块不宜种植。

繁殖技术 块茎繁殖、种子繁殖,以块茎繁殖为主。块茎繁殖:9～10月收获天南星块茎后,选择生长健壮、完整无损、无病虫害的中、小块茎,晾干后置地窖内贮藏作种栽。挖窖深1.5 m左右,大小视种栽多少而定,窖内温度保持在5～10℃为宜。低于5℃,种栽易受冻害;高于10℃,则容易提早发芽。于翌年春季取出栽种,亦可于封冻前进行秋栽。3月下旬至4月上旬春栽,在整好的畦面上,按行距20～25 cm,株距14～16 cm挖穴,穴深4～6 cm。芽头向上,放入穴内,每穴1块。栽后覆盖土杂肥和细土,若天旱浇1次透水。半个月左右出苗。大块茎作种栽,可以纵切成两半或数块,每块有1个健壮芽头即可。种栽切后要及时将伤口拌以草木灰,避免腐烂。块茎切后种植的及小块茎覆土要浅,大块茎宜深。种子繁殖:8月上旬采集成熟浆果,置于清水搓洗去果肉,捞出种子,立即进行秋播。在整好的苗床上,按行距15～20 cm挖浅沟,均匀播种,覆土与畦面齐平。播后浇1次透水,以后经常保持床土湿润,10日左右出苗。冬季用厩肥覆盖畦面,保湿保温。翌年春季幼苗出土后,将厩肥压入苗床作肥料,当苗高6～9 cm时,按株距12～15 cm定苗,多余的幼苗可另行移栽。移栽于4～5月上旬选择阴天进行。

田间管理 松土除草,第一次宜浅不宜深;第二次可适当加深,结合追施尿素1次;第三次结合除草松土,追施尿素;第四次结合松土除草,追施尿素兑水;另增施适量磷钾肥。保持土壤湿润,要勤浇水;雨季要注意排水,防止田间积水。5～6月除留种地外及时摘花薹。移栽后的前两年,可在畦埂上按株距30 cm间作玉米、豆类或其他药材,遮阴,同时可增加经济效益。

病虫害防治 病害有病毒病,用5%高效氯氰菊酯3 000倍液或病毒必克等防治。虫害有红蜘蛛、红天蛾、蛴螬等,用20%双甲脒乳油1 000倍液或73%克螨特3 000倍液喷雾防治红蜘蛛,喷90%敌百虫800倍液杀灭红天蛾、蛴螬。

【采收加工】 秋、冬二季茎叶枯萎时采挖,除去须根及外皮,干燥。

【药材】 天南星 Arisaematis Rhizoma 本省南部山区及云台山等地曾有产。

性状鉴别 呈扁球形,高1～2 cm,直径1.5～6.5 cm。表面类白色或淡棕色,较光滑,顶端有凹陷的茎痕,周围有麻点状根痕,有的块茎周边有小扁球状侧芽。质坚硬,不易破碎,断面不平坦,白色,粉性。气微辛,味麻辣。

显微鉴别 粉末 类白色。淀粉粒以单粒为主,圆球形或长圆形,直径2～17 μm,脐点点状、裂缝状,大粒层纹隐约可见;复粒少数,由2～12分粒组成。草酸钙针晶散在或成束存在于黏液细胞中,长63～131 μm。草酸钙方晶多见于导管旁的薄壁细胞中,直径3～20 μm(图9-3)。

理化鉴别 取本品粉末5 g,加60%乙醇50 ml,超声处理45分钟,滤过,滤液置水浴上挥尽乙醇,加于AB-8型大孔吸附树脂柱(内径为1 cm,柱高为10 cm)上,以水50 ml洗脱,弃去水液,再用30%乙醇50 ml洗脱,收集洗脱液,蒸干,残渣加乙醇1 ml使溶解,离心,取上清液作为供试品溶液。另取天南星对照药材5 g,同法制成对照药材溶液。按薄层色谱法试验,吸取上述两种溶液各6 μl,分别点于同一硅胶G薄层板上,以乙醇-吡啶-浓氨试液-水(8:3:3:2)为展开剂,展开,取出,晾干,喷以5%氢氧化钾甲醇溶液,分别置日光和紫外光灯(365 nm)下检视。供试品色谱中,在与对照药材色谱相应的位置上,显相同颜色的斑点。

品质标志 1. 经验评价 以个大、色白、粉性足者为佳。

2. 含量测定 按醇溶性浸出物测定法热浸法测定,用稀乙醇作溶剂,含醇溶性浸出物不得少于9.0%。按紫外-可见分光光度法测定,含总黄酮以芹菜素($C_{15}H_{10}O_5$)计,不得少于0.050%。

【成分】 根茎含黄酮类:夏佛托苷(schaftoside)、异夏佛托苷(isoschaftoside),芹菜素-6-C-半乳糖-8-C-阿拉伯糖苷(apigenin 6-C-galactopyranosyl-8-C-arabinopyranoside),芹菜素-6,8-二-C-吡喃葡萄

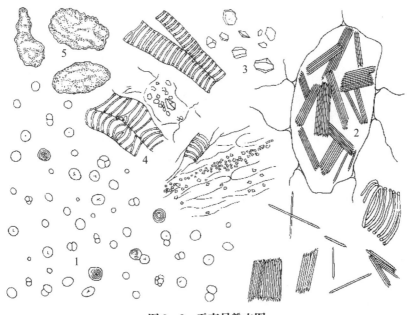

图 9-3　天南星粉末图

1.淀粉粒　2.草酸钙针晶　3.草酸钙方晶　4.导管　5.棕色块

糖苷(vicenin-Ⅱ),芹菜素-6,8-二-C-半乳糖苷[1];挥发油类:芫妥醇(linalool),2-糠基-5-甲基呋喃(5-methyl-2-furfurylfuran),2-烯丙基呋喃(2-allylfuran),2-呋喃甲醇乙酸酯(2-furanmethanol)等[2]。

【药理】　1.抗口腔溃疡　用苯酚溶液灼烧豚鼠左侧面颊造成口腔溃疡模型,以东北天南星、异叶天南星醋糊和酒糊外用,均可显著缩小豚鼠口腔模型溃疡面积,改善口腔溃疡程度及溃疡的病理变化,对豚鼠口腔溃疡有治疗作用[1]。

2.毒副作用　口尝麻辣味实验结果表明,东北南星矾制比姜制去麻效果好,加热比不加热去麻效果好。兔眼刺激实验结果与口尝麻辣味实验结果具平行性。急性毒性实验表明,东北南星生品混悬液毒性不明显。提示现行天南星炮制方法多采用白矾为辅料、加热炮制天南星,具有科学依据。东北南星生品临床使用具一定安全性[2]。

【炮制】　1.天南星　取原药材,除去杂质,大小个分开,洗净,干燥。生天南星辛温燥烈,有毒,多外用,用于痈疡瘰疬等症;亦有内服者,以祛风化痰为主,可用于破伤风、中风抽搐。

2.制天南星

(1)白矾制　取净天南星,大小个分开,用水浸漂,每日换水2~3次,如起白沫时,换水后加白矾,每100 kg天南星,加白矾末2 kg,泡1日后,再换水,至切开口尝微有麻舌感时取出。

(2)姜制　①姜煮:取泡过天南星,加生姜煮4~6小时,阴干,或煮透晾至八成干,润1~2日,切片,晒干。每100 kg天南星,用生姜12.5 kg。②姜蒸:取泡过天南星,加姜汁,每100 kg天南星用生姜30 kg,榨取汁,姜渣加适量水煮汤,与姜汁拌匀,候姜汁吸尽,蒸约4小时,至不麻或微麻舌,晒干。

(3)姜矾制　现行,取净天南星,按大小分别用水浸泡,每日换水2~3次,如起白沫时,换水后加白矾(每100 kg天南星,加白矾2 kg),泡1日后,再换水,至切开口尝微有麻舌感时取出。将生姜片、白矾置锅内加适量水煮沸后,倒入天南星共煮至无干心时取出,除去姜片,晾至四至六成干,切薄片,干燥。每100 kg天南星,用生姜、白矾各12.5 kg。制天南星毒性降低,以燥湿化痰为主,可用于痰湿咳喘、痰阻眩晕、关节痹痛等。

3.胆南星　取制天南星细粉,加入净胆汁(或胆膏粉及适量水)拌匀,蒸60分钟至透,取出放凉,制成小块,干燥。或取生天南星粉,加入净胆汁(或胆膏粉及适量水),搅拌均匀,放温暖处,发酵7~5日后,再连续或隔水炖9昼夜,每隔2小时搅拌1次,除去腥臭气,至呈黑色浸膏状,口尝无麻味,取出,晾干,再蒸软,趁热制成小块。每 100 kg 制天南星细粉,用牛(或猪、羊)胆汁 400 kg(胆膏粉 40 kg)。

饮片性状 天南星参见"药材"项。制天南星为黄白色或淡棕色薄片,半透明,质脆易碎,味涩微麻。胆南星呈方块状,表面棕黄色或灰黄色,断面色稍浅,质坚实,有特异的腥气,味苦。

贮干燥容器内,置通风干燥处,防霉、防蛀。制天南星、胆南星密闭,置阴凉干燥处。

【**药性**】 苦、辛,温,有毒。归肺、肝、脾经。

【**功能**】 祛风止痉,化痰散结。

【**主治**】 中风痰壅,口眼㖞斜,半身不遂,手足麻痹,风痰眩晕,癫痫,惊风,破伤风,咳嗽多痰,痈肿,瘰疬,跌仆损伤,毒蛇咬伤。

【**用法用量**】 内服:煎汤,3～9 g,一般制后用;或入丸、散。外用:研末调敷。

【**注意事项**】 中寒泄泻,痰湿痞满气滞者禁服。

【**附方**】 1. 治卒中,昏不知人,口眼㖞斜,半身不遂,咽喉作声,痰气上壅。无问外感风寒,内伤喜怒,或六脉沉伏,或指下浮盛,并宜服之。兼治痰厥及气虚眩晕,大有神效　南星(生用)一两,木香一分,川乌(生,去皮),附子(生,去皮)各半两。上㕮咀,每服半两,水二大盏,姜十五片,煎至八分,去滓,温服,不拘时候。(《太平惠民和济局方》三生饮)

2. 治风痫　天南星(九蒸九晒)为末,姜汁糊丸,梧子大。煎人参、菖蒲汤或麦冬汤下二十丸。(《中藏经》)

3. 治小儿泄泻虚脱致虚风生,名慢脾风及服冷药过多者　天南星、生附子各一钱,全蝎三个。上锉散,作一剂,水一大盏,生姜七片煎至半盏,去滓,逐旋温服不拘时。(《续易简方论》南附汤)

4. 治诸风及痰厥　天南星一两(生用),木香二钱。上㕮咀,分作二服,水二盏,生姜十片,煎至七分,去滓温服,不拘时候。(《济生续方》星香散)

5. 治破伤风　南星、防风、白芷、天麻、羌活、白附子各等分。上为末,每服二钱,热酒调服,更敷伤处。若牙关紧急,腰背反张者,每服三钱,用热童便调服,虽内有瘀血亦愈。至于昏死心腹尚温者,连进二服,亦可保全。若治疯犬咬伤,更用漱口水洗净,搽伤处,亦效。(《外科正宗》玉真散)

6. 治寒痰咳嗽,脉沉,面色黧黑,小便急痛,足寒而逆,心多恐怖　南星(洗)、半夏(洗)各一两,官桂一两(去粗皮)。上为细末,蒸饼为丸桐子大,每服三五十丸,生姜汤下,食后。(《洁古家珍》姜桂丸)

7. 治热痰咳嗽,其脉洪而面赤,烦热,心痛,唇口干燥,多喜笑　南星(汤洗)一两,半夏(汤洗)一两,黄芩一两。上为细末,姜汁浸,蒸饼为丸桐子大,每服五七十丸,生姜汤下,食后。(《保命集》小黄丸)

8. 治头痛,偏正头风,痛攻眼目额角　天南星、川乌各等分。共研极细末,同连须葱白捣烂作饼,贴太阳穴。(《全国中药成药处方集》止痛膏)

9. 治乳赤肿、欲作痈者　天南星为细末,生姜自然汁调涂,自散。才作便用之。(《百一选方》)

10. 治瘰疬　南星、半夏等分为末,米醋或鸡子清调敷。(《潜斋简效方》)

11. 治瘿瘤　用生南星末,醋调,或玉簪花根汁调敷之。(《外科证治全书》)

12. 治痰湿臂痛,右边者　天南星、苍术等分,生姜三片。水煎服之。(《摘玄方》)

【**临床报道**】 1. 治疗冠心病　取生南星、生半夏等分碾粉,水泛为丸,每次口服 3.5 g,每日 3 次,共治疗 50 例。结果:对心绞痛显效率为 38.7％,总有效率为 71％;心电图改善率为 30.8％。显效者以痰阻型最多。对心律失常也有一定疗效。26 例合并高血压者,治疗后 11 例血压降至正常,有效率为 42.3％。合并高脂血症者 32 例,其中Ⅳ型 23 例,Ⅱb 型 9 例,治疗后三酰甘油下降者 21 例,胆固醇下降者 4 例[1]。

2. 治疗面神经炎　制南星、防风各 40 g,净水浸泡,武火煎煮数分钟,取汁,睡前 1 次饮服。服后卧床盖被,以汗出为佳。共治疗 35 例,结果服药 1 次愈者 30 例,2 次愈者 4 例,好转者 1 例,均无复发。治愈率达 97.1％[2]。

3. 治疗口腔溃疡　天南星、吴茱萸等量,共为细末。用陈醋调成糊状,贴敷两足底涌泉穴。共治疗 64 例(其中复发性口腔溃疡 35 例,疱疹性口腔炎 21 例,鹅口疮 8 例),用药 1～2 次,每次间隔 3～5 日。结果治愈 62 例。少数复发者,可再贴敷 1～2 次。孕妇忌用[3]。

4. 治疗睑腺炎　天南星、生地各等分共研细末蜜调,制成"天南星膏",外敷同侧太阳穴,治疗 40 例睑腺炎,治愈 39 例,一般外敷 1～4 次有效[4]。

5. 治疗小儿流涎　用天南星 100 g,碾碎用一干净容器盛装,白醋 25～50 ml,慢慢倒入盛装天南星容器内,充分和匀,再将配制好的天南星装入一干净广口瓶内,拧紧瓶盖待用,每日晨起取用蚕豆大小两团,分别敷于两涌泉穴,然后用约 3 cm×3 cm 胶布固定,穿好鞋袜,晚上睡觉前撕开胶布,去掉药物,每日 1 次,10 次为 1 个疗程。共治疗 10 例,结果经 1～3 个疗程治疗,痊愈 6 例,显效 2 例,有效 1 例,无效 1 例[5]。

【药论摘录】　1.《神农本草经》:"味苦,温。主心痛,寒热结气,积聚伏梁,伤筋,痿,拘缓,利水道。"

2.《名医别录》:"微寒,有大毒。除阴下湿,风眩。"

3.《药性论》:"味甘。治风眩目转,主疝瘕肠痛,主伤寒时疾,强阴。"

4.《本草拾遗》:"主金疮伤折瘀血。"

5.《日华子本草》:"署仆损瘀血,主蛇虫咬,疥癣,恶疮。"

6.《开宝本草》:"味苦,辛。有毒。主中风,除痰麻痹,下气,破坚积,消痈肿,利胸膈,散血,堕胎。"

7.《医学启源》:"去上焦痰及头眩运。"

8.《本草衍义补遗》:"天南星,欲其下行,以黄柏引之。"

9.《本草纲目》:"虎掌、天南星,乃手、足太阴脾、肺之药。味辛而麻,故能治风散血;气温而燥,故能胜湿除涎;性紧而毒,故能攻积拔肿,而治口歪舌麋。"

10.《本草汇言》:"天南星,古方又谓能堕胎,因其有散血之力故也。但其性味辛燥而烈,与半夏同;而毒则过之。半夏之性,燥而稍缓,南星之性,燥而颇急;半夏之辛,劣而能守,南星之辛,劣而善行。若风痰湿痰,急闭涎痰,非南星不能散。"

11.《本草经疏》:"南星味既辛苦,气复大温而燥烈,正与半夏之性同,而毒则过之,故亦擅堕胎也。半夏治湿痰多,南星主风痰多,是其异矣。二药大都相类,故其所忌亦同。"

12.《本经逢原》:"南星、半夏皆治痰药也。然南星专走经络,故中风麻痹以之向导,半夏专走肠胃,故呕逆泄泻以之为向导。"

【品种沿革】　集解　1.《本草拾遗》:"生安东(今辽宁丹东)山谷,叶如荷,独茎,用根最良。"

2.《开宝本草》:"生平泽,处处有之。叶似蒟叶,根如芋。二月、八月采之。"

3.《本草图经》:"今处处有之。二月生苗似荷梗,茎高一尺以来。叶如蒟蒻,两枝相抱。五月开花似蛇头,黄色。七月结子作穗似石榴子,红色。根似芋而圆。二月、八月采根。""一说天南星如本草所说,即虎掌也。小者名由跋,后人采用,乃别立一名尔。今天南星大者四边皆有子,采时尽削去之。"

4.《本草纲目》:"大者为虎掌、南星,小者为由跋,乃一种也。今俗又言大者为鬼臼,小者为南星,殊为谬误。"

5.《植物名实图考》:"天南星,《本经》下品。昔人皆以南星、蒟头,往往误采,不可不辨。江西荒阜废圃,率多南星,湖南长沙产南星,俗呼蛇芋;衡山产蒟头,俗呼魔芋,亦曰鬼芋。滇南圃中,蒟头林立,南星绝少,药肆所用,皆由跋也。"

考证　天南星本草始载于《本草拾遗》,《本草图经》附有"滁州南星"图。根据以上诸本草所述及附图考证,与天南星科天南星属植物异叶天南星 Arisaema heterophytlum Bl. 相符。《本草图经》曰:"今处处有之",古代江苏地方志亦有记载,说明江苏古代即有本品,并作药材用。

【地方志】　1. 宋·史能之《重修毗陵志·卷一三·土产》:"天南星:苗如荷梗,茎如蒟酱,两枝相抱,花黄色,结实成穗如石榴子,根似蒟而圆。"

2. 宋·孙应时、鲍廉《重修琴川志·卷九·叙产》:"药之属,天南星。"

3. 元·脱因、俞希鲁《至顺镇江志·卷四·土产》:"天南星,《茅山志》云:皆出山中。"

4. 元·张铉《至正金陵新志·卷七·物产》:"天南星,按《本草》,以上并出江宁。"

5. 明·刘启东《高淳县志·卷一·物产》:"药属:天南星。"

6. 明·张峰《海州志·卷二·土产》:"药材曰天南星。"

7. 明·张衮《江阴县志·卷六·土产》:"天南星:花黄,结子作穗,如石榴,子红色,根似蒴而圆。"

8. 清·王祖畲《太仓州志·卷三》:"天南星……主利水。"

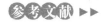 参考文献 ►►

成分

[1] 杜树山,等. 中国药学杂志,2005,40(19):45.

[2] 杨嘉,等. 生物技术,2007,17(5):53

药理

[1] 刘丹丹,等. 中药药理与临床,2012,28(6):93

[2] 杨中林,等. 中成药,2001,23(2):25

临床报道

[1] 唐荣华. 中草药,1989,(4):10

[2] 周复峻. 山西中医,1994,10(4):28

[3] 辛华英,等. 山东中医杂志,1998,17(1):39

[4] 汤国瑶. 江西中医药,1985,1(14):11

[5] 周凯. 中国针灸,2000,24(1):39

10. 天葵子 Tiān Kuí Zǐ

(《中药志》)

【异名】 紫背天葵子、千年老鼠屎、金耗子屎、千年耗子屎、地丁子、天去子、野乌头子、散血珠、天葵根

【来源】 为毛茛科植物天葵 *Semiaquilegia adoxoides*（DC.）Makino 的块根。

【原植物】 天葵,又名麦无踪、紫背天葵。

多年生小草本,高 15～40 cm。块根灰黑色,纺锤形或椭圆形。茎丛生,被稀疏的白色柔毛,有分枝。基生叶为掌状三出复叶;叶片轮廓卵圆形至肾形;小叶扇状菱形或倒卵状菱形,三深裂,深裂片又有 2～3 个小裂片,上面绿色,下面紫色,均无毛;叶柄基部扩大呈鞘状;茎生叶与基生叶相似,较小。花小,苞片小,倒披针形至倒卵圆形,不裂或三深裂;花梗被伸展的白色短柔毛;萼片白色,常带淡紫色,狭椭圆形,顶端急尖;花瓣匙形,顶端近截形,基部凸起呈囊状;雄蕊退化,约 2 枚,线状披针形,白膜质,与花丝近等长;心皮无毛。蓇葖果卵状长椭圆形,熟时开裂。种子细小,卵状椭圆形。花期 3～4月,果期 5～6月(图 10-1)。

生于疏林下、路旁或山谷地的较阴处。分布于四川、贵州、湖北、湖南、广西北部、江西、福建、浙江、江苏、安徽、陕西南部。

本省分布于连云港(云台山区)及苏南各地。

【栽培】 生长环境 喜阴凉,常生于低山路边荫蔽处。以肥沃、疏松、含石灰质较多的土壤为佳。

繁殖方法 扦插繁殖。春季 3～5月和秋季 9～10月,从健壮的母株上取嫩茎作插条,处理后斜插于苗床上。扦插后浇透苗床,用稻草覆盖,15 日左右生根。

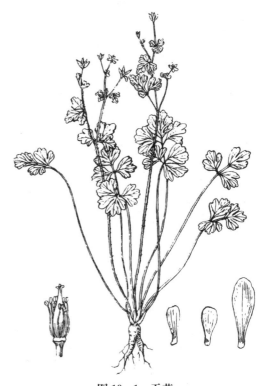

图 10-1 天葵

田间管理 出苗后揭去盖草,除草,施追肥 1～2 次,9～10 月间挖根移栽,并追肥 1 次,除草 2～3 次。

病虫害防治 病虫害较少,有蚜虫危害幼嫩的茎叶,发生时可用杀虫剂及时防治。

【采收加工】 夏初采挖,洗净,干燥,除去须根。

【药材】 天葵子 Semiaquilegiae Radix 本省云台山区、苏南各地有产。

性状鉴别 呈不规则短柱状、纺锤状或块状,略弯曲,长 1～3 cm,直径 0.5～1 cm。表面暗褐色至灰黑色,具不规则的皱纹及须根或须根痕。顶端常有茎叶残基,外被数层黄褐色鞘状鳞片。质较软,易折断,断面皮部类白色,木部黄白色或黄棕色,略呈放射状。气微,味甘、微苦辛(图 10-2)。

图 10-2 天葵子药材图

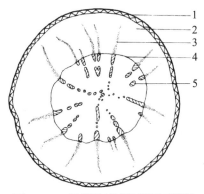

图 10-3　天葵子(块根)横切面简图

1.木栓层　2.皮层　3.韧皮部
4.形成层　5.木质部

显微鉴别　块根横切面　木栓层为多列细胞,含棕色物。栓内层较窄。韧皮部宽广。形成层成环。木质部射线宽至 20 余列细胞,导管放射状排列。有的可见细小髓部(图 10-3)。

理化鉴别　1. 取本品粉末 1 g,加 70%乙醇 10 ml,加热回流 30 分钟,滤过,滤液蒸干,残渣加盐酸溶液(1→100)5 ml 使溶解,滤过,滤液分置两支试管中,一管中加碘化铋钾试液 1～2 滴,生成橘红色沉淀;另一管中加硅钨酸试液 1～2 滴,生成黄色沉淀。

2. 取本品粉末 2 g,加甲醇 20 ml,加热回流 30 分钟,放冷,滤过,滤液浓缩至 5 ml,作为供试品溶液。另取格列风内酯对照品、紫草氰苷对照品,加甲醇制成每 1 ml 各含 2 mg 的混合溶液,作为对照品溶液。按薄层色谱法试验,吸取上述两种溶液各 1～2 μl,分别点于同一硅胶 GF$_{254}$ 薄层板上,以三氯甲烷-甲醇-水(6:4:1)为展开剂,展开,取出,晾干,置紫外光灯(254 nm)下检视。供试品色谱中,在与对照品色谱相应的位置上,显相同颜色的斑点。

品质标志　1. 经验评价　以个大,断面皮部色白者为佳。

2. 含量测定　按醇溶性浸出物测定法热浸法测定,用乙醇作溶剂,含醇溶性浸出物不得少于 13.0%。

【成分】　根及根茎主要含生物碱类化合物:唐松草酚定(thalifendine)[1],木兰碱(thalictrine)[1]等;酚酸类化合物:阿魏酸(ferulic acid)[2],苦瓜酚苷 A(monordicophenoide A)[3]等;黄酮类化合物:刺槐素-(1″-2″)-O-α-L-鼠李糖基-6-O-β-D-吡喃葡萄糖苷[acacetin-(1″-2″)-O-α-L-rhamnose-6-O-β-D-glucopyranosides],染料木素(genistein)[4,5];二萜类化合物:天葵苷 A(semiaquilinoside A)[1],反式-天葵子素 A(E-semiaquilegin A)[6],顺式-天葵子素 A(Z-semiaquilegin A)[6];氰苷类:紫草氰苷(lithospermoside)[7],蝙蝠葛氰苷(menisdaurin)[1],东方唐松草苷(thalictricoside)[3]等;苯丙素类:格列风内酯(griffonilide)[8]等。此外,还含氰苷类[8]、挥发油[2]和多糖类[9]等成分。

【药理】　1. 抗肿瘤作用　天葵子生物碱部位(TY)高剂量组对 S$_{180}$ 荷瘤小鼠有抗肿瘤作用。天葵子生物碱中的季铵碱可能是抗肿瘤活性成分[1]。

2. 抗氧化作用　通过 Fenton 法和邻苯三酚法测定天葵子各部位和水层中的多糖对羟基自由基和超氧自由基的清除能力,证实天葵子提取物中水层和正丁醇层是其抗氧化活性部位,其中水层中的抗氧化活性物质为多糖[2]。

【炮制】　取原药材,除去杂质,洗净,干燥,筛去灰屑。

饮片性状　天葵子参见"药材"项。

贮干燥容器内,置通风干燥处。

【药性】　甘、微苦、微辛,寒,小毒。归肝、脾、膀胱经。

【功能】　清热解毒,消肿散结。

【主治】　小儿热惊,癫痫,痈肿,疔疮,乳痈,瘰疬,皮肤痒疮,目赤肿痛,咽痛,蛇虫咬伤。

【附方】　1. 疗诸疗　金银花三钱,野菊花、蒲公英、紫花地丁、紫背天葵子各一钱二分,水二钟,煎八分,加无灰酒半钟,再滚二三沸时,热服。渣如法再煎服,被盖出汗为度。(《医宗金鉴》五味消毒饮)

2. 治诸疝初起,发寒热疼痛,欲成囊痈者　用荔枝核十四枚,小茴香二钱,紫背天葵四两,蒸白酒二坛,频服即愈。(《纲目拾遗》引《经验集》)

3. 治病瘰　紫背天葵子,每岁用一粒,同鲫鱼捣烂服。(《纲目拾遗》引《医宗汇编》)

【用法用量】　内服:煎汤,3～9 g;或研末,1.5～3 g;或浸酒。外用:捣敷;或捣汁点眼滴鼻。

【注意事项】　脾胃虚寒者禁服。

【临床报道】　1. 治疗小儿上呼吸道感染　用 100%天葵注射液 2～4 ml 肌内注射,每日 1～2 次。体温在 39.5℃以上者,适当加其他退热药物。治疗 96 例,痊愈 84 例,好转 5 例,无效 7 例[1]。

2. 治疗乳痈　取天葵子洗净,捣烂,用消毒棉纱布包裹,以能塞进鼻孔为宜。左乳患病,塞右鼻孔;右乳患病,塞左鼻孔。每 5～6 小时换药 1 次。一般 24 小时见效,3～4 天痊愈。病情严重者,可将天葵子和少量食盐同时捣烂,再用棉纱布包裹,塞鼻孔的同时对患乳进行热敷,用吸乳器吸去乳汁。共观察 6 例,5 例为初产妇,1 例为经产妇;年龄最大者 30 岁,最小者 25 岁。结果均用药 1 天见效,并全部在 5 天内痊愈[2]。

【药论摘录】　1.《百草镜》:"清热,治痈疽肿毒,疔疮瘰疬,跌仆疯犬伤,七种疝气,痔疮劳伤。"

2.《得宜本草》:"味咸,主治热病劳复。"

3.《生草药性备要》:"炒食,消痰疮,浸酒(治)内伤亦可。"

4.《医林纂要》:"酸、咸、寒,泻肝、胆、肾命火之邪,解一切热毒,金石药毒。定小儿惊悸,治吐血、衄血,涂火疮热毒。"

5.《本草求原》:"甘、淡、平。主内伤痰火。消瘰疬(煎猪肉食)、恶疮,浸酒佳。"

【品种沿革】　集解　1.《本草纲目拾遗》:"《百草镜》:二月发苗,叶如三角酸,向阴者紫背为佳。其根如鼠屎,外黑内白。三月开花细白,结角亦细,四月枯。"

2.《植物名实图考》:"天葵,一名夏无踪。初生一茎一叶,大如钱,颇似三叶酸微大,面绿背紫。茎细如丝,根似半夏而小。春时抽生分枝极柔,一枝三叶,一叶三叉,翻反下垂。梢间开白花,立夏即枯。按南城县志:夏无踪子名天葵,此草江西抚州、九江近山处有之……春时抽茎开花,立夏即枯,质既柔弱,根亦微细,寻觅极难。秋时复苗,凌冬不萎。土医皆呼为天葵。"

考证　天葵之名始见于《本草图经》,指全草,并附有天葵图。《本草纲目拾遗》和《植物名实图考》详细记载了天葵的植物形态和生物习性,并有附图,其特征均与现毛茛科植物天葵一致。

参考文献 ▶▶

成分

[1] Han QB, et al. Fitoterapia, 2001,72:86

[2] 牛峰,等. 中国药学(英文版),2006,15(4):251

[3] Lee CL, et al. Nat Prod Communications, 2012, 7:1623

[4] Liu YZ, et al. Chin Tradit Herb Drugs, 1999, 30:5

[5] Wang YL, et al. China J Chin Mater Med, 2007, 451

[6] Niu F, et al. Magn. Reson. Chem, 2006,44:724

[7] 邹建华,等. 中国药学杂志,2004,39(4):256

[8] Han QB, et al. Fitoterapia, 2001,72:86

[9] Su YF, et al. Fitoterapia, 2004:420

药理

[1] 关频,等. 时珍国医国药,2011,22(1):255

[2] 周训蓉,等. 中国实验方剂学杂志,2015,21(15):116

临床报道

[1] 浙江科技简报(医药卫生部分),1972,(12):18

[2] 程亚群,湖北中医杂志,2002,24(9):19

11. 太子参 Tài Zǐ Shēn

《江苏省植物药材志》

【异名】 童参、双批七、四叶参、米参。

【来源】 为石竹科植物孩儿参 *Pseudostellaria heterophylla*（Miq.）Pax ex Pax et Hoffm. 的块根。

【原植物】 孩儿参，又名异叶假繁缕。

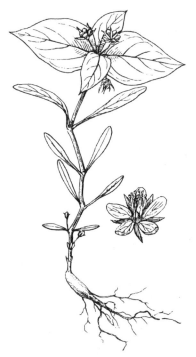

图 11-1 孩儿参

多年生草本，高 7～20 cm。块根肉质，纺锤形，四周疏生须根。茎单一，不分枝，有 2 行短柔毛，下部带紫色，近方形，上部绿色，圆柱形，有明显膨大的节。单叶对生；茎下部的叶最小，倒披针形，先端尖，基部渐窄成柄，全缘，向上渐大，在茎顶的叶最大，通常 2 对密接成 4 叶轮生状，长卵形或卵状披针形，先端渐尖，基部狭窄成柄，叶背脉上有疏毛，边缘略呈波状。花二型：闭锁花生茎下部叶腋，花梗细，被柔毛，萼片 4，无花瓣；普通花 1～3 朵顶生，花梗长 1～2(～4)cm，萼片 5，披针形，背面及边缘有长毛；花瓣 5，白色，先端浅齿状 2 裂或钝；雄蕊 10；子房卵形，花柱 3。蒴果近球形。种子褐色，扁圆形或长圆状肾形，有疣状突起。花期 4 月，果期 5～6 月(图 11-1，彩图 11-2)。

生于阴湿的山坡、林下、草丛或岩石缝内；有栽培。分布于华北、东北、华东、西北及湖北、湖南等地。

本省分布于有山地、丘陵的县市。

【栽培】 生长环境 喜温暖湿润气候，抗寒力较强，怕高温，忌强光，怕涝。具有低温发芽、发根和越冬的特性。气温在 15℃，地温在 10℃时缓慢发芽、发根，高达 30℃以上停止生长，忌连作。以阴湿山地、土层深厚、疏松肥沃、富含腐殖质的沙质土壤为宜，低洼积水、盐碱地、过分黏重或过分贫瘠土壤中不宜栽种。前作以甘薯、蔬菜为好，可与玉米间作。

繁殖方法 块根繁殖。6～7 月挖取块根，用湿沙贮藏。或用原地保种法，5 月上旬在太子参地里套种早熟黄豆，待黄豆收获后再挖太子参。栽种期 10 月。选芽头完整，参体肥大整齐，无伤疤的块根。栽种方法有平栽和斜栽两种。平栽，按行距 15～20 cm 开沟，深 6～9 cm，将块根平放于沟内，头尾相接，覆土。斜栽，将块根斜放于沟内，头向上，尾向下，齐头不齐尾，离地面 2 cm，覆土。亦可用自然落地的种子，进行原地育苗。

田间管理 2 月出苗后应培土 1.5～2 cm；除草 1～2 次，封行后停止拔草。4 月块根膨大，施稀腐熟人粪尿。雨季需排除积水，以免发生根腐病。5 月多风易旱季节，注意浇水，保持土壤湿润。

病虫害防治 病害有叶斑病、根腐病、病毒病，可用波尔多液 1:1:100 液或代森锌 65% 可湿性粉剂 500～600 倍液防治叶斑病、根腐病，可利用种子消毒、控制氮肥、增施磷钾肥、防治蚜虫的传染源等综合方法防治病毒病。虫害有蛴螬、地老虎、金针虫等，可人工捕杀或诱杀。

【采收加工】 夏季茎叶大部分枯萎时采挖，洗净，除去须根，置沸水中略烫后晒干或直接晒干。

【药材】 太子参 Pseudostellariae Radix 本省句容、宜兴、江宁、溧水等地有产，多为栽培。

性状鉴别　呈细长纺锤形或细长条形,稍弯曲,长 3～10 cm,直径 0.2～0.6 cm。表面黄白色,较光滑,微有纵皱纹,凹陷处有须根痕。顶端有茎痕。质硬而脆,断面较平坦,淡黄白色,角质样;或类白色,有粉性。气微,味微甘(图 11-3、彩图 11-4)。

显微鉴别　1. 块根横切面　木栓层为 2～4 列类方形细胞。栓内层薄,仅数列薄壁细胞,切向延长。韧皮部窄,射线宽广。形成层成环。木质部占根的大部分,导管稀疏排列成放射状,初生木质部 3～4 原型。薄壁细胞充满淀粉粒,有的薄壁细胞中可见草酸钙簇晶(图 11-5)。

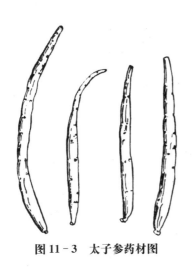

图 11-3　太子参药材图

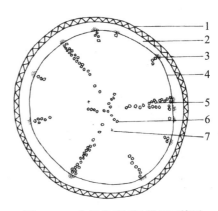

图 11-5　太子参(块根)横切面简图

1. 木栓层　2. 皮层　3. 韧皮部　4. 形成层
5. 木质部　6. 初生木质部　7. 草酸钙簇晶

2. 粉末　淡黄白色。淀粉粒极多,多为单粒,类圆形,直径 4～24 μm,脐点星状、三叉状及裂隙状等,小粒的脐点不明显;复粒由 2～3 分粒组成。导管主为网纹导管,直径 12～24 μm。草酸钙簇晶直径 12～60 μm。木栓细胞淡黄色,表面观长多角形,壁薄,部分略波状弯曲(图 11-6)。

理化鉴别　取本品粉末 1 g,加甲醇 10 ml,温浸,振摇 30 分钟,滤过,滤液浓缩至 1 ml,作为供试品溶液。另取太子参对照药材 1 g,同法制成对照药材溶液。按薄层色谱法试验,吸取上述两种溶液各 1 μl,分别点于同一硅胶 G 薄层板上,以正丁醇-冰醋酸-水(4∶1∶1)为展开剂,置用展开剂预饱和 15 分钟的展开缸内,展开,取出,晾干,喷以 0.2% 茚三酮乙醇溶液,在 105℃ 加热至斑点显色清晰。供试品色谱中,在与对照药材色谱相应的位置上,显相同颜色的斑点。

品质标志　1. 经验评价　以条粗、色黄白者为佳。

2. 含量测定　按水溶性浸出物测定法冷浸法测定,含水溶性浸出物不得少于 25.0%。按高效液相色谱法测定,含太子参环肽 B($C_{40}H_{58}O_8N_8$)不得少于 0.020%。

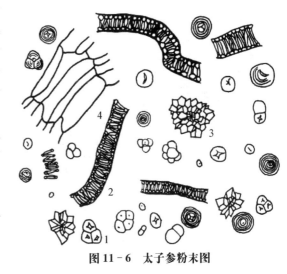

图 11-6　太子参粉末图

1. 淀粉粒　2. 导管　3. 草酸钙簇晶　4. 木栓细胞

【成分】　太子参块根中含环肽化合物[1]:如太子参环肽(heterophyllin)A、B[2,3]、C[4]、D[5]、E、F、G、H[6];皂苷类:太子参皂苷(pseudostellarinoside)A,尖叶丝石竹皂苷(acutifoliside)D;含脂肪酸及酯类:棕榈酸(palmitic acid),亚油酸(linoleic acid)[7],山嵛酸(behenic acid),2-吡咯甲酸(2-minaline)[8],二十四碳酸(tetracosanoic acid),十八碳酸(stearic acid),琥珀酸(succinic acid)。挥发油类:1-甲基-3-丙基苯(1-methyl-3-propylbenzene),2-甲基-吡咯(2-mehtyl-pyrrole),4-丁基-3-甲氧基-2-环己烯-1-酮(4-butyl-3-methoxy-2-cyclohexen-1-one),4-丁基-3-甲氧基-2,4-环己二烯 1-酮(4-butyl-3-methoxy-2,4-

cyclohexdien-1-one),2-甲氧基-6-(1-丙烯基)-酚[2-methoxy-6-(1-propenyl)-ol],2-环己烯1-醇-苯甲酸酯(2-cyclohexen-1-ol-benzoate),邻苯二甲酸二丁酯(dibutyl phthalate)等化合物[9]。还含太子参素 A、B、C、D、E、F、G、H[10~17],去甲鸢尾素(tristectorigenin)A,单链植物凝血素(single-chained lectin)[18],太子参多糖 PHP-A 和 PHP-B[19]。

【药理】 1. 保护心脏作用 太子参粗多糖连续灌胃,可改善左冠状动脉结扎复制的急性心肌梗死模型大鼠的心功能紊乱、左心室组织心肌细胞减少、成纤维细胞增生、炎细胞浸润、肺组织充血水肿等病理现象,对急性心肌梗死诱发的实验性大鼠心肺损伤具有保护作用[1]。太子参正丁醇部位灌胃,也改善左冠状动脉结扎复制的急性心肌梗死模型大鼠血流动力学指标,降低心指数和肺指数,减少心肌梗死面积,改善左心室和肺组织的病理学状态[2]。太子参正丁醇和水层提取部位对去甲肾上腺素(NE)诱导的受损原代培养心肌细胞的吸光度降低具有显著的提高作用。进一步的活性追踪确定正丁醇部位经 25%乙醇洗脱物质群及水层中的粗多糖为太子参防治 NE 诱导的心肌细胞损伤的主要活性物质群[3]。

2. 抗氧化、抗衰老作用 太子参醇提物体外抑制 Fe^{2+}-抗坏血酸诱导的大鼠心、肝、肾丙二醛(MDA)生成,抑制酵母多糖 A 刺激大鼠中性粒细胞生成超氧阴离子自由基及红细胞氧化溶血[4]。太子参水提物灌胃,能降低 D-半乳糖造成的衰老模型小鼠的心、肝、肾组织中 MDA 含量,提高超氧化物歧化酶(SOD)及谷胱甘肽过氧化物酶(GSH-Px)活力,降低脑组织中脂褐质(LF)水平,发挥抗氧化活性[5]。

3. 提高免疫功能 太子参多糖、总皂苷能增加小鼠免疫器官的重量,对小鼠网状内皮系统(RES)吞噬功能有激活作用,并能提高小鼠免疫后血清中溶血素的含量[6,7]。部分大极性太子参提取物灌胃,能明显增加正常小鼠的半数溶血值、白细胞计数、吞噬指数和吞噬系数,提示苷类和多糖等大极性成分是太子参提高机体免疫功能的有效物质[8]。

4. 其他作用 太子参多糖能显著提高四氧嘧啶性糖尿病小鼠血清 SOD 水平,降低 MDA 含量,减轻胰腺病理组织学变化,明显改善糖尿病小鼠抗氧化功能,保护胰腺[9]。太子参乙酸乙酯部位对人胃癌 MGC80-3、人结肠癌 RKO 细胞具有抑制作用,进一步分离得到的组分 G 还对人肝癌 HepG2 细胞有明显抑制作用[10]。

【炮制】 取原药材,除去杂质及残留须根,抢水洗净,捞出干燥。

饮片性状 太子参参见"药材"项。

贮干燥容器内,置于通风干燥处,防蛀,防霉。

【药性】 甘、微苦,微寒。归脾、肺经。

【功能】 益气生津,补脾润肺。

【主治】 脾虚体倦,食欲不振,气阴两伤,干咳痰少,自汗气短,内热口渴,神经衰弱,心悸失眠,头昏健忘,小儿夏季热。

【用法用量】 内服:煎汤,10~15 g。

【附方】 1. 治肺虚咳嗽 太子参 15 g,麦冬 12 g,甘草 6 g。水煎服。(《湖北中草药志》)

2. 治病后虚弱,伤津口干 太子参、生地、白芍、生玉竹各 9 g。水煎服。(《浙江药用植物志》)

3. 治心悸 孩儿参 9 g,南沙参 9 g,丹参 9 g,苦参 9 g。水煎服,每日 1 剂。[《辽宁中医杂志》1984,(1):25]

4. 治神经衰弱 太子参 15 g,当归、酸枣仁、远志、炙甘草各 9 g。煎服。(《安徽中草药》)

5. 治小儿出虚汗 太子参 9 g,浮小麦 15 g,大枣 10 枚。水煎服。(《青岛中草药手册》)

【临床报道】

1. 治心气虚 选择心气虚患者 101 例,分为 3 组治疗,分别给予吉林人参药液(100 ml 含生药 3 g)、党参药液(100 ml 含生药 10 g)、太子参药液(100 ml 含生药 10 g)口服,结果吉林人参、党参、太子参均能降低心肌的耗氧指数,治疗前后比较差异显著。吉林人参能增加冠状动脉的灌注压($P < 0.01$),而党参、太子参无此作用。太子参、党参能提高心肌血液供耗率,而吉林人参对此无影响。可见三药均能改善心气虚患者的心功能,但它们的作用点不一致[1]。

2. 治疗婴幼儿毛细支气管炎 48 例患儿随机分为治疗组和对照组,两组均给予雾化吸痰、抗感染、对症支持等西医常规治疗,治疗组在此基础上予太子参(2 g/kg)、黄芪(2 g/kg)水煎剂(每日 1 剂,水煎沸 20 分钟后取汁)口服,根据患儿肺部啰音、咳嗽、喘气及憋气消失时间比较两组疗效。结果加用太子参、黄芪治疗组病程明显缩短[2]。

3. 治疗胃炎 选取105例脾胃虚弱型胃炎患者,随机分为治疗组和对照组,治疗组60例采用自拟参苓山蛸汤(太子参30 g、茯苓30 g、山药30 g、海螵蛸15 g 等)治疗,对照组45例使用雷尼替丁治疗,比较2组总有效率、不良反应发生率及安全性。结果:治疗组总有效率95.0%,对照组总有效率88.9%($P > 0.05$),治疗组显效率58.3%优于对照组17.8%($P < 0.05$),治疗组不良反应发生率3.3%,低于对照组17.8%($P < 0.05$)[3]。

【药论摘录】 1.《本草从新》:"大补元气。"

2.《本草再新》:"治气虚肺燥,补脾土,消水肿,化痰止渴。"

3.《饮片新参》:"补脾肺元气,止汗生津,定虚惊。"

【品种沿革】 集解 1.《本草从新》:"虽甚细如参条,短紧坚实。而有芦纹,其力不下大参。"

2.《本草纲目拾遗》:"《百草镜》云:太子参即辽参之小者,非别种也。乃苏州参行从参包中拣出短小者,名此以售客。味甘苦,功同辽参。"

考证 太子参之名始见于清代吴仪洛《本草从新》,随后的《本草纲目拾遗》也有记载。根据两书中所述,所指均指五加科人参 *Pana ginseng* C. A. Mey. 之小者,并非本品。现多以石竹科植物孩儿参 *Pseudostellaria heterophylla*(Miq.)Pax ex Pax et Hoffm. 为太子参的基原,但何时起入药,尚不清楚。其人工栽培已有近百年历史,为江苏省道地药材之一。

参考文献 ►►

成分

[1] Zhou J. Chinese Science Bulletin, 2000,45(20):1825

[2] Zhao SX, et al. Chinese Chemical Letter, 1992,2(8):629

[3] Tan NH, et al. Phytochemistry, 1993,32(5):1327

[4] 谭宁华,等. 云南植物研究,1995,17(1):60

[5] 王喆星,等. 中国药物化学杂志,1992,2(3):65

[6] 谭宁华,中科院昆明植物研究新博士后工作报告,昆明,1995

[7] 李滢,等. 中国中药杂志,2008,33(10):2353

[8] 张健,等. 中国中药杂志 2007,32(11):1051

[9] 王哲星,等. 中草药,1992,23(6):331,336.

[10] Morita H. 200. CA, 1996,124:198121

[11] Himaja M. CA, 2000,132:122927

[12] 秦民坚,等. 现代中药研究与实践,2005,19(1):38

[13] 刘训红,等. 药学与临床研究,2000,(3):9

[14] Morita H. Tetrahedron, 1994,50(33):9975

[15] Morita H. J Nat Prod, 1995,58(6):943

[16] Morita H. Tetrahedron Lett, 1994,35(21):3563

[17] 王哲星,等. 沈阳药学院学报,1993,10(3):221

[18] Wang HX, et al. CA, 2001,135:178029

[19] 闫亮,等. 现代中药研究与实践,2005,19(6):10

药理

[1] 陶玲,等. 中华中医药杂志,2012,27(8):2079

[2] 沈祥春,等. 中华中医药杂志,2010,25(5):666

[3] 肖婷婷,等. 中国实验方剂学杂志,2012,18(5):125

[4] 张振明,等. 第四军医大学学报,2005,26(22):2062

[5] 张振明,等. 中国医院药学杂志,2006,26(2):147

[6] 刘训红,等. 江苏中医,2000,21(10):51

[7] 刘训红,等. 江苏药学与临床研究,2000,8(3):6

[8] 黄文哲,等. 现代中药研究与实践,2005,19(6):35

[9] 徐先祥,等. 食品工业科技,2012,33(24):392

[10] 林珊,等. 天然产物研究与开发,2012,24(3):349,324

临床报道

[1] 许玲,等. 长春中医学院学报,1997,(1):19

[2] 肖健,等. 中国中医急症,2010,19(7):1216

[3] 张兵,等. 长春中医药大学学报,2015,31(3):563

12. 牛膝 Niú Xī

《神农本草经》

【异名】 百倍、牛茎、脚斯蹬、铁牛膝、杜牛膝、怀牛膝、怀夕。

【来源】 为苋科植物牛膝 *Achyranthes bidentata* Bl. 的根。

【原植物】 牛膝,又名怀膝、淮牛膝、红牛膝、粘草子根。

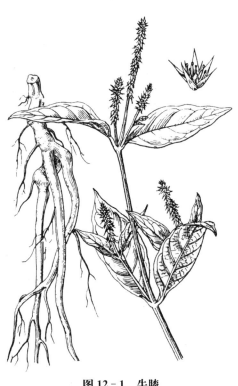

图 12 - 1　牛膝

多年生草本,高 70～120 cm。根圆柱形,土黄色。茎有棱角或四方形,绿色或带紫色,有白色贴生或开展柔毛,或近无毛,分枝对生。叶片椭圆形或椭圆披针形,少数倒披针形,顶端尾尖,基部楔形或宽楔形,两面有贴生或开展柔毛;叶柄有柔毛。穗状花序顶生及腋生,花期后反折;总花梗有白色柔毛;花多数,密生;苞片宽卵形,顶端长渐尖;小苞片刺状,顶端弯曲,基部两侧各有 1 卵形膜质小裂片;花被片披针形,光亮,顶端急尖,有 1 中脉;雄蕊长 2～2.5 mm,退化雄蕊顶端平圆,稍有缺刻状细锯齿;子房长圆形,花柱线状,柱头头状。胞果矩圆形,黄褐色,光滑。种子矩圆形,黄褐色。花期 7～9 月,果期 9～10 月(图 12 - 1)。

生于山坡、田野、路旁。分布于东北以外的各省(区)。

本省各地有分布。

【栽培】　**生长环境**　喜温暖干燥的气候,不耐寒,在气温 −17℃时植株死亡。以土层深厚的沙质壤土栽培为宜,在黏土或碱性土中不宜种植,耐连作。

繁殖技术　种子繁殖。秋季种由青变黄褐色时采种,晒干备用。播种前用 30℃温水浸泡种子 8～12 小时,捞出放入容器内覆盖温布,经常保持湿润,待 50% 种子萌芽时,取出播种。一般南方适宜播种期为 6 月下旬至 7 月上旬、中旬;北方在 5 月下旬至 6 月初。适当延迟播种,可减少抽薹。南方多采用撒播,将处理的种子拌入适量细土,撒播轻耙,稍加镇压,浇水保持土壤湿润。北方常用条播,按行距 12～30 cm 开 1～2 cm 深的浅沟,将种子均匀播入沟内,覆土以盖没种子为度。

田间管理　苗高 7 cm 时间苗,苗高 17～20 cm 时按株距 13 cm 定苗。定苗前后中耕除草 2～3 次。肥料除施足基肥外,可在 7～8 月追施磷、钾肥,在收获前 1 个月喷过磷酸钙进行根外追肥。8 月下旬植物抽薹时,要及时除去花序,避免开花消耗养分,促使根生长粗壮,但切勿损伤茎叶。出苗后经常保持田间湿润。多雨季节需注意排水,防止烂根。收获前可灌水 1 次,以便容易挖掘根部。

病虫害防治　病害有自锈病、叶斑病、根腐病,可喷 1∶1∶120 波尔多液或 50% 可湿性甲基托布津 1 000 倍液防治自锈病、叶斑病,可用 50% 多菌灵可湿性粉剂 1 000 倍液防治根腐病。虫害有银纹被蛾、棉红蜘蛛等,可用 90% 敌百虫 800 倍液防治银纹被蛾,可用 40% 水胺硫磷 1 500 倍液防治棉红蜘蛛。

【采收加工】　冬季茎叶枯萎时采挖,除去须根和泥沙,捆成小把,晒至干皱后,将顶端切齐,晒干。

【药材】 牛膝 Achyranthis Bidentatae Radix　本省苏北地区曾有栽培。

性状鉴别　呈细长圆柱形,挺直或稍弯曲,长 15～70 cm,直径 0.4～1 cm。表面灰黄色或淡棕色,有微扭曲的细纵皱纹、排列稀疏的侧根痕和横长皮孔样的突起。质硬脆,易折断,受潮后变软,断面平坦,淡棕色,略呈角质样而油润,中心维管束木质部较大,黄白色,其外周散有多数黄白色点状维管束,断续排列成 2～4 轮。气微,味微甜而稍苦涩(图 12 - 2)。

显微鉴别　1. 根横切面　木栓层为数列扁平细胞,切向延伸。栓内层较窄。异型维管束外韧型,断续排列成 2～4 轮,最外轮的维管束较小,有的仅 1 至数个导管,束间形成层几连接成环,向内维管束较大;木质部主要由导管及小的木纤维组成,根中心木质部集成 2～3 群。薄壁细胞含有草酸钙砂晶(图 12 - 3)。

2. 粉末　土黄色。木纤维较长,壁微木化,胞腔大,具单斜纹孔。导管网纹、单纹孔或具缘纹孔。薄壁细胞含草酸钙砂晶。木薄壁细胞长方形,微木化,有的具单纹孔或网纹增厚。木栓细胞类长方形,淡黄色(图 12 - 4)。

理化鉴别　取本品粉末 4 g,加 80％甲醇 50 ml,加热回流 3 小时,滤过,滤液蒸干,残渣加水 15 ml,微热使溶解,加在 D101 型大孔吸附树脂柱(内径为 1.5 cm,柱高为 15 cm)上,用水 100 ml 洗脱,弃去水液,再用 20％乙醇 100 ml 洗脱,弃去洗脱液,继续用 80％乙醇 100 ml 洗脱,收集洗脱液,蒸干,残渣加 80％甲醇 1 ml 使溶解,作为供试品溶液。另取牛膝对照药材 4 g,同法制成对照药材溶液。再取 β-蜕皮甾酮对照品、人参皂苷 Ro 对照品,加甲醇分别制成每 1 ml 含 1 mg 的溶液,作为对照品溶液。按薄层色谱法试验,吸取供试品溶液 4～8 μl、对照药材溶液和对照品溶液各 4 μl,分别点于同一硅胶 G 薄层板上,以三氯甲烷-甲醇-水-甲酸(7∶3∶0.5∶0.05)为展开剂,展开,取出,晾干,喷以 5％香草醛硫酸溶液,在 105℃加热至斑点显色清晰。供试品色谱中,在与对照药材色谱和对照品色谱相应的位置上,显相同颜色的斑点。

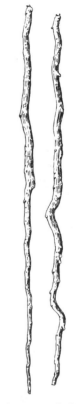

图 12 - 2　牛膝药材图

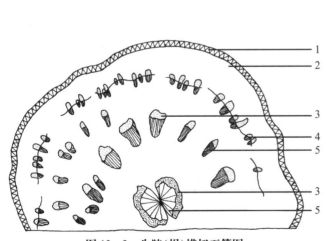

图 12 - 3　牛膝(根)横切面简图

1.木栓层　2.皮层　3.韧皮部　4.形成层　5.木质部

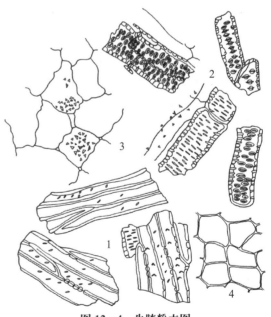

图 12 - 4　牛膝粉末图

1.木纤维　2.导管　3.草酸钙砂晶　4.木栓细胞

品质标志　1. 经验评价　以根长、皮细肉肥、色黄白者为佳。

2. 含量测定　按二氧化硫残留量测定法测定,二氧化硫残留量不得超过 400 mg/kg。按醇溶性浸出物测定法热浸法测定,以水饱和正丁醇作溶剂,含醇溶性浸出物不得少于 6.5%。按高效液相色谱法测定,含 β -蜕皮甾酮($C_{27}H_{44}O_7$)不得少于 0.030%。

【成分】 根含三萜皂苷:齐墩果酸 α - L -吡喃鼠李糖基-β - D -吡喃半乳糖苷(oleanolic acid α-L-rhamnopyranosyl-β-D-galactopyranoside)[1,2],牛膝皂苷(achybidensaponin) I 和 II[3],人参皂苷(ginsenoside)Ro,竹节参皂苷- 1(PJS - 1),polypodine B 等;多糖:寡糖 AbS[4],肽多糖 ABAB[5],牛膝多糖 ABPS[6]。甾酮类:蜕皮甾酮(ecdysterone),牛膝甾酮(inokosterone)[7],旌节花甾酮 A(stachysterone A),红苋甾酮(rubro sterone)[8],旌节花甾酮 D(stachysterone D),漏芦甾酮 B(rhapontisterone B)[9]。

【药理】 1. 对骨系统的影响 牛膝含药血清干预,能阻断骨关节炎模型兔的软骨细胞 P38 丝裂原活化蛋白激酶信号转导通路,进而保护软骨细胞[1]。牛膝醇提物可使去卵巢大鼠骨密度和 I 型胶原蛋白的表达显著提高,改善骨转换指标[2]。牛膝中三萜皂苷类成分体外均能不同程度地抑制破骨细胞分化[3]。

2. 调节免疫功能 牛膝饮片、牛膝多糖灌胃,均能提高环磷酰胺造成的免疫抑制模型小鼠胸腺、脾脏质量、吞噬百分率、吞噬指数,促进溶血素、溶血空斑形成,提高淋巴细胞转化率,提高免疫抑制模型小鼠各免疫指数。牛膝多糖是牛膝中增强免疫的主要有效成分[4]。牛膝多糖体外增强自然杀伤(NK)细胞活性,促进刀豆球蛋白 A 诱导的肿瘤坏死因子- β(TNF - β)产生。牛膝多糖腹腔注射,明显提高正常小鼠 NK 细胞活性和 TNF - β 生成,增强二硝基氟苯诱导的迟发型超敏反应,对抗环磷酰胺对 NK 细胞活性的抑制作用[5]。

3. 抗肿瘤作用 牛膝提取物体外对两种肿瘤细胞株的增殖具有明显抑制作用,不能促进小鼠脾细胞的生长增殖,但对巨噬细胞的吞噬功能却有较强的刺激作用,并可促进细胞因子 TNF - α 和 IL - 6 的产生以及 IL - 6mRNA 的表达[6]。经牛膝多糖刺激的树突状细胞(DC)与杀伤性(CIK)细胞,对结肠癌 SW480 细胞株的杀伤活性显著提高。牛膝多糖和 SW480 肿瘤抗原共同刺激 DC,能协同 CIK 提高对 SW480 肿瘤细胞株的杀伤能力[7]。

4. 抗炎、镇痛作用 采用小鼠扭体法、热板法研究发现,牛膝不同炮制品都有一定程度的镇痛作用,其中以酒炙牛膝镇痛作用强而持久。以小鼠巴豆油所致的耳肿胀进行抗炎实验,比较显示酒炙牛膝抗炎作用也最显著[8]。

5. 保护肝脏作用 小鼠灌服牛膝水煎液,能够降低因部分肝切除引起的小鼠血浆丙氨酸氨基转氨酶(ALT)、IL - 6 和结合胆红素水平的升高,减轻手术引起的肝损伤,有利于肝再生。牛膝水煎液还明显抑制免疫性肝损伤引起的小鼠血清 ALT 的升高,减轻肝组织病理性损伤,升高肝组织匀浆中的谷胱甘肽含量和超氧化物歧化酶活性。牛膝和牛膝多糖体外对过氧化氢引起的大鼠肝细胞损伤均具有保护作用[9]。

6. 其他作用 牛膝和双氯芬酸钠合用后,对角叉菜胶制备的急性关节炎模型大鼠的抗炎作用强于单用双氯芬酸钠。牛膝可以提高双氯芬酸钠的组织分布浓度,对双氯芬酸钠具有靶向引导作用[10]。牛膝总皂苷可降低卒中型自发性高血压大鼠血压,改善脑卒中后的神经症状,延长卒中后存活时间,降低脑系数,降低脑卒中后大鼠的死亡率,保护海马区神经元[11]。牛膝水煎液可明显降低小鼠胚泡着床率,并使子宫内肥大细胞的数量显著增多[12]。哮喘模型大鼠气道嗜酸细胞(EOS)表现为 fas、Bcl - 2 基因表达明显改变及凋亡率明显下降。牛膝多糖能调节 EOS 的 fas 及 Bcl - 2 基因表达,进而促进 EOS 在哮喘大鼠肺组织内的凋亡[13]。

【炮制】 1. 牛膝 取原药材,除去芦头,稍润,切段,干燥。

2. 酒牛膝 取牛膝段,加黄酒拌匀,闷润至透,置锅内,用文火加热,炒干,取出放凉。每 100 kg 牛膝,用黄酒 10 kg。

3. 盐牛膝 取牛膝段,加盐水拌匀,闷润至透,置锅内,用文火加热,炒干,取出放凉。每 100 kg 牛膝,用盐 2 kg。

饮片性状 牛膝参见"药材"项。酒牛膝表面呈黄色,偶见焦斑,略有酒香气。盐牛膝偶见焦斑,味咸。贮干燥容器内,酒牛膝、盐牛膝密闭。置阴凉干燥处,防潮。

【药性】 苦、酸,平。归肝、肾经。

【功能】 补肝肾,强筋骨,活血通经,引血(火)下行,利尿通淋。

【主治】 腰膝酸痛,下肢痿软,血滞经闭,痛经,产后血瘀腹痛,癥瘕,胞衣不下,热淋,血淋,跌打损伤,痈肿恶疮,咽喉肿痛。

【用法用量】 内服:煎汤,5~15 g;或浸酒;或入丸、散。外用:适量,捣敷;捣汁滴鼻;或研末撒入牙缝。

【注意事项】 凡中气下陷,脾虚泄泻,下元不固,梦遗滑精,月经过多及孕妇均禁服。

【附方】 1. 治冷痹脚膝疼痛无力 牛膝(酒浸,切焙)一两,桂(去粗皮)半两,山茱萸一两。上三味,捣罗为散。每服空心温酒下二钱匕,日再服。(《圣济总录》牛膝散)

2. 治妇人年老体渐瘦弱,头面风肿,骨节烦疼冷,口干状如骨蒸者 牛膝一斤,生地黄(切)三升,牛蒡根(切,曝干)一斤,生姜(合皮切)一升。凡四味切,于绢袋盛之,以清酒二大升浸七日,温服一盏,日三。(《医心方》引《玄感方》牛膝酒)

3. 治消渴不止,下元虚损 牛膝五两(细锉,为末),生地黄汁五升,浸,昼曝夜浸,汁尽为度,蜜丸桐子大,空心温酒下十三丸。(《经验后方》)

4. 治小便不利,茎中痛欲死,兼治妇人血结腹坚痛 牛膝一大把并叶,不以多少,酒煮饮之。(《肘后方》)

5. 治砂石淋涩 牛膝一握,水五盏,煮一盏,去渣,以麝香、乳香少许,研细调服。(《卫生易简方》)

6. 治丝虫病引起的乳糜尿 牛膝90~120 g,芹菜45~60 g。水煎2次,混合均匀,分2~3次服下。[《山东中医杂志》1989,8(6):40]

7. 治血痕、脐腹坚胀、下痢、赢瘦 牛膝四两(酒浸一宿,焙为末),干漆半两(捶碎,炒烟出)。上为末,酒煮面糊为丸,如梧桐子大,每服五丸,空心米饮下,日二至三服。(《鸡峰普济方》牛膝丸)

8. 治高血压 牛膝、生地各15 g,白芍、茺蔚子、菊花各9 g。水煎服。(《新疆中草药》)

9. 治痢下先赤后白 牛膝三两,捣碎,以酒一升,渍经一宿,每服饮两杯,日三服。(《肘后方》)

10. 治胎衣半出半不出,或子死腹中,着脊不下,数日不产,血气上冲 牛膝六两,葵子一升,榆白皮四两,地黄汁八合。水九升,煎服三升,分三服即出。(《经效产宝》)

11. 治小儿赤流,半身色红,渐渐展引不止 牛膝一两(去苗),甘草半两(生用)。上件药细锉,以水一大盏,煎至五分,去滓,调伏龙肝末涂之。(《太平圣惠方》)

12. 治喉痹乳蛾 新鲜牛膝根一握,艾叶七片,捣和人乳,取汁灌入鼻内。须臾痰涎从口鼻出,即愈。无艾亦可。(《本草纲目》)

13. 治齿痒风疳 牛膝(烧灰)、细辛(去苗叶)各一两,丁香三分。上三味,捣罗为散,更研令细。每用一钱匕,可患处贴之,日三。(《圣济总录》牛膝散)

14. 治口及舌上生疮烂 牛膝一两(去苗)。上细锉,以水一中盏,酒半盏,同煎至七分。去滓,放温时时呷服。(《太平圣惠方》)

15. 治痈疖已溃 牛膝根略刮去皮,插入疮口中,留半寸在外,以嫩橘叶及地锦草各一握,捣,(敷)其上,随干随换。(《本草纲目》引《陈日华经验方》)

16. 治疗膝关节炎 怀牛膝50 g,水煎内服,早晚各一次;怀牛膝50 g,水煎后稍冷片刻,将干净毛巾浸湿后敷于患处,根据室温5~10分钟后去除毛巾,浸后再敷,每日早晚各一次,每次30分钟。[《河南中医药学刊》,1995,10(4):60]

17. 治疗痛经 牛膝15 g,凤尾草15 g,益母草15 g,紫苏根6 g,生姜3片,水煎,兑米酒少量内服,或取鸡蛋1个,白糖适量,将上药煮沸后,以沸药水冲鸡蛋,每天1次。[《中医杂志》,2004,45(5):332]

【临床报道】 治疗麻疹合并喉炎 牛膝20 g,甘草10 g,加水150 ml,煎至60 ml,口服,每次4~6 ml,20~40分钟1次。临床观察119例,治愈117例,占98.31%。认为牛膝甘草汤可改善局部微循环,使血供充盈,促进了炎症的吸收,以解除喉部水肿所致的阻塞现象[1]。

【药论摘录】 1.《神农本草经》:"味苦。主寒湿痿痹,四肢拘挛,膝痛不可屈伸,逐血气,伤热火烂,堕胎。久服轻身耐老。"

2.《名医别录》:"酸,平。疗伤中少气,男子阴消,老人失溺,补中续绝,填骨髓,除脑中痛及腰脊痛,妇人月水不通,血结,益精,利阴气,止发白。"

3.《药性论》:"治阴痿,补肾填精,逐恶血流结,助十二经脉,病人虚羸加而用之。"

4.《日华子本草》:"治腰膝软怯冷弱,破癥结,排脓止痛,产后心腹痛并血运,落死胎,壮阳。"

5.《本草纲目》:"牛膝所主之病,大抵得酒则能补肝肾,生用则能去恶血,二者而已。其治腰膝骨痛、足痿、阴消、失溺、久疟、伤中少气诸病,非取其补肝肾之功欤?其治癥瘕、心腹诸痛、痈肿恶疮、金疮折伤、喉齿淋痛、尿血、经候胎产诸病,非取其去恶血之功欤?"

6.《本草经疏》:"牛膝,走而能补,性善下行,故入肝肾。主寒湿痿痹,四肢拘挛,膝痛不可屈伸者,肝脾肾虚则寒湿之邪客之而成痹,及病四肢拘挛,膝痛不可屈伸。此药既禀地中阳气所生,又兼木火之化,其性走而下行,其能逐寒湿而除痹也必矣。盖补肝则筋舒,下行则理膝,行血则痛止。逐血气,犹云能通气滞血凝也。详药性,气当作痹。伤热火烂,血焦枯之病也,血行而活,痛自止矣。入肝行血,故堕胎。伤中少气,男子阴消,老人失溺者,皆肾不足之候也。脑为髓之海,脑不满则空而痛。腰乃肾之府,脊通髓于脑,肾虚髓少,则腰脊痛;血虚而热,则发白。虚羸劳顿,则伤绝。肝藏血,肾藏精,峻补肝肾,则血足而精满,诸证自瘳矣。血行则月水自通,血结自散。"

7.《本草通玄》:"按五淋诸证,极难见效,惟牛膝一两,入乳香少许煎服,连进数剂即安。性主下行,且能滑窍。"

8.《药品化义》:"牛膝,味甘能补,带涩能敛,兼苦直下,用之入肾。盖肾主闭藏,涩精敛血,引诸药下行。生用则宣,主治癃闭管涩,白浊茎痛,瘀血阻滞,癥瘕凝结,女人经闭,产后恶阻,取其活血下行之功也。酒制熟则补,主治四肢拘挛,腰膝腿痛,骨节流痛,疟疾燥渴,湿热痿痹,老年失溺,取其补血滋阴之功也。"

9.《本草新编》:"近人多用此药以治血癥血瘕,绝无一效,亦未知其功用而不思之也。夫血癥血瘕,乃脾经之病,牛膝能走于经络之中,而不能走于胁腹之内。况癥瘕之结,痰包血也,牛膝乃阴分之药,止能逐血而不能逐痰,此所以经岁而无效耳。至血晕血亏,儿枕作痛,尤不宜轻用,而近人用之,往往变生不测,亦未悟用牛膝之误也。牛膝善走而不善守,产晕乃血亏之极也,无血以养心,所以生晕,不用当归以补血,反用牛膝以走血,不更下之石乎?虽儿枕作痛,似乎有瘀血在腹,然产后气血大亏,多有阴寒之变,万一不是瘀血,而亦疑是儿枕作痛,妄用牛膝逐瘀,去生远矣。牛膝治下部,前人言之,然亦未可尽非,但膝之坚实,非牛膝之可能独健也,膝之所以不健,由于骨中之髓伤,髓空斯足弱矣。故欲膝之健者须补髓,然而髓之所以伤者,又由于肾水不足,肾水不足则骨中之髓伤,故补骨中之髓者,又须补肾中之精。虽牛膝亦补精之味,而终不能大补其精,则单用牛膝以治肾虚之膝,又何易奏功哉?"

10.《本经逢原》:"《外台》以治积久劳疟,《肘后》以治卒暴癥疾,《延年》以之下胞衣,《卫生》以之捣罨折伤,《梅师》以之捣涂金疮,《千金》以之捣敷肿毒,《集验》以之通利溺闭,皆取其性滑利窍,消肿解毒之功。此味专司疏泄,而无固益之功,世俗妄谓益肾,而培养下元药中往往用之,与延盗入室何异。"

【品种沿革】 集解 1.《吴普本草》:"叶如夏蓝,茎本赤。"

2.《名医别录》:"牛膝,生河内川谷及临朐,二月、八月、十月采根,阴干。"

3.《日华子本草》:"怀州者长白,近道苏州者色紫。"

4.《本草图经》:"今江、淮、闽、粤、关中亦有之,然不及怀州者为真。春生苗,茎高二三尺,青紫色,有节如鹤膝,又如牛膝状,以此名之。叶尖圆如匙,两两相对,于节上生花作穗,秋结实甚细。此有二种:茎紫节大者为雄,青细者为雌。根极长大而柔润者佳。茎叶亦可单用。"

5.《本草纲目》:"牛膝处处有之,谓之土牛膝,不堪服食。惟北土及川中人家栽莳者为良。秋间收子,至春种之……九月采取根,水中浸两宿,挼去皮,裹扎曝干,虽白直可贵,而挼去白汁入药,不如留皮者力大也。嫩苗可作菜茹。""按陈日华《经验方》云……老人久苦淋疾,百药不效,偶见临汀《集要方》中用牛膝者,服之而愈。又叶朝议亲人患血淋,流下小便在盆内,凝如蒟蒻,百治不效,一村医用牛膝根煎浓汁,日饮五服,名地髓汤,虽未即愈,而血色渐淡,久乃复旧。后十年病又作,服之又瘥。因检本草,见《肘后方》治小便不利,茎中痛欲死,用牛膝并叶,以酒煮服之,今再拈出,表其神功。"

考证　牛膝,本草首载于《神农本草经》,列为上品。历代本草对其产地、形态地均有论述,论其产地,《名医别录》曰:"生河内川谷及临朐。"《本草经集注》谓:"今出近道,蔡州者最长人柔润。"按:河内系今河南的黄河以北大部分地区,即古怀庆府治,包括沁阳、武陟、孟县、辉县、博爱县一带。临朐在今山东境内,蔡州为河南新蔡。宋代苏颂《本草图经》云:"今江、淮、闽、粤、关中亦有之,然不及怀州者为真。"可见牛膝在宋代分布很广,包括江苏"亦有之"。寇宗奭《本草衍义》云:"今西京作畦种,有长三尺者最佳。"西京为今河南洛阳,去沁阳、武陟不远,这说明在800年前河南早就栽种牛膝。至于形态,《本草纲目》述之较为详备,谓:"方茎暴节,叶皆对生,颇似苋叶而长且尖䏍,秋月开花作穗,结子状如小鼠负虫,有涩毛,皆贴茎倒生。"再结合《本草图经》之"怀州牛膝"图,其主根粗而直长。以上本草所载内容与现时久享盛名之"四大怀药"中的怀牛膝完全吻合,品种相一致。

【地方志】　1. 明·张峰《海州志·卷二·土产》:"药材曰土牛膝。"

2. 明·沈明臣《通州志·卷四·物产(海门同)》:"药之属,土牛膝。"

参考文献 ►►

成分

[1] 王广树,等.中国药物化学杂志,2005,15(4):224

[2] 王广树,等.中国药物化学杂志,2004,14(1):41

[3] 孟大利,等.沈阳药科大学学报,2002,19(1):27

[4] 李娟,等.中国药学杂志,2007,42(3):178

[5] 方积年,等.药学学报,1990,25(7):528

[6] 鲁磊,等.药学与临床研究,2007,15(3):202

[7] 林大专,等.中国药学杂志,2006,41(17):1295

[8] 赵婉婷,等.沈阳药科大学学报,2007,24(4):207

[9] 孟大利,等.沈阳药科大学学报,2006,23(9):562

药理

[1] 周江涛,等.中医正骨,2012,24(12):15

[2] 杨国夫,等.中国骨质疏松杂志,2011,17(2):109

[3] 于大永,等.中国中医骨伤科杂志,2011,19(3):9

[4] 崔维,等.中国实验方剂学杂志,2011,17(16):141

[5] 向道斌,等.中国药理学与毒理学杂志,1994,8(3):209

[6] 胡洁,等.中华微生物学和免疫学杂志,2005,25(5):415

[7] 周智东,等.中国中药杂志,2013,38(7):1056

[8] 陆兔林,等.中药材,1997,20(10):507

[9] 陈坤.扬州大学,2010

[10] 刘国生,等.时珍国医国药,2012,23(10):2443

[11] 王丽君,等.中国中药杂志,2011,36(9):1239

[12] 张文学,等.河南师范大学学报(自然科学版),2003,31(4):80

[13] 李昌崇,等.中华儿科杂志,2003,41(9):657

临床报道

[1] 姚粹华.河北中医,1989,(3):36

[2] 吴敏田,等.河南中医药学刊,1995,10(4):60

[3] 刘学文.中医杂志,2004,45(5):332

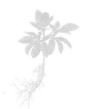

13. 丹参 Dān Shēn

《神农本草经》

【异名】 赤参、山参、紫丹参、红根、山红萝卜、活血根、靠山红、红参。

【来源】 为唇形科植物丹参 *Salvia miltiorrhiza* Bge. 的根和根茎。

【原植物】 丹参，又名郄蝉草、奔马草、长鼠尾草。

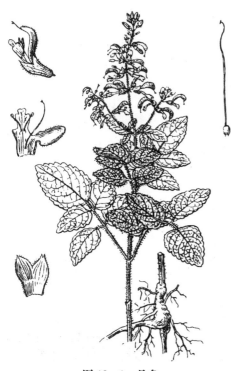

图 13 - 1 丹参

多年生草本，高 30～80 cm。根数条，细长圆柱形，外皮朱红色。根茎粗短；茎直立，方形，表面有浅槽。单数羽状复叶，对生，有柄；小叶 1～3 对，卵形或椭圆状卵形，两面有毛。轮伞花序 6 至多花，组成顶生或腋生假总状花序；苞片披针形；花萼紫色，二唇形，上唇阔三角形，顶端有 3 个聚合小尖头，下唇 2 齿，三角形或近半圆形；花冠蓝紫色，上唇镰刀形，下唇短于上唇，3 裂，中间裂片大；雄蕊着生于下唇基部；子房上位，4 深裂。小坚果黑色，椭圆形。花期 4～6 月，果期 7～8 月（图 13 - 1，彩图 13 - 2）。

生于山坡林下。分布于华东、华北及辽宁、陕西、湖南。

本省分布于镇江、无锡、盱眙、连云港、赣榆等地，有栽培。

【栽培】 **生长环境** 喜温暖湿润的气候。较耐寒，怕旱忌涝。以土层深厚肥沃，排水良好，富含腐殖质的沙质壤土为佳。

繁殖技术 种子繁殖、分根繁殖、扦插繁殖和芦头繁殖。种子繁殖：6～7 月间种子成熟后即可采摘播种，畦上按行距 25～30 cm 开沟，沟深 1～2 cm，将种子均匀播入沟内，覆土，以盖住种子为度，播后浇水盖草保湿，苗高 6～10 cm 时间苗，11 月左右定植于大田；或于 3 月间穴播或条播，穴播行距 30～40 cm、株距 20～30 cm 挖穴，条播沟深 3～4 cm。分根繁殖：2～3 月间或 11 月上旬立冬前，选一年生鲜侧根，根粗 1～1.5 cm；按行距 30～40 cm、株距 20～30 cm 开穴，穴深 3～5 cm，穴内施入农家肥；根条切成 5～7 cm 长的根段，边切边栽，大头朝上，直立穴内，每穴 1～2 段，盖土 1.5～2 cm，压实；天旱时浇水；次年 2 月底至 3 月初根段上部长出白色芽时即可栽植大田。扦插繁殖：4～5 月间剪取生长健壮的茎枝，截成 17～20 cm 长的插穗，剪除下部叶片，保留上部 2～3 片叶；畦内浇水灌透，按行距 20 cm、株距 10 cm 开沟，将插穗斜插入土 1/2～2/3，顺沟培土压实，搭矮棚遮阴，保持土壤湿润，根长 3 cm 时定植大田。芦头繁殖：3 月上、中旬，选无病虫害的健壮植株，剪去地上茎叶，留长 2～2.5 cm 的芦头作种苗，按行距 30～40 cm、株距 25～30 cm 挖穴，穴深 3 cm，每穴 1～2 株，芦头朝上，覆土以盖住芦头为度，浇水，4 月中下旬芦头即可生根发芽。

田间管理 采用分根繁殖的，幼苗出土时要进行查苗。丹参生育期内要进行 3 次中耕除草，育苗地应拔草，以免伤苗。移栽时作基肥的氮肥不能施用太多，以防烧苗，中期可施腐熟粪肥，后期收获前重施磷、钾肥，促进根系生长。经常疏通排水沟，防田间积水，但出苗期和幼苗期要经常保持土壤湿润，遇干旱及时灌水。除留种株外，及时摘花薹。

病虫害防治 病害有根腐病、叶斑病、根结线虫病、菌核病等,可用50%甲基托布津800～1 000倍液防治根腐病,可用(1∶1∶120)～(1∶1∶150)波尔多液或50%多菌灵1 000倍液喷雾防治叶斑病,可用辛硫磷粉剂防治根结线虫病,可用50%氯硝胺0.5 kg加石灰10 kg撒在病株茎基及周围土面或用50%速克灵1 000倍液防治菌核病。虫害有蚜虫、银纹夜蛾、棉铃虫、蛴螬、地老虎等,可用50%杀螟松1 000～2 000倍液或40%乐果1 500～2 000倍液防治蚜虫,可喷90%敌百虫1 000倍液或松毛杆菌防治银纹夜蛾,可喷洒50%辛硫磷乳油1 500倍液或50%西维因600倍液防治棉铃虫,可人工捕捉或用90%敌百虫1 000～1 500倍液浇灌根部防治蛴螬、地老虎。

【采收加工】 春、秋两季采挖,除去泥沙,干燥。

【药材】 丹参 Salviae Miltiorrhizae Radix et Rhizoma 本省连云港、盐城、盱眙、淮安、句容、镇江、宜兴、丹阳等地有产。

性状鉴别 根茎短粗,顶端有时残留茎基。根数条,长圆柱形,略弯曲,有的分枝并具须状细根,长10～20 cm,直径0.3～1 cm。表面棕红色或暗棕红色,粗糙,具纵皱纹。老根外皮疏松,多显紫棕色,常呈鳞片状剥落。质硬而脆,断面疏松,有裂隙或略平整而致密,皮部棕红色,木部灰黄色或紫褐色,导管束黄白色,呈放射状排列。气微,味微苦涩(彩图13-3、图13-4)。

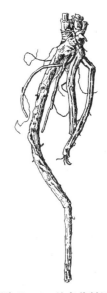

图13-4 丹参药材图

栽培品较粗壮,直径0.5～1.5 cm。表面红棕色,具纵皱纹,外皮紧贴不易剥落。质坚实,断面较平整,略呈角质样。

显微鉴别 1. 根横切面 木栓层为数层细胞,有时可见落皮层。皮层宽广。韧皮部狭窄,呈半月形。形成层呈环,束间形成层不甚明显。木质部8～10多束,呈放射状,导管在形成层处较多,呈切向排列,渐至中央导管呈单列;木质部射线宽,纤维常成束存在于中央的初生木质部。皮层与韧皮部有石细胞散在(图13-5)。

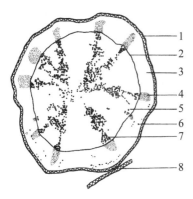

图13-5 丹参(根)横切面简图

1. 木栓层 2. 形成层 3. 皮层
4. 韧皮部 5. 导管 6. 厚壁细胞
7. 木质部 8. 落皮层

2. 粉末 红棕色。石细胞类圆形、类三角形、类长方形或不规则形,也有延长呈纤维状,边缘不平整,直径14～70 μm,长可达257 μm,孔沟明显,有的胞腔内含黄棕色物。木纤维多为纤维管胞,长梭形,末端斜尖或钝圆,直径12～27 μm,具缘纹孔点状,纹孔斜裂缝状或十字形,孔沟稀疏。网纹导管和具缘纹孔导管直径11～60 μm(图13-6)。

理化鉴别 取本品粉末1 g,加乙醇5 ml,超声处理15分钟,离心,取上清液作为供试品溶液。另取丹参对照药材1 g,同法制成对照药材溶液。再取丹参酮ⅡA对照品、丹酚酸B对照品,加乙醇制成每1 ml分别含0.5 mg和1.5 mg的混合溶液,作为对照品溶液。按薄层色谱法试验,吸取上述三种溶液各5 μl,分别点于同一硅胶G薄层板上,使成条状,以三氯甲烷-甲苯-乙酸乙酯-甲醇-甲酸(6∶4∶8∶1∶4)为展开剂,展开约4 cm,取出,晾干,再以石油醚(60～90℃)-乙酸乙酯(4∶1)为展开剂,展开,展至约8 cm,取出,晾干,分别在日光及紫外光灯(365 nm)下检视。供试品色谱中,在与对照药材色谱和对照品色谱相应的位置上,显相同颜色的斑点或荧光斑点。

品质标志 1. 经验评价 以条粗壮、砖红色者为佳。

2. 含量测定 按原子吸收分光光度法或电感耦合等离子体质谱法测定,含铅不得过5 mg/kg;含镉不得过0.3 mg/kg;含砷不得过2 mg/kg;含汞不得过0.2 mg/kg;含铜不得过20 mg/kg。按水溶性浸出物测定法冷浸法测定,含水溶性浸出物不得少于35.0%。按醇溶性浸出物测定法热浸法测定,用乙醇作溶剂,含醇溶性浸出物不得少于15.0%。按高效液相色谱法测定,含丹参酮ⅡA($C_{19}H_{18}O_3$)、隐丹参酮($C_{19}H_{20}O_3$)和丹参酮Ⅰ($C_{18}H_{12}O_3$)的总量不得少于0.25%,含丹酚酸B($C_{36}H_{30}O_{16}$)不得少于3.0%。

【成分】 丹参根含脂溶性醌类化合物:丹参酮(tanshinone)Ⅰ、ⅡA[1～2]、ⅡB[3,4]、Ⅲ[5]、V、Ⅵ[4],丹参酮基内酯(tanshinketolactone)[6],隐丹参酮(cryptotanshinone)[3,7],异丹参酮(isotanshinone)Ⅰ、Ⅱ[8]、ⅡA[5]、

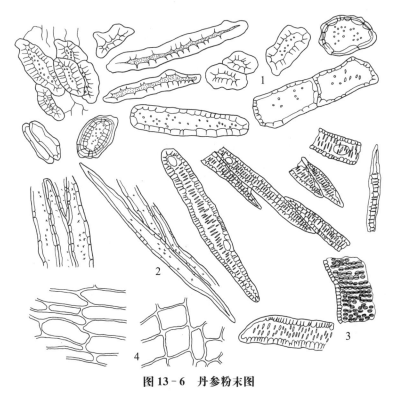

图 13 - 6　丹参粉末图

1. 石细胞　2. 木纤维　3. 导管　4. 木栓细胞

Ⅱ[9]、异隐丹参酮(isocryptotanshinone)[8]，羟基丹参酮(hydroxytanshinone)Ⅱ_A，丹参酸甲酯(methyl tanshinonate)[3]，二氢丹参酮(dihydrotanshinone)[3,10]，二氢异丹参酮(dihydroisotanshi-none)[11]等。

水溶性的酚酸类化合物:丹参酚酸(salvianolic acid)A(又称丹参素或丹参酸 A)、B、C、D、E、G[12~14]，原儿茶醛(protocatechuic aldehyde)，原儿茶酸(protocatechuic acid)[15]，迷迭香酸(rosmarinic acid)[16]，迷迭香酸甲酯(methyl rosmarinate)[12]，紫草酸单甲酯(monomethyllithospermate)，紫草酸二甲酯(dimethyl lithospermate)，紫草酸乙酯(ethyllithospermate)[17]，紫草酸(lithospermic acid)A[18]、B[19,16]，咖啡酸[12]，异阿魏酸(isoferulic acid)[17]，四甲基丹酚酸(tetramethyl-salvianolic acid)[19]；还有寡聚咖啡酸类化合物:原紫草酸(prolithospermic acid)，紫草酸乙镁盐(magnesium lithospermate B)，紫草酸乙氨钾盐(ammonium potassium lithospermate B)，丹酚酸戊镁盐(magnesium salvianolate E)[10]，二甲基丹参酚酸(dimethyl salvianolic acid)B[11]等。此外，还含有黄芩苷(baicalin)[20]，异欧前胡内酯(isoimperatorin)[18]，熊果酸(ursolic acid)[20]，替告皂苷元(tigogenin)[3]等。

【药理】 1. 对心血管系统的作用　在模拟缺血状态灌流时,离体豚鼠左心室流出道细胞50%复极化时间(APD50)、80%复极化时间(APD80)均明显缩短,舒张期除极速率(VDD)、4 相自动去极速度(v_{max})和自发放电频率显著变慢,用丹参注射液灌流后,出现剂量依赖性 APD50、APD80 的延长与 RPF 的加快,提示丹参注射液对缺血导致的豚鼠左心室流出道慢反应自律细胞跨膜电位改变所诱发的心律失常有显著保护作用[1]。丹酚酸 B 使心肌缺血/再灌注损伤大鼠心肌梗死面积明显减少,血清中肌酸激酶同工酶(CK - MB)、乳酸脱氢酶(LDH)活性明显下降,提高磷酸化丝氨酸苏氨酸激酶/丝氨酸苏氨酸激酶(p - Akt/Akt)及磷酸化内皮型一氧化氮合酶/内皮型一氧化氮合酶(p - eNOS/eNOS)相对灰度值,提示丹酚酸 B 对大鼠心肌缺血/再灌注损伤的保护作用可能与激活 Akt - eNOS 信号通路相关[2]。

丹参多酚酸盐使 ApoE 基因敲除的高脂模型小鼠的血清总胆固醇(TC)、低密度脂蛋白胆固醇(LDL-C)水平均明显降低,这可能是其抗动脉粥样硬化的作用机制之一[3]。

丹参酮Ⅱ_A 处理,使大鼠血管内皮细胞血栓调节蛋白 TM 的表达降低,提示丹参酮Ⅱ_A 治疗冠心病的机制可能与下调血栓调节蛋白表达有关[4]。

2. 抗血栓、抗血小板聚集、改善血液流变性作用　丹酚酸 A 体外可有效抑制 ADP 和凝血酶诱导的血小板聚集。在人血小板聚集实验中,丹酚酸 A 对 ADP 诱导的血小板聚集具有强大的抑制作用。同时,丹酚酸 A 显著增加血小板中 cAMP 含量。丹酚酸 A 显著抑制大鼠动-静脉旁路血栓形成,能够改善血瘀模型大鼠血液流变性,显著降低模型大鼠全血黏度、血浆黏度和红细胞压积[5]。

3. 保护肝脏作用　丹参多糖可显著改善免疫性肝损伤小鼠的胸腺、肝脏、脾脏系数,降低血清中丙氨酸氨基转移酶(ALT)、天门冬氨酸氨基转移酶(AST)、一氧化氮(NO)的活性以及肝组织匀浆中肿瘤坏死因子 α(TNF-α)、白介素 1β(IL-1β)的含量,对免疫性肝损伤具有显著保护作用[6]。

4. 抗肺损伤作用　丹酚酸 B 预处理,对过氧化氢诱导的肺上皮细胞 NCI-H292 细胞凋亡呈浓度依赖性保护作用。丹酚酸 B 静脉注射,抑制内毒素脂多糖(LPS)诱导的小鼠支气管肺炎症反应,减少支气管灌流液中白细胞总数、中性粒细胞和巨噬细胞,可治疗肺部炎症损伤[7]。丹酚酸 A 对博来霉素诱导的实验性肺纤维化有一定的保护作用,可改善肺纤维化模型大鼠一般体征状况,提高血清超氧化物歧化酶、谷胱甘肽过氧化物酶活性,降低丙二醛含量,改善肺功能,减轻肺泡炎症,缩小肺泡间隔宽度。电镜观察发现,给予肺纤维化大鼠丹酚酸 A 后,胶原纤维生成减少,Ⅱ型肺泡上皮细胞增生减弱。其机制可能与丹酚酸 A 抗氧化作用有关[8]。丹参药液灌胃,使博来霉素诱导的肺纤维化模型大鼠肺内羟脯氨酸及结缔组织生长因子(CT-GF)表达均明显降低[9]。

5. 抗关节与骨质损伤作用　丹参注射液加入培养的人成骨细胞中,能促进人成骨细胞生成骨钙素,并使细胞内钙离子浓度升高,说明丹参能促进人成骨细胞成熟并提高其活性[10]。丹参注射液体外可以增加 TNF-α 诱导的关节软骨细胞的Ⅱ型胶原及蛋白多糖的表达,促进软骨细胞外基质合成,减少软骨细胞分解代谢,对关节软骨起到保护作用[11]。

6. 防治瘢痕与组织粘连作用　丹参石油醚提取部位有较强的抑制人增生性瘢痕成纤维细胞(HSF)增殖活性的作用,能显著增加细胞 G_0/G_1 期比例,降低增殖指数(PI),其主要活性成分为丹参酮类化合物。反向对接预测结果显示,丹参酮类化合物抗 HSF 增殖机制主要与调节 caspase-3、MAP2K1 等靶点及相关通路有关。隐丹参酮能够上调 caspase-3 基因的表达,下调 MAP2K1 等基因的表达[12]。丹参提取物、丹参素体外使人粘连组织成纤维细胞(ATF)表达基质金属蛋白酶 1(MMP-1)水平上调,这可能是丹参抑制 ATF 胶原过度合成、防止粘连产生的作用机制之一[13]。

7. 抗皮肤损伤作用　在小鼠皮肤细胞紫外线损伤体外模型及紫外线照射复制的皮肤衰老模型小鼠体内实验中,灌胃丹酚酸 B 能有效地对抗紫外线引起的细胞致死性损伤,降低皮肤组织丙二醛含量,提高羟脯氨酸含量、超氧化物歧化酶等活性而发挥皮肤光老化抑制作用[14]。丹参水煎剂外用,可显著减少烫伤模型小鼠烫伤面积,显著增加烫伤模型大鼠烫伤面积纸重差值,改善各模型动物烫伤局部的组织病理学变化[15]。

8. 抗听力损伤作用　丹参腹腔注射给药,对顺铂导致的听功能损伤模型豚鼠能降低听性脑干反应(ABR)阈值,显著缩短Ⅰ波潜伏期。丹参组动物内耳毛细胞变性坏死程度明显减轻,对内耳损伤有一定的保护作用[16]。

9. 抗肿瘤作用　隐丹参酮体外抑制人胆管癌 HCCC-9810 细胞增殖,使 HCCC-9810 细胞中 survivin mRNA 表达逐渐降低,而 caspase-3 蛋白表达逐渐增高[17]。隐丹参酮能诱导人肝癌 HepG-2 细胞凋亡,机制可能是通过抑制 Bcl-2,促进 Bax 表达,通过调控 Bcl-2/Bax 比值,最终激活下游效应因子 caspase-3,从而诱导细胞凋亡[13]。

10. 其他作用　丹参注射液能使急性脊髓损伤(SCI)模型大鼠脊髓灰质的乙酰胆碱转移酶阳性表达增高,促进脊髓运动功能的恢复[18]。丹参水煎液外用,可显著减少创伤性溃疡大、小鼠的创伤面积,显著升高阳性疮疡模型豚鼠血清中的溶菌酶含量,显著改善各模型动物的组织病理学变化[19]。给予丹参醇提取物,能显著降低高尿酸血症模型小鼠血清尿酸水平,促进尿液尿酸排泄[20]。丹参水提取物灌胃,能明显抑制去卵巢引起的大鼠体重的增加,刺激萎缩的子宫生长,改善血脂水平,降低丙氨酸氨基转移酶和天门冬氨酸氨基转移酶的活性,减轻肝脏的脂肪变性,丹参水提取物的作用可能与其能降低丙二醛(MDA)水平,提高超氧化物歧化酶、过氧化氢酶、谷胱甘肽过氧化物酶的活性有关[21]。

【炮制】 1. 丹参 取原药材,除去杂质及残茎,洗净,润透,切厚片,干燥。

2. 酒丹参 取丹参片,用黄酒拌匀,闷润至透,置锅内,用文火炒干,取出,放凉。每100 kg丹参,用黄酒10 kg。

3. 炒丹参 取丹参片置锅内,用文火炒至紫褐色,有焦斑,取出放凉。

4. 猪血丹参 取丹参片,用猪心血、黄酒拌匀并吸尽,干燥。每100 kg丹参,用猪心血20 kg,黄酒10 kg。

5. 鳖血丹参 取丹参片,用鳖血、黄酒拌匀并吸尽,干燥。每100 kg丹参,用鳖血、黄酒各10 kg。

6. 醋丹参 取丹参片,用醋拌匀,微润,置锅内,用文火炒干,取出放凉。每100 kg丹参,用米醋10 kg。

7. 米丹参 先用水湿锅,将米撒入锅内,加热至冒烟时,投入丹参片,用文火炒至深紫色,取出,筛去米,放凉。每100 kg丹参,用米20 kg。

8. 丹参炭 取丹参片,置锅内,用武火炒至焦黑色,喷淋清水少许,灭尽火星,取出凉透。

饮片性状 丹参参见"药材"项。酒丹参形如丹参,表面黄褐色,略具酒香气。炒丹参形如丹参,表面紫褐色,有焦斑。猪血丹参形如丹参,有猪血腥气。鳖血丹参形如丹参,有鳖血腥气。醋丹参形如丹参,具米醋酸味。米丹参形如丹参,表面深紫色。丹参炭形如丹参,呈焦黑色。

贮干燥容器内。酒丹参、醋丹参密闭,置阴凉干燥处。猪血丹参、鳖血丹参置石灰瓮内。丹参炭散热,防复燃。

【药性】 苦,微寒。归心、心包、肝经。

【功能】 活血祛瘀,调经止痛,养血安神,凉血消痈。

【主治】 妇女月经不调,痛经,经闭,产后瘀滞腹痛,心腹疼痛,癥瘕积聚,热痹肿痛,跌打损伤,热入营血,烦躁不安,心烦失眠,痈疮肿毒。

【用法用量】 内服:煎汤,5~15 g,大剂量可用至30 g。

【注意事项】 妇女月经过多及无瘀血者禁服,孕妇慎服;反藜芦。

【附方】 1. 治妇人经脉不调,或前或后,或多或少,产前胎不安,产后恶血不下;兼治冷热劳,腰脊痛,骨节烦疼 取丹参洗净,切,晒,为末。每服二钱,温酒调下。(《妇人大全良方》丹参散)

2. 治痛经 丹参15 g,郁金6 g。水煎,每日1剂,分2次服。(《全国中草药汇编》)

3. 治落胎身下有血 丹参十二两。以酒五升,煮取三升,温服一升,日三服。(《千金要方》)

4. 治心腹诸痛属半虚半实者 丹参一两,檀香、砂仁各一钱半。水煎服。(《时方歌括》丹参饮)

5. 治寒疝,小腹及阴中相引痛,自汗出欲死 丹参半两。杵为散。每服,热酒调下一钱匕。(《肘后方》)

6. 治阴疼痛或肿胀 丹参一两,槟榔一两,青橘皮半两(汤浸,去白瓤,焙),茴香子半两。上药捣细罗为散。每于食前以温酒调下二钱。(《太平圣惠方》丹参散)

7. 治腹中包块 丹参、三棱、莪术各9 g,皂角刺3 g。水煎服。(《陕甘宁青中草药选》)

8. 治腰痛并冷痹 丹参、杜仲、牛膝、续断各三两,桂心、干姜各二两。上为末,炼蜜为丸,如梧桐子大。每服二十丸,日二夜一。(《千金要方》丹参丸)

9. 治妇人卒然疯狂,妄言妄动,不避亲疏,不畏羞耻 丹参八两。醋拌炒,研极细末。每早晚各服三钱,淡盐汤调灌,三日即愈。(《本草汇言》引杨石林方)

10. 治惊痫发热 丹参、雷丸各半两,猪膏二两。同煎,七上七下,滤去滓,盛之。每以摩儿身上,日三次。(《千金要方》小儿摩膏)

11. 治神经衰弱 丹参15 g,五味子30 g。水煎服。(《陕甘宁青中草药选》)

12. 治妇人乳肿痛 丹参、赤芍各二两,白芷一两。上三味,以苦酒渍一夜,猪脂六合,微火煎三上下,膏成敷之。(《刘涓子鬼遗方》丹参膏)

13. 治热油火灼,除痛生肌 丹参八两。细锉,以水微调,取羊脂二斤,煎三上三下,以敷疮上。(《肘后方》)

14. 治小儿天火丹发遍身,赤如绛,痛痒甚 丹参、桑皮各二两,甘菊花、莽草各一两。上为粗末,每服三匙,水三碗,煎二碗,避风浴。(《幼幼新书》引张涣方丹参散)

15. 治风热皮肤生痦瘟,苦痒成疥 丹参四两(锉),苦参四两(锉),蛇床子三合(生用)。上药以水一斗五升,煮至七升,去滓,乘热洗之。(《太平圣惠方》丹参汤)

16. 治风癣瘙痒 丹参三两,苦参五两,蛇床子二两,白矾二两(研细)。上药除白矾外,为散。用水三斗,煎取二斗,滤去滓,入白矾搅令匀。乘热于避风处洗浴,至水冷为度,拭干了,用藜芦末粉之,相次用之,以愈为度。(《太平圣惠方》丹参汤)

【临床报道】 1. 治疗冠心病

(1) 冠心病患者 100 例随机分为常规治疗组(对照组)和常规治疗加复方丹参滴丸组(治疗组),疗程均为 4 周。结果治疗组与对照组的有效率分别为 85%、70%($P < 0.05$),治疗组全血黏度、血浆黏度、全血还原黏度及血小板聚集率均明显降低($P < 0.01$),血总胆固醇、甘油三酯及低密度脂蛋白明显下降,高密度脂蛋白升高($P < 0.05$);观察随访半年,治疗组心血管事件发生率明显低于对照组($P < 0.05$)[1]。

(2) 治疗组口服复方丹参滴丸 3 次/日,10 粒/次,30 日为 1 个疗程;对照组口服复方丹参片,3 次/日,4 片/次,30 日为 1 个疗程,3 个疗程统计疗效。治疗效果,治疗组总有效率为 93.4%,对照组总有效率为 73.7%。两组差异显著($P < 0.01$)[2]。

(3) A 组:舌下含化复方丹参滴丸 10 粒;B 组:舌下含化硝酸甘油片 0.3 mg。两组对心绞痛的缓解率相似[3]。

(4) 丹参注射液(每 1 ml 含生药 1 g)20 ml 加入 5% 葡萄糖 500 ml 中静脉滴注,每日 1 次,15 次为 1 个疗程,共治疗冠心病 43 例。经上述治疗,心脏排血前时间明显缩短,左心室排血时间明显延长,排血前时间/左心室排血时间之比明显缩小,等容收缩时间缩短。说明该药能够明显改善患者左心室收缩功能[4]。

(5) 60 例老年冠心病心绞痛患者,随机分为研究组与对照组,对照组采用冠心病常规药物治疗,研究组在对照组基础上联合丹参川芎嗪注射液治疗,结果研究组治疗总有效率为 93.3%,对照组治疗总有效率为 73.4%,研究组明显高于对照组,差异显著,具有统计学意义($P < 0.05$)[5]。

2. 治疗肺心病 应用丹参治疗慢性肺心病 54 例(丹参注射液 250 ml,每日 1 次静脉滴注,4 周为 1 个疗程)。结果显示,丹参治疗后可使肺心病患者全血细胞压积、全血黏度、血浆黏度、红细胞刚性、黏附前后血小板数、纤维蛋白原显著降低($P < 0.05 \sim 0.001$),同时其显效率及总有效率亦差异显著($P < 0.05$)[6]。

3. 治疗高血脂症 复方丹参滴丸 10 粒/次,每日 3 次口服,治疗高脂血症 52 例。结果:对胆固醇、甘油三酯及低密度脂蛋白均有明显的降低作用($P < 0.01$)[7]。

4. 治疗高血压 复方丹参酊口服 10 ml/次,早晚各 1 次。用此酊剂治疗前,停用其他降压药 1 个星期。治疗 1 个月后,50 例原发性高血压患者中,显效 31 例,有效 17 例,总有效率为 96%。治疗后血液流变学数据显著改善($P < 0.01$);全血比、血浆比黏度及红细胞比容均显著下降($P < 0.01$),血清胆固醇与三酸甘油酯均显著下降($P < 0.01$)[8]。用 5% 葡萄糖注射液 500 ml 加丹参注射液 8 ml 静脉滴注,1 次/日,7~10 日为 1 个疗程,治疗妊娠高血压综合征。1 个疗程后采血测定,患者血中超氧化歧化酶、丙二醛、一氧化氮、内皮素、血栓素等均有显著改善($P < 0.05$),尽管治疗后母体平均动脉压及尿蛋白无显著下降,但有利于稳定病情,可达到现有西药对妊娠高血压综合征的治疗效果而又不出现不良反应[9]。

5. 治疗脑血管疾病 对脑出血、脑血栓形成患者比较使用丹参注射液治疗前后血小板第一、二相凝集率。结果表明,急性脑血管病患者治疗前血小板聚集呈亢进状态,用药后则降低至正常水平[10]。用复方丹参注射液 20 ml/次,加入 10% 葡萄糖液 250 ml 内静脉滴注,15 日为一疗程,治疗脑梗死 15 例。经过一两个疗程的治疗,15 例患者头痛、头晕症状全部缓解,8 例语言障碍伴一侧肢体瘫痪患者中,有 7 例肢体恢复功能,1 例症状减轻,语言全部恢复,3 例肢体恢复功能,3 例双下肢无力者全部恢复正常,血液流变学得以改善[11]。用丹参注射液治疗急性期蛛网膜下腔出血。以丹参注射液 6~20 ml 加 5%~10% 葡萄糖液 500 ml 中静脉滴注,每日 1 次,3 周 1 个疗程,颅内压≥23.52 kPa 加 20% 甘露醇 125 ml 静脉滴注或静脉注射,每日 1~2 次。共治疗 42 例,痊愈 36 例,显效 4 例,无效或死亡 2 例,总有效率为 95.24%[12]。丹参注射液还可减轻颅内血肿微创清除术后灶周水肿。颅内血肿微创清除术后当日即静脉滴注丹参注射液 10 ml(含量 1.5 g/ml,稀释于 10% 葡萄糖溶液 250 ml 中),如无不良反应,自第 2 日起静脉滴注丹参注射液 20 ml,15 日为 1 个疗程。与单纯手术组比较,水肿带面积之差及神经功能缺损评分之差均有显著差异[13]。

6. 治疗小儿病毒性心肌炎

(1) 复方丹参注射液(每毫升含生药 1.5 g),婴儿用 4 ml,学龄前 6 ml,8～10 岁 8 ml,大于 11 岁 10 ml,加入 10% 葡萄糖内静脉滴注,每日 1 次,10 日为 1 个疗程,疗程间隔 3～5 日。或 1 个疗程后用复方丹参片或三参汤,并配合使用维生素 C、能量合剂治疗病毒性心肌炎 112 例。结果:临床治愈 96 例,显效 11 例,好转 4 例,无效和死亡 1 例[14]。

(2) 用丹参注射液治疗小儿急性感染中毒性心肌炎,总疗效明显优于西药对照组,治愈病例的住院天数和心电图恢复正常时间,对照组比丹参组显著延长[15]。

7. 治疗糖尿病

(1) 0.9% 氯化钠注射液 500 ml 加入复方丹参注射液 8～12 ml 静脉滴注,每日 1 次,体瘦者可加入 ATP 80 mg,辅酶 A 10 单位,体胖血脂高者加入维生素 C 2 g,维生素 B_6 100 mg 治疗糖尿病 120 例,显效 50 例,好转 55 例,无变化 15 例,总有效率为 87.6%[16]。

(2) 口服复方丹参滴丸每日 3 次,每次 10 小粒,2 周为 1 个疗程,血糖用达美康或胰岛素控制在达标范围内,治疗糖尿病视网膜病变,与服用杞菊地黄丸组对照。结果丹参组有效率 87.5%,对照组 56.2%[17]。

8. 治疗毛细支气管炎　复方丹参注射液(每 1 ml 相当于丹参、降香各 1 g),每次 2 ml,稀释于 15 ml 蒸馏水中,超声雾化吸入,每次 20 分钟,每日 2～3 次,结果:40 例中,总有效率 92.5%,和对照组相比有显著差异($P < 0.05$)[18]。

9. 治疗慢性咽炎　用板蓝根注射液和复方丹参注射液各 2 ml,分别注射于咽后壁两侧的中点,每侧 2 ml,每隔 2 日注射一次,5 次为一疗程,全部病例经治疗 1 个疗程后痊愈 283 例,占 84.9%;2 个疗程后显效者 17 例,占 15.1%,无效 0 例[19]。

10. 治疗小儿紫癜性肾炎　丹参片剂每日口服 3 次,每次 2 片(每片含生药 18 mg)或静脉滴注丹参注射剂 9～15 g/d,每日 1 次;同时口服雷公藤多苷,每日每千克体重 1 mg,分 2～3 次口服。结果:治疗儿童紫癜性肾炎 131 例,尿检均转阴性[20]。用此法治疗难治性紫癜性肾炎,疗效亦达 95%[21]。

11. 治疗慢性肾衰竭　丹参注射液 10～40 ml(2 ml 内含生药 3 g)加入 10% 葡萄糖 100～250 ml 内静脉滴注,每日 1 次,10～12 次为 1 个疗程,共治疗 73 例。对照组 41 例,以血管活性药物治疗和必需氨基酸辅以低蛋白并足卡热量治疗。结果:两组疗效有显著性差异。以大剂量丹参为主治疗慢性肾衰竭尿毒症,方法简便,费用低廉,近期疗效可靠,且无明显不良反应[22]。又有 32 例慢性肾衰竭早期患者,进行大黄、丹参灌肠液灌肠治疗前后肾功能(尿素氮、肌酐)对比发现,丹参、大黄灌肠治疗后患者肾功能有不同程度改善($P < 0.05$),患者恶心、呕吐及水肿症状明显得到缓解($P < 0.05$)[23]。

12. 治疗肝纤维化　丹参注射液 20 ml/日,加入 5% 葡萄糖 250 ml 静脉滴注,共治疗肝纤维化 21 例;对照组 19 例用茵栀黄、维生素、氨基酸等。两组均治疗 3 个月,随访 6～15 个月,禁用其他抗纤维化药物。结果:两组治疗前后 ALT、AST、γ 球蛋白均显著下降,丹参组 5 例治疗后肝活检提示肝纤维化明显减轻[24]。

13. 防治肿瘤　在广西某肝癌高发区开展了口服丹参流浸膏片以预防原发性肝癌的实验流行病学研究。经过 5 年多的随访观察表明:实验组成员患肝癌的危险性低于对照组,差异有显著性。其效果指数(EI)为 1.70,保护率(PR)为 41%。口服丹制剂能使已暴露于较强的肝癌危险因素的人群得到一定程度的保护[25]。治疗晚期癌性疼痛:大剂量丹参注射液 20～40 ml 加 10% 葡萄糖 500 ml 静脉滴注,每日 1 次,15 天为 1 个疗程,治疗晚期癌性疼痛 15 例,疼痛缓解率达 93.3%(疼痛消失 80%,疼痛减轻 13.3%),无不良反应[26]。

14. 防治放疗后颌间挛缩　选择 36 例双耳前野常规分割放疗病例,受照剂量为 48～80 Gy,治疗时间在 35～54 天之间。36 例患者随机分为 2 组。实验组在放疗开始每日复方丹参注射液 20 ml 加入 5% 葡萄糖注射液 500 ml 中静脉滴注,对照组则不应用。放疗结束后 2 年测量张口度。结果:实验组张口度<3 cm 的发生率 33.3%(5/15),<1 cm 的为 6.7%(1/15);对照组张口度<3 cm 的发生率为 57.1%(12/21),<1 cm 的为 9.5%(2/21)。两组间差异显著[27]。

15. 促进股骨颈骨折愈合　复方氨基酸 250 ml、丹参液 20 ml(20 g),加入 10% 葡萄糖溶液中,使成为 0.2% 浓度,静脉滴注,每日 1 次,4 日为 1 个疗程,间隔 4 日,再行下一个疗程,共 4~5 个疗程。共治疗股骨颈骨折 62 例,痊愈 50 例,好转 6 例,无效 6 例,总有效率 90.32%[28]。

16. 治疗新生儿硬肿症　复方丹参注射液 2 ml 加入 10% 葡萄糖静脉滴注。每日 1 次,疗程 5~7 日;韭菜 250 g 加水 2 500 ml 煮沸 5 分钟后加桂林三花酒 50 g,作温水浴,每日 1~2 次,疗程 1~7 日,治疗新生儿硬肿症。另设对照组 30 例。两组均采用常规方法治疗。结果:治疗组痊愈 45 例,死亡 3 例;对照组痊愈 23 例,死亡 7 例。硬肿开始消退时间≤1 天者治疗组 45 例,对照组 2 例;硬肿完全治退时间≤4 天者治疗组 38 例,对照组 7 例[29]。

17. 治疗小儿秋冬季腹泻　复方丹参注射液,每次 2 ml,双侧足三里穴常规消毒后作穴位注射,每次 1 ml,针刺入 1.5~2 cm,每日 1 次。有脱水者,根据脱水性质和程度给予口服 ORS 液或静脉补液,并辅以酵母片等。共治疗小儿秋冬季腹泻 30 例,均痊愈[30]。

18. 治疗急性泻痢　静脉滴注丹参注射液 16 ml(含丹参 24 g)和 5% 葡萄糖 500 ml,每日 1 次;治疗 91 例(其中感染性腹泻 67 例,急性菌痢 24 例),疗程均 3 天。结果:治疗组显效 76 例,有效 8 例,无效 7 例,总有效率 92.31%[31]。

19. 治疗老年性便秘　服蜂蜜 50 g,每日 3 次,温开水冲饱;复方丹参片,每日 3 次口服。疗程为 3~6 个月,治疗 11 例 60 岁以上的老年患者。总有效率为 90.80%[32]。

20. 治疗宫颈糜烂　将丹参酮胶囊内粉末涂布于宫颈糜烂面上,然后在阴道内置一带线的大棉球,于 24 小时后取出,每日 1 次,7 次为一疗程,下次月经干净后继续第二疗程,共两个疗程,共治疗 104 例,痊愈 47 例,显效 22 例,好转 27 例,无效 8 例,其中对于轻度宫颈糜烂有效率为 97.37%,中度宫颈糜烂有效率为 94.12%,重度宫颈糜烂的有效率为 84.37%,三组间进行两两比较无显著差异[33]。

21. 治疗慢性鼻炎

(1) 慢性肥厚性鼻炎:用复方丹参注射液 1 ml,每毫升相当于生药 1 g,于双迎香穴向内上稍斜刺 1~1.5 cm,推药前,先将针慢慢上、下提插 3~5 次,待患者感酸胀后,回抽无回血,将药液缓慢注入 0.5 ml。结果:丹参组 108 例,显效 110 例,(68.8%),有效 43 例(26.9%),无效 7 例(4.3%),总有效率 95.7%,与康宁克通组总有效率(85.7%)相比有显著性差异($P < 0.01$)[34]。

(2) 萎缩性鼻炎:用 2% 的卡因棉片行下鼻甲黏膜表面麻醉后,用 5 号长针从下鼻甲前端黏膜穿刺,沿下鼻甲游离缘平行进针达下鼻甲中后部分,注意切勿刺穿后端黏膜(且不可注入空气)。回抽无血后,边退针边注药,每次左右侧各注射本品 1~2 ml,每周 2 次,2 周为 1 个疗程,治疗 2 个疗程。治疗期间除有脓痂病例作鼻腔冲洗外,停用其他药物。结果:全部鼻腔干燥,下鼻甲萎缩和头痛症状均获得改善,下鼻甲黏膜变得红润,有效率为 100%。追踪半年,病情稳定,但有中鼻甲肥大伴有脓痂多者,鼻塞症状仍然存在[35]。

22. 治疗血管性头痛　观察组患者用复方丹参注射液作穴位注射。主穴:风池、太阳、合谷、率谷,随症加减。每次用复方丹参 2 ml,分 2~3 个穴位,每天或隔天 1 次,10 次为一疗程。对照组患者用麦角胺咖啡因片,每片含酒石酸麦角胺 1 mg 和咖啡因 100 mg,在头痛发作早期 1 片,必要时隔半小时或 1 小时,再服 1 片,可重复 2 次,直至头痛完全消失。每次发作服药勿超过 6 片,1 周总量不超过 12 片,如患者服药有不良反应可选用消炎痛(口服剂量 25 mg/次,每日 3 次)。经过 3 个疗程治疗,治疗组 78 例,痊愈 52 例(66.7%),有效 23 例(29.5%),无效 3 例(3.8%);对照组 58 例,痊愈 25 例(43.1%),有效 25 例(43.1%),无效 8 例(13.8%),有显著差异[36]。

23. 治疗美尼尔综合征　丹参注射液 15~30 ml 加入 5% 葡萄糖注射液 500 ml 内,静脉滴注,每日 1 次,10 次为 1 个疗程。治疗期间不用其他药。治疗 39 例,总有效率为 95%[37]。

24. 治疗痤疮　用复方丹参注射液 10 ml,医用尿素 10 g,乳剂基质加到 100 g 配成丹参健肤霜,治疗寻常痤疮 136 例。治疗期间停用其他抗痤疮药。用法,早晚洗脸后将药物涂于面部,2 周为一疗程,共治疗 2~4 个疗程。结果:总有效率为 93.38%[38]。口服丹参酮,每日 3 g,共 6 周,治疗炎症性痤疮 19 例,总有效率为 84%[39]。

25. 治疗缺血性肠病 缺血性肠病患者 25 例,给予丹参酮注射液联合前列地尔治疗,结果:便血、发热、腹痛等症状完全消失,肠镜检查一切正常者 18 例;临床便血、发热、腹痛等情况明显减少,肠镜检查显著改善者 5 例;无效 2 例,总有效率 92%,患者治疗后腹痛、血便、发热等症状积分评分均显著低于治疗前($P < 0.05$)[40]。

26. 治疗血管性认知障碍 128 例患者随机分为对照组和治疗组各 64 例,对照组在基础治疗上给予盐酸多奈哌齐,治疗组在对照组的基础上给予复方丹参片治疗。观察两组患者第 12、24、36 周时的临床表现。结果:治疗组治疗后 SDSVD 评分低于对照组($P < 0.05$)。治疗组治疗后第 12、24、36 周时 ADAS - Cog、HDS - R、ADL、CDR 的改善程度均优于对照组($P < 0.05$)。对照组总不良反应率为 6.2%,治疗组总不良反应为 4.7%,两组对比,差异无统计学意义;对照组总有效率为 70.3%,治疗组为 85.9%,治疗组优于对照组($P < 0.05$)[41]。

【药论摘录】 1.《本草经集注》:"丹参,时人服多眼赤,故应性热,今云微寒,恐为谬矣。"

2.《本草纲目》:"丹参色赤,味苦,气平而降,阴中之阳也,入手少阴、厥阴之经,心与包络血分药也。""按《妇人明理论》云:四物汤治妇人病,不问产前产后,经水多少,皆可通用。惟一味丹参散主治与之相同,盖丹参能破宿血,补新血,安生胎,落死胎,止崩中带下,调经脉。其功大类当归、地黄、芎、芍药故也。"

3.《本草汇言》:"丹参,善治血分,去滞生新,调经顺脉之药也。主男妇吐衄、淋溺、崩漏之证,或冲任不和而胎动欠安,或产后失调而血室乖戾,或瘀血壅滞而百节攻痛,或经闭不通而小腹作痛,或肝脾郁结而寒热无时,或癥瘕积聚而胀闷痞塞,或疝气攻冲而止作无常,或脚膝痹瘘而痛重难履,或心腹留气而肠鸣幽幽,或血脉外障而两目痛赤,故《明理论》以丹参一物,而有四物之功。补血生血,功过归、地,调血敛血,力堪芍药,逐血生新,惟倍芎劳,妇人诸病,不论胎前产后,皆可常用。"

4.《本草经疏》:"丹参,《本经》味苦,微寒。陶云:性热,无毒。观其主心腹邪气,肠鸣幽幽如走水,寒热积聚,破癥除瘕,则似非寒药;止烦满,益气,及《别录》养血,去心腹痼疾,结气,腰脊强,脚痹,除风邪留热,久服利人,又决非热药,当是味苦平,微温。"

5.《药品化义》:"丹参,原名赤参,色赤味苦,与心相合,专入心经。盖心恶热,如有邪热,则脉浊而不宁,以此清润之,使心神常清。心清则气顺,气顺则冲和,而血气皆旺也。取其微苦,故能益阴。气味轻清,故能走窍,以此通利关节,调养血脉,主治心腹邪气、寒热痼疾、骨节疼痛、四肢不遂、经水不调、胎气不安、血崩胎漏、丹毒凝聚、暴赤眼痛,此皆血热为患,用之清养其正,而邪自祛也。"

6.《药性纂要》:"《妇人明理论》云:四物汤治妇人病,不问胎前产后,经水多少,皆可通用,唯一味丹参散,主治与之相同。盖丹参能去瘀血,生新血,止崩带,调经脉,安生胎,落死胎故也。东圃曰:心生血,丹参能行血中之气,入平和调理之剂,非大攻大补之药。但云有四物之功,而不若熟地、当归之汁重味厚也。"

7.《本草经解》:"丹参气微寒,禀天初冬寒水之气,入手太阳寒水小肠经,味苦无毒,得地南方之火味,入手少阴心经。气味俱降,阴也。心腹者,心与小肠之区也。邪气者,湿热之邪气也。气寒则清热,味苦则燥湿,所以主之。肠,小肠也,小肠为寒水之府,水不下行,聚于肠中,则幽幽如水走声响矣。苦寒清泄,能泻小肠之水,所以主之。小肠为受盛之官,本热标寒,所以或寒或热之物,皆能积聚肠中也。其主之者,味苦能下泄也。积聚而至有形可徵谓之癥,假物成形谓之瘕,其能破除之者,味苦下泄之力也。心与小肠为表里,小肠者,心火之去路也。小肠传化失职,则心火不能下行,郁于心而烦满矣。其主之者,苦寒清泄之功也。肺属金而主气,丹参清心泻火,火不刑金,所以益气也。"

8.《医林纂要》:"丹参,苦,微寒,入心,而泻心火之妄;去瘀,生新,调经脉之缓急。苦以泻心,泻心者,泻火令之过炽也。心,用血者也,而主脉,心之用血太过,则血不给于用,阴虚劳热之证作焉。且火盛则焦而血瘀,血不循于脉,而妄行则有痿痹,妄发则有疮疥,妄聚则有癥瘕,妄下则有崩带。丹参色赤入心,故能以苦泻心之邪火,火不妄则用血有节,而阴不虚,炎威不灼,而血不瘀,经脉之运行有常,而诸血之证不作,瘀血去,新血自生,足以供心之用矣。又能安生胎,坠死胎,亦以调经脉,去邪热之故。又能治目赤,及肠鸣、腹痛之属于血虚火郁者。"

9.《本草求真》:"书载能入心包络破瘀一语,已尽丹参功效矣。然有论其可以生新安胎,调经除烦,养神安志,及一切风痹、崩带、瘕癖、目赤、疝病、疮疥、肿痛等症。总皆由其瘀去,以见病无不除,非真能以生新安胎,养神定志也。"

10.《重庆堂随笔》:"丹参降而行血,血热而滞者宜之,故为调经产后要药。设经早或无血经停,及血少不能养胎而胎不安,与产后血已畅行者,皆不可惑于功兼四物之说,并以其有参之名而滥用之。即使功同四物,则四物汤原治血分受病之药,并非补血之方,石顽先生已辨之矣。至补心之说,亦非如枸杞、龙眼真能补心之虚者,以心藏神而主血,心火大动则神不安,丹参清血中之火,故能安神定志,神志安则心得其益矣。凡温热之邪,传入营分者则用之,亦此义也。若邪在气分而误用,则反引邪入营,不可不慎。"

11. 张秉成《本草便读》:"丹参,功同四物,能祛瘀以生新,善疗风而散结,性平和而走血,须知两达乎心肝,味甘苦以调经,不过专通营分。丹参虽有参名,但补血之力不足,活血之功有余,为调理血分之首药。其所以疗风痹去结积者,亦血行风自灭,血行则积自行耳。"

12.《药物图考》:"《本经》丹参主寒热,止烦满;《别录》主除风邪热。按此药味苦,系清热、破瘀、行血之剂。陶氏云:'时人服之多眼赤,故应性热,今云微寒,恐为谬矣。'按陶氏云服之眼红,或亦有之,然非性热之剂也。"

【品种沿革】 集解 1.《吴普本草》:"茎华小,方如荏。有毛,根赤,四月华紫,三月五月采根,阴干。治心腹痛。"

2.《名医别录》:"丹参,生桐柏山川谷及泰山,五月采根,曝干。"

3.《本草经集注》:"今近道处处有。茎方,有毛,紫花。""此桐柏山是淮水源所出之山,在义阳,非江东临海之桐柏也。今近道处处有,茎方,有毛紫花,时人呼为逐马,酒渍饮之。"

4.《蜀本草》:"《图经》云:叶似紫苏,有细毛。花紫亦似苏花。根赤,大者如指,长尺余,一苗数根。"

5.《本草图经》:"生桐柏山川谷及泰山,今陕西、河东州郡及随州亦有之。二月生苗,高一尺许,茎干方棱,青色。叶生相对,如薄荷而有毛,三月开花,红紫色,似苏花。根赤,大如指,长亦尺余,一苗数根。"

6.《本草纲目》:"处处山中有之,一枝五叶,叶如野苏而尖,青色,皱皮。小花成穗如蛾形,中有细子,其根皮丹而肉紫。"

考证 丹参始载本草为《神农本草经》,历代均有记载,根据形态描述,均与现今药用丹参相符。

【地方志】 1. 元·脱因、俞希鲁《至顺镇江志·卷四·土产》:"……丹参……以上诸品,《本草图经》虽不载本郡所出,然今皆有之,姑叙于此。"

2. 清·何绍章、杨履泰《丹徒县志·卷一七·物产》:"丹参:一名逐马,言治风软脚,可逐奔马也。方茎对节,一枝五叶,叶如薄荷而尖,有毛,开花成穗,红紫色。"

参考文献 ▶▶

成分

[1] Dong Y. Zhongguo Yaoke Daxue Xuebao, 1998, 29(4):255

[2] Dean JR. J Chromatogr A, 1998, 799(12):343

[3] 房其年,等. 化学学报,1976,34(3):197

[4] Vagi A, et al. CA, 1990, 112:84159a

[5] 孔德云. 中国医药工业杂志,1989,20(6):279

[6] Lin HC. J Chin Chem Soc (Taipei), 1996, 43(2):199

[7] Xue M. J Pharm Biomed Anal, 1999, 21(1):207

[8] Kakisawa H, et al. Tetra Lett, 1969, (5):301

[9] Lee AR, et al. J Nat Prod, 1987, 50(2):157

[10] Lee DS. J Biosci Bioeng, 2000, 89(3):292

[11] 李静,等. 药学学报,1993,28(7):543

[12] Li LN, et al. Planta Med, 1984, 50(3):227

[13] Ikeshiro Y, et al. Phytochemistry, 1989, 28(11):3139

[14] Chunbo A. et al. CA, 1991, 115:131978r

[15] 芮建中,等. 中草药,2000,31(5):337. CA, 133;110083

[16] Chen H. Process Biochem (Oxford), 1999, 34(8):777

[17] Kohda H, et al. Chem Pharm Bull, 1989, 37(5):1287

[18] 黄炼栋,等. 植物生理学通讯,1997,33(4):259

[19] Tomita Y, et al. C A, 1991, 114:69040c

[20] 孔德云,等. 药学学报,1984,19(10):955

药理

[1] 王雪芳,等. 中国中医基础医学杂志,2013,19(2):151

[2] 周丹,等. 陕西中医,2013,34(1):104

[3] 高玉琪,等. 国际心血管病杂志,2012,39(2):118

[4] 钟超,等. 中药材,2010,33(3):425

[5] 范华英. 吉林大学(学位论文),2012

[6] 宋雨鸿,等. 中南药学,2013,11(5):345

[7] 梁家红,等. 中国药理学通报,2013,29(4):531

［8］孔勤,等.中国比较医学杂志,2013,23(3):34,插3

［9］宫金艳.湖南中医杂志,2013,29(2):122

［10］张晓,等.世界科学技术-中医药现代化,2013,15(2):274

［11］赵忠,等.现代中药研究与实践,2013,27(1):36

［12］张楠楠,等.中草药,2012,43(12):2440

［13］谢斐.科技信息,2012,(28):98

［14］周湘君,等.中国组织工程研究,2013,17(2):275

［15］梁雪,等.中华中医药杂志,2013,28(1):56

［16］张再兴,等.中国药房,2013,24(19):1749

［17］陈春雷,等.广东医学院学报,2013,31(1):4

［18］韦理,等.中国中医骨伤科杂志,2013,21(3):18

［19］梁雪,等.中国现代应用药学,2013,30(5):486

［20］刘艳,等.海峡药学,2013,25(1):27

［21］李春梅,等.华南理工大学学报(自然科学版),2012,40(12):151

临床报道

［1］张廷,等.实用中西医结合临床,2003,3(6):3

［2］吕振东,等.中华中西医杂志,2002,(4):506

［3］王浩.中草药,2003,34(9):839

［4］邓世周,等.新中医,1993,25(10):25

［5］韩姣萍.世界最新医学,2016,16(79):208

［6］刘利.社区医学杂志,2003,1(3):11

［7］李丽,等.中华老年医学杂志,2003,22(11):706

［8］甄生联.内蒙古中医药,2000,19(1):20

［9］赵杨,等.中国现代医学杂志,2003,13(18):114

［10］徐余和,等.中草药,1994,25(1):30

［11］李翠春,等.山西医药杂志,1993,22(2):100

［12］张有志,等.新中医,1992,24(7):33

［13］葛林通,等.中风与神经疾病杂志,2002,19(5):311

［14］王万春.实用中西医结合杂志,1991,(5):283

［15］王万春.中国中西医结合杂志,1993,13(11):665

［16］高静洁.北京中医,1991,(6):26

［17］邱乃炘,等.海峡药学,2003,15(2):67

［18］杨建平.临床儿科杂志,1993,11(4):287

［19］杨秀山,等.实用医技杂志,2003,10(4):378

［20］余惠兰.江苏中医,1991,12(11):6

［21］王桂英,等.山西中医,1995,11(3):14

［22］朱起之,等.广州医药,1993,24(3):7

［23］毛素梅.青海医药杂志,2016,46(11):29

［24］余亚新,等.上海中医药杂志,1994,(2):8

［25］张振权,等.广西医学,1995,17(3):179

［26］鲍继海,等.中国肿瘤临床与康复,1995,2(2):39

［27］刘伟东,等.临床口腔医学杂志,2003,19(10):613

［28］唐玲丽,等.中西医结合杂志,1992,12(7)

［29］张俊玲.临床儿科杂志,1993,11(1):71

［30］杨建乎,中西医结合杂志,1992,12(3):184

［31］张锡源.中国中西医结合杂志,1993,13(2):109

［32］王琳,等.蜜蜂杂志,1993,(11):11

［33］张燕,等.中国医师杂志,2002,4(7):773

［34］王启,等.中华临床新医学,2002,2(8):715

［35］李静娥.贵阳医学院学报,2000,25(2):206

［36］董敖齐,等.四川中医,1998,16(10):22

［37］宋发全,等.山西中医,1993,9(4):24

［38］李艳丽,等.中国皮肤病性病学杂志,1994,8(2):121

［39］周华,等.中华皮肤科杂志,1992,25(1):3

［40］王平.中国社区医生,2016,32(29):62

［41］王洪海,等.中医药导报,2016,22(2):55

14. 玉竹 Yù Zhú

《吴普本草》

【异名】 委萎、女萎、萎蕤、葳蕤、萎菱、葳参、萎香、山玉竹、连竹、西竹。

【来源】 为百合科植物玉竹 *Polygonatum odoratum*（Mill.）Druce 的根茎。

【原植物】 玉竹，又名萎、地管子、尾参、铃铛菜。

多年生草本，高 5~14 cm。根状茎圆柱形，横走，黄白色，密生多数须根。茎高 20~50 cm，具 7~12 叶。叶互生，椭圆形至卵状矩圆形，先端尖，下面带灰白色，下面脉上平滑至呈乳头状粗糙。花序具 1~4 花，无苞片或有条状披针形苞片；花被黄绿色至白色，花被筒较直，先端 6 裂；雄蕊 6，着生于花被筒中央，花丝扁平，花药狭长圆形，黄色；子房上位，具细长花柱，柱头头状。浆果球形，蓝黑色。花期 5~6月，果期 7~9 月（图 14-1、彩图 14-2）。

生于山坡草丛中或林下阴湿处。分布于黑龙江、吉林、辽宁等地。

本省山地有分布，多地有栽培。

【栽培】 **生长环境** 喜温暖湿润的气候。以土层深厚、肥沃而松软、排水良好的黄色沙质壤土或黄沙土为佳。

繁殖方法 根茎繁殖。立秋至处暑间选根芽肥大、须根多的根茎作种茎，开沟栽种，覆土保湿。

田间管理 出苗后除草，每年施追肥 1 次。

病虫害防治 病害有叶斑病、锈病、根腐病，可用 1∶1∶120 波尔多液或 50% 代森铵 800 倍液防治叶斑病，用 50% 代森锰锌 600 倍或 70% 甲托 800 倍液喷雾防治锈病，80% 代森锰锌灌施防治根腐病。虫害主要是地老虎、蛴螬和菜青虫，翻地前每亩撒 20~30 kg 生石灰，冬季清除杂虫，使用充分腐熟的有机肥作基肥和追肥，虫害发生严重时，用 90% 敌百虫 1 000 倍液浇灌根部周围土壤，或人工捕捉。

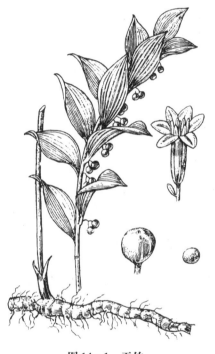

图 14-1 玉竹

【采收加工】 秋季采挖，除去须根，洗净，晒至柔软后，反复揉搓、晾晒至无硬心，晒干；或蒸透后，揉至半透明，晒干。

【药材】 玉竹 Polygonati Odorati Rhizoma 本省各地曾有产。

性状鉴别 呈长圆柱形，略扁，少有分枝，长 4~18 cm，直径 0.3~1.6 cm。表面黄白色或淡黄棕色，半透明，具纵皱纹和微隆起的环节，有白色圆点状的须根痕和圆盘状茎痕。质硬而脆或稍软，易折断，断面角质样或显颗粒性。气微，味甘，嚼之发黏（图14-3、彩图 14-4）。

显微鉴别 根茎横切面 表皮细胞扁圆形或扁长方形，外壁稍厚，角质化。薄壁组织中散有多数黏液细胞，直径 80~140 μm，内含草酸钙针晶束。维管束外韧型，稀有周木型，散列（图 14-5）。

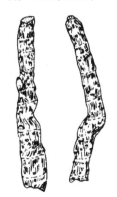

图 14-3 玉竹药材图

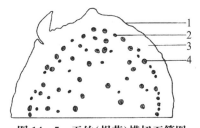

图 14-5 玉竹(根茎)横切面简图

1. 表皮　2. 针晶束　3. 薄壁细胞
4. 维管束

理化鉴别　1. 取粗粉约 1 g,加水 10 ml,水浴温热约 30 分钟,滤过。取滤液进行下列试验:取滤液 2 ml 置试管中,加 α-萘酚 1~2 滴,摇匀,沿管壁加硫酸 1 ml,两液面交界处显红色(糖类反应)。取滤液 2 ml,加混合的 Fehling 试液 3 ml,水浴加热片刻,有砖红色沉淀产生(糖类反应)。

2. 取本品粉末 3 g,加甲醇 50 ml,回流 4 小时,弃去甲醇液,药渣加水适量煎 2 小时,滤过,得滤液约 20 ml,加乙醇使含醇量为 65% 的溶液,得白色絮状沉淀,冷藏过夜,滤过。沉淀加 1 mol/L 硫酸 1 ml,置沸水浴中加热 2 小时,成透明溶液,加水少量,用碳酸钡调 pH 至 6~7,滤过。滤液中加氢型强酸型阳离子树脂 1 小勺,放置过夜,滤去树脂,滤液浓缩作供试液。另以半乳糖醛酸、甘露糖、葡萄糖为对照品,分别点样于同一 Whatman NO:1 滤纸上,用苯酚-水-浓氨水(40 g:10 ml:5 滴)下行展开,以邻苯二甲酸-苯胺(1.66 g:0.93 ml 溶于水饱和的正丁醇 100 ml)喷雾后 105℃烤 20 分钟。供试液色谱中,在与对照品色谱的相应位置上,显相同的色斑。

品质标志　1. 经验评价　以个大、饱满、色白、半透明、质坚实者为佳。

2. 含量测定　按醇溶性浸出物测定法冷浸法测定,用 70% 乙醇作溶剂,含醇溶性浸出物不得少于 50.0%。按紫外-可见分光光度法测定,含玉竹多糖以葡萄糖($C_6H_{12}O_6$)计,不得少于 6.0%。

【成分】　根茎中主要含有甾体皂苷类化合物:25(R,S)螺甾-5-烯-3β-醇-3-O-β-D-吡喃葡萄糖基-(1→2)-β-D-吡喃木糖基-(1→3)-β-D-吡喃葡萄糖基(1→4)-β-D-吡喃半乳糖苷(POD-Ⅰ),25(R)螺甾-5-烯-3β,14α-二醇-3-O-β-D-吡喃葡萄糖基-(1→2)-β-D-吡喃木糖基-(1→3)-β-D-吡喃葡萄糖基-(1→4)-β-D-吡喃半乳糖苷(POD-Ⅱ),25(R,S)螺甾-5-烯-3β,14α-二醇-3-O-β-D-吡喃葡萄糖基-(1→2)-β-D-吡喃葡萄糖基-(1→3)-β-D-吡喃葡萄糖基-(1→4)-β-D-吡喃半乳糖苷(POD-Ⅲ)和 25(R,S)螺甾-5-烯-3β-醇-3-O-β-D-吡喃葡萄糖基-(1→2)-β-D-吡喃葡萄糖基-(1→3)-β-D-吡喃葡萄糖基-(1→4)-β-D-吡喃半乳糖苷(POD-Ⅳ)[1],黄精螺甾(polyspirostanol)POa,黄精螺甾醇苷(poly-spirostanoside)POb、POc[2]、PO1、PO2、PO3、PO4、PO5[3],黄精呋甾醇苷(polyfuroside)[4]POc、POd[3]等;强心苷类化合物:铃兰苦苷(convallamarin),铃兰苷(convallarin)[5,6]等;黄酮类化合物:山奈酚苷(kaempferol glycoside),槲皮素苷(quercetin glycoside)[7,8]等;高异黄酮类化合物:(±)5,7-dihydroxy-3-(2-hydroxy-4-methoxybenzyl)-6,8-dimethylchroman-4-one[9],5,7-dihydroxy-6-methoxyl-8-methyl-3-(2′,4′-dihydroxybenzyl)chroman-4-one[10]等。此外,还含有多糖类[11~13]及挥发油类[14]等成分。

【药理】　1. 抗糖尿病损伤作用　玉竹提取物灌胃,中、高剂量组能明显降低链脲佐菌素(STZ)诱导的 1 型糖尿病模型小鼠的血糖,明显缓解胰岛炎症程度,脾细胞上清液 γ-干扰素(IFN-γ)和 IFN-γ/IL-4 比值明显降低,提示玉竹降糖机制可能与抑制 1 型糖尿病小鼠胰岛细胞 Th1 的极化程度、减轻细胞免疫功能对胰岛 β 细胞的破坏有关[1]。玉竹总皂苷体外能够显著抑制 α-葡萄糖苷酶的活性,对正常小鼠血糖没有明显影响,但能使其糖耐量曲线趋于平缓,能够显著提高四氧嘧啶性高糖模型小鼠的糖耐量,显著降低其空腹血糖[2]。高脂饮食和化学损伤联合构建糖尿病老年大鼠模型,灌胃给予玉竹多糖,使模型大鼠血糖明显降低,血清胰岛素增高,总胆固醇、甘油三酯含量下降[3]。四氧嘧啶诱导的实验性糖尿病大鼠胰岛细胞存在明显的氧化应激损伤。玉竹多糖灌胃预处理,能剂量依赖性地降低糖尿病大鼠空腹血糖(FBG),使胰腺组织丙二醛(MDA)含量减少,超氧化物歧化酶(SOD)、谷胱甘肽过氧化物酶(GSH-Px)、过氧化氢酶(CAT)活力增强,胰岛损伤明显减轻。提示玉竹多糖具有降血糖、抗氧化应激作用,可以明显减轻四氧嘧啶对糖尿病大鼠胰岛 β 细胞的损伤[4]。

玉竹乙醇提取物、三氯甲烷、正丁醇分离部位分别给链脲佐菌素建立的实验性糖尿病模型大鼠灌胃,发现乙醇提取物和三氯甲烷分离部位能降低糖尿病大鼠血中糖化血红蛋白(GHb)水平和尿白蛋白(UAL)排泄率,抑制肾皮质蛋白质非酶糖基化终末产物(AGEs)的形成,同时改善肾脏病理改变。正丁醇分离部位能降低 UAL 排泄率。提示玉竹乙醇提取物和三氯甲烷分离部位对糖尿病大鼠肾脏保护作用机制可能与抑制

AGEs 形成有关[5]。

给链脲佐菌素建立的 1 型糖尿病模型小鼠腹腔注射玉竹提取物 A,能明显降低模型动物血糖,升高 IL-4、IL-10 水平,降低 IFN-γ 水平。提示玉竹提取物 A 可调节链脲佐菌素建立的 1 型糖尿病模型小鼠发病过程中细胞因子水平,干预 1 型糖尿病的发生发展[6]。

2. 抗氧化、抗衰老作用　用 Morris 水迷宫检测 D-半乳糖皮下注射建立的衰老模型小鼠的学习记忆能力,发现衰老模型小鼠学习记忆能力降低,脑组织 SOD 活力下降,MDA 含量增加。灌胃给予玉竹提取物后,衰老模型小鼠上述变化明显改善[7]。分别用石油醚、乙酸乙酯、无水乙醇、80％乙醇、水作为提取溶剂提取玉竹各极性部位,将玉竹各溶剂提取物连续给 D-半乳糖所致的亚急性衰老模型小鼠灌胃,发现玉竹水提部位能预防衰老小鼠胸腺和脾脏的萎缩,改善小鼠胸腺及脾脏病理结构。提示水提部位可能是玉竹抗衰老作用的有效部位,其作用机制可能与预防免疫器官萎缩、提高免疫功能有关[8]。用 DPPH 法测定体外抗氧化能力,发现玉竹总黄酮体外明显抑制 DPPH 自由基活性;体内能明显提高衰老模型小鼠血中 SOD 活性,降低肝组织中 MDA 含量,体内外均有抗氧化作用[9]。给 D-半乳糖制备的亚急性衰老模型小鼠腹腔注射不同剂量的玉竹多糖,均能提高脾 B 淋巴细胞转化刺激指数(SI)。高剂量玉竹多糖能够提高脾 T 淋巴细胞转化 SI。玉竹多糖能够显著提高衰老模型小鼠的 $CD8^+$ 细胞数,降低 $CD4^+/CD8^+$ 比值,高剂量玉竹多糖能够明显抑制脾淋巴细胞的凋亡,增强衰老模型小鼠的细胞及体液免疫功能[10]。

给 D-半乳糖建立的衰老模型小鼠灌胃给予玉竹提取物,能够降低衰老状态下小鼠肝细胞线粒体 DNA 相对含量及血清 MDA 含量,提高血清 SOD 活性[11]。玉竹中提取的单体化合物对 PC12 神经细胞氧化损伤有保护作用,明显升高细胞存活率[12]。

3. 抗肿瘤作用　体外将人食管癌 Eca-109 细胞与玉竹提取物 B(EB-PAOA)共育,随着 EB-PAOA 浓度增大、作用时间延长,Eca-109 细胞的增殖抑制率逐渐升高,呈时间、剂量依赖性。随着 EB-PAOA 浓度增加,Eca-109 细胞凋亡率逐渐增加,呈一定浓度依赖性[13]。玉竹提取物 B 抑制体外培养的宫颈癌 Hela 细胞的增殖,且呈时间-剂量依赖性[14]。玉竹提取物 B 体外抑制人结肠癌 CL-187 细胞的增殖,诱导 CL-187 细胞凋亡,G_0/G_1 期细胞减少,S 期细胞减少,G_2/M 期细胞增多。电镜下可见到大量凋亡细胞,凋亡率呈时间依赖性。玉竹提取物 B 腹腔注射,显著升高 S_{180} 荷瘤小鼠的 IL-2、IL-1 和 TNF-α 水平[15,16]。

4. 调节免疫功能　灌胃玉竹水煎液,能提高环磷酰胺造成的免疫抑制模型小鼠胸腺、脾脏质量、吞噬百分率、吞噬指数,促进溶血素、溶血空斑形成,提高淋巴细胞转化率,并提高免疫抑制小鼠的各免疫指数,具有增强免疫的功能[17]。玉竹生物活性成分 C 在一定浓度范围内可促进小鼠脾 T 细胞亚群中的 αβT 细胞增殖,降低 $CD4^+$αβT 细胞与 $CD8^+$αβT 细胞比值,提高 $CD8^+$αβT 细胞数量,有效刺激小鼠脾淋巴细胞释放细胞因子 γ-干扰素,而对 IL-4 的产生没有明显的影响[18]。

玉竹提取物腹腔注射,对小鼠淋巴细胞转化有抑制作用,可能抑制 T 细胞介导的免疫功能[19]。玉竹提取物 A 体外对 Con-A 诱导的小鼠脾淋巴细胞转化抑制作用相对较高,对非 Con-A 诱导的小鼠脾淋巴细胞自然转化,小剂量没有抑制作用[20]。玉竹提取物 A 体外对小鼠巨噬细胞产生 IL-1 和 TNF-α 均有抑制作用,对 TNF-α 产生的抑制作用比对 IL-1 的抑制作用明显,两者均呈量效依赖关系[21]。

5. 抗内毒素作用　内毒素体外可以刺激小鼠单核细胞分泌血栓素 B_2。不同浓度玉竹提取物体外均可显著抑制血栓素 B_2 的分泌,但随着药物浓度的增大,其抑制作用并未增强[22]。腹腔注射玉竹提取物 A,能够显著提高内毒素血症小鼠 72 小时的存活率,玉竹提取物 A 可明显降低血清中 TNF-α 和一氧化氮水平,且呈量效依赖性[23]。

6. 其他作用　给予玉竹水提物后,可明显抑制大鼠动-静脉旁路血栓形成,减轻血栓湿重和干重,降低血浆中血栓烷 B_2(TXB$_2$)的含量,增加血浆中 6-酮-前列腺素 $F_{1α}$(6-keto-PGF$_{1α}$)的含量[24]。灌胃给予玉竹多糖,使小鼠耗氧量显著下降[25]。

体外分离培养子宫内膜异位症患者在位内膜细胞(EE),加入玉竹提取物 C,能降低 EE 间质细胞培养上清液中 IL-6 的水平,减弱上皮细胞培养上清液中 CA125 的表达[26]。

玉竹乙醇提取物静脉注射,大、中剂量能使心肌梗死后心力衰竭大鼠心率减慢,左心室收缩压最大压

(LVSP)明显下降,左心室压力最大上升速率($+dp/dt_{max}$)、左心室压力最大下降速率($-dp/dt_{max}$)减慢,左心室舒张末压(LVDP)明显上升,20～30分钟以后基本恢复正常。提示玉竹具有负性肌力、负性频率作用,并随剂量增大呈现出一定的量效关系。小剂量时以负性肌力作用为主。随着剂量增大,负性肌力作用增强的同时,出现负性频率作用[27]。

中波紫外线(UVB)照射人皮肤角质形成细胞,建立光老化细胞模型。以不同浓度玉竹提取物处理光老化细胞,可在一定程度上减轻 UVB 对角质形成细胞的损伤,提高光老化细胞超氧化物歧化酶、谷胱甘肽过氧化物酶活性,降低丙二醛含量,增加 TNF‐α、IL‐6 分泌[28]。玉竹的醇提水溶性提取物能明显提高酪氨酸酶的活性,促进黑色素的合成[29]。

【炮制】 1. 玉竹 取原药材,除去杂质,洗净,润透,切厚片,干燥。

2. 炙玉竹 取炼蜜置锅内,加适量开水稀释后,投入净玉竹片,用文火炒拌均匀,不粘手为度,取出放凉。每 100 kg 玉竹片,用炼蜜 12 kg。蜜炙可增强补益止咳作用。

3. 蒸玉竹 取原药材,除去杂质,洗净,置适宜容器内蒸至外黑内呈棕褐色,切段,干燥。

4. 酒玉竹 取净玉竹片加黄酒拌匀,闷润,置笼屉内蒸透,取出,摊晾。每 100 kg 玉竹片,用黄酒 25 kg。阴虚有热宜生用,阴虚而热不甚者宜制用,酒制以增强祛风作用。

饮片性状 玉竹参见"药材"项。炙玉竹形如玉竹片,表面棕黄色,味微甜。蒸玉竹形如玉竹段,表面黑色,内部棕褐色。酒玉竹形如玉竹片,色泽加深,略具酒气。气微,味甜。

贮干燥容器内,置于阴凉通风干燥处,防霉,防蛀。炙玉竹、酒玉竹、蒸玉竹,密闭。

【药性】 甘,平。归肺、胃经。

【功能】 滋阴润肺,养胃生津。

【主治】 燥咳,劳嗽,热病阴伤,咽干口渴,消渴,阴虚外感,头昏眩晕,筋脉挛痛。

【附方】 1. 治发热口干,小便涩 葳蕤五两。煮汁饮之。(《外台秘要》)

2. 治秋燥伤胃阴 玉竹三钱,麦冬三钱,沙参二钱,生甘草一钱。水五杯,煮取二杯,分二次服。(《温病条辨》玉竹麦门冬汤)

3. 治卒小便淋涩痛 芭蕉根四两(切),葳蕤一两(锉)。上药以水二大盏,煎至一盏三分,去滓,入滑石末三钱,搅令匀。食前分为三服服之。(《太平圣惠方》)

4. 治湿温伤人,久久不已,发热身痛 葳蕤一两,茯苓三钱。煎服。(《易简方论》葳蕤汤)

5. 治眼见黑花,赤痛昏暗 葳蕤(焙)四两。为粗末,每服二钱匕,水一盏,入薄荷二叶,生姜一片,蜜少许,同煎至七分,去滓,食后临卧服。(《圣济总录》甘露汤)

6. 治赤眼涩痛 葳蕤、当归、赤芍药、黄连等分。煎汤熏洗。(《卫生家宝方》)

【用法用量】 内服:煎汤,6～12 g;熬膏、浸酒或入丸、散。外用:适量,鲜品捣敷;或熬膏涂。

【注意事项】 痰湿气滞者禁服,脾虚便溏者慎服。

【临床报道】 1. 治疗心动过速 共治 15 例,其中心力衰竭 10 例,发热造成心动过速 4 例,不明原因心动过速 1 例。以玉竹 10～15 g 配生脉散,一般服 6～10 剂后,基本上控制心力衰竭,心率一般减慢 10～30 次/分[1]。

2. 治疗小儿麻痹证 玉竹、白术、黄芪等。每日 1 剂,水煎服。因小儿服药不方便,采取小量多次给药,每日 3～6 次。共治 34 例,痊愈 25 例,显效 7 例,有效 2 例[2]。

【药论摘录】 1.《神农本草经》:"味甘,平。主中风暴热,不能动摇,跌筋结肉,诸不足。久服去面黑皯,好颜色,润泽,轻身不老。"

2.《名医别录》:"主心腹结气,虚热,湿毒腰痛,茎中寒,及目痛眦烂,泪出。"

3.《药性论》:"主时疾寒热,内补不足,去虚劳客热。头痛不安,加而用之良。"

4.《本草拾遗》:"主聪明,调血气,令人强壮。"

5.《日华子本草》:"除烦闷,止渴,润心肺,补五劳七伤,虚损,腰脚疼痛,天行热狂。"

6.《滇南本草》:"葳参,补中气,健脾胃,气血双补,脾经多血多气故也。盖脾胃为人身之总统,后天根本,灌溉经络,长养百骸,脾胃充盛,人赖以生。"

7.《本草纲目》:"萎蕤,性平,味甘,柔润可食。故朱肱《南阳活人书》治风温自汗身重,语言难出,用萎蕤汤以之为君药。予每用治虚劳寒热,痁疟及一切不足之症,用代参、芪,不寒不燥,大有殊功。不止于去风热湿毒而已,此昔人所未阐者也。"

8.《本草新编》:"人参、萎蕤焉可同日而论。人参有近功,更有后力,岂萎蕤之可比。惟是萎蕤功缓,久服实有奇效。中风痿证,人参为调理之药,殊有益耳。"又"萎蕤补阴,必得人参补阳,则阴阳有既济之妙,而所收之功用实奇。故中风之症,萎蕤与人参并服,必无痿废之忧;惊狂之病,萎蕤与人参同饮,断少死亡之痛。盖人参得萎蕤而益力,萎蕤得人参而鼓勇也"。

9.《本草备要》:"萎蕤,温润甘平,中和之品,若蜜制作丸,服之数斤,自有殊功,与服何首乌、地黄者,同一理也。若仅加数分于煎剂,以为可代参、芪,则失之远矣。大抵此药性缓,久服方能见功,而所主者多风湿虚劳之缓证,故仙以之服食,南阳用治风温,《千金》《外台》亦间用之,未尝恃之为重剂也。若急虚之证,必须参、芪方能复脉回阳,斯时即用萎蕤斤许,亦不能敌参、芪数分也。若因李时珍有可代参、芪之语,凡遇虚证,辄加用之,曾何益于病者之分毫哉。"

10.《本草便读》:"萎蕤,质润之品,培养脾肺之阴,是其所长,而搜风散热诸治,似非质润味甘之物可取效也。如风热风温之属虚者,亦可用之,考玉竹之性味、功用,与黄精相似,自能推想。以风温风热之证,最易伤阴,而养阴之药,又易碍邪,唯玉竹甘平滋润,虽补而不碍邪,故古人立方有取乎此也。"

11.《本草正义》:"玉竹,味甘多脂,为清热滋润之品。本草虽不言其寒,然所治皆燥热之病,其寒何如?古人以治风热,盖柔润能息风耳。阴寒之质,非能治外来之风邪,凡热邪燔灼、火盛生风之病最宜。今唯以治肺胃燥热、津液枯涸、口渴嗌干等证,而胃火炽盛、燥渴消谷、多食易饥者,尤有捷效。"

【品种沿革】 集解 1.《尔雅》郭璞注:"叶似竹,大者如箭竿,有节,叶狭长,而表白里青,根大如指,长一二尺,可啖。"

2.《吴普本草》:"叶青黄色,相值如姜叶,二月、七月采。"

3.《名医别录》:"萎蕤,生太山山谷及丘陵,立春后采,阴干。"

4.《本草经集注》:"按《本经》有女萎,无萎蕤,《别录》无女萎,有萎蕤,而为用正同,疑女萎即萎蕤也,惟名异耳。今处处有之。根似黄精而小异。服食家亦用之。"

5.《新修本草》:"女萎功用及苗、蔓与萎蕤全别,列在中品。今《本经》朱书是女萎能效,墨字乃萎蕤之效。"

6.《本草图经》:"生泰山山谷、丘陵。今滁州、岳州及汉中皆有之。叶狭而长,表白里青,亦类黄精,茎干强直似竹,箭干有节,根黄多须,大如指,长一二尺。或云可啖。三月开青花,结圆实。"

7.《本草纲目》:"其根横生似黄精,差小,黄白色,性柔多须,最难燥。其叶如竹,两两相值。"

8.《植物名实图考》:"萎蕤,即《本经》女萎,上品。《尔雅》:荧,委萎。盖《本经》亦是委萎,脱去委字上半,遂讹为女萎。《救荒本草》云:其根似黄精而小异。今细核有二种,一叶薄,如竹叶而宽,根如黄精,多须长白,即萎蕤也。一叶厚,如黄精叶,圆短无大根,亦多须,俚医以为别种。"

考证 玉竹,始见于《神农本草经》,原名女萎,列为上品。历代本草均有论述,据各书形态记载,古代所用玉竹与今玉竹原植物基本相符。

【地方志】 清·何绍章、杨履泰《丹徒县志·卷一七·物产》:"玉竹:一名萎蕤……茎干强直,似竹箭籍,有节,节间多须,叶狭长,如姜对生,亦似竹叶,叶尖处有小黄点,三月开小青花,香如兰蕙。"

参考文献 ▶▶

成分

[1] Sugiyama M, et al. Chem Pharm Bull, 1984, 32(4): 1365.

[2] Virtanen AI, et al. Acta Chem Scand, 1955, 9 (3): 551.

[3] Fowden L. Nature, 1955, 176: 347.

[4] Virtanen AI. Nature, 1955, 176: 984.

[5] 小野政辉,等. 生药学杂志(日), 1988, 42(2): 135.

［6］Janeczho E，et al. Planta Med，1987，53(1)：52.

［7］Mogosan C. Farmacia(Bucharest)，2000，48(1)：39.

［8］郑硕. 生物化学与生物物理学报，1993，25(6)：663.

［9］李丽红，等. 药学学报，2009，44(7)：764.

［10］李丽红，等. 河北师范大学学报，2012，36(5)：509.

［11］Tomoda M，et al. Chem Pharm Bull，1971，19：2173.

［12］Tomoda M，et al. Chem Pharm Bull，1973，21(8)：1806.

［13］杨敏，等. 应用与环境生物学报，2000，6(5)：483.

［14］竺平晖，等. 中草药，2008，41(8)：1264.

药理

［1］张立新，等. 中药药理与临床，2012，28(2)：107

［2］郭常润，等. 海峡药学，2011，23(4)：19

［3］杨铁琦，等. 中国老年学杂志，2015(18)：5056

［4］谢建军，等. 中国医院药学杂志，2010，30(14)：1200

［5］师海波，等. 中草药，2007，38(12)：1846

［6］金艳书，等. 数理医药学杂志，2006，19(1)：30

［7］周卫华，等. 中国民族民间医药，2009，18(1)：6

［8］李盛青，等. 中国药房，2008，19(21)：1616

［9］陈地灵，等. 今日药学，2008，18(6)：13

［10］单颖，等. 中国老年学杂志，2007，27(1)：20

［11］周卫华，等. 中国民族民间医药，2009，18(19)：8

［12］王风玲，等. 山东医药，2012，52(21)：39

［13］张岚，等. 山东医药，2010，50(18)：3

［14］李尘远，等. 锦州医学院学报，2003，24(5)：1

［15］李尘远，等. 锦州医学院学报，2003，24(2)：26

［16］李尘远，等. 中国免疫学杂志，2003，(4)：253

［17］吴国学. 中国医学创新，2013，(9)：13

［18］郭秀珍，等. 微生物学杂志，2012，32(3)：61

［19］吴学敏，等. 锦州医学院学报，1997，18(3)：9

［20］关玲敏，等. 中国医药指南，2010，8(14)：176

［21］韩日新，等. 检验医学与临床，2010，7(20)：2198

［22］赵良中，等. 中国临床康复，2005，9(47)：91

［23］卢颖，等. 中国临床康复，2006，10(3)：104

［24］邓藻镛，等. 实用心脑肺血管病杂志，2012，20(7)：1131

［25］孙立彦，等. 山东农业大学学报(自然科学版)，2008，39(3)：335

［26］杨艳凤，等. 辽宁中医杂志，2006，33(4)：496

［27］吴美平，等. 中国实验方剂学杂志，2009，15(11)：67

［28］王业秋，等. 中国美容医学，2012，21(4)：599

［29］罗少华，等. 中国生化药物杂志，1996，17(1)：25

临床报道

［1］刘晓红. 职业与健康，2002，18(5)：139

［2］袁均奇，等. 中医药研究，1995，(2)：22

15. 石蒜 Shí Suàn

《本草图经》

【异名】 老鸦蒜、乌蒜、银锁匙、独蒜、红花石蒜、龙爪草头、野蒜、山乌毒。

【来源】 为石蒜科植物石蒜 *Lycoriis radiate* (L'Herit.) Herb. 和中国石蒜 *Lycoris chinensis* Traub 的鳞茎。

【原植物】 1. 石蒜 又名蟑螂花、龙爪花、鬼蒜。

多年生草本。鳞茎近球形,外被紫褐色鳞茎皮。秋季出叶,丛生,叶狭带状,顶端钝,深绿色,中间有粉绿色带。花茎高约 30 cm;总苞片 2 枚,披针形;伞形花序有花 4～7 朵,花鲜红色;花被裂片狭倒披针形,强度皱缩和反卷,花被筒绿色;雄蕊显著伸出于花被外,比花被长 1 倍左右;子房下位,3 室,花柱纤弱,很长,柱头头状。蒴果背裂,种子多数。花期 8～9 月,果期 10 月(图 15-1)。

生于林缘、路旁、荒山的山地阴湿处。分布于山东、河南、安徽、江苏等地。

本省分布于连云港、南京、镇江、苏州、宜兴、溧阳和扬州等地。

2. 中国石蒜 多年生草本。鳞茎卵球形。春季出叶,叶带状,顶端圆,绿色,中间淡色带明显。花茎高约 60 cm;总苞片 2 枚,倒披针形;伞形花序有花 5～6 朵;花黄色;花被裂片背面具淡黄色中肋,倒披针形,强度反卷和皱缩,花被筒长 1.7～2.5 cm;雄蕊与花被近等长或略伸出花被外,花丝黄色;花柱上端玫瑰红色。花期 7～8 月,果期 9 月(图 15-2)。

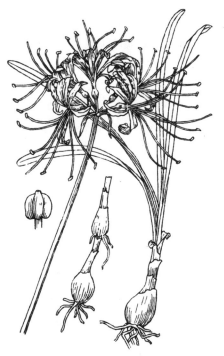

图 15-1 石蒜

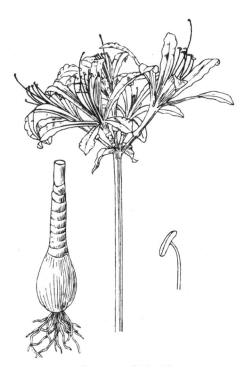

图 15-2 中国石蒜

生于山地阴湿处。分布于陕西、河南、浙江、四川。朝鲜半岛也有分布。

本省分布于南京、宜兴等地。

【栽培】 **生长环境** 耐寒,喜阴湿环境。以排水良好、肥沃的沙质壤土、黏壤土、石灰质壤土为佳。

繁殖方法 鳞茎繁殖。春季于惊蛰至春分间、秋季于寒露至霜降前后均可栽种。开沟栽种,覆土稍压即可。

田间管理 早春注意浇水,防止土壤干旱。春天出苗后于行间施追肥,覆土后浇水。

病虫害防治 病害有炭疽病和细菌性软腐病,鳞茎栽植前用 0.3％硫酸铜液浸泡 30 分钟,用水洗净,晾干后种植;每隔半个月喷 50％多菌灵可湿性粉剂 500 倍液防治;发病初期用 50％苯来特 2 500 倍液喷洒。虫害有斜纹夜盗蛾、石蒜夜蛾、蓟马,可用 5％锐劲特悬浮剂 2 500 倍液或万灵 1 000 倍液防治斜纹夜盗蛾,用乐斯本 1 500 倍或辛硫磷乳油 800 倍液防治石蒜夜蛾,用 25％吡虫啉 3 000 倍液和 70％艾美乐 6 000～10 000倍液轮换喷雾防治蓟马。

【采收加工】 秋季将鳞茎挖出,选大者洗净,晒干入药,小者做种。野生者四季均可采挖鲜用或洗净晒干。

【药材】 石蒜 Lycoridis Radiatae Bulbus 本省连云港、南京、镇江、苏州、宜兴、溧阳和扬州等地曾有产。

中国石蒜 Lycoridis Chinensis Bulbus 本省南京、宜兴等地曾有产。

性状鉴别 1. 石蒜 鳞茎呈广椭圆形或类球形,长 4～5 cm,直径 2.5～4 cm,顶端残留叶基,长约 3 cm,基部生多数白色须根。表面有 2～3 层暗棕色干枯膜质鳞片包被,内有 10～20 层白色富黏性的肉质鳞片,生于短缩的鳞茎盘上,中央有黄白色的芽。气特异而微带刺激性,味极苦。

2. 中国石蒜 鳞茎卵球形,直径约 4 cm。

显微鉴别 1. 鳞片横切面 石蒜表皮为 1 列细小的薄壁细胞。叶肉组织由薄壁细胞组成,细胞内充满淀粉粒,呈类圆形或多角形,直径 20～40 μm,脐点裂缝状或星状;并有黏液细胞,内含草酸钙针晶束,针晶长 100～150 μm。维管束为有限外韧型,散列于叶肉的内侧。

2. 粉末 浅棕色。淀粉粒呈类圆形或多角形,直径 20～40 μm,脐点裂缝状或星状。黏液细胞内含草酸钙针晶,针晶长 100～150 μm。导管主要为螺纹及网纹导管,直径为 12～50 μm。纤维成束。

理化鉴别 取粗粉 10 g,用乙醇 50 ml 加热回流 1 小时,放冷过滤,滤液减压浓缩至 10 ml,加乙醇 10 ml 使淀粉沉淀,过滤,滤液减压浓缩至干,取少量浓缩物加乙醇溶解供点样用。以石蒜碱、伪石蒜碱为对照品。吸取上述 2 种溶液点样于硅胶 G 薄层板上,以氯仿-丙酮-甲醇(80:10:10)为展开剂,展距 6 cm。用碘蒸气显色。供试品色谱中在与对照品色谱相应位置处,显相同颜色的斑点。

品质标志 1. 经验评价 以个大、均匀、肉质鳞片肥厚、少须根者为佳。

2. 含量测定 按水溶性浸出物测定法热浸法测定,含水溶性浸出物不得少于 48.0％。按醇溶性浸出物测定法热浸法测定,用 70.0％乙醇作溶剂,含醇溶性浸出物不得少于 30.0％。按高效液相色谱法测定,含加兰他敏($C_{17}H_{21}NO_3$)不得少于 0.015％,含石蒜碱($C_{16}H_{17}NO_4$)不得少于 0.037％。

【成分】 1. 石蒜 鳞茎主要含生物碱类化合物:伪石蒜碱(pseudolycorine),石蒜碱(lycorine),高石蒜碱(homolycorine),石蒜伦碱(lycorenine),多花水仙碱(tazettine),石蒜胺碱(lycoramine),雪花莲胺碱(galanthamine)[1],雨石蒜碱(pluviine),去甲雨石蒜碱(norpluviine),去甲高石蒜碱(demethylhomolycorine),小星蒜碱(hippeastrine),表雪花莲胺碱(2-epigalanthamine),条纹碱(vittatine),网球花定碱(haemanthidine)[2],石蒜西定醇(lycoricidinol),石蒜西定(lycoricidine)[3],O-去甲基二氢雪花莲胺碱(O-demethyldihydrogalanthamine),前多花水仙碱(pretazettine)[4],oxovittatine, apohaemanthamine, 9-O-demethylhomolycorine N-oxide, incartine, ismine, 6-O-methylpretazettine,恩其明(lecohetaine)和甲基石蒜伦碱(methyllycornine)[5]等。此外,还含有石蒜凝集素(lradiataagglutinin)[6],氨基酸类[7],糖苷类[8~10]等成分。

2. 中国石蒜 鳞茎主要含生物碱类化合物:水仙克拉辛(narciclasine),石蒜碱,雪花莲胺碱,石蒜胺,表石蒜胺(epilycoramine),高石蒜碱,文殊兰碱(crinine),网球花定碱,小星蒜碱,雨石蒜碱及石蒜伦碱[11]。此外还含有多糖类[10]等成分。

【药理】 1. 抗肿瘤作用 不同浓度的石蒜碱处理肺癌 A549 细胞,可显著抑制 A549 细胞增殖,诱导 A549 细胞凋亡,同时增强 Bax 和 p53 的活性,降低 Bcl-2 活性和线粒体膜电位,显著改变 Bcl-2、Bax、p53 和 Survivin 的基因表达。提示石蒜碱可诱导 A549 细胞凋亡,作用机制可能与其调节 Bcl-2 信号通路中相关因子活性有关[1]。石蒜碱处理人乳腺癌细胞 MCF-7 细胞后,癌细胞存活率大幅下降,并呈明显的剂量效应关系。同时,细胞线粒体膜电位(MMP)明显下降。提示石蒜碱可降低人乳腺癌细胞 MCF-7 的存活率,作用机制可能是触发了线粒体凋亡途径[2]。石蒜碱可明显抑制人白血病 U937 细胞增殖并诱导细胞凋亡,可抑制 Mcl-1、Bcl-xL 蛋白表达,对 Mcl-1 蛋白的抑制作用先于 PARP 蛋白剪切,对 Bcl-xL 蛋白的抑制发生在 PARP 剪切片段出现之后。提示石蒜碱可用于治疗异常高表达 Mcl-1 蛋白的相关肿瘤[3]。裂殖酵母可作为模型筛选抗肿瘤药物。石蒜碱体外显著抑制裂殖酵母生长,并呈现时间浓度依赖性,酵母细胞变长,细胞核及细胞间隔增多,G_2/M 期细胞比例增加,部分细胞周期相关基因在 mRNA 水平有所变化。提示石蒜碱对裂殖酵母生长具有明显抑制作用,可引起细胞表型变化,影响部分细胞周期相关基因的表达[4]。

2. 抗胆碱酯酶、兴奋肌肉作用 石蒜胺或雪花莲胺碱静脉注射,可使电刺激麻醉猫坐骨神经引起的胫前肌收缩明显加强,并出现全身震颤、呼吸兴奋和排尿;也可加强电刺激大鼠坐骨神经所致的腓肠肌收缩,作用与刺激频率及剂量有关。高频率和大剂量可引起肌肉收缩抑制,而低频率和小剂量多引起肌肉收缩加强。这种现象可能与乙酰胆碱堆积量的多少有关。大剂量可致持续去极化,因而表现出肌肉收缩抑制[5]。体外实验证明,雪花莲胺碱和石蒜胺对兔全血、肌肉和脑匀浆中的胆碱酯酶的活性均有抑制作用。石蒜胺或雪花莲胺碱作用于大鼠膈神经-肌肉标本,可使电刺激膈神经引起的膈肌收缩作用加强。石蒜胺或雪花莲胺碱静脉注射,可明显对抗麻醉猫静脉注射筒箭毒碱后引起的神经肌肉冲动传递阻滞[6]。雪花莲胺碱小剂量对大脑皮层及延髓内胆碱酯酶活性有较强的抑制作用,大剂量对丘脑内胆碱酯酶活性也有抑制作用,表明对中枢有较强的作用[7]。石蒜煎剂及石蒜碱对豚鼠及兔离体子宫均有明显的兴奋作用,此作用不被苯海拉明对抗[8],对大鼠离体子宫小剂量兴奋,大剂量呈抑制作用。石蒜碱静脉注射,对兔在体子宫及子宫瘘有明显兴奋作用[9]。石蒜煎剂对离体兔十二指肠平滑肌有兴奋作用。小鼠灌胃石蒜煎剂可引起腹泻。兔静脉注射石蒜碱,可出现剧烈的肠蠕动[8]。

3. 镇静、解热、镇痛作用 小鼠腹腔注射或家兔肌内注射石蒜碱,均可出现镇静作用。石蒜碱腹腔注射,能延长环己巴比妥、戊巴比妥钠、水合氯醛等诱导的小鼠、大鼠的睡眠时间[10,11]。腹腔注射石蒜碱可明显延长大鼠条件反射的潜伏期,部分消失阳性条件反射,24 小时后基本恢复[10]。石蒜碱静脉注射或皮下注射,可降低人工发热家兔的体温[12]。小鼠腹腔注射石蒜碱,可增强吗啡或延胡索的镇痛作用[10]。

4. 抗炎作用 石蒜碱静脉注射或皮下注射,对大鼠蛋清性足肿胀等有明显的抑制作用。但切除肾上腺后,石蒜碱不能对抗大鼠蛋清性足肿胀。石蒜碱可使小鼠胸腺萎缩,使兔肾上腺中维生素 C 含量明显减少,并使蟾蜍嗜酸性白细胞减少。石蒜碱抗炎作用可能与兴奋垂体-肾上腺皮质有关[13,14]。石蒜碱还可抑制脂多糖(LPS)诱导的炎症相关酶类的合成,抑制多种炎症介质的释放,显著抑制 LPS 诱导的 P38 和 STATs 通路的激活,而对 ERK1/2、JNK1/2 和 NF-κB 通路无影响[15]。

5. 其他作用 石蒜鳞茎醇提取液可使水负荷兔的眼压下降,下降程度随提取液浓度而增加[16]。鸽灌胃石蒜煎剂,可导致呕吐[8]。石蒜碱给犬静脉注射,可产生呕吐反应[17]。石蒜碱呕吐作用比去水吗啡弱,但比吐根碱强,呕吐潜伏期与吐根碱相似,比去水吗啡潜伏期长[18]。大鼠腹腔注射石蒜碱,可明显增加尿酸排出量[14]。石蒜碱有抗病毒活性,可抑制脊髓灰白质炎病毒。伪石蒜碱对嗜神经组织 RNA 病毒等感染的小鼠,具有显著的对抗活性,抑制反转录酶活性,降低血浆中病毒滴定度[19,20]。二氢石蒜碱有抗阿米巴原虫作用,石蒜碱体外有抗毛滴虫作用[19]。石蒜总生物碱对家蝇具有一定的触杀作用和生长发育抑制作用,但总生物碱对家蝇幼虫和成虫的触杀作用无显著性差异[21]。

6. 毒副作用 石蒜碱小鼠腹腔注射、灌胃、皮下注射的 LD_{50} 分别为 112.2 mg/kg、344 mg/kg 和 145 mg/kg。家兔灌胃或皮下注射石蒜碱可引起不同程度的腹泻和衰竭,最后死亡。雪花莲胺碱小鼠皮下注射和灌胃的 LD_{50} 分别为 (14 ± 2) mg/kg 和 (17 ± 3) mg/kg。石蒜胺小鼠皮下注射、灌胃和腹腔注射的

LD_{50} 分别为(112 ± 10)mg/kg、(131 ± 14)mg/kg 和(103 ± 13)mg/kg[22]。

【药性】 辛、甘，温，有毒。

【功能】 祛痰催吐，解毒散结。

【主治】 喉风，乳蛾，痰喘，食物中毒，胸腹积水，疔疮肿毒，痰核瘰疬。

【附方】 1. 治双单蛾 老鸦蒜捣汁，生白酒调服。呕吐而愈。（《本草纲目拾遗》引《神医十全镜》）

2. 治痰火气急 蟑螂花根，洗，焙干为末，糖调，酒下一钱。（《本草纲目拾遗》）

3. 治黄疸 鲜石蒜鳞茎一个，蓖麻子7个（去皮）。捣烂敷足心，每日一次。（《南京地区常用中草药》）

4. 治水肿、腹水 蓖麻仁十二粒，石蒜鳞茎七枚，捣烂，敷足心一昼夜。（《南京地区常用中草药》）

5. 治风湿性关节痛 石蒜、生姜、葱各适量。共捣烂敷患处。（《全国中草药汇编》）

6. 治对口疮初起 老鸦蒜捣烂，隔纸贴之，干则频换。（《本草纲目拾遗》引《周益方家宝方》）

7. 治肿毒 将石蒜鳞茎打烂后，用醋和白糖调制成糊状，敷患处（破皮后不能敷）。（《南京民间草药》）

8. 治产肠脱下 老鸦蒜一把。以水三碗，煎一碗半，去滓熏洗。（《世医得效方》）

9. 洗痔漏 老鸦蒜、鬼莲蓬，捣碎，不拘多少。好酒煎，置瓶内先熏，待半日汤温，倾出洗之，三次。（《本草纲目拾遗》）

10. 治便毒诸疮 一支箭捣烂涂之。若毒太盛，以生白酒煎服。得微汗愈。（《太平圣惠方》）

【用法用量】 内服：煎汤，1.5～3 g；或捣汁。外用：适量，捣敷；或绞汁涂；或煎水熏洗。

【药论摘录】 1.《本草图经》："味辛，温，有小毒。主敷贴肿毒。"

2.《本草纲目》："辛、甘，温。治疔疮恶核，河水煎服，取汗，及捣敷之；又中溪毒者，酒煮半升服，取吐。"

3.《药性考》："利窍。治惊风。"

4.《本草纲目拾遗》："治喉风，痰核，白火丹，肺痈，煎酒服，单双蛾，痰火气急，对口初起，洗痔漏。"

5.《草木便方》："辛、甘，微温。治汤火热毒。"

【品种沿革】 集解 1.《本草图经》："水麻，生鼎州、黔州，其根名石蒜，九月采。又，金灯花，其根亦名石蒜，或云即此类也。"

2.《本草纲目》："石蒜，处处下湿地有之，古谓之乌蒜，俗谓之老鸦蒜、一支箭是也。春初生叶，如蒜秧及山慈姑叶，背有剑脊，四散布地。七月苗枯，乃于平地抽出一茎如箭杆，长尺许。茎端开花四五朵，六出，红色，如山丹花状而瓣长，黄蕊长须。其根状如蒜，皮色紫赤，肉白色。""此有小毒，而《救荒本草》言其可炸熟水浸过食，盖为救荒尔。一种叶如大韭，四、五月抽茎，开花如小萱花黄白色者，谓之铁色箭，功与此同。二物并抽茎开花，后乃生叶，叶花不相见，与金灯同。"

3.《本草纲目拾遗》："老鸦蒜，一名银锁匙，一名石蒜，一支箭。《百草镜》云：石蒜春初发苗，叶似蒜，又与山茨菇叶相似，背有剑脊，四散布地，七月苗枯，中心抽茎如箭干，高尺许，茎端开花，四五成簇，六出，红如山丹，根如蒜，色紫赤，肉白，有小毒，理喉科。《纲目》主治失载。金士彩云：此吐药也，且令人泻。"

考证 石蒜始载于《本草图经》，有详细的形态描述，并附有黔州石蒜、鼎州金灯图。《本草纲目》亦有描述，并附有石蒜图。从历代本草对石蒜原植物的形态描述及附图分析，黔州石蒜即当今之药用石蒜 *Lycoris radiata*(L'Herit.) Herb，而《本草图经》所述鼎州水麻，从附图看非本品，似锦葵科植物。

【地方志】 清·何绍章、杨履泰《丹徒县志·卷一七·物产》："石蒜：苗、叶、花、根，俱类山慈姑。花叶亦不相见，但春初生叶，七月而枯，然后抽茎作花尔。花色鲜红，亦如纽成，玲珑可玩，俗名龙爪花。其根类水仙花根，而有小毒。"

参考文献 ▶▶

成分

[1] 洪山海,等. 药学学报,1964,11(1):1

[2] 实验化学讲座(日),1958,22:449

[3] 医学中央杂志(日),1970,259:76

[4] Kobayashi S, et al. Chem Pharm Bull, 1980,28(11): 3433

[5] 刘霞妹,等. 中国中药杂志,2013,38(8):1188

[6] 常丽青,等. 应用与环境生物学报,2005,11(2):164

［7］曹小勇.中国野生植物资源,2005,24(3):48

［8］Tomoda M,et al. Chem Pharm Bull,1982,30(11):3965

［9］Nakahara K,et al. Bio J Okayama univ,1957,3:187

［10］吴彦,等.广西植物,2005,25(3):264

［11］马广恩,等.中草药,1987,18(8):342

药理

［1］张炜,等.中国中药杂志,2015,40(16):3278

［2］石碧炜.医学综述,2010,16(16):2524

［3］刘小珊,等.山东医药,2008,48(2):35

［4］汪洋,等.复旦学报(医学版),2010,37(6):642

［5］赵国举,等.药学学报,1965,12(1):36

［6］唐希灿,等.中国药学会1962年学术会议论文文摘集.1962:301

［7］浙江省卫生局.浙江药用植物志.第1版.浙江科学技术出版社,1957:218

［8］陈牧群,等.药学学报,1957,5(1):1

［9］何功倍,等.药学学报,1964,11(8):562

［10］陈牧群,等.药学学报,1965,12(9):594

［11］Haffman DG,et al. Biochem Pharmacol,1966,15(3):391

［12］刘慰庸,等.贵阳医学院学报(国庆献礼论文集),1959:110

［13］羽野寿,等.日本药理学杂志,1960,56(2):214

［14］陈牧群,等.煤矿医学,1979,(1):1

［15］抗晶晶,等.中国野生植物资源,2013,32(6):1,13

［16］陈彼得,等.江西医药,1986,21(6):497

［17］Abdumalikova NV,et al. C A,1967,66:64113j

［18］岛本晖郎,等.日本药理学杂志,1958,54:21

［19］刘家鼎,等.中国药学会1962年年会论文资料.1962

［20］Leven M,et al. J Nat Prod,1982,45(5):564

［21］向玉勇,等.四川动物,2012,(5):813

［22］唐希灿,等.药学学报,1963,10(8):466

16. 石菖蒲 Shí Chāng Pú

《本草图经》

【异名】 昌本,菖蒲、昌阳、阳春雪、望见消、苦菖蒲、粉菖。

【来源】 为天南星科植物石菖蒲 *Acorus tatarinowii* Schott 的根茎。

【原植物】 石菖蒲,又名九节菖蒲、山菖蒲、药菖蒲、金钱蒲、菖蒲叶、水剑草、香菖蒲、紫耳、薄菖蒲、石蜈蚣、岩菖蒲、臭菖、骨首、格密亲、野韭菜、水蜈蚣、香草、菖蒲、夜晚香、水菖蒲、回手香、随手香、山艾、小石菖蒲。

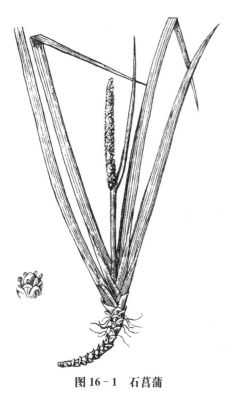

图 16-1 石菖蒲

多年生草本。根茎芳香,粗 2～5 mm,外部淡褐色,节间长 3～5 mm,根肉质,具多数须根,根茎上部分枝甚密,植株因而成丛生状,分枝常被纤维状宿存叶基。叶无柄,叶片薄,基部两侧膜质叶鞘宽可达 5 mm,上延几达叶片中部,渐狭,脱落;叶片暗绿色,线形,基部对折,中部以上平展,先端渐狭,无中肋,平行脉多数,稍隆起。花序柄腋生,三棱形。叶状佛焰苞为肉穗花序长的 2～5 倍或更长,稀近等长;肉穗花序圆柱状,上部渐尖,直立或稍弯。花白色。成熟果序长 7～8 cm,粗可达 1 cm。幼果绿色,成熟时黄绿色或黄白色。花果期 2～6 月(图 16-1、彩图 16-2)。

生于沼泽边缘、潮湿土地上,或岩石上、泉水附近。分布于黄河以南各省(区)。

本省各地有分布。

【栽培】 **生长环境** 喜阴湿环境,在叶密度较大的树下也能生长;不耐阳光暴晒,不耐干旱。稍耐寒,在长江流域可露地生长。以沼泽、湿地或灌水方便的沙质壤土、富含腐殖质壤土栽培为宜。

繁殖技术 根茎繁殖。春季挖出根茎,选带有须根和叶片的小根茎作种,按行株距 30 cm×15 cm 穴栽,每穴栽 2～3 株,栽后盖土压紧。

田间管理 栽后生长期注意拔除根部杂草,松土和浇水,切忌干旱。追施人粪尿 2 次,以氮肥为主,适当增加磷钾肥。在每次收获后,对保留的一小部分植株稍加管理,2～3 年后又可收获。

病虫害防治 无明显病害。虫害有稻蝗,用 90%晶体敌百虫 1 000 倍液防治。

【采收加工】 秋、冬二季采挖,除去须根和泥沙,晒干。

【药材】 石菖蒲 Acori Tatarinowii Rhizoma 本省各地曾有产。

性状鉴别 呈扁圆柱形,多弯曲,常有分枝,长 3～20 cm,直径 0.3～1 cm。表面棕褐色或灰棕色,粗糙,有疏密不匀的环节,节间长 0.2～0.8 cm,具细纵纹,一面残留须根或圆点状根痕;叶痕呈三角形,左右交互排列,有的其上有毛鳞状的叶基残余。质硬,断面纤维性,类白色或微红色,内皮层环明显,可见多数维管束小点及棕色油点。气芳香,味苦、微辛(彩图 16-3)。

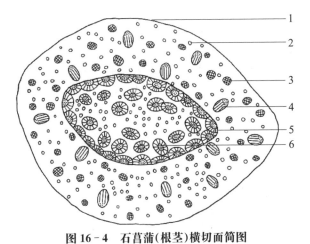

图16-4 石菖蒲(根茎)横切面简图

1.表皮 2.油细胞 3.纤维束 4.叶迹维管束 5.内皮层 6.维管束

显微鉴别 1.根茎横切面 表皮细胞外壁增厚,棕色,有的含红棕色物。皮层宽广,散有纤维束和叶迹维管束;叶迹维管束外韧型,维管束鞘纤维成环,木化;内皮层明显。中柱维管束周木型及外韧型,维管束鞘纤维较少。纤维束和维管束鞘纤维周围细胞中含草酸钙方晶,形成晶纤维。薄壁组织中散有类圆形油细胞,并含淀粉粒。(图16-4)。

2.粉末 灰棕色。淀粉粒单粒球形、椭圆形或长卵形,直径2～9 μm;复粒由2～20(或更多)分粒组成。纤维束周围细胞中含草酸钙方晶,形成晶纤维。草酸钙方晶呈多面形、类多角形、双锥形,直径4～16 μm。分泌细胞呈类圆形或长圆形,胞腔内充满黄绿色、橙红色或红色分泌物(图16-5)。

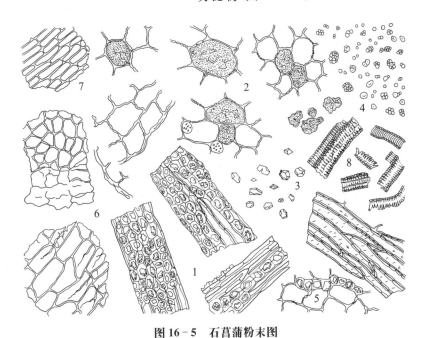

图16-5 石菖蒲粉末图

1.纤维及晶纤维 2.分泌细胞 3.草酸钙方晶 4.淀粉粒 5.薄壁细胞 6.表皮细胞 7.鳞叶表皮细胞 8.导管

理化鉴别 取本品粉末0.2 g,加石油醚(60～90℃)20 ml,加热回流1小时,滤过,滤液蒸干,残渣加石油醚(60～90℃)1 ml使溶解,作为供试品溶液。另取石菖蒲对照药材0.2 g,同法制成对照药材溶液。按薄层色谱法试验,吸取上述两种溶液各2 μl,分别点于同一硅胶G薄层板上,以石油醚(60～90℃)-乙酸乙酯(4:1)为展开剂,展开,取出,晾干,放置约1小时,置紫外光灯(365 nm)下检视。供试品色谱中,在与对照药材色谱相应的位置上,显相同颜色的荧光斑点;再以碘蒸气熏至斑点显色清晰,供试品色谱中,在与对照药材色谱相应的位置上,显相同颜色的斑点。

品质标志 1.经验评价 以条粗、断面色类白、香气浓者为佳。

2.含量测定 按醇溶性浸出物测定法冷浸法测定,用稀乙醇作溶剂,含醇溶性浸出物不得少于12.0%。按挥发油测定法测定,含挥发油不得少于1.0%(ml/g)。

【成分】 石菖蒲根茎含挥发油,内有α,β及γ-细辛脑(asarone),甲基丁香油酚(Me eugenol),榄香脂素(elemicin),α-甜没药萜醇(bisabolol),β-蒎烯(beta-pinene),δ-荜澄茄烯(δ-cadinene),百里香酚

(thymol)，肉豆蔻酸（myristic acid）[1~3]。β-丁香烯（β-caryophyllene），葎草烯（humulene），榄香脂素（elemicine），顺式罗勒烯（cis-ocimene）等[4~6]。

【药理】 1. 镇静、抗惊厥作用 石菖蒲多糖连续灌胃，延长戊四唑制备的惊厥模型小鼠出现死亡时间，降低惊厥模型小鼠的死亡率。石菖蒲多糖腹腔注射一次，对小鼠惊厥无明显影响[1]。石菖蒲不同部位提取物灌胃，影响士的宁、谷氨酸钠所致惊厥模型小鼠的惊厥潜伏期、惊厥次数、惊厥持续时间、死亡率和死亡时间等。石菖蒲总挥发油和水提液是中枢镇静作用的主要有效部位[2]。

2. 抗癫痫作用 石菖蒲不同部位给戊四唑点燃癫痫模型大鼠灌胃，结果表明，石菖蒲水溶性部分和α-细辛醚（即α-细辛脑）能够减少戊四唑点燃大鼠癫痫发作次数[3]。石菖蒲中的α-细辛醚增加癫痫模型大鼠癫痫持续状态（SE）后各时相海马γ-氨基丁酸（GABA）含量，增强谷氨酸脱羧酶（GAD67）及GABA$_A$-RNA表达，降低SE后增高的γ-氨基丁酸转氨酶（GABA-T）活性。其下调海马区GABA-T活性的作用强于额叶。作用机制可能是抑制GABA-T活性，降低GABA分解代谢，上调GAD67表达，增加GABA合成，并且上调GABA$_A$受体表达，增强GABA介导的抑制功能，从而发挥抗癫痫作用[4]。

3. 改善学习记忆能力、抗老年痴呆作用 石菖蒲水提取物灌胃，能延长记忆获得障碍、记忆巩固不良和记忆再现障碍模型小鼠跳下平台或进入暗室的潜伏期，改善由东莨菪碱所致的大鼠空间记忆障碍。石菖蒲水提取物对乙酰胆碱酯酶的活性没有影响[5]。水迷宫测试结果表明石菖蒲水煎液和挥发油灌胃能改善β淀粉样蛋白（Aβ1-42）诱导的阿尔茨海默病（AD）模型小鼠的学习记忆能力，其疗效可能与降低大脑和海马中的一氧化氮合酶（NOS）活性有关[6]。

4. 抗抑郁作用 小鼠尾悬挂实验和大鼠强迫游泳实验中，石菖蒲水提醇沉液与水提液均能使动物的不动时间缩短。乙醇提取液也缩短小鼠的不动时间。石菖蒲醇提后的其他萃取物在行为绝望模型动物上的作用较小或无效。在小鼠5-羟色胺酸（5-HTP）增强甩头实验中，较大剂量的石菖蒲水提醇沉液能增加小鼠甩头反应次数。提示石菖蒲抗抑郁成分的有效部位主要存在于水提取液和乙醇提取液中[7]。石菖蒲水提物灌胃，减少获得性无助模型大鼠足底电击逃避失败次数；在小鼠5-HTP增强甩头实验中，增加5-HTP诱导的小鼠甩头次数。提示石菖蒲水提物抗抑郁活性可能与增强5-羟色胺（5-HT）神经系统功能有关[8]。

5. 影响心血管系统功能 石菖蒲挥发油、β-细辛醚能明显降低动脉粥样硬化模型大鼠血脂，改善高黏血症模型大鼠的血液流变性，降低心肌缺血模型大鼠内皮素（ET）水平，提高一氧化氮含量，降低心肌组织损伤程度和坏死率。提示石菖蒲挥发油、β-细辛醚对心血管有保护作用[9]。石菖蒲挥发油对正常心肌细胞有降低心肌细胞搏动频率、提高心肌细胞活力的作用[10]。

6. 抗疲劳作用 石菖蒲能改善疲劳型亚健康模型小鼠的行为学表现，提高小鼠力竭游泳时间，降低小鼠游泳后血尿素氮和乳酸水平，降低亚健康模型小鼠骨骼肌内脂质过氧化产物的生成，提高超氧化物歧化酶（SOD）活性和总抗氧化能力（TAC）[11]。在体外的抗骨骼肌疲劳作用实验中，石菖蒲中的α-细辛醚能延缓肌肉疲劳的发生[12]。石菖蒲提取物灌胃，延长大强度训练的小鼠游泳力竭时间，增加血糖、肝糖原、肌糖原水平[13]。

7. 其他作用 石菖蒲挥发油的有效成分β-细辛醚增加小鼠气管酚红排出量，减少咳嗽模型小鼠咳嗽发作次数；增加小鼠免疫器官指数，有止咳、祛痰、提高免疫力的作用[14]。石菖蒲微波水提液减轻二甲苯致小鼠耳郭肿胀程度和角叉菜胶致小鼠足趾肿胀程度，有抗炎作用[15]。

石菖蒲挥发油、β-细辛醚能减轻大鼠静脉血栓重量，延长大鼠血浆凝血酶原时间（PT）、活化部分凝血活酶时间（APTT）；延长小鼠凝血时间等[16]。

石菖蒲可影响大鼠血-脑屏障的超微结构，使内皮细胞之间的紧密连接松弛，增加伊文思蓝透过血-脑屏障的含量，促进中枢神经系统药物苯妥英钠在脑内的蓄积，提高血-脑屏障通透性[17]。石菖蒲水煎剂灌胃，对吗啡依赖大鼠的戒断症状均有不同程度的抑制作用[18]。

【炮制】 1. 鲜石菖蒲 取新采鲜药，剪去叶及须根，洗净，用时剪或切成段。

2. 石菖蒲 取原药材，除去杂质，洗净，润透，切薄片，干燥，筛去灰屑。

3. 姜制石菖蒲 取净石菖蒲片，加姜汁拌匀，置锅内用中火炒干，取出，放凉。每100 kg石菖蒲，用生姜

12.5 kg。

4. 麸炒石菖蒲　取麸皮撒于锅内,待麸皮冒烟时,倒入净石菖蒲片,用文火炒至黄色,取出,筛去麸皮,放凉。每 100 kg 石菖蒲,用麸皮 12.5 kg。

饮片性状　鲜石菖蒲、石菖蒲参见"药材"项。姜制石菖蒲形如石菖蒲,微有姜辣味。麸炒石菖蒲形如石菖蒲,表面黄色。

贮干燥容器内,防潮。麸炒石菖蒲、姜制石菖蒲,密闭。鲜石菖蒲栽于沙土中,防干。

【药性】　辛、苦,微温。归心、肝、脾经。

【功能】　豁痰开窍,化湿和胃,宁心益志。

【主治】　热病神昏,痰厥,健忘,失眠,耳鸣,耳聋,噤口痢,风湿痹痛。

【用法用量】　内服:煎汤,3～6 g,鲜品加倍;或入丸、散。外用:适量,煎水洗;或研末调敷。

【注意事项】　阴虚阳亢,汗多,精滑者慎服。

【附方】　1. 治癫痫　九节菖蒲(去毛焙干),以木臼杵为细末,不可犯铁器,用黑猭猪心以竹刀批开,砂罐煮汤送下,每日空心服二三钱。(《医学正传》)

2. 治中热暍不省　取生菖蒲不拘多少,捣绞取汁,微温一盏,灌之。(《圣济总录》)

3. 治痰迷心窍　石菖蒲、生姜。共捣汁灌下。(《梅氏验方新编》)

4. 治卒死尸厥　捣干菖蒲。以一枣核大,着其舌下。(《肘后方》)

5. 治哑惊风　细叶菖蒲捣汁,和雪梨汁同饮。(《鲟溪单方选》)

6. 治诸食积、气积、血积、鼓胀之类　石菖蒲八两(锉),斑猫四两(去翅足,二味同炒焦黄色,拣去斑猫不用)。上用粗布袋盛起,两人牵掣去尽猫毒屑了,却将菖蒲为细末,(丸)如梧桐子大,每服三五十丸,温酒或白汤送下。(《奇效良方》)

7. 治妇人脾血积气及心腹疼　菖蒲(九节者)六两,吴茱萸(炮)、香附子(炒,去毛)各四两。上三味并锉细,以酽醋五升煮干为度,焙干为细末,以好神曲打糊为丸如梧桐子大,空心,食前以淡姜汤送下四五十丸,日三服。(《妇人大全良方》菖蒲丸)

8. 治水谷痢及冷气,腹肚虚鸣　菖蒲三两,干姜一两半(炮裂,锉)。上药捣罗为末,用粳米饭和丸,如梧桐子大,每于食前以粥饮下三十丸。(《太平圣惠方》菖蒲丸)

9. 治耳聋　菖蒲根一寸,巴豆一粒(去皮心)。二物合捣,筛,分作七丸,绵裹,卧即塞,夜易之。(《肘后方》菖蒲根丸)

10. 治喉痹肿痛　菖蒲根捣汁,烧铁秤锤淬酒一杯饮之。(《圣济总录》)

11. 治小便一日一夜数十行　菖蒲、黄连,二物等分。治筛,酒服方寸匕。(《范汪方》)

12. 治赤白带下　石菖蒲、破故纸等分。炒为末,每服二钱,更以菖蒲浸酒调服,日一服。(《妇人十全良方》)

13. 治痈肿发背　生菖蒲捣贴,若疮干,捣末,以水调涂之。(《经验方》)

14. 治阴汗湿痒　石菖蒲、蛇床子等分。为末。日搽二三次。(《济急仙方》)

15. 解大戟毒　菖蒲一两。上一味,捣罗为散。每服二钱匕,温汤调下。(《圣济总录》)

16. 治诸般赤眼,攀睛云翳　菖蒲自然汁,文武火熬作膏,日点之。(《圣济总录》)

17. 治凡手足不得伸屈,乃寒湿瘀滞所致　用九节菖蒲根,煎水熏洗,并作汤浴。(《吉人集验方》)

18. 治风虫牙痛　以菖蒲抵牙痛处咬定,或塞缝亦可。(《古今医统》)

19. 治产后下血不止　菖蒲五两(锉)。上一味,以清酒五升,煮取二升,分二服。(《千金翼方》)

【临床报道】　1. 治疗癫痫大发作　自制石菖蒲煎剂,每 30 ml 含有石菖蒲干品 9 g,每次服 10 ml,每日 3 次,以 30 日为 1 个疗程,可连续服用。如连续 2 年未再有癫痫大发作者,可停药观察。治疗 60 例,显效 17 例,有效 28 例,无效 15 例,有效率 75％[1]。

2. 治疗肺性脑病　采用石菖蒲注射液(0.5％总挥发油溶液),用量随病情轻重增减。轻型患者一般用 10 ml 加入 25％葡萄糖溶液 20 ml 中作静脉缓慢推注,每日 2 次;中型患者除上述用法外,另用石菖蒲注射液

10 ml加入5%葡萄糖溶液250～500 ml中静脉缓慢滴注,每日1次;重型患者同中型患者用法,但静脉滴注石菖蒲注射液量增加到20 ml。一般以治疗5～7日为1个疗程。共治疗肺性脑病279例,显效128例次,好转81例次,无效37例,死亡33例,总有效率74.9%。治疗后症状与体征的改善,以意识障碍、精神神经症状减轻和消失为明显,其次为咳喘和发绀改善。未见明显的不良反应[2]。

3. 治疗眩晕　取鲜石菖蒲全株1 kg,切成约5 cm长的节段,煎水去渣取汁500 ml,每日1剂,以此药剂代茶,15日为1个疗程。共治39例。结果:痊愈26例,显效10例,有效3例,总有效率达100%。其中疗程最长者需3个疗程,最短仅服药5日,平均20.5日。病程较长者比病程短者疗效明显[3]。

4. 治疗脑中风　临床上用单味石菖蒲挥发油制成的注射液(0.5%总挥发油溶液)治疗肺性脑病昏迷,有效率74%,能迅速消除意识障碍和神经精神症状[4]。

5. 治疗脑血管性痴呆　104例血管性痴呆患者随机分为治疗组54例和对照组50例,两组均给予相同的智力训练和精神护理,对照组给予吡拉西坦片治疗,治疗组采用石菖蒲治疗,观察两组治疗前后的临床症状、生命体征,采用改良长谷川氏简易智能量表进行智力评分,评价疗效和观察药物不良反应。结果:经过1个疗程治疗,两组患者的HDS－R评分均提高,差异有统计学意义,治疗组显效率为57.4%,总有效率为90%,$P < 0.05$。治疗组药物不良反应发生率为9.3%,对照组为8.0%,两者差异无统计学意义[5]。

【药论摘录】　1.《神农本草经》:"主风寒湿痹,咳逆上气,开心孔,补五脏,通九窍,明耳目,出音声。久服轻身,不忘不迷惑,延年。"

2.《名医别录》:"主耳聋,痈疮,温肠胃,止小便利,四肢湿痹、不得屈伸,小儿温疟,身积热不解,可作浴汤。聪耳目,益心智,高志不老。"

3.《药性论》:"治风湿顽痹,耳鸣,头风,泪下,杀诸虫,治恶疮疥瘙。"

4.《日华子本草》:"除风下气,除烦闷,止心腹痛,霍乱转筋。治客风疮疥,涩小便,杀腹藏虫。耳痛,作末、炒,承热裹窨,甚验。"

5.《仁斋直指方》:"下痢噤口不食,虽是脾虚,盖亦热气闭膈心胸所致也。俗用木香则失之温,用山药则失之闭,惟真料参苓白术散加石菖蒲末,以粳米饮乘热调下;或用人参、茯苓、石莲子肉入些菖蒲与之,胸闭一开,自然思食。"

6.《本草经疏》:"其味苦辛,其气大温。阳气开发,外充百骸;辛通四达,以散邪结,此通利心脾二经之要药也。盖苦可燥湿,温能辟寒,辛可散结,风寒湿三者合而成痹,去此三邪,痹自愈矣。阳气开发,芬芳轻扬,气重于味,辛兼横走,故能下气开心。咳逆者气逆之候也,下气则咳逆上气可去。五脏之壅遏既彻,则气窍应之而通,故聪明耳目出音声、主耳聋。辛以散之,故治痈疮。气味辛温,气厚发热,故温肠胃。膀胱虚寒则小便不禁,肠胃既温,则膀胱与焉,故止小便。脾主四肢,脾湿既清则四肢湿痹不得屈伸自利。山岚瘴气最能使小儿发疟,寒湿之甚莫过山岚,既散其邪,则病本已拔,病焉得而不已焉?"

7.《本草新编》:"石菖蒲,止可为佐使,而不可为君药。开心窍必须佐以人参;通气必须君以苍术;遗尿欲止,非加参、芪不能取效;胎动欲安,非多加白术不能成功;除烦闷,治善忘,非以人参为君,亦不能两有奇验也。"

8.《本草正义》:"昌蒲芳香清洌,以气用事,故能振动清阳,而辟除四时不正之气。"

【品种沿革】　集解　1.《名医别录》:"菖蒲,生上洛池泽及蜀郡严道,一寸九节者良,露根不可用。五月、十二月采根,阴干。"

2.《本草经集注》:"上洛郡属梁州,严道县在蜀郡。今乃处处有。生石碛上,概节为好。在下湿地,大根者名昌阳,只主风湿,不堪服食。"

3.《药性论》:"昌蒲,石涧所生坚小,一寸九节者上,此昌蒲亦名昌阳。"

4.《日华子本草》:"石昌蒲,出宣州,二月,八月采取。"

5.《本草图经》:"今处处有之,而池州、戎州者佳。春生青叶,长一二尺许,其叶中心有脊,状如剑,无花实。五月、十二月采根,阴干。今以五月五日收之。其根盘屈有节,状如马鞭大,一根旁引三、四根,旁根节尤密,一寸九节者佳。亦有一寸十二节者,采之初虚软,曝干方坚实,折之中心色微赤,嚼之辛香少滓,人多植于干燥砂石土中,腊月移之尤易活……黔、蜀蛮人亦常将随行,卒患心痛,嚼一二寸,热汤或酒送亦效。其生蛮谷中者尤佳,人家移种者亦堪用,但干后辛香坚实不及蛮人持来者,此即医方所用石菖蒲也。"

6.《本草别说》:"今阳羡山中生水石间者,其叶逆水而生,根须略无,少泥土,根、叶极紧细,一寸不啻九节,入药极佳。今两浙人家以瓦石器种之,旦暮易水则茂,水浊及有泥淬则萎,近方多用石菖蒲,必此类也。"

7.《本草纲目》:"菖蒲凡五种:生于池泽,蒲叶肥,根高二三尺者,泥菖蒲,白菖也;生于溪涧,蒲叶瘦,根高二三尺者,水菖蒲,溪荪也;生于水石之间,叶有剑脊,瘦根密节,高尺余者,石菖蒲也;人家以砂栽之一年,至春剪洗,愈剪愈细,高四五寸,叶如韭,根如匙柄粗者,亦石菖蒲也;其则根长二三分,叶长寸许,谓之钱蒲是矣。服食入药须用二种石菖蒲,余皆不堪。此草新旧相代,四时常青。《罗浮山记》言:山中菖蒲一寸二十节。《抱朴子》言:服食以一寸九节紫花者尤善。苏颂言:无花实。然今菖蒲,二三月间抽茎开细黄花成穗,而昔人言菖蒲难得见花,非无花也。应劭《风俗通》云:菖蒲放花,人得食之长年。是矣。"

8.《植物名实图考》:"菖蒲,《本经》上品,石菖蒲也。凡生名山深僻处者,一寸皆不止九节,今人以小盆莳之。愈剪愈矮,故有钱蒲诸名。零娄农曰:沈存中谓荪即今菖蒲,而《抱朴子》谓菖蒲须得石上,一寸九节,紫花尤善。菖蒲无花,忽逢异萼,其可遇不可必得者耶?然《平泉草木记》又谓茅山溪中有溪荪,其花紫色,则似非灵芝天花,神仙奇药矣。若如陶隐居所云,溪荪根形气色,极似石上菖蒲,而叶如蒲无脊,俗人误呼此为石上菖蒲。按其形状,极似今之吉祥草,不入药饵,沈说正是。隐居所谓俗误,而《抱朴子》乃并二物为一汇耶?《离骚草木疏》引证极博,不无调停。诗人行吟,徒揣色相;仙人服饵,尤务诡奇;隐居此注,似为的矣。"

考证 石菖蒲原名菖蒲,始载于《神农本草经》。根据《名医别录》和《本草经集注》所述,南北朝以前所用菖蒲包括大根的水菖蒲和细根的石菖蒲。石菖蒲之名首见于《本草图经》"菖蒲"条下,该书及其后的本草书中所述石菖蒲,与现今所用石菖蒲原植物相符。

【地方志】 1. 清·何绍章、杨履泰《丹徒县志·卷一七·物产》:"生水石间,叶细如韭叶而有剑脊者,石菖蒲也。"

2. 清·王祖畲《太仓州志·卷三》:"药有石菖蒲。"

参考文献 ►►

成分
[1] 魏立平,等.解放军药学学报,2005,21(1):62
[2] 刘春海,等.中医药学刊,2006,24(7):1280
[3] 金建忠,等.中草药,2007,38(8):1159
[4] 吴惠勤,等.分析测试学报,2000,19(6):70
[5] 高玉琼,等.贵阳医学院学报,2003,28(1):31
[6] 杨晓燕,等.沈阳药科大学学报,1999,16(1):71

药理
[1] 鲁效慧,等.中国医药导报,2009,6(26):39
[2] 唐洪梅,等.中国实验方剂学杂志,2004,10(4):45
[3] 林双峰,等.中国实验方剂学杂志,2010,16(9):158
[4] 苗静琨,等.中国药理学通报,2011,27(8):1067
[5] 顾丰华,等.世界临床药物,2012,33(3):150
[6] 田素民,等.中国病理生理杂志,2012,28(1):159,167
[7] 李明亚,等.广东药学院学报,2004,20(2):141
[8] 李腾飞,等.中国实验方剂学杂志,2012,18(2):132

[9] 吴启端,等.中药新药与临床药理,2005,16(4):244
[10] 吴启端,等.中药材,2009,32(2):242
[11] 严美花,等.中药材,2012,35(6):970
[12] 朱梅菊,等.天然产物研究与开发,2013,25(2):174
[13] 熊静宇,等.中医研究,2009,22(6):11
[14] 徐建民.湖北中医杂志,2007,29(9):7
[15] 刘扬俊,等.海峡药学,2012,24(6):22
[16] 吴启端,等.中药新药与临床药理,2008,19(1):29
[17] 胡园,等.中国中药杂志,2009,34(3):349
[18] 刘秀平,等.中国疼痛医学杂志,2007,13(3):164,17

临床报道
[1] 陈建家.中华医学杂志,1978,58(1):62
[2] 金维岳.中成药研究,1982,(10):22
[3] 徐昌贤.四川中医,1997,15(12):30
[4] 陈新俊,等.中草药,2007,38(5):附1~附3
[5] 刘媛.中国当代医药,2014,21(20):141

17. 龙胆 Lóng Dǎn

《神农本草经》

【异名】 陵游、草龙胆、龙胆草、苦龙胆草、地胆草、胆草。

【来源】 为龙胆科植物龙胆 *Gentiana scabra* Bge. 的根和根茎。

【原植物】 龙胆，又名龙胆草、胆草、草龙胆、山龙胆。

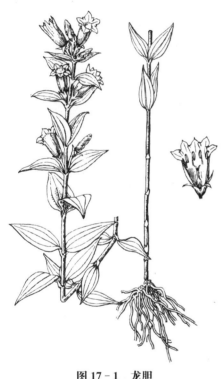

图 17-1 龙胆

多年生草本，高 30～60 cm。根黄白色，绳索状，长 20 cm 以上。茎直立，粗壮，常带紫褐色，粗糙。叶对生，卵形或卵状披针形，有 3～5 条脉，急尖或渐尖，无柄，边缘及下面主脉粗糙。花簇生茎端或叶腋；苞片披针形，与花萼近等长；花萼钟状，裂片条状披针形，与萼筒近等长；花冠筒状钟形，蓝紫色，裂片卵形，尖，褶三角形，稀二齿裂；雄蕊 5，花丝基部有宽翅；花柱短，柱头 2 裂。蒴果矩圆形，有柄。种子条形，边缘有翅。花果期 5～11 月（图 17-1）。

生于向阳山坡疏林下及旱地。分布于东北、华东、华中地区，以及陕西、广东及广西。

本省分布于南京（江浦）、宜兴。

【栽培】 **生长环境** 耐寒，喜光，耐半阴，以富含腐殖质的壤土或沙质壤土为好。

繁殖技术 种子繁殖，育苗移栽。育苗地深翻 20 cm，整平耙细，并施足腐熟的有机肥。作床宽 1.2～1.5 m，床面铺一层腐殖土。4 月下旬将苗床浇透水，待水渗下后即可播种。种子拌沙匀播，薄盖细沙土，以盖住种子为宜，播种后要对床面进行覆盖。保持水分，避免苗床干燥，10 日左右出苗。移栽地深翻 20 cm，清除杂物，施足底肥，作床宽 1.2～1.5 m。秋、春两季进行移栽。床上以 15～18 cm 行距开沟，沟深 9～12 cm。按 15 cm 株距把龙胆草苗斜放于沟壁上，顶芽稍低于地平面，培土稍加踩实即可。栽完后床面覆盖一层腐熟的细马粪，保持土壤湿润和防寒。

田间管理 苗期要注意浇水和除草，并适时追肥。4～5 月追施氢肥，促进茎叶生长；7～8 月增施磷钾肥，促进根部生长。夏季可在床间间作高秆作物，遮阴降温。

病虫害防治 病害有斑枯病、白绢病，可用甲基托布津 60 倍液防治斑枯病，可用生石灰或草木灰防治白绢病。虫害有蚯蚓、蚂蚁、蝼蛄等，用甲胺磷、乐果等防治。

【采收加工】 春、秋两季挖根，去地上茎，洗净泥土，晒至半干，将根条顺直捆成小把，晒干。

【药材】 龙胆 Gentianae Radix et Rhizoma 本省盱眙、东台、南通、南京（江浦）、镇江、句容、宜兴等地曾有产。

性状鉴别 根茎呈不规则的块状，长 1～3 cm，直径 0.3～1 cm；表面暗灰棕色或深棕色，上端有茎痕或残留茎基，周围和下端着生多数细长的根。根圆柱形，略扭曲，长 10～20 cm，直径 0.2～0.5 cm；表面淡黄色或黄棕色，上部多有显著的横皱纹，下部较细，有纵皱纹及支根痕。质脆，易折断，断面略平坦，皮部黄白色

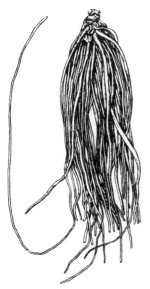

图 17 - 2　龙胆药材图

或淡黄棕色,木部色较浅,呈点状环列。气微,味甚苦(图 17 - 2)。

显微鉴别　1. 根横切面　表皮细胞有时残存,外壁较厚。皮层窄;外皮层细胞类方形,壁稍厚,木栓化;内皮层细胞切向延长,每一细胞由纵向壁分隔成数个类方形小细胞。韧皮部宽广,有裂隙。形成层不甚明显。木质部导管 3～10 个群束。髓部明显。薄壁细胞含细小草酸钙针晶(图 17 - 3)。

2. 粉末　淡黄棕色。外皮层细胞表面观类纺锤形,每一细胞由横壁分隔成数个扁方形的子细胞,有的子细胞又被分隔为小细胞。内皮层细胞表面观类长方形,甚大,平周壁显纤细的横向纹理,每一细胞由纵隔壁分隔成数个栅状小细胞,纵隔壁大多连珠状增厚,子细胞又常被横隔壁分隔成数个小细胞。薄壁细胞含细小草酸钙针晶。网纹导管及梯纹导管直径约至 45 μm(图 17 - 4)。

理化鉴别　取本品粉末约 0.5 g,精密称定,精密加入甲醇 20 ml,称定重量,加热回流 15 分钟,滤过,滤液作为供试品溶液。另取龙胆苦苷对照品,加甲醇制成每 1 ml 含 1 mg 的溶液,作为对照品溶液。按薄层色谱法试验,吸取供试品溶液 5 μl,对照品溶液 1 μl,分别点于同一硅胶 GF$_{254}$ 薄层板上,以乙酸乙酯-甲醇-水(10∶2∶1)为展开剂,展开,取出,晾干,置紫外光灯(254 nm)下检视。供试品色谱中,在与对照品色谱相应的位置上,显相同颜色的斑点。

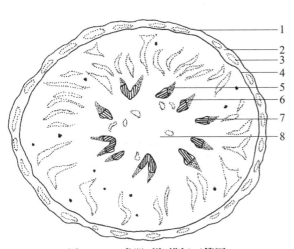

图 17 - 3　龙胆(根)横切面简图

1. 外皮层　2. 皮层　3. 裂隙　4. 内皮层　5. 筛管群　6. 形成层
7. 木质部　8. 髓

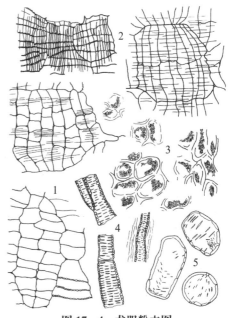

图 17 - 4　龙胆粉末图

1. 外皮层细胞　2. 内皮层细胞　3. 草酸钙针晶
4. 导管　5. 石细胞

品质标志　1. 经验评价　以条粗长、色黄或黄棕者为佳。

2. 含量测定　按水溶性浸出物测定法热浸法测定,含水溶性浸出物不得少于 36.0%。按高效液相色谱法测定,含龙胆苦苷($C_{16}H_{20}O_9$)不得少于 3.0%。

【成分】　根中含有裂环烯醚萜苷类化合物:龙胆苦苷(gentiopicroside),当药苦苷(swertiamarin),当药苷(sweroside),苦龙胆酯苷(amarogentin),痕量苦当药酯苷(amaroswerin)[1],4′-O-$β$-D-吡喃葡萄糖基龙胆苦苷(4′-O-$β$-D-glucopyranosylgentiopicroside),6′-O-$β$-D-吡喃葡萄糖基龙胆苦苷(6′-O-$β$-D-glucopyranosylgentiopicroside),olivieroside,1-O-$β$-D-glucopyranosylamplexine,苄醇 O-$α$-L-吡喃阿拉伯糖基-(1→6)-$β$-D-吡喃葡萄糖苷[2],gentiascabrasideA,6-$β$-hydroxyswertiajaposideA,1-O-$β$-D-

glucopyranosyl-4-epiamplexine, scabrans G_3, scabrans G_4, scabrans G_5, swertiajaposide A, gentianside[3], 8-hydroxy-10-hydrosweroside, trifloroside[4], 4-O-β-D-glucopyranosylscabraside 1, 4-O-β-D-glucopyranosylscabraside 2[5];生物碱类化合物:龙胆碱即秦艽碱甲(gentianine)0.05%[6],龙胆黄碱(gentioflavine)[7];三萜类化合物:(20S)-达玛-13(17),24-二烯-3-酮[(20S)-dammara-13(17),24-dien-3-one],(20R)-达玛-13(17),24-二烯-3-酮[(20R)-dammara-13(17),24-dien-3-one],16-当药烯-3-酮(chirat-16-en-3-one),17(22)-当药烯-3-酮(chirat-17(22)-en-3-one),17,21-环氧何帕-3-酮(17,21-epoxyhopan-3-one),另有当药烯醇(chiratenol),17(21)-何帕烯 3-酮[hop-17(21)-en-3-one],17(21)-何帕烯 3-醇[hop-17(21)-en-3-ol],羽扇豆醇(lupeol),香树脂醇(amyrin)[8];黄酮类化合物:Apigenin-7-O-β-glucoside, isovitexin, isovitexin-7-O-glucoside[9]。此外,根中还含 2-羟基-3-甲氧基苯甲酸葡萄糖酯(2-hydroxy-3-methoxybenzoic acid glucose ester)[10]。

【药理】 1. 解热作用 腹腔注射龙胆碱溶液、龙胆苦苷溶液及灌胃龙胆水煎液,均能降低酵母发热模型大鼠体温,降低血清白介素-6、下丘脑内前列腺素 E_2(PGE_2)含量。龙胆碱的解热作用强于龙胆水提液、龙胆苦苷[1]。

2. 抗炎、镇痛作用 关龙胆乙醇提取物能抑制二甲苯和巴豆油引起的小鼠耳郭肿胀、热板或冰醋酸所致小鼠疼痛反应,显示有抗炎、镇痛作用[2]。

3. 抗肿瘤作用 关龙胆乙醇提取物灌胃,对小鼠 S_{180} 肉瘤有抑制增殖作用[3]。关龙胆中分离的成分对宫颈癌 Hela 细胞具有一定的抑制作用[4]。体外实验表明,条叶龙胆愈伤组织石油醚、乙酸乙酯、水饱和正丁醇及水萃取物对肿瘤细胞有不同程度的抑制作用,其中石油醚、乙酸乙酯萃取物对 HepG-2 肿瘤细胞均有较强的抑制作用,为其抗肝癌有效部位[5]。条叶龙胆中环烯醚萜类化学成分对人源肝癌细胞 Hep-G2 增殖有一定的抑制活性[6]。

4. 保肝作用 用 D-氨基半乳糖联合脂多糖建立暴发性肝衰竭小鼠模型,预先给予东北龙胆(即条叶龙胆),显著改善模型小鼠的肝细胞坏死情况,减少血清天冬氨酸转氨酶、丙氨酸转氨酶及肿瘤坏死因子-α的含量,增加模型小鼠肝脏还原型谷胱甘肽、超氧化物歧化酶及谷胱甘肽过氧化物酶活性水平,减少肝脏中脂质过氧化物丙二醛含量,缓解由 D-氨基半乳糖联合脂多糖引起的肝损伤与氧化应激。东北龙胆还能显著抑制肝脏 DNA 片段化和半胱氨酸蛋白酶-3(Caspase-3)裂解,并能抑制肝脏中磷酸化 c-Jun 氨基末端激酶(p-JNK)和磷酸化细胞外信号调节激酶(p-ERK)的表达[7]。

【炮制】 1. 龙胆 取原药材,除去杂质及残茎,洗净,闷润至透,切厚片或段,干燥。

2. 酒龙胆 取龙胆片或段,喷淋黄酒拌匀,稍闷后,置锅内,用文火加热,炒干,取出放凉。每 100 kg 龙胆,用黄酒 10 kg。

3. 龙胆炭 取龙胆段,置锅内,用武火加热,炒至表面黑色,内部黑褐色,喷淋清水,灭尽火星,取出凉透。

饮片性状 龙胆参见"药材"项。酒龙胆形如龙胆片或段,色泽加深,微有酒气。龙胆炭形如龙胆片或段,表面黑色,内部黑褐色。

贮干燥容器内,酒龙胆、龙胆炭密闭,置阴凉干燥处。龙胆炭散热,防复燃。

【药性】 苦,寒。归肝、胆经。

【功能】 清肝胆实火,泻下焦湿热。

【主治】 头胀头痛,目赤肿痛,耳聋耳肿,口苦胁痛;湿热黄疸,小便淋痛,阴肿阴痒,带下;热病惊风抽搐。

【用法用量】 内服:煎汤,3~6 g;或入丸、散。外用:适量,煎水洗;或研末调搽。

【注意事项】 脾胃虚弱及无湿热实火者忌服。

【附方】 1. 治阴黄 龙胆、秦艽(去苗土)各一两半,升麻一两。上三味,粗捣筛。每服五钱匕,以水一盏半,浸药一宿,平旦煎至八分,入黄牛乳五合,再煎至一盏,去滓。空心分温二服,日再,以利为度。(《圣济总录》龙胆汤)

2.治卒然尿血,茎中痛　龙胆草一把,水煎服。(《本草汇言》)

3.治阴囊发痒,搔之湿润不干,渐至囊皮干涩,愈痒愈搔　龙胆草二两,五倍子五钱,刘寄奴一两。用水一瓮,煎将滚,滤出渣,加樟脑末五分,俟汤通手浸洗。(《本草汇言》)

4.治血灌瞳神及暴赤目疼痛或生翳膜　龙胆草、细辛、防风各二两。用沙糖一小块同煎服。(《证治准绳》)

5.治阳毒伤寒,毒气在脏,狂言妄语,欲走起者　龙胆一两(去芦头),铁粉二两。上件药,捣细罗为散。每服不计时候,以磨刀水调下一钱。(《普济方》)

6.治小儿惊热不退,变而为痫　龙胆(去芦头)、龙齿各三分,牛黄一分(细研)。捣罗为末,研入麝香二钱,炼蜜为丸,如黄米大。不计时候,荆芥汤下五丸。(《太平圣惠方》)

7.治痫病发热　龙胆草(去芦),黄连(去须,微炒),青皮(去白),使君子(去皮,炒)。上等分为细末,猪胆汁和为丸,如萝卜子大。每服二十粒,以意加减,临卧热水下。(《太平惠民和剂局方》龙胆丸)

8.治咽喉肿痛及缠喉风,粥饮难下者　龙胆一两,胆矾(研)、乳香(研)各一分。上三味,捣研令匀,炼沙糖和丸,如豌豆大。每服一丸,绵裹,含化咽津,未差再服。(《圣济总录》龙胆膏)

9.治项下生瘰疬,不问新久、有热　龙胆拣净。上一味,捣罗为散。每服一钱匕,酒或米饮调下,食后、临卧服。天阴日,住服。(《圣济总录》清凉散)

10.治小儿夜间通身多汗　龙胆草不拘多少,或加防风,为末,醋糊丸绿豆大。每服五七丸,米饮下。(《幼科类萃》通神丸)

11.治蛔虫攻心如刺,吐清水　龙胆一两(去头,锉)。水二盏,煮取一盏,去滓。隔宿不食,平旦一顿服。(《太平圣惠方》)

12.治产后乳不流行,下奶　地胆草、栝蒌根、莴苣子各等分,为末。每服二钱,温葱调酒下,日三四服。(《普济方》)

【临床报道】　1.治疗急性眼结膜炎　用龙胆草 15 g,加水 250 ml,煎煮成 150 ml,加微量食盐,冷后洗眼。每日 3～4 次,每次 5～10 分钟。共治疗急性眼结膜炎 94 例,结果痊愈 85 例,一般用药 2～3 日痊愈,显效 5 例,无效 4 例[1]。

2.治疗慢性胃炎　龙胆草大剂量使用易伤胃,小剂量(小于 5 g)却能开胃助食,并能在短期内减轻胃炎患者嘈杂、脘腹胀满、食欲缺乏等临床表现。临床观察 5 例单味龙胆草(4 g 每日 2 次)治疗胃炎患者半月,经胃镜复查,胃黏膜炎症均有不同程度好转,1 例慢性萎缩性胃炎患者胃酸明显增加[2]。

3.治疗精神分裂症　45 例痰火扰神证候型精神分裂症患者,采用大剂量龙胆草复方(龙胆草 65 g,栀子 20 g,胆南星 6 g,珍珠母 30 g,生谷芽 6 g 等)加水煎煮 2 次,并相互兑和,每日 1 剂,分早中晚 3 次服用,疗程 6 周。用阳性与阴性症状量表(PANSS)、中医症状分级量表进行临床疗效评定,用副反应量表(TESS)进行药物不良反应评定。结果:治疗后 PANSS 总分平均值与治疗前明显下降,均有显著性差异($P < 0.01$)。PANSS 评分疗效有效率为 84.4%;中医疗效有效率为 100%,不良反应仅有腹泻和腹痛,发生率为 7.3%[3]。

4.治疗儿童急性湿疹　96 例急性湿疹随机分为对照组和治疗组,各 48 例,2 组均给予基础护理措施。对照组:渗出明显者采取 3% 硼酸溶液湿敷,渗出减少后采用炉甘石洗剂和糠酸莫米松乳膏外擦;治疗组:渗出明显者采用龙胆草汤(龙胆草、黄柏各 10 g,金银花、马齿苋各 30 g,五倍子 5 g,生甘草 15 g)湿敷,每天 2 次,每次 20 分钟,渗出减少后同对照组对照。疗程均为 2 周。采用视觉模拟评分(VAS)评价治疗前后瘙痒和睡眠影响程度;进行治疗前后皮损程度采用湿疹面积及严重程度指数(EASI)评分,记录瘙痒和渗出减轻时间。结果:总有效率治疗组 95.83%,对照组 81.25%,2 组比较,差异有统计学意义($P < 0.05$)。治疗后 2 组瘙痒、睡眠、EASI 评分均较治疗前显著下降,与本组治疗前比较,差异有统计学意义($P < 0.01$)。结论:龙胆草汤湿敷对有明显渗出的儿童急性湿疹,能明显减轻瘙痒和缩短渗出时间,减轻皮损,改善睡眠,提高临床疗效[4]。

【药论摘录】　1.《神农本草经》:"主骨间寒热,惊痫邪气,续绝伤,定五脏,杀蛊毒。久服益智不忘,轻身耐劳。"

2.《名医别录》:"除胃中伏热,时气温热,热泄下痢,去肠中小虫,益肝胆气,止惊惕。"

3.《药性论》:"主小儿惊痫入心,壮热骨热,痈肿,治时疾热黄,口疮。"

4.《日华子本草》:"治客忤疳气,热病狂语及疮疥,明目,止烦,益智,治健忘。"

5.《医学启源》:"治两目赤肿睛胀,瘀肉高起,痛不可忍。《主治秘要》云:其用有四,除下部风湿,一也;除湿热,二也;脐以下至足肿痛,三也;寒湿脚气,四也。"

6.《本草新编》:"龙胆草,其功专于利水,消湿,除黄疸,其余治目、止痢、退肿、退热,皆推广之言也。但此种过于分利,未免耗气败血,水去而血亦去,湿消而气亦消。初起之水湿黄疸,用之不得不哦,久病之水湿黄疸,用之不可不缓,正未可全恃之为利水神丹,消湿除瘅之灵药也。或谓龙胆草治湿热,最利瘅病,正湿热之病也,然用龙胆草以治黄疸,多有不效者,何也?黄疸实不止湿热之一种也,有不热而亦成黄疸者,非龙胆草所能治也。龙胆草泻湿中之热,不能泻不热之湿。"

7.《国药诠证》:"龙胆治湿已化热之病奏效甚捷,惟燥而不润,故血热者须与润药同用,以燥血可以伤气而助热也。元素谓其有下行之功,除下部风湿,治寒湿脚气,不知龙胆为治脏湿化热之专药,不若防己、牛膝之能除下部湿热,且寒湿未化而遽用清燥,燥湿不足而助湿有余,以湿遇温则化,遇寒则滞,故以龙胆之苦寒,绝不可用以治寒湿也。"

8.《医学衷中参西录》:"龙胆草,味苦微酸,色黄属土,为胃家正药。其苦也,能降胃气,坚胃质;其酸也,能补益胃中酸汁,消化饮食。凡胃热气逆,胃汁短少,不能食者,服之可以开胃进食,西人浑以健胃药称之,似欠精细。"

【品种沿革】 **集解** 1.《名医别录》:"生齐朐山谷及冤句。二月、八月、十一月、十二月采根,阴干。"

2.《本草经集注》:"今出近道,吴兴为胜。状似牛膝,味甚苦,故以胆为名。"

3.《本草图经》:"今近道亦有之。宿根黄白色,下抽根十余本,类牛膝。直上生苗,高尺余。四月生叶,似柳叶而细。茎如小竹枝。七月开花如牵牛花,作铃铎形,青碧色。冬后结子,苗便枯……俗呼为草龙胆。"

4.《救荒本草》:"龙胆草,今钧州、新郑山冈间有之,根类牛膝,而根一本十余茎,黄白色,宿根。苗高尺余,叶似柳叶而细短,又似小竹,开花如牵牛花,青碧色,似小铃形样。采叶煠熟,换水浸,淘去苦味,油盐调食。"

5.《植物名实图考》:"滇龙胆生云南山中,丛根簇茎。叶似柳,微宽,又似橘叶而小。叶中发苞开花,花如钟形,一一上耸,茄紫色,颇似沙参花,五尖瓣而不反卷,白心数点。叶既蒙密,花亦繁聚,逐层开舒,经月未歇。"

考证 龙胆入本草始载于《神农本草经》。其后《名医别录》《本草经集注》《本草图经》等均有形态记述,《本草图经》并附有"信阳军草龙胆""睦州草龙胆""沂州草龙胆"和"襄州草龙胆"图。据以上本草图文考证,以及《救荒本草》所述叶片"似柳叶而细短"者,应为条叶龙胆 *Gentiana manshurica* Kitag.。《植物名实图考》之滇龙胆为 *Gentiana rigescens* Franch. ex Hemsl.,可见古代作龙胆入药者不止一种。清代《丹徒县志》、近代陈仁山著《药物出产辨》记载江苏镇江(润州)有产。

【地方志】 1. 元·脱因、俞希鲁《至顺镇江志·卷四·土产》:"龙胆草……以上诸品,《本草图经》虽不载本郡所出,然今皆有之,姑叙于此。"

2. 清·何绍章、杨履泰《丹徒县志·卷一七·物产》:"龙胆草:苗高尺余,四月生叶,如嫩蒜,细茎如小竹枝,七月开花,作铃铎状,青碧色。有山、草二种。苏颂云:山龙胆,叶经霜雪不凋,山人用治四肢疼痛。与此同类而别种,今润之采药者云:山产者佳。但二种功效不同,用之似宜分别。"

3.《药物出产辨》:"龙胆草:一产江苏镇江府,由上海运来。"

参考文献 ▶▶

成分
[1] 张建生,等. 药学学报,1991,26(11):864

[2] Kakuda R, et al. J Nat Prod, 2001,64(12):1574
[3] Kakuda R, et al. J Nat Prod, 2005,68(5):751

［4］Liang Y，et al. J Liq Chromatogr R T，2007，30：509

［5］Kim JA，et al. Arch Pharm Res，2009，32(6)：863

［6］柴田承二，等.药学杂志(日)，1957，77(1)：116

［7］杨绍云，等.中草药，1981，12(6)：247

［8］Kakuda R，et al. Phytochemistry，2002，59(8)：791

［9］张敬莹，等.中草药，2009，40(1)：24

［10］Huh H，et al. Arch Pharmacal Res，1998，21(4)：436

［11］林克勤，等.国土与自然资源研究，1994，(3)：79

药理

［1］刘学伟，等.中国实验方剂学杂志，2011，17(24)：128

［2］朴惠顺，等.陕西中医，2009，30(11)：1562

［3］郭海凤，等.延边大学医学学报，2009，32(4)：256

［4］郭海凤，等.华西药学杂志，2011，26(3)：204

［5］程玉鹏，等.中医药信息，2018，35(4)：27

［6］周艳丽，等.中国现代中药，2017，19(9)：1240

［7］夏凯丽，等.中华中医药杂志，2017，32(7)：3162

临床报道

［1］钟玉坤.新医药学杂志，1974，(8)：38

［2］王惠祥.基层中药杂志，1993，3：37

［3］庞铁良.第四次方药量效关系与合理应用研讨会，2013：20

［4］查小明.新中医，2016，48(5)：265

18. 北豆根 Běi Dòu Gēn

《中华人民共和国药典》

【异名】 蝙蝠葛根、北山豆根、马串铃、狗骨头、野豆根、山豆根、黄根、黄条香。

【基原】 为防己科植物蝙蝠葛 *Menispermum dauricum* DC. 的根茎。

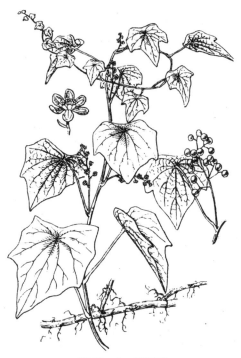

图 18-1 蝙蝠葛

【原植物】 蝙蝠葛,又名青藤、寻风藤、一口两嘴、过山龙、牢钩刺、一个刺二个头。

落叶攀援木质藤本。老枝紫褐色,常留有木质化成单刺状或双刺状的叶柄基部。单叶互生;叶柄盾状着生,被柔毛;叶片近纸质、卵状椭圆形、卵形或阔卵形,脉上被稀疏柔毛;侧脉每边 3～5 条。花先叶开放,单生于叶腋,花小,两性;苞片 4,倒卵形;花梗果时增长;萼片 5,近圆形或阔卵形,具缘毛;花瓣 5,淡黄绿色,倒卵形或长圆状倒卵形,具脉纹;雄蕊 5;花盘杯状,有 5 裂齿;子房卵形,被细毛。分果片近圆形或肾形,核有明显的中肋,两侧面具蜂窝状凹穴。花期 2～3 月,果期 4～7 月(图 18-1)。

生于路边灌丛或疏林中。分布于我国东北部、北部和东部。本省各地有分布。

【栽培】 **生长环境** 喜阴凉湿润的气候。以腐殖质多而肥沃的沙质壤土为佳。

繁殖方法 扦插繁殖。春季,硬枝扦插,斜插于土中,保持湿润。

田间管理 出苗后浇水、保墒、追肥,茎长 30 cm 时搭架,茎长 4 m 时打顶,有枯藤时适时修剪。

病虫害防治 本品无明显病虫害。

【采收加工】 春、秋二季采挖,除去须根和泥沙,干燥。

【药材】 北豆根 Menispermi Rhizoma 本省苏南地区曾有产。

性状鉴别 呈细长圆柱形,弯曲,有分枝,长可达 50 cm,直径 0.3～0.8 cm。表面黄棕色至暗棕色,多有弯曲的细根,并可见突起的根痕及纵皱纹,外皮易剥落。质韧,不易折断,断面不整齐,纤维细,木部淡黄色,呈放射状排列,中心有髓。气微,味苦(图18-2)。

显微鉴别 1. 根茎横切面 表皮细胞一列,外被棕黄色角质层,木栓层为数列细胞。皮层较宽,老的根茎有石细胞散在。中柱鞘纤维排列成新月形。维管束外韧型,环列。束间形成层不明显。木质部由导管、管胞、木纤维及木薄壁细胞组成,均木化。中央有髓。薄壁细胞含淀粉粒及细小草酸钙结晶(图18-3)。

2. 粉末 淡棕黄色。石细胞单个散在,淡黄色,分枝状或不规则形,直径 43～

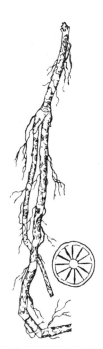

图 18-2 北豆根
药材图

147 μm(200 μm),胞腔较大。中柱鞘纤维多成束,淡黄色,直径 18~34 μm,常具分隔。木纤维成束,直径 10~26 μm,壁具斜纹孔或交叉纹孔。具缘纹孔导管。草酸钙结晶细小。淀粉粒单粒直径 3~12 μm,复粒 2~8 分粒(图 18-4)。

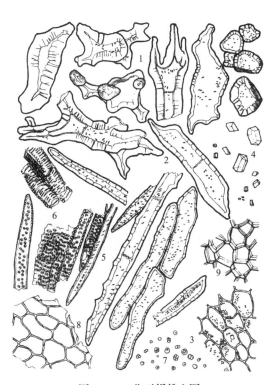

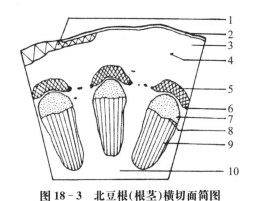

图 18-3　北豆根(根茎)横切面简图

1.木栓层　2.表皮　3.皮层　4.异型石细胞
5.中柱鞘纤维　6.石细胞群　7.韧皮部　8.形成层
9.木质部　10.髓

图 18-4　北豆根粉末图

1.石细胞　2.韧皮纤维　3.草酸钙砂晶　4.草酸钙方晶
5.木纤维　6.导管　7.淀粉粒　8.表皮细胞　9.木栓细胞

理化鉴别　1.取本品粉末约 5 g,加氨试液 5 ml,拌匀,放置 20 分钟,加氯仿 50 ml,振摇,放置 1 小时,滤过,滤液置分液漏斗中,加稀盐酸 5 ml,振摇提取。取酸液,分别置两支试管中:一管加碘化铋试液,生成橙红色沉淀;另一管加碘试液,生成棕色沉淀(检查生物碱)。

2.取本品粉末 0.5 g,加乙酸乙酯 15 ml,浓氨试液 0.5 ml,加热回流 30 分钟,滤过,滤液蒸干,残渣加乙酸乙酯 1 ml 使溶解,作为供试品溶液。另取北豆根对照药材 0.5 g,同法制成对照药材溶液。按薄层色谱法试验,吸取上述两种溶液各 2 μl,分别点于同一硅胶 G 薄层板上,以三氯甲烷-甲醇-浓氨试液(9∶1∶1 滴)为展开剂,展开,取出,晾干,置紫外光灯(365 nm)下检视。供试品色谱中,在与对照药材色谱相应的位置上,显相同颜色的荧光斑点。

品质标志　1.经验评价　以条粗、外皮黄棕色、断面浅黄色者为佳。

2.含量测定　按醇溶性浸出物测定法热浸法测定,用乙醇作溶剂,含醇溶性浸出物不得少于 13.0%。按高效液相色谱法测定,含蝙蝠葛苏林碱($C_{37}H_{42}N_2O_6$)和蝙蝠葛碱($C_{38}H_{44}N_2O_6$)的总量不得少于 0.60%。

【成分】　根茎含生物碱:山豆根碱(dauricine)[1],6-去甲山豆根碱(daurinoline)[2],6′-去甲山豆根碱(dauricinoline),木兰花碱(magnoflorine),青藤碱(sinomenine),蝙蝠葛任碱(menisperine)[3],6′-二去甲山豆根碱(dauricoline)[4],粉防己碱(acutumine),N-去甲粉防己碱(N-acutumidine),蝙蝠葛辛(bianfugecine),蝙蝠葛定(bianfugedine),蝙蝠葛宁(bianfugenine)[5],碎叶紫堇碱(cheilanthifoline),光千金藤碱(stepharine),光千金藤定碱(stepholidine)[6],蝙蝠葛波芬碱(menisporphine)[7],7′-去甲山豆根碱(daurisoline)[8],7,7′-二去甲山豆根碱(dauriciline)[9],山豆根波芬诺灵碱(dauriporphinoline)[10]。蝙蝠葛苏林碱(daurisoline),2,3-Dihydromjenisporphine,粉防己碱(tetrandrine)[11]和阿克吐明宁(acutuminine),

二青藤碱(disinomenine)，蝙蝠葛氰苷(menisdaurin)[12]，5 个异喹啉酮化合物：northalifoline，thalifoline，corydaldine，*N*-methylcorydaldine，doryphornine[13]，华月碱(sinomenine)，二华月碱(disinomenine)，千金藤灵(stepharine)[14]。

【药理】 1. 抗心律失常作用　山豆根碱具有广泛的抗心律失常作用，8 mg/kg 静脉注射，对氯仿-肾上腺素、毒毛花苷 G 和乌头碱诱发的心律失常均有对抗作用，并提高电刺激诱发的心室纤颤阈值[1]。山豆根碱使猫冠状动脉结扎和复灌后室颤的发生率和死亡率明显降低[2]。山豆根碱 32 μg 能显著抑制兔离体心房和猫心乳头肌的收缩性、自律性、兴奋性，延长不应期，说明山豆根碱的抗心律失常作用与其降低心肌兴奋性、自律性、延长不应期有关[3,4]，其抗心律失常机制不仅具有钙拮抗作用，而且还有"奎尼丁样"抑制 Na^+ 内流作用[5]。麻醉犬实验中，山豆根碱使 PR 间期延长，QRS 增宽，作用与剂量成正相关，对功能正常的窦房结无明显影响[6]。离体豚鼠实验，山豆根碱具有负性肌力作用，减小动作电位零相上升幅度和最大速率，静息电位及超射亦明显减小，动作电位时程延长，提示山豆根碱应归属于 I 类抗心律失常药[7]。通过腹主动脉缩窄法制备家兔心肌肥厚模型，利用标准微电极技术研究蝙蝠葛碱对多非利特诱发的早后除极的治疗作用，发现蝙蝠葛碱可明显降低早后除极的发生率。本品对早后除极具有良好的治疗作用，机制可能与其对多个离子通道的作用有关[8]。实验动物心律失常模型也证实了北豆根总碱对氯化钡诱发大鼠心律失常的治疗作用明显优于奎尼丁，对乌头碱诱发心律失常的预防作用优于利多卡因，对大鼠冠状动脉结扎复灌引起心律失常的保护作用与利多卡因作用相似[9]。

2. 降压作用　麻醉猫静脉注射山豆根碱 3 mg/kg、5 mg/kg、8.33 mg/kg 后，血压最大下降百分数分别为(19.14±4.98)％，(42.4±4.34)％和(56.89±3.61)％。降压机制主要是直接扩张血管平滑肌[10,11]。给麻醉猪和大鼠静脉注射蝙蝠葛碱，有明显的降压作用。其降压机制主要是蝙蝠葛碱选择性地阻断电位依赖钙通道和蛋白激酶 C 受体激活的钙通道，抑制突触前膜 Ca^{2+} 内流，从而抑制交感神经兴奋时神经末梢去甲肾上腺素的释放，直接扩张阻力血管，降低总外阻力而起到降压的作用[12]。

3. 对血小板聚集和血栓形成的影响　体外试验山豆根碱抑制二磷酸腺苷(ADP)和胶原诱导的大鼠血小板聚集，50％抑制浓度(IC_{50})均为 0.06 mg/ml，对花生四烯酸(AA)诱导血小板的 IC_{50} 为 0.05 mg/ml。山豆根碱也抑制 ADP、AA 及肾上腺素(Adr)诱导的人血小板聚集。由于山豆根碱对多种促聚集剂的抑制作用无明显选择性，提示其作用机制也与 Ca^{2+} 拮抗作用有关[13~16]。山豆根碱具有抗实验性动脉血栓形成的作用，20 mg/kg 静脉注射，能明显抑制大鼠血小板血栓和电刺激诱发动脉血栓的形成，而对静脉血栓形成无影响[17]。

4. 抗炎、镇痛作用　山豆根碱 40 mg/kg 腹腔注射，对小鼠巴豆油性耳郭水肿有明显抑制作用，20 mg/kg 腹腔注射，对角叉菜胶所致大鼠足跖水肿的作用与 1.25 mg/kg 地塞米松相似。局部用药能抑制羧甲基纤维素(CMC)所致大鼠白细胞游走反应，对 5-羟色胺(5-HT)、前列腺素 E_2(PGE_2)所致的皮肤毛细血管渗透性增高，对大鼠佐剂性关节炎以及巴豆油性肉芽囊肿的肉芽增生均有明显抑制作用[18]。北豆根粗总碱对炎性渗出、囊壁增生均有抑制作用，其强度与山豆根碱相似[19]。山豆根碱对醋酸所致小鼠扭体反应有抑制作用，其半数抑制量(ID_{50})为(54±6)mg/kg[18]。

5. 肌肉松弛作用　山豆根碱等均有肌松作用。家兔静脉注射给药，山豆根碱的平均垂头量为(2.36±0.47)mg/kg[20]。

6. 抑菌作用　山豆根总碱和蝙蝠葛任碱以固体法和液体定量药物抑菌法对各种呼吸道细菌均有抑菌作用，其中以蝙蝠葛任碱作用最强，抑菌率为 83.33％，呼吸道细菌以肺炎链球菌最为敏感，稀释到 0.09 mg/ml 仍有抑菌作用，而对肠道细菌抑菌率仅 11.11％[21]。

7. 镇咳、祛痰作用　山豆根总碱给小鼠 20 mg/kg 腹腔注射，对氨雾和二氧化硫(SO_2)刺激均有显著镇咳作用，家兔 8 mg/kg 灌胃可促进酚红由呼吸道排出，提示有一定祛痰作用[22]。

8. 局部麻醉作用　山豆根碱和粉防己碱具有局部麻醉作用，局部麻醉的 ED_{50} 分别为 3.05 mmol 和 8.56 mmol，山豆根碱的局部麻醉活性与奎尼丁相近，粉防己碱则较弱[23]。

9. 抗肿瘤作用　北豆根中的生物碱具有广谱的抗肿瘤作用，生物碱中的蝙蝠葛酚性碱及蝙蝠葛碱均能对泌尿系统主要肿瘤有体外显著的增殖抑制作用,且呈浓度和时间依赖性[24]。蝙蝠葛酚性碱对多种不同组织来源的肿瘤细胞(上皮源性、血源性、腺源性)具有广谱的抑制作用。北豆根提取物 PE2 诱导癌细胞凋亡,抑制 DNA 合成,从而抑制癌细胞的增殖[25]。

【炮制】　取原药材,除去杂质及残茎,大小分档,浸泡六七成透时捞出,润透,切厚片,干燥。

饮片性状　北豆根参见"药材"项。

贮干燥容器内,置通风干燥处。

【药性】　苦,寒,有小毒。归肺、胃、大肠经。

【功能】　清热利咽,祛风除湿,解毒杀虫。

【主治】　主治咽喉肿痛,咳嗽,湿热泻痢,黄疸,风湿痹痛,水肿,脚气,痄腮,蛇虫咬伤。

【附方】　治牙痛:北豆根 9 g,玄参、地骨皮各 6 g,甘草 3 g,水煎服。(《全国中草药汇编》)

【用法用量】　内服:煎服,3～9 g。治咽喉肿痛宜含于口中缓缓咽下。外用:适量,研末调敷或煎水泡洗。

【注意事项】　脾虚便溏者禁服。过量服用(超过 15 g)可引起呕吐。

【临床报道】　1. 治疗心律失常　口服由蝙蝠葛根茎提取的蝙蝠葛碱制片(每片含 50 mg),每次 6 片,每日 3 次,病情控制后减为每日 3～12 片。共治疗 346 例,结果总有效率约 90%,其中显效率 82%,对期前收缩有效率达 96%,尤以对室性期前收缩最佳,对心房颤动、心房扑动疗效较低。临床试验表明,本品治疗心律失常的总有效率与国内报道的乙胺碘呋酮的 87.6% 相近。但本品不良反应较少。本品对期前收缩型总有效率为 96%,其中以室性期前收缩疗效最好,总有效率达 97%,对心房颤动、心房扑动则疗效较低[1]。

2. 治疗食管、贲门癌　用北豆根注射液 1:1 浓度,每支 2 ml,肌内注射,每日 2 次;静脉注射,每日 1 次,每次 5 ml,与 25% 葡萄糖 20 ml 混合;或用冲剂,每次 2 g,每日 3 次。20 日为 1 个疗程,间隔 4～5 日,共用 5～6 个疗程,每个疗程相当于用生药 700～760 g。共治疗食管癌患者 37 例(食管上段癌 4 例、中段癌 22 例、下段癌 11 例),贲门癌患者 10 例,结果总有效率 55.3%,其中显效者 5 例,有效 21 例,无效 21 例[2]。

【品种沿革】　考证　北豆根是晚近新发展的品种之一,何时入药用,并无确证。《本草纲目拾遗》载有"蝙蝠藤"一药,曰:"此藤附生岩壁、乔木及人墙茨侧,叶类蒲萄而小,多歧,劲厚青滑,绝似蝙蝠形,故名。"有学者认为这可能就是北豆根的基原防己科植物蝙蝠葛 *Menispermum dauricum* DC. 的藤茎。但是也有学者持反对意见,认为《本草纲目拾遗》中的"蝙蝠藤"更有可能是葡萄科植物。

北豆根在北方地区曾经作为"山豆根"而广泛使用。山豆根是豆科植物越南槐 *Sophora tonkinensis* Gagnep. 的干燥根和根茎,实非本品。北豆根有可能是作为山豆根的地方混用品种而逐步分化发展起来的。

参考文献 ▶▶

成分
[1] 富田真雄,等. 药学杂志(日),1964,84(8):1030
[2] 富田真雄,等. 药学杂志(日),1965,85(5):456
[3] 富田真雄,等. 药学杂志(日),1970,90(9):1182
[4] 富田真雄,等. 药学杂志(日),1970,90(9):1178
[5] 侯翠英,等. 药学学报,1984,19(6):471
[6] 冈本靖子,等.药学杂志(日),1971,91(6):684
[7] Kunitomo JI, et al. Chem Pharm Bull, 1982, 30(7):2658
[8] 郑锡文,等.药学通报,1979,24(6):285
[9] 潘锡平,等.药学学报,1991,26(5):387
[10] 赵守训,等.中国药科大学学报,1989,20(5):312
[11] Kimura Y et al. Chem Pharm Bull, 1995,43(10):1813
[12] 李延忠,等. 特产研究,1999,3:61
[13] 张晓琦,等. 中国药科大学学报,2001,32(2):96
[14] Y Okamoto, et al. Tetra Lett, 1969,24:1933

药理
[1] Li Guirong. J Tradit Chin Med, 1984,4(1):25
[2] 朱接全,等. 中国药理学通报,1991,7(1):23
[3] 李贵荣,等.武汉医学院学报,1983,12(4):376
[4] 李贵荣.中国药理学报,1984,5(1):20
[5] 李贵荣.药学学报,1983,18(9):660
[6] 曾万成,等.中国临床药理学杂志,1990,6(3):178
[7] 宗贤刚,等.中国药理学报,1985,6(1):30
[8] 柳强妮,等.医药导报,2008,27(1):15.
[9] 刘秀华,等.黑龙江医药,2000,13(3):160.
[10] 陈淑华,等.中草药,1981,12(10):450
[11] 陈淑华,等.武汉医学院学报,1982,(3):75

[12] 李铭,等.国外医学:中医中药分册,2005,27(5):267

[13] 刘俊田,等.西北药学杂志,1988,3(3):144

[14] 刘俊田,等.西安医科大学学报,1986,7(1):31

[15] 刘俊田,等.中国药理学通报,1988,4(1):47

[16] 佟丽,等.药学学报,1989,24(2):85

[17] 刘俊田,等.西安医科大学学报,1991,12(1):33

[18] 杜佐华,等.中国药理学报,1986,7(5):419

[19] 杜佐华,等.中药通报,1987,12(8):491

[20] 龚塘,等.药学学报,1979,14(7):439

[21] 苏飞,等.中药通报,1986,11(11):692

[22] 王浴生,等.中药药理与应用.第1版.北京:人民卫生出版社,1983:317

[23] 李贵荣,等.武汉医学院学报,1983,12(3):280

[24] 李铭.河北医科大学(学位论文),2006:23

[25] 单保恩,等.癌变·畸变·突变,2006,18(5):351

临床报道

[1] 沙静姝,等.药学通报,1988,23(3):183.

[2] 武安县贺进医院肿瘤组,武安县卫生局防办.河北新医药,1976,(Z1):31.

19. 北沙参 Běi Shā Shēn

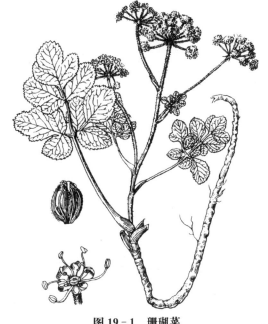

《本草汇言》

【异名】 真北沙参、海沙参、银条参、莱阳参、辽沙参、野香菜根。

【来源】 为伞形科植物珊瑚菜 *Glehnia littoralis* Fr. Schmidt ex Miq. 的根。

【原植物】 珊瑚菜。

多年生草本,高 5～20 cm。全株被白色柔毛。主根细长,圆柱形,少分枝。茎露于地上部分较短,地下部分伸长。基生叶质厚,有长柄;叶柄基部宽鞘状,边缘膜质;叶片轮廓呈圆卵形至三角状卵形,三出式分裂或三出式二回羽状分裂,末回裂片倒卵形至卵圆形,顶端圆至渐尖,基部楔形至截形,边缘有缺刻状锯齿,齿缘白色软骨质;叶柄和叶脉有细微硬毛;茎生叶形状与基生叶相似,叶柄基部渐膨大成鞘状。复伞形花序顶生,密被灰褐色长柔毛,径 3～6 cm,花序梗长 2～6 cm;伞辐 8～16,不等长;无总苞片;小总苞片数片,线状披针形,边缘及背部密被柔毛;小伞形花序有花 15～20;萼齿 5,窄三角状披针形,疏生粗毛;花瓣白色;花柱基短圆锥状。双悬果圆球形或椭圆形,长 6～13 mm,密被棕色长柔毛及绒毛,果棱有木栓质翅,分生果横剖面扁椭圆形,有 5 个棱角,合生面平坦,油管较多,连成一圈,胚乳腹面略凹陷。花期 5～7月,果期 6～8月(图 19-1)。

生于海边沙滩。分布于河北、辽宁、山东、江苏、浙江、福建、广东、台湾等地。

图 19-1 珊瑚菜

本省分布于连云港、赣榆,野生极少,有少量栽培。

【栽培】 **生长环境** 喜温暖湿润气候,能抗寒,可耐受 −30℃ 的低温。耐干旱,忌水涝,忌连作和花生茬。适宜在海边沙滩生长,以土层深厚、疏松肥沃、排水良好的油沙土、沙壤土和冲积沙土栽种,不宜在黏土和低洼积水地种植。种子有胚后熟休眠特性,寿命短,隔年种子不可作种用。

繁殖方法 用当年种子繁殖,秋季和春季均可播种。秋播在 10 月上旬,播前 20 多日湿润种子,常翻动检查,至种仁发软。春播在早春开冻后,但必须在秋末将湿润的种子放在室外潮湿处,埋于土中经受低温冷冻处理,使种胚发育成熟。如春播干种子,则当年不能出苗。播种分宽幅条播和窄幅条播。宽幅条播:播幅宽 15 cm 左右,行距 25 cm 开沟,深 4 cm 左右,种子与种子相隔 4～5 cm,开第 2 沟时溢土覆盖前沟,覆土约 3 cm。窄幅条播:播幅宽 6 cm,行距 15 cm 左右,方法与宽幅条播相同。

田间管理 小苗有 2～3 片真叶时间苗,三角形留苗,株距约 3 cm,在间苗时,需进行除草。苗高约 10 cm 时定苗,株距 6～10 cm。由于是密植作物,且茎叶脆嫩易断,不宜中耕除草,草多可拔除。春季如遇干旱需酌情浇水,保持地面湿润。生长后期地面积水应及时排水,及时摘蕾。生长后期可追施磷、钾肥。

病虫害防治 病害有病毒病、锈病,可采取彻底防治蚜虫、红蜘蛛等病毒传播者,选无病株留种的方法防治病毒病;可用 25% 粉锈宁可湿性粉 1 000 倍液防治锈病。虫害有根结线虫病、大灰象甲(象鼻虫)、钻心虫,可用无病地且忌连作和花生茬防治根结线虫病,可人工捕杀或诱杀象鼻虫,可用 90% 敌百虫液防治钻心虫。

【采收加工】 夏、秋两季采挖,除去须根,洗净,稍晾,置沸水中烫后,除去外皮,干燥。或洗净直接干燥。

【药材】 北沙参 Glehniae Radix 本省连云港、赣榆等地有产。

性状鉴别 呈细长圆柱形,偶有分枝,长 15～45 cm,直径 0.4～1.2 cm。表面淡黄白色,略粗糙,偶有残存外皮,不去外皮的表面黄棕色。全体有细纵皱纹和纵沟,并有棕黄色点状细根痕;顶端常留有黄棕色根茎残基;上端稍细,中部略粗,下部渐细。质脆,易折断,断面皮部浅黄白色,木部黄色。气特异,味微甘(图 19-2)。

显微鉴别 1. 根横切面 栓内层为数列薄壁细胞,有分泌道散在。不去外皮的可见木栓层。韧皮部宽广,射线明显;外侧筛管群颓废作条状;分泌道散在,直径 20～65 μm,内含黄棕色分泌物,周围分泌细胞 5～8 个。形成层成环。木质部射线宽 2～5 列细胞;导管大多成"V"形排列,薄壁细胞含糊化淀粉粒(图 19-3)。

2. 粉末 黄白色。网纹导管直径 17～86 μm,网孔长而宽。分泌道多碎断,分泌细胞含黄色分泌物,有的可见条状金黄色分泌物,直径约至 69 μm,糊化淀粉粒呈不规则块状。未加工的可见淀粉粒单粒圆形或类圆形,直径 2～22 μm,脐点点状,复粒稀少。此外,有木栓细胞及射线细胞(图 19-4)。

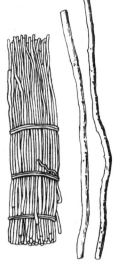

图 19-2 北沙参药材图

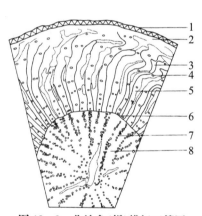

图 19-3 北沙参(根)横切面简图

1.木栓层 2.皮层 3.韧皮射线 4.分泌道
5.韧皮部 6.形成层 7.木质部 8.木射线

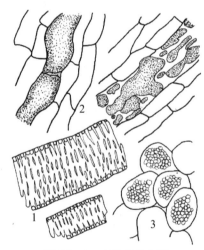

图 19-4 北沙参粉末图

1.网纹导管 2.分泌道 3.含糊化淀粉粒的薄壁细胞

品质标志 1. 经验评价 以条大、粗细均匀,去净栓皮、色黄白者为佳。

2. 含量测定 按水溶性浸出物测定法冷浸法测定,念水溶性浸出物不得少于 22.0%;按醇溶性浸出物测定法冷浸法测定,用 70% 的乙醇作溶剂,含醇溶性浸出物不得少于 12.0%;按高效液相色谱法测定,含法卡林醇($C_{17}H_{24}O$)不得少于 0.023%。

【成分】 根含香豆素类化合物:补骨脂素(psoralen),香柑内酯(bergapten),花椒毒素(xanthotoxin),异欧前胡内酯(isoimperatorin),欧前胡内酯(imperatorin),印度素(marmesin)及欧芹酚-7-O-β-龙胆二糖苷(ostheol-7-O-β-gentiobioside)[1,2],(S)-白花前胡醇[(S)-peucedanol],(S)-7-O-甲基白花前胡醇[(S)-7-O-methylpeucedanol],印度榅桲素(marmesin)和羟基欧前胡内酯(hydroxyimperatorin)等糖苷[3],去甲基软木花椒素(demethylsuberosin)[4];单萜苷:(+)和(-)-羟基龙脑-2-O-β-D-吡喃葡萄糖苷[(+)-and

（—）-angelicoidenol 2-*O*-β-*D*-glucopyranoside][5]。根还含有炔类成分：(9Z)-1,9-十七烷二烯-4,6-二炔-3,8,11-三醇[(9Z)-1,9-heptadecadiene-4,6-diyne-3,8,11-triol][6]，(10E)-1,10-十七烷二烯-4,6-二炔-3,8,9-三醇[(10E)-1,10-heptadecadiene-4,6-diyne-3,8,9-triol][6]，人参炔醇(panaxynol)，8E-十七烷-1,8-二烯-4,6-二炔-3,10-二醇(8E-heptadeca-1,8-dien-4,6-diyn-3,10-diol)[7]；黄酮类：槲皮素(quercetin)、异槲皮素(isoquercetin)、芦丁(rutin)[4]。

【药理】 1. 调节免疫功能 北沙参超临界二氧化碳萃取物可显著提高环磷酰胺诱导的免疫抑制模型小鼠外周血中白细胞、血小板、CD3$^+$T、CD4$^+$T 和 CD8$^+$T 细胞的绝对数量，对免疫抑制模型小鼠外周免疫系统有较显著的恢复作用[1]。去皮加工北沙参粗多糖和未去皮加工北沙参粗多糖均可使甲亢型阴虚小鼠体重明显增加，促进阴虚小鼠脾脏抗体生成细胞(AFC)的生成，增强迟发型超敏反应，增强机体免疫功能[2]。

北沙参多糖腹腔注射对绵羊红细胞(SRBC)致敏小鼠脾脏溶血空斑形成细胞(PFC)、SRBC 致敏小鼠血清凝集素抗体生成，以及二硝基氯苯(DNCB)引起的小鼠耳迟发型超敏反应均有抑制作用。北沙参多糖在体外对植物血凝素诱导的正常人血淋巴细胞的增生有抑制作用[3]。

2. 抗衰老、防治白内障作用 北沙参灌胃，增加 D-半乳糖制备的衰老模型大鼠晶状体组织中谷胱甘肽过氧化物酶、超氧化物歧化酶活性，降低丙二醛的含量。电子显微镜下肝细胞凋亡受到抑制。提示北沙参能改善肝细胞活性，抗衰老，延缓白内障发生[4]。

3. 抗肿瘤作用 北沙参水提法乙醇处理后的3种提取物体外对肺癌细胞株 A549 和肝癌细胞株 HEP 均有一定的抑制作用，但对胃癌细胞株 SGC 几乎没有抑制作用[5]。

4. 其他作用 北沙参乙醇提取物的水溶性部分对盐酸、乙醇诱导的小鼠胃溃疡显示出一定的抑制作用。水溶性部分体外具有一定的清除自由基作用[6]。北沙参乙醇提取物的乙酸乙酯萃取部分显示出较强的脯氨酰寡肽酶抑制活性[7]。

【炮制】 1. 北沙参 取原药材，除去杂质及残茎，抢水洗净，稍润，取出，切短段，干燥。

2. 炒北沙参 取净北沙参段置锅内，文火炒至黄色或焦黄色，取出放凉。

3. 蜜北沙参 取炼蜜置锅内，加热煮沸，倒入净北沙参段，用文火炒至黄色，不粘手为度，取出放凉。每100 kg 北沙参段，用炼蜜 15 kg。

4. 米炒北沙参 取净沙参段，先将锅内洒上水，再撒米，米借水粘在锅上，加热至冒烟时，加入沙参段，轻轻翻动，炒至表面变黄色，取出放凉。每 100 kg 北沙参，用米 10 kg。

饮片性状 北沙参段见"药材"项。炒北沙参、米炒北沙参形如北沙参段，表面黄色或焦黄色。蜜北沙参表面黄色，略粘手，有滋润感，味甜。

贮干燥容器内，蜜北沙参密闭，置通风干燥处，防蛀。

【药性】 甘，凉。归肺、胃经。

【功能】 养阴清肺，益胃生津。

【主治】 肺燥干咳，虚劳嗽血，胃阴不足，津伤口干。

【用法用量】 内服：煎汤，5～10 g；或入丸、散、膏剂。

【注意事项】 风寒作嗽及肺胃虚寒者禁服，痰热咳嗽者慎服。

【附方】 1. 治肺结核咳嗽 北沙参 9 g，麦冬 6 g，甘草 3 g。开水冲泡，代茶饮服。（《食物中药与便方》）

2. 治急慢性支气管炎 北沙参、车前子各 10 g，生甘草 5 g。水煎，每日 2～3 次分服。（《食物中药与便方》）

【临床报道】 治疗小儿迁延性肺炎 每日取北沙参、生山药各 15 g，煎服，治疗 24 例，其中支气管肺炎 17 例，喘憋性肺炎 4 例，腺病毒肺炎 3 例，病程在 1～3 个月之间。结果：痊愈 12 例，有效 9 例，无效 3 例[1]。或用北沙参 25 g，甘草 15 g，拳参 10 g，紫草茸 10 g，水煎服，治疗小儿迁延性肺炎 24 例，全部治愈[2]。

【药论摘录】 1.《本经逢原》："沙参，有南北二种，北者质坚性寒，南者体虚力微。"

2.《药性切用》："北沙参，甘淡性凉，补虚退热，益五脏之阴。肺虚劳热者最宜之，伤寒温疫，肺虚挟热者亦可暂用。"

3.《药义明辨》:"北沙参,味甘微苦,气微寒。清肺热,益肺气,金受火克者宜之。用者类以为肺剂,而不知其性专于脾之气化而上达也。"

4.《药笼小品》:"北沙参,肺经轻清淡补之品,予治肺虚咳嗽,每用党参、元参、北沙参,或加降气消痰,名三参饮,获效甚多。"

5.《本草便读》:"清养之功,北逊于南,润降之性,南不及北。"

【品种沿革】 **集解** 曹炳章《增订伪药条辨》:"北沙参,山东日照县、故墩县、莱阳县、海南县俱出。海南出者条细质坚,皮光洁色白,鲜活润泽为最佳。莱阳出者质略松,皮略糙,白黄色,亦佳。日照、故墩出者,条粗质松,皮糙黄色者次。关东出者粗松质硬皮糙,呆黄色更次。其他台湾、福建、湖广出者粗大松糙为最次,不入药用。"

考证 明代以前沙参无南北之分,当为桔梗科沙参属植物的根,即今之南沙参。《药品化义》沙参条后注曰:"北地沙土所产,故名沙参,皮淡黄、肉白、中条者佳;南产色苍体匏纯苦。"这或许是区分南、北沙参的最早记述。但其言北地所产者是否伞形科北沙参实难确定。之后《本经逢原》谓沙参"有南北二种",曰"北者质坚性寒,南者体虚力微",以之区分南北沙参,与今相近。

参考文献 ▶▶

成分

[1] Sasaki H, et al. Chem Pharm Bull, 1980,28(6):1847

[2] 原忠,等. 中草药,2002,33(12):1063

[3] Kitajima J, et al. Chem Pharm Bull, 1998,46(9):1404

[4] Yuan Z, et al. Chem Lett, 2002,13(9):865

[5] Yuan Z, et al. Chem Pharm Bull, 2002,50(1):73

[6] Noboru H, et al. Nat Med, 2004,58(1):38

[7] 原忠,等.沈阳药科大学学报,2002,19(3):183

药理

[1] 杨宪勇.泰山医学院学报,2012,33(4):247

[2] 刘波,等.中华中医药学会四大怀药与地道药材研究论坛暨中药炮制分会第二届第五次学术会议与第三届会员代表大会,2007

[3] 方新德,等.药学学报,1986,21(12):931

[4] 赵平,等.河北医药,2009,31(1):23

[5] 刘西岭,等.安徽农业科学,2009,37(20):9481,9490

[6] 赵亚.沈阳药科大学(学位论文),2007

[7] 李建平,等.中药材,2005,28(7):553

临床报道

[1] 曲忠山,等.吉林中医药,1981,(2):44

[2] 楚伦巴特尔.中国民族医药杂志,1996,2(2):19

20. 生姜 Shēng Jiāng

（《名医别录》）

【异名】 白姜、均姜。

【来源】 为姜科植物姜 *Zingiber officinale* Rosc. 的新鲜根茎。

【原植物】 参见"干姜"条。

【采收加工】 秋、冬二季叶枯萎时采挖，除去须根和泥沙。

【药材】 生姜 Zingiberis Rhizoma Recens　本省各地有产。

性状鉴别　呈不规则块状，略扁，具指状分枝，长4～18 cm，厚1～3 cm。表面黄褐色或灰棕色，有环节，分枝顶端有茎痕或芽。质脆，易折断，断面浅黄色，内皮层环纹明显，维管束散在。气香特异，味辛辣。

显微鉴别　参见"干姜"条。

理化鉴别　取本品1 g，切成1～2 mm的小块，加乙酸乙酯20 ml，超声处理10分钟，滤过，滤液蒸干，残渣加乙酸乙酯1 ml使溶解，作为供试品溶液。另取6-姜辣素对照品，加甲醇制成每1 ml含0.5 mg的溶液，作为对照品溶液。按薄层色谱法试验，吸取供试品溶液6 μl，对照品溶液4 μl，分别点于同一硅胶G薄层板上，以石油醚(60～90℃)-三氯甲烷-乙酸乙酯(2∶1∶1)为展开剂，展开，取出，晾干，喷以香草醛硫酸试液，在105℃加热至斑点显色清晰。供试品色谱中，在与对照品色谱相应的位置上，显相同颜色的斑点。

品质标志　含量测定　按挥发油测定法测定，含挥发油不得少于0.12％(ml/g)。按高效液相色谱法测定，含6-姜辣素($C_{17}H_{26}O_4$)不得少于0.050％，8-姜酚($C_{19}H_{30}O_4$)与10-姜酚($C_{21}H_{34}O_4$)总量不得少于0.040％。

【成分】 生姜油含挥发性成分：α-姜烯(α-zingiberene)，β-檀香萜醇(β-santalol)，β-水芹烯(β-phellandrene)，β-甜没药烯(β-bisabolene)，α-姜黄烯(α-curcumene)，姜醇(zingiberol)，紫苏醛(perillaldehyde)，橙花醛(neral)，牻牛儿醛(geranial)，2-蒈醇(2-caraneol)，3-蒈醇，樟烯(camphene)，β-罗勒烯(β-ocimene)，α-香柑油烯(α-bergamotene)，β-金合欢烯(β-farnesene)，月桂烯(myrce-ne)，β-蒎烯(β-pinene)，2-龙脑(2-borneol)，柠檬醛(citral)，7-孟烯[7-menthene]，异小茴香醇(isofenchyl alcohol)，α-金合欢烯，1,3,3-三甲基三环[2.2.1.0²,⁶]-庚烷[1,3,3-trimethyltricyclo[2.2.1.0²,⁶]heptane]，2,6-二甲基-6-(4-甲基-3-戊烯基)-二环[3.1.1]-2-庚烯[2,6-dimethyl-6-(4-methyl-3-pentenyl)-bicyclo[3.1.1]-2-heptene]，1,3,3-三甲基-2-氧杂二环[2.2.2]辛烷[1,3,3-trimethyl-2-oxabicyclo[2.2.2]octane]，1-(1,5-二甲基-4-己烯基)-4-甲基苯[1-(1,5-dimethyl-4-hexenyl)-4-methylbenzene][1~3]及高良姜萜内酯(galanolactone)[4]等数十种；辛辣成分：6-姜辣醇(6-gingerol)，3-姜辣醇，4-姜辣醇，5-姜辣醇，8-姜辣醇，10-姜辣醇，12-姜辣醇[5]，6-姜辣二醇(6-gingediol)，4-姜辣二醇，8-姜辣二醇，10-姜辣二醇，6-甲基姜辣二醇(6-methylgingediol)，4-姜辣二醇双乙酸酯(4-gingediacetate)，6-姜辣二醇双乙酸酯，6-甲基姜辣二醇双乙酸酯(6-methylgingediacetate)[6]，6-姜辣二酮(6-gingerdione)，10-姜辣二酮，6-去氢姜辣二酮(6-dehydrogingerdione)，10-去氢姜辣二酮[7]，6-乙酰姜辣醇(6-acetylgingerol)，6-姜辣烯酮(6-shogaol)[8]，(Z)-6-碳基-6-姜辣烯酮，(Z)-6-碳基-8-姜辣烯酮，(Z)-6-碳基-10-姜辣烯酮，6-oxo-6-paradol，(E)-4-异姜辣烯酮(4-isoshogaol)，(4E,6Z)-4-paradoldiene，(4E,6E)-6-paradoldiene，(4E,6E)-8-paradoldiene，(4E,6Z)-8-paradoldiene[9]；苷类成分：trans-1,8-cineole-3,6-dihydroxy-3-O-β-D-glucopyranoside,5,9-dihydroxy borneol 2-O-β-D-glucopyranoside[10];生物碱类成分:5-hydroxy-1-(4′,5′-dihydroxy-3′-methoxyphenyl) dodecan-3-one,1-(4′,5′-dihydroxy-3′-methoxyphenyl) dodec-4-en-3-one[11],（E)-3-hydroxy-1-(4′-hydroxy-3′,5′-dimethoxyphenyl)-tetradecan-6-en-5-one[12]，（E)-3-hydroxy-1-(4′-dihydroxy-3′,5′-dimethoxy-phenyl)-dodecan-6-en-5-one[13]，3-hydroxy-1-(4′-hydroxy-3′-methoxy-phenyl)-hexan-5-one，3-hydroxy-1-(3′,5′-dimethoxy-4′-hydroxy-phenyl)-hexan-5-one[14]，5-hydroxy-1-(4′,5′-dihydroxy-3′-methoxy-phenyl)-decan-3-one,1-(4′,5′-dihydroxy-3′-methoxy-phenyl)-dec-4-en-3-one[15]。此外,生姜还含有呋喃大牻牛儿酮(furanogermenone)[16],2-哌啶酸(pipecolic acid),多种氨基酸[17],以及二芳基庚酸类[18~21]等成分。

【药理】 1. 对消化系统的作用

(1)影响胃肠道消化功能:生姜乙醇提取物(EZE)静脉注射,可暂降家兔在体胃运动幅度,对离体大鼠胃底条则先兴奋后抑制,对离体豚鼠回肠有收缩效应,且对其乙酰胆碱或组胺性量效关系呈非竞争性拮抗作用[1]。6-姜辣烯酮和6-姜辣醇对在体胃,姜辣酮对在体家兔肠管,姜辣醇和姜辣烯酮对肠管平滑肌皆有松弛作用[2~5]。6-姜辣烯酮或6-姜辣醇静脉注射,前者抑制而后者促进炭末在小肠的推进,6-姜辣烯酮灌胃则促进炭末推进[3]。生姜的丙酮提取物、6-姜辣烯酮等灌胃,均能促进炭末推进[6]。生姜煎剂灌胃,可促进幽门结扎大鼠的胃液分泌,胃液总酸度及其排出量显著增加[7]。生姜煎剂灌胃,使巴甫洛夫小胃犬的胃液分泌24小时兴奋[8]。空腹服用生姜,可使巴甫洛夫小胃犬的胃液分泌量及游离酸分泌量增加。生姜可弱化胃蛋白酶作用而强化脂肪分解酶的作用,显著抑制胰酶,明显降低对淀粉和脂肪的消化功能[9,10]。

(2)保护胃黏膜作用:生姜煎剂灌胃,显著抑制大鼠盐酸和应激性胃黏膜损伤。该作用可能与促进胃黏膜合成、释放内源性PG有关[11]。生姜煎剂对无水乙醇和吲哚美辛所致大鼠胃黏膜损伤,生姜的丙酮提取物、丙酮提取物组分Ⅲ、姜烯、6-姜辣醇对盐酸-乙醇所致胃黏膜损伤均有显著抑制作用[12,13]。生姜提取物呋喃大牻牛儿酮灌胃,有预防小鼠应激性溃疡作用[14]。

(3)止吐、抗运动病作用:生姜浸膏、姜辣酮和姜辣烯酮的混合物皆能拮抗硫酸铜的催吐作用[9,15]。生姜口服,可显著减轻电动转椅旋转试验者呕吐症状[16],亦能减轻热刺激前庭系统所致眩晕和恶心症状[17],对海上受试者可减轻呕吐和出汗[18]。

(4)保肝、利胆作用:生姜油对大鼠、小鼠四氯化碳性肝损害有治疗和预防作用[19]。姜辣醇和姜辣烯酮对四氯化碳及半乳糖胺所致的肝损伤也有抑制作用[20]。生姜丙酮提取物、6-姜辣醇或8-姜辣醇采用十二指肠给药方式,对大鼠有显著的利胆作用[21]。

2. 对心血管系统的作用 6-姜辣醇、8-姜辣醇和10-姜辣醇均为强心药[22,23]。姜辣烯酮初用时使大鼠离体心房收缩力加强,频率加快,反复使用则作用相反,静脉注射可使大鼠心率减慢,还产生一过性降压、明显升压和持续性降压的三相性作用;脑池或脑室内用药,可见血压上升;后肢血管灌流,灌流量增加,也使全身血压上升。其升压作用可能与末梢血管收缩和交感神经兴奋相关,而降压作用则与迷走神经兴奋和心脏抑制相关[24,25]。

3. 镇静、抗惊厥作用 生姜油、姜辣醇和姜辣烯酮均可减少小鼠的自发活动,延长戊巴比妥钠或环己巴比妥的睡眠时间[2,3]。生姜油、姜辣烯酮能显著对抗戊四氮性惊厥,姜辣醇可对抗去氧麻黄碱的中枢兴奋作用;延长小鼠马钱子碱、戊四氮性惊厥的死亡时间[2]。

4. 抗氧化作用 鲜姜提取物可清除超氧阴离子自由基,抑制鼠肝匀浆脂质过氧化反应[26],清除羟自由基;有效成分可能为姜辣醇、姜辣酮和姜辣烯酮等[27]。生姜中的化合物能显著抑制 H_2O_2 致人红细胞溶血作用,抑制小鼠肝组织MDA产生;抑制受辐射质粒超螺旋构象百分率的下降[28]。生姜提取物抗氧化能力的大小依次为甲醇提取物、二氯甲烷提取物、乙醇提取物、己烷提取物、石油醚提取物、丙酮提取物、乙醚提取物[29]。

5. 抗微生物作用 生姜提取物对常见皮肤癣菌如红色毛癣菌、须癣毛癣菌、犬小孢子菌、絮状表皮癣菌等有明显抑杀作用[30]。60%醇提取物对金黄色葡萄球菌、白色葡萄球菌、伤寒杆菌、宋内痢疾杆菌和铜绿假单胞菌均有显著抑制作用,尚能拮抗乙型肝炎病毒表面抗原[31]。生姜水浸剂对伤寒杆菌、霍乱弧菌、沙门菌、葡萄球菌、链球菌和肺炎链球菌也有显著抑制作用[32]。生姜水浸剂在试管内有杀灭阴道滴虫作用[33]。

6. 抗血小板聚集作用 生姜经有机溶媒和水的提取物对花生四烯酸(AA)、肾上腺素、ADP 和胶原诱导的血小板聚集均有明显抑制作用,其机理在于生姜能影响血小板内花生四烯酸代谢,抑制其血栓烷 B_2 (TXB$_2$)及 PGS 的合成,减少 6-酮 PGF1$_\alpha$、TXB$_2$ 和前列腺素(PGI$_2$)的合成[34,35]。

7. 抗 5-羟色胺(5-HT)作用 6-姜辣醇、8-姜辣醇和 10-姜辣醇能抑制 5-HT 所致离体豚鼠回肠的收缩[36]。丙酮提取物、姜辣烯酮灌胃,能拮抗 5-HT 所致小鼠体温下降,丙酮提取物、姜辣烯酮、6-去氢姜辣二酮、8-和 10-姜辣醇可抑制 5-HT 引起的小鼠腹泻。高良姜萜内酯能拮抗 5-HT 所致离体豚鼠回肠、大鼠胃底和兔胸主动脉的收缩反应,是一种选择性 5-HT$_3$ 拮抗剂,与生姜的止呕作用有关[37]。

8. 解热、镇痛和抗炎作用 对注射酵母引起发热的大鼠给予生姜油、姜辣醇或姜辣烯酮均明显解热[2~3]。鲜姜注射液、生姜油、姜辣醇或姜辣烯酮均能显著提高热板法小鼠的痛阈,抑制小鼠醋酸扭体反应[2,3,38],对炎症早期、晚期反应均有明显抑制作用[38,39]。

9. 其他作用 姜辣酮能促进肾上腺髓质释放儿茶酚胺[40]。姜提取物能显著降低高胆固醇血症大鼠血清和肝脏胆固醇含量,并增加胆固醇由粪排出量[41]。EZE 可以延长急性缺氧小鼠的标准耐受时间,且随剂量增大作用增强[42]。生姜对亚硝化反应有明显阻断作用[43]。生姜醇提物 40 g/kg,10/kg 给荷瘤鼠灌胃,能明显改善荷瘤鼠免疫功能,升高脏器指数,提高荷瘤鼠巨噬细胞吞噬率[44]。姜辣醇与姜辣烯酮有致突变作用,6-姜辣醇在 700 μmol/L 浓度时的致突变性为 6-姜辣烯酮的 10^4 倍[45],而姜油酮能抑制两者的致突变作用[46]。

10. 相恶配伍研究 大鼠十二指肠给予黄芩、生姜合剂,使得黄芩的降压作用减弱,生姜兴奋肠肌的作用消失[47]。

11. 毒性 鲜姜注射液小鼠静脉注射的安全系数为临床用量(每次肌注 2 ml)的 625 倍以上,且无局部刺激性和溶血作用[38]。给雄小鼠每日服生姜 95％乙醇提取物 100 mg/kg,连服 3 个月,动物的外观形态、内脏、血象和体重等均未见明显毒性反应[48]。

【炮制】 1. 生姜 取原药材,除去杂质,洗净,用时切片。

2. 煨姜 取生姜块,置无烟炉火上,烤至半熟,或用草纸包裹生姜数层,浸湿后置炉台上或热火灰中,煨至纸变焦黄、姜半熟时取出,除去纸,切薄片。煨后解表作用减弱,主要有温中止呕作用,治疗腹痛泄泻。

饮片性状 生姜为不规则的长椭圆形薄片,大小不一。片面浅黄色,内皮层环纹明显,维管束散在。质脆,易折断。气香特异,味辛辣。煨姜为不规则薄片,姜皮偶见焦斑,表面显油黄色。辛辣气味减弱,微苦。

置阴凉潮湿处,或埋入湿沙内,防冻。煨姜,贮容器内,置通风干燥处。

【药性】 辛,温。归肺、胃、脾经。

【功用】 散寒解表,降逆止呕,化痰止咳,解诸毒。

【主治】 风寒感冒,恶寒发热,头痛鼻塞,呕吐,反胃,痰饮喘咳,泄泻,鱼蟹、菌蕈等食物中毒。

【用法用量】 内服:煎汤,3~10 g;或捣汁冲。外用:适量,捣敷;或炒热熨;或绞汁调搽。

【注意事项】 阴虚内热及实热证禁服。

【附方】 1. 治感冒风寒 生姜五片,紫苏叶一两。水煎服。(《本草汇言》)

2. 治病人胸中似喘不喘,似呕不呕,似哕不哕,彻心中愦愦然无奈者 半夏半斤,生姜汁一升。上二味,以水三升,煮半夏取三升,内生姜汁,煮取一升半,小冷。分四服,日三,夜一服,止,停后服。(《金匮要略》生姜半夏汤)

3. 治胃反,朝食暮吐,暮食朝吐,旋旋吐者 甘蔗汁七升,生姜汁一升。二味相合,分为三服。(《梅师集验方》)

4. 治老人上气,咳嗽喘急,烦热,不下食,食即吐逆,腹胀满 生姜汁五合,砂糖四两。上相和,微火温之,一二十沸即止。每度含半匙,渐渐不计。(《安老怀幼书》姜糖煎)

5. 治晨泄 生姜(切如豆大)四两,黄连(锉)二两。上一处淹一宿,慢火炒姜紫色,去姜不用。将黄连末每服二钱,用腊茶清调,一剂而愈。又用米饮、酒调治白痢尤妙。(《证治准绳》香姜散)

6. 治老人大小便不通　生姜四两,盐一捻,豉三十粒,葱一茎和根叶洗用。上四味,捣烂,安脐中,良久便通。(《简易普济良方》匀气散)

7. 治腰痛　生姜一斤,捣汁四两,水胶一两,同煎成膏。厚纸摊贴腰眼甚效。(《串雅内编》贴腰膏)

8. 治头痛　生姜一片,破开,入雄黄于内,湿纸包煨。乘热贴太阳穴。(《沈氏经验方》头痛奇方)

9. 治食诸蕈并菌中毒　生姜(切细)四两,豆浆四两,麻油二两半。上和研匀,楪盛,甑上蒸,一炊许时取出。不拘时候,时时服之,诸毒立解。(《普济方》)

【临床报道】 1. 治疗感冒　取鲜姜90 g,捣成泥状,炒热至皮肤能忍受为宜,摊贴于大椎穴,下加热袋保温仰卧,服热粥一碗,单布罩头、面部,微汗即可去罩布,继续热敷40分钟即可,避风2小时。共治疗50例,全部治愈,其中1次治愈者47例,2次治愈者3例[1]。

2. 治疗脊柱压缩骨折后腹胀　取生姜(鲜姜)15～20 g,捣碎或切成姜末,填充脐部,填满为止。将伤湿止痛膏或胶布剪成5～6 cm大小的方块覆盖固定,如对胶布过敏者,可用塑料纸覆盖后以绷带加以固定。然后给予隔姜灸20～30分钟,也可用热水袋热敷,并配合按摩。生姜一般12小时更换1次,腹胀明显者可6小时更换1次。共治疗80例,全部治愈。多数患者敷脐20分钟后,腹胀减轻,听诊肠鸣音活跃。35分钟后有气体排出,60分钟后腹胀明显减轻,并排便。治疗1次痊愈6例,2次痊愈31例,3次痊愈30例,4次痊愈13例[2]。

3. 治疗妊娠恶阻　用生姜(带皮切片)60 g,伏龙肝60 g(煎取澄清液备用),童鸡(雌雄均可39)1只。将童鸡处死,去毛洗净,除去内脏,纳生姜于腹中,置瓷钵内,然后加入伏龙肝澄清液适量,食盐少许,盖密炖烂,取汤徐饮之,鸡肉也可食。每日或隔日服1剂。共治205例(初孕者73例,第2孕次者60例,第3孕次者72例,服药1～2剂87例,3～4剂112例,4剂后未见效者6例,有效率为97%[3]。

4. 治疗胆道蛔虫症　用生姜150～200 g,生蜂蜜60～100 g。取生姜去皮洗净,取汁最佳(或捣碎亦可),置入蜂蜜内,搅拌均匀,1次顿服,小儿酌减,如1剂不瘥,可再服,每日可服2～3次,无副反应。共治102例患者,有效98例,无效4例,总有效率96.1%,其中服1剂有效者95例,服2剂有效者2例,服3剂有效者1例[4]。

5. 治疗急性附睾炎　取肥大的老生姜洗净切成约0.2 cm厚的薄片,每次用6～10片外敷患侧阴囊,盖上纱布,兜起阴囊,每日更换1次,直至痊愈。共治疗28例,均痊愈。一般于敷药第2日自觉坠胀疼痛及触痛减轻,3～5日痊愈。平均治愈日数为3.7日[5]。

6. 治疗水烫伤　将生姜洗净捣烂取汁,敷于患处,能立即止痛。已起疱红肿者,能消炎退肿,消去水疱;水疱已破者,敷之亦无刺激。由于生姜能灭菌,破口者亦不致溃烂或感染。灼热轻者敷药1次即可;严重者可时时注入姜汁,保持湿润36小时停药。共治400余例,均有效[6]。

7. 治疗小儿腹泻　60例腹泻患儿,年龄在6～24月龄,每天排蛋花水样大便8次以上,有轻中度脱水但无呕吐,大便镜检无红细胞及白细胞,病程＜72小时。采用简单随机化分组掷硬币法分为两组,即观察组和对照组各30例,观察组采用胡萝卜米汤(新鲜胡萝卜500 g榨汁250 ml,去渣留汁待用,微火炒50 g米粉至微黄,加水750 ml成米糊液,将250 ml胡萝卜汁加入750 ml米糊液中煮沸5分钟,加食盐3 g冷却至微温即可,50～100 ml/(kg·d)少量多次频服,温生姜贴敷肚脐(每天1次,2～3日),按压天枢穴1～4分钟。对照组口服ORS液50～100 ml/(kg·d)少量多次补液。结果:观察组总有效率100%,高于对照组83.33%,组间差异有统计学意义($P < 0.05$)。观察组患儿的脱水纠正时间、大便次数及性状恢复正常时间较对照组时间短,恢复快[7]。

8. 治疗术后恶心　①选取行肿瘤手术的200例患者为研究对象,术后按随机数字表法分为对照组(抗呕吐药物昂丹司琼4 mg、氟哌利多1.25 mg、地塞米松2.5 mg,以静脉滴注方式给药)和实验组(对照组基础上给予足肝俞、脾俞、肾俞、天突、中脘、内关、神门、足三里、丰隆、公孙及太冲等穴刮痧和生姜泡脚30分钟)各100例。结果:实验组患者PONV的总有效率、食欲恢复均高于对照组($P < 0.05$),治疗后,两组SAS评分、SDS评分均明显低于治疗前(均 $P < 0.05$),且实验组均低于对照组(均 $P < 0.05$)。结论:刮痧疗法联合生姜泡脚可有效控制PONV,有助于患者食欲的恢复,同时减轻患者的焦虑、抑郁心理[8]。②选取进行化

疗的恶性肿瘤患者240例,随机分为观察组、对照组A和对照组B,每组80例。观察组患者行内关穴生姜贴敷联合耳针治疗,对照组A患者行内关穴生姜贴敷治疗,对照组B患者行耳针治疗。结果:治疗后3组患者的R-INVR评分均下降,其中观察组患者明显高于对照组A和对照组B,差异具有统计学意义($P<$0.05);KPS评分均较治疗前提高,其中观察组患者明显高于对照组A和对照组B,差异有统计学意义($P<$0.05)。结论:内关穴生姜贴敷联合耳针治疗恶性肿瘤患者化疗后恶心呕吐及干呕症状的效果优于单纯应用内关穴生姜贴敷或耳针治疗[9]。

9. 治疗幽门螺杆菌感染性胃病 采用随机分组方法将60例Hp阳性胃病患者分为治疗组和对照组,每组各30例,对照组仅予以标准三联疗法(口服泮托拉唑一次4 mg,每日2次,饭前服用;阿莫西林一次1 000 mg,每日2次,饭后服用;痢特灵一次100 mg,每日2次,饭后服用),治疗组在对照组治疗基础上增加生姜治疗(生姜研磨成粉,温开水送服每次10 g,每日2次),两组均在治疗4周后进行疗效评价和比较。结果:治疗组Hp根除率为86.7%,对照组Hp根除率为63.3%,两组比较差异有统计学意义($P<$0.05)。结论:中药生姜治疗Hp感染性胃病,能提高Hp试验转阴率[10]。

【药论摘录】 1.《神农本草经》:"久服去臭气,通神明。"

2.《名医别录》:"味辛,微温。主伤寒头痛鼻塞,咳逆上气。"

3.《本草经集注》:"恶黄芩、黄连、天鼠矢。杀半夏、莨菪毒。去痰下气,止呕吐,除风邪寒热。"

4.《药性论》:"主痰水气满,下气;生与干并治嗽,疗时疾,止呕逆不下食。"

5.《本草拾遗》:"汁,解毒药,破血调中,去冷除痰,开胃。"

6.《雷公炮制药性解》:"入肺、心、脾、胃四经。除泄泻,散郁结。"

7.《本草衍义》:"治暴逆气,嚼生姜三二皂子大,下咽定,屡服屡定。初得寒热痰嗽,烧一块,含咬之终日间,嗽自愈;暴赤眼无疮者,以古铜钱刮净姜上,取汁于钱唇点目,热泪出,今日点,来日愈。"

8.《医学启源》:"性温,味甘、辛。气味俱厚,清浮而生升,阳也。温中去湿。制厚朴毒。"

9.《汤液本草》:"或问曰,人云夜间勿食生姜,食则令人闭气,何也?曰,生姜辛温,主开发,夜则气本收敛,反食之开发其气,则违天道,是以不宜食,此以平人论之可也,若有病则不然。"

10.《本草纲目》:"食姜久,积热患目。凡病痔人多食兼酒,立发甚速。痈疮人多食,则生恶肉。""姜辛而不荤,去邪辟恶,生啖熟食,醋、酱、糟、盐、蜜煎调和,无不宜之。可蔬可和,可果可药,其利溥矣。凡早行山行,宜含一块,不犯雾露清湿之气,及山岚不正之邪。"

11.《本草汇言》:"姜,生用发散,干则温中。生姜性散,能驱肌表之风寒;干姜性守,能攻肠胃之寒湿。生姜止呕,而治泄泻自利;干姜止痛,而治脐腹攻痛。生姜佐大枣而厚肠胃;干姜君黄连而泻阴火。生姜配二陈,而治痰尤捷;干姜配归芍,而治疝最良。""生姜、干姜,统治百病,不拘寒热虚实,并外感内伤,及不内外因诸证。寒则为桂枝使,热则为芩、连使,虚则为参、芪、归、芍使,实则为枳、朴、槟、陈使;从芒硝、大黄,则攻下而行;从熟地、石斛,则凝敛而止;从燥药则燥;从润药则润;应外用者,或捣汁涂,或捣渣熨,治病万种,应变无方。"

12.《本草经疏》:"久服损阴伤目。阴虚内热,阴虚咳嗽吐血,表虚有热汗出,自汗盗汗,脏毒下血,因热呕恶,火热腹痛,法并忌之。""生姜所禀与干姜性气无殊,第消痰、止呕、出汗、散风、祛寒、疏肝、导滞,则功优于干姜。"

13.《药品化义》:"生姜,辛温通窍,专主发散。凡一切表邪之证,大能发汗逐邪,疏通关节。盖风寒湿之气,感于皮肤经络之间,而未深入脏腑之内,宜速去之,开发毛窍,放邪气出去,则营卫通畅。"

14.《本草新编》:"生姜性散,能散风邪,伤风小恙,何必用桂枝。用生姜三钱捣碎,加薄荷二钱,滚水冲服,邪即时解散。或问生姜发汗,不宜常服,有之乎?曰,生姜四时皆可服,但不宜多服,多服散气,岂特发汗哉!然而多服则正气受伤,少服则正气无害,又不可过于避忌坐视,而不收其功也。至于偶受阴寒,如手足厥逆,腹痛绕脐而不可止,不妨多用生姜,捣碎炒热,熨于心腹之外,以祛其内寒也。"

15.《本草求真》:"生姜,专入肺,气味辛窜,走而不守。其曰伤寒头痛、伤风鼻塞可用者,以其主有宣散通肺之力也。咳逆呕哕而必用者,以其具有开提散郁之义也。水气、湿泻、血痹而必用者,以其具有逐阴行阳、除湿开导之力也。他如冻耳可擦,狐臭可疗,诸毒可解,亦何莫不由宣发之力以为辟除。"

16.《本草从新》:"煨姜和中止呕,用生姜惧其散,用干姜惧其燥,惟此略不燥散。凡和中止呕,及与大枣并用,取其和脾胃之津液,而和营卫,最为平安。"

17.《本草便读》:"生姜煨熟则暖而性降,治中焦腹痛之虚寒。蜜炙则润以兼疏,散肺部风痰之咳嗽。姜汁豁痰通络,体用颇殊。姜皮散水和脾,温凉稍异。"

18.《本草思辨录》周岩:"干姜得秋气多,功兼收敛。生姜得夏气多,功主横散。干姜温太阴之阴,生姜宣阳明之阳。生姜泻心汤有生姜又有干姜,以生姜治干噫食臭,干姜治腹鸣下利也。以干姜止利通脉,生姜散寒治呕也。"

【品种沿革】 集解 1.《本草图经》:"生姜生犍为(今四川犍为)山谷及荆州、扬州(今江苏扬州)。今处处有之,以汉、温、池州(今四川、浙江、安徽境内)者为良。苗高二三尺,叶似箭竹叶而长,两两相对,苗青,根黄,无花实。"

2.《本草纲目》:"出生嫩者其尖薇紫,名紫姜,或作子姜;宿根谓之母姜也。""姜宜原湿沙地。四月取母姜种之。五月生苗如初而生嫩芦,而叶稍阔似竹叶,对生,叶亦辛香。秋社前后新芽顿长,如列指状,采食无筋,谓之子姜。秋分后者次之,霜后则老矣。性恶湿洳而畏日,故秋热则无姜。"

品种考证 生姜始载于《名医别录》。据历代本草文献图文记载,与今之生姜同。

【地方志】 清·何绍章、杨履泰《丹徒县志·卷一七·物产》:"姜:三四月种,五六月发芽,嫩如指,名子姜。发生后仍攒其旁土,取出原种,名母姜(《康熙志》)。"

参考文献 ▶▶

成分

[1] 林正奎,等.有机化学,1987,(6):444

[2] 丁东宁,等.西北植物学报,1988,8(4):270

[3] 陈秀珍,等.广西植物,1992,12(2):129

[4] Qirong H, et al. Chem Pharm Bull,1991,39(2):397

[5] 正田芳郎,等.药学杂志(日),1973,93(3):318

[6] 正田芳郎,等.药学杂志(日),1974,94(6):735

[7] Kiuchi F, et al. Chem Pharm Bull,1982,30(2):754

[8] Kiuchi F, et al. Chem Pharm Bull,1992,40(2):387

[9] Li ZZ, et al. Molecules,2018,23(2):315

[10] Guo T, et al. Nat Prod Res,2018,32(1):71

[11] Wang HM, et al. Chem Nat Compd,2018,54(1):7

[12] Li WJ, et al. Chem Nat Compd,2013,49(3):440

[13] Kuo, SY, et al. Nat Prod Res,2012,26(14):1318

[14] Chen CY, et al. Nat Prod Commun,2011,1(6):855

[15] Chen CY, et al. Nat Prod Res,2011,25(1):62

[16] Shiba M, et al. C A, 1987,106:90160m

[17] 村上孝夫,等.药学杂志(日),1965,85(9):845

[18] Ma JP, et al. Phytochemistry,2004,65(8):1137

[19] Ma JP, et al. Chin Chem Lett,2004,15(11):1306

[20] He WS, et al. Acta Bot Sin,2001,43(7):757

[21] Kikuzaki H, et al. Phytochemistry,1996,43(1):273

药理

[1] 钱东生,等.中国中西医结合杂志,1992,12(2):95

[2] 池田正树,等.国外医学·中医中药分册,1981,(2):117

[3] Suekawa M, et al. J Pharmacobio-Dyn,1984,7(11):836

[4] 许顺吉,等.台湾药学杂志,1979,31(1):46

[5] 南药《中草药学》编写组.中草药学(下册).南京:江苏科学技术出版社,1980,1378

[6] Yamahara J, et al. Chem Pharm Bull,1990,38(2):430

[7] 孙庆伟,等.中草药,1986,17(2):91

[8] 徐云五,等.河南医学院学报,1964,(18):1

[9] 王浴生,等.中药药理与应用.北京:人民卫生出版社,1983,320

[10] 吴思恩.中草药,1988,19(2):62

[11] 孙庆伟,等.中草药,1986,17(2):91

[12] 黄启荣.国外医学·中医中药分册,1989,11(6):352

[13] Yamahara J, et al. J Ethnopharmacol,1988,23(2~3):299

[14] Shiba M, et al. C A,1987,106:90160m

[15] 孟海琴,等.中西医结合杂志,1990,10(10):638

[16] Mowrey DE. Lancet,1982,(8272):655

[17] Grontved A, et al. J Oto-Rhinolaryng Relat Spec,1986,48(5):282

[18] Grontved A, et al. Acta Otolaryngol(Stockh),1988,105(1~2):45

[19] 张竹心,等.中成药,1989,11(8):25

[20] 刘庆增,等.中药药理与临床,1988,4(2):50

[21] Yamahara J, et al. J Ethnopharmacol,1985,13:217

[22] Mitsubishi Chemical Industies Co Ltd. C A,1982,

97;33378k

[23] 李兆龙.中国药学杂志,1990,25(4):2316

[24] 末川守,等.日药理志(日),1986,88:339

[25] 油田正树,等.国外医学·中医中药分册,1983,5(3):177

[26] 王伟,等.中西医结合杂志,1991,11(3):159

[27] 曹兆丰,等.中国中药杂志,1993,18(12):750

[28] 何文珊,等.中国病理生理杂志,2001,17(5):461

[29] 黄雪松,等.食品工业科技,1997,(4):16

[30] 付爱华,等.白求恩医科大学学报,2001,27(4):384

[31] 边藏丽,等.中成药,1991,13(1):45

[32] 孟海琴,等.中西医结合杂志,1990,10(10):638

[33] 陈馨远.中华妇产科杂志,1956,4(4):395

[34] Srivasva KC, et al. 国外医学·中医中药分册,1986,8(4):246

[35] Srivastava KC. Prostaglandis Leukotrienes Med,1986,25(2~3):187

[36] Yamahara J, et al. Phytother Res. 1989,3(2):70

[37] Huang Q, et al. Chem Pharm Bull,1991,39(2):397

[38] 药理教研组.泸州医学院学报,1979,(3):1

[39] 张竹心,等.中草药,1989,20(12):545

[40] Kawada T, et al. C A,1988,109:53419u

[41] 陈发春.中草药,1989,20(4):181

[42] 王桥,等.中国中药杂志,2003,28(6):551

[43] 胡道道,等.食品科学,1989,(6):35

[44] 刘辉,等.卫生研究,2002,31(3):208

[45] Nakamura H, et al. 国外医学·卫生学分册,1984,11(5):300

[46] Nagabhushan M, et al. C A,1987,107:213390s

[47] 杨秀英,等.云南中医学院学报,1998,21(增刊):43

[48] Qureshi S, et al. Am J Chin Med,1989,17(1~2):57

临床报道

[1] 江志华,等.吉林中医药,1997,19(5):22

[2] 张荣芳,等.中医正骨,2001,17(9):24

[3] 吴光烈,福建中医药,1988,32(5):24

[4] 覃柳生,广西中医药,1983,7(6):15

[5] 周迎宪,等.江西中医药,1990,39(2):6

[6] 蔡良平,新中医,1984,16(2):22

[7] 吴萍凤.江西医药,2016,51(11):1246

[8] 杨丽温.现代实用医学,2016,28(12):1656

[9] 刘抒玉.中国民康医学,2016,28(22):53

[10] 蔡和利,等.临床医学工程,2014,21(9):1112

21. 白及 Bái Jí

《神农本草经》

【异名】 白芨、甘根、连及草、白根、白鸟儿头、靰口药、利知子。

【来源】 为兰科植物白及 *Bletilla striata* (Thunb.) Reichb. f. 的块茎。

【原植物】 白及,又名白给、箬兰、朱兰、紫兰、紫蕙、百笠。

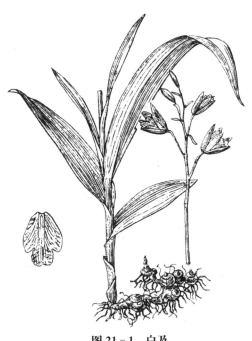

图 21 - 1 白及

多年生草本,植株高 18~60 cm。假鳞茎扁球形,上面具荸荠似的环带,富黏性。茎粗壮,劲直。叶 4~6 枚,狭长圆形或披针形,先端渐尖,基部收狭成鞘并抱茎。花序具 3~10 朵花,常不分枝或极罕分枝;花序轴或多或少呈"之"字状曲折;花苞片长圆状披针形,开花时常凋落;花大,紫红色或粉红色;萼片和花瓣近等长,狭长圆形,先端急尖;花瓣较萼片稍宽,唇瓣较萼片和花瓣稍短,倒卵状椭圆形,白色带紫红色,具紫色脉,中央具 5 条纵褶片,从基部伸至中裂片近顶部,仅在中裂片上面为波状;蕊柱长 18~20 mm,柱状,具狭翅,稍弓曲。花期 4~5 月(图 21 - 1、彩图 21 - 2)。

生于林下阴湿处或山坡草丛中。分布于华东、中南、西南以及甘肃、陕西。

本省分布于连云港、南通、镇江、南京、句容、宜兴、溧阳等地,南京、宜兴有栽培。

【栽培】 **生长环境** 喜温暖、阴湿的环境。稍耐寒,长江中下游地区能露地栽培。耐阴性强,忌强光直射,夏季高温干旱时叶片容易枯黄。以排水良好含腐殖质多的沙壤土为宜。

繁殖技术 分株繁殖。春季新叶萌发前或秋冬地上部枯萎后,掘起老株,分割假鳞茎进行分植,每株可分 3~5 株,每株须带顶芽。亦可采用播种繁殖,但因种子细小,发育不全,需用培养基无菌接种,操作复杂,故罕用。地栽前翻耕土壤,施足基肥。3 月初种植,栽植深度 3 cm。生长期需保持土壤湿润,注意除草松土,每 2 周施肥 1 次。一般栽后 2 个月开花。花后至 8 月中旬施 1 次磷肥,可使块茎生长充实。

田间管理 每年中耕除草,施肥 2~3 次,可结合收获后进行,一般在 5、7、9 月,施肥以人畜粪肥为主。栽培 3~4 年后,老株要重新栽种。

病虫害防治 病害主要有黑斑病,用 70%甲基托布津湿性粉剂 1 000 倍液喷洒。有时有根结线虫病危害,用 3%呋喃丹颗粒剂灌施盆土。虫害主要是小地老虎,在越冬代成虫盛发期采用灯光或糖醋液诱杀成虫;人工捕捉;用 90%晶体敌百虫和水 0.5:2.5~5(kg),拌蔬菜叶或鲜草 50 kg 制成毒饵,每亩用毒饵 10 kg 进行诱杀幼虫;用 80%敌百虫可湿性粉剂 800 倍液或 50%辛硫磷乳油 1 000 倍液灌根。

【采收加工】 夏、秋二季采挖,除去须根,洗净,置沸水中煮或蒸至无白心,晒至半干,除去外皮,晒干。

【药材】 白及 Bletillae Rhizoma 本省连云港、南通、南京、句容、宜兴、溧阳等地有产。

性状鉴别 呈不规则扁圆形,多有 2～3 个爪状分枝,长 1.5～5 cm,厚 0.5～1.5 cm。表面灰白色或黄白色,有数圈同心环节和棕色点状须根痕,上面有突起的茎痕,下面有连接另一块茎的痕迹。质坚硬,不易折断,断面类白色,角质样。气微,味苦,嚼之有黏性(图 21 - 3、彩图 21 - 4)。

显微鉴别 粉末 淡黄白色。表皮细胞表面观垂周壁波状弯曲,略增厚,木化,孔沟明显。草酸钙针晶束存在于大的类圆形黏液细胞中,或随处散在,针晶长 18～88 μm。纤维成束,直径 11～30 μm,壁木化,具人字形或椭圆形纹孔;含硅质块细胞小,位于纤维周围,排列纵行。梯纹导管、具缘纹孔导管及螺纹导管直径 10～32 μm。糊化淀粉粒团块无色(图 21 - 5)。

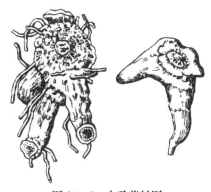

图 21 - 3 白及药材图

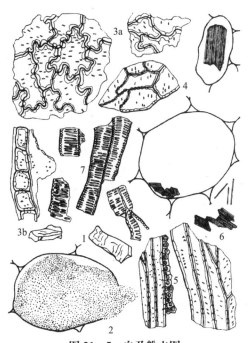

图 21 - 5 白及粉末图

1. 含糊化淀粉粒薄壁细胞碎块 2. 黏液细胞
3. 表皮细胞(a. 表面观 b. 断面观) 4. 下皮细胞 5. 纤维及含硅质块细胞 6. 草酸钙结晶 7. 导管

理化鉴别 取本品粉末 2 g,加 70％甲醇 20 ml,超声处理 30 分钟,滤过,滤液蒸干,残渣加水 10 ml 使溶解,用乙醚振摇提取 2 次,每次 20 ml,合并乙醚液,挥至 1 ml,作为供试品溶液。另取白及对照药材 1 g,同法制成对照药材溶液。按薄层色谱法试验,吸取供试品溶液 5～10 μl,对照药材溶液 5 μl,分别点于同一硅胶 G 薄层板上,以环己烷-乙酸乙酯-甲醇(6：2.5：1)为展开剂,展开,取出,晾干,喷以 10％硫酸乙醇溶液,在 105℃加热数分钟,放置 30～60 分钟。供试品色谱中,在与对照药材色谱相应的位置上,显相同颜色的斑点;置紫外光灯(365 nm)下检视,显相同的棕红色荧光斑点。

品质标志 1. 经验评价 以个大、饱满、色白、半透明、质坚实者为佳。

2. 含量测定 按二氧化硫残留量测定法测定,二氧化硫残留量不得超过 400 mg/kg。

【成分】 块茎含联苄类化合物:3,3′-二羟基-2′,6′-双(对羟苄基)- 5 -甲氧基联苄[3, 3′-dihydroxy-2′, 6′-bis(p-hydroxybenzyl)-5-methoxy bibenzyl],2,6 -双(对-羟苄基)- 3′,5 -二甲氧基- 3 -羟基联苄[2,6-bis(p-hydroxybenzyl)-5-dimethoxy-3-hydroxybibenzyl],3,3′-二羟基- 5 -甲氧基-2,5′,6 -三(对-羟苄基)联苄 3, 3′-dihydroxy-5-methoxy-2,5′,6-tris(p-hydroxybenzyl)bibenzyl[1],3,3′,5 -三甲氧基联苄(3,3′,5-trimethoxybibenzyl),3,5 - 二甲氧基联苄(3,5-dimethoxy bibenzyl)[2];二氢菲类化合物:4,7 -二羟基- 1 -对羟苄基- 2 -甲氧基- 9,10 -二氢菲(4,7-dihydroxy-1-p-hydroxybenzyl-2-methoxy-9,10-dihydrophenanthrene),4,7 -二羟基- 2 -甲氧基- 9,10 -二氢菲(4,7-dihydroxy-2-methoxy-9,10-dihydro phenanthrene)[1],3 -(对羟苄基)- 4 -甲氧基- 9,10 -二氢菲- 2,7 -二醇[3-(p-hydroxy benzyl)-4-methoxy-9,10-dihydrophenanthrene-2,7-diol],1,6 -双(对羟苄基)- 4 -甲氧基- 9,10 -二氢菲- 2,7 -二醇[1,6-bis(p-hydroxybenzyl)-4-methoxy-9,10-dihydrophenanthrene-2,7-diol][3],2,4,7 -三甲氧基- 9,10 -二氢菲(2,4,7-trimethoxy-9,10-dihydro phenanthrene)[2];联菲类化合物:白及联菲(blestriarene)A、B、C[4],白及联菲醇(blestrianol)A、B、C[5];双菲醚类化合物:白及双菲醚(blestrin)A、B[6]、C、D[7];二氢菲并吡喃类化合物:白及二氢菲并吡喃酚(bletlol)A、B、C[8]。

【药理】 1. 止血作用 白及正丁醇提取部位和水溶性部位可升高 ADP 诱导的家兔血小板最大聚集率,而乙酸乙酯提取部位可抑制 ADP 诱导的血小板聚集,石油醚提取部位对 ADP 诱导的血小板聚集无显著影响。各提取部位对血小板数无显著影响。提示白及正丁醇提取部位和水溶性部位可能是白及止血作用的主要有效部位[1]。

2. 抗溃疡作用　采用幽门结扎法、乙酸烧灼法、乙醇损伤法制备大鼠消化性溃疡模型,灌胃给予白及多糖,可见白及多糖对胃溃疡有抑制作用,并促进模型大鼠的溃疡愈合[2]。

3. 抗菌作用　白及体外有广谱抑菌活性,乙酸乙酯部位是其主要的活性部位。乙酸乙酯部位对革兰阳性菌的抑菌活性明显强于对革兰阴性菌的抑菌活性[3]。白及块茎和须根的水提物基本无抑菌效果,而醇提物对多种细菌具有抑制活性,其中须根优于块茎。氯仿层、乙酸乙酯层和正丁醇层为其抑菌活性部位,其中须根乙酸乙酯层对枯草芽孢杆菌的抑制效果最好[4]。

4. 抗肿瘤作用　白及块茎醇提物能诱导人急性早幼粒白血病 HL-60 细胞凋亡,水提物则无效。醇提物中的石油醚层、氯仿层和乙酸乙酯层也有诱导凋亡作用,氯仿层诱导凋亡效果最佳[5]。白及水提取液对小鼠 S_{180} 肉瘤有显著抑制生长作用,延长 H_{22} 腹水型肝癌小鼠的生存时间。白及水提取液还能使荷 S_{180} 肉瘤小鼠的肿瘤细胞体积缩小,核固缩,核染色质变深,表现出肿瘤细胞凋亡的特征[6]。

5. 其他作用　白及多糖灌胃,能显著降低矽肺模型大鼠的肺湿重,降低肺组织中羟脯氨酸的含量,在一定程度上延缓或抑制矽肺病变的发展[7]。白及多糖体外促进人脐静脉内皮细胞黏附生长[8]。氯化钴诱导建立皮肤细胞氧化应激导致炎症损伤的细胞模型,以白及多糖预处理,能提高受损人角质形成细胞(HKC)的存活率,细胞培养液中 IL-6、IL-8 以及细胞上清液中 TNF-α 的分泌量下降,提示白及多糖可能通过调节 JAK/STAT 信号通路的 JAK2 表达水平,抑制 TNF-α、IL-6 和 IL-8 的释放,对抗 HKC 的氧化应激损伤[9]。给宫颈炎模型大鼠阴道注射白及胶后,明显改善宫颈炎症状,促进病变处组织修复。白及胶能提高模型大鼠宫颈组织中表皮生长因子(EGF)、表皮生长因子受体(EGFR)的表达,降低宫颈炎组织中肿瘤坏死因子 α(TNF-α)的含量,增加宫颈组织血流量,促进宫颈鳞状上皮细胞增殖、分化,加速宫颈组织愈合[10]。白及微球是一种理想的末梢血管栓塞剂,在兔肾动脉栓塞实验中,对实验兔血管壁无明显损伤,兔右肾动脉无血管再通及侧支循环形成,栓塞程度彻底[11]。

【炮制】　1. 白及　取原药材除去杂质,大小分档,洗净,闷润至透,切薄片,干燥。

2. 白及粉　原药材洗净,晒干,研成细粉。

饮片性状　白及参见"药材"项。白及粉为淡黄白色,无臭,味苦,用水湿润有黏性。

贮干燥容器内,置通风干燥处。白及粉,密闭,防潮。

【药性】　苦、甘、涩,微寒。归肺、肾经。

【功能】　收敛止血,消肿生肌。

【主治】　咯血,吐血,衄血,便血,外伤出血,痈疮肿毒,烫灼伤,手足皲裂,肛裂。

【用法用量】　内服:煎汤,3～10 g;研末,每次 1.5～3 g。外用:适量,研末撒或调涂。

【注意事项】　反乌头。

【附方】　1. 治咯血　白及一两,枇杷叶(去毛,蜜炙)、藕节各五钱。上为细末,另以阿胶五钱,锉如豆大,蛤粉炒成珠,生地黄自然汁调之,火上炖化,入前药为丸,如龙眼大。每服一丸,嚼化。(《证治准绳》白及枇杷丸)

2. 治肺叶痿败,喘咳夹红者　嫩白及四钱研末,陈阿胶二钱。冲汤调服。(《医醇賸义》白胶汤)

3. 治肠胃出血　白及、地榆各等量。炒焦,研末。每服 3 g,温开水送服,每日 2～3 次。(《浙江民间常用草药》)

4. 治一切疮疖痈疽　白及、芙蓉叶、大黄、黄柏、五倍子。上为末,用水调搽四周。(《保婴撮要》铁箍散)

5. 治跌打骨折　酒调白及末二钱服。(《永类钤方》)

6. 治鼻渊　白及,末,酒糊丸。每服三钱,黄酒下,半月愈。(《外科大成》白及丸)

7. 治产后伤脬,小便淋数不止　白及、凤凰衣、桑螵蛸等分。入猪脬内煮烂食之。(《梅氏验方新编》)

【临床报道】　1. 治疗应激性溃疡出血　58 例应激性溃疡出血患者,随机分为观察组 30 例和对照组 28 例,对照组在常规治疗基础上使用奥美拉唑治疗,观察组在对照组治疗基础上使用大黄及白及粉治疗,2 组均以 5 日为 1 个疗程,连续治疗 2 个疗程,观察 2 组临床疗效及胃液 pH。结果:观察组临床治疗总有效率明显高于对照组($P < 0.05$),治疗后,2 组患者 pH 均较治疗前升高,观察组升高幅度明显高于对照组($P < 0.05$)[1]。

2. 治疗肺结核　87 例肺外结核及空洞型肺结核患者随机分为研究组(44 例)和对照组(43 例),两组均采用 3DLZVATH/15DLVTH 的化疗方案进行规范化疗,研究组在此基础上进行白及凝胶治疗,比较两组患者治疗 3、12、18 个月后的痰菌转阴率及病灶治愈率差异。结果:治疗后第 3、12、18 个月研究组的痰菌转阴率分别为 47.73%、75.00%、84.09%,均高于对照组的 27.91%、51.16%、60.47%,仅第 12、18 个月两组的转阴率差异显著($P < 0.05$)。研究组在第 12、18 个月的病灶治疗有效率、空洞治疗有效率均显著高于对照组($P < 0.05$)。治疗前两组患者的发热、咳痰、咳嗽、咯血率差异不显著,治疗后研究组的发热、咳痰、咳嗽率均显著低于对照组($P < 0.05$)。研究组的总有效率为 95.45%,显著高于对照组的 70.07%($P < 0.05$)[2]。又有 95 例肺结核咯血患者随机分为治疗组(48 例)和对照组(47 例),并给予常规抗结核治疗;此外,治疗组服用白及枇杷丸加味方(白及 30 g,炙枇杷叶 15 g,藕节 15 g,地黄 30 g,阿胶珠蛤粉炒烊服 15 g)每日 1 剂,水煎,分 2 次服,对照组服用止血西药,疗程 14 天。结果:治疗组治愈率为 47.9%,总有效率为 83.3%,对照组分别为 21.3%、46.8%;两组临床疗效比较有显著差异($P < 0.01$)[3]。

3. 治疗矽肺　每次服白及片 5 片(每片含生药 0.3 g),每日 3 次。观察 44 例(主要为单纯矽肺患者),用药 3 个月至 1 年后,症状及肺功能多见改善,但 X 线改变不显著[4]。

4. 治疗肛裂　78 例肛裂患者应用自制中药白及油(白及 200 g,加适量清水煮沸,煎成黏糊状时去渣,将滤液用文火浓缩成糊状,然后加入蛋黄油 20 g 搅匀,装瓶备用)局部外涂,用法:患者排便后洗净肛门周围,用棉签将油膏外敷于患处,敷料覆盖,胶布固定,每日 1 次,或排便后换药 1 次。结果:治愈 55 例,好转 20 例,无效 3 例,有效率为 96.15%[5]。

5. 治疗手足皲裂　将白及粉与凡士林调成 10% 或 20% 软膏外用,早晚各涂药 1 次。治疗 285 例,其中 84 人用 10% 软膏,结果:显效率占 79.76%,总有效率 98.81%;201 人用 20% 软膏,显效率仅为 36.31%,总有效率 99%。推测后者显效率显著低于前者,可能与 20% 浓度的粉质过多有关[6]。又有 53 例手足皲裂患者,治疗组 32 例用复方白及乳膏(白及溶胶、尿囊素、霍霍巴油、乳化硅油、纯化水)治疗,对照组 21 例用复方尿素软膏治疗,两组均早、晚以温水浸泡皲裂部位 15 分钟后涂抹药膏,皲裂严重部位涂药后以弹性胶布缠敷,手部戴轻薄软质手套防护,足部以棉袜隔离防护,20 日为一疗程,通过角质软化(含水量变化)、出血消失、疼痛减轻、皲裂痊愈 4 项指标观察治疗效果。结果:1 个疗程内治疗组、对照组 1、2 型疗效相同,而 3 型,治疗组 32 例治愈 28 例,治愈率 87.5%,有效 4 例,有效率 12.5%;对照组 21 例治愈 17 例,治愈率 80.9%,有效 4 例,有效率 19.1%,差异具有显著性($P < 0.05$)[7]。

【药论摘录】　1.《神农本草经》:"味苦,平。主痈肿恶疮败疽,伤阴死肌,胃中邪气,贼风鬼击,痱缓不收。"

2.《名医别录》:"味辛,微寒。除白癣疥虫。"

3.《药性论》:"治结热不消,主阴下痿,治面上皯疱,令人肌滑。"

4.《新修本草》:"手足皲坼,嚼以涂之。"

5.《日华子本草》:"味甘,痉。止惊邪,血邪,痢疾,赤眼,癥结,发背,瘰疬,肠风,痔瘘,刀箭疮,扑损,温热疟疾,血痢,汤火疮,生肌止痛,风痹。"

6.《本草汇言》:"白及,敛气,渗痰,止血,消痈之药也。此药质极黏腻,性极收涩,味苦气寒,善入肺经。凡肺叶破损,因热壅血瘀而成疾者,以此研末日服,能坚敛肺藏,封填破损,痈肿可消,溃败可托,死肌可去,脓血可洁,有托旧生新之妙用也。"

7.《本草求真》:"白及,方书既载功能入肺止血,又载能治跌仆折骨,汤火灼伤,恶疮痈肿,败疽死肌,得非似收不收,似涩不涩,似止不止乎? 不知书言功能止血者,是因性涩之谓也;书言能治痈疽损伤者,是因味辛能散之谓也。此药涩中有散,补中有破,故书又载去腐,逐瘀,生新。"

8.《重庆堂随笔》:"白及最黏,大能补肺,可为上损善后之药。如火热未清者不可早用,以其性涩,恐留邪也。惟味太苦,宜用甘味为佐,甘则能恋膈。又宜噙化,使其徐徐润入喉下,则功效更敏。"

9.《本草便读》:"白及,必虚而有热者,乃为相宜耳。虽禀收敛之性,而仍具苦泄辛散之意,与白蔹相近,故每相须而用。"

10.《本草正义》:"白及味苦气寒,能内清肺胃邪热,而外以凉血止痛。且黏腻之质,脂液富有,既可敷痈疡未成而消热退肿,亦可掺既溃而去腐生肌。""白及治肺痈,世每畏其腻滞而不敢用,然苦寒本清肺胃,又能补伤,苟非火焰极盛之时,而臭痰腥秽之气已渐退舍,即可用以兼补兼清,不致助痰留患,与二冬、玉竹等比也。"

【品种沿革】 集解 1.《吴普本草》:"茎叶如生姜、藜芦。十月花,直上,紫赤,根白连。"

2.《名医别录》:"白及生北山川谷又宛句及越山。"

3.《本草经集注》:"叶似杜若,根形似菱米,节间有毛……可以作糊。"

4.《蜀本草》:"《图经》曰:叶似初生栟榈及藜芦。茎端生一台,四月开,生紫花。七月实熟,黄黑色。冬凋。根似菱,三角,白色,角头生芽。今出申州,二月、八月采根用。"

5.《本草图经》:"今江淮、河、陕、汉、黔诸州皆有之,生石山上……二月、七月采根。今医治金疮不瘥及痈疽方中多用之。"

6.《本草纲目》:"按洪迈《夷坚志》云:台州狱吏悯一大囚,囚感之,因言吾七次犯死罪,遭讯拷,肺皆损伤,至于呕血。人传一方,只用白及为末,米饮日服,其效如神。后其囚凌迟,刽者剖其胸,见肺间窍穴数十处,皆白及填补,色犹不变也。洪贯之闻其说,赴任洋州,一卒忽苦咯血甚危,用此救之,一日即止也。《摘玄》云:试血法,吐在水碗内,浮者肺血也,沉者肝血也,半浮半沉者心血也。各随所见,以羊肺、羊肝、羊心煮熟,蘸白及末,日日食之。"

7.《植物名实图考》:"白及,《本经》下品,山石上多有之。开紫花,长瓣微似瓯兰,其根即用以研朱者。凡瓷器缺损,研汁粘之不脱。鸡毛拂之,即时离解。零娄农曰:黄元治《黔中杂记》谓白及根,苗妇取以浣衣,甚洁白。其花似兰,色红不香,比之箐鸡羽毛,徒有文采,不适于用。噫!黄氏之言,其以有用为无用,以无用为有用耶?白及为补肺要药。磨以胶瓷,坚不可坼;研朱点易,功并雌黄。既以供濯取洁,又以奇艳为容,阴崖小草,用亦宏矣。"

考证 白及始见于《神农本草经》,列为下品。历代本草均有记载,根据各家对植物形态、药材性状的描述及《本草图经》和《本草纲目》的附图考证,与现今所用的白及相符。宋《本草图注》谓"江淮……诸州皆有之",宋代《健康志》、元代《至正金陵新志》皆云"出溧阳"。

【地方志】 1. 宋·马光祖、周应合《建康志·卷四二·土贡》:"白及,按《本草》,并出溧阳县。"

2. 元·脱因、俞希鲁《至顺镇江志·卷四·土产》:"白及……以上诸品,《本草图经》虽不载本郡所出,然今皆有之,姑叙于此。"

3. 元·张铉《至正金陵新志·卷七·物产》:"白及,按《本草》,并出溧阳州。"

4. 清·何绍章、杨履泰《丹徒县志·卷一七·物产》:"白及:一科一茎,茎叶如生姜,花长寸许,红紫色,中心如舌,根似菱米,白色,有脐,三角。"

参考文献 ▶▶

成分

[1] Takagi S, et al. Phytochemistry, 1983, 22(4): 1011

[2] Yamaki M, et al. Phytochemistry, 1991, 30(8): 2759

[3] Yamaki M, et al. Phytochemistry, 1990, 29(7): 2285

[4] Yamaki M, et al. Phytochemistry, 1989, 28(12): 3503

[5] Bai L, et al. Phytochemistry, 1991, 30(8): 2733

[6] Bai L, et al. Phytochemistry, 1990, 29(4): 1259

[7] Yamaki M, et al. Phytochemistry, 1992, 31(11): 3985

[8] Yamaki M, et al. Phytochemistry, 1993, 32(2): 427

药理

[1] 陆波,等. 解放军药学学报, 2005, 21(5): 330

[2] 吕小波,等. 云南中医学院学报, 2012, 35(1): 30, 45

[3] 彭芙,等. 时珍国医国药, 2013, 24(5): 1061

[4] 吕迪,等. 中国实验方剂学杂志, 2013, 19(5): 212

[5] 王丽凤,等. 中华中医药学刊, 2012(12): 2704

[6] 车艳玲,等. 中医药信息, 2008, 25(1): 38

〔7〕 吕小波,等.云南中医学院学报,2010,33(3):35

〔8〕 孙剑涛,等.中药材,2005,28(11):1006

〔9〕 王刚,等.医药导报,2012,31(6):701

〔10〕 钟海英.湖南中医药大学(学位论文),2011

〔11〕 宋松林.华中科技大学(学位论文),2012

临床报道

〔1〕 王军.基层医学论坛,2015,19(5):768

〔2〕 刚永桂.中国实验方剂学杂志,2015,21(17):195

〔3〕 姜宏伟.上海中医药杂志,2013,47(3):49

〔4〕 西华山钨矿职工医院.中华结核病科杂志,1959,7(2):149

〔5〕 蒋宇.安徽卫生职业技术学院学报,2014,13(2):21

〔6〕 上海县华漕公社皲裂防治领导小组.皮肤病防治研究通讯,1977,(3):37

〔7〕 何秀丽,等.药学与临床研究,2013,21(6):648

22. 白术 Bái Zhú

《本草经集注》

【异名】 术、山蓟、天蓟、山姜、山连、山精、冬白术。

【来源】 为菊科植物白术 Atractylodes macrocephala Koidz. 的根茎。

【原植物】 白术,又名桴蓟、于术、浙术、杨桴、吴术、杨枹蓟、山芥。

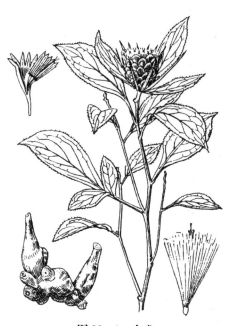

图 22 - 1　白术

多年生草本,高 30～80 cm。根茎粗大,略呈拳状。茎直立,上部分枝,基部木质化,具不明显纵槽。单叶互生,茎下部叶有长柄,叶片 3 深裂,偶为 5 深裂,中间裂片较大,椭圆形或卵状披针形,两侧裂片较小,卵状披针形,基部不对称;茎上部叶叶柄较短,叶片不分裂,椭圆形至卵状披针形,先端渐尖,基部渐狭下延成柄状,叶缘有刺状齿,上面绿色,下面淡绿色,叶脉凸起显著。头状花序顶生;总苞钟状,总苞片 7～8 列,膜质,覆瓦状排列;基部叶状苞 1 轮,羽状深裂,包围总苞;花多数,着生于平坦的花托上;花冠管状,下部细,淡黄色,上部稍膨大,紫色,先端 5 裂,裂片披针形,外展或反卷进;雄蕊 5,花药线形,花丝离生;雌蕊 1,子房下位,密被淡褐色绒毛,花柱细长,柱头头状,顶端中央有 1 浅裂缝。瘦果长圆状椭圆形,微扁,被黄白色绒毛,顶端有冠毛残留的圆形痕迹。花期 9～10 月,果期 10～11 月(图 22 - 1、彩图 22 - 2)。

野生于山坡草地及山坡林下。分布于浙江、江苏、福建、江西、安徽、四川、湖北及湖南等地,以栽培为主;在江西、湖南、浙江、四川有野生。

本省滨海、连云港、盱眙、南通、句容、宜兴等地有栽培。

【栽培】 **生长环境** 喜温和凉爽的气候。以土层深厚、排水良好、富含腐殖质的沙质壤土为佳。

繁殖方法 种子繁殖。4 月中、下旬以条播法或撒播法播种育苗,播种后覆草木灰及细土,加盖稻草,保持土壤湿润。12 月下旬至次年 3 月上旬移栽。

田间管理 出苗后间苗、松土、除草,施追肥 3 次。7 月中旬前后摘除花蕾。做好排水。

病虫害防治 病害有锈病、铁叶病、根腐病、立枯病,可用波美 0.3 度石硫合剂在发病初期喷洒防治铁叶病,用 50％的多菌灵 600 倍液或 50％的甲基托布津 1 000 倍液在发病初期浇灌病株防治根腐病、立枯病。虫害有术子螟,可用 50％敌敌畏 800 倍液或 40％乐果 1 500～2 000 倍液在白术初花期成虫产卵前喷洒防治。

【采收加工】 冬季下部叶枯黄、上部叶变脆时采挖,除去泥沙,烘干或晒干,再除去须根。

【药材】 白术 Atractylodis Macrocephalae Rhizoma　本省滨海、连云港、盱眙、南通等地有产。

性状鉴别 呈不规则的肥厚团块,长 3～13 cm,直径 1.5～7 cm。表面灰黄色或灰棕色,有瘤状突起及断续的纵皱和沟纹,并有须根痕,顶端有残留茎基和芽痕。质坚硬不易折断,断面不平坦,黄白色至淡棕色,有棕黄色的点状油室散在;烘干者断面角质样,色较深或有裂隙。气清香,味甘、微辛,嚼之略带黏性(图 22 -

3、彩图 22 - 4)。

显微鉴别　1. 根茎横切面　木栓层为数列木栓细胞,其内侧常有断续的石细胞环。皮层、韧皮部及木射线中有大型油室散在,油室圆形至长圆形。形成层环明显。木质部呈放射状排列,中部和内侧木质部束的附近有较多的纤维束。髓部较大。薄壁细胞中含菊糖及草酸钙针晶(图 22 - 5)。

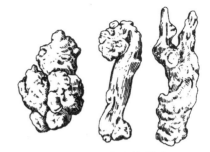

图 22 - 3　白术药材图

2. 粉末　淡黄棕色。草酸钙针晶细小,不规则地聚集于薄壁细胞中。纤维黄色,大多成束,长梭形,壁甚厚,木化,孔沟明显。石细胞淡黄色,类圆形、多角形、长方形或少数纺锤形,胞腔明显,有不规则孔沟。导管分子较短小,为网纹及具缘纹孔。薄壁细胞含菊糖,表面显放射状纹理(图 22 - 6)。

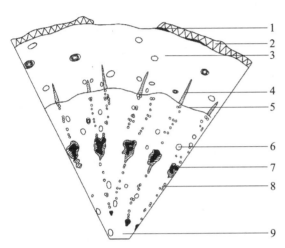

图 22 - 5　白术(根茎)横切面简图

1.石细胞　2.木栓层　3.皮层　4.韧皮部　5.形成层
6.油室　7.纤维　8.导管　9.髓

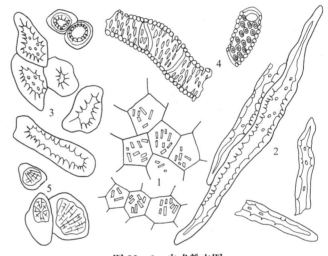

图 22 - 6　白术粉末图

1.草酸钙针晶　2.纤维　3.石细胞　4.导管　5.菊糖

理化鉴别　取本品粉末 0.5 g,加正己烷 2 ml,超声处理 15 分钟,滤过,取滤液作为供试品溶液。另取白术对照药材 0.5 g,同法制成对照药材溶液。按薄层色谱法试验,吸取上述新制备的两种溶液各 10 μl,分别点于同一硅胶 G 薄层板上,以石油醚(60~90℃)-乙酸乙酯(50∶1)为展开剂,展开,取出,晾干,喷以 5% 香草醛硫酸溶液,加热至斑点显色清晰。供试品色谱中,在与对照药材色谱相应的位置上,显相同颜色的斑点,并应显有一桃红色主斑点(苍术酮)。

品质标志　1. 经验评价　以个大、体重、质坚实、断面黄白色、无空心、香气浓者为佳。

2. 含量测定　按二氧化硫残留量测定法测定,二氧化硫残留量不得超过 400 mg/kg。按醇溶性浸出物测定法热浸法测定,用 60% 乙醇作溶剂,含醇溶性浸出物不得少于 35.0%。

【成分】　根茎中含有挥发油类化合物:苍术酮(atratylon),苍术醇(hinesol),3 - β - 乙酰氧基苍术酮(3 - β -aceoxyatractylon),3 - β - 羟基苍术酮(3 - β -hydroxyatractylon),茅苍术醇(hinesol),β - 桉叶油醇(β -euessmol)[1],O - (O - 甲氧基苯氧基)苯酚[O - (O -methoxyphenoxy)-phenol],2 - [2 - 乙氧基 - 3,4 - 二甲基 - 2 - 环己烯 - 1 - 基]-呋喃{2 - [(2-ethoxy-3,4-dimethyl-2-cyclohexen-1-ylidene)methyl]-furan},3 - (2,6,6 - 三甲基 - 1 - 环己烯 - 1 - 基)- 2 - 丙基 - 1 - 醇[3 - (2,6,6-trimethyl-1-cyclohexen-1-yl)-2-propen-1-ol][2],γ - 榄香烯(γ -elemene),石竹烯(caryphyllene),吉马烯 B(gemacrene B)[3],γ - 马榄烯(γ -maaliene),6 - 异丙烯基 - 4,8α - 二甲基 - 1,2,3,5,6,7,8,8α - 八氢萘 - 2 - 酮(6-isopropenyl-4,8α-dimethyl-1,2,3,5,6,7,8,8α-octahydro-naphthalen-2-none),β - 桉叶烯(β -eudesmene),3,7(11)-芹子二烯[selina-3,7(11)-diene],4,5 -

去氢异长叶烯(4,5-dehydroisolongifolene)[4],芹烷二烯酮[selina-4(15),7(11)-dien-8-one][5],三叶草烯(trifoliumene),berkheyaradulen,6,10,11,11-四甲基-三环[6.3.0.0(2,3)]-1(7)-十一碳烯{6,10,11,11-tetramethyl-tricyclo[6.3.0.0(2,3)]undec-1(7)ene},马兜铃酮(aristolone),异匙叶桉油烯醇(isospathulenol)等[6];内酯类化合物:白术内酯Ⅰ(atractylenolide Ⅰ),白术内酯Ⅱ(atractylenolide Ⅱ),白术内酯Ⅲ(atractylenolide Ⅲ),白术内酯Ⅳ(atractylenolide Ⅳ)[7],白术内酯Ⅴ(atractylenolide Ⅴ),白术内酯Ⅵ(atractylenolide Ⅵ),白术内酯Ⅶ(atractylenolide Ⅶ)[8],8β-乙氧基白术内酯Ⅲ(8β-ethoxyatractylenolide Ⅲ)[9],8β-甲氧基白术内酯Ⅲ(8β-methoxyatractylenolide Ⅲ)[10],双白术内酯(biatracylenolide),8,9-环氧白术内酯,4,15-环氧羟基白术内酯[11],双表白术内酯(biepiasterolid)[12],羟基白术内酯(hydroxyatractylolide)[13,14],异苍术内酯A(isoasterolide A)等[15];苷类化合物[16]:莨菪亭-β-D-吡喃木糖基-(1→6)-β-D-吡喃葡糖苷[scopoletin-β-D-xylopyranosyl-(1→6)-β-D-glucopyranoside],(2E)-癸烯-4,6-二炔-1,8-二醇-8-O-β-D-呋喃芹糖基-(1→6)-β-D-吡喃葡糖苷[(2E)-decenyl-4,6-ethynyl-1,8-glycol-8-O-β-D-apiofuranosyl-(1→6)-β-D-glucopyranoside],淫羊藿次苷F2(icariside F2),淫羊藿次苷D1(icariside D1),丁香苷(syringin),苍术苷A(atractyloside A),苍术苷B(atractyloside B)等[17];多糖成分:白术多糖PM,甘露聚糖(AM-1),果糖(AM-2),菊糖(inulin)[18],PSAM-1和PSAM-2两个杂多糖[19];氨基酸类化合物:天门冬氨酸(aspartic acid),丝氨酸(serine),谷氨酸(glutamic acid),丙氨酸(alanine),撷氨酸(valine),异亮氨酸(isoleucine),亮氨酸(leucine),酪氨酸(tyrosine),苯丙氨酸(phenylalanine),赖氨酸(lysine),组氨酸(histidine),精氨酸(arginine),脯氨酸(proline)等[20];多炔类化合物:12α-甲基丁酰-14-乙酰-8-顺白术三醇(12α-methyl butyryl-14-acetyl-2E,8Z,10E-atractylentriol),12α-甲基丁酰-14乙酰-8-反白术三醇(12α-methylbutyryl-14-acetyl-2E,8E,10E-atractylentriol),14α-甲基丁酰-8-顺白术三醇(14α-methyl butyryl-2E,8Z,10E-atractylentriol),14α-甲基丁酰-8-反白术三醇(14α-methyl butyryl-2E,8E,10E-atractylentriol)等[21]。此外,还含有白术内酰胺(atratylenolactam),蒲公英萜醇乙酸酯(taraxeryl acetate),杜松脑(junipercomphor),棕榈酸(palmitic acid),γ-谷甾醇,β-谷甾醇(β-sitosterol),γ-菠甾醇(γ-spinasterol),树脂及维生素A等成分。

【药理】 1. 调节胃肠平滑肌功能、影响消化功能　大剂量生白术水煎剂灌胃,能促进小鼠小肠推进功能[1]。白术挥发油对正常小鼠和阿托品预处理的小鼠均具有明显促进胃肠运动的作用[2]。白术内酯Ⅰ对大黄致脾虚泄泻模型大鼠,能提高淀粉酶活性,增加D-木糖排泄量[3]。白术煎液给大鼠灌胃,能增加胃窦、空肠肌间神经丛中乙酰胆碱酯酶阳性神经的含量及胃窦肌间神经丛、空肠黏膜下和肌间神经丛中P物质阳性神经的含量[4]。白术水煎液能明显增加唾液淀粉酶的活性,醇提液及白术内酯Ⅰ对酶的活性也有增强作用。而白术挥发油及白术内酯Ⅲ却抑制酶的活性[5]。白术浸提液体外对婴儿双歧杆菌促生长的效果最为明显。中性白术多糖对两大类益生菌均有促生长作用,包括婴儿双歧杆菌、青春双歧杆菌等[6]。

家兔离体胃、十二指肠平滑肌中加入白术后,收缩力增强。阿托品可阻断白术的这种收缩作用[7]。另外,白术内酯Ⅰ、Ⅲ等能抑制大鼠离体回肠的自发运动,使收缩力降低,但对静息张力无明显影响,还抑制由乙酰胆碱、组胺引起的大鼠离体回肠的痉挛,抑制离体大鼠回肠对氯化钙的反应,降低回肠对乙酰胆碱的反应性[8]。

2. 调控腹水吸收　小鼠腹膜腔注射白术,增大腹膜孔的孔径,使腹膜孔开放数目以及分布密度增加,促进腹膜孔对腹水的吸收[9]。白术水煎液单次给药,对正常小鼠不表现出利尿作用,中、高剂量白术水煎液对小鼠具有抗利尿作用。高剂量白术水煎液可以显著加快小鼠腹腔生理盐水负荷的清除,而低剂量白术水煎液则抑制这一过程。提示白术可能具有调控腹膜吸收的作用[10]。

3. 安胎　白术提取物对人晚孕正常子宫的平滑肌及对IL-6作用过的子宫平滑肌的收缩活动均有抑制作用,且对IL-6作用过的子宫平滑肌收缩活动的抑制作用强于对正常子宫平滑肌[11]。白术可以兴奋人晚孕子宫平滑肌细胞及IL-6作用后的子宫平滑肌细胞的钙离子依赖钾通道电流(BKca),且对IL-6作用后的子宫平滑肌细胞BKca的兴奋作用强于对正常子宫平滑肌细胞,证明它有助于维持妊娠时子宫平滑肌的膜电位和静息状态[12]。

4. 调节血脂 白术总提取物和100%乙醇部位灌胃,能降低高脂模型小鼠体重和血清中胆固醇(TC)、甘油三酯(TG)、动脉硬化指数(AI)水平。总提取物和100%乙醇部位都升高血清中高密度脂蛋白(HDL-C),100%乙醇部位还降低低密度脂蛋白。总提取物、100%乙醇和50%乙醇部位都能拮抗高脂血症大鼠谷丙转氨酶(ALT)和谷草转氨酶(AST)活性的升高,总提取物和100%乙醇部位使高脂血症大鼠的肝系数得到改善[13]。

5. 保护脑组织、抗老年痴呆作用 白术多糖能减轻局灶性脑缺血再灌注后模型大鼠的脑水肿的程度,改善神经功能受损状态,发挥神经保护作用[14]。白术多糖能增加颅脑外伤模型大鼠脑组织的超氧化物歧化酶活力,减少丙二醛含量,进而减轻创伤性脑损伤后脑水肿的程度[15]。双白术内酯能有效降低三氯化铝致痴呆模型小鼠脑内的胆碱酯酶活性,提高痴呆小鼠的记忆能力[16]。

6. 保护肝脏 白术多糖灌胃,能减弱自体肝移植大鼠的肝脏缺血再灌注损伤过程中的 NF-κB 蛋白表达,提高超氧化物歧化酶的含量,降低血清中的丙氨酸转氨基酶、天门冬氨酸转氨基酶、总胆红素、直接胆红素及丙二醛水平,减轻肝脏淤血、肿胀、肝细胞变性坏死等病理改变[17]。

7. 增强免疫功能 白术水浸出液给小鼠灌胃,显著增加小鼠胸腺重量和白细胞数目,也加强抗体产生能力、淋巴细胞转化率、巨噬细胞吞噬率[18]。在免疫器官重量、单核吞噬细胞功能以及皮肤迟发型超敏反应实验中,白术乙醇提取液对氢化可的松和环磷酰胺所致的免疫功能低下模型小鼠具有良好的增强机体非特异性免疫和细胞免疫的作用[19]。白术对 S_{180} 荷瘤小鼠化疗所引起的免疫功能低下具有明显的恢复作用,可增强化疗荷瘤鼠 T 细胞转化能力,促进化疗荷瘤鼠白细胞介素 2(IL-2)的分泌[20]。

8. 抗肿瘤作用 白术挥发油能抑制人源卵巢癌细胞 SKOV-3 增殖,诱导凋亡,细胞周期分别被阻滞在 G_2/M 期和 S 期[21]。

【炮制】 1. 生白术 取原药材,除去杂质,大小分开,洗净,闷润透,切厚片,晒干或低温干燥,过筛。

2. 炒白术 取白术片,置锅内,用武火加热,炒至表面焦黄色,取出放凉。

3. 麸炒白术 取麸皮,撒入热锅内,用中火加热,待麸皮冒烟时,倒入白术片,拌炒至表面深黄色,有香气逸出时,取出,筛去麸皮,放凉。每 100 kg 白术,用麦麸 10 kg。

4. 土炒白术 取灶心土粉置热锅内,用中火炒热,倒入白术片,拌炒至表面挂土色,有香气逸出时,取出,筛去土粉,放凉。每 100 kg 白术,用灶心土 25 kg。

5. 泔制白术 将白术片用米泔水拌匀,浸泡至透,捞出,晒干。

6. 米白术 先将米撒于锅内,待冒烟时,倒入白术片,用文火炒至米成黑色,白术呈焦黄色为度,取出,筛去焦米,放凉。

7. 盐白术 先将白术片用文火炒至外皮焦黑色时,喷入盐水,炒干,取出放凉。

8. 蒸白术 取白术片蒸 8 小时,趁热倒出,晒 1 小时,或文火烘干,加入蒸出的白术汁适量与白术片拌匀后,再蒸再拌;第 3 次蒸 4 小时,至外黑如漆,内呈酱色为度,趁热取出,摊开,晒干或文火烘干。

9. 白术炭 取白术片置锅内,用武火炒至外呈黑色,内呈黑褐色为度,喷淋清水少许,灭尽火星,取出,凉透。

饮片性状 白术参见"药材"项。炒白术形如白术,焦黄色,略具焦香气。土炒白术形如白术,土黄色,表面附有细土粉。泔制白术形如白术。米白术形如白术,焦黄色,具焦香气。盐白术形如白术,焦黑色,具咸味。蒸白术形如白术,外黑如漆,内呈酱色。白术炭形如白术,外表成黑色,内部黑褐色。

贮干燥容器内,置于阴凉干燥处,防霉,防蛀。白术炭散热,防复燃。

【药性】 味苦、甘,性温。归脾、胃经。

【功能】 健脾益气,燥湿利水,止汗,安胎。

【主治】 脾气虚弱,神疲乏力,食少腹胀,大便溏薄,水饮内停,小便不利,水肿,痰饮眩晕,湿痹酸痛,气虚自汗,胎动不安。

【用法用量】 内服:煎汤,3～15 g;或熬膏;或入丸、散。

【注意事项】 阴虚内热,津液亏耗者慎服。

【附方】 1. 治脾虚胀满 白术二两,橘皮四两。为末,酒糊丸,梧子大。每食前木香汤送下三十丸。(《全生指迷方》宽中丸)

2. 治痞,消食,强胃 白术二两,枳实(麸炒黄色,去穣)一两。上同为极细末,荷叶裹烧饭为丸,如梧桐子大。每服五十丸,多用白汤下,无时。(《内外伤辨惑论》引张洁古枳术丸)

3. 治小儿久患泄泻,脾虚不进饮食,或食讫仍前泻下,米谷不化 白术一分(米泔浸一时,切,焙),半夏一钱半(浸洗七次),丁香半钱(炒)。上为细末,生姜自然汁糊丸,黍米大。每半岁儿三丸,三五岁儿五七丸,淡生姜汤下,早晚各一。(《小儿卫生总微论方》温白丸)

4. 治虚弱枯瘦,食而不化 于术(酒浸,九蒸九晒)一斤,菟丝子(酒煮,晒干)一斤。共为末,蜜丸,梧子大。每服二三钱。(《本草纲目拾遗》)

5. 治嘈杂 白术四两(土炒),黄连二两(姜汁炒)。上为末,神曲糊丸,黍米大。每服百余丸,姜汤下。(《景岳全书》术连丸)

6. 治心下坚,大如盘,边如旋盘,水饮所作 枳实七枚,白术二两。上二味,以水五升,煮取三升,分温三服,腹中软,即当散也。(《金匮要略》枳术汤)

7. 治伤寒八九日,风湿相搏,身体疼烦,不能自转侧,不呕不渴,脉浮虚而涩,大便坚,小便自利者 白术二两,附子一枚半(炮,去皮),甘草一两(炙),生姜一两半(切),大枣六枚。上五味,以水三升,煮取一升去滓。分温三服,一服觉身痹,半日许,再服,三服都尽,其人如冒状,勿怪,即是术、附并走皮中,逐水气未得除故耳。(《金匮要略》白术附子汤)

8. 治自汗不止 白术末,饮服方寸匕,日二服。(《千金要方》)

9. 治老小虚汗 白术五钱,小麦一撮,去麦为末,用黄芪汤下一钱。(《全幼心鉴》)

10. 和养胎气 白术、人参、旋覆花、熟地黄、当归、阿胶各一两。上为粗末。每服二钱,水二盏,酒三分,同于银器中熬至一盏,去滓,七分,空心温服,一日一服,至六个月觉胎气荣安即罢服。若觉腰中痛,即是药养胎气,未胜邪气,每服加吴茱萸四七粒同煎。(《鸡峰普济方》白术散)

11. 治妇人血虚肌热,或脾虚蒸热,或内热寒热 白术、白茯苓、白芍药(炒)各一钱,甘草(炒)五分,姜、枣。水煎。(《妇人大全良方》乞力伽散)

12. 治风瘙隐疹 白术,末。酒服方寸匕,日三。(《千金要方》)

【临床报道】 1. 治疗便秘 ①生白术 60 g,生地 30 g,升麻 3 g,每日 1 剂,水煎服。治妇产科手术后便秘 50 例,一般服 1～4 剂。其中有 36 例于服药 1～2 剂后开始肠鸣矢气,随后排便。据临床观察,服药后开始排便的第 1 日,每日排便 1 次者 34 例,每日 2 次者 6 例,每日 3 次者 3 例,7 例无效。随后多数患者保持每日或隔日排便 1 次[1]。②再用上法治疗 13 例成人便秘,其中男 6 例,女 7 例,每例服药 1 剂。结果:11 例有效,2 例无效,有效率 84.6%。有效的 11 例中,4 例于服药 4～5 小时后开始肠鸣矢气,随后排出稀便;7 例于服药第 2 日排便,大便稀软通畅。腹泻次数分别为 1～3 次。在上述白术配伍滋润通便获效的基础上,试用单味白术 60 g,每日 1 剂煎服。治疗 21 例便秘患者(成人 20 例,儿童 1 例),结果:16 例于服药第 2 日排便,大便质软通畅,但无腹泻;5 例无效,其中 1 例儿童系蛔虫肠梗阻改用灌肠治愈。有效率 76.2%,说明白术通便效果是肯定的[2]。

2. 治疗儿童支气管哮喘 82 例支气管哮喘急性发作期患儿,随机分为观察组和对照组,各 41 例,对照组给予抗炎解痉平喘、化痰及吸氧、抗感染等常规治疗(硫酸特布他林雾化液、布地奈德混悬液、甲泼尼龙),观察组在此基础上加服广东某制药厂生产的玉屏风颗粒(黄芪、防风、白术)一次 5 g,一日 3 次,连服 60 日。比较 2 组临床疗效和药物不良反应情况。结果:治疗后观察组总有效率明显优于对照组;肺功能改善更为显著,随访 3 个月哮喘复发次数减少,发作持续时间亦较对照组明显缩短,但 2 组不良反应发生率无统计学意义。说明玉屏风颗粒辅助治疗儿童支气管哮喘可提高疗效,缩短疗程,减少复发,改善肺功能,安全性好[3]。

【药论摘录】 1.《神农本草经》:"味苦,温。主风寒湿痹,死肌,痉,疸,止汗,除热,消食。作煎饵久服,轻身延年不饥。"

2.《名医别录》:"甘。无毒。主大风在身面,风眩头痛,目泪出。消痰水,逐皮间风水结肿,除心下急满及霍乱吐下不止。利腰脐间血。益津液。暖胃,消谷,嗜食。"

3.《药性论》:"味甘、辛。能主大风顽痹,多年气痢,心腹胀痛。破瘕消宿食,开胃,去痰涎,除寒热,止下泄。主面光悦,驻颜,去黯。治水肿胀满。止呕逆、腹内冷痛、吐泻不住及胃气虚冷痢。"

4.《本草汇言》:"白术,乃扶植脾胃,散湿除痹,消食除痞之要药也。脾虚不健,术能补之;胃虚不纳,术能助之。是故劳力内伤,四肢困倦,饮食不纳,此中气不足之证也;痃冷虚寒,泄泻下痢,滑脱不禁,此脾阳乘陷之证也;或久疟经年不愈,或久痢累月不除,此胃虚失治,脾虚下脱之证也;或痰涎呕吐,眩晕昏痫,或腹满肢肿,面色萎黄,此胃虚不运,脾虚蕴湿之证也。以上诸疾,用白术总能治之。"

5.《本经疏证》:"风寒湿痹、死肌、痉、疸,不得尽谓脾病,而以术为主剂者,则以湿为脾所主,湿能为患,固属脾气不治,一也;脾主肌肉,介在皮毛筋骨中,痹与痉,病在肌肉内,死肌及疸,病在肌肉外,旁病则当取中,二也;筋骨皮毛,均非驻湿之所,惟肌肉间为可驻湿,三也。知此,则凡痹、死肌、痉、疸之系乎风寒湿者,皆术主之矣。"

6.《本草通玄》:"白术,补脾胃之药,更无出其右者。土旺则能健运,故不能食者,食停滞者,有痞积者,皆用之也。土旺则清气善升,而精微上奉,浊气善降,而糟粕下输,故吐泻者,不可阙也。《别录》以为利腰脐间血者,因脾胃统摄一身之血,而腰脐乃其分野,借其养正之功,而瘀血不敢稽留矣。张元素谓其生津止渴者,湿去而气得周流,而津液生矣。谓其消痰者,脾无湿则痰自不生也。安胎者,除胃中热也。"

7.《本草崇原》:"凡欲补脾,则用白术;凡欲运脾,则用苍术;欲补运相兼,则相兼而用;如补多运少,则白术多而苍术少;运多补少,则苍术多而白术少。品虽有二,实则一也。"

8.《医学衷中参西录》:"白术,善健脾胃,消痰水,止泄泻。治脾虚作胀,脾湿作渴,脾弱四肢运动无力,甚或作疼。与凉润药同用,又善补肺;与升散药同用,又善调肝;与镇安药同用,又善养心;与滋阴药同用,又善补肾。为后天滋生之要药,故能于肺、肝、肾、心四脏皆能有所补益也。"

【品种沿革】 集解 1.《本草经集注》:"术乃有两种:白术叶大有毛而作桠,根甜而少膏,可作丸散用;赤术叶细无桠,根小,苦而多膏,可作煎用。东境术大而无气烈,不任用。今市人卖者,皆以米粉涂令白,非自然,用时宜刮去之。"

2.《本草图经》:"今白术生杭、越、舒、宣州高山岗上……凡古方云术者,乃白术也。"

3.《本草衍义》:"白术粗促,色微褐,气味亦微辛,苦而不烈。古方及《本经》止言术,未见其分苍白二种也。"

4.《本草蒙筌》:"浙术,俗呼云头术。种平壤,颇肥大,由粪滋溉,易润油。歙术,俗名狗头术,产深谷,虽瘦小,得土气充盈。宁国、池州、昌化产。并与歙类,境界相邻故也。采根秋月俱同,制度烘曝却异。浙者大块旋曝,每润滞油多;歙者薄片顿烘,竟干燥白甚。凡用惟白为胜,仍觅歙者尤优。"

5.《本草纲目》:"白术,桴蓟也,吴越有之。人多取其根栽莳,一年即稠。嫩苗可茹,叶稍大而有毛。根如指大,状如鼓槌,亦有大如拳者。彼人剖开曝干,谓之削术,亦曰片术。陈自良言白而肥者,是浙术;瘦而黄者,是幕阜山所出,其力劣。昔人用术不分赤白。自宋以来,始言苍术苦辛气烈,白术苦甘气和,各自施用,亦颇有理。并以秋采者佳,春采者虚软易坏。嵇含《南方草木状》云:药有乞力伽,即术也。濒海所产,一根有至数斤者,采饵尤良。"

6.《本经逢原》:"白术一名山姜。云术肥大,气壅;台术条细,力薄;宁国狗头术皮赤稍大。然皆栽灌而成,故其气景,不若於潜野生者壅滞之患。"

考证 白术、苍术早先不分,统称为"术",始载于《神农本草经》,列为上品。南北朝陶弘景《本草经集注》始载"术乃有两种",宋代《本草图经》有"今白术生杭、越、舒、宣州高山岗上"记载。江苏《茅山志》记有白术。《本草崇原》曰:"赤白二种,《本经》未分,而汉时仲祖汤方,始有赤术、白术之分。"古代文献所述白术与今菊科白术为同一植物。

【地方志】 1.元·脱因、俞希鲁《至顺镇江志·卷四·土产》:"术:出茅山,有赤白二种。《本草》隐居曰:出茅山者为胜。《图经》曰:取生术去土,水浸再三,煎如饴糖,酒调饮之更善。今茅山所制术煎是此法也。隐居又云:白术少膏,可作丸散。赤术多膏,可作煎用。然则赤术乃苍术耳。"

2. 元·张铉《至正金陵新志·卷七·物产》:"白术,《茅山志》:并出山中。"

参考文献 ▶▶

成分

[1] 李家实.上海科学技术出版社,1996:202.

[2] 张晓川,等.中国药房,2006,17(23):1836

[3] 崔庆新,等.药物分析杂志,2006,26(1):124

[4] 李滢,等.药物分析杂志,2013,33(7):1210

[5] 王敏娟,等.长春中医药大学学报,2008,24(4):27

[6] 曾志,等.华南师范大学学报(自然科学版),2015,47(5):78

[7] 黄宝山,等.植物学报,1992,34(9):616

[8] DING H, et al. Chin Pharm J, 2005,57(1):37

[9] 杜培凤.齐鲁药事,2004,23(9):41

[10] Chen ZL, et al. Phytochemistry, 1997,45(4):765

[11] 林永成,等.中山大学学报:自然科学版,1995,35(2):75

[12] 王保德,等.化学学报,1999,57(9):1022

[13] 邱琴,等.中草药,2002,33(11):980

[14] 彭腾,等.中国药房,2012,23(39):3732

[15] 梁志远,等.贵州师范学院学报,2013,29(9):29

[16] 张程荣,等.中华中医药杂志,2011,26(10):2328

[17] Junichi K, et al. Chem Pharm Bull, 2003,51(9):1106

[18] 梁中焕,等.分子科学学报,2007,23(3):45

[19] 李伟,等.药物分析杂志,2001,21(3):170

[20] 朱海涛,等.时珍国医国药,2006,17(6):131

[21] 段启,等.中草药,2008,39(5):4

药理

[1] 张印,等.中国医药导刊,2010,12(5):847

[2] 陈镇,等.中国实验方剂学杂志,2009,15(8):66

[3] 郝延军,等.第五届中药炮制学术会议(广东普宁),2005

[4] 朱金照,等.中国临床药学杂志,2001,10(6):365

[5] 李伟,等.时珍国医国药,2006,17(11):2123

[6] 刘丽莎,等.食品科学,2010,31(19):124

[7] 李玲,等.中国中西医结合脾胃杂志,1998,6(2):107

[8] 张奕强,等.中药材,1999,22(12):636

[9] 李继承,等.中国中西医结合杂志,1996(S1):174

[10] 施文荣,等.福建中医学院学报,2007,17(3):29

[11] 章小莉,等.武汉大学学报(医学版),2008,29(3):383

[12] 章小莉,等.中国妇幼保健,2009,24(3):366

[13] 姜淋洁,等.数理医药学杂志,2011,24(4):398

[14] 王光伟,等.食品科学,2009,30(15):220

[15] 王光伟,等.食品科学,2008,29(12):675

[16] 刘洋,等.湖南师范大学学报(医学版),2006,3(3):25,30

[17] 张培建,等.中国中西医结合杂志,2010,30(11):1193

[18] 彭新国,等.时珍国医国药,2001,12(5):396

[19] 吴翰桂,等.台州师专学报,1999(06):69

[20] 姚淑娟,等.中国基层医药,2006,13(1):74

[21] 王虹.山西大学(学位论文),2011

临床报道

[1] 范光华,等.新医药学杂志,1979,(6):27

[2] 刘珉.福建中医药,1981,(1):36

[3] 张敬华.中成药,2018,40(1):237

23. 白芍 Bái Sháo

《药品化义》

【异名】 白芍药、金芍药。

【来源】 为毛茛科植物芍药 *Paeonia lactiflora* Pall. 的根。

【原植物】 芍药,又名离草、余容、其积、解仓、可离、没骨花、将离。

多年生草本,高 40～70 cm。根肥大,纺锤形或圆柱形,黑褐色。茎直立,上部分枝,基部有数枚鞘状膜质鳞片。叶互生;叶柄长达 9 cm;茎下部叶为二回三出复叶,上部叶为三出复叶;小叶狭卵形、椭圆形或披针形,光端渐尖,基部楔形或偏斜,边缘具白色软骨质细齿,两面无毛,下面沿叶脉疏生短柔毛,近革质。花两性,数朵生茎顶和叶腋,直径 7～12 cm;苞片 4～5,披针形,大小不等;萼片 4,宽卵形或近圆形,绿色,宿存;花瓣 9～13,倒卵形,白色,有时基部具深紫色斑块或粉红色,栽培品花瓣各色并具重瓣;雄蕊多数,花药黄色;花盘浅杯状,包裹心皮基部,先端裂片钝圆;心皮 2～5,离生,无毛。蓇葖果 3～5 枚,卵形或卵圆形,先端具喙。花期 5～6 月,果期 6～8 月(图 23-1,彩图 23-2)。

生于山坡草地和林下。分布于华北、东北、陕西及甘肃。

本省各地多有栽培。

【栽培】 **生长环境** 喜温暖湿润气候,耐严寒、耐旱、怕涝。宜选阳光充足、土层深厚、排水良好、肥沃、疏松、含腐殖质的壤土或沙质壤土栽培。盐碱地和涝洼地不宜栽种。忌连作,可与红花、菊花、豆科作物轮作,前茬以玉米、小麦、豆类、甘薯等作物较好。

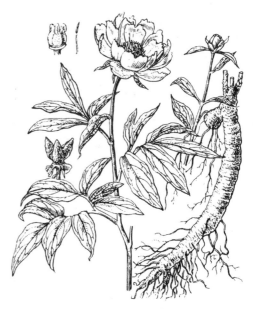

图 23-1 芍药

繁殖方法 种子繁殖或分根繁殖。种子繁殖:8 月上、中旬种子成熟,于果实微裂时及时采摘,随采随播,或用湿沙混拌贮藏至 9 月中、下旬播种,在整好的畦上开沟条播,沟深 3 cm,将种子均匀撒入沟内,覆土 6～10 cm,镇压。翌年 4 月去掉部分盖土,约半月后即可出苗。苗株生长 2～3 年后进行定植。分根繁殖:将芍药芽头从根部割下,选形状粗大,不空心,无病虫害的芽盘,按大小和芽的多少,顺其自然生长形状切成数块,每块芽 2～4 个,芽下留 2 cm 长的头,按行株距 50 cm×30 cm,穴栽,每穴 1～2 株,覆土埋严,浇水培土越冬。为提高产量,适当施农家肥。

田间管理 栽后翌年春解冻,松土保墒,雨后松土,每年中耕除草 4～6 次,中耕宜浅。10 月下旬地冻前,在离地面 7～10 cm 处剪去枝叶,根际培土约 15 cm 以利越冬。第二年起每年追肥 3 次,第 1 次 3 月下旬至 4 月上旬,施清淡人粪尿;第 2 次 4 月,每亩施人粪尿 500 kg;第 3 次 10～11 月间以圈肥为主,每亩施 1 500～2 000 kg。第四年收获前追肥 2 次。每次施肥,宜在植株两侧开穴施入。除留种田外,及时摘除花蕾。芍药喜旱怕涝,一般不需灌溉。严重干旱时,宜在傍晚灌溉 1 次透水。多雨季节及时排水,以减少根病。

病虫害防治 病害有褐斑病、立枯病、根腐病、灰霉病、锈病等,栽植前可用多菌灵或托布津浸泡后下种;病害发生初期可喷多菌灵、波尔多液、代森锌等防治,或挖掘全株烧毁。虫害有红蜘蛛、蚜虫、蛴螬、金针虫、地老虎等,可人工捕杀或诱杀。

【采收加工】 夏、秋二季采挖,洗净,除去头尾及细根,置沸水中煮后除去外皮或去皮后再煮,晒干。

【药材】 白芍 Paeoniae Radix Alba 本省各地有栽培,以苏北地区产量较大。

性状鉴别 呈圆柱形,平直或稍弯曲,两端平截,长 5～18 cm,直径 1～2.5 cm。表面类白色或淡棕红色,光洁或有纵皱纹及细根痕,偶有残存的棕褐色外皮。质坚实,不易折断,断面较平坦,类白色或微带棕红色,形成层环明显,射线放射状。气微,味微苦、酸(图 23-3、彩图 23-4)。

显微鉴别 1. 根横切面 木栓层细胞偶有残存。残存的皮层细胞切向延长。韧皮部主由薄壁细胞组成。形成层环微波状弯曲。木质部束窄,导管群放射状排列,导管旁有少数木纤维,木射线宽,10 至数 10 列细胞。薄壁细胞含草酸钙簇晶,并含糊化淀粉粒团块(图 23-5)。

2. 粉末 黄白色。糊化淀粉粒团块甚多。草酸钙簇晶直径 11～35 μm,存在于薄壁细胞中,常排列成行,或一个细胞中含数个簇晶。具缘纹孔导管和网纹导管直径 20～65 μm。纤维长梭形,直径 15～40 μm,壁厚,微木化,具大的圆形纹孔(图 23-6)。

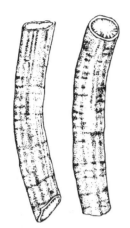

图 23-3 白芍药材图

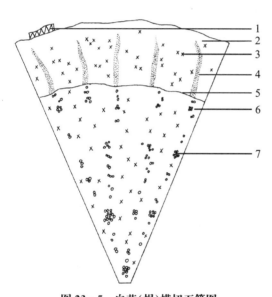

图 23-5 白芍(根)横切面简图

1.木栓层 2.皮层 3.草酸钙簇晶 4.韧皮部 5.形成层 6.木质部 7.导管

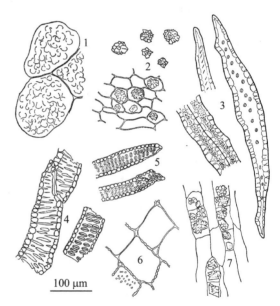

图 23-6 白芍粉末图

1.含糊化淀粉粒的薄壁细胞 2.草酸钙簇晶 3.木纤维 4.导管 5.管胞 6.薄壁细胞 7.草酸钙方晶

理化鉴别 取本品粉末 0.5 g,加乙醇 10 ml,振摇 5 分钟,滤过,滤液蒸干,残渣加乙醇 1 ml 使溶解,作为供试品溶液。另取芍药苷对照品,加乙醇制成每 1 ml 含 1 mg 溶液,作为对照品溶液。按薄层色谱法试验,吸取上述两种溶液各 10 μl,分别点于同一硅胶 G 薄层板上,以三氯甲烷-乙酸乙酯-甲醇-甲酸(40∶5∶10∶0.2)为展开剂,展开,取出,晾干,喷以 5%香草醛硫酸溶液,加热至斑点显色清晰。供试品色谱中,在与对照品色谱相应的位置上,显相同的蓝紫色斑点。

品质标志 1. 经验评价 以根粗长匀直、皮色光洁、质坚实、断面粉白色、无白心或裂断痕者为佳。

2. 含量测定 按原子吸收分光光度法或电感耦合等离子体质谱法测定,含铅不得超过 5 mg/kg,含镉不得超过 0.3 mg/kg,含砷不得超过 2 mg/kg,含汞不得超过 0.2 mg/kg,含铜不得超过 20 mg/kg。按二氧化硫残留量测定法测定,二氧化硫残留量不得超过 400 mg/kg。按水溶性浸出物测定法热浸法测定,含水溶性浸出物不得少于 22.0%。按高效液相色谱法测定,含芍药苷($C_{23}H_{28}O_{11}$)不得少于 1.6%。

【成分】　白芍根含单萜及其苷类:芍药苷(paeoniflorin),氧化芍药苷(oxypaeoniflorin),苯甲酰芍药苷(benzoylpaeoniflorin)[1],白芍苷(albiflorin)[2],芍药苷元酮(paeoniflorigenone)[3],没食子酰芍药苷(galloylpaeoniflorin)[4],β-蒎-10-烯基-β-巢菜苷(Z-1S,5R-β-pinen-10-yl-β-vicianoside),芍药新苷(lactoflorin)[5],芍药内酯(paeonilactone)A、B、C[6],1-O-β-D-glucopyranosyl-paeonisuffron[7];三萜类化合物:11α,12α-epoxy-3β,23-dihydroxyolean-28,13β-olide,3β-hydroxy-11α,12α-epoxyolean-28-13β-olide,3β-hydroxy-11oxoolean-12-en-28-oic acid[8];黄酮及其苷类:山奈酚-3-二-O-β-D-葡萄糖苷(kaempferol-3-O-β-D-glucoside)和山奈酚-3,7-O-β-D-葡萄糖苷(kaempferol-3,7-di-O-β-D-glucoside)[9]。

【药理】　1. 抗炎、镇痛、抗凝作用　白芍醇提液灌胃,明显降低大鼠足跖炎性肿胀率,降低光热致痛小鼠痛阈值,提示有抗炎、镇痛作用[1]。白芍提取物及脂溶性、水溶性成分在二甲苯致小鼠耳肿胀法、醋酸致小鼠腹腔毛细血管渗出法、ADP诱导血小板聚集等实验中,有抗炎、抑制血小板聚集的作用,能延长部分凝血活酶时间。白芍总提物对抑制炎性水肿和炎性渗出效果较好[2]。

2. 抗抑郁作用　白芍提取物灌胃,可缩短小鼠悬尾及强迫游泳不动时间,能对抗利血平所致的小鼠体温下降,对小鼠有抗抑郁作用[3]。芍药内酯苷也缩短小鼠悬尾及强迫游泳不动时间,对小鼠自主活动无明显影响[4]。

3. 补血作用　白芍给环磷酰胺所致的血虚证模型小鼠灌胃,能升高模型小鼠红细胞数、血红蛋白含量、红细胞压积[5]。

4. 影响胰腺功能　高浓度白芍水提液对大鼠胰淀粉酶活力有明显抑制作用,低浓度时不影响酶活力,可使八肽胆囊收缩素(CCK-8)诱导胰腺腺泡分泌的淀粉酶的效价降低,但不影响促胰液素刺激的酶分泌。提示白芍水溶性成分中可能有某种活性物质,拮抗胰腺腺泡细胞膜上的CCK受体[6]。

5. 治疗关节炎作用　白芍总苷可促进大鼠成骨细胞存活,增强成骨细胞的碱性磷酸酶(AKP)活性;过高浓度时,则可抑制成骨细胞存活。白芍总苷还抑制大鼠破骨细胞存活[7]。白芍总苷降低佐剂性关节炎模型大鼠滑膜细胞分泌 PGE_2、IL-1和 TNF-α 的水平,提高细胞内 cAMP 水平,缓解关节炎模型大鼠关节肿胀,抑制滑膜过度增殖[8]。芍药苷可抑制 PGE_2 诱导的人、大鼠成纤维样滑膜细胞的异常增殖,其机制与抑制 β-arrestin 2 的基因和蛋白表达水平、降低前列腺素 E_2(EP_2)受体总表达,但升高细胞膜 EP_2 受体表达等有关[9]。

6. 其他作用　MTT法和实时细胞分析仪检测结果表明,白芍水提物可以促进大鼠血管平滑肌细胞的增殖[10]。白芍提取物灌胃,对小鼠戊巴比妥钠性睡眠作用有协同效应,可改善睡眠[11]。白芍水煎剂掺入饮用,可抑制去卵巢大鼠的摄食量,影响摄食相关调节激素的水平,抑制由于去卵巢而引起的肥胖,同时白芍可以改善去卵巢大鼠的脂代谢紊乱,清除体内过多的自由基,提高机体的抗氧化能力[12]。白芍总苷能改善果糖加高脂饮食诱导的非酒精性脂肪性肝病模型大鼠的糖脂代谢异常,拮抗胰岛素抵抗,增强胰岛素敏感性,改善肝功能[13]。较大剂量的白芍总苷灌胃,可以降低异丙肾上腺素(ISO)制备的心肌重构模型小鼠的左心室指数、全心指数,减慢心率;对左旋甲状腺素制备的心肌重构模型大鼠也有一定的抗心肌重构作用。芍药苷可能是白芍总苷抗心肌重构的主要药效学成分[14]。白芍总苷对环磷酰胺(CTX)治疗 S_{180} 腹水瘤及实体瘤小鼠的作用具有协同作用,延长荷瘤小鼠的存活时间,增加 T-淋巴细胞的转化率,升高血清 TNF-α 水平,增加荷瘤小鼠的免疫功能,增强 CTX 的抗肿瘤作用,降低其对机体的毒性作用[15]。

【炮制】　1. 白芍　取原药材,除去杂质,分开大小条,浸至六七成透,闷润至透,切薄片,干燥。

2. 炒白芍　取白芍片置锅内,用文火加热,炒至表面微黄色,取出放凉。

3. 酒白芍　取白芍片,喷淋黄酒拌匀,稍闷后,置锅内用文火加热,炒干,取出放凉。每100 kg白芍片,用黄酒10 kg。

4. 醋白芍　取白芍片,用米醋拌匀,稍闷后置锅内,用文火加热,炒干,取出放凉。每100 kg白芍片,用米醋15 kg。

5. 土炒白芍　取灶心土(伏龙肝)细粉置锅内,用中火炒热,倒入白芍片,炒至表面挂土色,微显焦黄色时,取出,筛去土粉,放凉。每100 kg白芍,用灶心土20 kg。

6. **白芍炭** 取白芍片,置锅内,用武火加热,炒至焦黑色,喷淋清水少许灭尽火星,取出,晾干,凉透。

饮片性状 白芍参见"药材"项。炒白芍形如白芍,表面微黄色,偶有黄斑。酒白芍形如白芍,黄色,微有酒气。醋白芍形如白芍,微有醋气。土炒白芍形如白芍,土黄色,微有焦土气。白芍炭形如白芍,表面焦黑色。

贮干燥容器内,酒白芍、醋白芍密闭,置阴凉干燥处,防蛀。白芍炭散热,防复燃。

【**药性**】 苦、酸,微寒。归肝、脾经。

【**功能**】 养血和营,缓急止痛,敛阴平肝。

【**主治**】 血虚寒热,脘腹疼痛,胁痛,肢体痉挛疼痛,痛经,月经不调,崩漏,自汗,盗汗,下痢泄泻,头痛眩晕。

【**用法用量**】 内服:煎汤,5~12 g,大剂量可用 15~30 g;或入丸、散。外用:适量,捣敷。

平肝阳宜生用,养肝柔肝宜炒用。

【**注意事项**】 虚寒之证不宜单独应用。反藜芦。

【**附方**】 1. 伤寒脉浮,自汗出,小便数,心烦微恶寒,脚挛急,足温者 芍药、甘草(炙)各四两。以水三升,煮取一升五合,去滓,分二次温服。(《伤寒论》芍药甘草汤)

2. 治妇人胁痛,凡药不进 香附子(黄子醋二碗,盐一两,煮干为度)四两,肉桂、延胡索(炒)、白芍药。上四味,每服二钱,沸汤调,无时服。(《朱氏集验方》芍药汤)

3. 发汗病不解,反恶寒,虚故也 芍药,甘草(炙)各三两,附子一枚(炮去皮,破八片)。以水八升,煮取一升五合,去滓,分三次温服。(《伤寒论》芍药甘草附子汤)

4. 治泄痢腹痛 黄芩、白芍药各一两,甘草五钱。为粗末,每服五钱,水煎。(《保命集》黄芩芍药汤)

5. 治血崩腹痛 白芍(酒炒黄)一两,侧柏叶(炒黑)六两。二味共为末,酒调服。(《一盘珠》六一散)

6. 脏毒,先血而后便 白芍药、黄柏、当归各等分,上为细末,滴水为丸,如梧桐子大。每服五七十丸,煎甘草汤送下。(《医林方》芍药柏皮丸)

7. 产后虚热头痛,亦治腹中拘急痛者 白芍药,干地黄,牡蛎各五两,桂心三两。上咬咀。以水一斗,煮取二升半,去滓,分三服,一日三次。(《千金要方》芍药汤)

8. 治产后血晕绝,不识人 芍药半两为末,乱发一两烧灰,上相和研令匀。每服二钱,以热酒调服之。须臾再服之,立效也。(《普济方》芍药汤)

9. 治衄血,咯血 白芍药一两,犀角末一分。为末,新水服一钱,血止为限。(《古今录验》)

【**临床报道**】 1. 治疗牙痛、头痛、痉挛性腹痛 用白芍 30 g,细辛 3 g,甘草 10 g,每日 1 剂,水煎服。共治疗 38 例,其中牙痛 26 例,头痛 8 例,痉挛性腹痛 4 例,结果:全部获效。一般用药 1~3 剂可获效,最多用药达 6 剂[1]。

2. 治疗不宁腿综合征 用白芍、甘草各 15 g,以水 3 杯,煮取 1 杯去滓,分 2 次温服。于日暮时服 1 次,2 小时后再服 1 次。共治疗 54 例,结果:服 2~9 剂后,48 例痊愈,6 例显效。但有复发[2]。

3. 治疗三叉神经痛 用芍药甘草汤治疗 42 例,服药 7~25 剂,疼痛全部缓解。随访 1 年未复发者 30 例,半年后复发但次数减少、疼痛明显减轻者 12 例[3]。

4. 治疗习惯性便秘 用生白芍 24~40 g,生甘草 10~15 g,水煎服。共治疗 60 例,结果:一般 2~4 剂即可畅排软便。对燥热、气滞、阴血虚之肠燥便秘尤宜[4]。

5. 治疗溃疡性结肠炎 符合纳入标准的 60 例患者被随机分为治疗组和对照组,治疗组给予白芍甘草煎剂(白芍 20 g,甘草 20 g,延胡索 15 g,丹参 15 g,黄连 10 g,三七粉 6 g 冲服)灌肠治疗,对照组给予美沙拉嗪灌肠液,每次 4 g,每晚睡前保留灌肠。结果:两组在临床综合疗效及黏膜疗效方面无显著差异($P > 0.05$),但在缓解腹痛症状方面治疗组速度更快,优于对照组($P < 0.05$)[5]。

6. 治疗腓肠肌痉挛 60 例腓肠肌痉挛患者用桂枝白芍甘草颗粒(桂枝 12 g,白芍 20 g,甘草 6 g,木瓜 20 g,薏苡仁 30 g)融于温开水 200 ml,1 次/日。连续治疗 5 日为 1 个疗程,观察临床症状、不良反应,判定疗效。结果:痊愈 57 例,显效 3 例,无效 0 例,总有效率 100%[6]。

【药论摘录】 1.《神农本草经》:"味苦。主邪气腹痛,除血痹,破坚积,寒热疝瘕,止痛,利小便,益气。"

2.《名医别录》:"味酸、平,微寒,有小毒。主通顺血脉,缓中,散恶血,逐贼血,去水气,利膀胱大小肠,消痈肿,时行寒热,中恶,腹痛,腰痛。"

3.《药性论》:"治肺邪气,腹中疠痛,血气积聚,通宣脏腑痈气,治邪痛败血,主时疾骨热,强五脏,补肾气,治心腹坚胀,妇人血闭不通,消瘀血,能蚀脓。"

4.《新修本草》:"益好血。"

5.《日华子本草》:"治风补劳,主女人一切病,并产前后诸疾,通月水,退热除烦,益气,治天行热疾,瘟瘴惊狂,妇人血运,及肠风泻血,痔瘘,发背,疮疥,头痛,明目,目赤,胬肉。""白者治血。"

5.《开宝本草》:"别本注云:此(芍药)有两种,赤者利小便,下气;白者止痛,散血。"

6.《注解伤寒论》:"芍药白补而赤泻,白收而赤散。""芍药之酸收,敛津液而益荣。""酸,收也,泄也;芍药之酸,收阴气而泄邪气。"

7. 李东垣:"或言古人以酸涩为收,《本经》何以言利小便?曰:芍药能益阴滋湿而停津液,故小便自行,非因通利也。曰:又言缓中何也?曰:损其肝者缓其中,即调血也,故四物汤用芍药。大抵酸涩者为收敛停湿之剂,故主手足太阴经收敛之体,又能治血海而入于九地之下,后至厥阴经。白者色在西方,故补;赤者色在南方,故泻。"(引自《本草纲目》)

8. 朱丹溪:"芍药泻脾火,性味酸寒,冬月必以酒炒。凡腹痛多是血脉凝涩,亦必酒炒用。然止能治血虚腹痛,余并不治。为其酸寒收敛,无温散之功也。"(引自《本草纲目》)

9.《本草纲目》:"白芍药益脾,能于土中泻木。赤芍药散邪,能行血中之滞。《日华子本草》言赤补气,白治血,欠审矣。"

10.《本草崇原》:"芍药,气味苦平。风木之邪,伤其中土,致脾络不能从经脉而外行,则腹痛。芍药疏通经脉,则邪气在腹而痛者可治也。心主血,肝藏血。芍药禀木气而治肝,禀火气而治心,故除血痹。除血痹则坚积亦破矣。血痹为病,则身发寒热;坚积为病,则或疝或瘕。芍药能调血中之气,故皆治之。止痛者,止疝瘕之痛也。肝主疏泄,故利小便。益气者,益血中之气也。益气则血亦行矣。芍药气味苦平,后人妄改圣经而曰微酸,元、明诸家相沿为酸寒收敛之品,凡里虚下利者多用之以收敛;夫性功可以强辨,气味不可以讹传。试将芍药咀嚼,酸味何在?又谓新产妇人,忌用芍药,恐酸敛耳。夫《本经》主治邪气腹痛,且除血痹寒热,破坚积疝瘕,则新产恶露未尽,正宜用之;若里虚下痢反不当用也。"

11.《药品化义》:"白芍药微苦能补阴,略酸能收敛。因酸走肝,暂用之生肝。肝性欲散恶敛,又取酸以抑肝。故谓白芍能补复能泻,专行血海,女人调经胎产,男子一切肝病,悉宜用之调和血气。其味苦酸性寒,本非脾经药,炒用制去其性,脾气散能收之,胃气热能敛之。主平热呕,止泄泻,除脾虚腹痛,肠胃湿热。以此泻肝之邪,而缓中焦脾气,《难经》所谓损其肝者缓其中。同炙甘草为酸甘相合,成甲乙化土之义,调补脾阴神妙良法。""若久嗽者藉此以收肺。又治痢疾腹痛,为肺金之气,郁在大肠,酸以收缓,苦以去垢,故丹溪治痢,每剂用至三、四钱,大有功效。若纯下血痢,又非其所宜也。其力不能通行渗泄,然主利水道者取其酸敛能收诸湿而溢津液,使血脉顺而小便自行,利水必用益阴也。若痘疮血不归附者,用以敛血归根。"

12.《药义明辨》:"白芍药味酸,气微寒,主收脾之阴气,泄肝之阳邪。方书云,能补血,是究其功之所及,非指其体之所存也。大凡阴能育乎阳而阳郁者,以升阳为主,此味在所忌;若阴不能育乎阳而阳亢者,以收阴为主,此味不可少。丹溪言其酸寒伐生生之气,无乃己甚乎,惟脾气寒而痞满难化者忌之。"

13.《本草正义》:"《本经》芍药,虽未分别赤白,二者各有所主。然寻绎其主治诸病,一为补血养肝脾真阴,而收摄脾气之散乱,肝气之恣横,则白芍也;一为逐血导瘀,破积泄降,则赤芍也。""仲圣之法,实即秦、汉以前历圣相传之法。说者每谓酸痛是肝木凌脾,芍能助脾土而克肝木,故为腹痛之主药。要知肝秉刚强之性,非藉阴液以涵濡之,则暴戾恣睢,一发而不可制,当其冲者,实惟脾土先蒙其害,凡心胃痛、腹满痛、胸胁刺痛、支撑胀闷,无一非刚木凌脾之病。宋、元以来,治此者多尚香燥气药,以刚济刚,气行而通则不痛。非不暂图目前之效,然愈燥而阴愈耗,肝愈横,频发加剧,卒至肝脾之阴两竭,而燥药且不可复施,此行气伐肝,适以变本加厉,非徒无益,而又害之矣。仲圣以芍药治腹痛,一以益脾阴而摄纳至阴耗散之气,一以养肝阴而柔刚木桀骜之威,与行气之药,直折肝家悍气者,截然两途。此泻肝与柔肝之辨。而芍药所以能治腹痛胀满、心胃刺痛、胸胁胀痛者,其全体大用,即此是法,必不可与伐肝之剂作一例观也。”

【品种沿革】 集解 1.《名医别录》:“生中岳川谷及丘陵。二月、八月采根,曝干。”

2.《本草经集注》:“今出白山、蒋山、茅山最好,白而长大,余处亦有而多赤,赤者小利。”

3.《雷公炮炙论》:“此有两种,赤者利小便,下气;白者止痛,散血。其花亦有红、白二色。”

4.《本草图经》:“今处处有之,淮南者胜。春生红芽作丛,上三枝五叶,似牡丹而狭长,高一二尺,夏开花,有红、白、紫数种。子似牡丹子而小。秋时采根,根亦有赤、白二色。崔豹《古今注》云:芍药有二种,有草芍药、木芍药。木者花大而色深,俗呼为牡丹,非也。”

5.《本草别说》:“谨按《本经》芍药生丘陵川谷。今世所用者,多是人家种植。欲其花叶肥大,必加粪壤。每岁八九月取其根分削,因利以为药,遂曝干,货卖。今淮南、真阳尤多。药家见其肥大而不知香味绝不佳,故入药不可责其效。今考用宜依《本经》所说,川谷丘陵有生者为胜尔。”

6.《本草衍义》:“芍药全用根,其品亦多须用花红而单叶,山中者为佳。花叶多即根虚。然其根多赤色,其味涩,若或有色白粗肥者益好,馀如经然,血虚寒人禁此一物,古人有言曰减芍药以避中寒,诚不可忽。”

7.《本草纲目》:“今药中所用,亦多取扬州者。十月生芽,至春乃长,三月开花,其品凡三十余种,有千叶、单叶、楼子之异。入药宜单叶之根,气味全厚。根之赤白,随花之色也。”

考证 芍药始载于《神农本草经》,列为中品。历代本草均有芍药的产地与形态记述,并有附图。从产地描述看,江苏亦为芍药的主产地,《本草经集注》云出“茅山最好”。据本草图文考证,古代芍药与现今芍药原植物及其药材均相符。

【地方志】 1. 元·张铉《至正金陵新志·卷七·物产》:“芍药:陶隐居云今出白山、蒋山、茅山最好,白而大。”

2. 明·张衮《江阴县志·卷六·土产》:“芍药:有赤、白二种。”

3. 明·陈文仲《句容县志·卷三·贡办》:“药之品:芍药。”

4. 明·沈明臣《通州志·卷四·物产(海门同)》:“药之属:芍药。”

参考文献 ▶▶

成分

[1] 谭菁菁,等. 中草药,2010,41(8):1245

[2] 梁志,等. 西北林学院学报,2006,21(6):177

[3] 张晓燕,等. 药学学报,2002,37(9):705

[4] Kan SS, et al. C A,1989,111:160062k

[5] 高小荣,等. 中国新药杂志,2006,15(6):416

[6] Toshimitsu H, et al. Tetra Lett, 1985,26(31):3699

[7] Murakami N, et al. Chem Pharm Bull, 1996, 44 (6):1279

[8] Kamiya K, et al. Phytochemistry, 1997,44(1):141

[9] 谷满仓,等. 科技通报,2006,22(3):337

药理

[1] 陈华,等. 中国当代医药,2010,17(1):18

[2] 王瑞,等. 中国实验方剂学杂志,2010,16(7):112

[3] 王景霞,等. 中国实验方剂学杂志,2010,16(7):183

[4] 张建军,等. 中药与临床,2011,2(6):35

[5] 李强,等. 中医药信息,2011,28(1):19

[6] 潘国宗,等. 中西医结合杂志,1986,6(2):100

[7] 贾敏,等. 西北药学杂志,2010,25(5):357

[8] 徐红梅. 安徽医科大学(学位论文),2006

[9] 朱蕾. 安徽医科大学(学位论文),2006

[10] 吴金雄. 广州中医药大学(学位论文),2012

[11] 张雄飞,等. 当代医学,2008,14(7):33

[12] 朱家恩. 兰州大学(学位论文),2007

[13] 郑琳颖,等. 中药新药与临床药理,2013,24(1):51

[14] 韩蕾,等. 辽宁中医药大学学报,2011,13(2):43

[15] 刘浩,等. 蚌埠医学院学报,2011,36(9):917

临床报道

[1] 田明萍. 中国民间疗法,2002,(10):56

[2] 杜豁然. 河北中医,1984,(3):29

[3] 黄冬度. 中医杂志,1983,(11):9

[4] 王文士. 中医杂志,1983,(8):79

[5] 张春阳. 光明中医,2017,32(3):370

[6] 余俊奇,等. 实用中医内科杂志,2016,30(11):21

24. 白芷 Bái Zhǐ

《神农本草经》

【异名】 芷、苻蓠、泽芬、香白芷。

【来源】 为伞形科植物杭白芷 *Angelica dahurica*（Fisch. ex Hoffm.）Benth. et Hook. f. var. *formosana*（Boiss.）Shan et Yuan 的根。

【原植物】 杭白芷，又名川白芷、芳香。

多年生高大草本，高 1～2.5 m。根圆柱形，有分枝，外表皮黄褐色至褐色，有浓烈气味。茎基部径 2～5 cm，有时可达 7～8 cm，通常带紫色，中空，有纵长沟纹。基生叶一回羽状分裂，有长柄，叶柄下部有管状抱茎边缘膜质的叶鞘；茎上部叶二至三回羽状分裂，叶片轮廓为卵形至三角形，叶柄下部为囊状膨大的膜质叶鞘，无毛或稀有毛，常带紫色；末回裂片长圆形，卵形或线状披针形，多无柄，急尖，边缘有不规则的白色软骨质粗锯齿，具短尖头，基部两侧常不等大，沿叶轴下延成翅状；花序下方的叶简化成无叶的、显著膨大的囊状叶鞘，外面无毛。复伞形花序顶生或侧生，直径 10～30 cm，花序梗长 5～20 cm，花序梗、伞辐和花柄均有短糙毛；伞辐 18～40，中央主伞有时伞辐多至 70；总苞片通常缺或有 1～2，成长卵形膨大的鞘；小总苞片 5～10 余，线状披针形，膜质，花白色；无萼齿；花瓣倒卵形，顶端内曲成凹头状；子房无毛或有短毛；花柱比短圆锥状的花柱基长 2 倍。果实长圆形至卵圆形，黄棕色，有时带紫色，无毛，背棱扁，厚而钝圆，近海绵质，远较棱槽为宽，侧棱翅状，较果体狭；棱槽中有油管 1，合生面油管 2。花期 7～8 月，果期 8～9 月（图 24-1）。

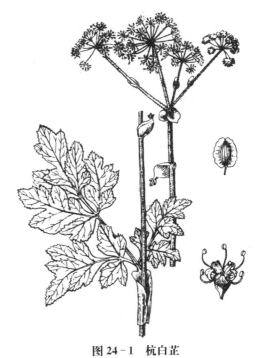

图 24-1 杭白芷

生于林下、林缘、溪旁、灌丛和山谷草地。分布于东北及华北地区，我国华中以及河北、山西、安徽、四川等地有栽培。

本省苏北地区偶有大面积栽培。

【栽培】 **生长环境** 喜温和湿润的气候及阳光充足的环境，能耐寒。以土层深厚、疏松肥沃、湿润而又排水良好的沙质壤土地为好。

繁殖技术 种子繁殖，直播，不宜移栽。播种前用 2% 磷酸二氢钾水溶液喷洒在种子上，搅拌，闷润 8 小时左右播种。秋播一般于 9～10 月播种，条播按行距 35 cm 开浅沟播种，穴播按穴距（15～20）cm×30 cm 播种，播后盖薄土，压实，播后 15～20 日出苗。

田间管理 苗高 4～7 cm 时间苗，可进行 1～2 次。结合间苗进行除草，后根据需要进行中耕除草，保持田间土壤疏松无杂草。一般追肥 3～4 次，第 1、2 次均在间苗、中耕后进行，施人畜粪水，第 3 次在定苗后进行，施稀人畜粪水加尿素，清明节前后进行第 4 次追肥，施人畜粪水，撒施草木灰，施后培土。及时灌溉，保持土壤湿润，如遇天气干旱，应及时浇水，保证植株生长需要，雨水过多或田间积水时，应及时排水，以防病害

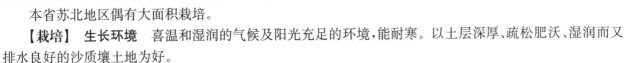

或烂根。

病虫害防治 病害有斑枯病、紫纹羽病、立枯病、黑斑病,可用1:1:100波尔多液防治斑枯病,可用70%五氯硝基苯粉剂加草木灰或用70%敌克松可湿性粉剂1:1000水溶液防治紫纹羽病,可用5%石灰水或1:25五氯硝苯防治立枯病,可用1:1:120波尔多液防治黑斑病。虫害有黄翅茴香暝、黄凤蝶、蚜虫、红蜘蛛、黑咀、食心虫、地老虎等,可用90%晶体敌百虫1000倍液或40%乐果乳油2000倍液防治黄翅茴螟、黄凤蝶、蚜虫、红蜘蛛等,可用25%亚铵硫磷乳油1000倍液防治黑咀,可用90%晶体敌百虫1000倍液防治食心虫,人工捕杀或毒饵诱杀地老虎。

【采收加工】 夏、秋间叶黄时采挖,除去须根及泥沙,晒干或低温干燥。或将白芷与石灰拌匀,再晒干。

【药材】 白芷 Angelicae Dahuricae Radix 本省苏北地区有产。

性状鉴别 呈长圆锥形,长10～25 cm,直径1.5～2.5 cm。表面灰棕色或黄棕色,根头部钝四棱形或近圆形,具纵皱纹、支根痕及皮孔样的横向突起,有的排列成四纵行。顶端有凹陷的茎痕。质坚实,断面白色或灰白色,粉性,形成层环棕色,近方形或近圆形,皮部散有多数棕色油点。气芳香,味辛、微苦(图24-2)。

显微鉴别 1. 根横切面 木栓层由5～10列细胞组成。皮层和韧皮部散有油管。形成层成环。木质部略呈方形,射线较多,导管放射状稀疏排列。薄壁细胞含淀粉粒,有的含草酸钙簇晶(图24-3)。

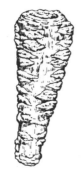

图24-2 白芷药材图

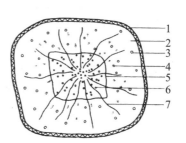

图24-3 白芷(根)横切面简图

1.木栓层 2.皮层 3.油管 4.韧皮部 5.形成层 6.木质部 7.射线

2. 粉末 黄白色。淀粉粒甚多,单粒圆球形、多角形、椭圆形或盔帽形,直径3～25 μm,脐点点状、裂缝状、十字状、三叉状、星状或人字状;复粒多由2～12分粒组成。网纹导管、螺纹导管直径10～85 μm。木栓细胞多角形或类长方形,淡黄棕色。油管多已破碎,含淡黄棕色分泌物(图24-4)。

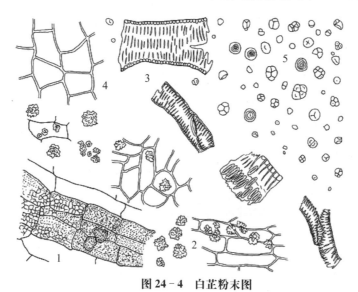

图24-4 白芷粉末图

1.油管 2.草酸钙簇晶 3.导管 4.木栓细胞 5.淀粉粒

理化鉴别 1. 取粉末 0.5 g,加乙醚适量冷浸,振摇后过滤,取滤液 2 滴,滴于滤纸上,置紫外光灯下观察,显蓝色荧光。

2. 取本品粉末 0.5 g,加乙醚 10 ml,浸泡 1 小时,时时振摇,过滤,滤液挥干,残渣加乙酸乙酯 1 ml 使溶解,作为供试品溶液。另取白芷对照药材 0.5 g,同法制成对照药材溶液。再取欧前胡素对照品、异欧前胡素对照品,加乙酸乙酯制成每 1 ml 各含 1 mg 的混合溶液,作为对照品溶液。按薄层色谱法试验,吸取上述三种溶液各 4 μl,分别点于同一硅胶 G 薄层板上,以石油醚(30～60℃)-乙醚(3:2)为展开剂,在 25℃以下展开,取出,晾干,置紫外光灯(365 nm)下检视。供试品色谱中,在与对照药材色谱和对照品色谱相应的位置上,显相同颜色的荧光斑点。

品质标志 1. 经验评价 以独支、条粗壮、质硬、体重、粉性足、香气浓者为佳。

2. 含量测定 按醇溶性浸出物测定法热浸法测定,用稀乙醇作溶剂,含醇溶性浸出物不得少于 15.0%。按高效液相色谱法测定,含欧前胡素($C_{16}H_{14}O_4$)不得少于 0.080%。

【成分】 根中主要含有香豆素类化合物:欧前胡素(imperatorin),异欧前胡素(isoimperatorin),别异欧前胡内酯(alloisoimperatorin),比克白芷素(byakangelicin),别欧前胡内酯(alloimperatorin),氧化前胡素(oxypeucedanin),水合氧化前胡素(oxypeucedanin hydrate),佛手柑内酯(bergapten)[1],白当归素(byakangelicin),花椒毒酚(xanthotoxol),白当归脑(byakangelicol)[2], sec. -O-$β$-D-Glucopyranosyl-(R)-Oxypeucedaninhydrate[3],补骨脂素(psoralen),白当归素乙醚(byakangelicin ethoxide),异白当归脑(isobyakangelicol),伞形花内酯(umbelliferone),异氧化前胡内酯(isooxypeucedanin),异茴芹素(isopimpinellin),印度榅桲素(marmesin),5-(2-乙酰氧基-3-羟基-3-甲基丁氧基)补骨脂素[5-(2-acetoxy-3-hydroxy-3-methylbutoxy) psoralen],氧化前胡素乙醚(oxypeucedanin ethanolate),氧化别欧前胡素(oxyalloimperatorin),滨蒿内酯(scoparone)[4],东莨菪素(scopoletin)[5]等。此外,根中还含有当归内酯(angelica lactone)[6],$γ$-壬内酯($γ$-nonalactone)和 $γ$-癸内酯($γ$-decalactone)[7],牧草栓翅芹酮(pabularinone),反式阿魏酸($trans$-ferulicacid),香草酸(vanillic acid),镰叶芹二醇(falcarindiol),日本当归醇 A(japoangelol A),白术内酰胺(atractylenolactam)[4]等。

【药理】 1. 解热、镇痛、抗炎作用 杭白芷香豆素组分对酵母引起的大鼠发热有显著解热作用,对热板所致小鼠疼痛和醋酸所致小鼠扭体反应均有显著抑制作用,并能对抗二甲苯所致的小鼠耳肿胀和蛋清所致的大鼠足肿胀[1]。

2. 其他作用 杭白芷香豆素灌胃,可使戊巴比妥钠催眠的小鼠睡眠时间延长,但显著延长巴比妥钠催眠潜伏期,并缩短其睡眠时间。提示杭白芷香豆素具有一定的中枢兴奋作用,但同时可能具有肝药酶抑制作用[2]。杭白芷多糖体外能清除羟自由基、超氧阴离子自由基,并抑制脂质过氧化,有抗氧化作用,但其活性较维生素 C 弱[3]。

【炮制】 取原药材,除去杂质,大小个分开,浸泡至六七成透,晾润至透,切厚片,干燥。

饮片性状 白芷参见"药材"项。

贮干燥容器内,置阴凉干燥处。防霉,防蛀。

【药性】 辛,温。归肺、脾、胃经。

【功能】 祛风除湿,通窍止痛,消肿排脓。

【主治】 感冒头痛,眉棱骨痛,牙痛,鼻塞,鼻渊,湿胜久泻,赤白带下,痈疽疮疡。

【用法用量】 内服:煎汤,3～10 g;或入丸、散。外用:研末撒或调敷。

【注意事项】 血虚有热及阴虚阳亢头痛者禁服。

【附方】 1. 治头痛不可忍,不问偏、正头痛及治赤眼、牙痛 干姜、香白芷各半两,蒿角子一钱。上为细末。每日用半钱许,作三次,细细搐之入鼻内,揉动两太阳穴,其痛立止。(《鸡峰普济方》通顶散)

2. 治睛疼难忍 白芷、赤芍、防风、细辛各等分。上为末。每服三钱,水一盏,砂糖二钱,同煎七分,去滓温服,不拘时候。(《续本事方》)

3. 治眉框痛属风热与痰 黄芩(酒浸,炒),白芷。上为末,茶清调二钱。(《丹溪心法》)

4. 治鼻渊　辛夷、防风、白芷各八分,苍耳子一钱二分,川芎五分,北细辛七分,甘草三分。白水煎,连服四剂,忌牛肉。(《疡医大全》)

5. 治鼻流清涕不止　白芷为细末,以葱白捣烂为丸,小豆大。每服二十丸,茶水送下。(《证治准绳》白芷丸)

6. 治带下,肠有败脓,淋露不已,腥秽殊甚,脐腹冷痛,须此排脓　白芷一两,单叶红蜀葵根二两,芍药根(白者)、白矾各半两(矾烧枯,别研)。为末,同以醋丸如梧子大。空肚及饭前,米饮下十丸或十五丸。候脓尽,仍别以他药补之。(《本草衍义》)

7. 治崩漏不止　香白芷一两半,龙骨一两,荆芥叶半两。上件为细末。每服二钱,温酒调下,米饮汤调亦得,食前。(《杨氏家藏方》芳香散)

8. 治风秘,大便秘涩　香白芷,焙干,为细末。每服二钱,蜜少许,温米饮调下,连进二服即通,食前。(《杨氏家藏方》通秘散)

9. 治痔疮肿痛　先以皂角烟熏之,后以鹅胆汁调白芷末涂之。(《医方摘要》)

10. 治肿毒热痛　醋调白芷末敷之。(《卫生易简方》)

11. 治痈疽赤肿　白芷、大黄各等分。为末,米饮服二钱。(《经验方》)

12. 治鹤膝风　取新鲜白芷,用酒煎至成膏,收贮瓷瓶。每日取膏二钱,陈酒送服;再取二三钱涂患处,至消乃止。(《外科全生集》)

13. 治乳痈,乳头腐烂,延及周围　白芷二钱,牡蛎粉五钱,冰片二分。为细末,搽患处。(《外科真诠》白芷散)

14. 治毒蛇伤　香白芷,为末。麦门冬水调饮,仓卒时,新汲水亦得。(《洪氏集验方》)

15. 治诸鱼骨鲠　半夏五两(洗),白芷五两。上二物,捣筛。服方寸匕,则呕出。忌羊肉、饧。(《外台秘要》)

【临床报道】　1. 治疗血管神经性头痛　川芎、白芷、细辛等量,冰片 1/3 量,研末装胶囊,每粒含药量 0.2 g。日服 3 次,每次 2 粒,服药 2 周为 1 个疗程。本方亦可作汤剂。共治 42 例,近期治愈 16 例,显效 15 例,有效 8 例,无效 3 例,总有效率 92%。服药期间均无不良反应,一般在服药 3～4 日后头痛明显减轻,1 周后头痛基本消失[1]。

2. 治疗消化性溃疡　枳实与白芷等份,共研细末,每次 9 g,每日 2 次,饭前半小时温开水冲服。1 个月为 1 个疗程。治疗消化性溃疡 86 例,治愈率 44.2%,总有效率达到 93.06%[2]。

3. 治疗风湿性关节炎和关节软组织损伤　取白芷、独活按 3∶1 共研细粉,用煤油调成糊状敷患处,10～20 分钟后敷处有烧灼感时将药取下,再过 2～4 小时敷药处出现小水疱,再敷以消毒纱布,用绷带扎好,以免水疱擦破。一般 1 次为 1 个疗程。约半月或 20 日,病痛无好转者,可重敷 1 次,重者最多 3 次即可。治疗风湿性关节炎 34 例,总有效率 88.2%;关节软组织损伤 46 例,总有效率 84.8%。大多 1 次治愈,经半年随访,复发率较低[3]。将 80 例类风湿关节炎患者随机分为治疗组和对照组,每组 40 例,在常规抗风湿治疗基础上,对照组加用伤湿止痛膏敷贴,治疗组加用白芷(研极细末,52% 白酒适量混匀成糊状,外敷于受累关节处,用绷带轻轻缠绕固定,4 小时后去除)敷贴,每次 1 贴,每日 1 次,两组均以 7 日为 1 个疗程,1 个疗程后以关节疼痛、压痛、肿胀、晨僵、活动度之关节炎症指数(AI)及疼痛程度自测评分(VAS)等观测指标,进行疗效评定。结果:关节炎症活动度指数,治疗组 12.68±5.80,低于对照组 15.58±7.00,差异有统计学意义($P < 0.05$);关节疼痛活动度指数,治疗组及对照组差异无统计学意义,中医证候有效率,治疗组 34.21%,对照组 13.51%,差异有统计学意义($P < 0.05$)[4]。

4. 治疗乳头皲裂　白芷 10 g,川芎 10 g,共研细末,香油适量,调匀外敷。敷药前先用温开水将乳头洗净擦干,敷后用消毒纱布包扎,每日用药 2～3 次。治疗 62 例均有效,轻者敷药 1～2 次即愈,较重者 2～3 日,严重者 4～5 日痊愈[5]。

5. 治疗肌内注射硬结　白芷 20 g,食醋 25～30 ml,将白芷加入食醋中调成糊状,以不流液为准,直接涂于硬结部位 20～30 分钟,每日 2～3 次,根据患者皮肤反应的程度决定治疗时间和次数。共治 76 例,用药 1

周硬结消失者48例,占63%,2周硬结消失者24例,占31%,总有效率94%[6]。

6. 治疗白癜风 取杭白芷制成0.5%、1%酊剂或软膏剂备用。每日中午外用酊剂或软膏后,立即或隔10~20分钟加日光照射,初次照射时间为5分钟,如无反应,逐次长至20~30分钟为止。如发现局部有丘疹、红肿、水疱者暂停应用,待反应缓解或消退后继续治疗。3个月治疗无效者停用,有效者继续治疗。共治疗321例,治愈率3.42%,显效率20.87%,好转率36.76%,总有效率61.05%。据观察,软膏剂的疗效较酊剂高。病灶小、分布在暴露部位、病程短者疗效较好,反之则较差[7]。

7. 治疗黄褐斑 60例黄褐斑患者按就诊顺序简单随机分为两组,清淡饮食,忌食辛辣腥发食物,避风寒,慎起居,畅情志,注意防晒,禁止滥用药物、保健品等。对照组30例温水洗脸,毛巾擦干水渍,友谊牌雪花膏早晚外涂面部皮损处。治疗组30例温水洗脸,毛巾擦干水渍,白芷粉末5g加入友谊牌雪花膏,早晚外涂面部皮损处,稍加按摩、温柔揉搓促进局部吸收。连续治疗4周为1个疗程,观测临床症状、色斑面积、皮损面积评分、不良反应,连续治疗2个疗程,判定疗效。结果:治疗组治愈7例,显效10例,有效10例,无效3例,总有效率90.00%。对照组治愈3例,显效6例,有效4例,无效17例,总有效率43.33%。治疗组优于对照组(P<0.05),黄褐斑评分两组均有明显降低(P<0.01),治疗组降低优于对照组(P<0.01)[8]。

【药论摘录】 1.《神农本草经》:"味辛,温。主女人漏下赤白,血闭阴肿,寒热,风头(头风)侵目泪出,长肌肤,润泽,可作面脂。"

2.《名医别录》:"无毒。疗风邪久渴('久渴'或疑为'久泻'),吐呕,两胁满,风痛头眩,目痒,可作膏药,面脂,润颜色。"

3.《药性论》:"能治心腹血刺痛,除风邪,主女人血崩及呕逆,明目,止泪出,疗妇人沥血腰痛;能蚀脓。"

4.《日华子本草》:"治目赤胬肉及补胎漏滑落;破宿血,补新血;乳痈,发背,瘰疬,肠风,痔瘘;排脓;疮痍,疥癣;止痛,生肌。去面䵟疵瘢。"

5.《本草汇言》:"白芷,上行头目,下抵肠胃,中达肢体,遍通肌肤以至毛窍,而利泄邪气。如头风头痛,目眩目昏;如四肢麻痛,脚弱痿痹;如疮溃糜烂,排脓上肉;如两目作障,痛痒赤涩;如女人血闭,阴肿漏带;如小儿痘疮,行浆作痒,白芷皆能治之。性味辛散,如头痛、麻痹、眼目、漏带、痛疡诸症,不因于风湿寒邪,而因于阴虚气弱及阴虚火炽者,俱禁用之。"

6.《本草经百种录》:"凡驱风之药,未有不枯耗精液者,白芷极香,能驱风燥湿,其质又极滑润,能和利血脉,而不枯耗,用之则有利而无害者也。"

7.《本草求真》:"白芷,气温力厚,通窍行表,为足阳明经祛风散湿主药。故能治阳明一切头面诸疾,如头目昏痛,眉棱骨痛,暨牙龈骨痛,面黑瘢疵者是也。且其风热乘肺,上烁于脑,渗为渊涕;移于大肠,变为血崩血闭,肠风痔漏痈疽;风与湿热,发于皮肤,变疮疡燥痒,皆能温散解托,而使腠理之风悉去,留结之痈肿潜消,诚祛风上达散湿之要剂也。"

8.《本草正义》:"白芷辛温,芳香燥烈,疏风散寒,上行头目清窍,亦能燥湿升阳,外达肌肤,内提清气,功用正与川芎、藁本近似。《本经》治女人漏下赤白,血闭阴肿,皆其清阳下陷,寒湿伤于中下之症,温升燥湿始为合宜。""头风目泪,亦惟阳气素虚而风寒风热乘之者,庶能合辙。""长肌肤,作面脂,皆与藁本同。《别录》疗风邪,即以风寒外侵言之。久渴,仲醇谓当作久泻,甚是。燥湿升清,振动阳明之气,固治久泻之良剂,必非渴症所宜。其治呕吐者,胃阳不振,食入反出者宜之。""胁满乃木郁土中,过抑少阳之气,不得条达者宜之。""治风痛头眩,亦惟阳和之气,不司布护,而外风袭之者,始为合辙。"

【品种沿革】 集解 1.《名医别录》:"白芷生河东川谷下泽,二月、八月采根,曝干。"

2.《本草经集注》:"今出近道,处处有,近下湿地,东间甚多。"

3.《本草图经》:"白芷,今所在有之,吴地尤多。根长尺余,白色,粗细不等。枝杆去地五寸以上。春生叶,相对婆娑,紫色,阔三指许。花白微黄,入伏后结子,立秋后苗枯。"

考证 本品入药始见于《神农本草经》,列为中品,历代本草均有白芷的产地与形态描述。宋《本草图经》载:"白芷,今所在有之,吴地尤多。""吴地"即今浙江及江苏南部。本草文献所载产地、形态特征,与今所用的伞形科杭白芷原植物相近。

【地方志】 1. 宋·范成大、汪泰亨等《吴郡志·卷三〇·土物下》:"皮日休《虎丘泛舟》云:桃枝竹覆翠岚溪,白芷一名药世传。吴白芷以吴中所出者为贵。"

2. 明·张衮《江阴县志·卷六·土产》:"白芷:根白,长尺余,叶相对婆娑,色紫,花白微黄。"

3. 明·申嘉瑞《仪真县志·卷七·食货考》:"凡药,有白芷。"

参考文献 ►►

成分
［1］张涵庆,等.药学通报,1980,15(9):386
［2］卢嘉.第二军医大学学报,2007,28(3):294
［3］孙浩,等.中药材,2012,35(11):1785
［4］韦玮,等.中草药,2016,47(15):2606
［5］Kwon YS, Phytochemistry, 1997,44(5):887
［6］Kameoka SH, Yukagaku, 1991,40(3):216
［7］丁云梅,等.药学通报,1981,16(8):16

药理
［1］王德才,等.中国中医药信息杂志,2005,12(11):17
［2］王德才,等.医药导报,2004,23(2):75

［3］王德才,等.时珍国医国药,2009,20(1):173

临床报道
［1］赵静芳.陕西中医,1997,(3):115
［2］王秀英,等.河北中西医结合杂志,1998,(6):887
［3］郑善斋.中成药,1990,(4):44
［4］秋明山,等.风湿病与关节炎,2013,2(7):15
［5］邹彩华,等.中医外治杂志,1999,(5):47
［6］周海英,等.黑龙江中医药,2000,(5):40
［7］杭白芷总香豆素研究协作组.皮肤病防治研究通讯,1980,(1):8
［8］吕玥.实用中医内科杂志,2014,28(8):27

25. 白前 Bái Qián

《雷公炮炙论》

【异名】 石蓝、嗽药。

【来源】 为萝藦科植物柳叶白前 *Cynanchum stauntonii* (Decne.) Schltr. ex Lévi. 的根茎及根。

【原植物】 柳叶白前,又名沙消、水杨柳、竹叶白前、鹅管白前。

多年生草本。高 30～60 cm。根茎匍匐。茎直立,下部木质化。单叶对生,具短柄;叶片线状披针形,先端渐尖,基部渐狭,边缘反卷;下部的叶较短宽;顶端的叶短而狭。聚伞花序腋生,总花梗长 8～15 mm,中部以上着生多数小苞片;花萼绿色,5 深裂,裂片卵状披针形;花冠紫色,5 深裂,裂片线形,基部短筒状;副花冠 5,较蕊柱短;雄蕊 5,与雌蕊合成蕊柱,花药 2 室;雌蕊 1,子房上位,2 心皮几乎分离,花柱 2,在顶端,连合成一平盘状的柱头。蓇葖果角状。种子多数,顶端具白色细绒毛。花期 6 月,果期 10 月(图 25-1)。

生于山谷湿地。分布于华东以及甘肃、湖南、广东、广西、贵州、云南。

本省分布于苏州、溧阳、宜兴等地。

【栽培】 生长环境 喜温暖湿润气候,忌干燥,适宜土层深厚肥沃的腐殖土壤栽培。

繁殖技术 种子或分根繁殖。种子繁殖:春季 2 月、3 月播种育苗,4 月底或 5 月初苗高 15 cm 左右即可移栽。分根繁殖:宜在春季 3 月、4 月进行,每株根茎应带有芽 1～2 个,穴栽,每穴 1 株,覆土压实。

田间管理 生长期应注意除草、浇水。苗高 30 cm 左右,追肥 1 次。

病虫害防治 病害主要为根结线虫病,可用二溴氯丙烷或 80% 乳剂加水 10～15 倍液防治。虫害有蚜虫、红脊蟥,用 40% 的氧化乐果 2 000 倍液或 20% 的速灭杀丁防治蚜虫,用 40% 乐果乳油 800～1 500 倍液防治红脊蟥,亦可进行人工捕捉。

【采收加工】 秋季采挖,洗净,晒干。

【药材】 白前 Cynanchi Stauntonii Rhizoma et Radix 本省连云港等地曾有产。

性状鉴别 根茎呈细长圆柱形,有分枝,稍弯曲,长 4～15 cm,直径 1.5～4 mm。表面黄白色或黄棕色,节明显,节间长 1.5～4.5 cm,顶端有残茎。质脆,断面中空。节处簇生纤细弯曲的根,长可达 10 cm,直径不及 1 mm,有多次分枝呈毛须状,常盘曲成团。气微,味微甜(图 25-2)。

显微鉴别 1. 根茎横切面 表皮细胞 1 列,外侧壁增厚。下皮为 1 列较小的细胞。皮层有乳汁管。有时可见中柱鞘纤维断续排列成环,并有单个或成群的石细胞。维管束双韧型,木质部导管、木纤维及木薄壁细胞

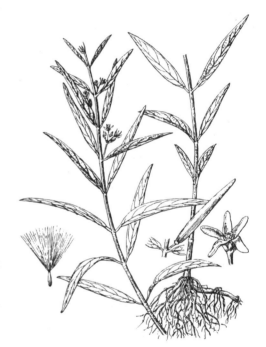

图 25-1 柳叶白前

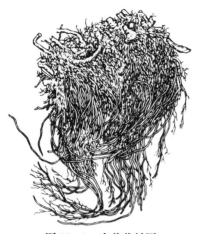

图 25-2 白前药材图

均木化。髓多成空腔。本品薄壁细胞含淀粉粒或草酸钙簇晶(图 25-3)。

2. 根横切面 表皮细胞外侧壁增厚。皮层薄壁细胞含淀粉粒或草酸钙簇晶。内皮层凯氏点明显。中柱鞘为 1 列薄壁细胞。韧皮部狭窄,木质部二原型(图 25-4)。

理化鉴别 取本品粗粉 1 g,加 70％乙醇 10 ml,加热回流 1 小时,滤过。取滤液 1 ml,置蒸发皿内蒸干,残渣加醋酐 1 ml,使溶解,再加硫酸 1 滴,显红紫色,放置后变为污绿色。

品质标志 经验鉴别 以根茎粗壮、须根长者为佳。

【成分】 柳叶白前根茎中含高级脂肪酸和华北白前醇(hancokinol)[1]。

【药理】 1. 镇咳、祛痰、平喘作用 柳叶白前醇提物灌胃,在小鼠浓氨水致咳法和酚红祛痰法实验中有明显的镇咳、祛痰作用。柳叶白前水提物腹腔注射,在豚鼠乙酰胆碱或组胺致喘法、小鼠巴豆油致炎实验中均有平喘和抗炎作用[1]。

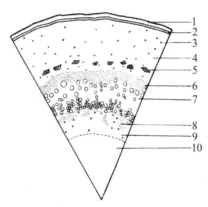

图 25-3 白前(根茎)横切面简图

1.表皮 2.下皮层 3.草酸钙结晶 4.皮层 5.中柱鞘纤维束 6.韧皮部 7.木质部 8.内生韧皮部 9.髓 10.髓腔

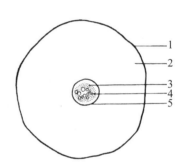

图 25-4 白前(根)横切面简图

1.表皮 2.皮层 3.韧皮部 4.木质部 5.内皮层

2. 镇痛、抗炎作用 给小鼠灌胃柳叶白前醇提物,延长小鼠热痛刺激甩尾反应的潜伏期,减少由乙酸引起的扭体反应的次数,抑制二甲苯引起的耳肿、角叉菜胶引起的足跖肿胀[2]。

3. 抗血栓形成作用 柳叶白前醇提物能延长大鼠体内血栓形成时间和凝血时间[2]。柳叶白前水提物和醇提物灌胃,均可延长小鼠体外血栓的形成时间[3]。

4. 影响消化系统功能 柳叶白前醇提物抑制小鼠水浸应激性溃疡、盐酸性溃疡及吲哚美辛-醇性胃溃疡的形成,能减少蓖麻油及番泻叶引起的小鼠腹泻次数及发生率,使麻醉大鼠的胆汁分泌量有短暂的增加,但对小鼠胃肠推进运动无明显影响[4]。

【炮制】 1. 白前 取原药材,除去杂质,洗净,润透,切段,干燥。

2. 炒白前 取白前段置锅内,用文火加热,炒至老黄色,微焦,取出放凉。

3. 蜜白前 取炼蜜用适量开水稀释,加入白前段拌匀,闷润后置锅内,用文火加热,炒至表面深黄色,不粘手为度,取出放凉。或将白前段炒热后,加蜜拌匀,用文火炒至深黄色、不粘手为度。每 100 kg 白前段,用炼蜜 25 kg。

饮片性状 白前参见"药材"项。炒白前形如白前,表面老黄色。蜜白前表面金黄色,略带黏性,味甜。贮干燥容器内,炒白前、蜜白前密闭,置阴凉干燥处。

【药性】　辛、甘,微温。归肺经。

【功能】　泻肺降气,祛痰止咳。

【主治】　肺气壅实之咳嗽痰多,气逆喘促,胃脘疼痛,小儿疳积,跌打损伤。

【用法用量】　内服:煎汤,5~15 g;或入丸、散。

【注意事项】　肺虚喘咳者慎用。生品用量过大,对胃有一定刺激。

【附方】　1. 治久患暇呷咳嗽,喉中作声,不得眠　取白前捣为末,温酒调二钱匕服。(《梅师方》)

2. 治久咳兼唾血　白前三两,桑白皮、桔梗各二两,甘草(炙)一两。上四味,切,以水二大升,煮取半大升,空腹顿服。若重者,十数剂。忌猪肉、海藻、菘菜。(《近效方》)

3. 治胃痛　白前根、威灵仙根各15 g,肖梵天花根24 g。水煎服。(《福建药物志》)

4. 治小儿疳积　白前根、重阳木根、兖州卷柏各9 g。水煎服。(《福建药物志》)

5. 治疟母(脾大)　白前15 g。水煎服。(《福建中草药》)

6. 治跌打损伤　白前根15 g,鸡蛋1粒或蛏干30 g,胁痛加香附子9 g,青皮3 g。水煎服。(《福建药物志》)

【临床报道】　治疗咳嗽　78例小儿风寒咳嗽,用麻黄、白前、荆芥、甘草各10 g,沸水浸泡20~30分钟,不拒时频服,每日1剂,2~4剂为1个疗程。结果:治愈(咳嗽基本消失,体温正常,肺部听诊正常)58例,占74.5%;好转(咳嗽明显减轻,肺部啰音及哮鸣音减少)16例,占20.50%;无效(咳嗽及肺部听诊无明显缓解)4例,占5%[1]。

【药论摘录】　1.《名医别录》:"味甘,微温,无毒。主治胸胁逆气,咳嗽上气。"

2.《新修本草》:"味甘,微寒。主上气冲喉中,呼吸欲绝。"

3.《日华子本草》:"治贲豚肾气,肺气烦闷及上气。"

4.《本草衍义》:"保定肺气,治嗽多用。"

5.《本草蒙筌》:"气壅膈,倒睡不得者殊功,治气塞咽嗌,时作水鸡声鸣。"

6.《本草汇言》:"白前泄肺气,定喘嗽之药也,疗喉间喘呼,为治咳之首剂;宽膈之满闷,为降气之上品。前人又主奔豚及肾气,然则性味功力,三因并施,脏腑咸入,腠里皮毛,靡不前至,盖以功力为名也。性唯走散,长于下气,功无补益,凡咳逆上气,咳嗽气逆,由于气虚不归源,而不由于寒邪客气壅闭者禁之。《深师方》中,所主久嗽上气,体肿气短,胀满不卧等证,当是有停饮水湿、湿痰之故,乃可用之。病不由此者,不得轻试。"

7.《本草正义》:"白前专主肺家,为治咳嗽降气之要药。《别录》谓其微温,以其主治寒嗽,则能疏散寒邪,其性质必含温养之气也。然白前治嗽,亦不专于寒嗽一面,即痰火气壅上逆咳嗽,亦能定之,则又似乎寒降,是以苏恭竟作微寒。然其所以能止嗽者,则在于平逆顺气,使膈下之浊气不上凌而犯肺金,斯肺气得顺其清肃之性而咳自除,此以静肃为用,必不可遽谓其温。且古今主治,恒用于火逆气升之证,无不应手,自当以苏恭微寒之说为长。且寒邪寒饮之咳,辛温开肺,别有专司,固非白前之长技,特微寒顺气,非如沙参、知母之寒凉直折,亦非如桑根皮、枇杷叶之清降遏郁,故为定喘止嗽之主药,而绝无流弊。虽不见于《本经》,而《别录》主胸胁气逆,咳嗽上气,甚至称其治呼吸欲绝,可见其清肃肺家功效卓绝。"

8.《国药诠证》:"白前性味甘温,甘能和气,温能散寒。《别录》主治胸膈逆气,以其能散寒而和气也,《大明》主治一切气,以气为寒湿阻滞则不和,白前能温散寒湿而使归于和也。时珍主降气下痰,谓虚而长哽气者不可用,以其能下气也,恐下之则益虚。唯白前性味甘温并不能下气,其治上气,因气不和而上逆,和之则不上逆,非下气之效,而和气之效也。否则《别录》治呼吸欲绝,下之其有不气脱者乎?《外台》治久咳吐血,以其能和气而止血也。下药不可以治虚病,而和药则最适于治虚病,两者效用绝对不同,医家不可不审察而明辨之也。"

【品种沿革】　集解　1.《本草经集注》:"此药出近道,似细辛而大,色白易折。"

2.《新修本草》:"叶似柳或似芫花,苗高尺许,生洲渚沙碛之上,根白长于细辛,味甘……不生近道……今用蔓生者,味苦,非真也。"

3.《本草图经》:"白前,旧不载所出州土。今蜀中及淮、浙州郡皆有之。苗似细辛而大,色白易折。亦有叶似柳或似芫花苗者,并高尺许,生洲渚沙碛之上。根白,长于细辛,亦似牛膝、白薇辈。"

4.《本草蒙筌》:"白薇、白前,近道俱有。苗茎根叶,形色颇同。白前似牛膝,粗长坚脆易断。白薇似牛膝,短小柔软能弯。"

5.《本草纲目拾遗》:"张琰《种痘新书》云:水杨柳乃草本,生溪涧水旁,叶如柳,其茎春时青,至夏末秋初则赤矣,条条直上,不分枝桠,至秋略含赤花。"

考证 白前始载于《雷公炮灸论》。古代白前与白薇常混杂互用,因此本草文献常论述其区别,其中云"叶似柳或似芫花"及江浙一带统称为"水杨柳"者与今用之柳叶白前相符合。

【地方志】 1. 清·何绍章、杨履泰《丹徒县志·卷一七·物产》:"白前:苗高尺许,叶似柳,或似芫花,根似牛膝,粗长坚直易断。"

2.《药物出产辨》:"白前:江苏镇江府亦有出。均一月新。"

参考文献 ►►

成分
[1] 邱声祥. 中国中药杂志,1994,(8):488

药理
[1] 梁爱华,等. 中国中药杂志,1996,21(10):622
[2] 沈雅琴,等. 中国药房,2001,12(1):15

[3] 黄芳,等. 浙江中西医结合杂志,2012,22(7):574
[4] 沈雅琴,等. 中药药理与临床,1996,12(6):18

临床报道
[1] 熊丽娅. 湖北中医杂志,1993,15(4):13

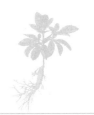

26. 白蔹 Bái Liǎn

《神农本草经》

【异名】 鹅抱蛋、兔核、白根、昆仑、猫儿卵、见肿消、白水罐。

【来源】 为葡萄科植物白蔹 *Ampelopsis japonica* (Thunb.)Makino 的块根。

【原植物】 白蔹,又名五爪藤、山地瓜、野红薯、山葡萄秧。

木质藤本,长约 1 m。块根粗壮,肉质,卵形、长圆形或长纺锤形,深棕褐色,数个相聚。茎多分枝,幼枝带淡紫色,光滑,有细条纹;卷须与叶对生。掌状复叶互生;叶柄微淡紫色,光滑或略具细毛;小叶 3～5,羽状分裂或羽状缺刻,裂片卵形至椭圆状卵形或卵状披针形,先端渐尖,基部楔形,边缘有深锯齿或缺刻,中间裂片最长,两侧的较小,中轴有翅,裂片基部有关节,两面无毛。聚伞花序小,与叶对生,花序梗细长,常缠绕;花小,黄绿色;花萼 5 浅裂;花瓣、雄蕊各 5;花盘边缘稍分裂;子房着生花盘中央,2 室,花柱 1 枚,短。浆果球形,径约 6 mm,熟时蓝色或蓝紫色,有针孔状凹点。花期 6～7 月,果期 8～9 月(图 26-1)。

生于山坡、路旁、疏林或荒地。药圃有栽培。分布于华东、华中及辽宁、吉林、河北、山西等地。

本省各地有分布。

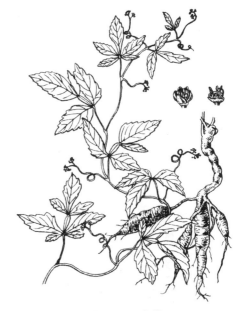

图 26-1 白蔹

【栽培】 **生长环境** 喜凉爽湿润环境,耐寒。对土壤要求不严,壤土、黏壤土或黏土均可栽种。

繁殖方法 分根繁殖、压条繁殖、扦插繁殖。分根繁殖:春天植株未萌芽前挖出,每株分出带芽的根 3～4 个,开穴栽种,栽后覆土保湿。压条繁殖:7 月中、下旬,将枝条分段埋于土中,待生根后剪断栽种,栽后浇水。扦插繁殖:在小暑至大暑间,截取枝条,每个枝条上留节 3～4 个,斜插于土中 2～3 个节,经常浇水,生根后移栽。

田间管理 生长期及时浇水,蔓长至 1 m 时,搭架。每年剪枯枝和徒长枝,每棵留 4～5 枝。春季返春前施堆肥、厩肥等并培土。

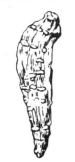

图 26-2 白蔹药
材图

病虫害防治 病害有褐斑病、根腐病,可用 50% 多菌灵 800～1 000 倍液防治。虫害有红蜘蛛,可用低毒高效杀虫剂速灭杀丁或敌杀死 2 000～2 500 倍液进行喷杀。

【采收加工】 春、秋二季采挖,除去泥沙和细根,切成纵瓣或斜片,晒干。

【药材】 白蔹 Ampelopsis Radix 本省句容、溧水、盱眙等地有产。

性状鉴别 纵瓣呈长圆形或近纺锤形,长 4～10 cm,直径 1～2 cm。切面周边常向内卷曲,中部有 1 突起的棱线。外皮红棕色或红褐色,有纵皱纹、细横纹及横长皮孔,易层层脱落,脱落处呈淡红棕色。斜片呈卵圆形,长 2.5～5 cm,宽 2～3 cm。切面类白色或浅红棕色,可见放射状纹理,周边较厚,微翘起或略弯曲。体轻,质硬脆,易折断,折断时,有粉尘飞出。气微,味甘(图 26-2)。

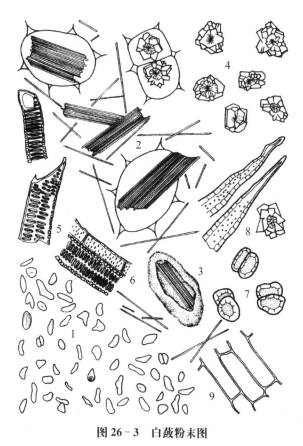

图 26 - 3　白蔹粉末图

1.淀粉粒　2.草酸钙针晶　3.黏液细胞　4.草酸钙簇晶　5.导管　6.木薄壁细胞　7.石细胞　8.木纤维　9.木栓细胞

显微鉴别　粉末　淡红棕色。淀粉粒单粒,长圆形、长卵形、肾形或不规则形,直径 3～13 μm,脐点不明显;复粒少数。草酸钙针晶长 86～169 μm,散在或成束存在于黏液细胞中。草酸钙簇晶直径 25～78 μm,棱角宽大。具缘纹孔导管,直径 35～60 μm(图 26 - 3)。

理化鉴别　取本品粉末 2 g,加乙醇 30 ml,加热回流 1 小时,滤过,滤液蒸干,残渣加乙醇 2 ml 使溶解,作为供试品溶液。另取白蔹对照药材 2 g,同法制成对照药材溶液。按薄层色谱法试验,吸取上述两种溶液各 5 μl,分别点于同一硅胶 G 薄层板上,以三氯甲烷-甲醇(6:1)为展开剂,展开,取出,晾干,喷以 10% 硫酸乙醇溶液,在 105℃加热至斑点显色清晰。供试品色谱中,在与对照药材色谱相应的位置上,显相同颜色的斑点。

品质标志　1. 经验评价　以肥大、断面粉红色、粉性足者为佳。

2. 含量测定　按醇溶性浸出物测定法冷浸法测定,用 25% 乙醇作溶剂,含醇溶性浸出物不得少于 18.0%。

【成分】　块根含黄酮苷类化合物:槲皮素 - 3 - O - α - L - 吡喃鼠李糖苷(quercetin-3-O-α-L-rhamnopyranoside)[1],大黄素 - 8 - O - β - D - 吡喃葡萄糖苷(Emodin-8-O-β-D-glucoside)[2] 等;三萜类化合物:齐墩果酸(oleanolic acid)[3],羽扇豆醇(lupeol)[4] 等;蒽醌类化合物:大黄素甲醚(physcione),大黄酚(chrysophanol),大黄素(emodin)[4] 等;木脂素类化合物:五味子苷(schizandriside)[5];酚酸类化合物:酒石酸(tartaric acid),苔藓酸(bryonolic acid),原儿茶酸(protocatechuate)[6],没食子酸(gallic acid)[7],二聚没食子酸(Digallic acid)[8],延胡索酸(fumaric acid)[9],白藜芦醇(resveratrol)[5] 等;鞣质类化合物:2,4,6-三氧-没食子酰基-β-D-吡喃葡萄糖(2,4,6-tri-O-galloyl-β-D-glucopyranose),2,3,4,6-四氧-没食子酰基-β-D-吡喃葡萄糖(2,3,4,6-tetra-O-galloyl-β-D-glucopyranose)[1] 等。此外,还含有甾醇类[8,10] 等成分。

【药理】　1. 抗肿瘤作用　体外培养骨髓瘤 SP20 细胞,加入白蔹甲醇提取物不同萃取部位后,能促进髓瘤细胞凋亡,氯仿组、乙醚组、乙酸乙酯组对细胞增殖均有抑制作用。白蔹甲醇提取物不同极性萃取部位对骨髓瘤细胞存活的抑制率,从大到小依次是:乙酸乙酯组>乙醚组>氯仿组[1]。体外抗肿瘤活性实验显示,白蔹乙醚和乙酸乙酯部位及从乙酸乙酯部位分离得到的 P2、P3 组分对人肝癌 HepG2 细胞的增殖有较强的抑制作用,且具有明显的浓度依赖性,是白蔹抗肿瘤的活性部位[2]。白蔹抗肿瘤活性部位分离得到的没食子酸对人肝癌 HepG2 细胞生长有明显抑制作用,并能诱导 HepG2 细胞凋亡,降低细胞线粒体的膜电位[3]。

2. 抗菌作用　细胞溶血法和琼脂平板扩散法显示,白蔹正丁醇萃取物体外有较好的抗补体和抗菌作用[4]。以纸片法比较炮制前后白蔹的抗菌效果,发现对金黄色葡萄球菌、铜绿假单胞菌、福氏痢疾杆菌、大肠埃希菌的抑菌能力依次为:焦白蔹>炒白蔹>生白蔹[5]。

3. 其他作用　以金黄色葡萄球菌感染制备大鼠和豚鼠疮疡模型,白蔹水煎液大、中、小剂量组和白蔹油糊大、小剂量组均可显著增高模型动物血清中溶菌酶的含量,显著改善疮疡的症状及病理变化,提示白蔹外用对大鼠和豚鼠疮疡均有治疗作用[6]。小鼠灌胃白蔹醇提物,对外周血淋巴细胞 ANAE 阳性率、脾淋巴细胞增殖能力、巨噬细胞吞噬功能均有促进作用,提示白蔹醇提物对小鼠免疫功能有增强作用,这可能是其抗感染机制之一[7]。

4. 配伍研究　制川乌与白蔹不同比例配伍的合煎液口服给药,能有效减少甲醛足底致痛模型小鼠两个时相的舔足时间。单独用制川乌具有镇痛作用,单独用白蔹没有镇痛作用,两者存在协同镇痛作用,且比例为1:1时协同作用最大[8]。白蔹、乌头合用,体外对人胃腺癌细胞 SGC-7901 的生长有明显的抑制作用,可将细胞阻滞于 G_1 和 G_2 期,并浓度依赖性地诱导肿瘤细胞凋亡[9]。乌头、白蔹配伍后,使药物代谢酶 CYP1A2、CYP2E1 等的活性均有下降,CYP1A2、CYP3A1 的蛋白质表达水平上升,CYP2E1、CYP3A2 的蛋白质表达水平下降,而 CYP1A2、CYP2E1、CYP3A1、CYP3A2 的 mRNA 水平均上升,提示酶 CYP2E1 活性下降可能主要通过影响基因转录,进而影响其蛋白水平来实现[10]。

小鼠连续给予乌头、白蔹、乌头加白蔹水煎剂,发现单用乌头组丙氨酸转氨酶(ALT)、天冬氨酸转氨酶(AST)值升高,单用白蔹组 AST 升高,两药合用组 ALT、AST、乳酸脱氢酶(LDH)均升高。脏器系数检查结果表明,单用乌头组肝脏系数增加,两药合用组肝、肾脏器系数均增加。尸检及病理组织学检查结果表明,两药合用组小鼠肝、肾可见明显改变,提示乌头与白蔹合用时对小鼠的毒性增强[11]。

【炮制】　取原药材,除去杂质,洗净,润透,切厚片,干燥。

饮片性状　白蔹参见"药材"项。

贮干燥容器内,置通风干燥处。

【药性】　苦、辛,微寒。归心、肝、脾经。

【功能】　清热解毒,散结止痛,生肌敛疮。

【主治】　疮疡肿毒,瘰疬,烫伤,湿疮,温疟,惊痫,血痢,肠风痔漏,白带,跌打损伤,外伤出血。

【附方】　1. 治痈肿　白蔹、大黄、黄芩各等分。上三味捣筛,和鸡子白,涂布痈上,燥辄易之。(《刘涓子鬼遗方》)

2. 治肺痈、痈疽疮肿　合欢树皮、白蔹各五钱至一两,水煎服。(《南京地区常用中草药》)

3. 治痈肿、疮疖　杏叶沙参鲜根、白蔹根、大蓟根等量,捣烂敷患处。(《南京地区常用中草药》)

4. 治疮口不敛　白蔹、白及、络石藤各半两,取干者。为细末,干撒疮上。(《鸡峰普济方》白蔹散)

5. 治冻耳成疮或痒或痛者　黄柏、白蔹各半两。为末,先以汤洗疮,后用香油调涂。(《仁斋直指方》白蔹散)

6. 治面黑生奸疱　白蔹十二铢,生矾石、白石脂各六铢,杏仁三铢。上四味研,和鸡子白,夜卧涂面上,旦用井花水洗之。(《千金要方》)

7. 治鼻赤　白蔹、杏仁、白石脂等分,研末,鸡子清调涂,旦洗。(《四科简效方》)

8. 治金疮箭在肉中不出　白蔹二两,半夏三两(汤洗十遍,生姜浸一宿,熬过)。上二味为末,调水服方寸匕,日三服。(《刘涓子鬼遗方》)

9. 治吐血不止　白蔹三两,阿胶二两(炙令燥)。上二味,粗捣筛。每服二钱匕,酒水共一盏,入生地黄汁二合,同煎至七分,去滓温服。如无地黄汁,入生地黄一分同煎亦得。(《圣济总录》白蔹汤)

10. 治湿热白带　白蔹、苍术各 6 g。研细末,每服 3 g,每日 2 次,白糖水送下。(《全国中草药汇编》)

【用法用量】　内服:煎汤,3～10 g。外用:适量,研末撒或调涂;或捣敷。

【注意事项】　阴疽及痈疮已溃者慎服,孕妇慎服。反乌头。

【临床报道】　1. 治疗急慢性菌痢　取白蔹晒干或焙干研末,装入胶囊(每粒药末 0.3 g),每次 6 粒,日服 3 次。急性菌痢 3 日为 1 个疗程,慢性菌痢 5 日为 1 个疗程,均在症状消失后停药,症状未消失者,连用 2 个疗程总结疗效。共治疗 140 例,结果:急性菌痢 116 例,痊愈 106 例,好转 6 例,无效 4 例,总有效率 96.55%;慢性菌痢 24 例,痊愈 17 例,好转 5 例,无效 2 例,总有效率 91.66%。症状消失时间:急性菌痢平均为(3.38±0.87)日,慢性菌痢平均为(6.06±2.62)日。服药过程中,有 1 例皮肤潮红发痒,1 例轻度头晕、恶心、烦躁,停药后自行消失[1]。

2. 治疗烧伤　白蔹 500 g(碾成粉末),麻油 100 ml,蒸馏水 300 ml,搅拌成糊状。治疗烧伤 300 例,全部治愈,治愈率 100%。Ⅰ度、浅Ⅱ度创面一般 3～7 日可结痂愈合;深Ⅱ度创面 10～20 日痂皮脱净愈合;Ⅲ度创面 2～3 周焦痂脱落[2]。

3. 治疗骨折并发张力性水疱　大白散(大黄、白蔹各等份研成细粉末),共治疗 156 例骨折并发张力性水疱患者,其中上肢骨折 121 例,下肢骨折 35 例,一般张力性水疱在骨折后 1～5 日逐渐出现。经大白散外敷治疗全部治愈。敷药 1 次治愈 98 例,2 次治愈 50 例,3 次治愈 8 例[2]。

【药论摘录】　1.《神农本草经》:"主痈肿疽疮,散结气,止痛,除热,目中赤,小儿惊痫,温疟,女子阴中肿痛。"

2.《名医别录》:"下赤白,杀火毒。"

3.《药性论》:"治面上疱疮。"

4.《日华子本草》:"止惊邪,发背、瘰疬、肠风、痔漏、刀箭疮、扑损。温热疟疾,血痢,汤火疮,生肌止痛。"

5.《本草汇言》:"白蔹,敛疮也,拔疔毒之药也,此药甘苦寒平,故前主痈疽疮,散结止痛,未脓可消,已脓可拔,脓尽可敛。又治女子阴中肿痛,带下赤白,总属营气不和,血分有热者咸宜用之,敷贴服食,因病制作可也。"

6.《本草经疏》:"白蔹,苦则泄,辛则散,甘则缓,寒则除热,故主痈肿疽疮,散结止痛。盖以痈疽皆由荣气不从,逆于肉里所致;女子阴中肿痛,亦由血分有热之故;火毒伤肌肉,即血分有热;目中赤,亦血分为病,散结凉血除热,则上来诸苦,蔑不济矣。其治小儿惊痫、温疟及妇人下赤白,则虽云惊痫属风热,温疟由于暑,赤白淋属湿热,或可通用,然病各有因,药各有主,以类推之,或非其任矣,尚俟后哲详之。总之为疗肿痈疽要药,乃确论也。"

7.《本经逢原》:"白蔹,性寒解毒,敷肿疮疡,有解毒之功,以其味辛也。《本经》治目赤、惊痫、温疟,非取其解毒之力欤?《金匮》薯蓣丸用之,专取其辛凉散结以解风气百疾之蕴蓄也。世医仅知痈疽解毒之用,陋哉。"

8.《本草正义》:"白蔹苦泄,能清湿热而通壅滞,痈肿疽疮,多湿火为病,古人所谓痈疽,本外疡之通称,此疽字,非近世之所谓阴疽。结气以热结而言,苦泄宣通,则能散之,痛者亦热结之不通,《经》文以止痛与除热并言,则非泛治一切诸痛可知。目赤乃湿热之上凌,惊痫多气火之上菀,温疟本是热痰窒塞,阴中肿痛,亦湿火结于肝肾之络,总之,皆苦泄宣通之作用。"

【品种沿革】　**集解**　1.《名医别录》:"白蔹,生衡山山谷。"

2.《本草经集注》:"近道处处有之,作藤生,根如白芷。"

3.《新修本草》:"根似天门冬,一株下有十许根,皮赤黑,肉白,如芍药,殊不似白芷。"

4.《蜀本草》:"蔓生,枝端有五叶,今所在有之。"

5.《本草图经》:"江淮州郡及荆、襄、怀、孟、商、齐诸州(即今江苏、安徽、湖北、河南、山东、陕西一带)皆有之。二月生苗,多在林中作蔓,赤茎,叶小如桑,五月开花,七月结实。根如鸡鸭卵,三五枚同窝,皮赤黑,肉白,二月、八月采根。"

6.《植物名实图考》:"鹅抱蛋生延昌(今陕西安塞县)山中。蔓生,细茎有节,本紫梢绿。叶如菊叶,深齿如岐,叶下有附茎,叶宽三四分。根如麦冬而大,赭长有横黑纹,五六枚一窝。"

考证　根据以上各家本草对白蔹的形态记述,并参考《本草图经》所附"滁州白蔹"图及《植物名实图考》所附"鹅抱蛋"图考证,其特征均与今所用之白蔹原植物一致。

【地方志】　1. 宋·马光祖、周应合《建康志·卷四二·土贡》:"药之品,白蔹,按《本草》:并出溧阳县。"

2. 元·张铉《至正金陵新志·卷七·物产》:"白蔹,按《本草》,并出溧阳州。"

参考文献 ▶▶

成分

[1] 俞文胜,等. 中药材,1995,18(6):297

[2] 刘庆博,等. 药学实践杂志,2011,29(4):284

[3] 郭丽冰. 广东药学院学报,1997,13(1):1

[4] 邹济高,等. 中药材,2000,23(2):91

[5] IK Hwi Kim, et al. J Nat Med, 2007,61:224

[6] 赫军,等. 沈阳药科大学学报,2008,25(8):636

[7] 俞文胜,等. 天然产物研究与开发,1995,7(1):15

[8] 何宏贤,等. 中草药,1994,25(11):568

[9] 何宏贤,等. 中草药,1994,25(11):568

[10] 郭丽冰,等.广东药学院学报,1996,12(3):145.

药理

[1] 张寒,等.中药新药与临床药理,2013,24(3):239

[2] 张梦美,等.湖北中医药大学学报,2012,14(2):40

[3] 杭佳,等.中国实验方剂学杂志,2013,19(1):291

[4] 汪秀,等.嘉兴学院学报,2011,23(6):88

[5] 杨维,等.中国中药杂志,1995,20(12):728

[6] 汤佩佩,等.中华中医药杂志,2012,27(3):702

[7] 俞琦,等.贵阳中医学院学报,2005,27(2):20

[8] 孙丹妮,等.中国实验方剂学杂志,2015,21(22):50

[9] 贾敏,等.现代中西医结合杂志,2011,20(27):3388

[10] 石苏英,等.医药导报,2007,26(9):975

[11] 张寒,等.中国实验方剂学杂志,2012,18(20):283

临床报道

[1] 宁俊华,等.中西医结合杂志,1986,6(8):500

[2] 李洪娟,等.食品与药品,2007,9(10):60

27. 白薇 Bái Wēi

《神农本草经》

【异名】 春草、芒草、白幕、薇草、白微、白龙须、白马薇。

【来源】 萝藦科植物白薇 *Cynanchum atratum* Bge. 或蔓生白薇 *Cynanchum versicolor* Bge. 的根及根茎。

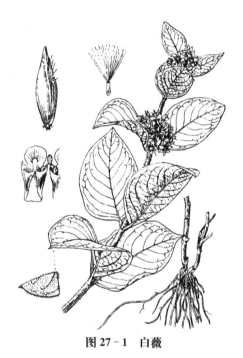

图 27－1 白薇

【原植物】 1. 白薇 又名老君须、百荡草、白马尾、半拉瓢、翅果白薇、大白薇等。

直立多年生草本,高达 50 cm。根须状,有香气。叶卵形或卵状长圆形,顶端渐尖或急尖,基部圆形,两面均被有白色绒毛,特别以叶背及脉上为密;侧脉 6～7 对。伞形状聚伞花序,无总花梗,生在茎的四周,着花 8～10 朵;花深紫色;花萼外面有绒毛,内面基部有小腺体 5 个;花冠辐状,外面有短柔毛,并具缘毛;副花冠 5 裂,裂片盾状,圆形,与合蕊柱等长,花药顶端具 1 圆形的膜片,花粉块每室 1 个,下垂,长圆状膨胀;柱头扁平。蓇葖果单生,向端部渐尖,基部钝形,中间膨大;种子扁平;种毛白色。花期 4～8 月,果期 6～8 月(图 27－1)。

生于山坡草地或荒地上。分布于东北、华北、华中以及山东、福建、江西、广东、广西、贵州、四川和云南。

本省分布于苏北各地。

2. 蔓生白薇 又名白花牛皮消。

半灌木;茎上部缠绕,下部直立,全株被绒毛。叶对生,纸质,宽卵形或椭圆形,顶端锐尖,基部圆形或近心形,两面被黄色绒毛,边具缘毛;侧脉 6～8 对。伞形状聚伞花序腋生,近无总花梗,着花 10 余朵;花序梗被绒毛,长仅 1 mm,稀达 10 mm;花萼外面被柔毛,内面基部 5 枚腺体极小,裂片狭披针形,渐尖;花冠初呈黄白色,渐变为黑紫色,枯干时呈暗褐色,钟状辐形;副花冠极低,比合蕊冠短,裂片三角形;花药近菱状四方形,花粉块每室 1 个,长圆形,下垂;柱头略为凸起,顶端不明显 2 裂。蓇葖果单生,宽披针形,向端部渐尖;种子宽卵形,暗褐色;种毛白色绢质,长 2 cm。花期 5～8 月,果期 7～9 月(图 27－2)。

生于山坡林下或水沟边。分布于华中以及吉林、辽宁、河北、山东、四川、浙江。

本省分布于苏北各地。

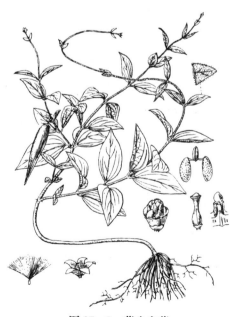

图 27－2 蔓生白薇

【栽培】　生长环境　适宜温和湿润的气候,以排水良好、肥沃、土层深厚、富含腐殖质的沙质壤土或壤土为宜。

繁殖技术　种子繁殖。直播和育苗,3～4月中旬为播种适期。点播按株距30 cm、行距30 cm开穴,每穴播种子6～8粒,覆薄土;条播按行距30 cm开浅沟,均匀播种,覆土。3月上中旬播种育苗,条播,行距10～12 cm,均匀播种,覆细土,再盖草木灰一层,灌水湿润,幼苗高达10～12 cm时即可移植,行距30 cm,株距25 cm,移栽后须灌水。

田间管理　冬季或早春翻地,深20～25 cm,作畦,宽1.5～2 m,高15～20 cm,畦沟宽30 cm。育苗期注意间苗。直播幼苗长出3～4片真叶时,可松土除草3～4次。移植苗成活后松土除草3～4次,同时培土。注意经常灌水,特别在夏季保持土壤湿润。追肥1～2次,可用人粪尿或豆饼水,兼施过磷酸钙与草木灰。除留种外应摘除花茎,防止开花。

病虫害防治　病害主要为根腐病,高温多雨季节易发生,应注意及时排水。虫害主要为蚜虫,春末夏初易发生,可用40％乐果乳油1 000～1 500倍液喷雾防治。

【采收加工】　春、秋二季采挖,洗净,干燥。

【药材】　白薇 Cynanchi Atrati Radix et Rhizoma　本省苏北各地曾有产。

性状鉴别　根茎粗短,有结节,多弯曲。上面有圆形的茎痕,下面及两侧簇生多数细长的根,根长10～25 cm,直径0.1～0.2 cm。表面棕黄色。质脆,易折断,断面皮部黄白色,木部黄色。气微,味微苦(图27-3)。

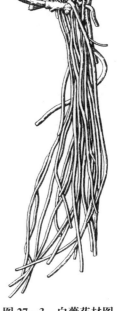

图 27-3　白薇药材图

显微鉴别　1. 根横切面　表皮细胞1列,通常仅部分残留。下皮细胞1列,径向稍延长;分泌细胞长方形或略弯曲,内含黄色分泌物。皮层宽广,内皮层明显。木质部细胞均木化,导管大多位于两侧,木纤维位于中央。薄壁细胞含草酸钙簇晶及大量淀粉粒(图27-4)。

2. 粉末　灰棕色。草酸钙簇晶较多,直径7～45 μm。分泌细胞类长方形,常内含黄色分泌物。木纤维长160～480 μm,直径14～24 μm。石细胞长40～50 μm,直径10～30 μm。导管以网纹导管、具缘纹孔导管为主。淀粉粒单粒脐点点状、裂缝状或三叉状,直径4～10 μm;复粒由2～6分粒组成。

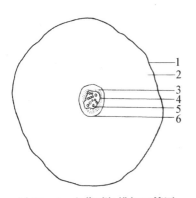

图 27-4　白薇(根)横切面简图

1. 表皮　2. 皮层　3. 韧皮部
4. 形成层　5. 木质部　6. 内皮层

理化鉴别　取本品粉末1 g,加甲醇30 ml,超声处理20分钟,放冷,滤过,滤液蒸干,残渣加甲醇1 ml使溶解,作为供试品溶液。另取白薇对照药材1 g,同法制成对照药材溶液。按薄层色谱法试验,吸取上述两种溶液各2 μl,分别点于同一硅胶G薄层板上,以正丁醇-乙酸乙酯-水(4∶1∶5)的上层溶液为展开剂,展开,取出,晾干,喷以硫酸乙醇溶液(1→10),在105℃加热至斑点显色清晰。供试品色谱中,在与对照药材色谱相应的位置上,显相同颜色的斑点。

品质标志　1. 经验评价　以根粗长、条匀、色黄棕者为佳。

2. 含量测定　按醇溶性浸出物测定法热浸法测定,用稀乙醇作溶剂,含醇溶性浸出物不得少于19.0％。

【成分】　1. 白薇　根中含有甾体类化合物:直立白薇苷(cynatratoside)A、B、C、D、E[1]、F[2],白前苷(glaucoside)C、H[2],白前苷元(glaucogenin)A[2]和直立白薇新苷(atratoside)A、B、C、D[3],atratoglaucosides A、B[4],cynanosides A-J[5],白薇正苷 A(3β, 20α-dihydroxy-s-pregnene-3-O-α-D-glucopranosyl-β-D-glucoside)[6]等。此外,还含有3,4-二羟基苯乙酮(3,4-dihydroxyacetophenone),3-甲氧基-4-羟基苯乙酮(acetovanillone)[4],2,6-二羟基苯乙酮(2,6-dihydroxyacetophenone)[7]等成分。

2. 蔓生白薇　根中含有甾体类化合物:蔓生白薇苷(cynanversicoside)A、B[8]、C-E[9]、G[10],白前苷元 C 3-O-β-D-黄花夹竹桃吡喃糖苷(glaucogenin C 3-O-β-D-thevetopyranoside),atratoglaucoside A,

白前苷(glaucoside)C，D，H cynanosides Ⅰ[10]，蔓生白薇新苷(neocynanversicoside)和白前苷(glaucoside) H[11]等。此外，还含有 2，4 -二羟基苯乙酮(2，4-dihydroxyacetophenone)，3 -甲氧基- 4 -羟基苯乙酮 (acetovanillone)，丁香酸(syringic acid)[12]，3，4 -二羟基苯乙酮(3，4-dihydroxyacetophenone)[13]等成分。

【药理】 1. 退热、抗炎作用　直立白薇(即白薇)水提物腹腔注射，对酵母悬液诱发的大鼠发热有退热作用，其醇提物和醚提物退热作用不明显。直立白薇水提物腹腔注射，对巴豆油所致小鼠耳郭急性渗出性炎症有抗炎作用[1]。

2. 平喘、祛痰作用　在小鼠浓氨水致咳法、酚红排泌祛痰法、豚鼠乙酰胆碱和组胺致喘法和小鼠巴豆油致炎法实验中，直立白薇水提物腹腔注射，有一定的祛痰作用，但无镇咳和平喘作用。蔓生白薇水提物有一定的平喘作用，但无镇咳和祛痰作用。两种白薇的醇提物均无镇咳和祛痰作用[2]。

【炮制】 1. 白薇　取原药材，除去杂质，洗净，润透，切段或薄片，干燥。

2. 炒白薇　取白薇片或段，置锅中，用文火加热，炒至焦黄色或挂焦斑，取出，放凉。

3. 蜜白薇　取炼蜜加适量开水稀释后，加入白薇片或段中拌匀，稍闷，置锅内，用文火加热，炒至深黄色，不粘手为度，取出放凉。每 100 kg 白薇段，用炼蜜 25 kg。

饮片性状　白薇参见"药材"项。炒白薇形如白薇片或段，表面焦黄色，有焦斑。蜜白薇表面深黄色，略带黏性。

贮干燥容器内，炒白薇、蜜白薇密闭，置阴凉干燥处。

【药性】　苦、咸，寒。归肺、肝、胃经。

【功能】　清热益阴，利尿通淋，解毒疗疮。

【主治】　温热病发热，身热斑疹，潮热骨蒸，肺热咳嗽，产后虚烦，热淋，血淋，咽喉肿痛，疮痈肿毒，毒蛇咬伤。

【用法用量】　内服：煎汤，3～15 g；或入丸、散。外用：适量，研末撒敷；或用鲜品捣烂敷。

【注意事项】　血分无热、中寒便滑者慎服。

【附方】 1. 治伤寒二日不解者　白薇十二铢，杏仁、贝母各十八铢，麻黄一两八铢。上四味，治下筛。酒服方寸匕，自覆卧，汗出即愈。(《千要金方》白薇散)

2. 治肺实鼻塞，不知香臭　百部二两，白薇、贝母(去心)、款冬花各一两。上为散，每服一钱，米饮调下。(《普济方》)

3. 治虚热盗汗　白薇、地骨皮各 12 g，银柴胡、鳖甲各 9 g。水煎服。(《河北中草药》)

4. 治热淋，血淋　白薇、芍药等分。上为末。每服二钱，酒调下立效。或加槟榔。(《世医得效方》白薇散)

5. 治小便不禁　白薇一两，白蔹一两，白芍药一两。上件药捣细罗为散，每于食前以粥饮调下二钱。(《太平圣惠方》白薇散)

6. 治妇人白带不止　白薇(拣)一两，赤芍药、乌贼鱼骨(去甲)各半两。上三味，捣罗为末，炼醋一盏，熬成膏，丸如梧桐子大。每服二十丸，食前热水下，日再。(《圣济总录》白薇丸)

7. 治妇人乳中虚，烦乱呕逆，安中益气　生竹茹二分，石膏二分，桂枝一分，甘草七分，白薇一分。上五味末之，枣肉和丸弹子大。以饮服一丸，日三夜二服。有热者倍白薇，烦呕者加柏实一分。(《金匮要略》竹皮大丸)

8. 治瘰疬　鲜白薇、鲜天冬各等分。捣绒，敷患处。(《贵州草药》)

9. 治火眼　白薇 30 g。水煎服。(《湖南药物志》)

【临床报道】　治疗发热　95 例各型外感高热病例，以白薇为主药分型辨证，佐以辅药配方施治，治愈 70 例，治愈率 74％；有效 20 例，占 21％，无效 5 例，占 5％[1]。又有 30 例发热婴幼儿，采用桂枝汤加白薇，并设抗生素对照组，结果中药组总有效率为 96.7％，对照组为 90％[2]。

【药论摘录】 1.《神农本草经》："主暴中风，身热肢满，忽忽不知人，狂惑邪气，寒热酸疼，温疟洗洗发作有时。"

2.《名医别录》："疗伤中淋露，下水气，利阴气益精。久服利人。"

3.《本草经集注》:"方家用多疗惊邪风狂症病。"

4.《药性论》:"治忽忽睡不知人,百邪鬼魅。"

5.《本草纲目》:"风温灼热多眠,及热淋,遗尿,金疮出血。"

6.《本草经疏》:"妇人调经种子方中往往用之,不孕缘于血少血热。其源必起于真阴不足,真阴不足则阳胜而内热,内热则荣血日枯,是以不孕也。益阴除热,则血自生旺,故令有孕也。""凡温疟、瘅疟久而不解者,必属阴虚,除疟邪药中多加白薇主之,则易瘥。"

7.《本草新编》:"白薇功用,善能杀虫,用之于补阴之中,则能杀痨瘵之虫也;用之健脾开胃之中,则能杀寸白、蛔、蛲也;以火焚之,可以避蝇而断虱;以水敷之,可以愈疥而敛疮也。"

8.《本草正义》:"白薇之性,《本经》谓之平,而主治皆温热之邪,则平当作寒;《别录》乃作大寒,当有所本。考《金匮》竹皮大丸云'有热者,倍白薇',则白薇为寒,是其确证。凡苦寒之药多偏于燥,唯白薇则虽亦属寒而不伤阴液精血,故其主治各病,多属血分之热邪,而不及湿热诸证。盖于清热之中,已隐隐含有养阴性质。所以古方多用于妇女,而《别录》有利阴气益精之文,盖亦实有滋阴益精之效力。初非因其能清热而推广言之也。陶隐居称其治惊邪风狂,百邪鬼魅,则邪热去而阴精充,斯正气自旺,邪魅自远,亦实有其理,非荒诞之空言可比。此则白薇之寒凉,既不嫌其伤津,又不偏于浊腻,诚清热队中不可多得之品。凡阴虚有热者,自汗盗汗者,久疟伤津者,病后阴液未复而余热未清者,皆为必不可少之药,而妇女血热,又为恒用之品矣。"

【品种沿革】 集解 1.《名医别录》:"生平原川谷,三月三日采根朋干。"

2.《本草经集注》:"近道处处有,根状似牛膝而短小尔。"

3.《本草图经》:"今陕西诸郡及滁、舒、润、辽州亦有之。茎叶俱青,颇类柳叶,六、七月开红花,八月结实,根黄白色类牛膝而短小。"

4.《救荒本草》:"白薇,今钧州密县山野中有之。苗高一二尺,茎叶俱青,颇类柳叶而阔短,又似女娄脚叶而长硬,毛涩。开花红色,又云紫花。结角似地梢瓜而大,中有白瓤。根状如牛膝根而短,黄白色,味苦咸。采嫩叶煤熟,水淘净,渍盐调食。"

5.《本草乘雅半偈》:"根似牛膝而细,长尺许,色黄微白,芳香袭人者,白薇也;色白微黄,折之易断者,白前也。"

6.《增订伪药条辨》:"白薇,产山东者,根皮赤黄色,内白黄色,形似牛膝,粗长坚直,空心有节,色黄白色,折之易断,乃与近时白前形状亦符合。"

考证 白薇始载于《神农本草经》,列为中品。历代本草皆有产地与形态论述,《本草图经》附有"滁州白薇"图。根据图文考证,其特征均与今之白薇原植物基本一致。

【地方志】 元·脱因、俞希鲁《至顺镇江志·卷四·土产》:"白薇:《本草图经》云:滁、润亦有之,茎叶俱青,类柳叶,六七月开红花,采其根用。"

参考文献 ▶▶

成分

[1] Zhuang XZ, et al. Chem Pharm Bull, 1985, 33(4): 1507

[2] Zhuang XZ, et al. Chem Pharm Bull, 1985, 33(10): 4188

[3] Zhuang XZ, et al. Phytochemistry, 1988, 27(9): 2935

[4] Day SH, et al. J Nat Prod, 2001, 64: 608

[5] Hong B, et al. Tetrahedron, 2005, 61: 5797

[6] 边林林, 等. 中草药, 2005, 36(7): 990

[7] 袁鹰, 等. 中国中药杂志, 2007, 32(18): 1895

[8] Qiu SX, et al. Planta Medica, 1991, 57(5): 454

[9] Qiu SX, et al. Phytochemistry, 1989, 28(1): 3175

[10] 郑兆广, 等. 中国天然药物, 2006, 4(5): 338

[11] 邱声祥, 等. 药学学报, 1990, 25(6): 473

[12] 郑兆广, 等. 中草药, 2006, 37(7): 987

[13] 雷辉, 等. 中药材, 2014, 37(10): 1799

药理

[1] 薛宝云, 等. 中国中药杂志, 1995, 20(12): 751

[2] 梁爱华, 等. 中国中药杂志, 1996, 21(10): 46

临床报道

[1] 祁万彬. 中国民族医药杂志, 2011, 10: 8

[2] 于会勇, 等. 陕西中医, 2003, 24(6): 493

28. 白头翁 Bái Tóu Wēng

《神农本草经》

【异名】 野丈人、胡王使者、白头公。

【来源】 为毛茛科植物白头翁 *Pulsatilla chinensis* (Bge.) Regel 的根。

【原植物】 白头翁,又名奈何草、粉乳草、白头草、老姑草、菊菊苗、老翁花、老冠花、猫爪子花等。

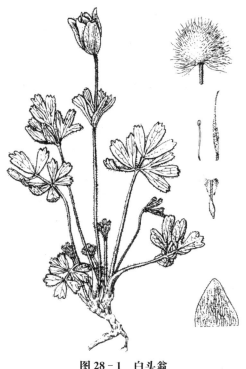

图 28-1 白头翁

多年生草本,高 15～35 cm。根状茎粗 0.8～1.5 cm。基生叶 4～5,通常在开花时刚刚生出,有长柄;叶片宽卵形,三全裂,中全裂片有柄或近无柄,宽卵形,三深裂,中深裂片楔状倒卵形,少有狭楔形或倒梯形,全缘或有齿,侧深裂片不等二浅裂,侧全裂片无柄或近无柄,不等三深裂,表面变无毛,背面有长柔毛;叶柄有密长柔毛。花葶 1(～2),有柔毛;苞片 3,基部合生成长 3～10 mm 的筒,三深裂,深裂片线形,不分裂或上部三浅裂,背面密被长柔毛;花梗长 2.5～5.5 cm,结果时长达 23 cm;花直立;萼片蓝紫色,长圆状卵形,背面有密柔毛;雄蕊长约为萼片之半。聚合果,瘦果纺锤形,有长柔毛,宿存花柱长 3.5～6.5 cm,有向上斜展的长柔毛。4 月至 5 月开花(图 28-1、彩图 28-2)。

生于山坡草地、山谷或田野间。分布于东北、华北,以及陕西、甘肃、青海、河南、浙江、安徽、湖北及四川。

本省分布于徐州(铜山)、新沂、赣榆、东海、连云港、盱眙、扬州及苏南各地。

【栽培】 生长环境 喜凉爽干燥气候。耐寒,耐旱,不耐高温。以土层深厚、排水良好的沙质壤土生长最好,冲积土和黏壤土次之,而排水不良的低洼地不宜栽种。

繁殖技术 分株繁殖或种子繁殖。分株繁殖:秋季进行,在老珠尚未萌发时连根挖起,分株栽植。种子繁殖:早春或晚秋播种。早春多在 3～4 月播种育苗,条播,行距 3～4.5 cm,播后覆土,以盖住种子为度,至第 2 年早春,越冬幼苗未萌芽前,按行株距 30 cm×9 cm 进行移栽。

田间管理 幼苗期松土时宜浅耕,勿伤根系。定苗后追施 1 次稀薄粪水,秋季施 1 次堆肥加过磷酸钙,施肥后浇水。花茎抽蕾时,及时剪除,以促进根部发育。

病虫害防治 病害有斑枯病和炭疽病,用 65% 代森锌可湿性粉剂 600 倍液喷洒。虫害有粉虱和红蜘蛛,用 50% 杀螟松乳油 1 000 倍液喷杀。

【采收加工】 春、秋二季采挖,除去泥沙,干燥。

【药材】 白头翁 Pulsatillae Radix 本省徐州、连云港、扬州及苏南各地曾有产。

性状鉴别 呈类圆柱形或圆锥形,稍扭曲,长 6～20 cm,直径 0.5～2 cm。表面黄棕色或棕褐色,具不规则纵皱纹或纵沟,皮部易脱落,露出黄色的木部,有的有网状裂纹或裂隙,近根头处常有朽状凹洞。根头部稍膨大,有白色绒毛,有的可见鞘状叶柄残基。质硬而脆,断面皮部黄白色或淡黄棕色,木部淡黄色。气微,味微苦涩(图 28-3、彩图 28-4)。

显微鉴别　1. 根横切面　表皮、皮层、内皮层通常已脱落。韧皮部宽广,外侧细胞棕色,壁木栓化;韧皮纤维单个散在或数个成束,直径 15～35 μm,壁较厚,有的根无纤维。形成层环明显。木质部射线较宽;导管呈圆多角形,单个散在或数个成群,直径 25～85 μm;木纤维直径至 42 μm,壁稍厚,非木化。较粗的根,中央常为薄壁细胞(图 28-5)。

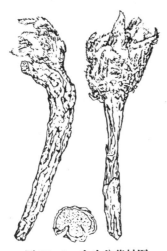

图 28-3　白头翁药材图

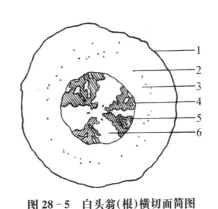

图 28-5　白头翁(根)横切面简图

1.木栓化细胞　2.韧皮纤维　3.韧皮部
4.形成层　5.木质部　6.射线

2. 粉末　灰棕色。韧皮纤维梭形或纺锤形,长 100～390 μm,直径 16～42 μm,壁木化。非腺毛单细胞,直径 13～33 μm,基部稍膨大,壁大多木化,有的可见螺状或双螺状纹理。具缘纹孔导管、网纹导管及螺纹导管,直径 10～72 μm(图 28-6)。

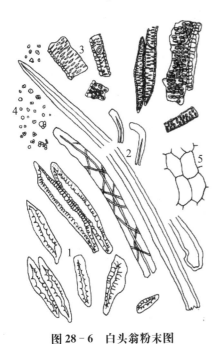

图 28-6　白头翁粉末图

1.韧皮纤维　2.非腺毛　3.导管
4.淀粉粒　5.木栓细胞

理化鉴别　取本品 1 g,研细,加甲醇 10 ml,超声处理 10 分钟,滤过,取滤液作为供试品溶液。另取白头翁对照药材 1 g,同法制成对照药材溶液。按薄层色谱法试验,吸取上述两种溶液各 5 μl,分别点于同一硅胶 G 薄层板上,以正丁醇-醋酸-水(4:1:2)的上层溶液为展开剂,展开,取出,晾干,喷以 10% 硫酸乙醇溶液,在 105℃ 加热至斑点显色清晰。供试品色谱中,在与对照药材色谱相应的位置上,显相同颜色的斑点。

品质标志　1. 经验评价　以条粗长,质坚实者为佳。

2. 含量测定　按醇溶性浸出物测定法冷浸法测定,以水饱和的正丁醇作溶剂,含醇溶性浸出物不得少于 17.0%。按高效液相色谱法测定,含白头翁皂苷 B_4($C_{59}H_{96}O_{26}$)不得少于 4.6%。

【成分】　白头翁根中主要含有三萜类化合物:23-羟基白桦酸(anemosapogenin),白头翁酸(pulsatillc acid)[1],常春藤酮酸(hederagonic acid)[2],齐墩果酸(oleanolic acid),常春藤皂苷元(hederagenin)[3],3-O-β-D-glucopyranosyl-hederagenin,23-O-α-D-ribofuranoside[4],pulsatilla triterpenic acids A-C[5]等;木脂素类化合物:(+)-松脂素[(+)-pinoresinol],β-足叶草脂素(β-peltatin)[6]。此外,还含有 β-胡萝卜苷(β-daucossterol),β-谷甾醇(β-sitosterol)等成分[7]。

【药理】 1. 抗病原微生物作用

（1）抗菌作用：白头翁浸出液体外对金黄色葡萄球菌、白色葡萄球菌、铜绿假单胞菌、炭疽杆菌、伤寒杆菌、甲型链球菌、乙型链球菌均有明显的抑菌作用[1]。

（2）抗滴虫作用：体外试验中，随着白头翁水提液作用时间的延长和浓度的增加，杀灭阴道毛滴虫的作用增强。白头翁可直接作用于阴道毛滴虫的虫体表膜，使虫体内空泡增多，虫体裂解[2]。白头翁水提液体外使阴道毛滴虫的可溶性蛋白组成和含量发生变化[3]。白头翁多种提取物体外均具有一定的抑制或杀灭犬源人五毛滴虫的作用，以水浸膏组分效果最强[4]。

（3）抗血吸虫作用：白头翁五种提取物体外能杀灭日本血吸虫成虫和童虫。尾静脉注射提取物，对小鼠体内不同发育阶段的日本血吸虫均有杀灭作用[5]。小鼠感染日本血吸虫尾蚴后，尾静脉注射白头翁总皂苷，小鼠体内雌虫和雄虫的糖原、蛋白质含量减少，碱性磷酸酶、酸性磷酸酶、超氧化物歧化酶、谷胱甘肽还原酶的活力也均下降[6]。

2. 抑制肠肌收缩、抗腹泻作用　白头翁水煎液能抑制鸡离体空肠和盲肠平滑肌的自律性收缩活动，降低空肠运动张力，减小收缩幅度。其对盲肠的抑制作用远大于对空肠的抑制作用[7]。白头翁素对轮状病毒和大肠埃希菌混合性感染腹泻模型小鼠有防治作用，能减轻模型小鼠肠道损伤，缩短肠道黏膜恢复时间[8]。

3. 抗肿瘤作用　白头翁总皂苷通过诱导细胞凋亡而抑制肿瘤的生长。白头翁总皂苷给 H_{22} 和 S_{180} 移植瘤小鼠用药后，能明显降低瘤重，升高抑瘤率[9]。白头翁皂苷 B4 对人肝癌细胞 HepG2 有抑制作用，可调控肝癌细胞的细胞周期，阻滞 G_2/M 期的更替，诱导细胞凋亡。白头翁皂苷 B4 处理后的 HepG2 细胞的半胱氨酸蛋白酶 3 活性显著升高[10]。白头翁对体外培养的胃癌 BGC823 细胞活性的抑制呈浓度依赖性。白头翁抑制 BGC823 细胞增殖的作用可能是其诱导胃癌细胞凋亡所致[11]。

4. 抗诱变作用　白头翁水提物能显著降低环磷酰胺诱发的小鼠骨髓嗜多染红细胞（PCE）的微核率，提高小鼠血清超氧化物歧化酶活性，增强总抗氧化能力，提示白头翁水提物具有抗诱变、抗氧化作用[12]。小鼠在灌胃硫酸镉的同时给予白头翁，可使硫酸镉诱发的精子畸形率明显降低[13]。

5. 其他作用　白头翁能抑制蛋清引起的大鼠足肿胀。白头翁对液体石蜡导致的小鼠腹泻有拮抗作用，对兔离体十二指肠的肠管运动有抑制作用[14]。体外培养的小鼠腹腔巨噬细胞中，加入白头翁糖蛋白后，显著增强小鼠腹腔巨噬细胞吞噬中性红的作用，并可诱导巨噬细胞产生一氧化氮，对巨噬细胞分泌白介素 1 亦有一定的提高作用[15]。白头翁提取物能明显降低 CCl_4 诱导的肝损伤模型小鼠血清的谷丙转氨酶（ALT）、谷草转氨酶（AST）和肝匀浆丙二醛（MDA）水平，提高谷胱甘肽还原酶活性，明显减轻肝组织病理变化[16]。白头翁皂苷 A3 对预收缩的大鼠肾动脉有浓度依赖性舒张作用。该作用涉及多种作用机制，如 CTX/apamin 敏感性内皮源性超极化因子、四乙胺敏感性 K^+ 通道、外钙内流和内钙释放等[17]。天然存在的白头翁皂苷不利于人体吸收，且具有溶血性。而白头翁皂苷的低糖基酶解产物能提高皮肤纤维芽细胞中的胶原蛋白含量[18]。

【炮制】 1. 白头翁　取原药材，除去杂质，洗净，润透，切厚片，干燥。

2. 白头翁炭　取白头翁片置锅内，用武火炒至外呈黑色，内呈黑褐色为度，喷洒凉水适量，灭尽火星，取出，放晾。

饮片性状　白头翁参见"药材"项。白头翁炭形如白头翁，外表呈黑褐色，微有焦糊气；味苦。

贮干燥容器内，密闭，置通风干燥处，防霉。白头翁炭散热，防复燃。

【药性】　苦，寒。归胃、大肠经。

【功能】　清热解毒，凉血止痢，燥湿杀虫。

【主治】　赤白痢疾，鼻衄，崩漏，血痔，寒热温疟，带下阴痒，瘰疬，湿疹痛疮，眼目赤痛。

【用法用量】　内服：煎汤，15～30 g；或入丸、散。外用：适量，煎水洗，或捣敷，或研末敷。

【注意事项】　虚寒泻痢患者慎服。

【附方】 1. 治热痢下重　白头翁二两，黄连、黄柏、秦皮各三两。上四味，以水七升，煮取二升，去滓。温服一升，不愈更服。（《金匮要略》白头翁汤）

2.治冷劳泄痢,产后带下　白头翁(去芦头)半两、艾叶(微炒)二两,为末,以醋一升,入药一半先熬成煎,复入余药,为丸如梧子大。每服三十丸,空腹米饮送下。(《圣济总录》)

3.治男子疝气,或偏坠　白头翁、荔枝核各二两,俱酒浸,炒为末,每早服三钱,白汤调下。(《本草汇言》)

4.治不问男妇,遍身疙瘩成块如核,不红不痛,皆痰流注而成结核　白头翁一斤,去叶用根,分成四服,每服四两,用酒煎,一日三服,二日服尽而已。(《寿世保元》醉翁仙方)

5.治气喘　白头翁二钱,水煎服。(《文堂集验方》)

【临床报道】　1.治疗慢性溃疡性结肠炎　治疗组 37 例取白头翁 100 g,加水 1 000 ml,煎至约 150 ml,保留灌肠,每晚 1 次,共 15 日。若病久脾气亏虚者,加用黄芪、白术各 50 g。对照组 31 例用柳氮磺胺吡啶(SASP)2 g、地塞米松(Dxm)10 mg 加入生理盐水 50 ml,保留灌肠,每晚 1 次,共 15 日。结果:治疗组临床治愈 26 例,好转 9 例,无效 2 例,总有效率为 94.6%;对照组临床治愈 15 例,好转 5 例,无效 11 例,总有效率 64.5%。两组比较,治疗组总有效率显著高于对照组($P < 0.05$)。对临床治愈患者信访 3~6 个月,治疗组复发 2 例,占 7.7%;对照组复发 6 例,占 40.0%。治疗组的复发率明显低于对照组($P < 0.05$)[1]。又有 98 例溃疡性结肠炎随机分成 2 组,治疗组采用白头翁汤(白头翁 30 g,黄柏 30 g,黄连 30 g,秦皮 40 g)治疗,对照组采用常规西医治疗。结果:治疗组 4 周总体效果明显优于对照组[2]。

2.治疗消化性溃疡　将白头翁、生黄芪、蜂蜜按 6∶3∶8 的比例制成"胃痛灵"糖浆。制备时先将白头翁、生黄芪用清水漂洗,并浸泡 1 昼夜,然后用文火浓煎 2 次去滓,取上清液,另将蜂蜜煮沸去浮沫,加入药液中浓缩成糖浆。每服 20 ml,日服 3 次,饭前用热开水冲服。共治疗 147 例,其中胃溃疡 56 例,痊愈 18 例,好转 31 例,无效 7 例;十二指肠球部溃疡 78 例,痊愈 31 例,好转 44 例,无效 3 例;复合性溃疡 13 例,痊愈 2 例,好转 9 例,无效 2 例。总有效率为 91.8%。中医分型观察,本品对胃阴不足型疗效最佳,虚寒型、气虚型次之,对肝郁型疗效较差,对血瘀型、痰浊型无效[3]。

3.治疗小儿菌痢　180 例患儿随机分为治疗组与对照组,对照组 90 例,常规选用氨苄青霉素及丁胺卡那霉素静脉滴注,对症处理;治疗组 90 例在上述治疗的同时用加味白头翁汤(白头翁 15 g,黄连 12 g,黄柏 12 g,木香 10 g,甘草 10 g,水煎浓缩至 500 ml,放瓶中备用)30~50 ml 保留灌肠,每日 2 次。结果:180 例均临床治愈(症状消失,大便呈黄、软便,日≤2 次,粪便镜检无异常,粪便细菌培养阴性),治疗组疗效优于对照组,经统计学处理 $P < 0.01$,有显著差异[4]。

3.治疗流行性腮腺炎　将鲜白头翁 20 g,板蓝根 30 g,加水 500 ml,煮沸 4 次后,将 3 枚鸡蛋打入,不能搅动,再次煮沸,待鸡蛋熟后捞出。去除药渣,服鸡蛋及药汤,使患者稍出汗。若未痊愈,次日可再服 1 剂。合并脑炎及脑膜脑炎者加用降颅内压药物。共治疗 82 例,结果:全部治愈,均于服药后 10 小时腮腺肿胀明显减退。其中轻症患者 2 剂愈者 63 例,3 剂愈者 12 例,7 例重症患者服 4 剂而愈[5]。

4.治疗急性肾盂肾炎　64 例急性肾盂肾炎患者随机分为 2 组,治疗组用加味白头翁汤(白头翁、黄柏各 15 g,黄连、秦皮各 10 g,车前草、白花蛇舌草各 30 g)配合西药抗生素(环丙沙星、氧氟沙星、氧哌嗪青霉素、头孢哌酮等或根据尿培养药敏选择)治疗;对照组同治疗组西药,2 组患者均 14 日为 1 个疗程。结果:治疗组治愈率 96.88%,对照组治愈率 75%,两组治愈率差异具有显著性意义($P < 0.05$)[6]。

【药论摘录】　1.《神农本草经》:"味苦,温,无毒。主温疟狂易寒热,癥瘕积聚,瘿气,逐血止痛,疗金疮。"

2.《本草经集注》:"疗毒痢。"

3.《药性论》:"味甘、苦,有小毒。止腹痛及赤毒痢,治齿痛,主项下瘰疬。""主百骨节痛。"

4.《日华子本草》:"治一切风气及暖腰膝,明目,消赘。"

5.李东垣:"张仲景治热痢下重,用白头翁汤主之,盖肾欲坚,急食苦以坚之。痢则下焦虚,故以纯苦之剂坚之。男子阴疝偏坠,小儿头秃膻腥,鼻衄,无此不效,毒痢有此获功。"(引自《本草纲目》)

6.《本草正义》:"白头翁之气味,《本经》以为苦温,吴绶改作苦辛寒,石顽改作微寒。详《本经》主温疟狂易等证,仲景以治热痢下重,决非温性,改者是也。温疟狂易,皆属热病,惟苦能泄降,寒能胜热,是以主之。

寒热、癥瘕、积聚瘿气,有由于血热瘀滞者,苦辛泄散,而入血分,则癥瘕积聚瘿气可消,故并能逐血止痛,疗金疮也。鼻衄,又血热上涌之证,苦能泄降,而寒以胜热,证治皆合。《本经》之温字,必传写之误矣。"

【品种沿革】 集解 1.《本草经集注》:"处处有之,近根处有白茸,状似白头老翁,故以为名。"

2.《新修本草》:"今言近根有白茸,陶似不识。太常所贮蔓生者,乃是女萎。"

3.《蜀本草》:"《图经》云:有细毛,不滑泽,花蕊黄,今所在有之。二月采花,四月采实,八月采根,皆日干。"

4.《开宝本草》:"验此草丛生,状如白薇。而柔细稍长,叶生茎头,如杏叶,上有细白毛,近根者有白茸。旧经陶注则未述其茎叶。唐注又云,叶似芍药,实大如鸡子,白毛寸余,此皆误矣。"

考证 白头翁始载于《神农本草经》,列为下品。因其近根处有白茸,状似白头老翁,故名白头翁。但古代称白头翁者有多种,《本草纲目》引《新修本草》所言:"其叶似芍药而大,抽一茎。茎头一花,紫色,似木槿花。实者大如鸡子,白毛寸余,皆披下,似纛头,正似白头老翁,故名焉。"这里所述形态特征,与今用毛茛科植物白头翁相近。

【地方志】 清·何绍章、杨履泰《丹徒县志·卷一七·物产》:"白头翁:一名野丈人,一名胡王使者,一曰奈何草。苏恭《唐本草》云:叶似芍药而大,抽一茎,茎头开花,紫色,似木槿花。实大者如鸡子,白毛寸余,皆披下,似纛头,正似白头老翁,故名。陶言近根有白茸,似不识也。根似续断而扁。苏颂云:丛生,状似白微而柔细,稍长,叶生茎头如杏叶,上有细毛而不滑泽,近根有白茸,根紫色。今案苏恭所说形状,润地山中固常见之,取像命名,当如恭说。"

参考文献 ▶▶

成分

[1] Ye WC, et al. Phytochemistry,1996, 42(3):799

[2] 关树光,等. 长春中医药大学学报,2006,22(3):45

[3] 关颖丽,等. 沈阳药科大学学报,2009,26(1):80

[5] Shu Z, et al. Heterocycles. 2011,83(10):2365

[6] Mimaki Y, et al. J Nat Prod, 1999,62(9):1279

[7] 丁秀娟,等. 中草药,2010,41(12):1952.

药理

[1] 曹景花,等. 时珍国医国药,2003,14(9):528

[2] 闫艳,等. 中国寄生虫病防治杂志,2003,16(6):353

[3] 闫艳,等. 中国寄生虫学与寄生虫病杂志,2010,28(3):231

[4] 孟莹,等. 中国病原生物学杂志,2013(05):426

[5] 刘晨晨. 苏州大学(学位论文),2012

[6] 陈岩勤,等. 中国人兽共患病学报,2013,29(4):412

[7] 王军,等. 江西农业学报,2011,23(4):148,152

[8] 徐倩倩,等. 中国农学通报,2010,26(19):13

[9] 刘艳丽,等. 全国中药药理学会联合会学术交流大会

(南京),2012

[10] 王海侠,等. 上海交通大学学报(医学版),2011,31(10):1481

[11] 冯秀芝,等. 中国现代医生,2011,49(9):1

[12] 刘忠平,等. 癌变·畸变·突变,2008,20(6):481

[13] 朱玉琢,等. 吉林大学学报(医学版),2003,29(4):402

[14] 张秋华,等. 中国中医药科技,2011,18(6):496

[15] 戴玲,等. 中国生化药物杂志,2000,21(5):230

[16] 王单,等. 现代中药研究与实践,2008,22(5):34

[17] 林顺明. 暨南大学(学位论文),2010

[18] 安家彦,等. 大连工业大学学报,2013,32(2):79

临床报道

[1] 张尊环. 江苏中医,1998,(6):25

[2] 罗明,等. 中国中西医结合外科杂志,2010,16(4):463

[3] 尤仲伟. 江苏中医杂志,1982,(3):18

[4] 张茂香. 黑龙江中医药,2001,(1):45

[5] 徐国江. 中国民间疗法,1999,(3):15

[6] 刘金芝. 陕西中医,2003,24(4):308

29. 白茅根 Bái Máo Gēn

《本草经集注》

【异名】　茅根、兰根、茹根、白茅菅、白花茅根、茅草根、坚草根、甜草根。

【来源】　为禾本科植物白茅 *Imperata cylindrica* Beauv. var. *major* (Nees) C. E. Hubb. 的根茎。

【原植物】　白茅。

多年生草本,高 20～100 cm。根茎白色,匍匐横走,密被鳞片。秆丛生,直立,圆柱形,光滑无毛,基部被多数老叶及残留的叶鞘。叶线形或线状披针形;根出叶长几与植株相等;茎生叶较短;叶鞘褐色,无毛,或上部及边缘和鞘口具纤毛,具短叶舌。圆锥花序紧缩呈穗状,顶生,圆筒状,长 5～20 cm,宽 1～2.5 cm;雄蕊 2,花药黄色;雌蕊 1,具较长的花柱,柱头羽毛状。颖果椭圆形,暗褐色,成熟的果序被白色长柔毛。花期 5～6 月,果期 6～7 月(图 29 - 1)。

生于路旁、山坡、草地。分布于华北、东北、华东、中南、西南及陕西、甘肃等地。

本省各地均有分布。

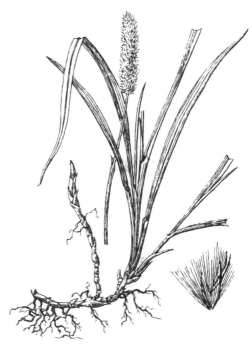

图 29 - 1　白茅

【栽培】

生长环境　喜温暖湿润气候,喜阳耐旱,宜选一般坡地或平地栽培。

繁殖方法　根茎繁殖和种子繁殖。根茎繁殖:春季挖取白茅地下根茎,按行株距 30 cm×30 cm 栽种。种子繁殖:春季清明至谷雨节,选取饱满、无裂痕、不畸形的白茅根种子,用消毒液消毒处理 12～16 小时。种植地每亩用堆肥或圈肥 1.5～2 kg,加拌磷肥 20～40 kg 作基肥,基肥撒匀后深耕 20～30 cm,耙细整平作畦,畦宽 1～1.2 m。在造好墒的畦内,按行距开 20～25 cm 的浅沟,将种子均匀撒入沟内,然后覆土 1 cm 左右。种完后浇透水,20 日左右出苗。

田间管理　出苗前应保持土壤湿润。整个生长期注意除草、浇水和追肥,防止草害。

病虫害防治　病害有根腐病,可用石灰处理病穴或用 50% 退菌特 500 倍液喷根茎部防治。虫害有蚜虫,可用 50% 杀螟松 1 000～2 000 倍液或 8% 敌敌畏乳剂 1 500 倍液防治。

【采收加工】　春、秋二季采挖,洗净,晒干,除去须根和膜质叶鞘,捆成小把。

【药材】　白茅根 Imperatae Rhizoma　本省苏北地区有产。

性状鉴别　呈长圆柱形,长 30～60 cm,直径 0.2～0.4 cm。表面黄白色或淡黄色,微有光泽,具纵皱纹,节明显,稍突起,节间长短不等,通常长 1.5～3 cm。体轻,质略脆,断

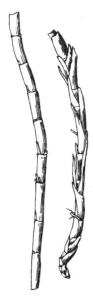

图 29 - 2　白茅根
药材图

面皮部白色,多有裂隙,放射状排列,中柱淡黄色,易与皮部剥离。气微,味微甜(图29-2)。

显微鉴别 1. 根茎横切面 表皮细胞1列,类方形,形小,有的含硅质块。下皮纤维1～3列,壁厚,木化。皮层较宽广,有10余个叶迹维管束,有限外韧型,其旁常有裂隙;内皮层细胞内壁增厚,有的含硅质块。中柱内散有多数有限外韧型维管束,维管束鞘纤维环列,木化,外侧的维管束与纤维连接成环。中央常成空洞(图29-3)。

2. 粉末 黄白色。表皮细胞平行排列,每纵行常由1个长细胞和2个短细胞相间排列,长细胞壁波状弯曲。内皮层细胞长方形,一侧壁增厚,层纹和壁孔明显,壁上有硅质块。下皮纤维壁厚,木化,常具横隔(图29-4)。

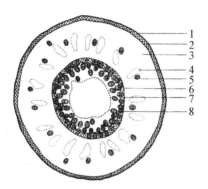

图29-3 白茅根(根茎)横切面简图

1.表皮 2.纤维层 3.皮层 4.裂隙
5.叶迹维管束 6.内皮层 7.纤维束
8.维管束

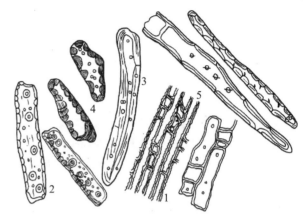

图29-4 白茅根粉末图

1.表皮细胞 2.内皮层细胞 3.中柱鞘细胞 4.石细胞
5.纤维

理化鉴别 取本品粉末1g,加乙醚20ml,超声处理10分钟,滤过,滤液蒸干,残渣加乙醚1ml使溶解,作为供试品溶液。另取白茅根对照药材1g,同法制成对照药材溶液。按薄层色谱法试验,吸取上述两种溶液各10μl,分别点于同一硅胶G薄层板上,以二氯甲烷为展开剂,展开,取出,晾干,喷以10%硫酸乙醇溶液,在105℃加热至斑点显色清晰。供试品色谱中,在与对照药材色谱相应的位置上,显相同颜色的斑点。

品质标志 1. 经验评价 以条粗、色白、味甜者为佳。

2. 含量测定 按水溶性浸出物测定法热浸法测定,含水溶性浸出物不得少于24.0%。

【成分】 根茎含三萜化合物:芦竹素(arundoin),印白茅素(cylindrin),薏苡素(coixol),羊齿烯醇(fernenol),西米杜鹃醇(simiarenol),异山柑子萜醇(isoarborinol),乔木萜醇甲醚(arborinolme thylether),乔木萜酮(arhorinone),α-香树素(α-amyrin)[1];黄酮类:麦黄酮(tricin),六羟黄酮-3,6,3′-三甲基醚(jaceidin)[2]。

【药理】 1. 抗炎、镇痛作用 白茅根水煎液灌胃,能减轻二甲苯所致小鼠耳郭肿胀,减轻角叉菜胶所致大鼠后足跖肿胀,抑制冰醋酸所致小鼠腹腔毛细血管通透性的增加,对抗酵母多糖A所致大鼠足趾肿胀,但对制霉菌素所致的小鼠足跖炎症无明显作用[1]。小鼠灌胃白茅根煎剂,对醋酸性扭体反应、醋酸诱发的毛细血管通透性增高均有明显的抑制作用[2]。

2. 抗肿瘤作用 白茅根水提物和醇提物体外对人肝癌SMMC-7721细胞增殖有抑制作用。白茅根多糖、水提物含药血清及多糖含药血清体外对人肝癌SMMC-7721、Hep G2细胞也有增殖抑制作用。白茅根水提物、白茅根多糖对H22小鼠实体瘤具有抑制作用。白茅根多糖还增加正常小鼠的脾脏指数,与环磷酰胺联用,具有增效减毒的作用,并能促进小鼠脾淋巴T细胞、B细胞的增殖,促进荷瘤小鼠外周血中IL-2的产生及正常小鼠外周血中IFN-γ的产生[3]。白茅根醇提物在体外对人淋巴细胞来源的Molt-4和Raji恶性肿瘤细胞具有抑制生长和诱导凋亡作用,其诱导凋亡的作用机制可能和激活外源性凋亡途径相关[4]。

3. 调节免疫功能 白茅根多糖对PHA诱导的正常人外周血T淋巴细胞增殖有显著的促进作用,能促

进细胞从 G_1 期进入 S 期,具有调节人外周血 T 淋巴细胞免疫功能的效应[5]。白茅根可提高正常及氢化可的松所致免疫功能低下模型小鼠外周血淋巴细胞非特异性酯酶染色阳性细胞的百分率,对总淋巴细胞(TLC)亚群有一定影响,提高 $CD4^+$ TLC 百分率,提高 $CD4^+/CD8^+$ 比值,降低 $CD8^+$ TLC 百分率,增强小鼠细胞免疫功能[6]。白茅根可显著提高小鼠巨噬细胞的吞噬率和吞噬指数,促进白细胞介素-2 的产生[7]。

4. 抗氧化、耐缺氧作用　白茅根提取液给酒精中毒模型小鼠灌胃,模型小鼠肝及脑组织中超氧化物歧化酶活力上升,丙二醛含量下降,提高模型小鼠机体抗氧化能力,提示白茅根对酒精中毒所致的肝和脑损伤具有保护作用[8]。白茅根多糖给小鼠灌胃,降低小鼠耗氧量,延长小鼠的缺氧存活时间,增强小鼠的耐缺氧作用[9]。

5. 其他作用　白茅根 5 种提取物体外对革兰阳性菌、革兰阴性菌和真菌均有一定抑制作用,其中白茅根乙酸乙酯提取物对假丝酵母、水煮提取物对大肠埃希菌、丙酮提取物对金黄色葡萄球菌、50% 乙醇提取物对产气肠杆菌的抑菌效果最好[10]。白茅根多糖灌胃,可改善糖尿病小鼠的血糖和血脂代谢紊乱情况,降低糖尿病小鼠体内的糖化血清蛋白(GSP)、甘油三酯(TG)、总胆固醇(TC)、低密度脂蛋白(LDL-C),升高糖尿病小鼠的肝糖原和高密度脂蛋白(HDL-C)水平[11]。白茅根给药后,对 IgA 肾病大鼠模型可明显减少血尿、蛋白尿,减轻病理改变,改善肾功能。其机制可能是白茅根刺激机体分泌 IL-2、抑制肾脏 $TGF-\beta_1$ 分泌与表达等[12]。白茅根煎剂灌胃,对水负荷小鼠有明显的利尿作用[2]。

【炮制】　1. 白茅根　取原药材,除去杂质,洗净稍润切段,干燥。

2. 茅根炭　①取净白茅根段,置锅内用武火炒至表面焦褐色,内部棕褐色,喷淋清水少许,灭尽火星,取出,晾干,凉透。②取净白茅根段,置煅锅内,上面覆盖一碗,两锅接合处用黄泥封闭,上压重物,用火煅烧至贴在上锅底上的白纸显黄色,放凉,取出。

饮片性状　白茅根参见"药材"项。茅根炭形如白茅根,表面焦褐色,内部棕褐色,味微苦。

贮干燥容器内,置通风干燥处。茅根炭及时散热,防止复燃。

【药性】　甘,寒。归心、肺、胃、膀胱经。

【功能】　清热生津,凉血止血,利尿通淋。

【主治】　热病烦渴,肺热喘咳,胃热呕逆,血热出血,小便淋沥涩痛,水肿,黄疸。

【用法用量】　内服:煎汤,10～30 g,鲜品 30～60 g;或捣汁。外用:适量,鲜品捣汁涂。

【注意事项】　虚寒出血、呕吐、溲多不渴者禁服。

【附方】　1. 治热渴,头痛,壮热,及妇人血气上冲闷不堪　茅根(切)二升。三捣取汁令尽,渴即服之。(《千金要方》)

2. 治虚劳证,痰中带血　鲜茅根四两(切碎),鲜藕四两(切片),煮汁常常饮之。若大便滑者,茅根宜减半,再用生山药细末两许,调入药汁中,煮作茶汤服之。(《医学衷中参西录》二鲜饮)

3. 治胃反,食即吐出,上气　芦根、茅根各二两。细切,以水四升,煮取二升,顿服之,得下,良。(《千金要方》)

4. 治胃火上冲,牙龈出血　鲜白茅根 60 g,生石膏 60 g,白糖 30 g。水煎,冲白糖服。(《河南中草药手册》)

5. 治阴虚不能化阳,小便不利,或有湿热壅滞,以致小便不利,积成水肿　白茅根一斤,掘取鲜者,去净皮与节间小根,细切。将茅根用水四大碗,煮一沸,移其锅置炉旁,候十几分钟,视其茅根若不沉水底,再煮一沸,移其锅置炉旁,须臾视其根皆沉水底,其汤即成。去渣,温服多半杯,日服五六次,夜服两三次,使药力相继,周十二时,小便自利。(《医学衷中参西录》白茅根汤)

6. 治崩中　白茅根二十斤,小蓟根十斤。捣绞取汁,煮取五升,服一升,日三四。(《医心方》引《深师方》)

7. 治过敏性紫癜　鲜白茅根 125 g,大青叶 15 g。加水 750 ml,煎至 250 ml,分 3 次,1 日服完。(《陕西中草药》)

8. 治麻疹　鲜茅根不拘量。水煎代茶服,疹未透者轻煎,疹已透者浓煎,若热毒火盛,取鲜茅根 30～60 g 和等量荸荠皮,水煎代茶饮。(《闽东本草》)

【临床报道】 1. 治疗肾炎 白茅根(干品)250 g,加水 500～1 000 ml,水煎至 200～400 ml,分早晚 2 次口服。共治疗肾小球肾炎 36 例,结果:水肿全消 28 例,显著消退 6 例,减轻 2 例。一般在服药 1～4 周出现利尿作用。另外治疗 2 周后,急性肾炎 18 例血压升高者全部恢复正常,慢性肾炎 9 例中,2 例恢复正常,7 例改善。临床观察发现,本法对急性肾炎疗效最佳,慢性则差,对肝硬化、心力衰竭引起的水肿则无效[1]。

2. 治疗早期慢性肾衰竭 36 例早期慢性肾衰竭患者随机分为观察组和对照组,每组 18 例,对照组接受常规西医治疗(给予患者低蛋白、高热量、低磷饮食,对高血压患者进行常规降压治疗,适量服用钙拮抗剂、利尿剂等),观察组患者在对照组治疗基础上,给予中医(丹参、白茅根各 30 g,大黄、车前子、石韦各 15 g,每剂连煎 3 次和匀,2 天 1 剂,早中晚各服 1 次)治疗。结果:观察组患者临床治疗总有效率(100%)优于对照组(61.1%),组间比较差异具有统计学意义[2]。

3. 治疗黄疸型肝炎 · 急性黄疸型肝炎 101 例随机分为治疗组 52 例和对照组 49 例,对照组仅予以西医(维生素 C＋维生素 B$_6$＋门冬氨酸钾镁静脉滴注,每日 1 次;甘利欣胶囊、联苯双酯滴丸分次口服,每日 3 次)治疗,同时给予适当热量、清淡、可口饮食。治疗组在对照组治疗基础上辅以酢浆草白茅根煎剂(酢浆草 150 g,白茅根 100 g,煎液分早、中、晚 3 次口服,每日 1 剂)。两组均以 7 日为 1 个疗程,共治疗 4 个疗程。结果:治疗组临床治愈率为 51.92%,高于对照组的 22.45%,差异有显著统计学意义($P < 0.01$),但 2 组临床总有效率差异无统计学意义,2 组治疗后总胆红素(TBIL)、直接胆红素(DBIL)、丙氨酸氨基转移酶(ALT)及天冬氨酸氨基转移酶(AST)水平均低于治疗前,且治疗组低于对照组,差异有统计学意义($P < 0.05$)[3]。

4. 治疗顽固性心力衰竭 51 例心力衰竭患者,随机分为观察组 27 例,对照组 24 例,对照组进行常规治疗,包括常规休息、限制水钠摄入,给予利尿剂、ACEI、地高辛;观察组在常规治疗基础上,加用白茅根茶(白茅根 50 g,野菊花 2 g,白蒺藜 5 g,决明子 3 g,水煎,1 剂/日,分早晚 2 次服)治疗 8 周。结果:观察组总有效率为 90.9%,对照组总有效率为 63.9%[4]。

5. 治疗癌症晚期发热 109 例癌症晚期对抗生素不敏感的发热患者随机分为两组,服药组 59 例,取白茅根 200 g,温火水煎取汁 400 ml,每次 200 ml,早晚分服;对照组 50 例,肌内注射柴胡注射液 2 ml,早晚各一次。结果:服白茅根煎剂且患者体温控制到正常者 76.2%,而肌内注射柴胡注射液者仅为 26.1%[5]。

6. 治疗鼻衄 黄芩 20 g,白茅根 25 g,水煎服,治疗十余例实证鼻衄患者,效果满意,一般 1～3 剂即愈[6]。

【药论摘录】 1.《神农本草经》:"味甘,寒。主劳伤虚羸,补中益气,除瘀血血闭寒热,利小便。"

2.《名医别录》:"无毒。下五淋,除客热在肠胃,止渴,坚筋,(治)妇人崩中。久服利人。"

3.《药性论》:"能破血,主消渴。"

4.《日华子本草》:"主妇人月经不匀,通血脉淋沥。"

5.《本草纲目》:"白茅根甘,能除伏热,利小便,故能止诸血、哕逆、喘急、消渴,治黄疸水肿,乃良物也。世人因微而忽之,惟事苦寒之剂,致伤冲和之气,乌足知此哉?"

6.《本草经疏》:"血热则瘀,瘀则闭,闭则寒热作矣。(茅根)寒凉血,甘益血,热去则血和,和则瘀消而闭通,通则寒热自止也。小便不利,由于内热也,热解则便自利。淋者,血分虚热所致也,凉血益血,则淋自愈,而胃肠之客热自解,津液生而渴亦止矣。肝藏血而主筋,补血凉肝,则筋坚实矣。血热则崩,凉血和血,则崩自愈矣。血热则妄行,溢出上窍为吐,为咯,为鼻衄、齿衄。凉血和血,诸证悉除。益脾补中,利小便,故亦治水肿黄疸,而兼理伤寒哕逆也。"

7.《本经逢原》:"白茅根,《本经》主治劳伤虚羸者,以甘寒能滋虚热,而无伤犯胃气之虞也。言补中益气,胃热去而中气复。是指客邪入伤中州,渐成虚羸而言,非劳伤本病所宜。"

8.《本草求真》:"茅根,清热泻火,消瘀利水,专理血病,凡一切吐血、衄血、血瘀、血淋、血崩、血闭,并哕逆、喘急、黄疸、水肿等证,因热因火而成者,服之热除而血即理,火退而气与水消矣。""此药味甘性纯,甘不泥膈,寒不伤中,为治虚羸客热犯中州之剂。"

9.《医学衷中参西录》:"白茅根必用鲜者,其效方著。春前秋后刨用之味甘,至生苗盛茂时,味即不甘,用之亦有效验,远胜干者。""若久煎,其清凉之性及其宣通之力皆减,服之即无效矣。所煮之汤,历一昼夜即变绿色,若无发酵之味,仍然可用。"

10.《本草正义》:"(白茅根)非治虚劳之本病也。按虚劳之病,本无寒凉主治之理,此以中州热邪言之,以其灼烁津液,即为虚羸之源,乃治之于劳热发轫之初,非治之于虚劳既成之后,此中分寸次序,自宜明辨;否则,中气大虚,再投寒剂,未有不剿绝微阳,速其陨灭者矣。又,茅根治哕逆呕吐,专为胃火主剂,若胃气虚寒,亦作呃逆,则丁香柿蒂之主治,证同而情异,有识之士亦万万不致误用。再,《日华子本草》主妇人月经不匀、血脉淋沥,此亦就血热者言之,非统治虚劳之愆期及血枯之淋沥。"

【品种沿革】　集解　1.《名医别录》:"生楚地山谷田野。今处处有之。春生苗,布地如针,俗间谓之茅针,亦可啖,甚益小儿。夏生百花,茸茸然,至秋而枯,其根至洁白,亦甚甘美。六月采根用。"

2.《本草经集注》:"此即今白茅菅。《诗》云,'露彼菅茅'。其根如渣芹,甜美。服食此断谷甚良。俗方稀用。"

3.《本草图经》:"又有菅,亦茅类也。陆玑《草木疏》云:菅似茅而滑无毛,根下五寸中有白粉者,柔韧宜为索,沤之尤善。其未沤者名野菅,《诗》所谓'白茅菅兮'是此也。"

4.《本草纲目》:"茅有白茅、菅茅、黄茅、香茅、芭茅数种,叶皆相似。白茅短小,三四月开白花成穗,结细实,其根甚长,白软如筋而有节,味甘,俗呼丝茅。"

5.《植物名实图考》:"白茅,《本经》中品,其芽曰茅针,白嫩可啖,小儿嗜之,河南谓之茅荑,湖南通呼为丝茅,其根为血症要药。"

6.《医林纂要·药性》:"白茅初生未舒叶,形如针,中含白花,成穗如绵,小儿剥食之曰茅蜜。按:茅,巽木之气也。色白入肺,一阴之生,凉风解热,是以清金散火。然针能溃痈疖者,巽善入,入而散之之义也。又初生时,生气上而必舒,其形上锐,是以有溃痈之功,且去热也。酒煮服之,一针溃一孔,二针溃二孔云。"

考证　白茅根,原名茅根,始载本草为《神农本草经》,白茅根之名始出《本草经集注》。历代本草谓茅根者不止白茅一种,还有菅茅、黄茅、香茅、芭茅数种,其中所述白茅的形态特征与现今所用白茅根原植物相符。

【地方志】　1.宋·史能之《重修毗陵志·卷一三·土产》:"茅根:《诗》云菅茅,春生茅,布地如针,俗呼茅针,夏开白花茸茸然,根至洁白。"

2.元·脱因、俞希鲁《至顺镇江志·卷四·土产》:"茅根……以上诸品,《本草图经》虽不载本郡所出,然今皆有之,姑叙于此。"

3.清·何绍章、杨履泰《丹徒县志·卷一七·物产》:"白茅,《康熙志》:初生曰茅针,其根曰茹。"

参考文献 ▶▶

成分

[1] Gamal A. et al. Pharmacognosy Magazine, 2009, 4(17):28

[2] J.S. Yoon, et al. J Nat Prod. 2006, 69(2):290

药理

[1] 岳兴如,等.中国临床康复,2006,10(43):85

[2] 文泉,等.中国民族医药杂志,2016,22(11):53

[3] 王莹.辽宁中医药大学(学位论文),2010

[4] 刘燕燕,等.中华医学会第十二次全国血液学学术会议,2012

[5] 吕世静,等.中国新药杂志,2004,13(9):834

[6] 付嘉,等.黑龙江医药科学,2000,23(2):17

[7] 吕世静,等.中国中药杂志,1996,21(8):488

[8] 蓝贤俊,等.医学理论与实践,2012,25(2):125,128

[9] 孙立彦,等.中国医院药学杂志,2008,28(2):96

[10] 李昌灵,等.怀化学院学报,2012,31(11):34

[11] 崔珏,等.食品科学,2012,33(19):302

[12] 尹友生,等.时珍国医国药,2011,22(11):2659

临床报道

[1] 梁毅.云南医学杂志,1965,7(1):18

[2] 朱永明.中医中药,2015,9(3):32

[3] 谷丽伟,等.临床合理用药,2012,5(4B):26

[4] 魏朝红.临床合理用药,2012,5(1C):77

[5] 薛永峰.张家口医学院学报,2001,18(2):20

[6] 阎保祥.四川中医,1988,(1):42

30. 白河车 Bái Hé Chē

《江苏省植物药材志》

【异名】 蚤休、蛀休、重台根、紫河车、重台草、白甘遂、金线重楼、草河车。

【来源】 为百合科植物万年青 *Rohdea japonica*（Thunb.）Roth 的根茎。

【原植物】 万年青。

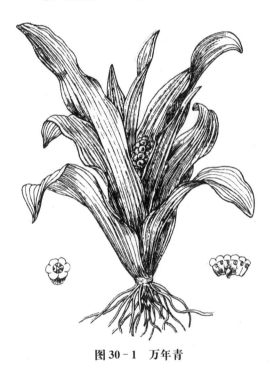

图 30 - 1 万年青

多年生常绿草本。根茎粗 1.5～2.5 cm,有多数粗纤维根。叶基生;叶片 3～6 枚,长圆形、披针形或倒披针形,先端急尖,基部稍狭,绿色,厚纸质,纵脉明显突出;鞘叶披针形。花葶短于叶;穗状花序具几十朵密集的花;苞片卵形,膜质,短于花;花被合生,球状钟形,裂片 6,不十分明显,内向,厚肉质,淡黄色或褐色;雄蕊 6,花药卵形;子房球形,花柱不明显,柱头 3 裂。浆果熟时红色。花期 5～6 月,果期 9～11 月(图 30 - 1)。

生于林下、山谷阴湿草地。分布于山东、浙江、江西、湖北、湖南、广西、四川、贵州等地,各地常有盆栽。

本省分布于宜兴,偶有庭院栽培。

【栽培】 生长环境 喜半阴、温暖、湿润的气候,喜通风良好的环境。不耐旱、稍耐寒,忌阳光直射、忌积水。一般园土均可栽培,以富含腐殖质、疏松透水性好的微酸性沙质壤土为宜。

繁殖方法 种子繁殖、分株繁殖、扦插繁殖。种子繁殖:3～4 月间进行,播于盛好培养土的花盆中,浇水后暂放遮阴处,保持土壤湿润,25～30℃条件下,约 25 日即可发芽。分株繁殖:于春、秋季用刀将根茎处新萌芽连带部分侧根切下,伤口涂以草木灰,栽入盆中,略浇水,放置遮阴处,1～2 日浇透水即可。

扦插繁殖:春季 4～5 月将植物基部发出的小株切下,将伤口稍晾干,或用草木灰沾伤口后插入素沙土中,注意遮阴保湿,约 1 个月可生根。

田间管理 温室栽培,春、夏、秋三季应遮阴 60%以上,冬季遮阴 40%;冬季休眠期温度保持 10℃以上,最低温度不得低于 5℃。生长期每隔 10～15 日追施 1 次液肥,夏季每天浇水 1～2 次,冬季减少浇水并停止施肥。

病虫害防治 病害有叶斑病、炭疽病,可用 0.5%～1%波尔多液或 50%多菌灵 1 000 倍液防治叶斑病,可用 0.3%～0.5%等量式波尔多液或 60%代森辛 800～900 倍液或 70%托布津 1 500 倍液防治炭疽病。虫害有褐软蚧,可用 50%消菌灵 1 000 倍液防治。

【采收加工】 全年均可采,挖取根及根茎,洗净,去须根,鲜用或切片晒干。

【药材】 万年青 Rohdeae Japonicae Rhizoma 本省盱眙、镇江、句容、宜兴等地曾有产。

性状鉴别 呈圆柱形,长 5～18 cm,直径 1.5～2.5 cm。表面灰黄色,皱缩,具密集的波状环节,并散有圆点状根痕,有时留有长短不等的须根;顶端有时可见地上茎痕和叶痕。质带韧性,折断面不平坦,黄白色,

(晒干品)或浅棕至棕红色(烘干品),略带海绵性,有黄色维管束小点散布。气微,味苦、辛(图30-2)。

显微鉴别 根茎横切面 木栓细胞数列。皮层较宽广,有的细胞含草酸钙针晶束;内皮层明显。中柱维管束周木型和外韧型,散列,靠内皮层处的维管束较密,几排列成环(图30-3)。

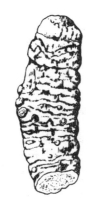

图30-2 白河车药材图

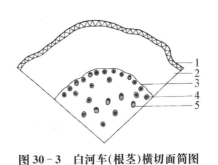

图30-3 白河车(根茎)横切面简图

1.木栓细胞 2.皮层 3.内皮层 4.周木维管束 5.外韧维管束

理化鉴别 1. 取本品粉末2g,加乙醇20 ml,置水浴中加热回流15分钟,滤过。滤液照下述方法试验:取滤液5 ml,置水浴上蒸干,放凉,残渣加冰醋酸试液1 ml使溶解,溶液移入小试管中,加20%三氯化铁溶液1滴,混匀,沿管壁缓缓滴加硫酸1 ml,两液层交界处显棕色或棕红色环。取滤液5 ml,滴加10%氢氧化钠溶液5滴,再加2%3,5-二硝基苯甲酸乙醇溶液2滴,摇匀,加热,溶液显红色。

2. 取本品粉末1g,加甲醇30 ml超声处理30分钟,放凉,滤过,滤液加活性炭1g,搅拌5分钟,离心,上清液弃去,残渣加甲醇30 ml,加热回流30分钟,放凉,滤过,滤液蒸干,残渣加甲醇1 ml溶解,作为供试品溶液。另取白河车对照药材1g,同法制成对照药材溶液。按薄层色谱法试验,吸取上述两种溶液3~5 μl,分别点于同一硅胶G薄层板上,以乙酸乙酯-甲醇-水(14:3:1)为展开剂,展开,取出,晾干,喷以10%硫酸乙醇溶液,110℃加热至斑点显色清晰,放凉,置紫外光灯(365 nm)下检视。供试品色谱中,在与对照药材色谱相应的位置上,显相同颜色的荧光主斑点。

品质标志 1. 经验评价 以大小均匀、色白者为佳。

2. 含量测定 按水溶性浸出物测定法冷浸法测定,含水溶性浸出物不得少于40.0%。

【药理】 1. 对心脏的作用 离体蟾蜍心脏灌注试验表明,万年青(即白河车)浸膏可使心脏振幅逐渐增大,频率减慢[1]。从万年青分离出的苷类化合物有与洋地黄毒苷相似的药理作用,可以增强心肌收缩力,兴奋迷走神经,使心动振幅及频率起变化[2,3]。在离体豚鼠乳头肌实验中,分别加入此物质和毒毛花苷G,可减慢收缩率,增加收缩力。此物质和毒毛花苷G都能抑制Na^+,K^+(Mg^{2+})-ATP酶活性,呈剂量依赖关系[4]。万年青对心脏房室间传导系统有抑制作用[5,6],大剂量中毒时可产生完全性房室传导阻滞,阻断迷走神经作用的阿托品不能恢复房室传导[3]。

2. 对血压的影响 麻醉猫静脉注射万年青提取液,可使血压轻度升高;加大剂量,出现心律不规则时,有血压下降,甚至引起心跳停止,血压骤降[8]。

3. 对平滑肌的作用 万年青提取液对犬离体小肠有兴奋作用,可使蠕动增加,张力稍有增加;对未妊娠犬离体子宫有兴奋作用,可使节律性活动增加。万年青提取液滴入兔眼后,瞳孔出现显著缩小,其后恢复正常[6]。

4. 催吐作用 猫皮下注射万年青提取液,可出现剧烈呕吐。鸽静脉注射万年青的最小致吐剂量为25~28 mg(生药)/kg[6]。

5. 抗菌作用 万年青酊剂用试管稀释法,对白喉杆菌、金黄色葡萄球菌、乙型链球菌及枯草杆菌等均有抑制作用[7]。

【炮制】 取原药材,除去杂质,洗净,润透,切厚片,干燥。

饮片性状 白河车参见"药材"项。

贮干燥容器内,置通风干燥处。

【药性】 味苦、微甘,性寒,小毒。归肺、心经。

【功能】 清热解毒,强心利尿,凉血止血。

【主治】 咽喉肿痛,白喉,疮疡肿毒,蛇虫咬伤,心力衰竭,水肿臌胀,咯血,吐血,崩漏。

【附方】 1. 治缠喉风 用万年青根头切碎打烂,绞汁,灌下,吐出痰涎即好。若口闭,用牙刷撬开灌下。不吐,再用发梢进喉间探之。(《本草纲目拾遗》)

2. 治单双乳蛾 用万年青根二寸,洗净削去皮,切薄片,捣烂如泥,加真米醋一酒杯,搅匀,含咽数次,俟蛾破,吐出脓血即愈。(《经验奇方》)

3. 治痔疮肿痛难行 猪腿骨去两头,同万年青入砂锅内,水煮一炷香,乘热熏,温洗,日三次。(《本草纲目拾遗》引《活人书》)

4. 治头风 万年青根削尖,蘸朱砂塞鼻孔内,左塞右,右塞左,两边痛者齐塞,取清水鼻涕下,须一周时妙。(《本草纲目拾遗》引《嵩崖杂记》霹露丹)

【用法用量】 内服:煎汤,3~9 g;鲜品可用至 30 g;或浸酒;或捣汁。外用:适量,鲜品捣敷;或捣汁涂;或塞鼻;或煎水熏洗。

【注意事项】 孕妇禁服。本品服用过量会出现毒副作用,中毒症状为恶心,呕吐,头痛,头晕,腹痛,腹泻,四肢麻木,肢端发冷,严重时出现心律失常,心脏传导阻滞,谵妄,昏迷,甚至死亡。

【临床报道】 1. 防治白喉 ①将万年青根 40 g,洗净,切细,加醋 100 ml,浸 2 日后过滤去滓,再加冷开水 100 ml,使成每 1 ml 含生药 0.2 g 的溶液,服用时可加少许糖浆。每日服 6 次,4 小时 1 次,首次倍量。多数病例每日用药总量为:1 岁以下 0.2 g,1~2 岁 0.4 g,3~4 岁 0.6 g,5~6 岁 0.8 g,7~9 岁 1.0 g,10~12 岁 1.2 g,13~15 岁 1.5 g,16 岁以上 2~3 g。年龄较大的患者可用含咽法,并用棉签蘸药液涂局部白膜,可以促使白膜消退而缩短病程。治疗 128 例,结果治愈 123 例,死亡 5 例,有 2 例出现缓脉及心跳间歇现象,停药 5~7 日后恢复[1]。②用 200 mg/ml 万年青醋浸液,一日量 1~2 岁 1 ml,3~5 岁 2 ml,6~10 岁 3 ml。分 2 次口服。每次同时口服维生素 C 50 mg。连续 5 日为 1 个疗程。用以防治白喉 9 940 例,结果发病者仅 2 人,免疫有效率达 99.98%。不良反应有呕吐、腹泻、发热、哮喘、咳嗽[2]。③用万年青醋浸液为主药,方法同②,部分病例加用抗生素。治疗 40 例,结果治愈 36 例,死亡 4 例。与血清加抗生素组 40 例对照,该组治愈 38 例,死亡 2 例。在临床症状缓解及死亡例数方面,两组间无统计学意义[3]。

2. 治疗心力衰竭 ①将鲜万年青全植物制成浸膏,每 1 g 含鲜生药 30 g。每次服 1 g,每日 2~3 次,治疗因阵发性心动过速、风湿性心脏病及梅毒性心脏病引起的心力衰竭 15 例,效果良好。未见毒性反应[4]。②成人日用万年青干品 9~15 g(鲜品 15~45 g),水煎分 3 次服,7~10 日 1 个疗程。维持量为饱和量的 1/15。治疗充血性心力衰竭 12 例,其中肺心病 9 例,风心病 3 例,结果 11 例获显著效果。本组 10 例出现消化道症状和出汗,3 例出现心律失常[5]。

3. 治疗心律失常 ①将万年青强心苷注射液(每 1 ml 含 1.1 mg 万年青强心苷)4 ml,加入 25% 葡萄糖 40 ml 中缓慢静脉注射,如 1 小时后疗效不满意,酌情再注射 2~4 ml;或将本品加入 5% 葡萄糖液 250 ml 中静脉滴注。共观察各类心律失常 82 例,结果 7 例功能性窦性心动过速者,均在用药 1 小时内恢复窦性心律,平均减慢心率 48 次/分;36 例阵发性室上性心动过速者,全部在药后 2 小时内恢复窦性心律;14 例阵发性心房颤动者中,用药 1 小时恢复窦性心律 10 例,减慢心室率 4 例;13 例持续性心房颤动者,用药后 1 小时 1 例恢复窦性心律,12 例减慢心室率,平均减慢心室率 50 次/分;2 例心房扑颤者,用药后 1 小时平均减慢心室率 30 次/分;2 例心房扑动者,均恢复窦性心律;2 例频繁房性期前收缩者,分别于用药后 30 分钟和 60 分钟期前收缩消失;5 例室性期前收缩者中,用药后 1 小时,2 例期前收缩消失,3 例期前收缩次数减少。推测万年青强心苷的作用可能与直接抑制窦房结心房的自律性和传导性、增强迷走神经张力有关,还可能影响心脏的电生理。本组病例用药剂量最少 4.4 mg,最多 11 mg,均未见明显不良反应[6]。②用万年青强心苷膜,每次 5～10 mg,每日 3 次,舌下含,2 周为 1 个疗程。共治心律失常 100 例,结果显效 50％,总有效率 73％。对照组 20 例用维拉帕米口服,结果显效 55％,总有效率 60％。两组统计学无明显差异。又用万年青强心苷注射液 6 ml(含总苷 6.6 mg)加入 50％葡萄糖 40 ml 中静脉注射,共治疗室上性阵发性心动过速 50 例,总有效率 98％。对照组 15 例用维拉帕米注射液治疗,总有效率 100％。两组差异不显著,均未见明显毒副反应,仅口含万年青强心苷膜组 3 例见心电图 Q-T 间期轻度延长[7]。

【药论摘录】 1.《本草从新》:"泻热,治咽喉急闭,捣汁,入米醋少许灌之,吐痰立苏。"

2.《本草纲目拾遗》:"王安卿《采药志》:中满蛊胀,黄疸,心疼,哮喘咳嗽,跌打伤。""汪连仕《采药书》:治疮毒,收湿热,洗脚气,汤泡火伤,天疱疮,白蛇缠,捣汁搽。《李氏草秘》:能解眼蛊,治白火丹。又治噎嗝。"

3.《本草求原》:"止血生血。"

4.《植物名实图考》:"治无名肿毒,疔疮,牙痛,蛇伤。"

【品种沿革】 集解 1.《花镜》:"万年青,一名蒀。阔叶丛生,深绿色,冬夏不萎。吴中人家多种之,以其盛衰占休咎。造屋移居,行聘治圹,小儿初生,一切喜事,无不用之,以为祥瑞口号,至于结姻币聘,虽不取生者,亦必剪造绫绢,肖其形以代之。又与吉祥草、葱、松四品,并列盆中,亦俗套也。种法:于春、秋二分时,分栽盆内,置之背阴处。俗云:'四月十四是神仙生日,当删剪旧叶,掷之通衢,令人践踏,则新生叶发生必盛。'喜壅肥土,浇用冷茶。"

2.《本草纲目拾遗》:"(万年青)阔叶丛生,每枝独瓣无歧,梗叶颇青厚,夏则生蕊如玉黍状,开小花,丛缀蕊上,入冬则结子红色。性善山土,人家多植之。"

3.《植物名实图考》:"阔叶丛生,深绿色,冬夏不萎。"

考证 万年青始载于宋代《履巉岩本草》,原名千年润。以上诸本草中所述形态,与今百合科万年青原植物一致。

【地方志】 1.元·脱因·俞希鲁《至顺镇江志·卷四·土产》:"万年青,叶长尺许,阔一二寸,冬夏常青。"

2.清·何绍章、杨履泰《丹徒县志·卷一七·物产》:"万年青同上,叶长近尺,阔二寸许,面背皆深绿色,润而光滑,经冬不枯,春末生花,长一二寸,形如玉蜀黍,凡数十,粒粒类人齿,气壮者结实成簇,生青熟红。《农圃六书》云:一名千年蒀。润俗出痘之家则悬其叶于门,示外人知所避云。"

参考文献 ►►

药理

[1] 郭协埙,等.上海中医药杂志,1958,(11):524

[2] Taichi M, et al. C A, 1927,21:2358

[3] 吴德诚,等. 中华内科杂志,1958,(6):619

[4] Kudo K, et al. C A, 1985,102:214864h

[5] 张觉人. 新中医药,1954,5(1):16

[6] Chuao TK, et al. Chinese Med J, 1942,61(5):267

[7]《全国中草药汇编》编写组. 全国中草药汇编. 第 1 版. 北京:人民卫生出版社,1976:34

临床报道

[1] 福建省中医治疗白喉小组. 福建中医药,1959,(1):3

[2] 福建省中医研究所临床研究室. 福建中医药,1959,(11):8

[3] 福建省中医研究所,等. 福建中医药,1965,(6):7

[4] 郭协埙,等. 上海中医药杂志,1958,(11):44

[5] 邓荣芝. 新医学,1975,(1):33

[6] 张洪熹,等. 中华内科杂志,1976,新 1(5):84

[7] 张洪熹,等. 中华心血管病杂志,1979,7(4):249

31. 白首乌 Bái Shǒu Wū

（《江苏药材志》）

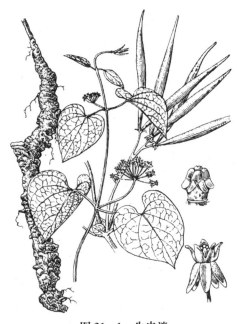

图 31-1 牛皮消

【异名】 隔山消、白何乌、白何首乌、隔山撬。

【来源】 为萝藦科植物牛皮消 Cynanchum auriculatum Royle ex Wight 的块根。

【原植物】 牛皮消 又名飞来鹤、耳叶牛皮消。

蔓性半灌木。根肥厚，类圆柱形，表面黑褐色，断面白色，具乳汁。茎被微柔毛。叶对生；叶柄长 3～9 cm；叶片心形至卵状心形，被微毛。聚伞花序伞房状，腋生；总花梗圆柱形，着花约 30 朵；花萼近 5 全裂，裂片卵状长圆形；花冠辐状，5 深裂；副花冠浅杯状，长于合蕊柱；雄蕊 5，花丝连成筒状，花药 2 室，附着于柱头周围，每室有黄色花粉块 1 个，长圆形，下垂；雌蕊由 2 枚离生心皮组成，柱头圆锥状，先端 2 裂。蓇葖果双生，基部较狭，中部圆柱形，上部渐尖。种子卵状椭圆形至倒楔形，边缘具狭翅，先端有一束白亮的长绒毛。花期 6～9 月，果期 7～11 月（图 31-1、彩图 31-2）。

生于沟边湿地或路旁灌丛中，也有栽培。分布于华东、中南及河北、四川、贵州、云南、陕西、甘肃、台湾等地。

本省各地有分布，有栽培。

【栽培】 生长环境 牛皮消适应性较强，最适宜生长温度为 25～30℃，喜通风和充足光照。以选疏松肥沃、排水良好的沙壤土栽培为好。

繁殖方法 分根繁殖、种子繁殖或扦插繁殖。分根繁殖：选用直径 1～1.5 cm，长 6 cm 的为根种栽。3 月下旬至 4 月中旬栽种，按行株距(30～40)cm×(15～20)cm 开穴，施农家肥做基肥，栽种后覆土约 3 cm 压实。种子繁殖：育苗移栽，待苗高 10～20 cm 时，在 5 月下旬移植大田。扦插繁殖：春插在 5 月下旬～6 月中旬，秋插在 8 月下旬，选择手感呈硬棒状的藤蔓，截取枝叶无病害的侧枝条，每插条带 3 个腋节。做 1.5 m 宽的垄，垄与垄间宽 40 cm，每垄插 5 行，每行开沟深 5 cm，浇水，将准备好的插条斜端向下置于沟中，株距 30 cm，培土稍加压紧。扦插时注意在地下部分有一个腋节，地上部分有两个腋节。

田间管理 苗期给以充足水分。苗高 5 cm 左右时，松土除草，并施第 1 次追肥，在搭架前再除草 1 次，当茎蔓生长到 6～8 节，有 3～4 个分枝时，施第 2 次追肥，并搭架，以利茎蔓攀援生长。8 月上旬再施 1 次磷、钾肥。扦插繁殖的，扦插期管理时间为 1 个月，防曝晒，保湿度，1 个月后转入正常管理。

病虫害防治 无明显病害。虫害有中华萝藦叶甲，可实行轮作，冬前翻地及发生期用 5% 西维因粉喷于植株和地面进行防治。

【采收加工】 春初或秋季采挖块根，洗净泥土，除去残茎和须根，晒干，或趁鲜切片晒干。鲜品随采随用。

【药材】 白首乌 Cynanchi Auriculati Radix 本省盐城滨海产量大，栽培时间长。

性状鉴别 呈长圆柱形、长纺锤形或结节状圆柱形，稍弯曲，长 7～15 cm，直径 1～4 cm。表面浅棕色，有明显的纵皱纹及横长皮孔,栓皮脱落处土黄色或浅黄棕色,具网状纹理。质坚硬,断面类白色,粉性,具鲜黄色放射状纹理。气微,味微甘后苦(图31-3)。

显微鉴别 1. 块根横切面 木栓层为10余列木栓细胞。皮层有3~9列石细胞断续排列成环带;石细胞类长方形、半圆形或类多角形,直径7~30 cm,纹孔及孔沟明显。韧皮部薄壁组织中散有众多乳汁管,有的与筛管伴生;韧皮射线宽3~9列细胞。形成层环明显。木质部导管3至数个相聚,木射线宽10余列细胞,木质部束导管周围可见木间韧皮部,筛管群明显可见,并伴有乳汁管。本品薄壁细胞含淀粉粒,有的含草酸钙簇晶(图31-4)。

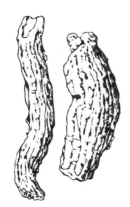

图31-3 白首乌药材图

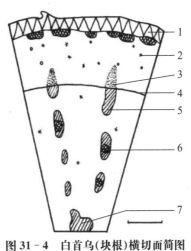

图31-4 白首乌(块根)横切面简图

1.木栓层 2.簇晶 3.韧皮部 4.形成层
5.木质部 6.木间韧皮部 7.初生木质部

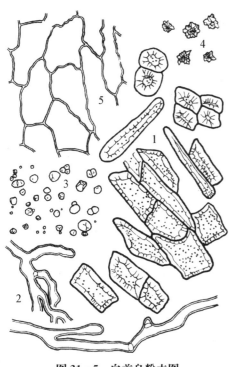

图31-5 白首乌粉末图

1.石细胞 2.乳管 3.淀粉粒 4.草酸钙
簇晶 5.木栓细胞

2. 粉末 淡棕色。石细胞类多角形、类长方形、梭形或不规则形,直径15~75 μm,壁厚5~22 μm,孔沟较细密。无节乳管多碎断,直径约至26 μm,乳汁管中充满灰色分泌物。淀粉粒单粒类圆形、长圆形或卵圆形,脐点人字状、星状、点状或裂缝状,层纹不明显;复粒由2~3个分粒组成。草酸钙簇晶直径15~45 μm。此外,有木栓细胞、导管和木纤维(图31-5)。

理化鉴别 取本品粉末5 g,以改良Folich试剂渗漉。渗漉液低温(<50℃)氮气减压回收溶剂。残渣以适量氯仿溶解,转至具塞离心管中,加5倍量石油醚沉淀甾苷类化合物,离心,移取上清液于蒸发皿中,残渣如法重复3次。合并上清液,真空干燥,残渣以氯仿溶解,即得总磷脂提取液。吸取总磷脂提取液适量,真空浓缩,点样于3块硅胶G薄板上,以磷脂酰胆碱(PC)、磷脂酰乙醇胺(PE)、磷脂酰甘油(PG)、双磷脂酰甘油(DPG)和磷脂酰肌醇(PI)作对照品。先用丙酮上行法展开,取出,暗处挥去丙酮,置充氮干燥器中干燥12小时;再以乙酸乙酯-异丙醇-水(10:7:3)与第1次同向展开,取出,挥去溶剂。3块板分别以Vaskovsky试剂、茚三酮、Dragendoff试剂显色。供试液色谱在与对照品色谱相应的位置上显相同的色斑,在原点和PC间有与Dragendoff试剂显色的磷脂酰胆碱(PC)斑点。

品质标志

1. 经验评价 以块大、粉性足者为佳。

2. 含量测定 按醇溶性浸出物测定法热浸法测定,用70％乙醇作溶剂,含醇溶性浸出物不得少于21.0％。

【成分】 块根中含C_{21}甾体酯苷[1~2],隔山消苷(wilfoside)C_3N、C_1N、C_1G、K_1N和牛皮消苷(cynauricuoside)A、B、C[3],auriculosides A、B[4],白首乌新苷 A、B(cynanauriculosides)A、B[5]以及萝藦胺(gagamine)[6],牛皮消素(caudatin),萝藦苷元(metaplexigenin),12-O-桂皮酰基去酰萝藦苷元(kidjolanin)等4个苷元[6,7]。还含白首乌二苯酮(baishouwubenzophenone)[8]及磷脂类成分:磷脂酰胆碱(phosphatidylcholine),磷脂酰乙醇胺(phophatidylethanolamine)等[9]。

【药理】 1. 抗氧化、抗衰老、抗疲劳作用 江苏地产白首乌C_{21}甾苷能够延长小鼠常压耐缺氧和负重游泳时间;提高D-半乳糖性衰老模型小鼠血清、心、肝、脑超氧化物歧化酶(SOD)活性,降低丙二醛(MDA)含量;增加小鼠血清端粒酶、心脏端粒酶活性,对小鼠肝及脑组织端粒酶活性无影响,具有抗氧化、延缓衰老、抗疲劳作用[1]。白首乌(耳叶牛皮消)中提取的粗多糖给小鼠灌胃,能延长小鼠负荷游泳时间、耐缺氧时间及耐高温时间[2]。

2. 抗肿瘤作用 白首乌提取物能减轻H_{22}细胞移植性肿瘤模型小鼠体内的瘤重,增加肿瘤组织中凋亡细胞的数量,增加抑癌基因 bax 蛋白的表达,并可减少癌基因 Bcl-2 蛋白的表达,对小鼠免疫器官无明显影响[3]。耳叶牛皮消苷 A 总代谢物(MAA)对多种肿瘤细胞具有抑制作用,且能诱导 PC-3 细胞凋亡,使肿瘤细胞周期阻滞在G_2/M期[4]。白首乌C_{21}甾体总苷 B 体外对 3 种人肿瘤细胞株 MCF-7、SGC-7901、BEL-7402 的生长呈浓度依赖性抑制作用,体内给药对小鼠移植性肉瘤S_{180}有抑制作用,并能降低肿瘤组织中的微血管密度,抑制肿瘤血管生成[5]。

3. 保护肝脏作用 耳叶牛皮消多糖灌胃,能抑制四氯化碳诱导的急性肝损伤模型小鼠和酒精诱导的急性肝损伤模型小鼠体内丙氨酸氨基转移酶(ALT)、天冬氨酸氨基转移酶(AST)含量的升高,对小鼠急性肝损伤具有保护作用[6,7]。江苏地产白首乌总苷能降低CCl_4所致肝纤维化模型大鼠的肝脾指数和血清中ALT、AST 活性,降低血清中透明质酸(HA)、Ⅲ型前胶原(PCⅢ)的含量,降低肝组织中羟脯氨酸(HyP)和MDA 水平,亦能升高肝组织中 SOD 活性,具有抗肝纤维化的作用[8]。

4. 抗血管性痴呆作用 滨海白首乌提取物给反复脑缺血再灌注加尾静脉放血降压建立的血管性痴呆模型小鼠灌胃,在 Morris 水迷宫实验中,使模型小鼠学习记忆能力得到改善,减轻脑水肿程度,降低脑内单胺氧化酶(MAO)含量,维持脑内乙酰胆碱酯酶的活力,降低脑内兴奋性递质谷氨酸的含量,抑制脑内 N-甲基-D-天冬氨酸受体(NMDAR)的过度表达等[9]。

5. 抗炎作用 在醋酸致小鼠毛细血管通透性增高实验、二甲苯诱导的小鼠耳郭肿胀实验、角叉菜胶诱导的大鼠足肿胀实验、大鼠棉球性肉芽肿实验和弗氏完全佐剂诱导的大鼠佐剂性关节炎(AA)实验中,白首乌C_{21}甾苷对急慢性、免疫性炎症反应均有抑制作用,对 AA 模型大鼠血清 IL-6、TNF-α以及关节组织中NO、PGE_2的生成有抑制作用[10]。

6. 其他作用 多巴速率氧化法实验中,滨海白首乌中的总甾苷对酪氨酸酶有激活作用。总甾苷中分离得到的组分C_{21}甾苷Ⅲ对酪氨酸酶有抑制作用,体外竞争性抑制酪氨酸酶活性,体内还使豚鼠黑素颗粒含量降低,抑制豚鼠皮肤黑素合成。而组分C_{21}甾苷Ⅱ、Ⅴ对酪氨酸酶有激活作用,体外能直接激活蘑菇酪氨酸酶活性,并可在整体水平促进豚鼠皮肤黑素合成[11]。

高浓度的白首乌苷体外对小鼠脾脏 T 淋巴细胞增殖反应及产生 IL-2、IFN-γ的活性均有抑制作用,而在低浓度时则有促进作用。白首乌苷体外对小鼠 T 淋巴细胞具有双向的免疫调节作用[12]。白首乌总苷及原生药粉能降低高脂模型大鼠血清总胆固醇,有效成分可能是总甾体酯苷。降脂途径可能与调节肝细胞内 ATP 酶(ATPase)、琥珀酸脱氢酶(SDH)、6-磷酸葡萄糖酶等酶的活性有关[13]。白首乌总磷脂可促进家兔耳郭外侧耳毛生长,增加毛干及毛部的直径,并使其分布曲线右移,毛孔群间距离缩小[14]。

【炮制】 取原药材,除去杂质,洗净,润透,切厚片,干燥。

饮片性状 白首乌参见"药材"项。

贮干燥容器内,置阴凉干燥处。

【药性】　甘、微苦,平。归肝、肾、脾、胃经。

【功能】　补肝肾,强筋骨,益精血,健脾消食,解毒疗疮。

【主治】　腰膝酸痛,阳痿遗精,头晕耳鸣,须发早白,心悸失眠,食欲不振,小儿疳积,产后乳汁稀少,疮痈肿痛,毒蛇咬伤。

【用法用量】　内服:煎汤,6～15 g,鲜品加倍;研末,每次 1～3 g;或浸酒。外用:适量,鲜品捣敷。

【附方】　1. 治神经衰弱,阳痿,遗精　白首乌 15 g,酸枣仁 9 g,太子参 9 g,枸杞子 12 g。水煎服。(《山西中草药》)

2. 治小儿脾胃虚弱,消化不良,食积,腹泻　隔山撬、糯米草、鸡屎藤各等分,研末备用。每次 9 g,加米粉 18 g,蒸熟食。(《四川中药志》)

3. 治胃痛,痢疾腹痛　白首乌、蒲公英各 9 g。水煎服。(《安徽中草药》)

4. 治乳汁不足　牛皮消根(去皮)30 g,母鸡 1 只(去内脏)。将药放入鸡腹内,炖熟,去药渣,汤肉同服。不放盐。(《湖北中草药志》)

5. 治脚气水肿　白首乌、车前子各 6 g。水煎去渣,每日分 2 次服。(《食物中药与便方》)

6. 治毒蛇咬伤　耳叶牛皮消 30 g,青木香根 30 g,杜衡 30 g。研末,每服 3～9 g,每日 3 次。另用耳叶牛皮消根、竹叶椒根、射干根(均鲜)各适量,捣烂外敷。(《江西草药》)

【药论摘录】　1.《本草纲目》:"主腹胀积滞。"

2.《草木便方》:"醋磨涂癣。"

3.《分类草药性》:"消食积,下乳,补虚弱。"

【品种沿革】　集解　《救荒本草》:"牛皮消,生密县山野中。拖蔓而生,藤蔓长四五尺,叶似马兜铃叶,宽大而薄,又似何首乌叶,亦宽大,开白花,结小角儿,根类葛根而细小,皮黑肉白。"

考证　宋代《开宝本草》称何首乌"有赤、白二种",赤者指蓼科何首乌,白者可能即指白首乌而言。江苏省滨海县白首乌栽培历史已有 100 余年,在江苏部分地区以其根作何首乌用,并以根磨粉制成"何首乌粉"出售,后改称"白首乌粉"。

参考文献 ▶▶

成分

[1] 张如松,等. 药学学报,2000,35(6):431

[2] 姚楠,等. 中成药,2010,32(11):1975

[3] 姚楠,等. 中国中药杂志,2009,34(11):1418

[4] Zhang RS, et al. Tetrahedron,2000,56(24):3875

[5] 张如松,等. 药学学报,2000,35(6):431

[6] Gu XJ, et al. Helv Chim Acta, 2009, 92: 88

[7] 龚树生,等. 药学学报,1988,23(4):276

[8] 龚树生,等. 中药通报,1988,(3):145

[9] Li J, et al. Chem Pharm Bull, 1992,40(10):3133

药理

[1] 张士侠,等. 实用老年医学,2007,21(2):104

[2] 李青,等. 湖南师范大学自然科学学报,2012,35(5):76

[3] 毕芳,等. 中成药,2007,29(11):1586

[4] 陶锋,等. 中华中医药学刊,2013,31(11):2507

[5] 金娟娜,等. 中华中医药学刊,2011,29(5):1055

[6] 张为,等. 食品科技,2011,36(8):57

[7] 杨小红,等. 时珍国医国药,2009,20(11):2704

[8] 吕伟红,等. 中国中药杂志,2009,34(19):2508

[9] 陆佳静. 江南大学(学位论文),2008

[10] 张士侠,等. 中国现代中药,2007,(5):8

[11] 姚文杰. 江南大学(学位论文),2008

[12] 顾立刚,等. 中国中医药信息杂志,2001,8(1):34

[13] 牛建昭,等. 中国医药学报,1988,3(4):26

[14] 吴秉芹,等. 中国医药学报,1987,2(3):29

32. 玄参 Xuán Shēn

《神农本草经》

【异名】 元参、重台、玄台、鹿肠、野脂麻、山当归。

【来源】 为玄参科植物玄参 *Scrophularia ningpoensis* Hemsl. 的根。

【原植物】 玄参，又名浙玄参。

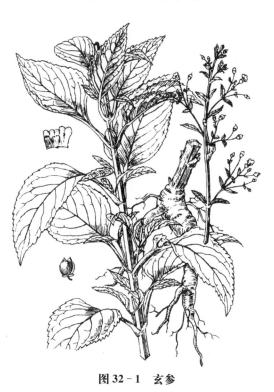

图 32-1 玄参

多年生草本，高 60～120 cm。根肥大，近圆柱形，下部常分枝，皮灰黄或灰褐色。茎直立，四棱形，有沟纹，光滑或有腺状柔毛。下部叶对生，上部叶有时互生，均具柄；叶片卵形或卵状椭圆形，先端渐尖，基部圆形或近截形，边缘具细锯齿，无毛或背面脉上有毛。聚伞花序疏散开展，呈圆锥形；花梗长 1～3 cm，花序轴和花梗均被腺毛；萼 5 裂，裂片卵圆形，先端钝，边缘膜质；花冠暗紫色，管部斜壶状，长约 8 mm，先端 5 裂，不等大；雄蕊 4，二强，另有一退化雄蕊，呈鳞片状，贴生于花冠管上；子房上位，2 室，花柱细长，柱头短裂。蒴果卵圆形，先端短尖，深绿色或暗绿色，萼宿存。花期 7～8 月，果期 8～9 月（图 32-1）。

生于山坡林下。分布于河北、山西、陕西、河南、浙江、江苏、安徽、福建、江西、广东、贵州和四川。

本省分布于徐州、邳县、沛县、新沂、赣渝、连云港（云台山）、灌云、东海、江阴、常熟、南通、启东、涟水、镇江、宜兴、溧阳、苏州等地。

【栽培】 生长环境 对环境条件要求不严，喜温暖湿润气候，耐寒、耐旱、怕涝。在平原、丘陵及低山坡均可栽培，对土壤要求不严，但以土层深厚、疏松、肥沃、排水良好的沙质壤土栽培为宜。忌连作。可与禾本科植物轮作。

繁殖方法 子芽繁殖。在玄参收获时，选择无病、健壮、白色、长 3～4 cm 的子芽，从芦头上掰下留作繁殖材料。南方采用冬种，于 12 月中、下旬至翌年 1 月上、中旬栽种。按行距 40～50 cm，株距 35～40 cm 开穴，穴深 8～10 cm，每穴放子芽 1 个，芽向上。北方以春种为主，于 2 月下旬至 4 月上旬栽种，方法与冬种相同。

田间管理 生长期中，4～6 月进行中耕除草 3～4 次。除施足基肥外，在 6 月中旬再追肥、培土，防止倒伏。干旱时须灌溉，多次少浇，使土壤湿润；多雨积水时应及时排水。南方在开花期要将顶部花序摘除，促进根部膨大。

病虫害防治 病害有斑枯病、叶斑病、白绢病，可用 1∶1∶100 波尔多液防治斑枯病和叶斑病，用石灰水或哈茨木霉防治白绢病。虫害有棉红蜘蛛、蜗牛，用波美 0.2～0.3 度石硫合剂防治棉红蜘蛛，用 1% 石灰水或人工捕杀防治蜗牛。

【采收加工】 栽种当年 10～11 月茎叶枯萎时采挖,除去根茎、幼芽、须根及泥沙,晒或烘至半干,堆放发汗至内部变黑色,反复数次至干燥。

【药材】 玄参 Scrophulariae Radix 本省徐州、赣榆、邳县、沛县、新沂、东海、江阴、常熟、南通、启东、灌云、涟水、镇江、宜兴、溧阳、苏州等地曾有产。

性状鉴别 呈类圆柱形,中间略粗或上粗下细,有的微弯,长 6～20 cm,直径 1～3 cm。表面灰黄色或灰褐色,有不规则的纵沟、横长皮孔样突起和稀疏的横裂纹和须根痕。质坚实,不易折断,断面黑色,微有光泽。气特异似焦糖,味甘、微苦(图 32-2)。

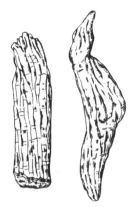

图 32-2 玄参药材图

显微鉴别 1. 根横切面 后生皮层细胞棕黄色,微木栓化。皮层较宽,石细胞单个散在或 2～5 个成群,多角形、类圆形或类方形,壁较厚,层纹明显。韧皮射线多裂隙。形成层成环。木质部射线宽广,亦多裂隙;导管少数,类多角形,直径约 113 μm,呈断续放射状排列,伴有木纤维。薄壁细胞含核状物(图 32-3)。

2. 粉末 灰棕色。石细胞多角形、类圆形或类方形,壁较厚,层纹明显。薄壁细胞含棕色核状物。木纤维细长,壁微木化。导管主要为网纹或孔纹。木薄壁细胞壁薄,纹孔较明显(图 32-4)。

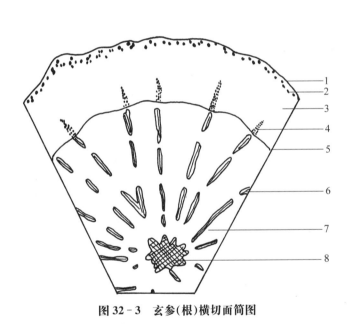

图 32-3 玄参(根)横切面简图

1.后生皮层 2.石细胞 3.皮层 4.韧皮部 5.形成层 6.木质部 7.射线 8.后生木质部

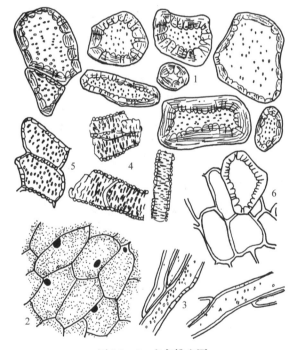

图 32-4 玄参粉末图

1.石细胞 2.薄壁细胞 3.木纤维 4.导管 5.木薄壁细胞 6.后生皮层细胞

理化鉴别 取本品粉末 2 g,加甲醇 25 ml,浸泡 1 小时,超声处理 30 分钟,滤过,滤液蒸干,残渣加水 25 ml 使溶解,用水饱和的正丁醇振摇提取 2 次,每次 30 ml,合并正丁醇液,蒸干,残渣加甲醇 5 ml 使溶解,作为供试品溶液。另取玄参对照药材 2 g,同法制成对照药材溶液。再取哈巴俄苷对照品,加甲醇制成每 1 ml 含 1 mg 的溶液,作为对照品溶液。按薄层色谱法试验,吸取上述三种溶液各 4 μl,分别点于同一硅胶 G 薄层板上,以三氯甲烷-甲醇-水(12∶4∶1)的下层溶液为展开剂,置用展开剂预饱和 15 分钟的展开缸内,展开,取出,晾干,喷以 5% 香草醛硫酸溶液,热风吹至斑点显色清晰。供试品色谱中,在与对照药材色谱和对照品色谱相应的位置上,显相同颜色的斑点。

品质标志 1. 经验评价 以条粗壮、质坚实、断面色黑者为佳。

2. 含量测定 按水溶性浸出物测定法热浸法测定,含水溶性浸出物不得少于 60.0%。按高效液相色谱法测定,含哈巴苷($C_{15}H_{24}O_{10}$)和哈巴俄苷($C_{24}H_{30}O_{11}$)的总量不得少于 0.45%。

【成分】 玄参根含环烯醚萜类化合物:哈帕苷(harpagide),玄参苷(harpagoside)[1],桃叶珊瑚苷(aucubin),6-O-甲基梓醇(6-O-methylcatalpol)[2],3,4′-二甲基安哥拉苷 A(3,4′-dimethylangoroside A),6′-O-乙酰哈帕苷(6′-O-acetylha rpagoside),1-脱羟基-3,4-二氢桃叶珊瑚苷元(1-dehydroxy-3,4-dihydroaucubigenin)[3],玄参种苷元(ningpogenin),玄参种苷(ningpogoside)A 及 B[2]。

【药理】 1. 抗炎、镇痛作用 玄参能显著抑制角叉菜胶和蛋清所致的大鼠足肿胀,能降低二甲苯所致小鼠耳郭肿胀度,延长小鼠甩尾潜伏期,提高小鼠痛阈值,减少小鼠 20 分钟内扭体次数[1]。人工栽培玄参中的色素提取物能提高热板致痛小鼠的痛阈值,减少冰醋酸致痛小鼠的扭体次数,对二甲苯致小鼠耳郭肿胀、冰醋酸致腹腔毛细血管通透性增高均有明显的抑制作用,有抗炎、镇痛活性[2]。

2. 其他作用 玄参中的成分能抑制血小板聚集和大鼠中性白细胞花生四烯酸(AA)代谢物白三烯(LTB4)的生成[3]。玄参提取物使局灶性缺血模型大鼠的脑梗死体积明显减少,神经功能均明显改善,改善缺血后皮层 CBF,缺血各时间点的血流也得到改善,提示玄参对脑缺血的保护作用可能与提高脑血流量有关[4]。

【炮制】 1. 玄参 取原药材,除去残留芦头及杂质,大小个分开,洗净,润透或蒸透,切薄片,干燥。

2. 盐玄参 将玄参片与盐水拌匀,闷润至盐水尽时,置锅内用文火微炒干,取出,放凉。每 100 kg 玄参片,用食盐 2 kg,加水适量,化开澄清。或取净玄参,加盐水煮至黑透,至盐水全部渗入,晒半干,闷透,去芦,切片。每 100 kg 玄参,用食盐 2 kg,水适量。或取净玄参与盐水拌匀,闷润至盐水吸尽时,置笼内蒸约 12 小时,至内呈漆黑润泽明亮为度,取出晾至半干,切顶刀片或顺片 1～1.2 mm 厚,干燥。每 100 kg 玄参,用食盐 12 kg,加水适量,化开澄清。

3. 豆盐制玄参 取净玄参,加黑豆盐水煮后,晾干,去芦切片。每 100 kg 玄参,用黑豆 10 kg、盐 1 kg,水适量。

4. 油蜜制玄参 取麻油、蜂蜜各等分,置容器内混合搅拌至发白沫,然后倒入净玄参拌匀,闷润,置笼内蒸至内外漆黑发亮为度,取出,切斜片 1～1.2 mm 厚。每 100 kg 玄参,用麻油、蜂蜜各 6 kg,水适量。

饮片性状 玄参参见"药材"项。盐玄参形如玄参,色泽加深,味微咸。豆盐制玄参形如玄参,漆黑润泽明亮,味微咸。油蜜制玄参形如玄参,具香气,味微甜。

贮干燥容器内,盐玄参、豆盐制玄参、油蜜制玄参密闭,置通风干燥处,防霉,防蛀。

【药性】 甘、苦、咸,微寒。归肺、胃、肾经。

【功能】 凉血,滋阴降火,解毒。

【主治】 温热病热入营血,身热,烦渴,舌绛,发斑,骨蒸劳嗽,虚烦不寐,津伤便秘,目涩昏花,咽喉肿痛,瘰疬痰核,痈疽疮毒。

【用法用量】 内服:煎汤,9～15 g;或入丸、散。外用:捣敷或研末调敷。

【注意事项】 脾虚便溏或有湿者禁服。

【附方】 1. 治伤寒发汗吐下后,毒气不散,表虚里实,热发于外,故身斑如锦纹,甚则烦躁谵语,兼治喉闭肿痛 玄参、升麻、甘草(炙)各半两。上锉如麻豆大,每服炒五钱匕,以水一盏半,煎至七分,去滓服。(《类证活人书》玄参升麻汤)

2. 治三焦积热 玄参、黄连、大黄各一两。为末,炼蜜丸梧子大。每服三四十丸,白汤下。小儿丸粟米大。(《丹溪心法》)

3. 治阳明温病,无上焦证,数日不大便,当下之,若其人阴素虚,不可行承气者 玄参一两,麦冬(连心)八钱,生地黄八钱。水八杯,煮取三杯,口干则与饮令尽。不便,再作服。(《温病条辨》增液汤)

4. 治急喉痹风,不拘大人、小儿 玄参、鼠粘子(半生半炒)各一两。为末,新汲水服一盏。(《太平圣惠方》)

5. 治口舌生疮,久不愈　玄参、天门冬(去心、焙)、麦门冬(去心、焙)各一两。捣罗为末,炼蜜和丸,如弹子大。每以绵裹一丸,含化咽津。(《圣济总录》玄参丸)

6. 治气虚血壅,小便赤浊,似血非血,似溺非溺,溺管疼痛　玄参、车前子各一两。水煎服。(《辨证录》玄车丹)

7. 治因阴阳偏,火有余而水不足,遇事或多言则心烦,常感胸中扰攘,纷纭而嘈杂　玄参、麦冬各二两。水煎服。(《辨证录》玄冬汤)

8. 治夜卧口渴喉干　用黑元参二片含口中,即生津液。(《吉人集验方》)

9. 治瘰疬初起　元参(蒸)、牡蛎(醋煅,研)、贝母(去心,蒸)各四两。共为末,炼蜜为丸。每服三钱,开水下,日二服。(《医学心悟》消瘰丸)

10. 解诸热,消疮毒　玄参、生地黄各一两,大黄(煨)五钱。上为末,炼蜜丸,灯心、淡竹叶汤下,或入砂糖少许亦可。(《补要袖珍小儿方论》)

11. 治赤脉贯瞳　玄参为末,以米泔煮猪肝,日日蘸食之。(《济急仙方》)

12. 治针眼暴赤成疮,疼痛羞明,憎眼　玄参一两,黄芩一两,黄连(去须)一两。上件药捣细罗为散,以猪胆汁和令稠,剪帛子可眼大小,匀摊药,贴睑上,干即易之。(《太平圣惠方》)

13. 治鼻中生疮　用玄参,水渍软,塞鼻中,或为末涂之。(《卫生易简方》)

14. 治肉瘤　黑玄参七钱,赤茯苓一两,车前子八钱,甘草三钱。煎服。如小儿不肯服,将为末,早米粉糊为丸,如梧实大,每用甘草汤或米汤或茶下一钱。外用芫花一钱,滚水泡浓汁,将极细棉线浸透取出,将线系于肉瘤根上,不时用新笔蘸芫花水涂线上,令其常湿,庶药气透也。二三日,其肉子焦枯,脱下无血,仅存一白点耳,久之无迹。(《穷乡便方》)

【临床报道】　1. 小儿慢性咳嗽　选择符合小儿慢性咳嗽诊断标准的患儿60例为研究对象,随机分为治疗组30例(玄参升麻汤)和对照组30例(儿童清咽解热口服液),治疗期限为2周。记录患儿用药前后的临床症状体征,并进行评分,判定病情,治疗结束后比较两组总有效率及治疗前后各症状体征改善情况。结果:治疗组治愈17例,显效7例,有效5例,无效1例,总有效率96.7%;对照组痊愈4例,显效8例,有效12例,无效6例,总有效率80.0%。从中医证候学疗效比较:痊愈0例,显效20例,有效10例,无效0例,总有效率100%;对照组分别为0例、7例、19例、4例,总有效率86.7%。两组相比疗效有显著性差异($P < 0.05$)[1]。

2. 肛门直肠神经官能症　玄参100 g,苦参60 g,升麻15 g,地榆30 g,山药15 g,苍术30 g,隔山撬15 g,葛根15 g,米糠30 g,治疗58例平均年龄为43.62岁以"反复肛门坠胀"为主要症状的患者,服用药物1～3周后,肛门坠涨感完全消失,随访半年不复发者35例,坠胀感明显缓解,随访半年未反复者15例,病情无明显改变者8例,治愈率为60.34%,总有效率86.2.%[2]。

3. 急慢性咽炎　80例咽炎患者随机分为治疗组和对照组各40名,分别使用玄参柑橘胶囊和青霉素V钾片治疗,7～14日内主要症状、体征明显减轻或消失者,治疗组为26例,对照组为14例;主要症状减轻者,治疗组为9例,对照组为14例;无任何变化者,治疗组5例,对照组12例[3]。

【药论摘录】　1.《神农本草经》:"味苦,微寒。主腹中寒热积聚,女子产乳余疾,补肾气,令人目明。"

2.《名医别录》:"主暴中风,伤寒,身热支满,狂邪,忽忽不知人,温疟洒洒,血瘕,下寒血,除胸中气,下水,止烦渴,散颈下核,痈肿,心腹痛,坚癥,定五藏。久服补虚明目,强阴益精。"

3.《药性论》:"能治暴结热,主热风头痛,伤寒劳复,散瘤瘿、瘰疬。"

4.《日华子本草》:"治头风、热毒游风,补虚劳损,心惊烦躁,劣乏骨蒸,传尸邪气,止健忘,消肿毒。"

5. 张元素引《汤液本草》:"玄参,乃枢机之(剂),管领诸气上下,肃清而不浊,风药中多用之。故《活人书》治伤寒毒玄参升麻汤,治汗下吐后毒不散,则知为肃清枢机之剂。以此论之,治空中氤氲之气,无根之火,以玄参为圣药。"

6.《本草纲目》:"肾水受伤,真阴失守,孤阳无根,发为火病,法宜壮水以制火,故玄参与地黄同功。"

7.《本草正》:"此物味苦而甘,苦能清火,甘能滋阴,以其味甘,故降性亦缓。《本草》言其性入肾经,而不知其尤走肺脏,故能退无根浮游之火,散周身痰结热痈。"

8.《药品化义》:"戴人谓肾本寒,虚则热。如纵欲耗精,真阴亏损,致虚火上炎,以玄参滋阴抑火。凡头疼、热毒、耳鸣、咽痛、喉风、瘰疬、伤寒阳毒、心下懊侬,皆无根浮游之火为患,此有清上澈下之功。凡治肾虚,大有分别,肾之经虚则寒而湿,宜温补之;肾之脏虚则热而燥,宜凉补之;独此凉润滋肾,功胜知、柏,特为肾脏君药。"

9.《本草求真》:"玄参,书虽载能壮水,以制浮游无根之火,攻于咽喉,谓其肾水受伤,真阴失守,孤阳无根,发为火病,得此色黑性润微寒以为节制,则阳得阴归,而咽喉不致肿痛而莫已也。然此只可暂治以熄其火,非若地黄性禀纯阴,力能温(疑为"滋"字之误)肾壮水,以制阳光,即书有言服此玄参,可以益精明目,消痰除嗽,及治一切骨蒸传尸发斑、懊侬烦渴、瘰疬、痈疽等症,皆是从其浮游火熄起见而言,病无不治,非真真阴亏损,必藉此以为之壮。若使病非火起,则服此寒滑之味,不更使病转剧乎?是以书载脾虚泄泻,服此黑参为大忌耳。"

【品种沿革】 集解 1.《吴普本草》:"生冤句山阳。三月生苗。其叶有毛,四四相值,似芍药实黑。"

2.《名医别录》:"玄参生河间川谷及冤句,三月、四月采根,曝干。"

3.《本草经集注》:"今出近道,处处有之。茎似人参而长大。根甚黑,亦微香,道家时用,亦以合香。"

4.《新修本草》:"玄参根苗并臭,茎亦不似人参,陶云道家亦以合香,未见其理也。"

5.《开宝本草》:"陶云似人参茎,《唐本注》言根苗并臭,盖未深识尔。""玄参茎方大,高四五尺。紫赤色而有细毛,叶如掌大而尖长。根生青白,干即紫黑。"

6.《本草图经》:"二月生苗。叶似脂麻,又如槐柳,细茎青紫色。七月开花青碧色,八月结子黑色。亦有白花,茎方大,紫赤色而有细毛。有节若竹者,高五、六尺。叶如掌大而尖长如锯齿。其根尖长,生青白。干即紫黑,新者润腻。根可生五、七枚。"

7.《本草纲目》:"今用玄参,正如苏颂所说。其根有腥气,故苏恭以为臭也。宿根多地蚕食之,故其中空。"

考证 玄参始载于《神农本草经》,列为中品。历代本草文献有其形态论述,如《本草经集注》云"根甚黑",《开宝本草》云"玄参茎方大,高四五尺",《本草纲目》云"花有紫白二种",以及《本草图经》的衡州玄参及《本草纲目》之附图,所示特征与现代所用之玄参原植物基本相符。

【地方志】 1.元·张铉《至正金陵新志·卷七·物产》:"玄参,按《本草》,并出溧阳州。"

2.明·张峰《海州志·卷二·土产》:"药材曰玄参。"

3.明·张衮《江阴县志·卷六·土产》:"玄参:茎似人参而长,紫赤色,叶如掌,根甚黑,微香。"

参考文献 ▶▶

成分
[1] Kitagawa I, et al. Chem Pharm Bull, 1967,15:1254
[2] Niu ZR, et al. Nat Prod Res, 2009,23(13):1181
[3] Chen B, et al. Chem Biodivers 2008,5(9):1723

药理
[1] 王敏娟. 西北大学(学位论文),2010
[2] 王珲,等. 中国医院药学杂志,2008,28(17):1456

[3] 黄才国,等. 第二军医大学学报,2004,25(8):920
[4] 黄前,等. 中国新药与临床杂志,2004,23(6):323

临床报道
[1] 刘苏伟. 北京中医药大学 2014
[2] 杨向东,等. 结直肠肛门外科,2008,14(6):413
[3] 杨秀清. 中国误诊学杂志,2005,5(2):297

33. 半夏 Bàn Xià

《神农本草经》

【异名】 水玉、地文、和姑、守田、示姑、老鸹头、地巴豆、老鸹眼、地雷公、狗芋头。

【基原】 为天南星科植物半夏 *Pinellia ternata*（Thunb.）Breit. 的块茎。

【原植物】 半夏，又名三叶半夏。

多年生草本，高 15～30 cm。块茎圆球形，直径 1～2 cm。叶常 1～2；叶柄长 10～20 cm，于叶柄下部及叶片基部各生一白色或紫色珠芽；幼苗常为单叶，卵状心形；2～3 年后老叶为 3 全裂，裂片长椭圆形至披针形，中间裂片较大，两侧裂片较短，先端锐尖，基部楔形，全缘或有不明显的浅波状圆齿。花单性同株，肉穗花序，柄长于叶柄，佛焰苞绿色或绿白色，管部圆柱状，长 6～7 cm；肉穗花序顶端的附属器青紫色，长 6～10 cm，稍呈之字形弯曲，伸出佛焰苞之外；雄花着生于肉穗花序上部，雌花着生于肉穗花序的基部，两者相距 5～8 mm。浆果卵状椭圆形或卵圆形，绿色，花柱明显。花期 5～7 月，果期 8～9 月（图 33－1、彩图 33－2）。

生于山坡、溪边阴湿的草丛中或林下。分布于全国大部分地区。本省各地有分布。

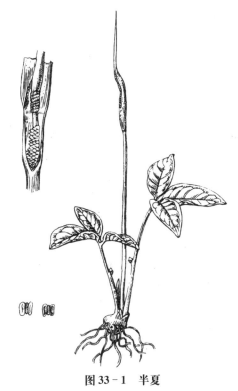

图 33－1 半夏

【栽培】 **生长环境** 喜温和湿润气候，要求荫蔽度 50％左右、半阴半阳的环境，不耐干旱及强光照射，较耐寒。宜选疏松肥沃、排水良好的中性沙质壤土栽培。忌连作，可与果树、农作物间、套作。

繁殖方法 块茎、种子和珠芽繁殖。因块茎繁殖增重快，当年就可收获，一般多用此法。秋季收获时，选直径 1～1.5 cm、生长健壮、无病虫害的块茎作种栽。秋栽或春栽，行株距为 20 cm×5 cm。珠芽繁殖：在 5～6 月，选叶柄下成熟的珠芽进行繁殖，开沟栽种，行株距为 15 cm×3 cm。

田间管理 半夏植株矮小，在生长期间要经常松土除草，宜浅锄勤锄。除施足基肥外，还要及时进行追肥培土，6 月上旬，将圈肥与尿素拌匀，沟施结合培土。如不留种，应及时摘去半夏的花序，可提高块茎产量。6 月下旬以后的高温季节，注意浇水保持土壤湿润；雨季及时排水，防止积水，以防烂根。在无荫蔽的地方栽培，最好与其他作物间作，以防夏季烈日照射。

病虫害防治 病害有叶斑病和块茎腐烂病，可用 1∶1∶150 波尔多液或 65％代森锌 500 倍液防治叶斑病，可用 50％多菌灵 1 000 倍液防治块茎腐烂病。虫害有红天蛾、金针虫、蛴螬，可用 90％晶体敌百虫 800～1 000 倍液防治。

【采收加工】 夏、秋二季采挖，洗净，除去外皮及须根，晒干。

【药材】 半夏 Pinelliae Rhizoma 本省各地有产。

性状鉴别 呈类球形，有的稍偏斜，直径 1～1.5 cm。表面白色或浅黄色，顶端有凹陷的茎痕，周围密布

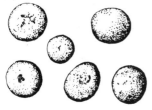

图 33-3　半夏药材图

麻点状根痕;下面钝圆,较光滑。质坚实,断面洁白,富粉性。气微,味辛辣、麻舌而刺喉(图 33-3、彩图 33-4)。

显微鉴别　1. 块茎横切面　表皮多残存,其内侧为 10 余列木栓细胞。基本薄壁组织中散布多数外韧型或内韧型维管束。黏液细胞随处可见,内含草酸钙针晶束;薄壁细胞富含淀粉粒。

2. 粉末　类白色。淀粉粒甚多,单粒类圆形、半圆形或圆多角形,直径 2～20 μm,脐点裂缝状、人字状或星状;复粒由 2～6 分粒组成。草酸钙针晶束存在于椭圆形黏液细胞中,或随处散在,针晶长 20～144 μm。螺纹导管直径 10～24 μm(图 33-5)。

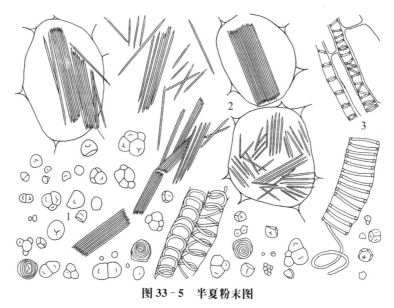

图 33-5　半夏粉末图

1. 淀粉粒　2. 草酸钙针晶　3. 导管

理化鉴别　1. 取本品粉末 1 g,加甲醇 10 ml,加热回流 30 分钟,滤过,滤液挥至 0.5 ml,作为供试品溶液。另取精氨酸对照品、丙氨酸对照品、缬氨酸对照品、亮氨酸对照品,加 70% 甲醇制成每 1 ml 各含 1 mg 的混合溶液,作为对照品溶液。按薄层色谱法试验,吸取供试品溶液 5 μl、对照品溶液 1 μl,分别点于同一硅胶 G 薄层板上,以正丁醇-冰醋酸-水(8:3:1)为展开剂,展开,取出,晾干,喷以茚三酮试液,在 105℃ 加热至斑点显色清晰。供试品色谱中,在与对照品色谱相应的位置上,显相同颜色的斑点。

2. 取本品粉末 1 g,加乙醇 10 ml,加热回流 1 小时,滤过,滤液浓缩至 0.5 ml,作为供试品溶液。另取半夏对照药材 1 g,同法制成对照药材溶液。按薄层色谱法试验,吸取上述两种溶液各 5 μl,分别点于同一硅胶 G 薄层板上,以石油醚(60～90℃)-乙酸乙酯-丙酮-甲酸(30:6:4:0.5)为展开剂,展开,取出,晾干,喷以 10% 硫酸乙醇溶液,在 105℃ 加热至斑点显色清晰。供试品色谱中,在与对照药材色谱相应的位置上,显相同颜色的斑点。

品质标志　1. 经验评价　以个大、质坚实、色白、粉性足者为佳。

2. 含量测定　按水溶性浸出物测定法冷浸法测定,含水溶性浸出物不得少于 9.0%。按电位滴定法测定,含总酸以琥珀酸($C_4H_6O_4$)计,不得少于 0.25%。

【成分】　块茎含挥发油:3-乙酰氨基-5-甲基异噁唑(3-acetoamino-5-methylisooxazole),丁基乙烯基醚(butyl-ethylene ether),3-甲基二十烷(3-methyleicosane),十六碳烯二酸(hexadecylendioic acid),2-氯丙烯酸甲酯(methyl-2-chloropropenoate),茴香脑(anethole),戊醛肟(pentaldehyde oxime),姜辣烯酮(shogaol),姜辣醇(gingerol)等 60 多种成分[1]。生物碱:左旋麻黄碱(ephedrine)[2],胆碱(choline),鸟苷(guanosine),胸苷(thymidine),次黄嘌呤核苷(inosine)[3];黄酮类:黄芩苷(baicaline),黄芩苷元

(baicalein)等[4]。

【药理】 1. 镇咳、祛痰作用 在小鼠氨水致咳法和气管酚红排泌法实验中,比较生半夏和清半夏、法半夏、姜半夏、干姜半夏、生水半夏以及姜半夏不同极性提取物的镇咳祛痰作用。结果表明,半夏不同炮制品中以姜半夏镇咳祛痰作用最为显著,生水半夏也有显著的镇咳祛痰作用。姜半夏不同极性提取物中,正丁醇提取物和水层物可明显延长小鼠咳嗽潜伏期,减少小鼠咳嗽次数,正丁醇提取物还可明显增加小鼠气管酚红排泌量[1]。高剂量的半夏提取物降低脂多糖诱导的气道黏液高分泌模型大鼠的气道上皮 MUC5AC 蛋白和肺组织 MUC5AC mRNA 的表达,提高肺组织水通道蛋白5(AQP-5)mRNA 表达,能明显抑制大鼠气道黏液高分泌状态[2]。

2. 镇吐与致吐作用 生半夏灌胃,对水貂有致呕作用。姜半夏醇提物、姜半夏水提物及姜半夏水煎剂对顺铂、阿扑吗啡引起的水貂呕吐均有抑制作用,在水貂呕吐模型中具有止呕作用,其机制与中枢抑制有关[3]。姜半夏口服液对运动致水貂呕吐无效[4]。

3. 镇静、催眠作用 在小鼠直接睡眠实验、协同戊巴比妥钠作用实验以及抗惊厥实验中,生半夏、法半夏水提物对小鼠的直接睡眠作用较弱,但生半夏、法半夏水提物可明显增加戊巴比妥钠阈下剂量的动物入睡率。除生半夏水提物小剂量组外,其余组均能明显延长阈上剂量戊巴比妥钠引起的小鼠睡眠时间。生半夏、法半夏水提物还有一定的抗惊厥作用[5]。半夏的95%乙醇提取物和60%乙醇提取物能显著抑制小鼠的自主活动,对戊巴比妥诱导的睡眠作用表现出协同效应,提示半夏醇提物为其镇静、催眠作用的活性部位[6]。

4. 镇痛、抗炎、抗溃疡、抗血栓作用 半夏酒糊外用,能够抑制大鼠蛋清性足跖肿胀和二甲苯所致小鼠耳郭肿胀,提高小鼠痛阈,延长甲醛法致小鼠足跖疼痛的潜伏期,减少5分钟和10分钟内小鼠舔咬右后足跖的次数[7]。口服清半夏75%乙醇提取物,延长小鼠对热痛刺激甩尾反应的潜伏期,减少由乙酸引起的小鼠扭体反应次数,并抑制小鼠盐酸性溃疡及吲哚美辛-乙酸性溃疡的形成,对小鼠水浸应激性溃疡也有抑制作用,延长实验性大鼠体内血栓形成的时间[8]。

5. 抗肿瘤作用 半夏酒精提取液体外抑制人结肠癌细胞 HT-29、直肠癌细胞 HRT-18 和肝癌细胞 HepG$_2$ 生长。半夏酒精提取液灌胃,延长腹水型 S$_{180}$ 肉瘤小鼠的生存时间,抑制荷瘤小鼠的瘤体生长[9]。半夏生物碱对人肝癌细胞 Bel-7402 增殖有显著抑制作用,能诱导 Bel-7402 细胞凋亡,使 Bax 表达显著升高,而 Bcl-2 表达显著下降[10]。

6. 其他作用 半夏酒糊外用,对外伤血瘀模型大鼠可显著降低红细胞刚性指数、全血高切相对黏度、红细胞变形指数及大鼠右后肢损伤症状,有一定治疗作用[11]。半夏生药、半夏醇提物灌胃,均可降低五步蛇毒中毒小鼠的死亡率,对五步蛇毒引起的小鼠血浆凝血酶原时间(PT)、凝血酶时间(TT)、活化部分凝血酶时间(APTT)上升和血浆纤维蛋白原(FIB)下降有抑制作用,但半夏生药可引起小鼠体重下降,并影响肝脏、胸腺和脾脏指数[12]。半夏总生物碱在一定剂量内可使帕金森病(PD)模型大鼠的中脑黑质热休克蛋白70(HSP70)及其 mRNA 的表达上调,改善 PD 模型大鼠的学习记忆功能[13]。

7. 毒副作用 比较生半夏粉混悬液、姜半夏粉混悬液、生半夏汤剂对小鼠的急性毒性及对小鼠妊娠与胚胎发育的影响,发现生半夏混悬液急性毒性较高,且有显著的母体毒性及胚胎毒性,煎煮后其汤剂毒性降低,对母体无毒性,但影响胎仔的生长发育。姜半夏混悬液无任何母体或胚胎毒性[14]。半夏毒针晶混悬液可使小鼠腹腔毛细血管通透性增加,腹腔渗出液中炎症介质前列腺素 E$_2$(PGE$_2$)、一氧化氮(NO)、丙二醛(MDA)的量增加,亦可引起大鼠足跖肿胀,还可使大鼠致炎足跖中的炎症介质 PGE$_2$、环氧合酶-2(COX-2)的量增加[15]。小鼠单次灌胃较高剂量半夏水提组分可使血清丙氨酸氨基转移酶、天冬氨酸氨基转移酶升高,肝细胞出现不同程度的水肿、脂肪变性以及部分点状坏死[16]。半夏醇制后,能够降低对家兔眼结膜的刺激性,使大鼠腹腔渗出液 PGE$_2$ 量降低。醇制能够降低半夏的刺激性,且对半夏中核苷等水溶性成分无显著影响[17]。

【炮制】 1. 生半夏 取原药材,除去杂质,洗净,干燥,用时捣碎。

2. 清半夏

(1)矾泡:取净半夏,大小分开,用8%的矾溶液浸泡,至内无干心,口尝微有麻舌感,取出,洗净,切厚片,干燥。每 100 kg 半夏,用白矾 20 kg。

(2)矾煮:取拣净的半夏,用凉水浸漂,避免日晒,根据其产地、质量及大小斟酌调整浸泡日数,泡至 10 日后,如起白沫时,每 100 kg 半夏,加白矾 2 kg,泡 1 日后再进行换水,至口尝无麻辣感后,加白矾与水共煮透,取出,晾至六成干,闷润后切片,晾干。每 100 kg 半夏,用白矾 12.5 kg(夏季用 14.5 kg)。

(3)矾腌:取净生半夏,大小分开,分别倒入容器内,放入清水浸泡,水量以淹过半夏的 15 cm 为宜,春秋每日翻倒,换水 2 次,夏季每日 3 次,浸泡 3 日,待腌。取净白矾粉末,取少量泡好的半夏铺于容器内,上面撒一层白矾面,再铺一层半夏,如此,半夏与白矾面层层铺均,然后加入清水淹没,腌渍 3 日,再将白矾水撒掉,换清水浸泡 1 日,取出置沸水锅中,用武火煮沸后,再用文火缓煮,随时翻动,煮至 2～3 小时后切开,口尝微有麻辣感时,捞出,干燥。用时粉成颗粒状。每 100 kg 净半夏,用白矾 10 kg。

3. 姜半夏

(1)姜矾煮制:取净半夏,大小分开,用水浸泡至内无干心时,另取生姜切片煎汤,加白矾与半夏共煮透,取出,晾至半干,切薄片,干燥。每 100 kg 半夏,用生姜 25 kg、白矾 12.5 kg。

(2)姜矾腌制:取净半夏,大小分开,用水浸泡,至内无白心时取出,滤干,切厚片,加姜汁拌至吸尽,再加白矾粗粉,反复搅拌使匀透,置缸内腌 48 小时,然后沿缸边加入清水至超过半夏平面约 10 cm,注意不使白矾粉冲沉缸底,继续腌 2～4 日,至口嚼无麻辣感时取出,洗去白矾粉,干燥。每 100 kg 半夏,用生姜 18 kg、白矾 20 kg。

(3)姜矾蒸制:每取生半夏 5 kg,大小分开,加水浸泡至内无白心,稍晾。另取生姜 1.25 kg,捣绒煎汤,加明矾 0.62 kg,溶化后,与半夏拌匀,待汁吸尽后,与半夏蒸至透心,取出,切片,干燥。

(4)姜炒:取鲜姜切片熬水去渣,拌入半夏片内,晾七成干后,用微火炒至稍变黄。每 100 kg 半夏片,用鲜姜 12 kg。

4. 法半夏　石灰甘草制:取净半夏,大小分开,用水浸泡至内无干心,去水,加入甘草石灰液(取甘草加适量水煎 2 次,合并煎液,倒入加适量水制成的石灰液中)浸泡,每日搅拌 1～2 次,并保持 pH 在 12 以上,至口尝微有麻舌感,切面黄色均匀为度,取出,洗净,阴干或烘干。每 100 kg 半夏,用甘草 15 kg、生石灰 10 kg。

饮片性状　生半夏参见"药材"项。清半夏为类圆形或肾形厚片,直径 6～18 mm,表面乳白色,周边黄棕色,中间隐显黄白色筋脉点,气微辣涩。姜半夏形如清半夏,薄片,表面有光泽,透明,片面灰黄色或淡黄色,角质样,质脆,微有辣味,微具姜气。法半夏形如生半夏,内外皆呈黄色或淡黄白色,粉性足,质松脆,气微,味淡。

贮干燥容器内,置通风干燥处,防蛀。

【药性】　辛,温,有毒。归脾、胃、肺经。

【功能】　燥湿化痰,降逆止呕,消痞散结。

【主治】　咳喘痰多,呕吐反胃,胸脘痞满,头痛眩晕,夜卧不安,瘿瘤痰核,痈疽肿毒。

【用法用量】　内服:煎汤,3～9 g;或入丸、散。外用:生品研末,水调敷,或用酒、醋调敷。

【注意事项】　阴虚燥咳、津伤口渴、血证及燥痰者禁服,孕妇慎服。半夏使用不当可引起中毒,表现为口舌咽喉痒痛麻木,声音嘶哑,言语不清,流涎,味觉消失,恶心呕吐,胸闷,腹痛腹泻,严重者可出现喉头痉挛,呼吸困难,四肢麻痹,血压下降,肝肾功能损害等,最后可因呼吸中枢麻痹而死亡。

【附方】　1. 治肺气不调,咳嗽喘满,痰涎壅塞,心下坚满,短气烦闷,及风壅痰实,头目昏眩,咽膈不利,呕吐恶心,神思昏愦,心忪而热,涕唾稠黏　白矾(枯过)十五两,半夏(汤洗去滑,姜汁腌一宿)三斤。上捣为细末,生姜自然汁为丸,如梧桐子大。每服二十丸,加至三十丸,食后、临卧时生姜汤下。(《太平惠民和剂局方》半夏丸)

2. 治湿痰,咳嗽,脉缓,面黄,肢体沉重,嗜卧不收,腹胀而食不消化　南星、半夏(俱汤洗)各一两,白术一两半。上为细末,糊为丸,如桐子大。每服五七十丸,生姜汤下。(《素问·病机气宜保命集》白术丸)

3. 治湿痰喘急,止心痛　半夏不拘多少,香油炒,为末,粥丸梧子大。每服三五十丸,姜汤下。(《丹溪心法》)

4. 治诸呕吐,谷不得下者　半夏一升,生姜半斤。上二味,以水七升,煮取一升半,分温再服。(《金匮要略》小半夏汤)

5. 治卒呕吐,心下痞,膈间有水,眩悸者　半夏一升,生姜半斤,茯苓三两。上三味,以水七升,煮取一升五合,分温再服。(《金匮要略》小半夏加茯苓汤)

6. 治胃反呕吐者　半夏二升(洗完用),人参三两,白蜜一升。上三味,以水一斗二升,和蜜扬之二百四十遍,煮药,取二升半,温服一升,余分再服。(《金匮要略》大半夏汤)

7. 治胃口有热,呕吐,咳逆,虚烦不安　用人参一钱,半夏二钱,竹茹一团,姜七片。煎温服。一方,加橘皮二钱。(《卫生易简方》)

8. 治妊娠呕吐不止　干姜、人参各一两,半夏二两。上三味,末之,以生姜汁糊为丸,如梧子大。饮服十丸,日三服。(《金匮要略》干姜人参半夏丸)

9. 治喜怒悲忧恐惊之气结成痰涎,状如破絮,或如梅核,在咽喉之间,略不出,咽不下,此七气所为也;或中脘痞满,气不舒快;或痰涎壅盛,上气喘急;或因痰饮中结,呕逆恶心,并宜服之　半夏五两,茯苓四两,厚朴三两,紫苏叶二两。上㕮咀,每服四钱。水一盏半,姜七片,枣一个,煎至六分,去滓热服,不以时候。(《易简方》四七汤)

10. 除积冷,暖元藏,温脾胃,进饮食,治心腹一切痃癖冷气及年高风秘、冷秘或泄泻　半夏(汤浸七次,焙干,为细末)、硫黄(明净好者,研令极细)。上等分,以生姜自然汁同熬,入干蒸饼末搅和匀,入臼内杵数百下,丸如梧桐子大。每服空心温酒或生姜汤下十五丸至二十丸,妇人醋汤下。(《太平惠民和剂局方》半硫丸)

11. 治痰厥　半夏八两,防风四两,甘草二两。同为细末,分作四十服,每服用水一大盏半,姜二十片,煎至七分,去滓温服,不计时候。(《卫生家宝方》省风汤)

12. 治头痛　半夏(汤洗七遍)、白僵蚕各半两,全蝎一个。上同为细末,以绿豆粉调贴于太阳(穴)上,干即易之。(《叶氏录验方》抽风膏)

13. 主少阴病,咽中生疮,不能语言,声不出者　半夏(洗,破如枣核)十四枚,鸡子一枚(去黄,内上苦酒,着鸡子壳中)。上二味,内半夏,着苦酒中,以鸡子壳置刀环中,安火上,令三沸,去滓,少少含咽之。不差,更作三剂。(《伤寒论》苦酒汤方))

14. 治少阴病,咽中痛　半夏(洗)、桂枝(去皮)、甘草(炙)。上三味等分,各别捣筛已,合治之,白饮和服方寸匕,日三服。若不能服散者,以水一升,煎七沸,纳散两方寸匕,更煮三沸,下火令小冷,少少咽之。(《伤寒论》半夏散及汤)

15. 治目不瞑,不卧　以流水千里已外者八升,扬之万遍,取其清五升煮之,炊以苇薪火,沸,置秫米一升,治半夏五合,徐炊令竭,为一升半,去其滓,饮汁一小杯,日三,稍益,以知为度。(《灵枢》半夏汤)

16. 治阴黄,小便色不变,欲白利,腹满而喘者必哕　半夏(汤洗七遍,去滑,焙)一两,人参二两,葛根二两。上三味,锉如麻豆,每服四钱匕,以水一盏,入生姜(切)半分,煎取七分。去滓不计时候,温服。(《圣济总录》半夏汤)

17. 治蝎螫毒　用生半夏、白矾等分为末,以醋和,敷伤处。(《景岳全书》)

18. 治不拘金石木器,及骡马咬伤见血　生半夏、松香(或煮,或压去油)等分。为末,敷上即封口止痛。(《愿体医话良方》)

【临床报道】 1. 治疗冠心病　用生半夏、生南星等份制成水丸,每次服用3.5 g,每日3次,治疗50例,结果:心绞痛显效率为38.7%,总有效率为71%;心电图改善率为30.8%。显效者以痰阻型最多。对心律失常也有一定疗效。不良反应主要为胃肠道反应,以食欲减退、上腹不适为多,少数有恶心、舌麻、上腹隐痛、腹胀、轻度腹泻或稀便、大便隐血试验阳性、白细胞或血小板计数下降,但均在治疗结束后恢复。全部患者治疗前后的肝、肾功能均无异常[1]。

2. 治疗失眠症　以半夏、夏枯草各15 g,每日1剂水煎分2次服。服药期间停用其他中西药。治疗113例失眠患者,年龄16~75岁,平均36岁,病程1个月至2年。每天睡眠时间2.5小时。单纯性失眠者81例,由疾病引起者32例。结果:治愈78例,显效28例,好转5例,无效2例[2]。又有朱良春自拟"半夏枯草煎",基本方由姜旱半夏、夏枯草各 12 g,薏苡仁(代秫米)60 g,珍珠母 30 g 组成,治疗顽固性失眠,尤其对慢性肝炎久治不愈或误治或久服西药致长期失眠者疗效颇显著[3]。

3. 治疗食管癌、贲门癌梗阻　用新鲜半夏,剥去外皮,捣成糊状制丸,每次用 2 g,置于舌根部咽下,日服 3~4 次,若能使梗阻缓解,可继续用药。如食管黏膜有炎症反应者,用 10％链霉素液口服;食管、贲门痉挛者,用 1％~2％普鲁卡因液口服。治疗食管癌 25 例,贲门癌 5 例。结果:食管癌患者中,有效 12 例,显效 9 例,无效 4 例。贲门癌患者中,有效 3 例,显效 2 例[4]。

4. 治疗呕吐　38 例呕吐患者,男 15 例,女 23 例,年龄 17~53 岁,辨证属呕吐者 25 例,妊娠恶阻者 13 例,采用小半夏汤加减治疗,2 日呕吐完全停止者 6 例,3 日痊愈者 15 例,无效者 4 例;13 例妊娠恶阻患者中,2 日治愈者 3 例,3 日治愈者 8 例,无效者 2 例[5]。又有治疗妊娠恶阻,取制半夏 15 g,清水浸泡,每 10 分钟换水一次,直至口尝无异味,加竹茹 10 g 及水 300 ml 煎煮,得煎液 200 ml;第二、三煎分别加水 250 ml,煎出 200 ml。将 3 次所得煎液混合加面粉 50 g,烧成稀糊,多次少量分服,每日服 1 剂。待恶心呕吐减轻后,减为每隔日服 1 剂,直至痊愈。治疗中最好不要让患者知道所用的粥内有药物。共治疗 88 例患者,年龄 23~38 岁。结果:痊愈 56 例,好转 29 例,无效 3 例,总有效率为 97％。多数患者食糊后 3~5 日恶心呕吐明显减轻,7~20 日痊愈[6]。

5. 治疗宫颈糜烂　用带线棉球蘸生半夏粉适量,对准宫颈糜烂处置入并紧贴糜烂面,线头露于体外,1 日后令患者取出。每星期上药 1~2 次,8 次为 1 个疗程。结果:在治疗的 1 347 例患者中,痊愈 603 例,显效 384 例,好转 322 例,无效 38 例,总有效率为 97.18％。同时,发现生半夏的有效成分可能存在于氯仿提取物中,生半夏及其有效成分并非由于直接抑菌作用发挥疗效。此外,还发现生半夏有刺激性,上药时应避免撒在阴道壁上,如不慎撒上,应立即用生理盐水棉球擦去,否则产生烧灼感,甚至引起水疱。并认为生半夏中刺激作用较强的成分可能是无效成分[7]。又有 60 例患者,以同样方式治疗,隔日 1 次,4 次为 1 个疗程,3 个疗程后检查,痊愈 28 人,显效 16 人,好转 12 人,无效 4 人,有效率 93.3％[8]。

6. 治疗寻常疣　将疣用温水泡洗 10~20 分钟,以刀片轻轻刮去表面角化层,取鲜半夏洗净,去皮,在寻常疣局部涂擦 1~2 分钟,每日 3~4 次,一般只涂擦初发疣即可,若继发疣较大较多时,逐个进行涂擦效果更好。治疗 215 例,结果:15~30 日共治愈 208 例,无效 7 例,治愈率 96.74％。经研究,寻常疣为乳头状瘤空泡病毒(属双链 DNA 病毒),鲜半夏可杀死疣体中病毒,使疣消退。局部涂擦,无毒副反应[9]。

7. 治疗急性乳腺炎　取新鲜半夏洗净,去外皮,削成适当大小,塞入患侧或对侧鼻孔,1~2 小时后取出,每日或间隔 7~8 小时再塞 1 次,连续 3 次无效,则改用他法治疗。共治 40 例,其中产妇 39 例,非产妇 1 例,结果治愈 36 例,占 90％,4 例无效[10]。又有 38 例急性乳腺炎患者,用生半夏、葱白等量,共捣为泥,做成枣核大小的栓剂,塞入健侧鼻腔,30 分钟后取出,每日 3~5 次,治疗期间嘱患者多饮开水。病程<48 小时者用药 1~2 日后症状、体征消失,排乳通畅者 32 例;症状基本消失,硬块明显缩小,能正常哺乳者 3 例。3 例病程>48 小时者经治疗症状无明显减轻[11]。

8. 治疗冻疮　取制半夏、生大黄、虎杖各 30 g,米醋 50 g。将生大黄、虎杖、半夏分别碾粉备用。用法:将生大黄、虎杖粉倒入盆内,加温开水 500~1 000 ml,加入米醋搅拌均匀。每晚临睡前浸泡患处 1 次,每次 30~40 分钟。每剂可反复加温使用 2~3 次。有溃破者,浸泡毕施以虎杖、大黄粉,并用消毒纱布包扎。一般以 10 日为 1 个疗程。治疗 468 例患者,疗程 1~15 日,平均 8.5 日。结果:痊愈 371 例,显效 95 例,有效 2 例,总有效率为 100％[12]。

【药论摘录】　1.《神农本草经》:"味辛,平。主伤寒寒热,心下坚,下气,喉咽肿痛,头眩,胸胀,咳逆肠鸣,止汗。"

2.《名医别录》:"生微寒,熟温,有毒。消心腹胸膈痰热满结,咳逆上气,心下急痛坚痞,时气呕逆,消痈肿,堕胎,疗痿黄,悦泽面目。生,令人吐,熟,令人下。"

3.《药性论》:"有大毒。能消痰涎,开胃健脾,止呕吐,去胸中痰满,下肺气,主咳结。新生者摩涂痈肿不消,能除瘤瘿。气虚而有痰气,加而用之。"

4.《日华子本草》:"味碱辛,治吐食反胃,霍乱转筋,肠腹冷,痰疟。"

5.《本草图经》:"主胃冷呕哕,方药之最要。"

6.《珍珠囊》:"除痰涎,胸中寒痰,治太阳痰厥头痛。"

7.《医学启源》:"微寒,味辛、平。《主治秘要》云:性温,味辛、苦,气味俱薄,沉而降,阴中阳也。治寒痰及形寒饮冷伤肺而咳,大和胃气,除胃寒,进饮食。治太阴(注:'阴'原作'阳',从《汤液本草》改)痰厥头痛,非此不能除。《主治秘要》云:其用有四,燥脾胃湿一也,化痰二也,益脾胃之气三也,消肿散结四也。"

8.《本草会编》:"俗以半夏性燥有毒,多以贝母代之,贝母乃太阴肺经之药,半夏乃太阴脾经、阳明胃经之药,何可代也。夫咳嗽吐痰,虚劳吐血,或痰中见血,诸郁咽痛喉痹,肺痈、肺痿、痈疽,妇人乳难,此皆贝母为向导,半夏乃禁用之药。若涎者脾之液,美味膏粱炙煿,皆能生脾胃湿热,故涎化为痰,久则痰火上攻,令人昏愦口噤,偏废僵仆,瘖涩不语,生死旦夕,自非半夏、南星曷可治乎?若以贝母代之,则翘首待毙矣。"

9.《本草纲目》:"脾无留湿不生痰,故脾为生痰之源,肺为贮痰之器。半夏能主痰饮及腹胀者,为其体滑而味辛性温也,涎滑能润,辛温能散亦能润,故行湿而通大便,利窍而泄小便,所谓辛走气能化液,辛以润之是矣。洁古张氏云:半夏、南星治其痰,而咳嗽自愈。丹溪朱氏云:二陈汤能使大便润而小便长。聊摄成氏云:半夏辛而散,行水气而润肾燥。世俗皆以南星、半夏为性燥,误矣。湿去则土燥,痰涎不生,非二物之性燥也。古方治咽痛喉痹,吐血下血,多用二物,非禁剂也。惟阴虚劳损,则非湿热之邪,而用利窍行湿之药,是乃重竭其津液,医之罪也,岂药之咎哉。"

【品种沿革】 集解 1.《吴普本草》:"生微丘或生野中,二月始生叶,三三相偶。白花圆上。"

2.《雷公炮炙论》:"凡使,勿误用白傍蒺子,真似半夏,只是咬着微酸,不入药用。若修事半夏四两,用捣了白芥子末二两,头醋六两,二味搅令浊,将半夏投于中,洗三遍用之。半夏上有隙延,若洗不净,令人气逆,肝气怒满。"

3.《本草经集注》:"今第一出青州,吴中亦有。以肉白者为佳。不厌陈久,用之皆先汤洗十许过,令滑尽。不尔,戟人咽喉。方中有半夏,必须生姜者,亦以制其毒故也。"

4.《蜀本草》:"苗一茎,茎端三叶,有二根相重,上小下大,五月采则虚小,八月采实大。"

5.《本草图经》:"半夏,以齐州者为佳。二月生苗,一茎,茎端出三叶,浅绿色,颇似竹叶而光。""根下相重生,上大下小,皮黄肉白。五月、八月内采根,以灰裹二日,汤洗曝干。一云五月采者虚小,八月采者实大。然以圆白陈久者为佳。其平泽生者甚小,名羊眼半夏。又由跋绝类半夏,而苗高近一二尺许,根如鸡卵大,多生林下,或云即虎掌之小者,足以相乱。"

6.《本草衍义》:"半夏,今人惟知去痰,不言益脾,盖能分水故也。脾恶湿,湿则濡而困,困则不能制水。《经》曰:'湿胜则泻。'一男子夜数如厕,或教以生姜一两碎之,半夏汤洗,与大枣各三十枚,水一升,瓷瓶中,慢火烧为熟水,时时呷,数日便已。"

考证 半夏,始载于《神农本草经》,列为下品。《本草经集注》谓"今第一出青州,吴中亦有",说明江苏苏州地区早即有出产。考以上形态与附图考证,均与今天南星科半夏之原植物一致。

【地方志】 1.宋·马光祖、周应合《建康志·卷四十二·土贡》:"药之品,半夏,按《本草》:并出溧阳县。"

2.宋·孙应时、鲍廉《重修琴川志·卷九·叙产》:"药之属,半夏。"

3.元·脱因、俞希鲁《至顺镇江志·卷四·土产》:"半夏……以上诸品,《本草图经》虽不载本郡所出,然今皆有之,姑叙于此。"

4.元·张铉《至正金陵新志·卷七·物产》:"半夏,按《本草》,并出溧阳州。"

5.明·张峰《海州志·卷二·土产》:"药材曰半夏。"

6.明·张衮《江阴县志·卷六·土产》:"半夏:一名守田,又名地文苗,一茎,茎端三叶,有二根相重,上小下大,外黄内白。"

7.明·沈明臣《通州志·卷四·物产(海门同)》:"凡药,有半夏。"

8.清·何绍章、杨履泰《丹徒县志·卷一七·物产》:"半夏同上:二月生苗,一茎,茎端三叶,颇似竹叶。"

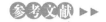

成分

［1］王锐,等.中国药学杂志,1995,30(8):457

［2］Haruji O, et al. Chem Pharm Bull, 1978,26(7):2096

［3］尾关昭二,等.药学杂志(日),1962,(82):766

［4］赵岚,等.中国中药杂志,1990,15(3):146

药理

［1］苏彬,等.广东药学院学报,2013,29(2):181

［2］邓青南,等.中国呼吸与危重监护杂志,2009,8(5):477

［3］赵永娟,等.中国中药杂志,2005,30(4):277

［4］吴静芬,等.中国医药指南,2012,10(24):570

［5］游秋云,等.湖北中医杂志,2013,35(3):3

［6］赵江丽,等.安徽农业科学,2011,39(35):21627

［7］史晶晶,等.河南中医,2011,31(9):991

［8］沈雅琴,等.中国生化药物杂志,1998,19(3):141

［9］郑国灿.四川中医,2004,22(9):9

［10］陈芳,等.中国药房,2011,(43):4048

［11］吕景娣,等.中华中医药杂志,2013,28(3):616

［12］施燕娜,等.蛇志,2012,24(3):233

［13］周芳,等.中国临床神经外科杂志,2011,16(7):413

［14］徐建亚,等.南京中医药大学学报,2013,29(3):255

［15］朱法根,等.中草药,2012,43(4):739

［16］张丽美,等.中国药物警戒,2011,8(1):11

［17］陶文婷,等.中成药,2012,34(5):899

临床报道

［1］唐荣华.中草药,1989,(4):10

［2］林文谋,等.海峡药学,1995,7(3):109.

［3］邱志济,等.辽宁中医杂志,2001,28(4):205

［4］黎同山,等.新中医,1988,(1):34

［5］刘宝瑛.陕西中医学院学报,2007,8(5):40

［6］赵成春,等.中国民间疗法,2000,8(7):45.

［7］胡卿发.陕西中医,1984,(5):11

［8］张翠英.河南中医,2001,21(4):52

［9］翟成龙.山东中医杂志,1991,(4):54

［10］吴成善.浙江中医杂志,1982,(1):35

［11］曲华清.中国民间疗法,2003,11(3):19

［12］雷云根,等.湖南中医杂志,2003,19(2):61

34. 地笋 Dì Sǔn

《嘉祐本草》

【异名】 泽兰根、地瓜儿、地瓜、地蚕子、地笋子、地藕、野三七、水三七、旱藕。

【来源】 为唇形科植物毛叶地笋 *Lycopus lucidus* Turcz. var. *hirtus* Regel 的根茎。

【原植物】 毛叶地笋,又名泽兰、矮地瓜苗、地瓜儿苗、地石蚕、接古草、蛇王草、观音笋、田螺菜、麻泽兰、野地藕。

多年生草本,高 40～100 cm。根茎横走,稍肥厚,白色。茎直立,方形,有四棱角,中空,表面绿色、紫红色或紫绿色,被向上小硬毛,节上密集硬毛。叶交互对生,近革质,具极短柄或近无柄,披针形,暗绿色,上面密被细刚毛状硬毛,叶缘具缘毛,下面主要在肋及脉上被刚毛状硬毛,两端渐狭,边缘具锐齿。轮伞花序腋生,花小,多数;苞片卵圆形至披针形,边缘有毛,位于外方者超过花萼;花萼钟形,先端 5 裂,两面无毛,外面具腺点;花冠白色,钟形,稍露出于花萼,外面有腺点,上唇直立,下唇 3 裂,裂片几相等;能育雄蕊 2,花丝丝状,无毛,花药卵圆形,2 室,花柱伸出花冠;子房矩形,4 深裂,着生于花盘上,花柱顶端 2 裂,伸出。小坚果扁平,倒卵圆状四边形,褐色,有腺点。花期 7～9 月,果期 9～11 月(图 34-1)。

生于沼泽地、水边等潮湿处。分布于全国大部分地区。

本省分布于连云港(云台山)、南京、南通、镇江、宜兴、无锡、苏州等地。

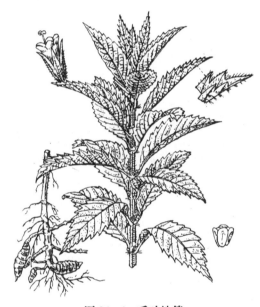

图 34-1 毛叶地笋

【栽培】 **生长环境** 喜温暖潮湿的气候,在高温高湿季节生长迅速。以土层深厚、富含腐殖质疏松的壤土或沙质壤土为佳。

繁殖方法 根茎繁殖、种子繁殖。根茎繁殖:4 月上、中旬将越冬根茎选白色细嫩部分截成 10～15 cm 小段栽植,覆土浇水。种子繁殖:4 月上、中旬,撒种覆土保湿。

田间管理 生长期除草、松土、浇水,苗高 10～15 cm 时施追肥。

病虫害防治 病害有锈病,可用敌锈钠 200～300 倍液加少许合成洗衣粉喷雾防治。虫害有尺蠖、紫苏野螟,可用 90%敌百虫 800～1 000 倍液喷雾防治。

【采收加工】 秋、冬季采挖根茎,洗净,晒干。

【药材】 地笋 Lycopi Lucidi Rhizoma 本省连云港(云台山)、南京、南通、镇江、宜兴、无锡、苏州等地曾有产。

性状鉴别 呈长纺缍形,稍扁,略弯曲,长 4～10 cm,直径 0.3～2 cm。表面黄棕色至棕褐色,皱缩,有微隆起的环节,节间长 0.3～1 cm,节上可见膜质鳞叶或须根。体轻,质稍韧,易折断,断面黄白色或棕黄色。气微,味甘而微苦。

显微鉴别 根茎横切面 表皮由一列类长方形薄壁细胞组成,可见腺鳞。皮层由 10 余列薄壁细胞组

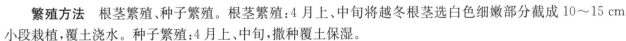

成。内皮层明显,柱鞘纤维成束,纤维壁微木化。形成层不明显。韧皮部细胞皱缩。木质部细小,导管数个相聚,直径 8～15 μm。髓部宽广,其薄壁细胞多类圆形,壁薄。本品薄壁细胞内含淀粉粒。

理化鉴别　取本品粉末 1 g,加乙醚 10 ml,密塞,浸泡 2 小时,时加振摇,滤过。滤液挥干,残渣滴加 5％香草醛硫酸溶液 1～2 滴,即显棕红色,放置后渐变成紫红色。

【成分】　毛地笋含有黄酮类化合物:7,3′,4′-三羟基黄酮(7,3′,4′-trihydroxyflavone),3′,4′,5-三羟基-3,7-二甲氧基黄酮(3′,4′,5-trihydroxy-3,7-dimethoxyflavone)[1];三萜类化合物:α-香树脂醇(α-amyrin),β-香树脂醇(β-amyrin),24-羟基-12-烯-28-乌苏酸(24-hydroxyurs-12-en-28-oic acid)等[9]。此外,还含有挥发油类[2]等成分。

【药性】　甘、辛,平。

【功能】　化瘀止血,益气利水。

【主治】　衄血,吐血,产后腹痛,黄疸,水肿,带下,气虚乏力。

【用法用量】　内服:煎汤,4～9 g;或浸酒。外用:捣敷,或浸酒涂。

【附方】　1. 治黄疸　泽兰根、赤小豆各 60 g。水煎当茶饮。(《沙漠地区药用植物》)

2. 治咳嗽　地瓜儿苗根一两,加前胡、桔梗、天门冬各四至五钱,水煎服。(《南京地区常用中草药》)

3. 治乳腺炎、痈肿　地瓜儿苗鲜根三至四两,水煎服。(《南京地区常用中草药》)

【药论摘录】　1.《本草拾遗》:"利九窍,通血脉,排脓,治血。"

2.《日华子本草》:"止鼻洪,吐血,产后心腹痛,产妇可作蔬菜食。"

3.《嘉祐本草》:"温,无毒。治一切血病,肥白人。"

4.《草木便方》:"调和五脏,安心神。治走注流风,酒浸除溪毒。"

5.《分类草药性》:"和气养血,补精固气。治女子虚弱面白。"

【品种沿革】　集解　1.《吴普本草》:"生下地水旁。叶如兰,二月生,香,赤节,四叶相值枝节间。"

2.《名医别录》:"泽兰,生汝南诸大泽旁,三月三日采,阴干。"

3.《本草经集注》:"今处处有,多生下湿地。叶微香,可煎油。或生泽旁,故名泽兰,亦名都梁香,可作浴汤。人家多种之而叶小异。今山中又有一种甚相似,茎方,叶小强,不甚香。既云泽兰,又生泽旁,故山中者为非,而药家乃采用之。"

4.《本草图经》:"泽兰,荆、胡、岭南人家多种之。寿州出者无花子,此与兰草大抵相类。但兰草生水旁,叶光润,根小紫,五六月盛。而泽兰生水泽中及下湿地,叶尖,微有毛,不光润,方茎紫节。七月、八月初采,微辛,此为异耳。"

考证　地笋与泽兰为同一种植物的不同药物部位,地笋为根茎,泽兰是地上部分。泽兰始载于《神农本草经》,列为中品。以上形态描述为茎方,节紫色,叶对生之特征,与现唇形科植物毛叶地笋 *Lycopus lucidus* Turcz. var. *hirtus* Regel 相符,为泽兰和地笋的来源。

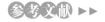 参考文献 ►►

成分

[1] 彭涛,等. 天然产物研究与开发,2013,25;782.

[2] 彭涛,等. 天然产物研究与开发,2012,24(3);342.

35. 地黄 Dì Huáng

《神农本草经》

【异名】 生地黄、鲜生地、生地。

【来源】 为玄参科植物地黄 *Rehmannia glutinosa* Libosch. 的块根。

【原植物】 地黄,又名怀庆地黄、小鸡喝酒。

多年生草本,高 10~30 cm,密被灰白色多细胞长柔毛和腺毛。根肉质,鲜时黄色,块状,圆柱形或纺锤形。茎紫红色,直立,单一或基部分生数枝。叶通常在茎基部集成莲座状,向上则强烈缩小成苞片,或逐渐缩小而在茎上互生;叶片卵形至长椭圆形,上面绿色,下面略带紫色或成紫红色,边缘具不规则圆齿或钝锯齿;基部渐狭成柄,叶脉在上面凹陷,下面隆起。花梗细弱,弯曲而后上升,在茎顶部略排列成总状花序,或几全部单生叶腋而分散在茎上;花萼密被多细胞长柔毛和白色长毛,具 10 条隆起的脉,萼齿 5 枚,矩圆状披针形或卵状披针形抑或多三角形,稀前方 2 枚各又开裂而使萼齿总数达 7 枚之多;花冠筒多弓曲,外面紫红色,被多细胞长柔毛,花冠裂片 5 枚,先端钝或微凹,内面黄紫色,外面紫红色,两面均被多细胞长柔毛;雄蕊 4 枚;子房幼时 2 室,老时因隔膜撕裂而成 1 室,无毛,花柱顶部扩大成 2 枚片状柱头。蒴果卵形至长卵形,花果期 4~7 月(图 35-1)。

生于山脚下或路边荒地。分布于东北、华北以及山东、安徽和浙江。

本省分布于徐州、邳县、沛县、丰县、铜山、连云港(云台山)、盱眙等地,南通、扬州、南京、镇江有栽培。

【栽培】 生长环境 喜光,喜疏松肥沃的沙质壤土,黏性大的红壤土、黄壤土或水稻土不宜种植。

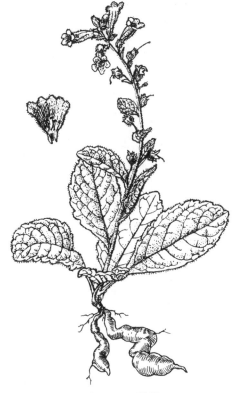

图 35-1 地黄

繁殖技术 根茎繁殖为主,种子繁殖多在培育新品种时应用。7~8 月在当年春季栽种的良种地黄地内,选生长健壮、无病虫的根茎,挖起折成 4~5 cm 短节,稍风干后,按行距 10~30 cm、株距 5~10 cm 栽种于事先施足底肥的地块,适当除草,追肥,雨后注意排水,第 2 年春季随挖随栽。栽种地黄一般在日平均温度为 18~21℃时最好。栽种时在垄或畦上开沟,沟距 33 cm,每隔 15~20 cm,放种栽一节,覆土 3~4 cm,压实表土后浇水。每垄种 2 行,每畦 3~4 行,苗出齐后,选阴雨天补苗,栽后 1 个月左右匀苗,每穴留 1 株健苗,封行前,浅薅 2~3 次,并铲去陆续生出的多余苗。

田间管理 每次中耕后都要追肥 1 次,可施人畜粪水或饼肥;多雨季节,要注意排水防涝,使地无积水;出现花蕾时,要随时摘除。地黄栽培时,不宜选曾种植过棉、芝麻、豆类、瓜类等的土地,混种宜选禾本科作物。地黄有“三怕”,即怕旱、怕涝和怕病虫害,须进行适当的灌溉。

病虫害防治 病害有斑枯病、黄枯萎病、轮纹病等,可选抗病品种,清洁园地,发病初期用倍量式波尔多液喷雾。虫害有棉红蜘蛛、蛱蝶,可用40％水胺硫磷1 500倍液防治棉红蜘蛛,可用敌百虫等防治蛱蝶。

【采收加工】 秋季采挖,除去芦头、须根及泥沙,鲜用;或将地黄缓缓烘焙至约八成干。前者习称"鲜地黄",后者习称"生地黄"。

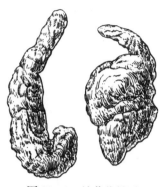

图35-2 地黄药材图

【药材】 地黄 Rehmanniae Radix 本省徐州、邳县、沛县、丰县、铜山、盱眙等地曾有产。

性状鉴别 1. 鲜地黄 呈纺锤形或条状,长8～24 cm,直径2～9 cm。外皮薄,表面浅红黄色,具弯曲的纵皱纹、芽痕、横长皮孔样突起及不规则瘢痕。肉质,易断,断面皮部淡黄白色,可见橘红色油点,木部黄白色,导管呈放射状排列。气微,味微甜、微苦。

2. 生地黄 多呈不规则的团块状或长圆形,中间膨大,两端稍细,有的细小,长条状,稍扁而扭曲,长6～12 cm,直径2～6 cm。表面棕黑色或棕灰色,极皱缩,具不规则的横曲纹。体重,质较软而韧,不易折断,断面棕黑色或乌黑色,有光泽,具黏性。气微,味微甜(图35-2)。

显微鉴别 1. 块根横切面 木栓细胞数列。栓内层薄壁细胞排列疏松;散有较多分泌细胞,含橙黄色油滴;偶有石细胞。韧皮部较宽,分泌细胞较少。形成层成环。木质部射线宽广;导管稀疏,排列成放射状(图35-3)。

2. 粉末 深棕色。木栓细胞淡棕色。薄壁细胞类圆形,内含类圆形核状物。分泌细胞形状与一般薄壁细胞相似,内含橙黄色或橙红色油滴状物。具缘纹孔导管和网纹导管,直径约至92 μm(图35-4)。

理化鉴别 1. 取本品粉末2 g,加甲醇20 ml,加热回流1小时,放冷,滤过,滤液浓缩至5 ml,作为供试品溶液。另取梓醇对照品,加甲醇制成每1 ml含0.5 mg的溶液,作为对照品溶液。按薄层色谱法试验,吸取上述两种溶液各5 μl,分别点于同一硅胶G薄层板上,以三氯甲烷-甲醇-水(14:6:1)为展开剂,展开,取出,晾干,喷以茴香醛试液,在105℃加热至斑点显色清晰。供试品色谱中,在与对照品色谱相应的位置上,显相同颜色的斑点。

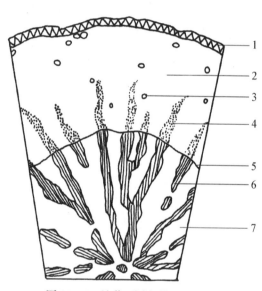

图35-3 地黄(块根)横切面简图

1.木栓层 2.皮层 3.分泌细胞 4.韧皮部 5.形成层 6.木质部 7.射线

2. 取本品粉末1 g,加80％甲醇50 ml,超声处理30分钟,滤过,滤液蒸干,残渣加水5 ml使溶解,用水饱和的正丁醇振摇提取4次,每次10 ml,合并正丁醇液,蒸干,残渣加甲醇2 ml使溶解,作为供试品溶液。另取毛蕊花糖苷对照品,加甲醇制成每1 ml含1 mg的溶液,作为对照品溶液。按薄层色谱法试验,吸取上述供试品溶液5 μl、对照品溶液2 μl,分别点于同一硅胶G薄层板上,以乙酸乙酯-甲醇-甲酸(16:0.5:2)为展开剂,展开,取出,晾干,用0.1％的2,2-二苯基-1-苦肼基无水乙醇溶液浸板,晾干。供试品色谱中,在与对照品色谱相应的位置上,显相同颜色的斑点。

品质标志 1. 经验评价 生地黄以块大、体重、断面乌黑油润、味甘者为佳。

2. 含量测定 按水溶性浸出物测定法冷浸法测定,含水溶性浸出物不得少于65.0％。按高效液相色谱法测定,生地黄含梓醇($C_{15}H_{22}O_{10}$)不得少于0.20％,含毛蕊花糖苷($C_{29}H_{36}O_{15}$)不得少于0.020％。

【成分】 地黄含环烯醚萜苷:益母草苷(leonuride),桃叶珊瑚苷(aucubin),梓醇(catalpol),地黄苷(rehmannioside)A、B、C、D,麦角甾苷(acteoside),京尼平苷(geniposide)等[1,2];又含糖类:半乳糖(galactose),蔗糖(sucrose),棉子糖(raffinose),水苏糖(stachyose tetrahydrate),甘露三糖(manninotriose),毛蕊花糖(verbascose)[3]。

【药理】 1. 抗心、脑血管缺血作用 生地黄免煎颗粒溶液灌胃,对脑缺血损伤模型大鼠,能降低 Nogo - A 蛋白的表达水平,有利于中枢神经缺血后的神经再生[1]。生地黄水提液和醇提液均能显著抑制垂体后叶素诱发的大鼠急性心肌缺血后各时间点 ST 段的改变,降低血清乳酸脱氢酶(LDH)、肌酸激酶(CK)、天冬氨酸氨基转移酶(AST)的含量。醇提液能升高模型大鼠缺血后的心率,且醇提液组血清中 LDH、AST 活力低于水提液组。提示生地黄水溶性成分和醇溶性成分均能改善大鼠急性心肌缺血,醇溶性成分的保护作用优于其水溶性成分[2]。

2. 止血作用 以小鼠剪尾法和毛细玻管法测定出、凝血时间,发现生地黄止血作用的药效活性物质大多存在于乙醇部位,其止血作用的活性成分与糖类、环烯醚萜苷类有关[3]。鲜地黄汁、鲜地黄煎液和干地黄(即生地黄)煎液灌胃,均拮抗阿司匹林诱导的小鼠凝血时间延长,但鲜地黄汁的作用明显强于干地黄[4]。

3. 抗胃黏膜损伤作用 干地黄提取物 A 液灌胃,可引起大鼠胃黏膜下血管充血扩张。提前给予干地黄提取物 A 液,可降低无水乙醇引起的大鼠胃黏膜损伤指数和损伤深度,使损伤所致的热休克蛋白(HSP70)合成减少[5]。干地黄对乙醇性胃黏膜损伤的防治机制可能与胃腔内的理化作用及前列腺素合成无关[6],其作用有可能涉及胃黏膜内辣椒辣素敏感神经元传入冲动增多[7]。

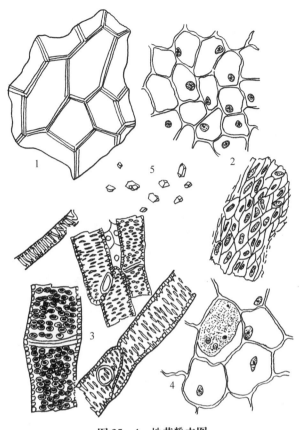

图 35 - 4 地黄粉末图

1.木栓细胞 2.薄壁细胞 3.导管 4.分泌细胞 5.草酸钙方晶

4. 调节免疫功能 鲜地黄汁、鲜地黄水煎液能使类阴虚小鼠的脾脏淋巴细胞碱性磷酸酶的表达能力增强。鲜地黄汁还可增强刀豆蛋白 A 诱导的脾脏淋巴细胞转化功能。干地黄水煎液对类阴虚小鼠的脾脏 B 淋巴细胞功能也有增强作用,但其作用弱于鲜地黄汁[4]。生地黄对皮质酮复制的糖皮质激素亢盛性"阴虚"模型小鼠腹腔巨噬细胞 Ⅰa 抗原的高水平表达有抑制作用,提示生地黄具有一定的免疫抑制作用[8]。

5. 其他作用 干地黄对 D-半乳糖造成的亚急性衰老模型小鼠有抗衰老作用[9]。生地黄能改善血瘀证模型大鼠的血液流变学相关指标,具有改善微循环的作用[10]。生地黄灌胃,能增加正常小鼠食量,降低饮水量,促进小肠运动,降低胃含水率[11]。生地黄水提物和95%乙醇提取物均能诱导实验小鼠子宫系数的增加。95%乙醇提取物为其雌激素样作用的有效部位[12]。生地黄色素对大肠埃希菌、枯草芽孢杆菌、金黄色葡萄球菌等均具有良好的抑制作用[13]。

【炮制】 取原药材,洗净泥土,除去须根及芦头。用时切成段或片。

饮片性状 生地黄参见"药材"项。

贮干燥容器内,置阴凉干燥处。

【药性】 甘、苦,微寒。归心、肝、肾经。

【功能】 清血热,益阴血,通血脉。

【主治】 温病发热,黄疸,血热所致的吐血、衄血、崩漏、尿血、便血,消渴,骨蒸劳热,经闭,产后腹痛,痹痿,跌打损伤。

【用法用量】 内服:煎汤,10～15 g,大剂量可用至 30 g;亦可熬膏、浸酒或入丸、散;或浸润后捣绞汁饮。外用:适量,捣敷。

【注意事项】 脾虚泄泻、胃寒脘痞者慎服。

【附方】 1. 治阳明温病,无上焦证,数日不大便,当下之,若其人阴素虚,不可行承气者 元参一两,麦冬(连心)八钱,细生地八钱。水八杯,煎取三杯,口干则与饮,令尽。不便,再作服。(《温病条辨》增液汤)

2. 治伤寒及温病应发汗而不汗之内蓄血者,及鼻衄、吐血不尽,内余瘀血,大便黑,面黄,消瘀血 犀角一两,生地黄八两,芍药三两,牡丹皮二两。上四味,㕮咀,以水九升,煮取三升,分三服。(《千金要方》犀角地黄汤)

3. 治一切心痛,无问新久 以生地黄一味,随人所食多少,捣绞取汁,搜面作馎饦,或冷淘食,良久当利出虫,长一尺许,头似壁宫,后不复患矣。(《本草图经》引崔元亮《海上方》)

4. 治热伤肺脏,唾血不止 生干地黄四两,阿胶二两(捣碎,炒令黄燥),蒲黄二两。上件药,捣筛为散。每服三钱,以水一中盏,入竹茹一鸡子大,煎至五分,去滓,每于食后温服。(《太平圣惠方》)

5. 治大人、小儿心经内虚,邪热相乘,烦躁闷乱,传流下经,小便赤涩淋涩,脐下满痛 生干地黄、木通、甘草(生)各等分。上㕮咀。每服三钱,水一盏,竹叶少许,同煎至六分,去滓,温服,不拘时服。(《太平惠民和剂局方》导赤散)

【临床报道】 1. 治疗出血性中风 在调整血压,控制脑水肿和降低颅内压、止血、防治并发症等常规疗法的基础上,治疗组 50 例在入院 24 小时内经口服或鼻饲灌服大黄生地汤浓缩液 200 ml(内含大黄 35 g,生地黄 50 g)。口服 3～16 日,平均 13 日。对照组(49 例)不用。结果:治疗组痊愈 8 例,显效 17 例,有效 16 例,无效 6 例,死亡 3 例,总有效率 62%;对照组痊愈 5 例,显效 10 例,有效 11 例,无效 16 例,死亡 7 例,总有效率为 53.05%。两组比较有显著性差异[1]。

2. 治疗席汉综合征 每日取生地黄 90 g,切成碎片,加水约 900 ml,煮沸并不断搅拌 1 小时,滤出药液约 200 ml,一次服完。首次连服 3 天;隔 3 天再连续服药 3 天;再隔 6 天、隔 14 天,分别连续服药 3 天,共 35 天 12 个服药日。此后每隔 1～3 个月,视病情重复上述治疗一次。身体衰弱或服药后轻度腹泻者,地黄剂量减至 50 g/d。治疗席汉综合征 10 例,结果:治疗后症状体征消失者 2 例,显著进步者 7 例,经治疗 2 个月好转而仍在继续治疗者 1 例。经 3 个月以上治疗者,均见食欲恢复正常或显著好转,体力显著好转或恢复[2]。

3. 治疗脊柱肥大症 用生地注射液注射于肥大椎体左右两侧之华佗夹脊穴,取穴多少可根据脊柱肥大情况而定,一般每次取 2～4 个穴,快速进针,得气后注药。每穴注射 1～2 ml,每日或间日 1 次,10 次为 1 个疗程,2 个疗程间休息 3～5 天。共观察 83 例,并与威灵仙注射液组 100 例进行对照。结果:生地组显效 30 例,好转 39 例,无效 4 例,生地组止痛总有效率为 83%;与威灵仙组比较,经统计学处理无显著差异($P >$ 0.05)[3]。

4. 治疗急性眼部外伤 用生地黄 50 g,高压气蒸 15 分钟后,捣汁,加蜂蜜 10 g,外敷伤处,上午 2 次,下午 2 次,每次 15 分钟,晚上睡眠时外敷半小时,连续 3～5 天。共治疗 34 例。治愈 17 例(50%),好转 16 例(47.1%),无效 1 例(2.9%),总有效率为 97.1%[4]。

5. 治疗皮肤病 每日取生地黄 3 两,切碎,加水 1 000 ml,煮沸并时常搅拌约 1 小时,将药液滤出,约得 300 ml。一次或两次服完。6 岁和一岁半患儿各 1 例的剂量分别为成人的 1/3 和 1/6。每隔 3 日,连续服药 3 日,继而每隔 7 日、14 日连续服药 3 日,计 36 天(12 个服药日)为一疗程。满一疗程后停药 1 个月,可开始第二疗程。治疗湿疹 25 例、慢性荨麻疹 5 例、神经性皮炎 4 例、瘙痒症 2 例、牛皮癣 1 例,共 37 例。结果:痊愈 28 例,显著好转 3 例,好转 5 例,无效 1 例[5]。

【药论摘录】 1.《神农本草经》:"干地黄,味甘,寒。主折跌绝筋,伤中,逐血痹,填骨髓,长肌肉;作汤除寒热积聚,除痹。生者尤良。久服,轻身不老。一名地髓。生川泽。"

2.《名医别录》:"干地黄,味苦,无毒。主治男子五劳七伤,女子伤中,胞漏下血,破恶血、溺血,利大小肠,去胃中宿食,饱力断绝,补五脏内伤不足,通血脉,益气力,利耳目。""鲜地黄,大寒。主妇人崩中血不止,及产后血上薄心闷绝,伤身胎动下血,胎不落,堕坠䏊折,瘀血,留血,衄鼻,吐血,皆捣饮之。"

3.《药性论》:"干地黄,君。补虚损,温中下气,通血脉。久服变白延年。治产后腹痛,主吐血不止。""生地黄,味甘,平,忌三白,无毒。解诸热,破血,通利月水闭绝,亦利水道。捣薄心腹,能消瘀血。病人虚而多热,加而用之。"

4.《食疗本草》:"主齿痛,吐血,折伤。"

5.《日华子本草》:"干地黄,助心胆气,安魂定魄。治惊悸劳劣,心肺损,吐血,鼻衄,妇人崩中血晕,助筋骨,长志。"

6.《本草从新》:"(干地黄)养阴退阳,凉血生血,治血虚发热,常觉饥馁,五心烦热,痿痹惊悸,倦怠嗜卧,胸膈痞闷,吐衄尿血,血晕崩中;调经安胎,利大小便。"

【品种沿革】 **集解** 1.《本草经集注》:"生咸阳川泽黄土地者佳。二月、八月采根,阴干。咸阳,即长安也。生渭城者乃有子实,实如小麦,淮南七精散用之。中间以彭城干地黄最好,次历阳,今用江宁板桥者为胜。作干者有法,捣汁和蒸,殊用工意;而此直云阴干,色味乃不相似,更恐以蒸作为失乎?大贵时乃取牛膝、萎蕤作之,人不能别。《仙经》亦服食,要用其华;又善生根,亦主耳暴聋、重听。干者黏湿,作丸散用,须烈日暴之,既燥则斤两大减,一斤才得十两散尔,用之宜加重也。"

2.《日华子本草》:"日干者平,火干者温,功用同前。生者水浸验,浮者名天黄,半浮半沉者名人黄,沉者名地黄,沉有力佳,半沉者次,浮者劣。煎忌铁器。"

3.《本草图经》:"地黄,生咸阳川泽,黄土地者佳。今处处有之,以同州为上。二月生叶,布地便出,似车前,叶上有皱纹而不光;高者及尺余,低者三四寸。其花似油麻花而红紫色,亦有黄花者。其实作房如连翘,子甚细而沙褐色。根如人手指,通黄色,粗细长短不常。二月、八月采根,蒸三、二日令烂,曝干,谓之熟地黄。阴干者,是生地黄。种之甚易,根入土即生。一说:古称种地黄宜黄土。今不然,大宜肥壤虚地,则根大而多汁。其法:以苇席圆编如车轮,径丈余,以壤土实苇席中为坛;坛上又以苇席实土为一级,比下坛径减一尺。如此数级,如浮屠也。乃以地黄根节多者寸断之,莳坛上,层层令满。逐日以水灌之,令茂盛。至春秋分时,自上层取之,根皆长大而不断折,不被钁伤故也。得根曝干之。熟干地黄最上,出同州,光润而甘美。南方不复识,但以生地黄草烟熏使干黑,洗之煤尽,仍白也。今干之法:取肥地黄二三十斤,净洗,更以拣去细根及根节瘦短者,亦得二三十斤,捣绞取汁,投银铜器中,下肥地黄浸漉令浃,饭上蒸三、四过,时时浸漉转蒸讫,又曝使汁尽,其地黄当光黑如漆,味甘如饴糖。须瓷器内收之,以其脂柔喜暴润也。又医家欲辨精粗,初采得以水浸。有浮者名天黄,不堪用;半沉者名人黄,为次;其沉者名地黄,最佳也。"

4.《本草蒙筌》:"江浙壤地种者,受南方阳气,质虽光润而力微;怀庆山产者,禀北方纯阴,皮有疙瘩而力大。"

5.《本草纲目》:"今人惟以怀庆地黄为上,亦各处随时兴废不同尔。其苗初生塌地,叶如山白菜而毛涩,叶面深青色,又似小芥叶而颇厚,不叉丫。叶中撺茎,上有细毛。茎梢开小筒子花,红黄色。结实如小麦粒。根长四五寸,细如手指,皮赤黄色,如羊蹄根及胡萝卜根,曝干乃黑,生食作土气。俗呼其苗为婆婆奶。古人种子,今惟种根。王旻《山居录》云:地黄嫩苗,摘其旁叶作菜,甚益人。本草以二月、八月采根,殊未穷物性。八月残叶犹在,叶中精气,未尽归根。二月新苗已生,根中精气已滋于叶。不如正月、九月采者殊好,又与蒸曝相宜。"

考证 地黄,今有鲜、干、熟三种,皆出一物。《神农本草经》仅载干、生两种(生地黄即今鲜地黄),未有制熟者。后人畏地黄之寒,乃发明制熟之法,去其寒而留其补益之力,《图经》称为"熟干地黄"。然《本经》用地黄,正取其寒凉益水之功,故有"生者尤良"之说。地黄所生之地甚广,《本草图经》云"处处有之"。但各地土质不同,则其优劣亦不一。陶弘景云生黄土地者佳,而《本草图经》则认为"今不然,大宜肥壤虚地,则根大而多汁"。李时珍《本草纲目》谓:"今人惟以怀庆地黄为上,亦各处随时兴废不同尔。"据古代本草文献所述考证,古今地黄药材品种基本一致,皆为玄参科地黄属植物地黄的块根。

【地方志】 1. 宋·马光祖、周应合《建康志·卷四二·土贡》:"地黄,按《本草》,并出溧阳县。"

2. 元·脱因、俞希鲁《至顺镇江志·卷四·土产》:"生地黄……以上诸品,《本草图经》虽不载本郡所出,然今皆有之,姑叙于此。"

3. 元·张铉《至正金陵新志·卷七·物产》:"干地黄,陶隐居云:板桥者为胜……地黄,按《本草》,并出溧阳州。"

4. 明·申嘉瑞《仪真县志·卷七·食货考》："凡药,有地黄。"

参考文献 ►►

成分

［1］李更生,等.中草药,2003,34(8):752

［2］李先恩,等.中国药学杂志,2002,37(11):820

［3］Anh NT, et al. Pharmazie,2003,58:593

药理

［1］宋红普,等.中国中医急症,2012,21(12):1948

［2］洪琳,等.浙江中医药大学学报,2010,34(6):836,841

［3］王梅,等.时珍国医国药,2011,22(8):1938

［4］梁爱华,等.中国中药杂志,1999,24(11):663

［5］王竹立,等.中国中西医结合杂志,2005(S1):38

［6］赖晓嵘,等.中国中西医结合杂志,1998(S1):145

［7］李林,等.中山医科大学学报,2000,21(2):133

［8］马健,等.中药药理与临床,1998,14(2):23

［9］管家齐,等.南京中医药大学学报(自然科学版),2002,
18(3):169

［10］赵润生,等.中药药理与临床,2006,22(3):123

［11］杨敏,等.第四届全国临床中药学学术研讨会,2011

［12］刘朝妍,等.中药与天然药高峰论坛暨第十二届全国中
药和天然药物学术研讨会,2012

［13］徐伟,等.安徽农业科学,2009,37(34):16820,16828

临床报道

［1］白海燕,等.吉林中医药,2002,22(2):12

［2］卢存寿.中西医结合杂志,1985,5(8):476

［3］上海第一医学院华山医院中医科.新医药学杂志,
1975,(9):14

［4］苏南湘.湖南中医杂志,2002,18(6):59

［5］卢存寿.天津医药杂志,1966,8(3):209-210

36. 地榆 Dì Yú

《神农本草经》

【异名】 酸赭、豚榆系、白地榆、西地榆、红地榆、岩地芨、血箭草。

【来源】 为蔷薇科植物地榆 *Sanguisorba officinalis* L. 的根。

【原植物】 地榆,又名黄爪香、玉札、山枣子、山地瓜、猪人参、血箭草。

多年生草本,高 1～2 m。根茎粗壮,生多数肥厚的纺锤形或长圆形的根。茎直立,有棱。奇数羽状复叶,互生;基生叶较茎生叶大,具长柄,茎生叶近于无柄,有半圆形环抱状托叶,托叶边缘具三角状齿;小叶 5～19 片,椭圆形至长卵圆形,先端尖或钝圆,基部截形、阔楔形或略似心形,边缘具尖圆锯齿,小叶柄短或几无柄。花小,密集成倒卵形、短圆柱形或近球形的穗状花序,疏生于茎顶;花序梗细长、光滑或稍被细毛;花暗紫色,苞片 2,膜质,披针形,被细柔毛;花被 4 裂,裂片椭圆形或广卵形;雄蕊 4,着生于花被筒的喉部,花药黑紫色;子房上位,卵形有毛,花柱细长,柱头乳头状。瘦果椭圆形或卵形,褐色,有 4 纵棱,呈狭翅状。种子 1 枚。花、果期 6～9 月(图 36-1)。

生于山坡、路边草丛、田边、灌丛中或疏林下。分布于除台湾、海南和香港外的全国各地。

本省各地有分布。

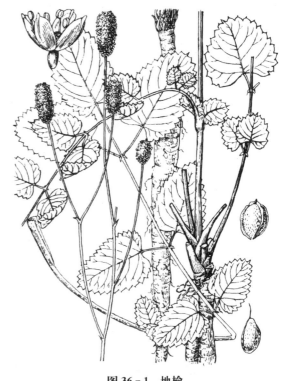

图 36-1 地榆

【栽培】 生长环境 喜温和湿润的气候。以土层深厚、排水良好而疏松肥沃的沙质壤土为佳。

繁殖方法 种子繁殖、分根繁殖。种子繁殖:秋播在 8 月下旬至 9 月上旬,春播在 3～4 月,开沟条播,播种后覆薄土,当年 8～9 月或次年 4 月移栽。分根繁殖:早春萌芽前,挖取老根,分成 3～4 株,穴栽,每穴 1 株。

田间管理 幼苗期除草、间苗,生长期松土、除草 1 次,施追肥 3～4 次,花茎抽生时及时摘除。

病虫害防治 病害有白粉病,春季开始发生,可用勤除杂草,合理密植,使田间通风透光,避免湿度过高的方法来预防。虫害有金龟子,可用 50% 马拉硫磷 800～1 000 倍液浇灌防治幼虫。

【采收加工】 春季发芽时或秋季植株枯萎后采挖,除去须根,洗净,干燥,或趁鲜切片,干燥。

【药材】 地榆 Sanguisorbae Radix 本省宜兴、溧水、溧阳、句容、南京汤山、盱眙、连云港等地有产。

性状鉴别 呈不规则纺锤形或圆柱形,稍弯曲,长 5～25 cm,直径 0.5～2 cm。表面灰褐色至暗棕色,粗糙,有纵纹。质硬,断面较平坦,粉红色或淡黄色,木部略呈放射状排列。气微,味微苦涩(图 36-2)。

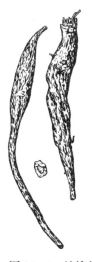

图 36-2 地榆药材图

显微鉴别 1. 根横切面 木栓层为数列棕色细胞。栓内层细胞长圆形。韧皮部有裂隙。形成层环明显。木质部导管径向排列,纤维非木化,初生木质部明显。薄壁细胞内含多数草酸钙簇晶、细小方晶及淀粉粒(图 36-3)。

2. 粉末 灰黄色至土黄色。草酸钙簇晶众多,棱角较钝,直径 $18\sim65~\mu m$。淀粉粒众多,多单粒,长 $11\sim25~\mu m$,直径 $3\sim9~\mu m$,类圆形、广卵形或不规则形,脐点多为裂缝状,层纹不明显。木栓细胞黄棕色,长方形,有的胞腔内含黄棕色块状物或油滴状物。导管多为网纹导管和具缘纹孔导管,直径 $13\sim60~\mu m$。纤维较少,单个散在或成束,细长,直径 $5\sim9~\mu m$,非木化,孔沟不明显。草酸钙方晶直径 $5\sim20~\mu m$(图 36-4)。

理化鉴别 取本品粉末 2 g,加 10%盐酸的 50%甲醇溶液 50 ml,加热回流 2 小时,放凉,滤过,滤液用盐酸饱和的乙醚振摇提取 2 次,每次 25 ml,合并乙醚液,挥干,残渣加甲醇 1 ml 使溶解,作为供试品溶液。另取没食子酸对照品,加甲醇制成每 1 ml 含 0.5 mg 的溶液,作为对照品溶液。按薄层色谱法试验,吸取供试品溶液 $5\sim10~\mu l$、对照品溶液 $5~\mu l$,分别点于同一硅胶 G 薄层板上,以甲苯(用水饱和)-乙酸乙酯-甲酸(6∶3∶1)为展开剂,展开,取出,晾干,喷以 1%三氯化铁乙醇溶液。供试品色谱中,在与对照品色谱相应的位置上,显相同颜色的斑点。

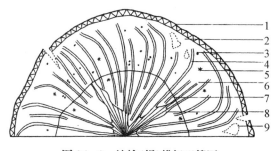

图 36-3 地榆(根)横切面简图

1. 木栓层 2. 皮层 3. 纤维 4. 射线 5. 草酸钙簇晶 6. 韧皮部 7. 形成层 8. 木质部 9. 裂隙

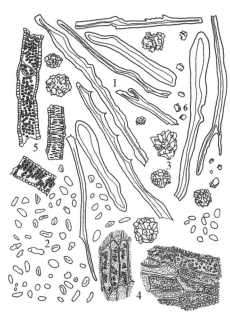

图 36-4 地榆粉末图

1. 韧皮纤维 2. 淀粉粒 3. 草酸钙簇晶 4. 木栓细胞 5. 导管 6. 草酸钙方晶

品质标志 1. 经验评价 以条粗、质坚、断面粉红色者为佳。

2. 含量测定 按醇溶性浸出物测定法热浸法测定,用稀乙醇作溶剂,含醇溶性浸出物不得少于 23.0%。按鞣质含量测定法测定,含鞣质不得少于 8.0%。按高效液相色谱法测定,含没食子酸($C_7H_6O_5$)不得少于 1.0%。

【成分】 根中主要含鞣质类化合物:地榆酸双内酯(sanguisorbic acid dilactone)[1],地榆素(sanguiin) H-1、H-2、H-3[1]、H-4[2]、H-5、H-6[3]、H-7、H-8、H-9、H-10、H-11[4],1,2,6-三没食子酰-β-D-葡萄糖(1,2,6-trigalloyl-β-D-glucose),1,2,3,6-四没食子酰-β-D-葡萄糖(1,2,3,6-tetragalloyl-β-D-glucose),2,3,4,6-四没食子酰-D-葡萄糖(2,3,4,6-tetragalloyl-D-glucose),1,2,3,4,6-五没食子酰-β-D-葡萄糖(1,2,3,4,6-pentagalloyl-β-D-glucose)[5],6-O-没食子酰甲基-β-D-吡喃葡萄糖苷(methyl-6-O-galloyl-β-D-glucopyranoside),6-O-双没食子酰甲基-β-D-吡喃葡萄糖苷(methyl-6-Odigalloyl-β-D-glucopyranoside),4,6-O-双没食子酰甲基-β-D-吡喃葡萄糖苷(methyl-4,6-di-O-galloyl-β-D-glucopyranoside),2,3,6-O-三没食子酰甲基-β-D-吡喃葡萄糖苷(methyl-2,3,6-tri-O-galloyl-β-D-glucopyranoside),3,4,6-O-三没食子酰甲基-β-D-吡喃葡萄糖苷(methyl-3,4,6-tri-O-galloyl-β-D-glucopyranoside),2,3,4,6-O-四没食子酰甲基-β-D-吡喃葡萄糖苷(methyl-2,3,4,6-tetra-O-galloyl-β-D-glucopyranoside),没食子酸-3-O-β-D-(6′-O-没食子酰)-吡喃葡萄糖苷[gallicacid-3-O-β-D-(6′-O-galloyl)-glucopyranoside][6],3,4,3′-三-O-甲基并没食子酸(3,4,3′-tri-O-methylellagic acid)[7]。2种没食子酰金缕梅糖衍生物:5,2′-双-O-没食子酰金缕梅糖(5,2′-di-O-galloylhamamelose),2′,3,5-三-O-没食子酰-D-呋喃金缕梅糖(3,5,2′-tri-O-galloyl-D-hamamelofuranose)[8],右旋儿茶素(catechin)[9],7-O-没食子酰-右旋-儿茶素[7-O-galloyl-(+)-catechin],3-O-没食子酰前矢车菊素B-3(3-O-galloylprocyanidin B-3)[5],3-O-没食子酰前矢车菊素C-2(3-O-galloyl-procyanidin C-2)[2],棕儿茶素(gambiriin)A-1,B-3(gambiriin B-3)[5]等;三萜类化合物:地榆苷(ziyu-glycoside)Ⅰ,Ⅱ[10],地榆皂苷(sanguisorbins)A[11],B,E[10],Sanguidioside A,B,C,D[12],熊果酸(ursolic acid)[13],地榆皂苷元(sanguisorbigenin)[14],3-氧代-19α-羟基-12-乌苏烯-28-酸(3-oxo-19α-hydroxyurs-12-en-28-oic acid),3,11-二氧代-19α-羟基-12-乌苏烯-28-酸(3,11-dioxo-19α-hydroxyurs-12-en-28-oic acid),坡模醇酸(pomolic acid),2α-羟基坡模醇酸(2α-hydroxypomolic acid)[15,16],坡模醇酸-28-O-β-D-吡喃葡萄糖酯苷(pomolic acid-28-O-β-D-glucopyranoside),甜茶皂苷(sauvissimoside)R1[9]等;黄酮类化合物:槲皮素-3-半乳糖-7-葡萄糖苷(quercetin-3-galactoside-7-glucoside)[13],山奈素-3,7-二鼠李糖(kaempferol-3,7-O-dirhamnoside)[13]等。此外,还含有蒽醌类[17]、酚酸类[14]、多糖类[18]等成分。

【药理】 1. **升高白细胞、促进造血功能** 地榆鞣质灌胃,可显著升高环磷酰胺(CTX)诱发的骨髓抑制模型小鼠外周血白细胞,显著升高小鼠骨髓DNA含量,显著促进CD34+的表达,提示地榆鞣质可显著拮抗CTX所致小鼠骨髓抑制[1]。环磷酰胺建立的骨髓抑制模型小鼠的骨髓DNA含量显著减少,骨髓细胞中DNA修复蛋白O^6-甲基鸟嘌呤DNA甲基转移酶(MGMT)基因及其蛋白表达也均显著减少。灌胃给予地榆鞣质水溶液,可明显提高模型小鼠骨髓DNA含量,并明显促进骨髓细胞中的MGMT基因及其蛋白的表达[2]。地榆皂苷增强细胞因子刺激引起的小鼠骨髓细胞体外增殖作用,鞣质和黄酮类成分没有此作用。总皂苷灌胃给予小鼠,显著增加小鼠骨髓有核细胞数量、外周血白细胞、红细胞以及血小板数量[3]。采用环磷酰胺制备血小板减少症小鼠模型,同时给予地榆总皂苷,能显著升高模型小鼠的白细胞、红细胞及血小板水平。地榆总皂苷单独使用,能明显促进2种巨核祖细胞Baf3/Mpl细胞、32D细胞增殖,明显上调Baf3/Mpl细胞中血小板生成素(TPO)受体mRNA的表达水平、32D细胞中c-kit mRNA的表达水平和HEL细胞中c-kit mRNA的表达水平,使32D细胞呈现成簇生长,并形成许多大的细胞团。在加入IL-3的条件下,地榆总皂苷也能明显增强IL-3的促细胞增殖作用。此外,高浓度地榆总皂苷单独处理32D细胞,可明显诱导多倍体巨核细胞数增加,促进巨核细胞分化。提示地榆总皂苷具有明显的促血小板生成作用,其作用机制与上调对血小板生成起重要调控作用的TPO受体及c-kit的表达水平有关[4,5]。

2. **止血作用** 灌服地榆药液,使家兔血液的红细胞百分比含量增高,造成集轴现象中外周血浆层厚度减少,导致全血黏度升高,从而起到止血的功效[6]。灌服或腹腔注射地榆水煎液及醇沉液,均明显延长小鼠凝血时间,且此作用与给药剂量成正相关。同等浓度的生地榆水煎液及其醇沉液延长凝血时间的作用强于地榆炭,醇沉液强于水煎液。灌服或腹腔注射给药,对小鼠凝血时间的影响无明显差异。提示生、炒地榆(炭)水煎液及醇沉液对小鼠凝血时间有明显延长作用,生地榆水煎醇沉液作用效果最强[7]。采用小鼠断尾法及毛细管法分别测定生地榆、地榆炒炭、地榆煅炭对小鼠出血时间和凝血时间的影响,发现生地榆、地榆炒炭、地榆煅炭均能缩短小鼠出血时间和凝血时间。与生地榆组比较,地榆炒炭、地榆煅炭缩短小鼠出血时间和凝血的作用更明显。提示生地榆具有一定的止血作用,地榆炒炭、地榆煅炭后止血作用增强,且不同制炭方法对地榆止血作用没有显著影响[8]。

3. **抗炎作用** 小鼠耳部涂抹地榆鞣质和口服地榆鞣质,显著抑制巴豆油诱发的小鼠耳部肿胀[9]。将地榆原药材制备成生药和炮制品,生药组的鞣质含量显著高于炮制组。在小鼠耳肿胀实验中,生药组和炮制组的抑制耳肿胀作用都明显高于对照组,提示地榆提取物具有抗炎消肿的作用。炮制对提取物的抗炎作用没有明显影响。经过炮制可能会影响地榆提取物的止血效果[10]。另有实验显示,生地榆和地榆炭水提物均能抑制二甲苯引起的小鼠耳郭肿胀、冰醋酸引起的小鼠腹腔毛细血管通透性的增高和蛋清导致的大鼠足跖肿胀,显著降低足跖肿胀大鼠的血清白介素 1β($IL-1\beta$)和炎症足跖组织中的前列腺素 E_2(PGE_2)含量。生地榆水提物的作用强于地榆炭水提物,提示生地榆水提物的抗炎作用强于地榆炭水提物[11]。

4. 抗肿瘤作用　地榆水提液体外对人白血病细胞 K_{562}、肝癌细胞 $HepG_2$、胃癌细胞 BGC823、宫颈癌细胞 Hela 生长有抑制作用,使人白血病细胞 K_{562}、肝癌细胞 $HepG_2$、胃癌细胞 BGC823、宫颈癌细胞 Hela 的形态发生皱缩、变圆、脱壁、碎裂等变化[12]。地榆总皂苷体外对肺癌 A549、胃癌 SGC-7901、肝癌 BEL7402 细胞株生长有抑制作用。地榆总皂苷灌胃给药,对荷肉瘤 S_{180}、肝癌 H22 小鼠的肿瘤生长有抑制作用。小鼠灌胃地榆总皂苷的最大给药量未见明显毒性反应[13]。地榆总皂苷灌胃给药,能提高 H22 肝癌荷瘤小鼠的中位生存时间(MST),诱导肿瘤细胞发生凋亡[14]。地榆总皂苷灌胃给药,使荷 S_{180} 肉瘤小鼠的肿瘤组织微血管数明显减少,具有一定的体内抗肿瘤血管生成作用,其作用与抑制肿瘤组织血管内皮生长因子表达有关[15]。采用平皿法观察地榆总皂苷对鸡胚卵黄囊膜(YSM)和绒毛尿囊膜(CAM)血管的作用,发现地榆总皂苷能显著抑制鸡胚血管的新生,具有一定的抗血管生成活性,且其作用效果呈剂量依赖性[16]。

5. 抗菌作用　地榆对金黄色葡萄球菌、霍乱弧菌、溶藻弧菌、蜡状芽孢杆菌均表现良好的抑菌作用,地榆对乌梅的体外抑菌作用显示拮抗效应[17]。

6. 抗腹泻、抗结肠炎作用　用蓖麻油、番泻叶造成动物实验性腹泻,地榆水煎液对这两种腹泻模型均有对抗作用,并能抑制小鼠肠推进运动;同时能减轻乙醇所致的急性胃黏膜损伤,增强迟发型过敏反应(DTH),抑制小鼠自发活动[18]。地榆能降低溃疡性结肠炎大鼠血清中的 $IL-1\beta$ 水平,升高 $IL-10$ 水平,降低肠组织中 $NF-\kappa B$ 的表达[19]。

7. 抗肾损伤作用　$TGF-\beta1$ 能显著诱导人肾小管上皮细胞(HK-2)增殖,并促进其细胞形态向纤维化转变。使用地榆鞣质提取物(STE)后,$TGF-\beta1$ 的促进细胞增殖的作用受到抑制,肾小管上皮细胞形态也趋于正常,且呈剂量依赖性。提示地榆鞣质提取物能抑制 HK-2 细胞的增殖,在一定程度上具有防止肾间质纤维化的作用[20]。地榆灌胃,降低酵母加腺嘌呤诱导的高尿酸血症肾病模型大鼠的血清尿酸、肌酐水平,对肾小管扩张、肾小管内管型、肾小管上皮细胞变性坏死、肾小球囊腔扩张等主要病理变化均有改善作用,对黄嘌呤氧化酶活力没有影响。高剂量组地榆显著降低血清尿素氮水平[21]。

8. 其他作用　地榆大孔树脂 40% 乙醇洗脱物对透明质酸酶的抑制率以及对羟基自由基、过氧化氢等的清除率是地榆各提取物中最高的。地榆的提取物浓度与透明质酸酶抑制率、氧自由基清除作用成正相关性。地榆的抗过敏机制与其具有较强的氧自由基清除作用有关[22]。小鼠口服地榆,明显对抗氨基比林(AP)合并亚硝酸钠引起的急性肝损伤[9]。

【炮制】 1. 地榆　取原药材,除去杂质。洗净,除去残茎,稍浸,润透,切厚片,干燥。生品清热凉血之力较强。

2. 地榆炭　取地榆片置锅内,用武火加热,炒至表面呈焦黑色,内部棕褐色,喷淋清水少许,灭尽火星,取出凉透。地榆炭长于止血,常用于便血、尿血、崩漏等出血证。

3. 醋地榆　取地榆片,加麸醋拌匀,吸尽后放锅内用武火加热,炒至棕褐色,取出晾干,筛去灰屑。每 100 kg 地榆炭,用麸醋 10 kg。醋地榆长于收敛止血,常用于崩漏下血。

4. 酒地榆　取地榆片,加白酒拌匀,吸尽后放入锅内用武火加热,炒至棕褐色,取出晾干,筛去灰屑。每 100 kg 地榆片,用白酒 5 kg。

5. 盐地榆　取地榆片,用武火炒至外黑内老黄色,喷洒盐水炒匀,取出晾干。每 100 kg 地榆片,用食盐 3 kg。

地榆炭水煎液的钙元素含量比生品有较大的增高,镁元素与锰元素含量也比生品有所增高;铁、锌、铬元素含量则比生品有所降低[1]。制备地榆炭以武火炒至表面大部分具焦黑色斑,内部焦黄色,小部分炭化为宜,该炮制品的鞣质和可溶性钙含量都较高[2]。地榆炭可溶性钙增高的原因是炒炭后地榆的组织结构发生了变化,部分不溶于水的草酸钙晶体在高温条件下释放出能促进血液凝固的可溶性 Ca^{2+};生地榆与地榆炭的其他成分亦有较大差异,这可能就是生地榆与地榆炭在用途上有所区别的原因[3]。地榆炭若按得率折合成生品计重,则鞣质含量降低,且随温度的升高和加热时间延长,含量降低更多;止血作用也较生品减弱[4]。不过,中医临床是以地榆炭的实际重量作为用药剂量的。

饮片性状　地榆参见"药材"项。地榆炭形如地榆片,表面焦黑色,内部棕褐色。醋地榆表面棕褐色,微有醋气。酒地榆表面棕褐色,微有酒气。盐地榆表面焦黑色,内部老黄色,味微咸涩。

贮干燥容器内,地榆炭、制地榆密闭,置阴凉干燥处。地榆炭散热,防复燃。

【药性】　苦、酸,微寒。归肝、胃、大肠经。

【功能】　凉血止血,清热解毒。

【主治】　诸血证如吐血、咯血、衄血、尿血、便血、痔血、血痢、崩漏,赤白带下,疮痈肿痛,湿疹,阴痒,水火烫伤,蛇虫咬伤。

【用法用量】　内服:煎汤,6～15 g,鲜品 30～120 g;或入丸、散,亦可绞汁内服。外用:煎水或捣汁外涂,也可研末外掺或捣烂外敷。

【注意事项】　脾胃虚寒,中气下陷,冷痢泄泻,崩漏带下,血虚有瘀者均应慎服。

【附方】　1. 治消化道出血　白及、地榆各等量,炒焦研末,每服一钱,温开水送服,每日二到三次。(《南京地区常用中草药》)

2. 治打伤吐血　蒟蒻根三钱,侧柏叶三钱,地榆四钱,水煎服。(《南京地区常用中草药》)

3. 治吐血、咳血、便血、月经过多、痔疮出血　地榆生根或炙炭用二钱五分至四钱,煎服。(《南京地区常用中草药》)

4. 治下血不止二十年者　地榆、鼠尾草各二两,水二升,煮一升,顿服。(《肘后方》)

5. 治血痢　地榆鲜根三至四两,鲜仙鹤草根二至三两,水煎,早、晚空腹服。(《南京地区常用中草药》)

6. 治原发性血小板减少性紫癜　生地榆、太子参各 30 g,或加怀牛膝 30 g,水煎服,连服 2 个月。(《全国中草药新医疗法资料展览会选编》)

7. 治慢性胃炎、胃溃疡　蒲公英干根、地榆根各等分研末,每服二钱,一日三次,生姜汤送服。(《南京地区常用中草药》)

8. 治中暑昏迷,不省人事欲死者,并治伤暑烦躁、口苦口干、头痛恶心、不思饮食及血痢　地榆、赤芍药、黄连、青皮(去白)各等分。每服三钱,浆水调服;若血痢,水煎服。(《医门法律》泼火散)

9. 治大小肠痈　地榆一斤,水十碗,煎三碗,再用生甘草二两、金银花一两,同煎一碗,服一剂,服完则消,不须两服也,俱神效。(《洞天奥旨》三真汤)

10. 治热疮　生地榆根二斤。上以水煎取五升,去滓。适冷暖,以洗浴,日三度。(《刘涓子鬼遗方》)

11. 治瘑百疗不瘥　练实一升,地榆根、桃皮、苦参各五两,上四味㕮咀,以水一斗,煮取五升,稍温洗之,日一。(《千金要方》)

12. 治阴囊下湿痒、搔破出水,干即皮剥起　地榆、黄柏、蛇床子各三两,槐白皮(切)一升。水七升,煎取三升,暖以洗疮,日三四。(《医心方》)

13. 治骨折,软组织挫伤　生地榆 120 g,放麻油 500 g 中熬,待地榆呈焦黄色,去渣,另用地榆炭 120 g,冰片 6 g,研粉和上油调成膏状敷患处。(《南京地区常用中草药》)

14. 治瘰证　菝葜根、地榆根各二两,青木香三两,白酒二斤。上药放酒内浸泡 1 周。每晚饮 1～2 杯。(《江苏验方草药选编》)

15. 治风湿性关节炎　寻骨风全草二两,地榆根二两,虎杖根三两,泡酒二斤,浸一周后,每日早、晚饭前,各服一至二杯。(《南京地区常用中草药》)

16. 治疟疾　鲜地榆根 2～3 两,洗净煎汤,于疟发前 2 小时服。此方对日日疟、间日疟都有效,特别对初起疟疾疗效较显著。(《江苏验方草药选编》)

17. 治烫火伤 急用地榆磨油如面,麻油调敷,其痛立止。如已起疱,则将疱挑破放水,然后敷之,再加干末撒上,破损者亦然。(《外科证治全书》)

【临床报道】 1. 治疗咯血 取干地榆 3 kg,煎煮 2 次,浓缩至 12 000 ml,成人每次服 30 ml(相当于生药 7.5 g),每日 4 次,儿童酌减。或用干地榆水煎制成浸膏片(每片含地榆浸膏 1.5 g),成人每次服 5 片,每日 4 次。共治疗 136 例。结果:服汤剂的 74 例中,有效 72 例,无效 2 例;服片剂的 62 例中,有效 60 例,无效 2 例。咯血停止时间平均 4.2 日。服药时不可同服蛋白质类饮食如牛奶、鸡蛋等,以免影响有效成分的吸收[1]。亦有用地榆、甘草各 12 g,加水 400 ml,煎服。每日 1 剂。共治疗 33 例(其中肺结核咯血 24 例,其他原因咯血 9 例)。结果:服药 3 日内止血 21 例,其中 1 日以内止血 4 例,3～7 止血 12 例。对肺结核咯血显效达 62%[2]。

2. 治疗消化道溃疡出血 取地榆每日 12 g,煎汤,分 2 次服。大量失血者配合输血,少数患者并用抗酸药及止痛剂。对大量失血并发休克的 15 例同时配合输血抢救。共治疗 60 例,其中呕血 34 例,便血 56 例。呕血者,用药后 31 例立即停止,另 2 例再呕血 1 次,1 例再呕血 3 次,以后停止。便血者,用药后 41 例未再便血,另 14 例再便血 1～3 次后完全停止,仅 1 例持续 14 日。大便黑转黄或潜血试验转阴平均 5 日。最后 60 例均获治愈,无 1 例死亡和手术。观察发现,内服地榆对溃疡有直接收敛作用,亦有止痛作用。治疗过程中发生便秘者较多[3]。

3. 治疗细菌性痢疾 用地榆片(每片含 0.175 g),每次 6 片,每日服 3 次,小儿酌减。共治疗 91 例。结果:总有效率 95.6%。另治疗健康带菌者 43 例,1 星期后复查,阴转率为 88.37%[4]。

4. 治疗皮肤病 用地榆火炙焦黄,研细过筛,以凡士林配成 30% 地榆膏,外敷患部。敷药前依皮损情况分别以油类或 1：8 000 高锰酸钾液洗或敷。治疗湿疹、皮炎、足癣、瘙痒等各种皮肤病 109 例。结果治愈 47 例,平均治愈时间为 8.31 日,显效 26 例,有效 24 例,无效 12 例。以湿疹及湿疹样皮炎的治愈率最高。对脂溢性湿疹及下肢静脉曲张性湿疹共 26 例全部有效[5]。

5. 治疗带状疱疹 地榆 30 g,紫草 18 g,蜈蚣 6 g,凡士林适量,将前三味药物研细粉,用凡士林适量调匀成膏。每次用药适量涂于患处,每日 2 次。治疗带状疱疹患者 34 例,病程 1～15 日。其中 25 例有明显的皮疹伴疼痛,9 例皮疹轻微而以局部疼痛为主。结果:34 例全部治愈,用药时间最长 7 日,最短 3 日[6]。

6. 治疗小儿肠伤寒 用地榆 30 g,白花蛇舌草 15 g,水煎至 50 ml 内服,4 岁以下减半,每日 2～3 次,待体温下降后改为每日服 1 次,至大便培养阴性为止。治疗 57 例 14 岁以下的患儿。结果:49 例治愈,8 例无效。治愈退热时间平均为 7.3 日,治疗中未见不良反应[7]。

7. 治疗宫颈糜烂 微波联合地榆制剂治疗 110 例宫颈糜烂患者,观察其疗效,并与 100 例采用微波联合龙胆紫治疗的患者进行比较。结果发现,术后治疗组阴道出血排液平均时间明显比对照组短($P <$ 0.05),大部分在 1 周左右;两组患者术后 6 周、12 周的治愈率也有显著性差异($P <$ 0.05)[8]。

8. 治疗痤疮、压疮 120 例寻常痤疮患者随机分为治疗组和对照组各 60 例,治疗组给予黄连联合地榆制成的散剂外用,对照组口服维胺脂胶囊,治疗 4 周后发现治疗组疗效明显优于对照组,总有效率达到 95%,且复发率低[8]。地榆粉外用治疗Ⅲ期压疮 50 例,14 日内治愈 46 例,显效 4 例,治疗过程中患者无不适[8]。

9. 治疗多发性骨髓瘤化疗后白细胞减少 48 例骨髓瘤患者例均接受相同方案化疗,按随机数字表法分为对照组和试验组。对照组 22 例采用化疗药物治疗,试验组 26 例在对照组基础上加用地榆升白片(地榆为主要成分)治疗,观察两组间白细胞变化情况。结果:试验组白细胞减少程度轻于对照组($P <$ 0.05);化疗后 3 周,治疗组白细胞水平较对照组稳定($P <$ 0.05)[9]。

10. 治疗子宫肌瘤 对 50 例子宫肌瘤患者行选择性子宫动脉插管及介入栓塞治疗,观察治疗效果及术后临床症状改善情况。结果子宫动脉造影显示子宫肌瘤主要以一侧动脉供血,共 39 例(78%);两侧动脉同时供血者 9 例(18%);卵巢动脉参与供血者 2 例(4%)。治愈 5 例(10%),显效 33 例(66%),有效 10 例(20%),无效 2 例(4%)[10]。

【药论摘录】 1.《神农本草经》:"味苦,微寒。主妇人乳痛,七伤,带下病,止痛,除恶肉,止汗,疗金疮。"
2.《名医别录》:"甘、酸,无毒。止脓血,诸瘘,恶疮,热疮,消酒,除消渴,补绝伤,产后内塞,可作金疮膏。”“主内漏，止血不足。”

3.《齐民要术》：“地榆汁酿酒，治风痹，补脑。”

4.《药性论》：“苦，平。治产后余瘀，疹痛，七伤，治金创，止血痢，蚀脓。”

5.《新修本草》：“主带下十二病。”

6.《日华子本草》：“排脓，止吐血、鼻洪、月经不止、血崩、产前后诸血疾，赤白痢并水泻，浓煎止肠风。”

7.《本草纲目》：“地榆，除下焦热，治大小便血证。止血，取上截切片炒用，其梢能行血，不可不知。”

8.《本草经疏》：“妇人乳痓痛者，厥阴肝经有热，以致血分热壅所致也。七情伤于带脉，故带下也；五漏者，阳明大肠湿热伤血病也。血热则肿而作痛，恶肉者，亦血热极则瘀，故肿而成恶肉也。伤则出血，血出必发热而作痛，金疮是也。脓血不止，皆血热所致。诸瘘恶疮，莫不由血热所生。苦寒能凉血泄热，热散则血活肿消，故并主如上诸疾也。性行而带补，味兼甘酸，故补绝伤及产后内塞也。消酒、除渴、明目，止纯血痢、疳痢极效。治肠风者，皆善祛湿热之功也。沉寒入下焦，故多主下部湿热诸病。”

9.《本草求真》：“地榆，诸书皆言因其苦寒，则能入于下焦血分除热，俾热悉从下解，又言性沉而涩，凡人症患吐衄崩中，肠风血痢等症，得此则能涩血不解。按此不无两歧，讵知其热不除，则血不止，其热既清，则血自安，且其性主收敛，既能清降，又能收涩，则清不虑其过泄，涩亦不虑其或滞，实为解热止血药也。”

10.《本草正义》：“地榆苦寒，为凉血之专剂。妇人乳痛带下，多由于肝经郁火不疏，苦寒以清泄之，则肝气疏达，斯痛可已，而带可止。然气滞痰凝之乳痛，及气虚不摄之带下，非其治也。止痛除恶肉，皆以外疡言之，血热火盛，则痛而多恶肉，地榆清热凉血，故止疡患作痛，而能除恶肉。《本经》又疗金疮，《别录》谓止脓血，恶疮热疮，可作金疮膏，皆即此清火凉血之功用。且所谓主七伤，补绝伤，亦皆指外疡言之，非谓地榆苦寒能治虚损之劳伤也。止汗而除消渴，皆寒以胜热之效。消酒者，即苦寒以胜湿退热也。地榆凉血，故专主血热而治疮疡，能止汗，又苦寒之性，沉坠直降，故多主下焦血证，如溲血、便血、血淋、肠风、血痔、血痢、崩中、带下等皆是。”

【品种沿革】 集解　1.《名医别录》：“生桐柏（河南南部与湖北交界处）及冤朐（山东菏泽县西南）山谷，二月、八月采根，曝干。”

2.《本草经集注》：“今近道处处有。叶似榆而长，初生布地，而花子紫黑色如豉，故名玉豉，一茎长直上。”

3.《本草图经》：“宿根三月内生苗，初生布地，茎直，高三四尺，对分出叶，叶似榆，少狭细长，作锯齿状，青色。七月开花如椹子，紫黑色，根外黑里红，似柳根。”

考证　地榆始载于《神农本草经》，列为中品。从以上关于地榆的记述，并结合《本草图经》“江宁府地榆”图的特征看，古代所用地榆即是 *Sanguisorba officinalis* L.，而《本草图经》“衡州地榆”图的特征，似为长叶地榆 S. *officinalis* L. var. *longifolia*（Bert.）Yü et Li。

【地方志】 1.元·脱因、俞希鲁《至顺镇江志·卷四·土产》：“地榆……以上诸品，《本草图经》虽不载本郡所出，然今皆有之，姑叙于此。”

2.元·张铉《至正金陵新志·卷七·物产》：“地榆，按《本草》，以上并出江宁。……地榆，按《本草》，并出溧阳州。”

3.明·张峰《海州志·卷二·土产》：“药材曰地榆。”

4.清·何绍章、杨履泰《丹徒县志·卷一七·物产》：“地榆同上：叶似榆而狭，有细齿，子如桑椹而长，似枣。”

参考文献 ▶▶

成分

[1] Nonaka G, et al. J Chem Soc Perkin tran I, 1982(4)：1067

[2] Nippon Shinyaku Co Ltd. C A, 1984,100：136144r

[3] Nonaka G, et al. Chem Pharm Bull, 1982,30(6)：2255

[4] Tanaka T, et al. J Chem Res Synop, 1985,(6)：176

[5] Tanaka T, et al. Phytochemistry, 1983.22(11)：2575

[6] Tanaka T, et al. Chem Pharm Bull, 1984,32(1)：117

[7] Kosuge T, et al. Chem Pharm Bull, 1984,32(11)：4478

［8］Nonaka G, et al. Chem Pharm Bull, 1984,32(2):483

［9］秦国伟,等.中草药,1991,22(11):483

［10］Itiro Y, et al. Chem Pharm Bull, 1971,19(8):1700

［11］Bukharov VG, et al. Russian Chemical Bulletin, 1970, 19(10):2265

［12］Liu X, et al. Tetrahedron, 2004,60:11647

［13］程东亮,等.中草药,1995,26(11):570

［14］刘向前,等.高等学校化学学报,1992,13(6):767

［15］姜云梅,等.西北药学杂志,1993,8(1):17

［16］Cheng DL, et al. Phytochemistry, 1992,31(4):1317

［17］刘向前,等.中草药,1993,24(9):451

［18］赵元,等.中国生化药物杂志,2007,28(1):20

药理

［1］熊永爱,等.天然产物研究与开发,2014,26(4):499

［2］熊永爱,等.第十二次中药鉴定学术会议暨中药资源保护与产业化发展国际学术交流会,2013

［3］高小平,等.中国天然药物,2006,4(2):137

［4］代燕平,等.中国中药杂志,2014,39(9):1685

［5］代燕平.成都中医药大学(学位论文),2014

［6］党春兰,等.中国医学物理学杂志,1997,14(3):7

［7］程郁昕,等.中国中医药科技,2006,13(5):337

［8］周滢,等.时珍国医国药,2014,25(6):1386

［9］傅乃武,等.中药药理与临床,1994,10(2):13

［10］张晓霞.中国民族民间医药,2014,(7):22,25

［11］俞浩,等.中药材,2014,37(1):34

［12］王振飞,等.时珍国医国药,2008,19(3):671

［13］秦三海,等.山东医药,2010,50(15):24

［14］秦三海,等.中医药学报,2013,41(1):10

［15］秦三海,等.中医药学报,2012,40(5):38

［16］秦三海,等.中华中医药杂志,2012,(3):700

［17］张继东,等.中兽医医药杂志,2011,13(5):20

［18］曾万玲,等.贵阳中医学院学报,1992,14(4):55

［19］赵崧,等.实用临床医药杂志,2011,15(7):1,8

［20］易慧兰,等.中国药师,2015,18(10):1668,1673

［21］吴卫刚,等.浙江中医杂志,2014,49(5):323

［22］魏智芸,等.时珍国医国药,2009,20(8):1958

炮制

［1］蒋纪洋,等.中药材,1990,(1):31

［2］蒋纪洋,等.山东中医杂志,1988,(1):36

［3］王琦,等.中药通报,1988,(9):18

［4］南云生,等.中成药,1990,(4):15

临床报道

［1］禹纯璞,等.中医杂志,1984,(8):33

［2］许学爱,等.中医杂志,1961,(4):14

［3］杨景宽,等.中华内科杂志,1960,(3):248

［4］邵阳市卫生局防疫站.湖南医药杂志,1978,(3):18

［5］汪心治,等.中华皮肤科杂志,1963,9(5):324

［6］丁望,等.医外治杂志,2000,9(6):49

［8］叶招浇,等.药学服务与研究,2015,15(1):47

［9］冯春,等.中医学报,2013,(12):1794

［10］张鹏天,等.基层医学论坛,2015,19(22):3028

37. 地骷髅 Dì Kū Lóu

《本草纲目拾遗》

【异名】 出子萝卜、老萝卜头、地枯萝、气萝卜、枯萝卜、空莱菔、老萝卜。

【来源】 为十字花科植物萝卜 *Raphanus sativus* L. 的老根。

【原植物】 萝卜,又名莱菔。

二年或一年生草本,高 20～100 cm。直根肉质,长圆形、球形或圆锥形,外皮绿色、白色或红色。茎有分枝,无毛,稍具粉霜。基生叶和下部茎生叶大头羽状半裂,顶裂片卵形,侧裂片 4～6 对,长圆形,有钝齿,疏生粗毛,上部叶长圆形,有锯齿或近全缘。总状花序顶生或腋生;萼片长圆形;花瓣 4,白色、紫色或粉红色,倒卵形,具紫纹,下部有长 5 mm 的爪;雄蕊 6,4 长 2 短;雌蕊 1,子房上位,钻状,柱头柱状。长角果圆柱形,在相当种子间处缢缩,并形成海绵质横隔;顶端有较长的尖喙。种子 1～6 个,卵形,微扁,红棕色,有细网纹。花期 4～5 月,果期 5～8 月(图 37 - 1)。

分布于全国各地,均为栽培。

本省各地有栽培。

【栽培】 **生长环境** 为半耐寒性植物,喜温凉光照充足的气候。以土层深厚、土质疏松、保水保肥性良好的沙壤土为佳,土壤的 pH 以 5.3～7 为合适。

繁殖方法 种子繁殖。点播、条播和撒播,覆土保持湿润。

田间管理 出苗后进行间苗、浇水、追肥、中耕锄草、施追肥。肉根生长期注意浇水,并追施复合肥。

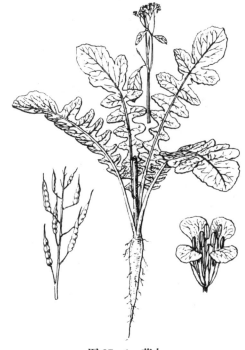

图 37 - 1 萝卜

病虫害防治 病害有黑腐病、病毒病、软腐病、霜霉病,可用新植霉素 4 000 倍液或 50％DT 500 倍液防治黑腐病,早期可用 1.5％的植病灵 500 倍液防治病毒病,可用 77％可杀得可湿性粉剂 600～800 倍液防治软腐病,可用 53％金雷多米尔 600 倍液防治霜霉病。虫害有蚜虫、黄曲条跳甲、小地老虎等,可用 40％乐果乳油 1 000 倍液喷雾防治蚜虫,幼虫期可在灌水后用 90％敌百虫 500 倍液灌根或淋施杀虫双 800 倍液防治黄曲条跳甲和小地老虎。

【采收加工】 夏季开花结子后采挖,除去茎叶及根梢,洗净,稍润,切厚片,晒干。

【药材】 地骷髅 Raphani Radix 本省各地曾有产。

性状鉴别 呈圆柱形、圆锥形、长圆锥形,稍扁,略扭曲,长 5～18 cm,直径 2～4 cm。表面黄白色或紫褐色,多数具扭曲纵皱纹,有的交叉而呈网状纹理,并有横长线形皮孔及稀疏支根痕。顶端常残留中空的茎基。体轻,质较硬脆,断面淡黄白色,中部疏松或呈小空洞状。气微,味辛。

显微鉴别 **粉末** 浅棕黄色。导管多为具缘纹孔导管,较大,纹孔较密。石细胞圆多角形,壁稍增厚,纹孔及孔沟稀疏。木纤维呈长条状或不规则长梭形,多弯曲,末端较尖,有的一端分枝,单斜纹孔或相交成十字形,稀疏。木栓细胞类多角形,壁较薄,微木化。网纹细胞形状不规则,具网状纹孔,纹孔大,卵圆形或不规则形。

理化鉴别 取本品粉末 1 g,加乙醇 30 ml,加热回流 30 分钟,滤过,滤液蒸干,残渣加甲醇 1 ml 使溶解,作为供试品溶液。另取地骷髅对照药材 1 g,同法制成对照药材溶液。按薄层色谱法试验,吸取上述两种溶液各 5 μl,分别点于同一硅胶 G 薄层板上,以三氯甲烷-乙酸乙酯-甲醇-水(15∶40∶22∶10)10℃以下放置分层的下层溶液为展开剂,展开,取出,晾干,喷以 10% 硫酸乙醇溶液,在 105℃加热至斑点显色清晰。供试品色谱中,在与对照药材色谱相应的位置上,显相同颜色的斑点;置紫外光灯(365 nm)下检视,供试品色谱中,在与对照药材色谱相应的位置上,显相同颜色的荧光斑点。

品质标志 1. 经验评价 以身干、色淡黄、肉白、质轻者为佳。

2. 含量测定 按水溶性浸出物测定法热浸法测定,含水溶性浸出物不得少于 18.0%。

【炮制】 取原药材,除去杂质,洗净,润透,切段,干燥,筛去灰屑。

饮片性状 地骷髅参见“药材”项。

贮干燥容器内,置通风干燥处。

【药性】 甘、微辛,平。归脾、胃、肺经。

【功能】 行气消积,化痰,解渴,利水。

【主治】 食积气滞,腹胀痞满,痢疾,咳嗽痰多,消渴,脚气,水肿。

【用法用量】 内服:煎汤,10～30 g;或入丸、散。

【注意事项】 脾胃虚寒者不宜生食。

【附方】 1. 治痞块 陈年木瓜一个,地骷髅四两。煎汁,时常服一小盏。气痞、食痞俱治。(《本草纲目拾遗》引《医宗汇编》)

2. 治黄疸变为臌胀、气喘、翻胃、胸膈饱闷、中脘疼痛,并小儿疳疾结热,噤口痢疾,结胸伤寒,伤力黄肿并脱力黄各证 人中白(火煅醋淬七次)一两,神曲、白萝卜子、地骷髅各五钱,砂仁二钱(以上俱炒),陈香橼一个。共为末,蜜丸桐子大,每服三五七丸,或灯草汤下,或酒下。(《本草纲目拾遗》引《海昌方》万应丹)

3. 治消渴 用出子萝卜三枚,净洗薄切,日干为末,每服二钱,煎猪肉汁澄清调下,食后,并夜卧,日三服。(《简要济众方》独胜散)

4. 治通身肿 出子萝卜、浮麦。上二味(不拘多少),一处浸汤服。(《普济方》)

【药论摘录】 1.《本草纲目拾遗》:“能大通肺气,解煤炭熏人毒。”

2.《分类草药性》:“性温。消肿气,止咳化痰,消面积,治痢症。”

3.《天宝本草》:“治胃火,消痰,除积聚,诸般气滞,肚腹胀满。”

【品种沿革】 集解 1.《新修本草》:“陶谓温菘是也。其嫩叶为生菜食之,大叶熟啖,消食和中,根效在芜菁之右。”

2.《蜀本草》:“《图经》云:名萝蔔,生江北,秦晋最多。”

3.《本草图经》:“芜菁及芦菔旧不著所出州土,今南北皆通有之。芦菔即下莱菔,今俗呼萝蔔是也……莱菔功用亦同(芜菁),然力猛更出其右。断下方亦用其根,烧熟入药,尤能制面毒。昔有婆罗门僧东来,见食麦面者,云:此大热,何以食之。又见食中有萝蔔,云:赖有此以解其性。自此相传,食面必啖芦菔。凡人饮食过度饱,宜生嚼之,佳。”

4.《本草纲目》:“莱菔,今天下通有之。昔人以芜菁、莱菔二物混注,已见蔓菁条下。圃人种莱菔,六月下种,秋采苗,冬掘根。春末抽高薹,开小花,紫碧色,夏初结角。其子如大麻子,圆长不等,黄赤色,五月亦可再种。其叶有大者如芜菁,细者如花芥,皆有细柔毛。其根有红、白二色,其状有长、圆二类。大抵生沙壤者脆而甘,生瘠地者坚而辣。根、叶皆可生可熟,可菹可酱,可豉可醋,可糖可腊,可饭,乃蔬中之最有利益者,而古人不深详之,岂因其贱而忽之耶? 抑未谙其利耶?”

5.《日用本草》:“夏月复种者,名夏萝卜,形小而长者,名蔓菁萝卜。”

6.《植物名实图考》:"《滇海虞衡志》:滇产红萝卜,颇奇,通体玲珑如胭脂,最可爱玩,至其内外通红,片开如红玉板,以水浸之,水即深红。"

考证　本品原植物萝卜(莱菔),始见于《名医别录》。古代本草早先将莱菔与芜菁合为一条,《新修本草》始将两者分立。以上诸家本草论述表明,古代莱菔的栽培品种颇多,形态颜色各异,与当前栽培品种情况相似。地骷髅入药时间较莱菔晚,明清时代医家方有应用。

38. 百合 Bǎi Hé

《神农本草经》

【异名】　重迈、中庭，重箱、摩罗、强瞿、百合蒜。

【来源】　为百合科植物卷丹 *Lilium lancifolium* Thunb.、百合 *Lilium brownii* F. E. Brown var. *viridulum* Baker 的肉质鳞叶。

【原植物】　1. 卷丹　又名虎皮百合、倒垂莲、药百合、黄百合、宜兴百合、南京百合。

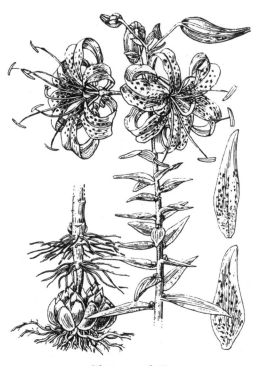

图 38-1　卷丹

多年生草本，高 60～100 cm。鳞茎近宽球形；鳞片宽卵形，白色。茎直立，带紫色条纹，具白色绵毛。叶散生，矩圆状披针形或披针形，两面近无毛，先端有白毛，边缘有乳头状突起，有 5～7 条脉，上部叶腋有珠芽。花 3～6 朵或更多；苞片叶状，卵状披针形，先端钝，有白绵毛；花梗紫色，有白色绵毛；花下垂，花被片披针形，反卷，橙红色，有紫黑色斑点；外轮花被片长 6～10 cm，宽 1～2 cm，内轮花被片稍宽，蜜腺两边有乳头状突起，尚有流苏状突起；雄蕊6，四面张开，花丝淡红色，无毛，花药矩圆形；子房圆柱形，3 室，花柱柱头稍膨大，3 裂。蒴果狭长卵形，室间开裂，绿色。种子多数。花期 6～8 月，果期 9 月（图 38-1、彩图 38-2）。

生于林缘路旁及山坡草地，现全国各地都有栽培。分布于河北、江苏、浙江、安徽、江西、山东、河南、湖北、湖南、广东、四川、贵州、云南、西藏、陕西、甘肃等省。

本省分布于连云港、江宁、南京、句容、宜兴、苏州等地。均为栽培。

2. 百合　又名夜合花、白花百合、野百合。

草本，高达 1.5 m。鳞茎近球形，其暴露部分带紫色，鳞叶广展如荷花状。茎无毛，常有紫色条纹。叶有短柄，叶片披针形或窄披针形。花 1 至数朵生于茎端；花被片 6，乳白色，微黄，长约 15 cm，背面中肋带淡紫色，顶端向外张开或稍反卷。蒴果长圆形。花期 5～7 月，果期 8～10 月。

生于山坡林下或溪沟边，或有栽培。分布于河北、江苏、浙江、安徽、福建、江西、河南、湖北、湖南、广东、广西、四川、贵州、云南、陕西、甘肃等省。

本省各地有分布，有栽培。

【栽培】　**生长环境**　喜向阳，耐寒耐旱，忌酷热，雨水不宜过多。以排水良好的沙质壤土及干燥的黏质壤土为佳。

繁殖方法　鳞茎繁殖。秋季将较大鳞茎用竹刀切去基部，分离鳞片，将鳞片栽植于苗床，小鳞茎直接栽植。

田间管理　秋季至翌年春季及时除草，结合追肥进行中耕，6 月孕蕾期及时摘心。

病虫害防治　病害有青霉病、丝核菌、疫霉菌、腐霉菌,可用千分之一的克菌丹、百菌清、多菌灵等杀菌剂水溶液浸泡鳞茎防治青霉病,用土壤消毒剂消毒已被怀疑感染的土壤防治丝核菌、疫霉菌、腐霉菌。虫害有蚜虫,可用乐果乳剂加水喷射防治。

【采收加工】　秋季采挖,洗净,剥取鳞叶,置沸水中略烫,干燥。

【药材】　百合 Lilii Bulbus　全省各地均有产,宜兴曾大面积栽培。

性状鉴别　呈长椭圆形,长 2～5 cm,宽 1～2 cm,中部厚 1.3～4 mm。表面黄白色至淡棕黄色,有的微带紫色,有数条纵直平行的白色维管束。顶端稍尖,基部较宽,边缘薄,微波状,略向内弯曲。质硬而脆,断面较平坦,角质样。气微,味微苦(图 38 - 3、彩图 38 - 4)。

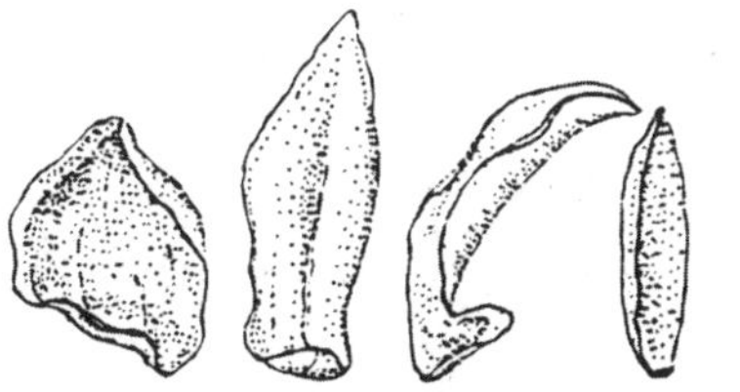

图 38 - 3　百合药材图

显微鉴别　粉末

(1) 百合:灰白色。未糊化淀粉粒呈卵形或长圆形,两端圆或稍平截,直径 5～50 μm,长至 80 μm;脐点人字状、三叉状或马蹄状,层纹明显。表皮细胞壁薄,微波状;气孔类圆形者,直径 51～61 μm,扁圆形者直径 56～67 μm,长圆形者直径 40～48 μm,长 45～61 μm;副卫细胞 3～5 个。螺纹导管直径约至 25 μm(图 38 - 5)。

(2) 卷丹:米黄色。未糊化淀粉粒呈长卵圆形,类圆形或不规则形,直径 4～29 μm,长约至 46 μm,脐点不明显,呈人字状或短缝状,多位于小端,层纹隐约可见。表皮细胞垂周稍增厚,有的呈连珠状;气孔类圆形,直径 60～68 μm;副卫细胞 3～5 个,保卫细胞有纹理。螺纹、网纹导管直径约至 30 μm(图 38 - 6)。

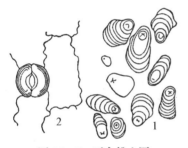

图 38 - 5　百合粉末图

1.淀粉粒　2.表皮细胞及气孔

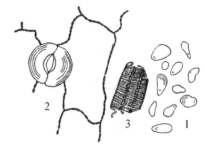

图 38 - 6　卷丹粉末图

1.淀粉粒　2.表皮细胞及气孔　3.导管

理化鉴别　取本品粉末 1 g,加甲醇 10 ml,超声处理 20 分钟,滤过,滤液浓缩至 1 ml,作为供试品溶液。另取百合对照药材 1 g,同法制成对照药材溶液。按薄层色谱法试验,吸取上述两种溶液各 10 μl,分别点于同一硅胶 G 薄层板上,以石油醚(60～90℃)-乙酸乙酯-甲酸(15:5:1)的上层溶液为展开剂,展开,取出,晾干,喷以 10% 磷钼酸乙醇溶液,加热至斑点显色清晰。供试品色谱中,在与对照药材色谱相应的位置上,显相同颜色的斑点。

品质标志　1. 经验评价　以鳞叶均匀、肉厚、质硬、筋少、色白、味微苦者为佳。

2. 含量测定　按水溶性浸出物测定法冷浸法测定,含水溶性浸出物不得少于 18.0%。

【成分】　1. 卷丹　鳞叶中含有酚酸甘油酯类化合物:1,3-O-二阿魏酰基革油,1-O-阿魏酰-3-O-P 香豆酰基甘油,1-O-阿魏酰甘油,1-O-p 香豆酰基甘油;糖苷类化合物:麦冬皂苷 D(ophipogonin D)、卷丹皂苷 A(lililancifoloside A)[1],薯蓣皂苷(dioscin)[2]、(2S)-1-O-p-香豆酰基-2-O-β-D-吡喃葡萄糖基-3-O-乙酰甘油(regaloside B)、(2S)-1-O-p-香豆酰基-2-O-β-D-吡喃葡萄糖基甘油(regaloside D)、(2S)-1-O-咖啡酰基-2-O-β-D-吡喃葡萄糖基-3-O-乙酰甘油(regaloside E)、(2S)-1-O-p-香豆酰基-3-O-β-D-吡喃葡萄糖基甘油(regaloside A)、(2S)-1-O-p-阿魏酰基-3-O-β-D-吡喃葡萄糖甘油(regalosideF)[3]、26-二羟基-5-胆甾烯-16,22-二氧-3-O-α-L-吡喃鼠李糖-(1→2)-β-D-吡喃葡萄糖苷(26-O-β-D-glucopyranosyl-3β, 26-dihydroxy cholestan-16, 22-dioxo-3-O-α-Lrhamno-pyranosyl-(1→2)-β-D-glucopyranoside)[4],26-O-β-D-吡喃葡萄糖-3β,26-二羟基胆甾烷-16,22-二氧-3-O-α-L-吡喃鼠李糖-(1→2)-β-D-吡喃葡萄糖苷(26-O-β-D-glucopyranosyl-3β,26-dihydroxy cholestan-16,22-dioxo 3-O-α-L-rhamnopy ranosyl-(1→2)-β-D-glucopyranoside)[5],正丁基-β-D-吡喃果糖苷(n-butyl-β-D-fructopyranoside);生物碱类化合物:秋水仙碱(colchicine)等[6];磷脂类化合物:磷脂酰胆碱(PC),双磷脂酰甘油(DPG),磷脂酸(PA),磷脂酰胆碱(LPC),磷脂酰肌醇(PI),磷脂酰乙醇胺(PE),神经鞘磷脂(SM)[7],脑磷脂(cephalin),卵磷脂(lecithin)等[8];微量元素:钙(Ca),镁(Mg),铁(Fe),铝(Al),钾(K),磷(P),锌(Zn),钛(Ti),镍(Ni),锰(Mn)等[9];氨基酸类化合物:精氨酸(arginine),脯氨酸(proline),谷氨酸(glutamic acid),赖氨酸(lysine),苯丙氨酸(phenylalanine),缬氨酸(valine),丙氨酸(alanine),天冬氨酸(aspartic acid)等[10]。此外,还含有β-谷甾醇(β-sitosterol),豆甾醇(stigmasterol),大黄素(emodin)[11],胡萝卜苷(daucosterol),水溶性多糖(BHP)[12],水溶性非淀粉多糖(WSNSP),多糖(LBPS-Ⅰ)等[13]。

2. **百合** 还含甾体皂苷类成分:27-O-[(3S)-3-O-β-D-glu-3-methylglutaroyl] isonarthogenin 3-O-[α-L-rha-(1→2)]-β-D-glucoside,24S,25S)-3β,17α,24-trihydroxy-5α-spirostan-6-one 3-O-α-L-rha1→2)-β-D-glucoside,(25R)-27-O-[(S)-3-hydroxy-3-methylglutaryl]-spirost-5α-3β,27-diol 3-O-α-L-rha-(1→2)-β-D-glucoside,26-O-β-D-glu-nuatigenin 3-O-α-L-rha-(1→2)-β-D-glucoside,26-O-β-D-glu-nuatigenin 3-O-β-D-glucoside 等[14]。

【药理】 1. 镇咳、祛痰作用 卷丹、百合水提液灌胃,在小鼠二氧化硫引咳实验中均有镇咳作用;在小鼠酚红实验中有祛痰作用,能增强呼吸道排泌功能,使黏膜排泄分泌的酚红量增加[1]。

2. 镇静作用 卷丹、百合水提液灌胃,增加小鼠戊巴比妥钠的睡眠时间及阈下剂量的睡眠率,有明显的镇静作用[1]。

3. 耐缺氧、抗疲劳、抗应激作用 卷丹溶液灌胃,能延长小鼠的常压耐缺氧时间,延长急性脑缺血性缺氧小鼠的耐缺氧时间,普通百合(即百合)则无此作用。卷丹和普通百合灌胃,都能延长亚硝酸钠中毒小鼠的存活时间[2]。卷丹水提液灌胃,延长小鼠的游泳时间,具有抗疲劳效能。卷丹、百合水提液灌胃,对强的松龙所致的小鼠肾上腺皮质功能衰竭起保护作用,延长肾上腺皮质功能衰竭小鼠的负重游泳耗竭时间[1]。

4. 抗过敏作用 卷丹、百合水提液灌胃,抑制二硝基氯苯(DNCB)引起的小鼠迟发型过敏反应[1]。

5. 抗抑郁作用 百合(卷丹)有效部位灌胃,能提高抑郁症模型大鼠大脑皮层多巴胺、5-羟色胺的含量,这可能是其抗抑郁的作用机制之一[3]。

6. 其他作用 高剂量龙牙百合(即百合)灌胃,可以促进大黄造成的药物依赖性便秘模型大鼠的胃肠蠕动,改善药物依赖性便秘大鼠胃肠道的传输功能[4]。在琼脂打孔扩散法和稀释法实验中,百合(卷丹)的不同溶剂提取物对细菌和真菌(金黄色葡萄球菌、大肠埃希菌、藤黄微球菌、铜绿假单胞菌、黄霉菌以及粪肠球菌)均有一定程度的抑制效果[5]。

【炮制】 1. 百合 取原药材,除去杂质及走油瓣。

2. 蜜百合 取炼蜜用适量开水稀释后,加入净百合拌匀,闷透,置锅内,用文火加热,炒至不粘手为度,取出放凉。每 100 kg 百合,用蜜 5 kg。

饮片性状 百合参见"药材"项。蜜百合形如百合,表面老黄色,滋润,略有光泽,味微甜。

贮干燥容器内,蜜百合密闭,置通风干燥处。

【药性】 甘、微苦,微寒。归心、肺经。

【功能】 养阴润肺,清心安神。

【主治】 阴虚久咳,痰中带血,热病后期,余热未清,或情志不遂所致的虚烦惊悸、失眠多梦、精神恍惚,痈肿,湿疮。

【用法用量】 内服:煎汤,6~12 g;或入丸、散;亦可蒸食、煮粥。外用:适量,捣敷。

【注意事项】 风寒咳嗽及中寒便溏者禁服。

【附方】 1. 治肺脏壅热烦闷 新百合四两,用蜜半盏,拌和百合,蒸令软,时时含如枣大,咽津。(《太平

圣惠方》)

2. 治咳嗽不已,或痰中有血　款冬花、百合(焙,蒸)等分。上为细末,炼蜜为丸,如龙眼大。每服一丸,食后临卧细嚼,姜汤咽下,嚼化尤佳。(《济生续方》百花膏)

3. 治失音不语　百合、百药煎、杏仁(去皮、尖)、诃子、薏苡仁各等分。上为末,鸡子清和丸弹子大。临卧嚼化一丸。(《古今医统》百合丸)

4. 治肺痈　白花百合,或煮或蒸,频食,拌蜜蒸更好。(《经验广集》百合煎)

5. 治百合病发汗后者　百合七枚(擘),知母三两(切)。上先以水洗百合,渍一宿,当白沫出,去其水,更以泉水二升,煎取一升,去渣;别以泉水二升煎知母,取一升,去渣后,合和煎取一升五合,分温再服。(《金匮要略》百合知母汤)

6. 治百合病不经吐下发汗,病形如初者　百合七枚(擘),生地黄汁一升。上以水洗百合,渍一宿,当白沫出,去其水,更以泉水二升煎取一升,去渣,内地黄汁煎取一升五合,分温再服,中病勿更服,大便当如漆。(《金匮要略》百合地黄汤)

7. 治百合病变发热者　百合一两(炙),滑石三两。上为散,饮服方寸匕,日三服,当微利者止服,热则除。(《金匮要略》百合滑石散)

8. 治颅颏疮(一名独骨疮)　百合、黄柏各一两,白及一分,蓖麻子仁五十粒(研)。为散,用朴硝水和作饼贴之,日三五上。(《圣济总录》百合散)

9. 治天疱湿疮　生百合捣涂,一二日即安。(《濒湖集简方》)

【临床报道】 1. 治疗老年性便秘　百合50～60 g(鲜者80～100 g),蜂蜜20 g。将干百合浸泡4小时(鲜者无需浸泡),加水300 ml,文火煎30分钟,煮至百合烂熟后入蜂蜜和匀。每日1剂,分早晚2次服。15日为1个疗程,一般治疗1个疗程。共治疗35例,结果痊愈27例,好转5例,无效3例。总有效率91.4%[1]。

2. 治疗更年期综合征　取蜂蜜150 g,干百合120 g。先把百合研末,过筛,与蜂蜜一起放入大碗中调匀,隔水蒸1小时。微温后分2～3次服食,每日1剂,连服3日即效,15日而愈[2]。

3. 治疗皮肤溃疡　用百合纯粉,调以麻油外用,治疗皮肤溃疡久不愈合。使用方法:患处以生理盐水清洗后,涂上药物,每日1次,5日为1个疗程,共用3个疗程,随访3个月。本组25例中,痊愈22例,有效3例。总有效率达100%。痊愈22例中,用1个疗程治愈者6例,2个疗程治愈者11例,3个疗程治愈者5例。有效者3例,用1个疗程即明显好转,但其中1例未坚持第2个疗程,余2例用2个疗程后明显好转[3]。

4. 治疗带状疱疹　带状疱疹50例,随机分为两组,每组25例。治疗组取鲜百合捣烂取汁,涂于皮疹处,每日3次,涂至水疱干涸结痂为止。对照组皮疹处涂龙胆紫,每日2次,并肌内注射维生素B_1 100 mg、维生素B_{12} 500 μg,每日1次,疗程7～10日[4]。结果:治疗组疼痛消失时间平均为2日,对照组为5日;结痂时间治疗组平均为6日,对照组为10日。总有效率治疗组84%,对照组64%,差异显著,有统计学意义。

5. 治疗扁平疣　取百合粉30 g,加75%酒精100 ml内,浸泡10日,过滤除渣,取滤液装瓶备用。用小毛笔或棉签,蘸少许百合酊,滴在疣表面,每日3～5次,到痊愈止。治疗扁平疣68例(其中44例曾分别用维生素B_1、维生素B_{12}、聚肌胞、板蓝根等治疗无效)。结果:痊愈59例,占86.7%;好转7例,占10.4%;无效2例,占2.9%。治愈时间最短3日,最长58日,平均18.7日。4例复发但皮损较轻,占5.1%,仍用此药治疗后痊愈。临床中用药3～5日,疣体逐渐缩小,继续用药,随着疣基底长出正常新生皮肤,疣体逐渐消失[5]。

【药论摘录】 1.《神农本草经》:"味甘,平。主邪气腹胀,心痛,利大小便,补中益气。生川谷。"

2.《名医别录》:"无毒。主除浮肿,胪胀,痞满,寒热,通身疼痛,及乳难,喉痹肿,止涕泪。一名重箱,一名重迈,一名摩罗,一名中逢花,一名强瞿。生荆州。二月、八月采根,曝干。"

3.《本草衍义》:"百合,张仲景用治伤寒坏后百合病须此也。茎高三尺许,叶如大柳叶,四向攒枝而上。其颠即有淡黄白花,四垂向下覆,长蕊;花心有檀色,每一枝颠须五六花。子紫色,圆如梧子,生于叶间;每叶一子,不在花中,此又异也。根即百合,其色白,其形如松子壳,四向攒生,中间出苗。"

4.《本草蒙筌》:"(百合)洲渚山野俱生,花开红白二种。根如葫蒜,小瓣多层,人因美之,称名百合。白花者,养脏益志,定胆安心;逐惊悸狂叫之邪,消浮肿痞满之气;止遍身痛,利大小便;辟鬼气、除时疫咳逆,杀蛊毒、治外科痈疽;乳痈喉痹殊功,发背搭肩立效……蒸食能补中益气,作面可代粮过荒。赤花者,仅治外科,不理他病。凡采待用,务必分留。"

5.《本草纲目》:"百合一茎直上,四向生叶。叶似短竹叶,不似柳叶。五、六月茎端开大白花,长五寸,六出,红蕊四垂向下,色亦不红。红者叶似柳,乃山丹也。百合结实略似马兜铃,其内子亦似之。其瓣种之,如种蒜法。山中者,宿根年年自生……寇氏所说,乃卷丹,非百合也,苏颂所传不堪入药者,今正其误。叶短而阔,微似竹叶,白花四垂者,百合也。叶长而狭,尖如柳叶,红花,不四垂者,山丹也。茎叶似山丹而高,红花带黄而四垂,上有黑斑点,其子先结在枝叶间者,卷丹也。卷丹以四月结子,秋时开花,根似百合。其山丹四月开花,根小少瓣。盖一类三种也。"

6.《药性纂要》:"百合气清,味淡质重,故主收主降而能敛肺气以止虚咳。"

7.《医林纂要·药性》:"百合,以敛为用,内不足而虚热、虚嗽、虚肿者宜之,与姜之用正相反也。"

8.《本草正义》:"百合,乃甘寒滑利之品,《本经》虽曰甘平,然古今主治,皆以清热泄降为义,其性可见。《本经》主邪气,《别录》主寒热,皆以蕴结之热邪言之。主腹胀心痛,利大小便,除浮肿胪胀,痞满疼痛,乳难,喉痹,皆滑润开结,通利泄导之功用。《本经》又以为补中益气,《日华》又有安心益志等说,皆谓邪热去而正气自旺,非径以甘寒之品为补益。仲景《金匮》以主伤寒后之百合病,《外台秘要》中更多此法,则百合病者,本为伤寒病后余热未清之证,所以神志恍惚,莫名苦,故谓之百脉一宗,悉致其病,百合能清泄肺胃之热,而通调水道,导泄郁热,是以治之。然则凡胪胀浮肿等证,必系热阻气郁,百合方为正治,而寒湿交滞,脾肾阳衰者皆当忌之。甄权谓其除心下急满,治脚气,亦必以有热者为宜。甄权又主热咳,洁古为止嗽,又必以肺热炽甚,气火灼金之证,乃为合法;而风寒外束,肺气不宣之咳,为禁品。古方以百合、款冬花同熬成膏,名曰百花膏,治久咳痰血之病,亦以阴虚火旺,上烁燥金,故以百合之清润降火,合之款冬之微温开泄者,宣散气火,滋益肺虚,是为正治。而世俗或以百合通治外感之嗽者,又未免寒降遏抑,反令肺气窒塞,外邪无从宣泄矣。"

【品种沿革】 集解 1.《名医别录》:"百合,生荆州川谷。二月、八月采根曝干。"

2.《本草经集注》:"近道处处有。根如胡蒜,数十片相累。人亦蒸煮食之,乃言初是蚯蚓相缠结变作之。俗人皆呼为强仇,仇即瞿也,声之讹尔。亦堪服食。"

3.《新修本草》:"此药有二种:一种细叶,花红白色;一种叶大,茎长,根粗,花白,宜入药用。"

4.《食疗本草》:"红花者名山丹。不甚良。"

5.《日华子本草》:"红百合,此是红花者,名连珠。"

6.《本草图经》:"百合,生荆州川谷,今近道处处有之。春生苗,高数尺,秆粗如箭。四面有叶如鸡距,又似柳叶,青色,叶近茎微紫,茎端碧白。四、五月开红白花,如石榴觜而大。根如葫蒜重叠,生二三十瓣。二月、八月采根,曝干。人亦蒸食之,甚益气。又有一种,花黄有黑斑,细叶,叶间有黑子,不堪入药。""徐锴《岁时广记》:二月种百合法,宜鸡粪。或云百合是蚯蚓所化,而反好鸡粪,理不可知也。又百合作面最益人,取根曝干,捣细,筛,食之如法。"

7.《本草衍义》:"百合,张仲景用治伤寒坏后百合病,须此也。茎高三尺许,叶如大柳叶,四向攒枝而上。其颠即有淡黄白花,四垂向下覆,长蕊。花心有檀色,每一枝颠,须五六花。子紫色,圆如梧子,生于枝叶间。每叶一子,不在花中,此又异也。根即百合,其色白,其形如松子壳,四向攒生,中间出苗。"

8.《救荒本草》:"百合,一名重箱,一名摩罗,一名中逢花,一名强瞿。生荆州山谷,今处处有之。苗高数尺,干粗如箭,而有叶如鸡距,又似大柳叶而宽,青色稀疏。叶近茎微紫,茎端碧白。开淡黄白花,如石榴嘴而大,四垂向下,覆长蕊;花心有檀色。每一颗须五六花。子色圆如梧桐子,生于枝叶间。每叶一子,不在花中,此又异也。根色白,形如松子壳,四面攒生,中间出苗;又如葫蒜,重叠生二三十瓣。又有一种开红花,名山丹,不堪用。救饥:采根煮熟食之,甚益人气。又云:蒸过,与蜜食之;或为粉,尤为佳。"

9.《本草纲目》:"百合,一茎直上,四向生叶。叶似短竹叶,不似柳叶。五六月茎端开大白花,长五寸,六出,红蕊四垂向下,色亦不红。红者叶似柳,乃山丹也。百合结实略似马兜铃,其内子亦似之。其瓣种之,如种蒜法。山中者,宿根年年自生。未必尽是蚯蚓化成也。蚯蚓多处,不闻尽有百合,其说恐亦浪传耳。""山丹根百合,小而瓣少,茎亦短小。其叶狭长而尖,颇似柳叶,与百合迥别。四月开红花,六瓣不四垂,亦结小子。燕、齐人采其花跗未开者,干而货之,又名红花菜。卷丹茎叶虽同而稍长大。花六瓣四垂,大于山丹。四月结子在枝叶间,入秋开花在颠顶,诚一异也。其根有瓣似百合,不堪食,别一种也。"

考证　百合始载于《神农本草经》,列为中品。考百合品类,历代均有数种。《新修本草》云有两种,以叶之大小及花之红白分,然皆可入药,而以叶大、根粗、花白者为良。《本草图经》所述百合性状,与《新修本草》"细叶、花红白"者同,同时又特别指出,另一种花黄有黑斑、叶间有黑点者不堪入药。至《本草纲目》则明确分出一类三种:一名百合,叶似短竹叶,开大白花;一名山丹,叶狭长尖如柳叶,红花;一名卷丹,红花带黄有黑斑点,子结在枝叶间。此三种均为百合科百合属植物,今皆作百合入药。江苏品种主要为卷丹 *Lilium lancifolium* Thunb. 和百合 *Lilium brownii* F. E. *Brown var. viridulum Baker*。

【地方志】　1. 宋·史能之《重修毗陵志·卷一三·土产》:"百合,《本草》云摩罗,或云蚯蚓所化。根类胡蒜,花色浅黄,上有黑点如洒墨然。"

2. 元·脱因、俞希鲁《至顺镇江志·卷四·土产》:"百合:红白色,根如蒜迭生数十瓣,可蒸食,甚甘。又一种名川百合,杏黄色,上有洒墨点,花须翘起,须端紫粒,摇摇若悬缀。"

3. 元·张铉《至正金陵新志·卷七·物产》:"百合,按《本草》,并出溧阳州。"

4. 明·刘启东《高淳县志·卷一·物产》:"药属,百合。"

5. 明·张峰《海州志·卷二·土产》:"药材曰百合。"

6. 明·张衮《江阴县志·卷六·土产》:"百合:根类胡蒜,数十片相累。一名重迈,一名重匡。"

7. 清·何绍章、杨履泰《丹徒县志·卷一七·物产》:"山丹:一名红百合。根苗俱似百合,但实小而瓣短,味苦。土人通呼百合。花色红,采得晒干,名红花菜。案百合非润产,所产者惟此,《康熙志》百合、山丹并见花卉部,盖未审也。"

8.《药物出产辨》:"百合,有产江苏省,名苏合,味略苦。均夏季出新。"

参考文献 ►►

成分

[1] 杨秀伟,等.波谱学杂志,2002,19(3):301

[2] 高淑怡,等.中国实验方剂学杂志,2012,18(16):337

[3] 张勤.国外医学(中医中药分册),1990,12(4):64

[4] 侯秀云,等.中国药物化学杂志,1998,8(1):52

[5] 侯秀云,等.药学学报,1998,33(12):923

[6] 杨林莎,等.河南中医药学刊,2002,17(1):74

[7] 郭戎,等.中药材,1991,14(9):32

[8] 吴杲,等.现代应用药学,1997,14(2):16

[9] 吴汉斌,等.现代应用药学,1991,8(2):15

[10] 钟海雁,等.经济林研究,2002,20(3):37

[11] 封士兰,等.中国中药杂志,1994,14(2):16

[12] 侯秀云,等.第四军医大学学报,1998,19(1):88

[13] 曲伟红,等.湖南中医药导报,2004,10(3):75

[14] 罗林明,等.中国中药杂志,2018,43(7):1416

药理

[1] 李卫民,等.中药材,1990,13(6):31

[2] 邵晓慧,等.山东中医药大学学报,2000,24(5):387

[3] 郭秋平,等.中成药,2009,31(11):1669

[4] 巫全胜,等.时珍国医国药,2012,23(12):3017.

[5] 周英,等.食品科学,2008,29(2):94

临床报道

[1] 郑红.江苏中医,2001,(4)22:24

[2] 兰福森,等.蜜蜂杂志,2003,(3):28

[3] 邓汉成,等.中国民间疗法,1996,(4):38

[4] 肖孝葵.临床皮肤科杂志,1998,27(3):166

[5] 王北方.医学理论与实践,1992,5(1):34

39. 百部 Bǎi Bù

《本草经集注》

【异名】 百部根、白并、嗽药,百条根、野天门冬、山百根,牛虱鬼,药虱药。

【来源】 为百部科植物直立百部 *Stemona sessilifolia*（Miq.）Miq. 或蔓生百部 *Stemona japonica*（Bl.）Miq. 的块根。

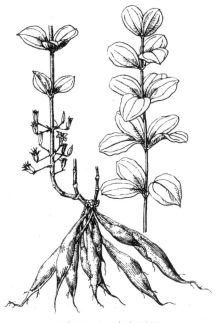

图 39-1　直立百部

【原植物】 1. 直立百部　多年生草本,高 30～60 cm。块根簇生,肉质,纺锤形。茎直立,不分枝。叶 3～4 片轮生;有短柄或几无柄;叶片卵形至椭圆形,先端急尖或渐尖,基部楔形;叶脉通常 5 条,中间 3 条特别明显。花腋生,多数生于茎下部鳞叶腋内,花梗细长;花被片 4,卵状披针形;雄蕊 4,紫色,药隔膨大成披针形附属物,花药线形,先端有狭卵状附属物;子房卵形,柱头短,无花柱。蒴果。花期 4～5 月,果期 7 月(图 39-1)。

生于山坡灌丛或竹林下。分布于山东、安徽、浙江、福建、河南、湖北等省。

本省分布于连云港、宜兴、盱眙、镇江。

2. 蔓生百部　又名百部草、婆妇草、蔓草百部。

多年生草本,高 60～90 cm。全株无毛。根肉质,数个至数十个簇生。茎下部直立,上部蔓状。叶 3～4 片轮生;叶柄长 1.5～3 cm;叶片卵形或卵状披针形,先端锐尖或渐尖,基部圆形或截形,全缘;叶脉 5～9 条。花梗丝状,其基部贴生于叶片中脉上,每梗通常单生 1 花;花被 4 片,淡绿色,卵状披针形至卵形;雄蕊 4,紫色,花丝短,花药内向,线形,先端有一箭头状附属物;子房卵形,甚小,无花柱。蒴果广卵形而扁,内有长椭圆形种子数颗。花期 5 月,果期 7 月(图 39-2)。

生于阳坡灌木丛下或竹林下。分布于安徽、浙江、福建、江西、湖北等省。

本省分布于南京、句容、溧阳、宜兴。

【栽培】　生长环境　喜阴凉湿润、较温暖的环境,耐寒性强,怕干旱,忌积水。以土层深厚、疏松肥沃、排水良好、富含腐殖质的沙质壤土栽培为宜。

繁殖方法　种子繁殖或分株繁殖。种子繁殖用育苗移栽法:北方 3 月下旬至 4 月上旬、南方 8～9 月播种,在畦上开横沟,沟心距

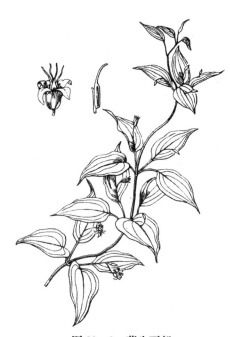

图 39-2　蔓生百部

25~30 cm,深 7~10 cm,播幅约 10 cm,将种子匀播沟中,施人畜粪水,盖草木灰,再盖细土 4~5 cm,然后盖谷壳。当年 11 月后移栽。按行株距 50 cm×35 cm,穴深 15~20 cm,底平,每穴 1 株,覆土,浇淡人畜粪水。

分株繁殖:在冬季倒苗后或春季未萌发前,结合收获,挖出块根,剪下大个的供药用,分割成小株,每株具有壮芽 2~3 个和小块根 2~3 个,开穴栽种。

田间管理 每年 4 月和 6 月各进行 1 次中耕除草追肥。蔓生百部苗高 20 cm 左右时,在株旁插一竹竿或树枝,供蔓茎缠绕,并将相邻的竹竿顶端每 3~4 个扎在一起,更为坚固,便于管理。春季苗期干旱应及时浇水,雨季及时排除田间积水,防止烂根。冬季清除干枯茎叶后培土,并施杂肥 1 次。

病虫害防治 本品无明显病虫害。

【采收加工】 春、秋两季采挖,除去须根,洗净,置沸水中略烫或蒸至无白心,取出,晒干。

【药材】 百部 Stemonae Radix 本省南京、句容、溧阳、宜兴等地曾有产。

性状鉴别 1. 直立百部 呈纺锤形,上端较细长,皱缩弯曲,长 5~12 cm,直径 0.5~1 cm。表面黄白色或淡棕黄色,有不规则深纵沟,间或有横皱纹。质脆,易折断,断面平坦,角质样,淡黄棕色或黄白色,皮部较宽,中柱扁缩。气微,味甘、苦(图 39-3)。

2. 蔓生百部 两端稍狭细,表面多不规则皱褶和横皱纹。

显微鉴别 1. 块根横切面

(1) 直立百部:根被为 3~4 列细胞,壁木栓化及木化,具致密的细条纹。皮层较宽。中柱韧皮部束与木质部束各 19~27 个,间隔排列,韧皮部束内侧有少数非木化纤维;木质部束导管 2~5 个,并有木纤维和管胞,导管类多角形,径向直径至 48 μm,偶有导管深入至髓部。髓部散有少数细小纤维(图 39-4)。

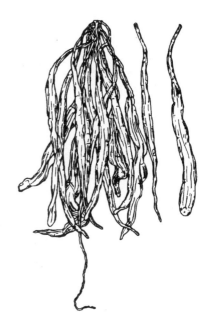

图 39-3 直立百部药材图

(2) 蔓生百部:根被为 3~6 列细胞。韧皮部纤维木化。导管径向直径约至 184 μm,通常深入至髓部,与外侧导管束作 2~3 轮排列(图 39-5)。

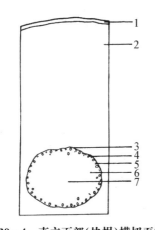

图 39-4 直立百部(块根)横切面简图

1.根被 2.皮层 3.内皮层 4.木质部束 5.韧皮部束 6.髓部纤维 7.髓

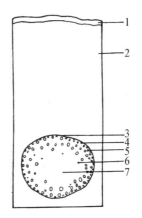

图 39-5 蔓生百部(块根)横切面简图

1.根被 2.皮层 3.内皮层 4.韧皮部束 5.木质部束 6.纤维 7.髓

2. 粉末

(1) 直立百部:灰黄色。根被细胞淡黄棕色或无色。表面观呈长方形或长多角形,壁木栓化及木化,整个细胞壁均有致密交织的细条纹。具缘纹孔导管直径 16~80 μm,导管分子端壁常倾斜,具长的梯形穿孔

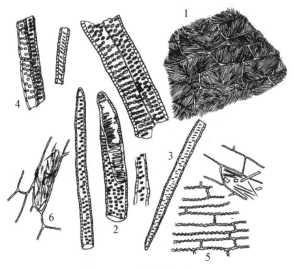

图 39 - 6 直立百部粉末图

1.根被细胞　2.具缘纹孔导管及管胞　3.木纤维　4.木薄壁细胞　5.内皮层　6.草酸钙针晶

板,具缘纹孔较密,有的横向延长并数个连接。内皮层细胞表面观呈长方形,直径约至 24 μm,壁稍厚,纵向壁细波状或螺旋状弯曲,横向壁平直,非木化或微木化。木纤维较长,直径 12～24 μm,壁稍厚,木化,具单斜纹孔或具缘纹孔,纹孔口相交成人字形或十字形。导管旁木薄壁细胞长方形,端壁平截,少数稍倾斜或一端渐尖,直径 22～35 μm,有较大的类圆形单纹孔。草酸钙针晶较少,常不规则充塞于薄壁细胞中,甚细,长约 60 μm,少数较粗,直径约 5 μm,似细柱状(图 39 - 6)。

(2) 蔓生百部:与直立百部相似。但具缘纹孔导管较大,直径 64～136 μm;木纤维直径约至 32 μm;草酸钙针晶难察见。

理化鉴别　取本品粉末 5 g,加 70％乙醇 50 ml,加热回流 1 小时,滤过,滤液蒸去乙醇,残渣加浓氨试液调节 pH 至 10～11,再加三氯甲烷 5 ml 振摇提取,分取三氯甲烷层,蒸干,残渣加 1‰盐酸溶液 5 ml 使溶解,滤过。滤液分为两份:一份中滴加碘化铋钾试液,生成橙红色沉淀;另一份中滴加硅钨酸试液,生成乳白色沉淀。

品质标志　1. 经验评价　以根粗壮、质坚实、色黄色者为佳。

2. 含量测定　按水溶性浸出物测定法热浸法测定,含水溶性浸出物不得少于 50.0％。

【成分】　1. 直立百部　根含百部碱(stemonine),原百部碱(protostemonine),对叶百部碱(tuberostemonine),百部定碱(stemonidine),异百部定碱(isostemonidine),霍多林碱(hordorine),直立百部碱(sessilistemonine)[1～3]等生物碱。

2. 蔓生百部　根含百部碱,二氢百部碱,二氢原百部碱[2,3],百部定碱,异百部定碱,原百部碱,蔓生百部碱(stemonamine),异蔓生百部碱(isostemonamine)[2],stemonamide,isostemonamide[4],对叶百部碱(tuberostemonine)B、C,双去氢对叶百部碱(bisdehydrotuberostemonine)B、C,isomaistemonine[5]等生物碱。

【药理】　镇咳作用　在小鼠氨水引咳法实验中,直立百部、蔓生百部的水煎液、总生物碱和非生物碱提取物均有止咳作用。水煎液和总生物碱提取物止咳强度为直立百部大于蔓生百部。总生物碱提取物止咳作用强于水煎液和非生物碱提取物。百部止咳作用强弱不受产地影响,蜜百部止咳作用强于百部片[1]。

【炮制】　1. 百部　取原药材,除去残留根茎及杂质,洗净,润透,切厚片,干燥。

2. 蜜百部　先将炼蜜加适量开水稀释后,加入净百部拌匀,闷透,置锅内。用文火炒至表面呈黄色,不粘手为度,取出放凉。每 100 kg 百部片,用炼蜜 12.5 kg。

3. 炒百部　取净百部片,置锅内用文火炒至微黄色时,取出放凉。

饮片性状　百部参见"药材"项。蜜百部色泽较深呈黄色,滋润,带黏性,偶有粘连块。味甜。炒百部表面微黄色,略有焦斑。

贮干燥容器内,蜜百部、炒百部密闭,置阴凉干燥处。

【药性】　苦、微甘、微温。归肺经。

【功用】　润肺止咳,杀虫灭虱。

【主治】　新久咳嗽,肺痨,百日咳,蛲虫病,体虱,癣疥。

【用法用量】　内服:煎汤,3～10 g。外用:适量,煎水洗,或研末外敷,或浸酒涂擦。

【注意事项】　脾胃虚弱者慎服。

【附方】　1. 治三十年久嗽方　百部根二十斤。捣取汁,煎如饴。服一方寸匕,日三服。(《千金要方》)

2. 治肺寒壅嗽,微有痰　百部三两(炒),麻黄三两(去节),杏仁四十个(去皮尖,微炒,煮三五沸)。上为末,炼蜜丸,如芡实大。加松子仁肉五十粒,糖丸之含化,大妙。(《小儿药证直诀》百部丸)

3. 治咳嗽无问新久冷热,并宜服之　款冬花、百部各一两,知母、贝母各半两(去心,炒)。上为细末。每服三四钱,用暖齑汁调下,食后。(《御药院方》百部散)

4. 治肺虚　百部四两,生地黄五斤(取汁熬成稀膏)。上将地黄膏和百部末为丸,如梧桐子大。每服三十丸,食后米饮下。(《鸡峰普济方》百部丸)

5. 治寸白虫　百部根五钱,槟榔五钱。水煎服,一剂虫全下。(《傅青主男科》治寸白虫方)

【临床报道】 1. 治疗百日咳　用百部糖浆(每百部原药150 g,制糖浆100 ml),2岁以下每次服10 ml,2岁以上每次服15 ml,每日3次,观察期为1个月,治疗百日咳95例,治愈42例,有效39例,无效14例。治愈时间最快者3日,最慢者19日,平均12日。一般于服药后第4日起即有显效,未发现不良反应[1]。

2. 治疗肺结核　百部晒干研细末,童雌鸡去内脏及头足加水煮极烂取浓汁(每1 kg净童雌鸡肉煨汁750 g),调和为丸(每1 kg百部粉配鸡汁750 g)。每服10 g,每日早晚各服1次,20天为1个疗程。临床观察153例,服药1～7.5个疗程,临床症状消失,显著减轻或减轻的139例,有效率为90.8%;经X线复查的72例,病灶消失或显示进步6例,病灶钙化2例,硬结12例,部分硬结3例,吸收好转14例,溶解期及溶解播散期转为浸润期4例,病灶缩小或稳定但分期同前15例,共56例,X线检查好转率占77.7%。无进步的16例。多数服用1～2个疗程后,症状改善,食欲增进,体重增加。[2]。

3. 治疗慢性气管炎　用百部20 g,水煎2次,合并药液约60 ml。每服20 ml,每日3次,10日为1个疗程,连服3个疗程。临床观察110例,结果,近控36例(32.73%),显效35例(31.81%),好转25例(22.73%),无效14例(12.73%),总有效率87.27%。对于单纯型疗效较好,对喘息型的疗效差。服药期间偶见上腹部不适、腹泻、口干等反应,不影响治疗[3]。

4. 治疗蛲虫病　生百部一两(30 g),切碎,加水200 ml,煎半小时左右,使成30 ml(或浓缩至20 ml),于23点钟左右作保留灌肠(此系儿童每日每次量,成人可加倍),连续治疗10～12日为一个疗程。临床观察177例,痊愈者134例(75.7%),未愈者43例(占24.3%)。但如辅以使君子粉和大黄泡水口服者,疗效可以提高,其治愈率为88%(治疗58例,痊愈51例)[4]。

5. 治疗慢性外耳道炎　大黄、百部各30 g,采用生理盐水清洗后放入密闭容器,加入75%乙醇约100 ml,至所有药材完全被浸泡,将容器密封,常温下放置10天,摇匀后取浸液,置滤网过滤,分装8 ml滴耳液中,常温保存备用。彻底清除外耳道耵聍及分泌物、碎屑等附着物,以耳用棉签蘸取大黄百部浸液,均匀涂搽外耳道病变皮肤上,每天3次,连续应用1周。共治疗40例,治愈36例,显效2例,无效2例,总有效率95.0%。与对照组(硼酸酒精滴耳液治疗40例)比较,疗效优于对照组,差异显著($P < 0.05$)[5]。

6. 治疗酒糟鼻　将百部30 g,20%～70%酒精100 ml,置于500 ml扩口磨口瓶内,混匀,浸泡1～2周,即可取百部的醇浸液备用。用时,用棉签蘸取百部醇浸液搽鼻,15天为一疗程。直至鼻部及面部皮肤恢复正常色,一般3～6个疗程即愈。共治疗酒糟鼻21例,19例患者鼻部及面部皮肤恢复正常皮肤色,2例鼻部与面部结合处为褐色,毛细血管稍露。所有患者均未再复发[6]。

7. 治疗皮肤瘙痒症　用百部50 g,60%酒精500 ml,甘油50 ml。先将酒精和甘油混合均匀,然后将生百部50 g加入,浸泡48小时即可。用浸泡液每日外擦3～4次,直至痊愈。共治疗200例,结果痊愈113例,好转69例,无效18例,总有效率91%[7]。

8. 治疗婴儿湿疹　用百部20 g,黄连15 g,苍术20 g,加水200 ml,文火煎至100 ml,放置使用。每日加热1次,防止中草药煎剂变质。每日皮损局部涂用2～3次,疗程4周。湿疹患儿106例,经治疗6周,痊愈81例(76.4%),显效16例(15.1%),有效6例(5.5%)。显效率为91.5%,有效率为97%。治疗用药起效时间最短2天。治疗过程中发现,病程短、年龄小、皮损薄者起效快,病程时间长、皮损肥厚者则起效慢[8]。

9. 治疗头虱　取百部100 g,浸于75%酒精500 ml中,3日后去渣备用。治疗时取百部酊适量,涂于头部毛发根区,每晚1次。涂药后用塑料袋扎在头部,以保持湿润,不透气。次日早晨用清水洗净头部。共治疗头虱病50例,结果全部痊愈。其中用药1次痊愈者30例,用药2次痊愈者13例,用药3～5次痊愈者

7例[9]。

10. 治疗阴虱病 生百部与75%酒精按1:4的比例,浸泡10日后装瓶备用。使用时取适量涂阴毛或腋毛处,每日2次,待瘙痒症状消失后连续用药2日停药。共治疗81例,全部治愈[10]。

11. 治疗脚气(癣) 方法1:将洗净泥土的新鲜百部根茎切开,将汁液均匀涂在患处,2~3次/日。第1日皮肤渗出液减少,粗糙面变得平滑,角化硬皮开始脱落,生长出散在的正常皮肤,瘙痒感明显减轻。第2日溃疡处渗出液消失,并露出小部分正常皮肤,痒感消失。第3日患处生长出绝大部分正常的皮肤。第5天后脚气病治愈。此方法选择患者10例,治愈率100%,无1例复发。方法2:取晾晒好的百部20 g,浸泡于2 000 ml温水中3~4小时,使其充分浸润。泡脚时水温28~30℃,30~40分/次为宜,2~3次/天,每剂水可使用2~3次。第1日痒感减轻,溃疡面渗出液减少,角化的皮肤软化。第2日痒感明显减轻,渗出消失,生长出散在的正常皮肤。第3日痒感完全消失,生长出少许正常皮肤。第5日左右患处长出绝大部分正常皮肤。第8日治愈。此方法选择患者15例,13例一次性治愈,其余2人因中途中断泡脚2日或4日,10~12日治愈[11]。

【药论摘录】 1.《抱朴子》:"治咳及杀虫。"

2.《名医别录》:"微温。主咳嗽上气。"

3.《本草经集注》:"小毒。火炙,酒渍饮之,疗咳嗽,亦主去虱。"

4.《药性论》:"味甘,无毒。治肺家热,上气咳逆,主润益肺。"

5.《本草拾遗》:"去虫蚕咬兼疗癣疮。"

6.《日华子本草》:"味苦,无毒。治疳、蛔及传尸骨蒸劳,杀蛔虫、寸白、蛲虫。"

7.《本草经疏》:"百部根,苦而下泄,故善降。肺气升则喘嗽,故善治咳嗽上气。能散肺热,故《药性论》主润肺。其性长于杀虫,传尸骨蒸劳,往往有虫,故亦主之。疳热有虫,及蛔虫、寸白虫、蛲虫,皆能杀之。""百部味苦,脾胃虚弱人宜兼保脾安胃药同用,庶不伤胃气。"

8.《本草述》:"百部,乃先哲多谓其能治久嗽,损庵所云,治久嗽用以保肺者也。以此治暴嗽者,宜于肺气素虚之人,而随分寒热,有以佐之,如寒则生姜,热则和蜜,如治久嗽者加蜜,固为其虚而定有热也,岂漫无区别乎哉!"

9.《本草正义》:"百部,善于杀虫……即劳瘵家肺中有虫,亦是虚热,此其专药,似不可谓之性温,故甄权以为甘,《大明》以为苦,苏恭且以为微寒,缪氏《经疏》直谓《别录》为误,盖亦有理。然即曰微温,亦如紫菀温润,专治肺咳之例,究非温热之温,故凡有咳嗽,可通用之。性专下降,故治上气。程钟龄《医学心悟》止嗽散,颇有捷效,功力实在紫菀、百部二味,宣通肺气;《千金方》谓一味取汁浓煎,可愈三十年嗽,有自来矣。石顽谓肺热劳瘵喘嗽,有寸白虫者宜之,蛲虫痢及传尸骨蒸多用之。又谓脾胃虚人弗用,以其味苦伤胃之故。颐谓专主上气,正其味苦之功,凡嗽皆肺气上逆,非此不治,若嫌其微伤胃土中和,以参、术补中之品,相辅而行可也。"

【品种沿革】 集解 1.《本草经集注》:"山野处处有。根数十相连,似天门冬而苦强。"

2.《本草拾遗》:"天门冬根有十余茎,根圆短,实润味甘;百部多者五六十茎,根长尖内虚,味苦不同,苗蔓亦别。今人以门冬当百部,说不明也。"

3.《本草图经》:"百部根,旧不著所出州土,今江、湖、淮、陕、齐、鲁州郡皆有之。春生苗,作藤蔓;叶大而尖长,颇似竹叶,面青色而光;根下作撮如芋子,一撮乃十五、六枚,黄白色。二月、三月、八月采,曝干用。古今方书治嗽多用。"

4.《本草纲目》:"百部亦有细叶如茴香者,其茎青,肥嫩时亦可煮食。其根长者近尺,新时亦肥实,但干则虚瘦无脂润尔。生时擘开去心,曝之。"

5.《植物名实图考》:"百部,《别录》中品。《本草拾遗》云:人多以门冬当百部。今江西所产,苗、叶正如《图经》所述。郑樵所云叶如薯蓣,亦相近。李时珍以为有如茴香叶者,恐误以天门冬当之,以驳郑说,过矣。秋开四尖瓣青白花,艺花者以末浸水去虫。"

考证 百部,始载于《名医别录》,原名"百部根"。其根条甚多,如部伍井然,故称"百部"。又天门冬其根条亦多,两者相像,故有"野天门冬"之称。然天门冬根条较少,而百部根条更多,其苗蔓及药味更自不同,陈藏器辨之甚明。考文献所载百部原有两种,一如《本草图经》所载,作藤蔓状,叶大而尖长,颇似竹叶;一如《本草纲目》所云,细叶如茴香,其茎青而根长。前者现代称为"蔓生百部",后者则相当于"直立百部"。现代还有一种"对叶百部"者,亦作藤蔓缠绕,与蔓生百部相似,但叶大而长,对生(蔓生百部叶轮生),也作百部入药。

【地方志】　1. 元·脱因、俞希鲁《至顺镇江志·卷四·土产》:"百部……以上诸品,《本草图经》虽不载本郡所出,然今皆有之,姑叙于此。"

2. 元·张铉《至正金陵新志·卷七·物产》:"百部,按《本草》,并出溧阳州。"

3. 明·张峰《海州志·卷二·土产》:"药材曰百部。"

4. 清·何绍章、杨履泰《丹徒县志·卷一七·物产》:"百部,《康熙志》:叶似竹叶,亦有似茴香者,根多至五六十茎。"

参考文献 ▶▶

成分

[1] Zhou Y, et al. Rapid Commun Mass Spectrom, 2006, 20(6):1030

[2] Jiang RW, et al. Phytochemistry, 2006, 67(1):52

[3] Liu ZL, et al. Journal of Stored Products Research, 2007, 43(3):290

[4] Zou CY, et al. C A, 2001, 134:97886q

[5] Wang P, et al. Chem Biodivers, 2007, 4(3):523

药理

[1] 胡君萍,等. 中国中药杂志,2009,34(23):3096

临床报道

[1] 王光前. 上海中医药杂志,1959,(4):39

[2] 陈祥呈. 中医杂志,1959,(3):32

[3] 郑祥光. 陕西中医,1986,7(10):439

[4] 上海市立第十一人民医院. 中医杂志,1957,(3):145

[5] 尹志华,等. 人民军医,2011,54(4):326

[6] 林云祥. 中医外治杂志,2010 19(3):21

[7] 陈文杰,等. 中国民间疗法,2001,9(3):23

[8] 宋素玲,等. 中国社区医师·医学专业,2010,12(35):147

[9] 俞华. 中国民间疗法,2002,10(10):29

[10] 杨洁. 中医外治杂志,2000,9(4):49

[11] 宋秀峰. 齐鲁护理杂志,2006,12(1):81

40. 延胡索 Yán Hú Suǒ

《本草拾遗》

【异名】 延胡、玄胡索、元胡索、元胡。

【来源】 为罂粟科植物延胡索 *Corydalis yanhusuo* W. T. Wang 的块茎。

【原植物】 延胡索。

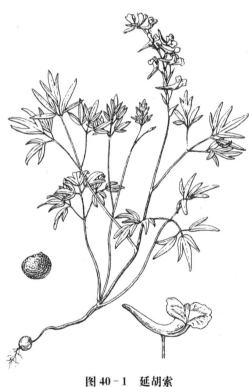

图 40-1 延胡索

多年生草本,高 10~30 cm。块茎圆球形,质黄。茎直立,常分枝,基部以上具 1 鳞片,有时具 2 鳞片,通常具 3~4 枚茎生叶,鳞片和下部茎生叶常具腋生块茎。叶二回三出或近三回三出,小叶三裂或三深裂,具全缘的披针形裂片;下部茎生叶常具长柄;叶柄基部具鞘。总状花序疏生 5~15 朵花;苞片披针形或狭卵圆形,全缘,有时下部的稍分裂;花梗花期长约 1 cm,果期长约 2 cm;花紫红色;萼片小,早落;外花瓣宽展,具齿,顶端微凹,具短尖,上花瓣瓣片与距常上弯,距圆筒形;蜜腺体约贯穿距长的 1/2,末端钝,下花瓣具短爪,向前渐增大成宽展的瓣片,内花瓣长 8~9 mm,爪长于瓣片;柱头近圆形,具较长的 8 乳突。蒴果线形。具 1 列种子(图 40-1,彩图 40-2)。

生于路旁或山坡上。分布于浙江、安徽、河南、湖北及湖南,北京、陕西、甘肃、四川与云南等地有栽培。

本省各地有分布。

【栽培】 **生长环境** 喜温暖湿润的气候。宜排水良好、肥沃疏松、富有腐殖质的沙质壤土。

繁殖技术 块茎繁殖。9 月下旬至 10 月上旬播种,采用宽畦条播,按行距 8~10 cm 开深 5 cm 的浅沟,播幅宽 6 cm,按株距 5~6 cm 将种茎 2 行错开排列于沟内,芽头向上,栽后施肥,再盖细土。第 1 行种好后,再开第 2 行播种沟,将种沟内挖出的土盖在第 1 行的肥料上,厚约 5 cm。依次边开沟、边下种、边施肥、边覆土,进行条播。

田间管理 随时拔除杂草,不能松土。2 月上旬幼苗长出土面时及 4 月上旬开花后,各施追肥 1 次,肥料可用人粪尿或硫酸铵,施用时须用水稀释,不可过浓,以免造成枝叶枯萎或死亡。

病虫害防治 病害有霜霉病、菌核病、锈病,用 1:1:150 的波尔多液或 75% 百菌清可湿性粉剂 600 倍液防治霜霉病,用 50% 农利灵可湿性粉剂 1 000~1 500 倍液或 70% 甲基硫菌灵可湿性粉剂 600 倍液或 50% 多菌灵可湿性粉剂 1 000~1 500 倍液或 70% 甲基硫菌灵可湿性粉剂 600 倍液或 50% 多菌灵可湿性粉剂 500 倍液防治菌核病,用 97% 敌锈钠 300 倍液防治锈病。虫害有地老虎、白丝虫等,可在早晨轻轻翻土捕捉,或在整地时施入 6% 六六六粉。

【采收加工】 夏初茎叶枯萎时采挖,除去须根,洗净,置沸水中煮至恰无白心时,取出,晒干。

【药材】 延胡索 Corydalis Rhizoma 本省各地均少量引种栽培。

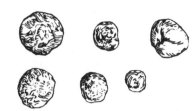

性状鉴别 呈不规则的扁球形,直径0.5~1.5 cm。表面黄色或黄褐色,有不规则网状皱纹。顶端有略凹陷的茎痕,底部常有疙瘩状突起。质硬而脆,断面黄色,角质样,有蜡样光泽。气微,味苦(图40-3、彩图40-4)。

图40-3 延胡索药材图

显微鉴别 1. 块茎横切面 表皮偶有残存。下皮为1~2列厚壁细胞,扁平,长条形,壁厚3~4 μm,木化,纹孔较大,有的纹孔较密形成网状;皮层细胞数列,甚扁平。韧皮部宽广,筛管群散在;韧皮薄壁细胞较大,充满淀粉粒。形成层不甚明显。木质部导管常单个或2~4个相聚,略径向排列,导管直径约至54 μm。髓薄壁细胞充满淀粉粒。

2. 粉末 绿黄色。石细胞类多角形或长圆形,壁较厚,纹孔细密。下皮厚壁细胞绿黄色,多角形或长条形,壁稍弯曲,木化,有的成连珠状增厚,纹孔细密。多为螺纹导管。薄壁细胞中充满糊化淀粉团块(图40-5)。

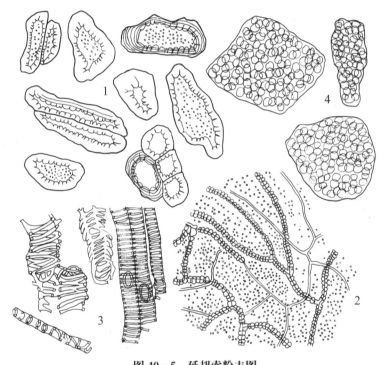

图40-5 延胡索粉末图

1. 石细胞 2. 下皮厚壁细胞 3. 导管 4. 含糊化淀粉的薄壁细胞

理化鉴别 取本品粉末1 g,加甲醇50 ml,超声处理30分钟,滤过,滤液蒸干,残渣加水10 ml使溶解,加浓氨试液调至碱性,用乙醚振摇提取3次,每次10 ml,合并乙醚液,蒸干,残渣加甲醇1 ml使溶解,作为供试品溶液。另取延胡索对照药材1 g,同法制成对照药材溶液。再取延胡索乙素对照品,加甲醇制成每1 ml含0.5 mg的溶液,作为对照品溶液。按薄层色谱法试验,吸取上述三种溶液各2~3 μl,分别点于同一用1%氢氧化钠溶液制备的硅胶G薄层板上,以甲苯-丙酮(9:2)为展开剂,展开,取出,晾干,置碘缸中约3分钟后取出,挥尽板上吸附的碘后,置紫外光灯(365 nm)下检视。供试品色谱中,在与对照药材色谱和对照品色谱相应的位置上,显相同颜色的荧光斑点。

品质标志 1. 经验评价 以个大、饱满、质坚实、断面色黄者为佳。

2. 含量测定 按醇溶性浸出物测定法热浸法测定,用稀乙醇作溶剂,含醇溶性浸出物不得少于13.0%。按高效液相色谱法测定,含延胡索乙素($C_{21}H_{25}NO_4$)不得少于0.050%。

【成分】 块茎含紫堇碱(延胡索甲素)(corydaline),四氢掌叶防己碱(延胡索乙素)(tetrahydropalmatine),四氢黄连碱(延胡索丁素)(tetrahydrocoptisine),掌叶防己碱(palmatine),去氢海罂粟碱(dehydroglaucine),原阿片碱(延胡索丙)(protopine),右旋海罂粟碱,α-别隐品碱(延胡索癸素)(α-allocryptopine)[1~3],四氢非洲防己碱(tetrahydrocolumbamine),紫堇鳞茎碱(corybulbine),去氢紫堇碱(dehydrocorydaline),四氢小檗碱(tetrahydroberberine),非洲防己碱,N-甲基六驳碱(N-methyllaurotetanine),元胡宁(yuanhunine)[1],狮足草碱(leonticine),二氢血根碱(dihydrosan-guinarine),去氢南天宁碱(dehydronantenine)[2],比枯枯灵碱(bicuculline),隐品碱(cryptopine),黄连碱及小檗碱[3]等多种生物碱。

【药理】 1. 镇痛作用　延胡索药粉对醋酸所致小鼠扭体反应有抑制作用,且提高小鼠热板痛阈值[1]。延胡索不同炮制品中,以醋煮延胡索镇痛作用较强[2]。腹腔注射延胡索乙素,对大鼠坐骨神经慢性压迫损伤引起的神经病理性疼痛具有镇痛作用,其机制与抑制海马脂肪酸酰胺水解酶(FAAH)的表达相关[3]。

2. 保护心脏作用　延胡索总生物碱对异丙肾上腺素诱导的大鼠急性心肌缺血有防治作用,作用机制与提高血清超氧化物歧化酶(SOD)活力、降低丙二醛(MDA)含量有关[4]。体外培养乳鼠心肌细胞,复制缺氧-复氧和过氧化氢损伤模型,延胡索中的成分延胡索乙素等对心肌细胞有直接保护能力[5]。延胡索碱注射液对结扎心脏冠状动脉左前降支造成的心肌梗死模型大鼠的红细胞功能有改善作用,能减小心肌梗死范围,对肌酸磷酸激酶、丙氨酸氨基转移酶、α-羟基丁酸脱氢酶等心肌酶有一定的降低作用[6]。

3. 保护肝脏作用　延胡索乙素能明显降低肝损伤小鼠的血清丙氨酸氨基转移酶、天门冬氨酸氨基转移酶和肝组织丙二醛含量,提高肝匀浆超氧化物歧化酶活性,明显减轻肝组织的变性[7]。

4. 抗衰老、抗应激作用　延胡索总生物碱灌胃能增强小鼠抗疲劳能力和耐缺氧能力,提高小鼠的抗应激能力[8]。延胡索总生物碱能促进D-半乳糖所致衰老模型小鼠的记忆恢复正常,升高脑组织中超氧化物歧化酶、过氧化氢酶(CAT)、乙酰胆碱转移酶(ChAT)的含量,降低乙酰胆碱酯酶(AChE)的含量,有抗衰老的作用[9]。

5. 抗炎作用　延胡索不同饮片对二甲苯所致的小鼠耳郭肿胀及醋酸所致的毛细血管通透性的增加都有抑制作用,其中以醋煮延胡索作用较强[2]。

6. 抗肿瘤　延胡索总生物碱对人肝癌细胞 HepG2 有增殖抑制作用,且呈剂量-效应关系,作用机制可能与 miRNAlet-7a、mir-221、mir-222 调控的靶基因有关的增殖抑制作用及其对 HepG2 细胞 microRNA 表达的影响有关[10]。

7. 其他作用　延胡索乙素灌胃,能抑制大鼠静脉血栓、动脉血栓和动静脉旁路血栓的形成[11]。延胡索水提液与左旋延胡索乙素(L-THP)灌胃,对吗啡诱导的大鼠条件性位置偏爱(CPP)效应有抑制作用,逆转纹状体中升高的谷氨酸递质含量,下调 N-甲基-D-天冬氨酸(NMDAR)亚基 NR2B 的表达[12]。延胡索乙素对未孕大鼠离体子宫平滑肌条的运动有抑制作用,这可能与 L 型电压依从性 Ca^{2+} 通道使平滑肌细胞内 Ca^{2+} 浓度降低有关,也可能与前列腺素的合成与释放有关[13]。醌还原酶(QR)诱导活性筛选结果表明,延胡索的生物碱类成分显示了一定的 QR 诱导活性[14]。

【炮制】 1. 延胡索　取原药材,除去杂质,洗净,略浸,润透,切薄片,干燥或用时捣碎。

2. 炒延胡索　取延胡索片或块,置锅内,文火加热,炒至表面显黄色,取出放凉。

3. 醋延胡索　取净延胡索捣碎,加醋拌匀,闷透,置锅中,用文火加热炒干,取出放凉。或取净延胡索,放入用适量清水稀释的米醋液中,煮至醋液被吸尽,取出,切片或干燥后捣碎。每 100 kg 延胡索,用米醋 25 kg。

4. 酒延胡索　取净延胡索片或碎块,加黄酒拌匀,闷透,置锅中用文火加热,炒干,取出放凉。每 100 kg 延胡索片,用黄酒 20 kg。

5. 延胡索炭　取延胡索片或块,置锅内,用武火炒至表面呈焦黑色,内呈焦褐色,喷洒清水少许,灭尽火星,取出凉透,晾干。

饮片性状　延胡索参见"药材"项。炒延胡索片形如延胡索片,表面深黄色。醋延胡索形如延胡索,深绿色,略有醋气。酒延胡索片形如延胡索片,深黄色或黄褐色,略有酒气。延胡索炭,表面呈焦黑色,内呈焦褐色。

贮干燥容器中,密闭,置阴凉干燥处。防霉、防蛀。延胡索炭散热,防复燃。

【药性】 辛、苦,温。归心、肝、脾经。

【功用】　活血散瘀,行气止痛。

【主治】　胸痹心痛,脘腹疼痛,腰痛,疝气痛,痛经,经闭,癥瘕,产后瘀滞腹痛,跌打损伤。

【用法用量】　内服:煎汤,3～10 g;研末服,1.5～3 g;或入丸、散。

【使用注意】　孕妇禁服,体虚者慎服。

【附方】　1. 治热厥心痛,或发或止,久不愈者　金铃子、玄胡各一两。上为细末。每服三钱,酒调下。(《素问病机气宜保命集》金铃子散)

2. 治七疝,心腹冷痛,肠鸣气走,身寒自汗,大便滑泄　玄胡索(炒,去皮)、附子(炮,去皮脐)各一两,木香(不见火)半两。上㕮咀。每服四钱,水一盏半,生姜七片,煎至七分,去滓温服,不拘时候。(《严氏济生方》玄附汤)

3. 治血痢疼痛,饮食不进　延胡(炒),为末。每用二钱,米饮调下,三服痊愈。(《赤水玄珠》延胡止痛散)

4. 治腰痛　官桂、玄胡索、杜仲(去皮,炒丝断),上等分,为细末。每服三钱,空心热酒调下。(《是斋百一选方》)

5. 治牙疼　玄胡索一钱,斑蝥三个(去头足,炒),白丁香三十个。上为细末,新汲水调为丸,如小豆大。每用一丸,以新绵裹,左疼入左耳,右疼入右耳。(《奇效良方》玄胡索散)

【临床报道】　1. 治疗心律失常　用延胡索粉(丸)治疗心律失常 48 例,其中频发房性期前收缩 13 例,阵发性心房颤动 13 例,房性期前收缩伴阵发房颤 2 例,伴短阵房性心动过速 1 例,阵发性室上性心动过速 2 例,持续性心房颤动 17 例。每次口服 5～10 g,每日 3 次,房颤患者复律期间曾服用 15 g,每日 3 次。疗程 4～8 星期。治疗结果,对房性期前收缩、阵发房颤和阵发室上性心动过速的 31 例患者,显效 15 例,明显好转 7 例,好转 4 例,无效 5 例,总有效率 84%。对持续性房颤服药后心室率均明显减慢,有 6 例心率转为窦性。其中 10 例冠心病患者的房颤,5 例复律;而 5 例风湿性心脏病者均未能复律。结果显示,用量 5～10 g 对房性期前收缩有较好的治疗作用,10 g 以上能够控制阵发房颤的发作,并能减弱心房颤动的心室率,进而使一些持续性房颤转复为窦性心律[1]。

2. 治疗头痛　①食醋延胡索煎剂治疗高血压性头痛。取元胡 300 g(鲜品 450 g),用 1 000 ml 清水浸泡 2～3 小时,煎至约 200 ml 时,加食醋 500 ml,小火再煎 20 分钟。头痛时,取煎剂 10 ml 一次口服,半小时后症状无好转者,可加服 3～5 ml。一般服用一次症状即可消失[2]。②用延胡索乙素针剂 2 ml(100 mg),2%盐酸普鲁卡因 1 ml,共 3 ml。以第 2 颈椎棘突与颈乳突之间连线中点的压痛处为封闭点,用一般注射器及针头,进针深度抵达骨膜后稍后退,最好刺中枕大神经(患者有麻胀感),抽无回血及脑脊液,将药液注射到枕大神经周围即可。治疗原发性枕大神经痛 151 例,结果治愈 138 例,有效 13 例;封闭 1 次痊愈者 128 例,封闭 2 次痊愈者 10 例,封闭 2 次有效者 13 例。治愈率 91.4%,有效率 100%[3]。

3. 治疗下肢动脉闭塞症　在行静脉动脉化手术基础上,加服龙蛭玄胡散(地龙、玄胡、水蛭,以 5∶5∶1 比例制成干燥粉末或胶囊),术前 10 日开始予服,用量用法视病情及时间而定,用开水或黄酒送服,45 日为一疗程。治疗下肢动脉闭塞患者 30 例。结果:痊愈 8 例,基本痊愈 13 例,减轻 9 例。实验亦表明,龙蛭玄胡散具有抗凝、溶纤、溶栓、扩血管、促进患肢血液循环的作用,从而达到缓解疼痛,加速溃疡愈合的目的[4]。

【药论摘录】　1.《雷公炮炙论》:“心痛欲死,速觅延胡。”

2.《海药本草》:“味苦、甘,无毒。主肾气,破产后恶露及儿枕,与三棱、鳖甲、大黄为散,能散气,通经络。蛀蚰成末者,使之惟良,偏主产后病也。”

3.《日华子本草》:“除风治气,暖腰膝,破癥癖,扑损瘀血,落胎,及暴腰痛。”

4.《开宝本草》:“主破血,产后诸病因血所为者,妇人月经不调,腹中结块,崩中淋露,产后血晕,暴血冲上,因损下血。或酒摩,及煮服。生奚国,根如半夏,色黄。”

5.《汤液本草》:“治心气痛、小腹痛有神。”

6.《本草纲目》:“活血利气,止痛,通小便。”“延胡索,能行血中气滞,气中血滞,故专治一身上下诸痛,用之中的,妙不可言。盖延胡索活血化气,第一品药也。”

7.《本草乘雅半偈》:“以言疾疢之证因,以言主治之功力,(延胡索)判属血中之气药,气中之血药也。盖气主嘘之,血主濡之,气之所不嘘,即血之所不濡矣。如腹中结块,募络癥瘕之为证,即血留营实之为因;如胠腹气块,盘绕疝癞之为证,即气滞卫实之为因;如崩中淋露,运蛆冲暴之为证,即血菀营实之为因;如奔豚逆厥,百体疼烦之为证,即气弛卫薄之为因。玄胡立鼓血中之气,震行气中之血,虚则补,实则平,致新推陈,推陈致新之良物也。"

8.《本草正义》:"延胡虽为破滞行血之品,然性情尚属和缓,不甚猛烈,古人必以酒为导引助其运行,其本性之不同于峻厉亦可想见。而又兼能行气,不专以破瘀见长,故能治内外上下气血不宣之病,通滞散结,主一切肝胃胸腹诸痛,盖攻破通导中之冲和品也。但走而不守,能治有余之实证,不能治不足之虚证。"

【品种沿革】 **集解** 1.《海药本草》:"生奚国,从安东道来。"

2.《开宝本草》:"根如半夏,色黄。"

3.《本草纲目》:"今二茅山西上龙洞种之,每年寒露后栽,立春后生苗,叶如竹叶样,三月长三寸高,根丛生如芋卵样,立夏掘起。"

4.《本草述》:"延胡索,今茅山上龙洞、仁和笕桥亦种之。"

5.康熙《重修东阳县志》:"延胡索,生田中,虽平原亦种。"

6.《本草乘雅半偈》:"原名玄胡索,避宋真宗讳,易玄为延也。出奚国,从安东来。奚即东北夷。今茅山上龙洞、仁和笕桥亦种之。寒露前栽种,立春后生苗,高三四寸,延蔓布地,叶必三之,宛如竹叶,片片成个,细小嫩绿,边色微红。作花黄色,亦有紫色者。根丛生,乐蔓延,状似半夏,但黄色耳。立夏掘起,阴干者良。"

考证 本品最早见于《雷公炮炙论》序:"心痛欲死,速觅延胡",惜正文未见其条目。延胡索之名始见于唐代《本草拾遗》。唐代曰其"生奚国""从安道来","奚"为隋唐时的游牧民族,分布在以今承德为中心的河北省东北部,旁及内蒙古、辽宁的毗邻地区。"安东"指唐代安东都护府,其辖区屡有变迁,大体以今辽宁省为主并包括河北省东北部和内蒙古东南一角,说明当时延胡索药材主要来自今东北地区。明代以后延胡索品种发生了变化,据《本草纲目》记载,华东(茅山、仁和等地)已有种植,并逐渐成为正品,沿用至今。

【地方志】 1.宋·马光祖、周应合《建康志·卷四二·土贡》:"元参,按《本草》,并出溧阳县。"

2.元·脱因、俞希鲁《至顺镇江志·卷四·土产》:"元参……以上诸品,《本草图经》虽不载本郡所出,然今皆有之,姑叙于此。"

3.元·张铉《至正金陵新志·卷七·物产》:"玄胡索,《茅山志》:并出山中。"

4.明·张峰《海州志·卷二·土产》:"药材曰玄胡索。"

5.明·杨仁甫《嘉靖昆山县志·卷一·土产》:"药之品,玄胡索。"

参考文献

成分
[1]张晓丽,等.沈阳药科大学学报,2008,25(7):537
[2]王文蜀,等.中央民族大学学报(自然科学版),2007,16(1):80
[3]汤法银,等.临床和实验医学杂志,2006,5(2):185

药理
[1]李建绪,等.中药材,2009,32(3):418
[2]张先洪,等.时珍国医国药,2009,20(2):449
[3]王殊秀,等.临床麻醉学杂志,2012,28(7):705
[4]郭萍,等.时珍国医国药,2012,23(4):831
[5]李澎,等.中国中药杂志,2010,35(1):84
[6]刘剑刚,等.中药新药与临床药理,2000,11(2):76
[7]闵清,等.中国中药杂志,2006,31(6):483,521

[8]白雪,等.贵阳医学院学报,2008,33(2):139,147
[9]周昱,等.湖北中医杂志,2007,29(2):6
[10]张国铎,等.南京中医药大学学报,2009,25(3):181
[11]杨娟,等.药学与临床研究,2012,20(5):399
[12]杨明理,等.中药药理与临床,2012,28(1):59
[13]徐敬东,等.中国组织工程研究与临床康复,2007,11(21):4178
[14]施菁,等.中国现代应用药学,2011,28(4):290

临床报道
[1]马胜兴,等.北京医学,1984,6(3):176
[2]贡永志,等.中西医结合杂志,1991,1(2):46
[3]欧阳乐畅.中西医结合杂志,1990,10(9):562
[4]李昌学,等.四川中医,2002,20(12):58

41. 麦冬 Mài Dōng

《滇南本草》

【异名】 麦门冬、虋冬、不死药、禹余粮。

【来源】 为百合科植物麦冬 *Ophiopogon japonicus* (L. f) Ker-Gawl. 的块根。

【原植物】 麦冬,又名羊韭、马韭、羊荠、爱韭、禹韭、忍陵、仆垒、随脂、羊蓍、禹葭、阶前草、书带草、秀墩草、沿阶草。

多年生草本,高 12～40 cm。须根中部或先端常膨大形成肉质小块根。叶丛生;叶柄鞘状,边缘有薄膜;叶片窄长线形,基部有多数纤维状的老叶残基,先端急尖或渐尖,基部绿白色并稍扩大。花葶较叶短,总状花序穗状,顶生,小苞片膜质,每苞片腋生 1～3 朵花;花梗长 3～4 mm,关节位于中部以上或近中部;花小,淡紫色,略下垂,花被片 6,不展开,披针形;雄蕊 6,花药三角状披针形;子房半下位,3 室,花柱基部宽阔,略呈圆锥形。浆果球形,早期绿色,成熟后暗蓝色。花期 5～8 月,果期 7～9 月(图 41－1)。

生于山坡林下、草坡。分布于辽宁、陕西、台湾、浙江、福建、河南、湖北、广西、四川。

本省各地有分布。

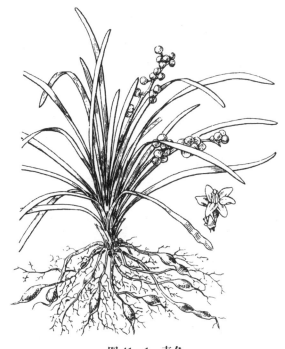

图 41－1 麦冬

【栽培】 生长环境 喜温暖湿润、较荫蔽、无霜期长的环境。耐高温又耐寒,适宜生长的平均温度为 17℃ 左右。苗期要求阴湿条件,可与其他作物间作或给以适当遮阴。以选疏松肥沃、排水良好的中性或微碱性的壤土或沙质壤土栽培为宜。忌连作。

繁殖方法 分株繁殖。4 月上旬收获麦冬时,选健壮、无病虫且未抽嫩叶的植株作种苗,剪去块根和须根,并切去部分老根茎,将叶片剪去 1/3 左右,再分成单株。种植前种苗用清水浸 10～15 分钟,使吸足水分,以利生根。边浸种边种植,如不能及时下种时,可选阴凉处假植。栽种时间 4 月下旬至 5 月上旬。二年生收获的,行株距 26 cm×16 cm,每穴栽苗 8～10 株;三年生收获的,行株距(26～32)cm×(20～25)cm。可在夏、秋季间种玉米,借此减少日光对麦冬的强烈直射。

田间管理 生长期间,应及时除草,浅松土,每半月一次。经常注意浇水,保持土壤湿润,干旱时及时灌水。除了施足基肥外,还必须施用足量追肥,以腐熟人粪尿、磷肥、钾肥为主,时间一般在 4～6 月和 8～9 月,施肥量可根据当地情况酌情施用。

病虫害防治 病害有黑斑病,可用 1：1：100 波尔多液或 65% 代森锌 500 倍液防治。虫害有蛴螬,可人工捕杀或诱杀。

【采收加工】 夏季采挖,洗净,反复曝晒、堆置,至七八成干,除去须根,干燥。

【药材】 麦冬 Ophiopogonis Radix　本省各地曾有产。

性状鉴别　呈纺锤形,两端略尖,长 1.5～3 cm,直径 0.3～0.6 cm。表面淡黄色或灰黄色,有细纵纹。质柔韧,断面黄白色,半透明,中柱细小。气微香,味甘,微苦(图 41-2、彩图 41-3)。

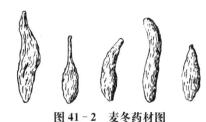

图 41-2　麦冬药材图

显微鉴别　1. 块根横切面　表皮细胞 1 列或脱落,根被为 3～5 列木化细胞。皮层宽广,散有含草酸钙针晶束的黏液细胞,有的针晶直径至 10 μm;内皮层细胞壁均匀增厚,木化,有通道细胞,外侧为 1 列石细胞,其内壁及侧壁增厚,纹孔细密。中柱较小,韧皮部束 16～22 个,木质部由导管、管胞、木纤维以及内侧的木化细胞连结成环层。髓小,薄壁细胞类圆形(图 41-4)。

2. 粉末　黄白色。草酸钙针晶散在或成束存在于黏液细胞中,有的粗大成柱晶。石细胞类方形或类多角形,壁厚,有的一边甚薄,纹孔密,孔沟明显。内皮层细胞长方形或长条形,木化,纹孔点状,较稀疏,孔沟明显。木纤维细长,末端倾斜,壁稍厚,微木化,纹孔斜裂缝状,多相交成十字形或人字形。管胞多为单纹孔及网纹,少数为具缘纹孔导管(图 41-5)。

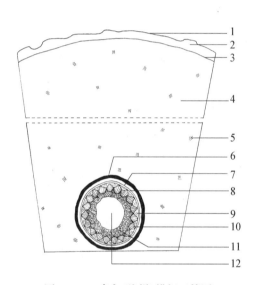

图 41-4　麦冬(块根)横切面简图

1. 表皮　2. 根被　3. 外皮层　4. 皮层　5. 草酸钙针晶束　6. 石细胞层　7. 内皮层　8. 中柱鞘　9. 韧皮部　10. 木质部　11. 纤维　12. 髓

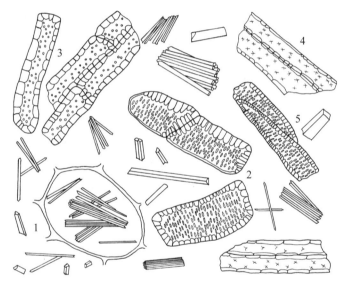

图 41-5　麦冬粉末图

1. 草酸钙针晶束及细柱状结晶　2. 石细胞　3. 内皮层细胞　4. 木纤维　5. 管胞

理化鉴别　取本品 2 g,剪碎,加三氯甲烷-甲醇(7:3)混合溶液 20 ml,浸泡 3 小时,超声处理 30 分钟,放凉,滤过,滤液蒸干,残渣加三氯甲烷 0.5 ml 使溶解,作为供试品溶液。另取麦冬对照药材 2 g,同法制成对照药材溶液。按薄层色谱法试验,吸取上述两种溶液各 6 μl,分别点于同一硅胶 GF$_{254}$ 薄层板上,以甲苯-甲醇-冰醋酸(80:5:0.1)为展开剂,展开,取出,晾干,置紫外光灯(254 nm)下检视。供试品色谱中,在与对照药材色谱相应的位置上,显相同颜色的斑点。

品质标志　1. 经验鉴别　以个肥大、淡黄白色、半透明、质柔韧、味甜、嚼之有黏性者为佳。

2. 含量测定　按水溶性浸出物测定法冷浸法测定,含水溶性浸出物不得少于 60.0%。按紫外-可见分光光度法测定,含麦冬总皂苷以鲁斯可皂苷元(C$_{27}$H$_{42}$O$_4$)计,不得少于 0.12%。

【成分】　麦冬块根含皂苷类:麦冬皂苷(ophiopogonin)B、D[1,2],(23S,24S,25S)-23,24-二羟基罗斯考皂苷元-1-O-[α-L-4-O-乙酰基吡喃鼠李糖基(1→2)][β-D-吡喃木糖基(1→3)]-α-L-吡喃阿拉伯糖苷-24-O-β-D-吡喃岩藻糖苷((23S,24S,25S)-23,24-dihydroxyruscogenin-1-O-[α-L-4-O-acetylrhamnopyranosyl（1→2）］［β-D-xylopyranosyl（1→3）］-α-L-arabinopyranoside-24-O-β-D-fucopyranoside｝[2]等；多糖类：麦冬多糖（POJ）的单糖组成以果糖为主[3]；此外，还有高异类黄酮类：甲基麦冬黄烷酮（methylophiopogonanone）A、B，麦冬黄烷酮（ophiopogonanone）A、B，6-醛基异麦冬黄烷酮（6-aldehydoisoophiopogonanone）等[4]。

【药理】　1. 对心、脑血管系统的影响　麦冬显著降低体外培养的大鼠心肌成纤维细胞活力、［3H］-脯氨酸掺入率、转化生长因子β1（TGF-β1）、信号蛋白分子 Smad2/3 和磷酸化 Smad2/3（p-Smad2/3）表达，提示有抑制心肌纤维化作用[1]。体外培养人脐静脉内皮细胞（HUVEC），用过氧化氢制造 HUVEC 损伤模型，发现麦冬水提物、正丁醇提取物能增加过氧化氢损伤的人脐静脉内皮细胞（HUVEC）的增殖活性，正丁醇提取物可降低过氧化氢增加的细胞间黏附分子-1（ICAM-1）基因的表达，提高血管内皮生长因子（VEGF）、Bcl-2 表达，提示麦冬提取物具有抗凋亡、促增殖、降低细胞间黏附分子-1 表达的作用，尤以正丁醇提取物效果更为显著[2]。麦冬多糖 MDG-1 在血管内皮细胞系统中及鸡胚绒毛尿囊膜（CAM）模型中，对碱性成纤维细胞生长因子（bFGF）和 bFGF mRNA 表达有上调作用，使绒毛尿囊膜上血管数增加，促进人微血管内皮细胞的血管生成，促进 CAM 模型的血管生成[3]。麦冬多糖 MDG-1 对体外培养的人微血管内皮细胞（HMEC-1）多种生长因子有调节作用，抑制瘦素蛋白、瘦素 mRNA 表达，提示麦冬多糖 MDG-1 治疗冠心病和糖尿病作用可能与调节瘦素表达有关[4]。

麦冬多糖对实验性脑缺血模型大鼠脑内的乳酸含量有降低作用，提示麦冬多糖对实验性脑缺血有抗缺氧保护作用[5]。

麦冬煎剂及水提物Ⅰ抑制离体蛙心、离体兔心的心肌收缩力，减慢心率；增加离体兔心冠脉灌流量，延长心舒张期；舒张离体兔主动脉条。麦冬煎剂静脉注射，降低戊巴比妥钠麻醉狗的血压，减慢心率，并有快速耐受现象。较大剂量麦冬煎剂能显著增加狗血压的脉压差，对小鼠耳朵的小血管有显著的扩张作用，还能使小鼠蛰伏不动，似有中枢镇静作用。麦冬煎剂及水提物Ⅰ腹腔注射，能提高小鼠常压耐缺氧能力。麦冬乙醚提取物对离体蛙心有强心作用，大剂量则抑制[6]。

2. 影响糖代谢、抗糖尿病作用　麦冬多糖 MDG-1 可降低 STZ 诱导的糖尿病小鼠血糖水平，并改善实验小鼠口服糖耐量和血清胰岛素水平，改善其胰岛素抵抗[7]。灌胃麦冬多糖 MDG-1，降低非糖尿病小鼠糖负荷后的糖耐量。麦冬多糖连续给药，提高小鼠肠道乳酸杆菌和双歧杆菌数，对肠道微生态有一定的调节作用[8]。

3. 抗缺氧、提高免疫功能　麦冬多糖有显著抗缺氧作用，能增加小鼠的脾脏重量，增强小鼠的碳粒廓清作用，刺激小鼠血清中溶血素的产生，对抗由环磷酰胺和钴60照射引起的小鼠白细胞数下降，增强兔血红细胞凝集率。其中抗缺氧、增加免疫器官重量、碳粒廓清作用与同剂量人参总皂苷无明显差异[9]。

4. 抗氧化、抗微生物作用　麦冬稀碱提取物和热水提取物均有较强的羟自由基清除能力。乙醇提取物对枯草芽孢杆菌有较强的抑制作用，热水提取物对大肠埃希菌和假丝酵母有一定的抑制作用[10]。

【炮制】　1. 麦冬　取原药材，除去杂质，用水浸泡，捞出，润透后抽去心，再洗净，晒干。取原药材，除去杂质，洗净，干燥；或洗净，润透，轧扁，干燥。

2. 朱麦冬　取净麦冬，喷清水少许，微润，加朱砂细粉，拌匀，取出晾干。每 100 kg 麦冬，用朱砂粉 2 kg。

3. 炒麦冬　取净麦冬，用文火炒至微焦，或炒至胀胖隆起，取出放凉。

4. 米炒麦冬　将米撒入锅内，待冒烟时，投入净麦冬，用文火炒至米呈焦黄色，麦冬呈黄色或微显焦斑为度，取出，筛去焦米，放凉。每 100 kg 麦冬，用米 12 kg。

5. 炙麦冬　取炼蜜置锅内，加适量开水稀释后，加热至沸，投入净麦冬，用文火炒至黄色，不粘手为度，取出放凉。每 100 kg 麦冬，用炼蜜 12 kg。

饮片性状　麦冬参见"药材"项；朱麦冬形如麦冬，外被朱砂细粉；炒麦冬形如麦冬，表面黄白色，或全体膨胀隆起；米炒麦冬形如麦冬，表面黄色或略显焦斑；炙麦冬形如麦冬，表面老黄色，气香，味甜。

贮干燥容器内，朱麦冬、炒麦冬、米炒麦冬、炙麦冬密闭，置阴凉干燥处，防潮。

【药性】　甘、微苦，微寒。归肺、胃、心经。

【功用】 滋阴润肺,益胃生津,清心除烦。

【主治】 肺燥干咳,肺痈,阴虚劳嗽,津伤口渴,消渴,心烦失眠,咽喉疼痛,肠燥便秘,血热吐衄。

【用法用量】 内服:煎汤,6~15 g;或入丸、散、膏。外用:适量,研末调敷;煎汤涂;或鲜品捣汁搽。

【注意事项】 虚寒泄泻、湿浊中阻、风寒或寒痰咳喘者均禁服。

【附方】 1. 治肺痈涕唾涎沫,吐脓如粥 麦门冬(去心,焙)二两,桔梗(去芦头)五两,甘草(炙,锉)三分。上三味,粗捣筛。每服三钱匕,水一盏,青蒿心叶十片,同煎至七分,去滓。温服,稍轻者粥饮调下亦得,不计时候。(《圣济总录》麦门冬汤)

2. 治消渴,日夜饮水不止,饮下小便即利 麦门冬、黄连、冬瓜干各二两。上为粗末。每服五钱,水一盏,煎至七分,去渣,温服。如无干者,用新冬瓜一枚,重三斤,去皮、瓤、子,分作十二片,为十二服。(《卫生宝鉴》麦门冬汤)

3. 治吐血、衄血,至一斗不止 生麦门冬汁五合,生刺蓟汁五合,生地黄汁五合。上件药汁相和,于银锅中略暖过。每服一小盏,调伏龙肝末一钱服之。(《太平圣惠方》麦门冬饮子)

4. 治耳中出血 生地一两,麦冬一两。水二碗,煎取一碗,食后顿服。外用麝香一分,沉香三分,白矾一钱,糯米五十粒,共为末,糊丸梧子大,薄绵裹之,如左耳出血塞右鼻,右耳出血塞左鼻,两耳出血塞两鼻。(《华佗神医秘传》华佗治耳中出血神方)

5. 治热汤滚水泡烂皮肉,疼痛呼号者 用麦冬半斤,煮汁二碗,用鹅翎扫之,随扫随干,随干随扫,少顷即止痛生肌,神效之极。(《本草新编》)

【临床报道】 治疗乳头皲裂 麦冬 50 g,研成末,用食醋调成糊状,均匀敷于患处,每隔 5 个小时换药 1 次,3 天为 1 个疗程。用药期间忌食辛辣食物,暂停哺乳。共治疗 31 例,结果全部治愈。1 个疗程愈者 8 例,2 个疗程愈者 16 例,3 个疗程愈者 7 例[1]。

【药论摘录】 1.《神农本草经》:"味甘,平。主心腹结气,伤中,伤饱,胃络脉绝,羸瘦短气。久服轻身、不老不饥。生川谷及堤阪。"

2.《名医别录》:"微寒,无毒。主治身重目黄,心下支满,虚劳、客热,口干、燥渴,止呕吐,愈痿蹶,强阴,益精,消谷调中,保神,定肺气,安五脏,令人肥健,美颜色,有子。秦名羊韭,齐名爱韭,楚名乌韭,越名羊蓍,一名禹葭,一名禹余粮。"

3.《本草经集注》:"用之汤泽抽去心,不尔令人烦,断谷家为要。"

4.《药性论》:"治热毒,止烦渴,主大水,面目肢节浮肿,下水,治肺痿吐脓,主泄精,疗心腹结气,身黑目黄,心下苦支满,虚劳客热。"

5.《本草拾遗》:"《本经》不言生者。按生者本功外,去心煮饮,止烦热消渴,身重目黄,寒热体劳,止呕开胃,下痰饮;干者入丸散及汤用之,功如《本经》,方家自有分别。出江宁小润,出新安大白。其大者苗如鹿葱,小者如韭叶。大小有三四种,功用相似。其子圆碧。久服轻身明目。和车前子、干地黄为丸,食后服之,去温瘴;亦日明目,夜中见光。"

6.《日华子本草》:"治五劳七伤,安魂定魄,止渴,肥人,时疾热狂,头痛,止嗽。"

7.《本草图经》:"亦堪单作煎饵之。取新根去心,捣熟,绞取汁,和白蜜,银器中重汤煮,搅不停手,候如饴乃成,酒化温服之。治中益心,悦颜色,安神,益气,令人肥健,其力甚快。"

【品种沿革】 集解 1.《吴普本草》:"生山谷肥地,叶如韭,肥泽,丛生,采无时,实青黄。"

2.《名医别录》:"叶如韭,冬夏长生。生函谷川谷及堤坂肥土石间久废处。二月、三月、八月、十月采根,阴干。"

3.《本草经集注》:"函谷即秦关。而麦门冬异于羊韭之名矣。处处有之,以四月采,冬月作实如青珠,根似穬,故谓门冬,以肥大者为好。"

4.《本草图经》:"今所在有之,叶青似莎草,长及尺余,四季不凋,根黄白色,有须根,作连珠形,似穬麦颗,故名麦门冬。四月开淡红花如红蓼花,实碧而圆如珠。江南出者,叶大者苗如粗葱,小者如韭。大小有三四种,功用相似;或云吴地者尤胜。二月、三月、八月、十月采,阴干。"

考证 麦冬,又名麦门冬,始载于《神农本草经》,列为上品。麦冬之名入本草始见于《滇南本草》。按《本草拾遗》所述,此药有干用和生(鲜)用两种,生用宜于煮水饮,干品宜于丸散及汤药。《本草图经》有较详细的形态描述。其叶似韭,故又有羊韭、爱韭、乌韭等名。生长于黄河流域以南各地,有野生,更有大量栽培。现代麦冬药材所用乃百合科沿阶草属植物麦冬块根,其形态特征与古代本草文献记载相符。

《本草拾遗》提到麦冬:"出江宁小润,出新安大白。其大者苗如鹿葱,小者如韭叶,大小有三四种,功用相似,其子圆碧。"《本草图经》谓:"江南出者,叶大者苗如鹿葱,小者如韭。大小有三四种。功能相似,或云吴地者尤胜。"可见,江苏地区古代即出产麦冬。

【地方志】 1. 宋·马光祖、周应合《健康志·卷四二·土贡》:"麦门冬,按《本草》以上并出江宁。"

2. 宋·史能之《重修毗陵志·卷一三·土产》:"麦门冬:一名羊韭,亦名马韭,花淡红如蓼,结实如青珠,根如穬麦。"

3. 宋·孙应时、鲍廉《重修琴川志·卷九·叙产》:"药之属,麦门冬。"

4. 元·脱因、俞希鲁《至顺镇江志·卷四·土产》:"麦门冬,以上诸品,《本草图经》虽不载本郡所出,然今皆有之,姑叙于此。"

5. 明·刘启东《高淳县志·卷一·物产》:"药属,麦门冬。"

6. 明·张峰《海州志·卷二·土产》:"药材曰,麦门冬。"

7. 明·张衮《江阴县志·卷六·土产》:"麦门冬:俗呼为阶前草。根如穬麦,结实如青珠。"

8. 明·沈明臣《通州志·卷四·物产(海门同)》:"药之属,麦门冬。"

9. 清·何绍章、杨履泰《丹徒县志·卷一七·物产》:"麦门冬:一名忍冬,一名禹韭,俗名绣墩草。根入药用。"

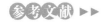 参考文献 ►►

成分

[1] 余伯阳,等. 中草药,1991,22(8):345

[2] Asano T, et al. Chem Pharm Bull, 1993,41(3):566

[3] 阳美平,等. 中华中医药学刊,2008,26(10):2169

[4] 金田宣,等. 药学杂志(日),1983,103(11):1133

药理

[1] 王国钦,等. 中国病理生理杂志,2013,29(4):615

[2] 胡雨峰,等. 现代生物医学进展,2011,11(18):3421

[3] 王硕,等. 2009 年中国药学大会暨第九届中国药师周,2009

[4] 王硕,等. 2008 中国药学会学术年会暨第八届中国药师周,2008

[5] 许燕萍,等. 镇江医学院学报,1996,6(3):217

[6] 李秀挺,等. 广州中医学院学报,1985,2(1):39

[7] 王源,等. 上海中医药大学学报,2011,25(4):66

[8] 王令仪,等. 中国新药与临床杂志,2011,30(6):453

[9] 余伯阳,等. 中国药科大学学报,1991,22(5):286

[10] 王昭晶. 食品与发酵工业,2007,33(9):57

临床报道

[1] 宗淑卿,等. 山东中医杂志,1995,14(1):34

42. 苍术 Cāng Zhú

《本草衍义》

【异名】 山精、赤术、马蓟、青术、仙术。

【来源】 为菊科植物茅苍术 *Atractylodes lancea* (Thunb.) DC. 的根茎。

【原植物】 茅苍术,又名茅术、南苍术。

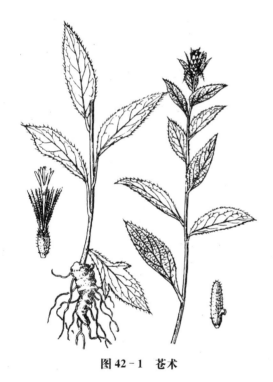

图 42-1 苍术

多年生草本。根状茎横走,结节状。茎多纵棱,高30～100 cm,不分枝或上部稍分枝。叶互生,革质;叶片卵状披针形至椭圆形,先端渐尖,基部渐狭,中央裂片较大,卵形,边缘有刺状锯齿或重刺齿,上面深绿色,有光泽,下面淡绿色,叶脉隆起,无柄,不裂,或下部叶常3裂,裂片先端尖,先端裂片极大,卵形,两侧的较小,基部楔形,无柄或有柄。头状花序生于茎枝先端,叶状苞片1列,羽状深裂,裂片刺状;总苞圆柱形,总苞片5～8层,卵形至披针形,有纤毛;花多数,两性花或单性花,多异株;花冠筒状,白色或稍带红色,长约1 cm,上部略膨大,先端5裂,裂片条形;两性花有多数羽状分裂的冠毛;单性花一般为雌花,具5枚线状退化雄蕊,先端略卷曲。瘦果倒卵圆形,被稠密的黄白色柔毛。花期8～10月,果期9～12月(图42-1、彩图42-2)。

生于山坡灌丛、草丛中。分布于山东、江苏、安徽、浙江、江西、河南、湖北、四川等地,各地多有栽培。

本省分布于苏南地区及连云港。

【栽培】 **生长环境** 喜温暖凉爽、阳光充足的气候,耐寒、耐旱,忌积水。以半阴半阳、土层深厚、疏松肥沃、排水良好、富含腐殖质的沙质壤土栽培为宜。

繁殖方法 种子或根茎繁殖。种子繁殖:9～10月待种子外被的软毛呈黄棕色时,分批采摘花序,放阴凉处干燥,脱粒、扬净,装入布袋贮藏备用。常用育苗移栽法。于4月上、中旬进行,撒播或条播,覆稻草一层,浇水保湿。温度在16～18℃时经10～15日出苗。培育1～2年,3月上旬移栽,按行株距20 cm×20 cm开穴,穴深6～8 cm,随挖随栽,每穴2～3株。根茎繁殖:结合收获,挖取根茎,将带芽的根茎切下,其余作药用,待切口晾干后,按行株距20 cm×20 cm开穴栽种,每穴栽一块,覆土压实。

田间管理 幼苗期勤除草松土,定植后追肥2次,施稀人粪尿或硫酸铵,5月施1次提苗肥,7～8月增施磷、钾肥,开沟环施,结合培土,以防倒伏;6～8月抽薹开花时,要摘除花蕾,促进根茎肥大;多雨季节要清理墒沟,排除田间积水,以免烂根。10月培土保苗越冬。

病虫害防治 病害有根腐病,可用退菌特50%可湿性粉剂1 000倍液或1‰石灰水灌浇,亦可用50%托布津800倍液喷射。虫害有蚜虫、小地老虎,可用1∶1∶10烟草石灰水防治。

【采收加工】 春秋二季采挖,除去泥沙,晒干,撞去须根。

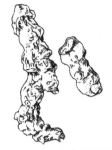

图42-3 苍术药材图

【药材】 苍术 Atractylodis Rhizoma 本省句容、金坛、江宁、镇江、溧水、溧阳等地有产。

性状鉴别 呈不规则连珠状或结节状圆柱形,略弯曲,偶有分枝,长3~10 cm,直径1~2 cm。表面灰棕色,有皱纹、横曲纹及残留须根,顶端具茎痕或残留茎基。质坚实,断面黄白色或灰白色,散有多数橙黄色或棕红色油室,习称"朱砂点";暴露稍久,可析出白色细针状结晶,习称"起霜"。气香特异,味微甘、辛、苦(图42-3、彩图42-4)。

显微鉴别 1. 根茎横切面 木栓层内夹有石细胞带3~8条不等,每一石细胞带由2~3层类长方形的石细胞集成。皮层宽广,其间散有大型油室,长径225~810 μm,短径135~450 μm。韧皮部狭小。形成层成环。木质部有纤维束,和导管群相间排列。射线较宽,中央为髓部,射线和髓部均散有油室。薄壁细胞含有菊糖和细小草酸钙针晶(图42-5)。

2. 粉末 棕色。草酸钙针晶细小,长5~30 μm,不规则地充塞于薄壁细胞中。纤维大多成束,长梭形,直径约至40 μm,壁甚厚,木化。石细胞甚多,类圆形、类长方形或多角形,直径20~80 μm,壁极厚,木化,常和木栓细胞连在一起。菊糖结晶扇形或块状,表面有放射状纹理。油室碎片多见。导管主为网纹,也有具缘纹孔(图42-6)。

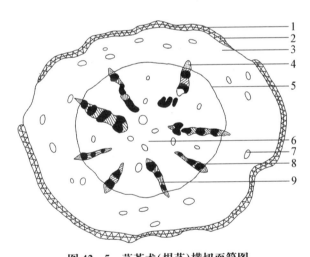

图42-5 茅苍术(根茎)横切面简图

1.木栓层 2.石细胞带 3.皮层 4.韧皮部 5.形成层 6.髓部 7.油室 8.木纤维束 9.木质部

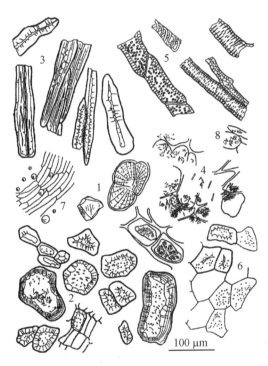

100 μm

图42-6 茅苍术粉末图

1.菊糖 2.木栓石细胞 3.木纤维 4.草酸钙针晶 5.导管 6.木栓细胞 7.油室碎片 8.草酸钙方晶

理化鉴别 取本品粉末0.8 g,加甲醇10 ml,超声处理15分钟,滤过,取滤液作为供试品溶液。另取苍术对照药材0.8 g,同法制成对照药材溶液。再取苍术素对照品,加甲醇制成每1 ml含0.2 mg的溶液,作为对照品溶液。按薄层色谱法试验,吸取供试品溶液和对照药材溶液各6 μl,对照品溶液2 μl,分别点于同一硅胶G薄层板上,以石油醚(60~90℃)-丙酮(9:2)为展开剂,展开,取出,晾干,喷以10%硫酸乙醇溶液,加热至斑点显色清晰。供试品色谱中,在与对照药材色谱和对照品色谱相应的位置上,显相同颜色的斑点。

品质标志 1. 经验评价 以质坚实、断面朱砂点多、香气浓者为佳。

2. 含量测定　按高效液相色谱法测定,含苍术素($C_{13}H_{10}O$)不得少于0.30%。

【成分】　茅苍术根茎含挥发油:2-蒈烯(2-carene),1,3,4,5,6,7-六氢-2,5,5-三甲基-2H-2,4α-桥亚乙基萘(1,3,4,5,6,7-hexahydro-2,5,5-trimethyl-2H-2,4α-ethanona-phthalene),β-橄榄烯(β-maaliene),α-及δ-愈创木烯(guaiene),花柏烯(chamigrene),苍术酮(atractylone),芹子二烯酮[selina-4(14),7(11)-diene-8-one],苍术呋喃烃(atractylodin),茅术醇(hinesol),β-桉叶醇(β-eudesmol)[1,2]等。根茎还含3β-乙酰氧基苍术酮(3β-acetoxyatractylone),3β-羟基苍术酮(3β-hydroxyatractylone)[3,4],白术内酯(butenolide)B[5]等。倍半萜糖苷:2-(1,4α-二甲基-3-葡萄糖氧基-2-酮基-2,3,4,4α,5,6,7,8-八氢萘-7-基)异丙醇葡萄糖苷[2-(1,4α-dimethyl-3-glucosyloxy-2-oxo-2,3,4,4α,5,6,7,8-octahydronaphthalen-7-yl)-isopropanolglucoside],2-[8-甲基-2,8,9-三羟基-2-羟甲基双环(5.3.0)癸-7-基]异丙醇葡萄糖苷{2-[8-methyl-2,8,9-trihydroxy-2-hydroxymethyl-bicyclo(5.3.0)decan-7-yl]isopropanolglucoside},2-[8-甲基-2,8-二羟基-9-酮基-2-羟甲基双环(5.3.0)癸-7-基]异丙醇葡萄糖苷{2-[8-methyl-2,8-dihydroxy-9-oxo-2-hydroxymethylbicyclo(5.3.0)decan-7-yl]isopropanolglucoside},2-(1,4α-二甲基-2,3-二羟基十氢萘-7-基)异丙醇葡萄糖苷[2-(1,4α-dimethyl-2,3-dihydroxydecahydroxynaphthalen-7-yl)isopropanolglucoside]等[6];炔烯类化合物:2-[(2′E)-3′,7′-二甲基-2′,6′-辛二烯]-4-甲氧基-6-甲基苯酚{2-[(2′E)-3′,7′-dimethyl-2′,6′-octadienyl]-4-methoxy-6-methlyphenol},(3Z,5E,11E)-十三碳三烯-7,9-二炔基-1-O-(E)-阿魏酸酯[(3Z,5E,11E)-tridecatriene-7,9-diynyl-1-O-(E)-ferulate],古柯-(1,3Z,11E)-十三碳三烯-7,9-二炔-5,6-二乙酸基[erythro-(1,3Z,11E)-tridecatriene-7,9-diyne-5,6-diyl diacetate],(1z)-苍术呋喃烃((1Z)-atractylodin),(1Z)-苍术呋喃醇[(1Z)-atractylodinol],(1Z)-乙酰基苍术呋喃醇[(1Z)-acetylatractylodinol],(4E,6E,12E)-十四碳三烯-8,10-二炔-5,6-二乙酸基[(4E,6E,12E)-tetradecatriene-8,10-diyne-5,6-diyl diacetate][7]。

【药理】　1. 对消化系统的作用

(1)抗胃溃疡:茅苍术挥发油部分和水溶液部分灌胃,对盐酸所致的小鼠胃溃疡均有拮抗作用,作用相当[1]。江苏句容和湖北罗田地区茅苍术栽培品及野生品70%醇提物灌胃,均能抑制无水乙醇或盐酸导致的小鼠胃溃疡[2]。

(2)影响胃肠活动:茅苍术挥发油部分和水溶液部分灌胃,抑制正常小鼠肠蠕动,挥发油部分效果略佳[1]。在抑制正常或大黄导致的脾虚小鼠小肠推进功能方面,罗田产地的茅苍术作用比句容产地好。同一产地茅苍术野生品与栽培品作用差异较小[2]。江苏丹徒茅苍术、湖北罗田茅苍术70%乙醇提取物灌胃,抑制正常小鼠的胃排空功能[3]。

2. 抗炎、镇痛作用　茅苍术挥发油部分和水溶液部分灌胃,抑制小鼠巴豆油所致的耳郭肿胀,有抗炎作用,两者作用相当[1]。茅苍术煎剂等体外对5-脂氧合酶(5-LOX)和环氧酶-1(COX-1)有抑制作用,显示出抗炎活性。正己烷提取物中的某些成分表现出抗炎活性[4,5]。

3. 抗微生物作用　不同提取方法得到的3种茅苍术挥发油体外对金黄色葡萄球菌、酵母、青霉、黑曲霉、黄曲霉等都具有一定的抑制作用[6]。茅苍术中的成分对白色念珠菌感染的小鼠有预防感染作用,可延长感染小鼠的存活时间[7]。

4. 调节免疫功能　茅苍术热水提取物中分离得到的粗多糖组分(ALR-5)显示有肠免疫调节活性,此作用有剂量依赖性,并刺激骨髓细胞增殖[8]。

5. 抗骨质疏松作用　体外实验中,茅苍术提取液能促进新生大鼠成骨细胞、MG-63成骨细胞株增殖,提高大鼠成骨细胞的碱性磷酸酶活性。在挥发油、水煎液、醇提液3个不同提取部位中,水煎液效果较好,且道地产区茅苍术效果最佳[9]。茅苍术挥发油体外与成骨样细胞UMR-106共同培养,能促进成骨细胞增殖[10]。

6. 其他作用　茅苍术粗多糖灌胃,能有效防治四氧嘧啶诱导的高血糖模型小鼠的病理变化[11]。茅苍术经多种溶剂提取后的残渣体外能抑制兔肺提取的血管紧张素转化酶活性[12]。在大鼠迷宫实验中,茅苍术能减轻东莨菪碱引起的空间认知的损害[13]。茅苍术提取物体外诱导人肝癌细胞株$HepG_2$细胞凋亡[14]。茅苍术中的β-桉叶醇能阻断小鼠骨骼肌神经肌肉接头上的N胆碱受体通道[15]。

7. 毒性　丹徒茅苍术、罗田茅苍术70％乙醇提取物给小鼠灌胃，LD_{50}值有差别。丹徒苍术急性毒性较大，LD_{50}为34.12 g/kg[16]。

【炮制】　1. 苍术　取原药材，除去杂质，洗净，润透，切厚片，干燥，过筛。

2. 制苍术　取净苍术片，用米泔水浸泡片刻，取出，置锅内，用文火炒干，取出放凉。

3. 炒苍术　取净苍术片，置锅内，用文火炒至表面微黄色，取出放凉。

4. 焦苍术　取净苍术片，置锅内，用武火加热，炒至表面焦褐色，取出放凉，筛去灰屑。

5. 苍术炭　取净苍术片置锅内，用武火炒至表面黑褐色时，喷淋清水少许，炒干取出凉透。

6. 麸炒苍术　取麸皮撒入锅内，炒至表面深黄色，取出，筛去麸皮，放凉。每100 kg苍术片，用麸皮10 kg。

7. 土炒苍术　先将灶心土粉置热锅内炒松，倒入净苍术片，用中火炒至闻到苍术固有香气时，取出，筛去土粉，放凉。每100 kg苍术片，用灶心土30 kg。

8. 盐苍术　取净苍术片，置锅内，用武火炒至表面焦黑色，喷淋盐水，炒干，取出放凉。每100 kg苍术片，用盐5 kg。

饮片性状　苍术参见"药材"项。制苍术形如苍术片，表面带有黄色斑或显土黄色，略有香气。炒苍术形如苍术片，表面微黄色。焦苍术形如苍术片，表面焦褐色。苍术炭形如苍术片，表面黑褐色。麸炒苍术形如苍术片，表面深黄色，气焦香。土炒苍术形如苍术片，表面土黄色。盐苍术形如苍术片，外皮焦黑色，微有咸味。

贮干燥容器内，制苍术、炒苍术、焦苍术、麸炒苍术、土炒苍术、盐苍术等均宜密闭，置阴凉干燥处，防潮，防泛油。苍术炭散热，防复燃。

【药性】　辛、苦，温。归脾、胃、肝经。

【功能】　燥湿健脾，祛风湿，明目。

【主治】　湿困脾胃，倦怠嗜卧，胸痞腹胀，食欲不振，呕吐泄泻，痰饮，湿肿，表证夹湿，头身重痛，痹证湿胜，肢节酸痛重着，痿躄，夜盲。

【用法用量】　内服：煎汤，3～9 g；或入丸、散。

【注意事项】　阴虚内热，气虚多汗者禁服。

【附方】　1. 治脾胃不和，不思饮食，心腹胁肋胀满刺痛，口苦无味，胸满短气，呕哕恶心，噫气吞酸，面色萎黄，肌体瘦弱，怠惰嗜卧，体重节痛，常多自利，或发霍乱，及五噎八痞，膈气反胃　苍术（去粗皮，米泔浸二日）五斤，厚朴（去粗皮，姜汁制，炒香）、陈皮（去白）各三斤二两，甘草（炒）三十两。上为细末。每服二钱，以水一盏，入生姜二片，干枣两枚，同煎至七分，去姜、枣，带热服，空心食前。入盐一捻，沸汤点服亦得。常服调气暖胃，化宿食，消痰饮，辟风寒冷湿四时非节之气。（《太平惠民和剂局方》平胃散）

2. 治时暑暴泻，壮脾温胃，进美饮食，及疗饮食所伤，胸膈痞闷　神曲（炒）、苍术（米泔浸一宿，焙干）各等分，为末。上末面糊为丸，如梧桐子大。每服三十丸，不拘时，米饮吞下。（《太平惠民和剂局方》曲术丸）

3. 治脾胃中和，中寒上冲，胸胁逆满，心腹疠痛，饮酒过度，痰逆恶心，或时呕吐，心下虚胀，隔塞不通，饮食减少，短气羸困，温中逐水去湿；又治肠胃冷湿，泄泻注下，水谷不分，腹中雷鸣，霍乱吐利，手足厥冷，胸痹心痛，逆气结气，并皆治之　苍术（米泔浸，焙）五两，生姜五斤，甘草（生用）十两，盐（炒）十五两。上锉碎同碾，淹一宿，焙干，碾为细末。每一钱，沸汤点，空心服。（《太平惠民和剂局方》小理中汤）

4. 治肠风下血　苍术不以多少（以皂角浓挼汁，浸一夕，次日煮，令水干，焙燥）。上一味，为细末，面糊丸，如梧子大。米饮，空心下五十丸，日三。（《妇人大全良方》）

5. 治风湿，常服壮筋骨、健步　苍术一斤（用粟米泔浸过，用竹刀刮去筋皮，半斤童子小便浸，半斤无灰好酒浸）。上件春五日，夏三日，秋七日，冬十日，取出苍术，于净地上掘一坑，以炭火煅红去炭，将浸苍术酒、小便，倾于坑内，却放苍术于坑内，用瓦器盖覆，用泥固封。经一宿，取出苍术，为细末。每服二钱，空心，盐汤或酒调服。常服除湿、壮筋骨、明目。（《瑞竹堂经验方》苍术散）

6. 治雀目,不计时月　用苍术二两,捣罗为散。每服一钱,不计时候,以好羊子肝一个,用竹刀子批破,糁药在内,麻绳缠定,以粟米泔一大盏,煮熟为度。患人先熏眼,药气绝即吃之。(《肘后备急方》)

【临床报道】　1. 治疗结膜干燥症　用苍术粉 3 g,分 3 次开水冲服,儿童酌减。治疗夜盲期结膜干燥症患者 42 例,经治 2~3 日症状消失。治疗结膜干燥症前期患者 35 例,服药 3~4 日;角膜干燥期患者 8 例,服药 4~5 日,均自觉症状及结膜损害消失[1]。

2. 治疗佝偻病　用苍术散内服,每次 1.2 g,每日 3 次。初期病例疗程为 1 周,激期病例疗程为 2 周,治疗小儿佝偻病 73 例。结果:治愈 55 例,有效 11 例,无效 7 例,总有效率 90.4%[2]。

3. 治疗复发性丹毒　用苍术醇提浸膏 0.64 g/d,分 3 次服用,连服 2 个月为 1 个疗程,治疗重症下肢复发性丹毒 11 例。结果:临床治愈 9 例,好转 2 例。证明苍术醇提取物是治疗重症下肢丹毒复发的特效药物[3]。

4. 治疗荨麻疹　用苍术 15 g,白皮豇豆 30 g,水煎 3 次,取煎液 600 ml,每次服 200 ml,日服 3 次。共治疗 56 例,结果痊愈 38 例,好转 15 例,无效 3 例。有效率为 95%[4]。

5. 治疗胃下垂　取苍术 15~20 g,煎汤或用滚开水浸泡,每次煎药 2 次或冲泡 2~3 杯,慢慢呷饮,服 1~3 个月。共治疗 38 例,结果显效 23 例,有效 12 例,无效 3 例,总有效率为 92.1%[5]。

【药论摘录】　1.《神农本草经》:“(术)味苦,温。主风寒湿痹、死肌、痉、疸,止汗,除热,消食。作煎饵久服,轻身、延年、不饥。一名山蓟。生山谷。”

2.《名医别录》:“(术)味甘,无毒。主治大风在身面,风眩头痛,目泪出,消痰水,逐皮间风水结肿,除心下急满,及霍乱、吐下不止,利腰脐间血,益津液,暖胃,消谷,嗜食。一名山姜,一名山连。生郑山、汉中、南郑。二月、三月、八月、九月采根,曝干。”

3.《本草经集注》:“郑山,即南郑也。今处处有,以蒋山、白山、茅山者为胜。十一月、十二月、正月、二月采好,多脂膏而甘。《仙经》云:亦能除恶气,弭灾疹。丸散煎饵并有法。其苗又可作饮,甚香美,去水。术乃有两种:白术叶大有毛而作桠,根甜而少膏,可作丸散用;赤术叶细无桠,根小苦而多膏,可作煎用。昔刘涓子挼取其精而丸之,名守中金丸,可以长生。东境术大而无气烈,不任用。今市人卖者,皆以米粉涂令白,非自然,用时宜刮去之。”

4.《药性论》:“味甘、辛,无毒。能主大风痛痹,多年气痢,心腹胀痛,破消宿食,开胃,去痰涎,除寒热,止下泄,主面光悦,驻颜去𪒏,治水肿胀满,止呕逆,腹内冷痛,吐泻不住及胃气虚,冷痢。”

5.《新修本草》:“利小便;及用苦酒渍之,用拭面𪒏黯极效。”

6.《日华子本草》:“术,治一切风疾,五劳七冷,冷气腹胀,补腰膝,消痰,治水气,利小便,止反胃呕逆,及筋骨弱软,痃癖气块,妇人冷,癥瘕,温疾,山岚瘴气,除烦,长肌。用米泔浸一宿,入药如常用,又名吃力伽。苍者去皮。”

7.《本草图经》:“今八月采之,服食家多单饵之。或合白茯苓,或合石菖蒲,并捣末,旦日水调服,晚进,久久弥佳。又斸取生术,去土水浸,再三煎如饧糖,酒调饮之更善。今茅山所制术煎,是此法也。陶隐居云:昔者刘涓子挼取其精而丸之,名守中金丸。今传其法,乃是膏煎,恐非真耳。谨按术有二种:《尔雅》云:术,山蓟;杨抱释曰蓟。此辨蓟生山中及平地者名也。生平地者名蓟,生山中名术。陶注本草云:白术叶大而有毛,甜而少膏,赤术细苦而多膏是也。其生平地而肥,大于众者,名杨抱蓟,今呼之马蓟。然则杨抱即白术也。今白术生杭、越、舒、宣州高山岗上,叶叶相对,上有毛,方茎,茎端生花,淡紫碧红数色,根作桠生,二月、三月、八月、九月采根,曝干。以大块紫花者为胜,又名乞力伽。凡古方云术者,乃白术也,非谓今之术矣。”

8.《本草衍义》:“古方及《本经》只言术,未见分其苍白二种也。只缘陶隐居言术有两种,自此人多贵白者。今人但贵其难得,惟用白者,往往将苍术置而不用。如古方平胃散之类,苍术为最要药,功尤速。殊不详《本草》元无白术之名,近世多用,亦宜两审。稽康曰‘闻道人遗言,饵术、黄精,令人久寿’,亦无白字。”

9.《医学启源》:“苍术气温味甘,主治与白术同,若除上湿发汗,功最大;若补中焦除湿,力少。《主治秘要》云：其用与白术同，但比之白术，气重而体沉。及胫足湿肿，加白术。"

10.《本草纲目》："昔人用术不分赤、白。自宋以来，始言苍术苦辛气烈，白术苦甘气和，各自施用，亦颇有理。并以秋采者佳；春采者，虚软易坏。嵇含《南方草木状》云药有吃力伽，即术也。濒海所产，一根有至数斤者，采饵尤良。嘉谟曰：浙术，俗名云头术，种平壤，颇肥大，由粪力也，易润油。歙术，俗名狗头术，虽瘦小，得土气充也，甚燥白，胜于浙术。宁国、昌化、池州者，并同歙术，境相邻也。"

【品种沿革】　集解　1.《本草图经》："术，生郑山山谷、汉中、南郑，今处处有之，以嵩山、茅山者为佳。春生苗，青色无桠。一名山蓟，以其叶似蓟也。茎作蒿杆状，青赤色，长三、二尺以来，夏开花，紫碧色，亦似刺蓟花，或有黄白花者。入伏后结子，至秋而苗枯。根似姜而傍有细根，皮黑，心黄白色，中有膏液，紫色。二月、三月、八月、九月采，曝干。干湿并通用。"

2.《本草衍义》："苍术其长如大小指，肥实，皮色褐，气味辛烈。"

3.《本草纲目》："苍术，山蓟也。处处山中有之。苗高二三尺，其叶抱茎而生，梢间叶似棠梨叶，其脚下叶有三五叉，皆有锯齿小刺。根如老姜之状，苍黑色，肉白，有油膏。"

4.《本草崇原》："《本经》未分苍白。而仲祖伤寒方中皆用白术，《金匮》方中又用赤术，至《别录》则分为二，须知赤、白之分，始于仲祖，非弘景始分之也。"

考证　术有两种，白术和苍术，然唐以前本草文献包括《神农本草经》，均不分苍、白，皆混论而统称为"术"。南北朝陶弘景虽言术有二称，一称白术，一称赤术。赤术，当即苍术也。然论其功用，仍混而不分，用亦无别。自宋以后，苍术逐渐从"术"中分离出来，寇宗奭《本草衍义》乃分作两条。但对唐代以前古方书所言"术"，则有不同认识。《本草图经》云："凡古方云术者，乃白术也。"此说则与古人用术并不分赤白的观点不合。张元素认为，苍术与白术，其主治相同，只是药性有轻重、上下、缓烈之差异而已。考苍术与白术，皆属菊科苍术属，两者只是同科同属下的两个不同的种，其植物形态理当相似，性味功用也不相远，两者相互代用也是可以的。但苍术气温而雄烈，发散祛邪力强，而补力不及白术，是其差别。

《本草经集注》即言术以蒋山、白山、茅山者为胜。《景岳全书·本草正》云苍术："然惟茅山者，其质坚小，其味甘醇，补益功多，大胜他术。"《本经逢原》论："苍术，《本经》名山蓟。苦辛温，无毒。产茅山者味甘形瘦多毛，最良。吴郡诸山者次之。楚中大块辛烈气燥者为下。"因此，江苏茅山地区古代即以出产优质苍术而著称。

【地方志】　1. 宋·马光祖、周应合《建康志·卷四二·土贡》："术：出茅山，有赤白二种。《本草》隐居曰：出茅山者为胜。《图经》曰：取生术去土，水浸再三，煎如饴糖，酒调饮之更善。今茅山所制术煎是此法也。隐居又云：白术少膏，可作丸散。赤术多膏，可作煎用。然则赤术乃苍术耳。"

2. 元·脱因、俞希鲁《至顺镇江志·卷四·土产》："术，陶隐居云蒋山、白山、茅山者为胜……苍术，按本草，并出溧阳县。"

3. 明·刘启东《高淳县志·卷一·物产》："药属：苍术。"

4. 明·张峰《海州志·卷二·土产》："药材曰苍术。"

5. 明·陈文仲《句容县志·卷三·贡办》："前代岁贡土物：茅山苍术贰百斤。"

6. 明·沈明臣《通州志·卷四·物产（海门同）》："药之属，苍术。"

参考文献 ▶▶

成分

［1］黄驰，等. 中国药科大学学报，1989，20（5）：289

［2］Yosioka I，et al. Chem Pharm Bull，1959，7：319

［3］高桥真太郎，等. 药学杂志（日），1959，79（4）：544

［4］西川洋一，等. 药学杂志（日），1976，96（9）：1089

［5］吉冈一郎，等. 药学研究（日），1969，32：563

［6］矢原正治，等. 国外医学·中医中药分册，1988，10（1）：

51

［7］Resch M，et al. Planta Med.，2001，67（5）：437

药理

［1］刘国生，等. 安徽医科大学学报，2003，38（2）：124

［2］朱东海，等. 中国中药杂志，2010，35（13）：1758

［3］聂淑琴，等. 中国中医药信息杂志，2001，8（2）：27

［4］Resch M，et al. Planta Med，2001，67（5）：437

［5］ Resch M, et al. J Nat Prod,1998,61(3):347

［6］ 唐裕芳,等.西北植物学报,2008,28(3):588

［7］ Inagaki N, et al. Planta Med, 2001,67(5):428

［8］ Yu KW, et al. Planta Med, 1998,64(8):714

［9］ 张怡文,等.中国实验方剂学杂志,2011,17(22):226

［10］ 殷俊芳,等.时珍国医国药,2008,19(6):1318

［11］ 段国峰,等.中华中医药学刊,2008,26(6):1211

［12］ 陈洪源,等.重庆工商大学学报(自然科学版),2008,25(4):419

［13］ Hatip-Al-Khatib I, et al. J Pharmacol Sci, 2004,96(1):33

［14］ 邵敬伟,等.辽宁中医药大学学报,2006,8(6):153

［15］ Kimara-M, et al. Neuropharmacology, 1991,30(8):835

［16］ 聂淑琴,等.中国中医药信息杂志,2002,9(1):38

临床报道

［1］ 晋襄.福州:福建科学技术出版社,1984:242

［2］ 李晓红,等.中国中医药科技,2010,17(6):534

［3］ 倪正,等.第二次世界中西医结合大会论文摘要,2002,9:456

［4］ 高慧,等.中国中医药科技,2001,8(5):280

［5］ 杨锋.上海中医药杂志,2001,(9):39

43. 苎麻根 Zhù Má Gēn

《药性论》

【异名】　苎根、野苎根、苎麻茹
【来源】　为荨麻科植物苎麻 *Boehmeria nivea*（L.）Gaud. 的根及根茎。
【原植物】　苎麻，又名野麻、野苎麻、苎根、苎麻头、山麻、线麻、家麻、苎仔、青麻、白麻、家苎麻、园麻。

多年生草本，高达 2 m。根略呈纺锤形。根茎呈不规则圆柱形。茎直立，分枝，有柔毛。单叶互生，阔卵形或卵圆形，先端渐尖，边缘有粗锯齿，基部浑圆或阔楔形，上面绿色、粗糙，下面除叶脉外全部密被白色绵毛；托叶锥尖形，脱落；叶柄有柔毛。花单性，雌雄同株，花小成束，为腋生的圆锥花序；雄花黄白色，花被 4 片，雄蕊 4；雌花淡绿色，花被 4 片，紧抱子房，花柱 1。瘦果细小，椭圆形，集合成小球状，上有毛，花柱突出。花期 5～6 月，果熟期 9～10 月（图 43-1）。

生于山谷林边或草坡。分布于长江以南地区以及甘肃、陕西、河南等地。

本省各地有分布。

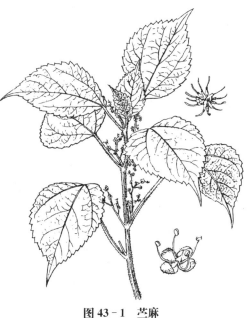

图 43-1　苎麻

【栽培】　**生长环境**　喜温暖湿润气候。以土层深厚、疏松肥沃、富含腐殖质、排水良好、土壤 pH 为 5.5～6.5 的沙质壤土或黏壤土栽培为佳。

繁殖方法　种子繁殖、分根繁殖、扦插繁殖、压条繁殖、分株繁殖。种子繁殖：春季 3 月上、中旬或秋季 8 月上、中旬播种，种子可与细土或草木灰拌匀后撒播于苗床，薄覆细土，以不见种子为度，盖草，浇水，保持湿度。分根繁殖：将种根挖出，分切成数块，选健壮、无病虫害的带有节及芽的种块，随即栽种。扦插繁殖：选粗壮麻茎，剪成 12～15 cm 小段，具有 3～4 个芽，斜插在苗床上，覆土压实，保持土壤湿度，待生根出苗后移栽。压条繁殖：待头麻开始成熟，茎杆大部分褐色时，在植株旁挖深约 5 cm 的浅沟，将茎杆弯曲至地面，在靠地面处，切一伤口，麻杆顶端露出土面，填土压实，待生根后与母体分离移栽。分株繁殖：苗高 15～20 cm 时，切取过密较矮的麻苗，稍带细根，摘除部分叶片，剪去梢部栽种。

田间管理　头麻从幼苗出土到齐苗后 1 个月，一般要追肥 2 次，分别为提苗肥和壮苗肥；二麻生长期短，在头麻收获后立即进行中耕除草施肥，施追肥；三麻生长较二麻长，在二麻收获后即行中耕除草追肥。加强冬培。

病虫害防治　病害有白纹羽病、炭疽病等，可用 50％退菌特 500 倍液或 40％托福灵 600～800 倍液喷雾防治。虫害有苎麻赤蛱蝶、苎麻黄蛱蝶、金龟子等，可用灭菊酯 2 500 倍液防治。

【采收加工】　冬、春季采挖，洗净，晒干。
【药材】　苎麻根 Boehmeriae Radix et Rhizoma　本省涟水、盱眙、泰州、江都、南京、镇江、溧阳、苏州、常熟、宜兴、昆山等曾有产。

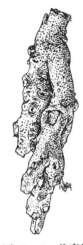

**图 43 - 2 苎麻根
药材图**

性状鉴别 根茎呈不规则圆柱形,稍弯曲,长 4～30 cm,直径 0.4～5 cm;表面灰棕色,有纵纹及多数皮孔,并有多数疣状突起及残留须根;质坚硬,不易折断,折断面纤维性,皮部棕色,木部淡棕色,有的中间有数个同心环纹,中央有髓或中空。根略呈纺锤形,长约 10 cm,直径 1～1.3 cm;表面灰棕色,有纵皱纹及横长皮孔;断面粉性。气微,味淡,有黏性(图 43 - 2)。

显微鉴别 1. 根茎横切面 木栓层为数列木栓细胞,外侧破碎。皮层约 10 余列细胞,近中柱鞘纤维处为厚角细胞。中柱鞘纤维壁极厚,胞腔小。韧皮射线明显;韧皮纤维单个或数个成束,壁厚,非木化。形成层成环。木质部射线宽 2～10 列细胞;导管单个散在或数个径向排列,少数切向排列。髓部薄壁细胞较大。本品薄壁细胞含淀粉粒,并含草酸钙簇晶,木射线细胞尚含方晶;另有黏液道及含鞣质细胞(图 43 - 3)。

2. 根横切面 韧皮部狭窄,韧皮纤维较少,韧皮射线不明显;木质部主要为薄壁细胞,充满淀粉粒,导管稀少;无髓。

理化鉴别 本品水煎液加三氯化铁试液显墨绿色。取水煎液滴在滤纸上,于紫外光灯下显蓝色荧光。

品质标志 经验评价 以色灰棕、无空心者为佳。

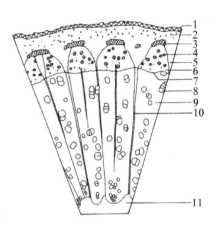

图 43 - 3 苎麻根(根茎)横切面简图

1. 木栓层 2. 草酸钙簇晶 3. 中柱鞘纤维 4. 韧皮纤维 5. 韧皮射线 6. 韧皮部 7. 形成层 8. 导管 9. 木质部 10. 木射线 11. 髓部

【成分】 根含三萜类化合物:委陵菜酸(tormentic acid)[1],常春藤皂苷元(hederagenin)[1],马斯里酸(crategolic acid)[1],白桦酸(betulinic acid)[2]、齐墩果酸(oleanolic acid)[2],2α - 羟基乌苏酸(2α-hydroxyursdic acid)[1],19α -羟基乌苏酸(19α-hydroxyursdic acid)[3];黄酮类化合物:2,4,4′ -三羟基查耳酮(2,4,4′-trihydroxychalcone)[1],芦丁(rutin)[1],大黄素(emodin)[4],大黄素 - 8 - O - β - D -吡喃葡萄糖苷(emodin-8-O-β-D-glucopyranoside)[4],大黄素甲醚(physcione)[4],儿茶素(catechin)[4],表儿茶素(L-epicatechin)[4];酚酸类化合物:反式对羟基桂皮酸[1],绿原酸(chlorogenic acid),咖啡酸(caffeic acid),奎宁酸(quinic acid)[5],白藜芦醇苷(polygonin)[4]。

【药理】 1. 抗乙肝病毒作用 采用 Hep G2.2.15 细胞系乙肝病毒细胞模型,对苎麻根 5 个分离部位(苎麻根水洗脱部位、苎麻根 40% 乙醇洗脱部位、苎麻根 70% 乙醇洗脱部位、苎麻根水不溶部位和苎麻根总提取物)进行活性筛选实验,发现 5 个供试品对 Hep G2.2.15 细胞培养液中 HBsAg、HBeAg 的分泌均没有明显的抑制作用,但苎麻根水洗脱部位、苎麻根水不溶部位、苎麻根 40% 乙醇洗脱部位三个供试品能抑制 HBV - DNA 复制,为有效低毒成分[1]。

2. 抗氧化作用 采用羟自由基体系和氧自由基体系,研究苎麻根 4 种不同极性的萃取物的抗氧化作用,结果醋酸乙酯相萃取物抗氧化活性最强,提示苎麻根中起抗氧化作用的可能是醋酸乙酯相中低极性的黄酮苷元[2]。

3. 其他作用 苎麻根所含黄酮苷对哺乳动物子宫的机能活动有一定的影响。离体子宫实验显示,苎麻根黄酮苷对怀孕子宫有抑制作用,对未孕子宫的机能活动则具有兴奋性。苎麻根黄酮苷可使怀孕母兔尿中孕二醇葡萄糖醛酸钠含量升高,但对未孕兔尿中孕二醇葡萄糖醛酸钠的含量则无明显影响[3]。苎麻根浸提液体外有轻度的使人血小板聚集的作用[4]。体外抑菌试验证明,苎麻中的有机酸盐对 14 种病原菌有不同程度的抑制作用,体内对感染肺炎球菌的试验动物有较好的疗效[5]。

【炮制】 1. 苎麻根 取原药材,除去杂质,洗净,润透,切厚片,干燥。

2. 苎麻根炭 取净苎麻根片,置锅内,用武火加热,炒至表面呈焦黑色,内部焦黄色时,喷淋清水少许,熄灭火星,取出,凉透。

饮片性状 苎麻根参见"药材"项。苎麻根炭表面焦黑色,内部焦黄色,味微苦。

贮干燥容器内,苎麻根炭密闭,置通风干燥处。苎麻根炭散热,防止复燃。

【药性】　甘,寒。归肝、心、膀胱经。

【功能】　凉血止血,清热安胎,利尿,解毒。

【主治】　血热妄行所致的咯血、吐血、衄血、血淋、便血、崩漏、紫癜,胎动不安,胎漏下血,小便淋沥,痈疮肿毒,虫蛇咬伤。

【用法用量】　内服:煎汤,5~30 g;或捣汁。外用:适量,鲜品捣敷;或煎汤熏洗。

【注意事项】　无实热者慎服。胃弱泄泻者勿服。

【附方】　1.治肺结核咯血　千日红花五钱,金钱草一两,筋骨草三钱,苎麻根五钱,水煎,加白糖冲服。(《南京地区常用中草药》)

2.治各种内出血　金线草干全草、野苎麻各一两,水煎服。(《南京地区常用中草药》)

3.治外伤出血　用野苎麻干叶粉末或鲜叶捣烂,外敷患处。(《南京地区常用中草药》)

4.治先兆性流产　野苎麻鲜根皮二至三两,水煎服。(《南京地区常用中草药》)

5.治痰哮咳嗽　苎根煅存性,为末。生豆腐蘸三五钱,食即效。未痊,可以肥猪肉二三片蘸食,甚妙。(《医学正传》)

6.治中焦蓄积瘅热,食已如饥　苎根(锉)二两,松脂三分,槐花(炒)半两。上三味,捣罗为散。每服二钱匕,早、晚食前温糯米饮调下,稍增至三钱匕,以知为度。(《圣济总录》苎根散)

7.治麻疹高热、疹色红紫　野苎麻鲜根二两,洗净捣烂绞汁,用开水等量,隔水炖,然后服下。(《南京地区常用中草药》)

8.治小便不通　苎麻根,洗,研,摊绢上,贴少腹连阴际,须臾即通。(《纲目》引《摘玄方》)

9.治脱肛不收　苎根捣烂。煎汤熏洗之。(《太平圣惠方》)

10.治痈疽初期　野苎麻鲜根皮洗净捣烂,敷患处,每日一二次。(《南京地区常用中草药》)

11.治毒蛇、毒虫咬伤　野苎麻叶捣烂绞汁一杯,加黄酒适量内服;渣敷患处。(《南京地区常用中草药》)

【临床报道】　1.治疗上消化道出血　用200%~300%苎麻根液60~90 ml,每日3次,口服。观察23例,至大便隐血试验阴转后1日停药;用苎麻根液30~60 ml,在胃镜直视下喷射到出血病灶处,观察10例;用喷射加口服法治疗22例。结果除3例无效外,余52例均治愈,占94.54%;1~3日大便隐血阴转率占84.62%,平均2.48日[1]。

2.治疗鼾症　用苎麻根15 g,牛蒡子10 g,甘草6 g,水煎2次,合并浓缩至500 ml,加60%乙醇沉淀,滤取上清液,回收乙醇,再浓缩至30 ml。每晚睡前半小时将药液分2~3次含漱,每次3~5分钟含漱咽下。含漱时头尽量向后仰,使药液达到咽喉部。14日为一个疗程。共治疗254例,结果治愈207例,好转36例,无效11例,总有效率为95.66%[2]。

【药论摘录】　1.《名医别录》:"寒。主小儿赤丹,其渍苎汁疗渴。"

2.《新修本草》:"《别录》云:根安胎,贴热丹毒肿有效;沤苎汁,主消渴也。"

3.《本草拾遗》:"破血,渍苎与产妇温服之;将苎麻与产妇枕之,止血晕;产后腹痛,以苎安腹上则止;蚕咬人,毒入肉,取苎汁饮之。"

4.《日华子本草》:"味甘,滑,冷,无毒。治心膈热,漏胎下血,产前后心烦闷,天行热疾,大渴大狂,服金石药入心热,署毒箭、蛇虫咬。"

5.《医学入门·本草》:"治五种淋疾,诸痈疽发背,乳痈初起,热丹毒,肿毒。"

6.《医学广笔记》:"大能补阴而行滞血。"

7.《本草经疏》:"(苎根)《别录》专主小儿赤丹,为其寒能凉血也。渍苎汁疗渴者,除热之功也。《日华子》用以治心膈热,漏胎下血,胎前产后心烦,天行热疾,大渴发狂,及服金石药人心热,署毒箭、蛇虫咬,皆以其性寒能解热凉血故也。"

8.《本草述》:"苎根,丹溪谓其大补阴而即行滞血,是以补为行也。夫甘寒之药能泻火,此味止血淋,治丹毒,或入血分而泻热乎？但就其安胎、治漏血尤效,则补阴活血之功,又岂徒以泻热与他味同论乎。其和血者便在补阴,而能行能止之故可以思矣。"

9.《本草便读》:"苎麻根,甘寒养阴,长于滑窍凉血,血分有湿热者亦属相宜。大抵胎动因于血热者多,或因伤血瘀者亦有之。安胎之义,其即此乎。"

10.《本草正义》:"白苎性寒,古方多言其主治小便不通,五淋热结等证,则有泄热通利之力,是以《日华子本草》谓其甘寒而滑。乃近人偏以为妊娠安胎之用,盖以苎麻之质坚韧,取其坚固胎元之意。实则既寒且滑,必非胎动者所宜。且根主下行,尤为妊娠禁品。考古今医药诸书,惟《梅师方》用以治胎动忽下黄汁,此外殊不多见。丹溪且言其行滞血,则更与胎动大相刺谬,又何可为安胎套药耶?"

【品种沿革】 集解 1.《本草经集注》:"即今绩苎尔,又有山苎亦相似,可入用也。"

2.《本草图经》:"苎根,旧不载所出州土,今闽、蜀、江、浙多有之。其皮可以绩布。苗高七八尺;叶如楮叶,面青背白,有短毛。夏秋间著细穗、青花,其根黄白而轻虚。二月、八月采。又一种山苎亦相似。"

3.《本草纲目》:"苎,家苎也;又有山苎,野苎也;有紫苎,叶面紫;白苎,叶面青;其背皆白。可刮洗煮食救荒,味甘美。其子茶褐色,九月收之,二月可种。宿根亦自生。"

4.《本草纲目拾遗》:"野苎麻,生山土河堑旁。立春后生苗,长一二尺,叶圆而尖,面青背白,有麻纹,结子细碎,根捣之,有滑涎。入药用根,取松土者良,肥白无筋。"

考证 苎根之名在本草著作中始见于《名医别录》,苎麻根之名始见于《药性论》。历代本草对本品的形态记述大多与荨麻科植物苎麻相符。《蜀本草》言:"苗高丈已采,南人剥其皮为布,二月、八月采。江左、山南皆有之。"陆机《草木疏》云:"荆、杨间,岁三刈,官令诸园种之,岁再刈,便剥取其皮,以竹刮其表,厚处自脱,得里如筋者煮之,用绩。今江浙、闽中尚复如此。"《本草图经》云:"苎根,旧不载所出州土,今闽、蜀、江、浙多有之。"以上记载均表明江苏地区素产苎麻。

【地方志】 1. 明·沈明臣《通州志·卷四·物产(海门同)》:"枲之属,苎麻。"

2. 清·何绍章、杨履泰《丹徒县志·卷一七·物产》:"苎麻同上:苗高七八尺。叶如荏而大,有短毛,夏秋抽细穗,作花,青白色。"

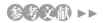 参考文献 ▶▶

成分
[1] 许琼明,等. 中国中药杂志,2009,34(20):2610
[2] 陈国庆,等. 中草药,2009,40(5):683
[3] 李文武,等. 中国中药杂志,1996,21(7):427
[4] 邵立军,等. 中药材,2010,33(7):1091
[5] 南京药学院,等. 江苏药材志. 南京:江苏人民出版社,1965:130

药理
[1] 邵立军. 中国中医科学院(学位论文),2010

[2] 张贤,等. 时珍国医国药,2011,22(4):896
[3] 盛忠梅,等. 中国兽医科技,1988,18(11):12
[4] 朱方,等. 辽宁中医杂志,1995,22(1):41
[5] 盛忠梅,等. 湖南农学院学报,1989,(S1):144

临床报道
[1] 李良胜,等. 中西医结合杂志,1986,6(8):463
[2] 耿新华. 黑龙江中医药,1991,(5):13

44. 芦根 Lú Gēn

《名医别录》

【异名】 芦茅根、苇根、芦菰根、顺江龙、水蓈蔃、芦柴根、芦通、苇子根、芦芽根、甜梗子、芦头

【来源】 为禾本科植物芦苇 *Phragmites communis* Trin. 的根茎。

【原植物】 芦苇,又名苇、葭、芦、芦竹、蒲苇、苇子草、禾杂竹、水芦竹。

多年生高大草本,高达 2～5 m。根状茎匍匐状横走,粗壮,节间中空,每节上具芽。茎节下通常具白粉。叶二列状排列,具叶鞘;叶鞘抱茎,无毛或具细毛;叶灰绿色或蓝绿色,较宽,线状披针形,粗糙,先端渐尖;叶舌成一轮毛状。圆锥花序大形顶生,直立,有时稍弯曲;小穗暗紫色或褐紫色,稀淡黄色;颖披针形,内颖比外颖长;第 1 花通常为雄性,其外稃和内稃脊上粗糙;第 2 外稃先端长渐尖,基盘具长柔毛;两性花具雄蕊 3,雌蕊 1,花柱 2,柱头羽状。颖果,椭圆形至长圆形,与内外稃分离。花期 9～10 月(图 44-1)。

生于海滩、池沼、河岸、道旁的湿润处。分布于全国各地。本省各地有分布。

【栽培】 生长环境 喜温暖湿润气候。以土层深厚、疏松肥沃、富含腐殖质、排水良好、土壤 pH 为 5.5～6.5 的沙质壤土或黏壤土栽培为佳。

繁殖方法 根茎繁殖。3 月下旬至 4 月上旬取带须根的根状茎埋于地下即可。

田间管理 保持土壤湿润,合理施肥,适时进行复壮。

病虫害防治 草害主要有达氏蒲草、狭叶蒲草、苔草等,可用 2,4-D 丁酯在春季进行喷洒防治。虫害主要有蝗虫、钻心虫等,可用敌百虫进行防治。

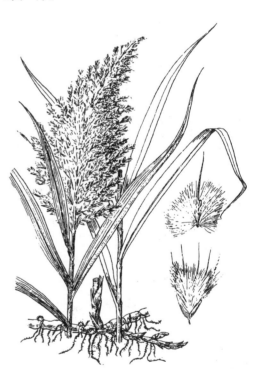

图 44-1 芦苇

【采收加工】 全年均可挖取,除去芽、须根及膜状叶,鲜用或晒干。

【药材】 芦根 Phragmitis Rhizoma 本省各地均有产。

性状鉴别 1. 鲜芦根 呈长圆柱形,有的略扁,长短不一,直径 1～2 cm。表面黄白色,有光泽,外皮疏松可剥离,节呈环状,有残根和芽痕。体轻,质韧,不易折断。切断面黄白色,中空,壁厚 1～2 mm,有小孔排列成环。气微,味甘。

2. 芦根 呈扁圆柱形。节处较硬,节间有纵皱纹(图 44-2)。

显微鉴别 1. 根茎横切面 表皮由长细胞和短细胞构成,长细胞壁波状弯曲,短细胞成对,一个为硅质细胞,腔内含硅质体,另一个为六角形栓化细胞。表皮内为 3～4 层下皮纤维,微木化。皮层宽广,有类方形气腔,排列呈环状;内皮层不明显。中柱维管束 3～4 环列,最外列维管束较小,排列于气腔间,外环的维管束间和内环的维管

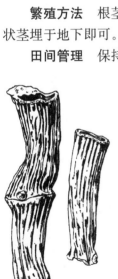

图 44-2 芦根药材图

束间均有纤维连成环带,维管束外韧型,周围有纤维束,原生木质部导管较小,后生木质部各有 2 个大型导管,韧皮部细胞较小,中央髓部大,中空(图 44-3、图 44-4)。

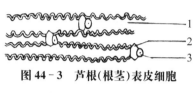

图 44-3 芦根(根茎)表皮细胞

1.长细胞 2.栓化细胞 3.硅质细胞

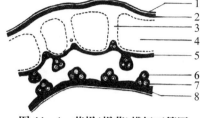

图 44-4 芦根(根茎)横切面简图

1.表皮 2.下皮纤维 3.皮层 4.气腔 5.外侧束间纤维 6.韧皮部 7.木质部 8.内侧束间纤维

2. 粉末 浅灰棕色。表皮细胞表面观有长细胞与两个短细胞(栓质细胞、硅质细胞)相间排列;长细胞长条形,壁厚并波状弯曲,纹孔细小;栓质细胞新月形,硅质细胞较栓质细胞小,扁圆形。纤维成束或单根散在,直径 6～33 μm,壁厚不均,有的一边厚一边薄,孔沟较密。石细胞多单个散在,形状不规则,有的作纤维状,有的具短分支,大小悬殊,直径 5～40 μm,壁厚薄不等。厚壁细胞类长方形或长圆形,壁较厚,孔沟和纹孔较密。

理化鉴别 取本品粉末(鲜品干燥后粉碎)1 g,加三氯甲烷 10 ml,超声处理 20 分钟,滤过,取滤液作为供试品溶液。另取芦根对照药材 1 g,同法制成对照药材溶液。按薄层色谱法试验,吸取上述两种溶液各 10 μl,分别点于同一硅胶 G 薄层板上,以石油醚(30～60℃)-甲酸乙酯-甲酸(15:5:1)的上层溶液为展开剂,展开,取出,晾干,喷以磷钼酸试液,在 110℃加热至斑点显色清晰。供试品色谱中,在与对照药材色谱相应的位置上,显相同颜色的荧光斑点。

品质标志 1. 经验鉴别 均以条粗均匀、色黄白、有光泽、无须根者为佳。

2. 含量测定 按水溶性浸出物测定法热浸法测定,含水溶性浸出物不得少于 12.0%。

【成分】 根茎约含 51% 多糖类成分:R-Poly Ⅰ,Ⅱ,Ⅲ[1]等;维生素 B_1、维生素 B_2、维生素 C[2]以及蛋白质 5%,脂肪 1%,碳水化合物,天冬酰胺(asparamide)0.1%[3];酚酸类化合物:咖啡酸(caffeic acid)和龙胆酸(gentisic acid)[4],香草酸(vanillic acid),阿魏酸(ferulic acid),对-香豆酸(p-coumaric acid)[5];黄酮类化合物:小麦黄素(tricin)[6];三萜类化合物:β-香树脂醇(β-amyrin),蒲公英赛醇(taraxerol)[7]。此外还含有挥发油类[5,8]及其他类[9,10]成分。

【药理】 1. 抗糖尿病作用 芦根乙醇提取物给药后,使链脲佐菌素(STZ)诱导的糖尿病小鼠的肝糖原含量、肝脏糖原合成酶(GS)mRNA 和蛋白增高,其中高剂量组作用更为明显,提示芦根乙醇提取物对糖尿病小鼠肝糖原含量具有提高作用,这可能是通过提高肝糖原合成酶的表达而起作用的[1]。芦根多糖可有效改善链脲佐菌素制备的糖尿病模型小鼠紊乱的血糖和血脂代谢水平,显著降低糖尿病小鼠体内糖化血清蛋白、甘油三酯、总胆固醇和低密度脂蛋白水平,升高糖尿病小鼠的肝糖原和高密度脂蛋白水平,改善糖尿病小鼠糖脂代谢紊乱的情况[2]。芦根醇提物灌胃,可降低链脲佐菌素制备的糖尿病模型小鼠肝组织中 Cu 的含量,也降低股骨骨髓组织中 Ca 含量,对 Se、Zn、Mg、Fe 含量无明显作用,提示糖尿病小鼠微量元素代谢有紊乱的情况,芦根醇提物对此具有一定的改善作用[3]。链脲佐菌素制备的糖尿病小鼠的肝脏出现线粒体氧化应激变化,肝脏线粒体丙二醛(MDA)含量增多,超氧化物歧化酶(SOD)水平降低,Na^+-K^+-ATPase、Ca^{2+}-Mg^{2+}-ATPase 活性降低。芦根乙醇提取物灌胃,对这些变化具有一定的改善作用[4]。

2. 抗肝纤维化作用 灌胃给予芦根多糖,可降低猪血清诱导的免疫性肝纤维化模型大鼠血清天冬氨酸氨基转移酶(AST)、丙氨酸氨基转移酶(ALT)活性,降低血清和肝组织丙二醛含量,升高血清和肝组织超氧化物歧化酶、谷胱甘肽过氧化物酶(GSH-px)活力,提示芦根多糖可改善肝纤维化模型大鼠的肝功能,减轻纤维化,其机制可能与其保肝降酶、抗脂质过氧化有关[5]。芦根多糖给四氯化碳等复制的肝纤维化模型大鼠灌胃,大、小剂量均可降低模型大鼠血清 AST 含量,小剂量能升高白蛋白与球蛋白(A/G)比值。光镜可发现芦根多糖大、小剂量组都对实验动物肝纤维化和脂肪肝有明显改善作用[6],大剂量芦根多糖还降低模型大鼠肝组织羟脯氨酸(Hyp)含量和组织中丙二醛(MDA)含量,小剂量可降低模型大鼠血清丙二醛含量,提高模型大鼠血清 GSH－Px 及血清、组织中 SOD 活性。电镜下,大、小剂量组芦根多糖对肝细胞都有保护作用。提示芦根多糖可通过抗氧化、保护肝细胞、抑制胶原沉积等途径来抑制肝纤维化[7]。

3. 解毒作用　建立镉中毒小鼠模型,以芦根多糖灌胃,检测肝肾组织的 MDA 含量、GSH 含量、GSH－Px 活性,发现芦根多糖对镉引起的小鼠肝、肾损伤均具有保护作用。高剂量组芦根多糖对小鼠组织损伤的保护作用最好[8]。河豚毒素(TTX)急性中毒实验中,以芦根浸汁及煎汁给实验小鼠腹腔注射,结果表明,芦根煎汁的解毒作用较显著,而芦根、芦苇叶的浸汁也有一定疗效[9]。

4. 其他作用　芦根水煎剂灌胃,明显减轻二甲苯所致小鼠耳郭肿胀,提示其具有抗炎作用[10]。芦根多糖灌胃给予高脂诱导的肾损伤模型大鼠,高剂量给药组的 24 小时尿蛋白定量、血清尿素氮(BUN)、血清肌酐(Cr)、总胆固醇(TC)、三酰甘油(TG)、肾组织丙二醛、低密度脂蛋白(LDL－C)、氧化低密度脂蛋白(Ox－LDL)等均明显降低,肾组织超氧化物歧化酶明显升高,显微结构显示肾小球内径明显减小,提示芦根多糖具有降脂、抗氧化作用,能减少脂质过氧化产物,减轻肾脏的损伤,同时具有减少尿蛋白排泄、减小肾小球内径的作用,因此对高脂造成的大鼠肾损害具有一定的保护作用[11]。乙二醇和氯化铵制备的肾草酸钙结石模型大鼠的 24 小时尿草酸水平、Ca²⁺浓度、血清肌酐(Cr)明显升高,肾组织 SOD 的活力显著降低,丙二醛含量明显升高,免疫组化检测发现模型大鼠肾组织骨桥蛋白(OPN)的表达水平也明显增强。灌胃芦根提取物后,明显改善模型大鼠上述病理变化,提示芦根提取液对大鼠肾草酸钙结石的形成有抑制作用[12]。细胞毒性实验表明,三种芦根多糖组分体外对 Hela 细胞和 B16 细胞均具有抑制作用[13]。体外抗菌实验显示,芦根多糖对酵母菌属于极敏感,对金黄色葡萄球菌属于高敏感,对枯草芽孢杆菌和黑曲霉属于中敏感[14]。芦根多糖对 DPPH 自由基和羟基自由基具有良好的清除能力,能有效地阻断亚硝胺的合成,对亚硝酸钠也有一定的清除能力[15]。正常小鼠灌胃芦根多糖,能提高脾脏指数、胸腺指数、单核-巨噬细胞吞噬指数、耳肿胀度、溶血素和 NK 细胞活性,提示芦根粗多糖对小鼠的器官免疫活性、细胞免疫活性、体液免疫活性、单核-巨噬细胞功能和 NK 细胞活性等免疫功能都具有一定程度的促进作用[16]。

【炮制】　1. 鲜芦根　取鲜品,除去残茎、膜质状叶片、须根及杂质,洗净泥土,用时切段或捣汁。

2. 干芦根　取原药材,除去杂质及须根,洗净,稍润,切段,干燥。

饮片性状　鲜芦根、干芦根皆参见"药材"项。

贮干燥容器内,置通风干燥处,防霉,防蛀。鲜芦根埋入湿沙中,防干。

【药性】　甘,寒。归肺、胃、膀胱经。

【功能】　清热除烦,透疹解毒。

【主治】　热病烦渴,胃热呕哕,肺热咳嗽,肺痈吐脓,热淋,麻疹;解河豚鱼毒。

【用法用量】　内服:煎汤,15～30 g,鲜品 60～120 g;或鲜品捣汁。外用:适量,煎汤洗。

【注意事项】　脾胃虚寒者慎服。

【附方】　1. 治五噎,心膈气滞,烦闷吐逆,不下食　芦根五两,锉,以水三大盏,煮取二盏,去滓,不计时,温服。(《金匮玉函方》)

2. 治小儿呕吐,心烦热　生芦根一两。净洗,以水一升,煎取七合,去滓,红米一合,于汁中煮粥食之。(《食医心鉴》生芦根粥)

3. 治产后吐利,霍乱,心腹痛　芦根、人参、枇杷叶各一两。上捣筛,每服五钱,水一盏半,煎八分,去滓,温服,不拘时。(《普济方》芦根饮)

4. 治目暴肿　芦根五两,甘草(炙)一两,粟米三合,甜竹茹鸡子大。上四味,锉如麻豆。每用五钱匕,水二盏,煎取一盏,去滓,食后温服,日三。(《圣济总录》芦根汤)

【临床报道】　1. 治疗便秘　芦根 500 g,蜂蜜 750 g,煎熬收膏。每次 30 ml,每日 3 次。共治疗 76 例便秘患者,其中单纯性便秘 68 例,顽固性便秘 8 例。单纯性便秘患者服药第 2 日大便即能正常排出;顽固性便秘患者服药 3 日后大便方能解出,服药 10 日左右,大便可正常[1]。

2. 治疗感冒　用鲜芦根(50 g)与鲜薄荷叶(10 g)代茶饮,治疗伤风咽痛患者 58 例,有效者 58 例,总有效率 100%,效果明显,且无明显不良反应[2]。

3. 治疗急性扁桃体炎　大黄与芦根配伍,治疗急性扁桃体炎 53 例,全部治愈。其中 38 例在服药后 12 小时体温转正常,15 例服药后 1~2 日即愈[2]。

【药论摘录】　1.《名医别录》:"味甘,寒。主消渴客热,止小便利。"

2.《本草经集注》:"甘、辛。(解)食诸鱼中毒。"

3.《药性论》:"无毒。能解大热,开胃,治噎哕不止。"

4.《新修本草》:"疗呕逆,不下食,胃中热,伤寒患者,弥良。"

5.《日华子本草》:"治寒热时疾烦闷,妊孕人心热,并泻痢人渴。"

6.《本草蒙筌》:"解酒毒。"

7.《本草纲目》:"按《雷公炮炙论》云:益食加筋,须煎芦、朴。注云:用逆水芦根,并厚朴二味等分,煎汤服。盖芦根甘能益胃,寒能降火故也。"

8.《本草经疏》:"芦根,味甘寒而无毒。消渴者,中焦有热,则脾胃干燥,津液不生而然也。甘能益胃和中,寒能除热降火,热解胃和,则津液流通而渴止矣。客热者,邪热也,甘寒除邪热,则客热自解。肺为水之上源,脾气散精,上归于肺,始能通调水道,下输膀胱,肾为水脏而主二便,三家有热则小便频数,甚至不能少忍,火性急速故也,肺、肾、脾三家之热解,则小便复其常道矣。火升胃热,则反胃呕逆不下食及噎哕不止;伤寒时疾,热甚则烦闷;下多亡阴,故泻利人多渴;孕妇血不足则心热。甘寒除热安胃,亦能下气,故悉主之也。"

9.《本草述》:"芦根之味甘气寒,故益胃而解热;甘寒更能养阴,故治胃热呕哕,为圣药也。然骨蒸肺痿之能治也,云何? 盖胃之三脘皆在任脉,此之甘寒除胃热者,固能和胃之元阴而脾阴达肺也,故能疗斯证耳。若然则阳得阴化,而肺阴亦下降,如泻痢人多渴者,下多亡阴也;孕妇心热者,血不足也。宜胥能疗之矣,是岂徒以解热降火尽之哉!"

10.《医学衷中参西录》:"芦根,其性凉能清肺热,中空能理肺气,而又味甘多液,更善滋阴养肺。""芦根,其善发痘疹者,以其有振发之性也;其善利小便者,以其体中空且生水中,自能行水也。其善止吐血、衄血者,以其性凉能治血热妄行,且血亦水属,其性能引水下行,自善引血下行也。"

【品种沿革】　集解　1.《新修本草》:"生下湿地。茎叶似竹,花若荻花。二月、八月采根,日干用之。"

2.《本草图经》:"芦根,旧不载所出州土,今在处有之。生下湿陂泽中。其状都似竹,而叶抱茎生,无枝。花白作穗,若茅花。根亦若竹根而节疏。"

3.《本草纲目》:"芦有数种:其长丈许中空皮薄色白者,葭也,芦也,苇也。短小于苇而中空皮厚色青苍者,菼也,薍也,荻也,萑也。其最短小而中实者,蒹也,薕也。皆以初生、已成得名。其身皆如竹,其叶皆长如箬叶,其根入药,性味皆同。其未解叶者,古谓之紫蓊。"

考证　芦根始载于《名医别录》,列为下品。据《本草图经》所述形态及附图,与现今禾本科植物芦苇形态相符。

【地方志】　1. 元·脱因、俞希鲁《至顺镇江志·卷四·土产》:"芦,生江浦中,大而虚中者谓之芦,细而实中者谓之荻。"

2. 明·申嘉瑞《仪真县志·卷七·食货考》:"芦荻:皆以初生已成得名,其根入药,性味皆同。"

参考文献▶▶

成分

[1] 晁若瑜,等. 食品工业科技,2011,32(12):284

[2] D'yachen ko NI, et al. C A,1965,62:8117h

[3] 徐国钧,等. 药材学. 第 1 版,北京:人民卫生出版社,

1963:629

[4] Tsitsa-Tzardi E, et al. C A,1991,114:139650c

[5] Nikaido T, et al. Chem Pharm Bull,1984,32(2):578

[6] Kaneta Makoto, et al. Bull Chem Sci Jap, 1972,45

(2):528

［7］Ohmoto T，et al. Phytochemistry，1970,9(10):2137

［8］王华.云南化工,2008,35(6):62

［9］沈阳药学院,等.东北药用植物原色图志.第1版.北京:科学普及出版社,1963:178

［10］Fang JN，et al. Phytochemistry，1990,29(9):3019

药理

［1］宋佰慧,等.天津医药,2014,42(1):65

［2］崔珏,等.农业机械,2012,(24):142

［3］许仲松,等.吉林医学,2012,33(1):8

［4］张默函,等.延边大学医学学报,2011,34(4):270

［5］韩光磊,等.中国中医药信息杂志,2012,19(7):42

［6］李立华,等.安徽中医学院学报,2005,24(2):24

［7］李立华,等.安徽中医学院学报,2007,26(5):32

［8］王珍,等.食品工业科技,2013,34(2):349

［9］薛菲,等.科技信息,2013,(4):50

［10］刘足桂,等.中国医药指南,2014,12(34):61

［11］徐行仙.中国医药导报,2014,11(19):24

［12］贾希栋,等.中国实验方剂学杂志,2013,19(11):224

［13］晁若瑜,等.食品工业科技,2011,32(12):284

［14］姚以才,等.食品科学,2011,32(14):147

［15］姚以才,等.农业机械,2011,(26):129

［16］袁洪水.河北大学(学位论文),2013

临床报道

［1］李殿伟.山东中医杂志,1991,(5):54

［2］李洪.科技信息,2014,(5):31

45. 何首乌 Hé Shǒu Wū

《日华子本草》

【异名】 首乌、地精、赤敛、红内消、山精、夜交藤根、血娃娃、小独根,田猪头、赤首乌、山首乌、药首乌、何相公。

【来源】 为蓼科植物何首乌 *Polygonum multiflorum* Thunb. 的块根。

【原植物】 何首乌,又名多花蓼、紫乌藤、夜交藤。

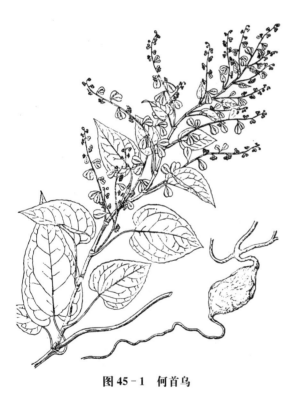

图 45-1 何首乌

多年生草本。块根肥厚,长椭圆形,黑褐色。茎缠绕,长 2～4 m,多分枝,具纵棱,无毛,微粗糙,下部木质化。叶卵形或长卵形,顶端渐尖,基部心形或近心形,两面粗糙,边缘全缘;叶柄长;托叶鞘膜质,偏斜,无毛。花序圆锥状,顶生或腋生,分枝开展,具细纵棱,沿棱密被小突起;苞片三角状卵形,具小突起,顶端尖,每苞内具 2～4 花;花梗细弱,下部具关节,果时延长;花被 5 深裂,白色或淡绿色,花被片椭圆形,大小不相等,外面 3 片较大背部具翅,果时增大,花被果时外形近圆形;雄蕊 8,花丝下部较宽;花柱 3,极短,柱头头状。瘦果卵形,具 3 棱,黑褐色,有光泽,包于宿存花被内。花期 8～9 月,果期 9～10 月(图 45-1、彩图 45-2)。

生长于山谷灌丛、山坡林下、沟边石隙中。分布于华东、华中、华南以及陕西、甘肃、江西、广东、云南和四川。

本省各地有分布。

【栽培】 生长环境 喜温暖湿润的气候,怕积水,在富含腐殖质的壤土或沙壤土中生长好,在中国南方及长江流域均能正常生长。

繁殖技术 种子繁殖、扦插繁殖、分株繁殖。种子繁殖:3 月上旬至 4 月上旬播种,条播行距 30～35 cm,施人畜粪水后将种子均匀播入沟中,覆土 3 cm。苗高 5 cm 时间苗,株距 30 cm 左右。扦插繁殖:3 月上旬至 4 月上旬选生长旺盛、健壮无病虫植株的茎藤,剪成长 25 cm 左右的插条,每根应具节 3 个左右。行距 30～35 cm,株距 30 cm 左右,穴深 20 cm 左右,每穴放 2～3 条,切忌倒插。覆土压紧,施人畜粪肥。分株繁殖:于秋季刨收块根时或春季萌芽前刨出根际周围的萌蘖,选有芽眼的茎蔓和须根生长良好的植株,按行距 30～35 cm、株距 25～30 cm 挖穴栽种。

田间管理 幼苗期除施足底肥外,薄施 1 次清淡人畜粪尿水。生长期应注意除草,5 月追施人畜粪水 1 次。苗高 30 cm 左右,插竹竿或树枝,供茎藤缠绕生长。12 月倒苗时,结合清除枯藤,施腐熟堆肥或土杂肥 1 次,并在根际培土。

病虫害防治 病害有叶斑病和根腐病,可用 50% 托布津可湿性粉剂 800 倍液或 50% 多菌灵可湿性粉剂

800~1 000 倍液或波尔多液(0.5:0.5:150)等防治叶斑病,可用 70%托布津可湿性粉剂 800~1 000 倍或 75%百菌清 1 500 倍液防治根腐病。虫害有黄蚜、红脊长蝽、何首乌叶甲、茶黄蓟马,可用 10%吡虫啉 4 000~6 000 倍液或 50%抗蚜威可湿性粉剂 2 000~3 000 倍液防治黄蚜,可用 25%溴氰菊酯 3 000 倍液防治红脊长蝽,可用 0.6%苦参烟碱 1 000 倍液防治何首乌叶甲,可用 2.5%多杀菌素悬浮剂 500~700 倍液防治茶黄蓟马。

【采收加工】 秋、冬二季叶枯萎时采挖,削去两端,洗净,个大的切成块,干燥。

【药材】 何首乌 Polygony Multiflori Radix 本省各地有产。

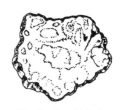

图 45-3 何首乌药材图

性状鉴别 呈团块状或不规则纺锤形,长 6~15 cm,直径 4~12 cm。表面红棕色或红褐色,皱缩不平,有浅沟,并有横长皮孔样突起和细根痕。体重,质坚实,不易折断,断面浅黄棕色或浅红棕色,显粉性,皮部有 4~11 个类圆形异型维管束环列,形成"云锦状花纹",中央木部较大,有的呈木心。气微,味微苦而甘涩(图 45-3、彩图 45-4)。

显微鉴别 1. 块根横切面 木栓层为数列细胞,充满棕色物。韧皮部较宽,散有类圆形异型维管束 4~11 个,为外韧型,导管稀少。根的中央形成层成环;木质部导管较少,周围有管胞和少数木纤维。薄壁细胞含草酸钙簇晶和淀粉粒(图 45-5)。

2. 粉末 黄棕色。草酸钙簇晶较多,直径 10~80(160) μm,偶见簇晶与较大的方形结晶合生。主要为具缘纹孔导管。淀粉粒单粒类圆形,直径 4~50 μm,脐点人字形、星状或三叉状,大粒者隐约可见层纹;复粒由 2~9 分粒组成。棕色细胞类圆形或椭圆形,壁稍厚,胞腔内充满棕色物质,并含淀粉粒;棕色块散在。木栓细胞类多角形,壁薄,内含棕色物(图 45-6)。

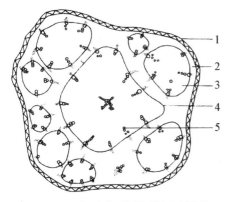

图 45-5 何首乌(块根)横切面简图

1.木栓层 2.韧皮部 3.异型维管束
4.形成层 5.木质部

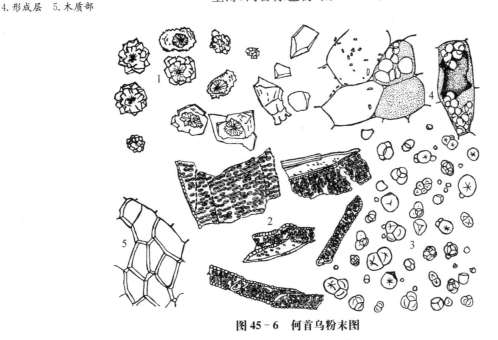

图 45-6 何首乌粉末图

1.草酸钙簇晶 2.导管 3.淀粉粒 4.棕色细胞及棕色块 5.木栓细胞

理化鉴别 取本品粉末 0.25 g,加乙醇 50 ml,加热回流 1 小时,滤过,滤液浓缩至 3 ml,作为供试品溶液。另取何首乌对照药材 0.25 g,同法制成对照药材溶液。按薄层色谱法试验,吸上述两种溶液各 2 μl,分别点于同一以羧甲基纤维素钠为黏合剂的硅胶 H 薄层板上使成条状,以三氯甲烷-甲醇(7:3)为展开剂,展至约 3.5 cm,取出,晾干,再以三氯甲烷-甲醇(20∶1)为展开剂,展至约 7 cm,取出,晾干,置紫外光灯(365 nm)下检视。供试品色谱中,在与对照药材色谱相应的位置上,显相同颜色的荧光斑点。

品质标志 1. 经验鉴别 以体重、质坚实、粉性足者为佳。

2. 含量测定 按高效液相色谱法测定,含 2,3,5,4′-四羟基二苯乙烯-2-O-$β$-D-葡萄糖苷($C_{20}H_{22}O_9$)不得少于 1.0%;含结合蒽醌以大黄素($C_{15}H_{10}O_5$)和大黄素甲醚($C_{16}H_{12}O_5$)的总量计,不得少于 0.10%。

【成分】 块根含蒽醌类化合物,主要为大黄素(emodin),大黄酚(chrysophanol)以及大黄素甲醚(physcion),大黄酸(rhein),大黄酚蒽酮(chrysophanolanthrone)[1,2],1,3-二羟基-6,7-二甲基蒽酮-1-O-$β$-D-葡萄糖苷(1,3-dihydroxy-6,7-dimethylanthone-1-O-$β$-D-glucoside)又称为何首乌乙素;含二苯乙烯类化合物:2,3,5,4′-四羟基二苯乙烯-2,3-二-O-$β$-D-葡萄糖苷(2,3,5,4′-tetrahydroxy stilbene-2,3-O-$β$-D-glucoside)又称为何首乌丙素[3],白藜芦醇(resveratrol),云杉新苷(piceid)等[4]。

【药理】 1. 调节血脂、抗动脉粥样硬化作用 何首乌醋酸乙酯提取部位(EAFF-PM)与有效成分二苯乙烯苷对正常小鼠、高脂血症小鼠均有升高血清高密度脂蛋白胆固醇(HDL-C)、降低血清低密度脂蛋白胆固醇(LDL-C)的作用。EAEF-PM 降低食饵性高脂血症模型大鼠的肝脏指数,降低模型大鼠的血清总胆固醇(TC)、甘油三酯(TG)、LDL-C、MDA 水平和 TC/HDL-C 值,升高血清 HDL-C、NO 水平以及 SOD 活性[1]。何首乌总苷下调载脂蛋白 E 基因敲除的动脉粥样硬化模型小鼠主动脉斑块的 NF-$κ$B 蛋白表达,通过影响 NF-$κ$B 等炎性因子的表达,抑制动脉粥样硬化斑块的胶原纤维降解,从而稳定斑块,预防斑块的破裂,避免临床不良事件的发生[2]。

2. 促进骨髓造血功能 腹腔注射何首乌提取物,对 Cs-137 射线照射后小鼠骨髓的血小板生成功能有促进作用,增加骨髓巨核细胞集落形成、骨髓基质细胞集落形成、红系爆增性集落形成及粒单系集落形成[3]。

3. 抗骨质疏松作用 何首乌灌胃,可改善环磷酰胺导致的骨质疏松模型小鼠的胸腺萎缩情况,增加胸腺重量,增加骨钙和骨羟脯氨酸总含量[4]。

4. 治疗脱发、白发的作用 小鼠触须毛囊体外培养模型实验表明,何首乌提取物对早、中、晚期的毛囊生长都有加速作用,并可延长毛发的生长时间。涂抹不同浓度的何首乌提取物,能诱导背部脱毛的小鼠毛发生长,使其从休止期进入生长期,加速毛发生长[5]。

在 B16 黑素瘤细胞实验中,随何首乌加药浓度的增大,细胞增殖率、酪氨酸酶活性和黑素合成能力明显增强。何首乌可明显促进酪氨酸酶、小眼相关转录因子(MITF)的基因表达和蛋白合成,但对酪氨酸酶相关蛋白 1(TRP-1)和酪氨酸酶相关蛋白 2(TRP-2)的表达几乎没有影响。提示何首乌在体外能显著刺激 B16 细胞中黑色素的生成,上述变化可能是通过促进酪氨酸酶和 MITF 的基因表达、蛋白合成以及激活酪氨酸酶的活性来实现的[6]。

5. 抗抑郁作用 何首乌水提物灌胃,可使小鼠在悬尾实验、强迫游泳实验中的不动时间缩短,证实何首乌水提物具有抗抑郁活性。而其醇提物未表现出抗抑郁活性[7]。何首乌提高了束缚联合慢性不可预知温和应激大鼠的水平运动、蔗糖水偏嗜度以及海马 5-HT(5-羟色胺)1A mRNA 表达,增加了慢性应激小鼠脑组织中溴脱氧核苷尿嘧啶(Brdu)含量,提示何首乌可以改善慢性应激动物的抑郁行为,其机制可能与改善 5-HT 能神经元传递、增加中枢神经细胞增殖等有关[8]。

6. 抗阿尔茨海默病、保护神经作用 何首乌可改善阿尔茨海默病模型大鼠海马的线粒体膜流动性,使阿尔茨海默病大鼠线粒体膜的黏滞系数降低,细胞色素氧化酶活性明显增高,提高其细胞色素氧化酶活性[9]。

何首乌提取物改善百草枯引起的 PC12 细胞和小鼠多巴胺神经元的损伤,降低脑内 MDA 含量并增强 SOD 的活力,表明何首乌提取物对百草枯引起的多巴胺神经元的损害有显著的保护作用,作用机制可能与其抗氧化作用有关[10]。建立大鼠大脑皮层星形胶质细胞缺氧、缺糖损伤模型,何首乌提取物中的二苯乙烯类化合物预处理后,能减轻氧、糖剥夺诱导的大鼠大脑皮层星形胶质细胞损伤,这可能与二苯乙烯类化合物提高细胞 SOD 活性、降低脂质过氧化反应等有关[11]。

7. 抗衰老作用　何首乌蛋白质和蒽醌苷能改善 D-半乳糖所致衰老小鼠的学习记忆能力,增加衰老小鼠的肝系数、胸腺系数、脑系数和脾系数,降低衰老小鼠脑组织单胺氧化酶(MAO)的活力、脂质过氧化产物丙二醛的含量及肝组织中脂褐素(LF)的含量,增加衰老小鼠脑组织氧化物歧化酶的活力,具有一定的抗衰老及促进记忆能力的作用[12]。

8. 抗肿瘤、增强免疫作用　何首乌蒽醌苷类化合物(AGPMT)对小鼠整体前胃癌(MFC)和移植性肉瘤 S_{180} 均有生长抑制作用。AGPMT 可以增加环磷酰胺(CTX)对 S_{180} 荷瘤小鼠的抑瘤作用,同时减轻 CTX 引起的荷瘤小鼠外周血白细胞数减少的毒副作用[13]。何首乌多糖灌胃,能拮抗环磷酰胺导致的免疫功能低下模型小鼠的免疫器官重量减轻和白细胞数量减少作用,增加小鼠腹腔巨噬细胞的吞噬率及吞噬指数,增加血清溶血素含量,且能促进 T 淋巴细胞酯酶阳性率和刀豆球蛋白 A 诱导的脾 T 淋巴细胞增殖反应[14]。

9. 其他作用　何首乌水提浓缩液在人精液冷冻过程中,能改善精子在冷冻复苏后的存活率和活动力[15]。何首乌水提物能抑制光化学反应诱导的大鼠肠系膜细静脉血栓形成。该作用可能与何首乌水提物抗氧化、抑制肥大细胞脱颗粒等相关[16]。

10. 毒副作用　何首乌水提物连续 28 日灌胃,可损伤大鼠胆管上皮细胞,干扰肝细胞功能,改变大鼠胆汁成分,在不诱发严重肝脏损伤前提下即可引起大鼠胆汁淤积相关指标改变[17]。

【炮制】　1. 何首乌　取原药材,除去杂质,大小分开,洗净,稍浸,润透,切厚片或小块片,干燥。

2. 制何首乌

(1) 黑豆制:取净何首乌片或块,用黑豆汁拌匀。置非铁质的适宜容器内,密闭,隔水加热或用蒸汽加热,炖至汁液被吸尽;或用黑豆汁拌匀,闷透后,置蒸笼或木甑内,蒸至棕褐色时,取出干燥。每 100 kg 何首乌片或块,用黑豆 10 kg。黑豆汁制法:取黑豆 10 kg,加水适量,煮 4 小时,熬汁约 15 kg;豆渣再加水煮 3 小时,熬汁约 10 kg,合并得豆汁约 25 kg。

(2) 酒制:取何首乌片或块,用黄酒拌匀,润 4～6 小时,置蒸笼屉内蒸 6 小时,取出稍晾,再加入锅内汁水,候汁吸尽,捞起再蒸,以蒸黑为度,取出晒干或烘干。每 100 kg 何首乌,用黄酒 12 kg。

(3) 黑豆黄酒制:取何首乌块倒入盆内,用黑豆汁与黄酒拌匀,置罐内或适宜容器内,密闭,坐水锅中隔水炖至汁液吸尽,取出,晒干。每 100 kg 何首乌,用黑豆 10 kg,黄酒 25 kg。或取何首乌片或块,先用黑豆汁与黄酒拌匀,隔水加热,蒸 8 小时,闷 8 小时,取出,晒干。每 100 kg 何首乌片,用黑豆 10 kg,黄酒 20 kg。

3. 蒸何首乌　将干何首乌,除去杂质,分档,浸透,洗净,捞起,大只劈开,中途淋水,润透,置蒸笼内蒸足 8 小时,闷过夜,翌晨上下翻动 1 次,再蒸。如此反复蒸至内外滋润都呈黑色,取出,晒至半干,切厚片,将蒸时所得原汁拌入,使之吸尽,干燥,筛去灰屑。

饮片性状　何首乌参见"药材"项。黑豆黄酒制何首乌,表面黑色,略具酒香气,味微甜。蒸何首乌表面黑色或棕褐色,具光泽。味淡而微甜。酒何首乌,表面黑色,略具酒香气,味微甜。

贮干燥容器内,密闭,置通风干燥处。

【药性】　苦、甘、涩,微温。归肝、心、肾经。

【功能】　养血滋阴,润肠通便,祛风,解毒。

【主治】　头昏目眩,心悸,失眠,腰膝酸软,须发早白,耳鸣,遗精,肠燥便秘,久疟体虚,风疹瘙痒,疮痈,瘰疬,痔疮。

【用法用量】　内服:煎汤,10～20 g;熬膏、浸酒或入丸、散。外用:适量,煎水洗,研末撒或调涂。养血滋阴,宜用制何首乌;润肠通便,祛风,截疟,解毒,宜用生何首乌。

【注意事项】　大便溏泄及有湿痰者慎服。忌铁器。

【附方】　1. 补养五脏六腑,强筋壮骨,黑髭发,坚固牙齿,久服延年益寿,驻颜色　何首乌(去粗皮)。上不犯铜铁器,为细末,用枣肉和丸,如豌豆大。每服七八十丸,空心温酒送下,或米饮亦可。忌猪肉、血、无鳞鱼,触者无力。(《御药院方》何首乌丸)

2. 治久腰痛及脚膝疼方　牛膝三两(去苗),何首乌三两。上件药,细锉,以酒三升浸三日后,焙干,捣细罗为散。每于食前,以温酒下二钱。(《普济方》)

3. 治大肠风毒,泻血不止　何首乌二两。上捣细罗为散。每于食前,以温粥饮调下一钱。(《太平圣惠方》)

4. 治干湿疥满身作疮,不可疗者　何首乌、艾等分(细锉)。上二味,相度疮多少用药,并水煎令浓,于盆内盛洗之。(《圣济总录》何首乌洗汤)

5. 治赤白癜风　何首乌、苦参等分,酒洗,共为细末。用皂角水泡,竹刀披开,取浓汁为丸。(《滇南本草》)

【临床报道】　1. 治疗高脂血症　用首乌片(内含70%浸膏及30%制首乌粉)口服,每次5片,每日3次,连服4个月为1个疗程,治疗高脂血症40例。结果:高β-脂蛋白的总有效率为88.57%;高胆固醇血症的总有效率为94.44%,服药后大部分降至正常范围或下降幅度较大,对三酰甘油增高的疗效不显,总有效率为28%,大部分病例服首乌片后三酰甘油有不同程度地升高,故对于单纯高三酰甘油血症的患者,不宜单独服用首乌片[1]。

2. 治疗神经衰弱　用首乌注射液(每2 ml内含相当首乌原药0.8 g),每次2～4 ml肌内注射,每日1次,10日为1个疗程;隔5～7日,继续进行第2个疗程。共观察3个疗程。治疗神经衰弱50例。结果:近期治愈(每晚能熟睡6小时以上)39例,占78%;显效5例,有效1例,无效5例。6个月后追踪观察近期治愈的21例,保持治愈疗效者13例,显效5例,有效3例[2]。

3. 治疗急性腹泻　用生首乌治疗急性腹泻,每次3～5 g,2～3次/日,部分患者研末开水吞服,部分患者开水泡服,部分患者热米汤泡服,部分患者煎服。共治疗急性腹泻患者27例。结果:治愈23例,4例无效,总有效率85.2%。一般1～2日治愈,部分患者1～2次治愈[3]。

4. 治疗老年性便秘　用生首乌60 g,加水500 ml,温火煎熬30分钟,倒出药汁,冷却后口服。一般患者喝100 ml,身体特别弱的患者喝50 ml。服药后2～4小时,患者开始排便。每天按量服药一次巩固之。观察表明,生首乌治疗老年性便秘有效率93.5%。45例患者中,42例用药后顺利排便,大便软状成形[4]。

5. 治疗白发　以制首乌、熟地黄各30 g,当归15 g,浸于1 000 ml粮食白酒中,10～15日后开始饮用。每日1～2盅(15～30 ml),连续饮至见效。共观察36例,其中局限性20例,弥漫性16例,病程为1～10年。结果痊愈24例,好转8例,总有效率88.89%[5]。

6. 治疗女阴白色病变　40%何首乌注射液,在病变部位与上髎穴交替注射,病变部位每次2 ml,上髎穴有针感后注射,每穴1 ml。每日1次,10日为1个疗程,每疗程间隔7日,连续3个疗程。治疗女阴白色病变29例,痊愈20例,有效8例,无效1例,其中硬化性萎缩性苔藓型效果最好[6]。

【药论摘录】　1.《何首乌传》:"治五痔,腰膝之病,冷气心痛,积年劳瘦,痰癖,风虚败劣,长筋力,益精髓,壮气,驻颜,黑发,延年,妇人恶血痿黄,产后诸疾,赤白带下,毒气入腹,久痢不止。"

2.《日华子本草》:"味甘。久服令人有子。治腹脏宿疾,一切冷气及肠风。此药有雌雄,雄者苗叶黄白,雌者赤黄色。凡修合药须雌雄相合吃,有验。其药本草无名,因何首乌见藤夜交,便即采食有功,因以采人为名耳。又名桃柳藤。"

3.《开宝本草》:"何首乌,味苦、涩,微温,无毒。主瘰疬,消痈肿,疗头面风疮,五痔,止心痛,益血气,黑髭鬓,悦颜色。久服长筋骨,益精髓,延年不老。亦治妇人产后及带下诸疾。"

4.《滇南本草》:"何首乌,味微甘,性微温。古本草注云:久服延年耐寒。且味涩、苦,入肾为君,涩精,坚肾气,止赤、白便浊,缩小便;入血分,消痰毒,治赤白癜风、疮疥顽癣、皮肤瘙痒,截疟,治痰疟。"

5.《本草纲目》:"何首乌,足厥阴、少阴药也。白者入气分,赤者入血分。肾主闭藏,肝主疏泄。此物气温,味苦涩,苦补肾,温补肝,涩能敛精气,所以能养血益肝、固精益肾、健筋骨、乌髭发,为滋补良药。不寒不燥,功在地黄、天门冬诸药之上。气血太和,则风虚、痈肿、瘰疬诸疾可知矣。"

【品种沿革】　集解　1. 李翱《何首乌传》:"苗如木藁光泽,形如桃柳叶,其背偏,独单,皆生不相对。有雌雄者,雌者苗色黄白,雄者黄赤。其生相远,夜则苗蔓交或隐化不见。"

2.《开宝本草》:"本出顺州南河县,今岭外、江南诸州皆有。蔓紫,花黄白,叶如薯蓣而不光,生必相对,根大如拳,有赤白二种,赤者雄,白者雌。"

3.《本草图经》:"今在处有之,以西洛、嵩山及南京柘城县者为胜。春生苗,叶叶相对,如山芋而不光泽。其茎蔓延竹木墙壁间,夏秋开黄白花,似葛勒花。结子有棱,似荞麦而细小,才如粟大。秋冬取根,大者如拳,各有五棱瓣,似小甜瓜。""此有二种:赤者雄,白者雌。采时乘湿以布帛拭去土,后用苦竹刀切,米泔浸一宿,曝干。忌铁,以木臼杵捣之。一云:春采根,秋采花。九蒸九曝,乃可服。此药本名交藤,因何首乌服而得名。何首乌者,顺州南河县人。祖能嗣,本名田儿,生而阉弱,年五十八无妻、子。一日醉卧野中,见田中藤两本异生,苗蔓相交,久乃解,解合三、四。田儿心异之,掘根持问乡人,无能名者。遂曝干,捣末,酒服七日,而思人道,百日而旧疾皆愈,十年而生数男,后改名能嗣。又与子延服,皆寿百六十岁;首乌服药,亦年百三十岁。唐元和七年,僧文象遇茅山老人,遂传其事,李翱因著方录云。又叙其苗如木藁,光泽,形如桃柳叶,其背偏,皆单生不相对。有雌雄者,雌者苗色黄白,雄者黄赤。其生相远,夜则苗蔓交,或隐化不见。春末、夏中、初秋三时候,晴明日,兼雌雄采之,烈日曝干,散服,酒下良。采时尽其根,乘润以布帛拭去泥土,勿损皮,密器贮之;每月再曝。凡服偶日,二、四、六、八日是。服讫,以衣覆汗出导引。尤忌猪、羊血。其叙颇详,故载之。"

品种考证 相传唐时有名"何首乌"之人,因服"交藤"之根而得长寿,时人遂称此药为"何首乌",唐人李翱乃著《何首乌传》以记其事。《本草图经》始载此药,并录李翱之文。据《本草图经》记载,何首乌为藤本植物,并有雌雄之分。至夜,雌雄相交,昼则分之,故有"交藤""夜合"诸名。其雌雄相交之说,难以验证。又云,何首乌有赤、白之分,赤者为雄,白者为雌。然白首乌甚少见,历来用何首乌而不言赤白者,皆是赤者。考今用首乌药材有两种,一种名"何首乌",为蓼科蓼属植物何首乌的块根,皮色红褐或暗褐,当属"赤首乌";一种名"白首乌",为萝藦科白前属植物牛皮消和戟叶牛皮消的块根,其表皮呈黑褐色,唯其断面白色,具乳汁。此两种显然是不同植物,而难分"雌雄"。故古称何首乌以赤白分雌雄,其"白首乌"究系何种,仍未明白。

【地方志】 1. 宋·马光祖、周应合《建康志·卷四二·土贡》:"何首乌,按《本草》并出溧阳县。"

2. 宋·史能之《重修毗陵志·卷一三·土产》:"药之属,何首乌:一名野苗,又名地精,本名交藤,因何姓人服之得名,秋冬取根,赤者雄,白者雌。"

3. 宋·孙应时、鲍廉《重修琴川志·卷九·叙产》:"药之属,何首乌。"

4. 元·脱因、俞希鲁《至顺镇江志·卷四·土产》:"何首乌:本名交藤,因何首乌服而得名。"

5. 元·张铉《至正金陵新志·卷七·物产》:"何首乌,按《本草》,并出溧水州。"

6. 明·张衮《江阴县志·卷六·土产》:"何首乌:其名有三,曰野苗,曰地精,曰交藤。秋冬取根,赤雄白雌。"

7. 明·陈文仲《句容县志·卷三·贡办》:"药之品,何首乌。"

8. 明·沈明臣《通州志·卷四·物产(海门同)》:"药之属,何首乌。"

9. 清·王祖畬《太仓州志·卷三》:"何首乌,旧名九真藤,至夜则交。"

参考文献 ▶▶

成分

[1] 张志国,等. 中草药,2006,37(9):1311

[2] 左红香,等. 华西药学杂志,2006,21(1):76

[3] 张志国,等. 中国中药杂志,2006,31(12):1027

[4] 陈万生,等. 药学学报,2000,35(4):273

药理

[1] 王春英,等. 中草药,2008,39(1):78

[2] 魏雪梅,等. 河北中医,2010,32(5):754

[3] 黄伟哲,等. 汕头大学医学院学报,2013,26(1):9

[4] 崔阳,等. 中国骨质疏松杂志,2004,10(2):165,164

[5] 何红梅,等. 中国实验方剂学杂志,2012,18(23):216

[6] 姜泽群,等. 南京中医药大学学报,2010,26(3):190,241

[7] 王君明,等. 北京中医药大学学报,2012,35(7):449

[8] 畅洪昇,等. 北京中医药大学学报,2012,35(12):822

[9] 侯德仁,等. 中南大学学报(医学版),2008,33(11):987

[10] 田芯,等. 中国药学杂志,2010,45(20):1548

[11] 张琰,等. 济宁医学院学报,2012,35(1):20

[12] 刘一流,等. 广州中医药大学学报,2009,26(2):160

[13] 孙桂波,等. 中国新药杂志,2008,17(10):837

[14] 葛朝亮,等. 中国新药杂志,2007,16(24):2040

[15] 石碧炜,等. 浙江中医杂志,2010,45(8):610

［16］芦瑀,等.微循环学杂志,2012,22(2):6

［17］王涛,等.中国中药杂志,2012,37(10):1445

临床报道

［1］黄进业,等.中成药,1990,(10):26

［2］番禺县人民医院.新医药通讯,1978,(5):33

［3］曾钟德,等.医学信息,2011,(8):3755

［4］杜霞,周海英.黑龙江中医药,1999,(4):49

［5］赵洪斌,刘景增.山东中医杂志,1983,(4):41

［6］王淑贤.中国农村医学,1986,(5):26

46. 青木香 Qīng Mù Xiāng

《本草蒙筌》

【异名】 马兜铃根、兜铃根、土青木香、独行根、云南根、土木香、青藤香、蛇参根、铁扁担、痧药、野木香根、水木香根、白青木香。

【来源】 为马兜铃科植物马兜铃 *Aristolochia debilis* Seib. et Zucc. 的根。

【原植物】 马兜铃。

草质藤本,全株无毛。根黄褐色,具香气。茎基部木化。叶卵状三角形至卵状披针形或卵状箭形,顶端短尖或钝,基部两侧有圆形的耳片。花单生或 2 朵簇生于叶腋;花柄基部具小苞片;花被筒状或喇叭状,略弯斜,基部膨大成球形,全缘,上部暗紫色,下部绿色,口部光滑;雄蕊 6,贴生于粗短的合蕊柱周围,花药外向纵裂;合蕊柱顶端 6 裂。蒴果近球形,直径约 4 cm,6 瓣裂。种子扁平,钝三角形,边缘有灰白色宽翅。花期 7～9 月,果期 9～10 月(图 46-1)。

生于山谷、沟边阴湿处或山坡灌丛中。分布于山东、河南及长江流域以南各地。

本省分布于无锡、苏州、连云港、徐州、邳县、姜堰、扬州、仪征、南京、句容等地。

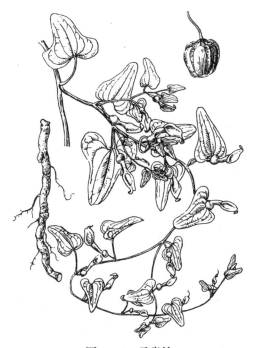

图 46-1 马兜铃

【栽培】 **生长环境** 喜冷凉湿润的气候,耐寒、耐旱,怕涝,忌阳光照射。宜在湿润而肥沃的沙质壤土或腐殖质壤土中种植。

繁殖方法 种子繁殖。当果实由绿变黄色时分批采摘果实。种子不耐干藏,采收后应立即播种或将种子埋于湿沙中,放阴凉处保存。春播宜 3 月下旬至 4 月上旬,直播与育苗均可。育苗,在苗床上开条沟,行距 25 cm,沟深 3～6 cm,播幅 10 cm,将种子播下,覆土轻压,加盖稻草,以保持苗床湿润,出苗后除去覆盖物。至次年 4 月,按行株距 40 cm×30 cm 开穴定植。直播用穴播或条播法。

田间管理 幼苗期需适当灌水,施氮肥 1 次,定植后至开花期,追施氮肥 2 次,8 月中、下旬开花时增施磷、钾肥。及时中耕除草,株高 30 cm 后应搭架,以利其茎蔓攀援生长。

病虫害防治 病害有根腐病、茎腐病,可及时排涝防治根腐病,可及时排涝或用 50% 代森铵水剂 1 000 倍液防治茎腐病。虫害有马兜铃凤蝶、象鼻虫、斜纹夜蛾、金斑夜蛾等,可消灭越冬蛹或用马拉硫磷 50% 乳油 1 500 倍液防治马兜铃凤蝶,可人工捕杀象鼻虫,可用 2% 乐果粉剂和 2.5% 敌百虫粉剂防治斜纹夜蛾和金斑夜蛾。

【采收加工】 10～11 月间茎叶枯萎时挖取根部,除去须根、泥土,晒干。

【药材】 青木香 Aristolochiae Radix 本省连云港、灌云、铜山、南京、江阴、靖江、泰州、江都、盱眙、丹徒、南通、镇江、宜兴、句容、溧阳、张渚、无锡、苏州等地曾有产。

性状鉴别 呈圆柱形或稍扁,略弯曲,长 3～10 cm,直径 0.5～1.5 cm。表面黄褐色或灰棕色,有纵皱纹及须根痕。质坚脆,折断面形成层环隐约可见,皮部淡黄色,木射线宽广,乳白色,木质部束淡黄色,呈放射状,导管孔明显。香气特异,味苦(图 46-2)。

显微鉴别 根横切面 木栓层为数列棕色木栓细胞,内含黄棕色油滴。韧皮部较宽,亦散有油细胞,长 35～70 μm,直径 28～42 μm,内含黄棕色油滴。形成层成环。木质部薄壁组织发达,射线宽广;木质部导管束有两束自根的中央向外分叉放射状排列,其余导管束较短,导管直径 20～105 μm。本品薄壁细胞内含淀粉粒,单粒类圆形,直径 3.5～14 μm,脐点呈点状或裂隙状,复粒由 2～4 分粒组成(图 46-3)。

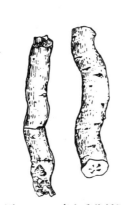

图 46-2 青木香药材图

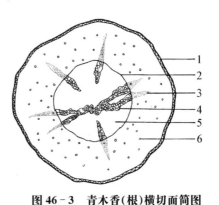

图 46-3 青木香(根)横切面简图

1.木栓层 2.形成层 3.韧皮部
4.导管 5.木射线 6.油细胞

理化鉴别 1. 取本品粉末 1 g,加 0.5％盐酸乙醇溶液 7 ml,冷浸过夜,滤过。滤液用氨水调至中性,蒸干,残渣加 5％盐酸 2 ml 溶解,1 份滴加改良碘化铋钾溶液,产生橙红色沉淀;另 1 份滴加碘化汞钾试液,产生灰白色沉淀。

2. 取本品细粉 2 g,加甲醇 10 ml 冷浸过夜,滤过。滤液蒸干,残渣用热苯除去挥发油后,再用甲醇 0.5 ml,溶解作供试液。另取马兜铃酸 A 制成乙醇对照溶液,吸取两种溶液点于同一硅胶 G 板上,以氯仿-丙酮-冰醋酸(8：5：0.1)为展开剂。取出晾干,置日光下检视,供试品色谱在与对照品色谱的相应位置处,显相同颜色斑点。

品质标志 经验鉴别 以条粗、质坚实、香气浓者为佳。

【成分】 根含菲类化合物:马兜铃酸(aristolochic acid)A-E,7-羟基马兜铃酸(7-hydroxyaristolochic acid)A[2],7-甲氧基马兜铃酸 A(7-methoxyaristolochic acid A),马兜铃酸 C-6-甲醚(aristolochic acid C-6-methyl ether),马兜铃酸 A 甲酯(aristolochic acid A methyl ester),马兜铃酸 D-6-甲醚(aristolochic acid D-6-methyl ether)等[1,2];倍半萜类化合物:马兜铃酮[3],马兜铃内酯[4],马兜铃烯[5]等;生物碱类化合物:粉防己碱(tetrandrine)[6],轮环藤酚碱(cyclanoline)[7]等。此外,还含有马兜铃内酰胺的 N-六碳糖苷,青木香酸(debilic acid)和尿囊素(allantoin)等[1,2]以及其他挥发油类[8]成分。

【药理】 1. 抗腹痛、腹泻作用 青木香提取物可浓度依赖性地抑制兔小肠段自发性收缩的频率和振幅。青木香提取物对由氯化钡引起的离体肠段的兴奋性收缩有明显的拮抗作用,而当酚妥拉明阻断肾上腺素能受体后,青木香提取物仍能显著降低离体肠段收缩的振幅。提示青木香提取物对小肠蠕动有一定的抑制作用[1]。青木香生品和炮制品的水提物、醇提物灌胃,对正常和新斯的明诱导的小鼠胃肠运动机能的亢进均呈现出明显的抑制作用[2]。

2. 镇痛、抗炎作用 青木香煎剂灌胃,可抑制小鼠由冰醋酸引起的疼痛和二甲苯所致的耳郭肿胀作用,并随剂量增加,作用增强[3]。青木香生品和炮制品的水提物、醇提物灌胃,在小鼠扭体和热刺激实验中显示出明显的镇痛作用,对二甲苯诱导的小鼠耳郭炎症有显著的抑制作用。在剂量相同的条件下,生品、炮制品的药效作用无明显差异。炮制品药效学作用强度不低于生品。水提物药效学作用不及相应剂量的醇提物[2]。蛋清诱导法、热板法和扭体法实验显示,灌胃青木香水提取液有消炎、镇痛效果[4]。

3. 抗微生物作用　3种真菌和13种细菌(包括7种临床致病菌)的药敏实验表明,青木香挥发油对大部分微生物均具有很好的抗菌作用,尤其对革兰阳性菌的抗菌活性更强[5]。青木香石油醚提取物、乙酸乙酯提取物和甲醇提取物中,只有甲醇提取物对试验所用的革兰阳性菌和革兰阴性菌都表现出显著的抗菌作用,乙酸乙酯提取物只对测试的部分细菌显示出抗菌作用,石油醚提取物不具有抗菌活性。甲醇提取物比乙酸乙酯提取物具有更强的抗菌作用和更广的抗菌谱。3种提取物对试验所用的真菌都没有显示出抗菌作用[6]。

4. 其他作用　加入青木香,能降低体外培养的成纤维细胞的^{3}H-羟脯氨酸掺入值、胶原合成率及纤维连结素产量,提示青木香能直接有效地抑制成纤维细胞合成基质[7]。静脉注射青木香精制浸膏,降低麻醉犬血压,对切断减压神经或封闭颈动脉窦的高血压犬的血压也有下降作用[8]。

5. 毒副作用　长期给予大鼠青木香、冠心苏合丸(含青木香)后,给药大鼠的凝血酶原时间(PT)、谷丙转氨酶(ALT)、谷草转氨酶(AST)、白蛋白(ALB)、碱性磷酸酶(ALP)、肌酐(Crea)和尿素氮(BUN)等指标均发生显著性改变。病理检查发现,肝、肾均有坏死现象,胃和膀胱均发生癌变。提示青木香和冠心苏合丸(含青木香)具有强烈的毒性,能损害大鼠的肾脏、肝脏,并引起胃和膀胱的肿瘤[9]。

大鼠长期毒性试验中,高、中剂量的青木香水煎剂可引起大鼠肾脏损伤,而低剂量短期应用,对大鼠肾脏无明显不良影响。马兜铃酸是青木香引起肾损害的主要毒性成分[10]。

采用小鼠急性毒性实验、大鼠长期毒性实验,测得青木香生品饮片的LD_{50}为146.45 g/kg,炮制品饮片LD_{50}为846.06 g/kg。长期毒性实验中,生品大、中、小3个剂量用药1个月后,出现毒性反应。炮制品3个剂量组毒性反应较小,提示青木香炮制可达到减毒的目的[11]。

【炮制】　取原药材,除去杂质,洗净,润透,切厚片,晒干或低温干燥。

饮片性状　青木香参见"药材"项。

贮干燥容器内,置于阴凉通风干燥处。

【药性】　辛、苦,寒,小毒。归肺、胃、肝经。

【功能】　行气,解毒,消肿。

【主治】　脘腹胀痛,疝气,泄泻,痢疾,咳喘,高血压,蛇虫咬伤,痈肿疔疮,秃疮,湿疹,皮肤瘙痒。

【用法用量】　内服:煎汤,3～9 g;研末,1.5～2 g,每日2～3次。外用:适量,研末调敷;或磨汁涂。

【注意事项】　脾胃虚寒者慎服。

【附方】　1. 治肠炎,腹痛下痢　土青木香9 g,槟榔4.5 g,黄连4.5 g。共研细末,温开水冲服。(《现代实用中药》)

2. 治急性肠炎　大血藤干藤一两,青木香、大蒜各五钱,煎服。(《南京地区常用中草药》)

3. 治胃痛　青木香、干姜各等份。上药研末,温开水冲服,每次1～2钱,每日2～3次。本方亦可加水煎服,适用于受寒后胃脘疼痛。(《江苏验方草药新编》)

4. 治胃、十二指肠溃疡　乌贼骨　青木香各等分。上药研细末,水泛为丸。每服1钱5分,每日2次,痛剧可日服3～4次,开水送下。此方暂服治胃痛反酸、嗳气胸闷较效,多服久服,易使大便秘结。(《江苏验方草药新编》)

5. 治上气喘急　马兜铃根一两,木香、楝实(微炮)各三分。上三味捣罗为散。每服二钱匕,浓煎乌梅蜜汤调下,食后临卧服。(《圣济总录》)

6. 治咽喉内卒肿痛　马兜铃根一两,甘草一分(生,锉)。上件药,捣,粗罗为散。每服二钱,以水一中盏,煎至六分,去滓,不计时候,温服。(《太平圣惠方》)

7. 治妇人小便出血不止　马兜铃根、刺蓟根各一两。上件药,捣,细罗为散。每服食前,当归酒调下二钱。(《太平圣惠方》)

8. 治疗疮、蛇伤、犬咬、鼠咬　青木香(土者,根、梗均可用),上末,每服一钱,蜜水调下。(《证治准绳》)

9. 治蜘蛛疮(单纯疱疹)　土青木香,研极细末,柿漆(即柿油)调搽。(《中医药实验研究》)

10. 治淋巴管炎　荔枝草干根七钱,马兰头根三钱,青木香一钱五分,丝瓜络三钱,薄荷八分,水煎服。(《南京地区常用中草药》)

11. 治腋气　用青木香切厚片,好醋浸一宿,夹腋下数次,即愈。(《卫生易简方》)

12. 治秃头疮、头癣　青木香 50 g,苦楝子(打碎)50 g。上二味,浸泡于 75% 乙醇 400 ml 中,7 日后可用。涂搽患处,每日 5～8 次,或以纱布浸药液湿敷。(《中药精华》)

【临床报道】　治疗高血压病　①流浸膏:每 1 ml 含青木香生药 1 g,每服 5～10 ml,每日 4 次,病情好转后逐渐减少剂量及服药次数,2 个月为 1 个疗程。治疗 50 例。治疗后舒张压下降 20 mmHg 以上者 20 例,下降 10～19 mmHg 者 17 例,效差者 13 例。临床症状亦有不同程度的改善。本品降压效果一般在用药后 21 日左右开始显效;血压降低后停药,仍可维持一段时间不回升;减少用药量或减少服药次数,可起到维持量的作用[1]。②提取液:每 1 ml 相当于青木香生药 1 g。饭后服,每日 3 次,第 1 周每次 3 ml,第 2 周每次 4 ml,第 3 周及以后每次 6 ml。治疗 Ⅱ、Ⅲ 期高血压 40 例,经用药,收缩压、舒张压下降 10 mmHg 以上者 18 例,不足 10 mmHg 者 17 例。用药 6 周以上者有效率较高。对临床症状的改善不理想[2]。③多种剂型交替使用:以青木香粉剂、流浸膏、片剂等交替使用,治疗 84 例,服药时间在 28 日以上,总有效率 78.6%。舒张压下降 20 mmHg 以上者 19 例,下降 10 mmHg 者 47 例。对临床症状的头痛、眩晕、心悸、视力模糊、失眠、气急等均有一定改善。同时,观察到青木香的降压疗效,似乎不受年龄、眼底病变、血清总胆固醇量、血清非蛋白氮量、尿蛋白的影响;对心脏及主动脉无明显扩大者疗效较优,有效率为 81.6%,已见扩大者,疗效则差[3]。

【药论摘录】　1.《新修本草》:"辛、苦,冷,有毒。主鬼疰积聚,诸毒热肿,蛇毒。疗疔肿大效。"

2.《日华子本草》:"无毒。治血气。"

3.《本草图经》:"治气下膈,止刺痛。"

4.《履巉岩本草》:"主肺热咳嗽,痰结喘促,血痔瘘疮,生肌。治五种蛊毒。"

5.《本草纲目》:"利大肠。治头风,瘙痒,秃疮。"

6.《本草求真》:"青木香,诸书皆言可升可降,可吐可利。凡人感受恶毒而致胸膈不快,则可用此上吐,以其气辛而上达也。感受风湿而见阴气上逆,则可用此下降,以其苦能泄热也。"

7.《本草正义》:"土青木香其味甚苦而气极青芬,力能舒郁开胸,醒脾胃,清湿热。长夏郁蒸之令,脾胃清阳之气受其蒙蔽,而恒觉无气以动,倦怠纳呆者,以少许细嚼吞之,即觉神情为之一振,去湿化浊,具有捷效。盖香本天地之正气,自能扫荡阴霾,而苦味泄降,更能导去蕴积之浊垢,而恢复其胸中太和之元气,功不在广木香、茅术、藿香之下,而又能久藏不腐,且气味亦不以年久改变。坚质之性,草药中尤不易得。"

【品种沿革】　集解　1.《新修本草》:"独行根,蔓生,叶似萝摩,其子如桃李,枯则头四开,悬草木上。其根扁长尺许,作葛根气,亦似汉防己,生古堤城旁,山南名为土青木香,疗疔肿大效,一名兜铃根。"

2.《本草图经》:"亦有叶如山芋而开紫花者,不拘时月采根芽为药,以其形如枯骨者良。江淮间亦有此种,名土青木香,不堪入药用。"

考证　青木香所指称的药物来源在我国历代医籍中并不一致。青木香之名首见于《本草经集注》"木香"条:"此即青木香也,永昌不复贡。今皆从外国舶上来。乃云大秦国以疗毒肿,消恶气,有验。"这就提示其时的青木香应是菊科植物木香的异名。而明代以前,各本草所言的青木香也大多是指菊科植物木香。

马兜铃科植物马兜铃的根是被《新修本草》作为"独行根"一药,首次收载于本草中,并言其别名为土青木香、兜零根。此后,马兜铃根常被混杂于"木香"条内,见载于各本草中。如《开宝本草》"木香"条引"别本注"云:"叶似署预而根大,花紫色,功效极多,为药之要用。陶云不入药用,非也。"《本草图经》"木香"条言:"亦有叶如山芋而开紫花者。"这些描述均与马兜铃科植物马兜铃相近。

明代《本草品汇精要》卷七单列"青木香"一药,言"原附木香下,今分条"。该条药物述及两种植物形态,其中"又一种叶如山芋而开紫花者,江淮人呼为土青木香也",当是马兜铃之形态描述。《本草蒙筌》也将木香与青木香分开,各立一条,并在"马兜铃"条下云:"根名青木香,亦为散气药。"《本草纲目》"木香"条言:"木香,草类也,本名蜜香,因其香气如蜜也。缘沉香中有蜜香,遂讹此为木香尔。昔人谓之青木香,后人因呼马兜铃为青木香,乃呼此南木香、广木香以别之。"可见,明代以后,马兜铃根已逐渐成为青木香的正品。

《救荒本草》云:"马兜零,一名云南根,又名土青木香。生关中及信州、滁州、河东、河北、江淮、夔、浙州郡皆有,今高阜去处亦有之。"由此可知,江苏地区自古即为青木香的产地之一。

【地方志】 1. 宋·史能之《重修毗陵志·卷一三·土产》:"马兜铃:根名云南,亦云青木香。"

2. 元·脱因、俞希鲁《至顺镇江志·卷四·土产》:"青木香,以上诸品,《本草图经》虽不载本郡所出,然今皆有之,姑叙于此。"

3. 明·张峰《海州志·卷二·土产》:"药材曰青木香。"

4. 明·沈明臣《通州志·卷四·物产(海门同)》:"药之属,青木香。"

5. 清·何绍章、杨履泰《丹徒县志·卷一七·物产》:"马究铃《康熙志》:根名青木香,一曰独行根,有毒。能吐利人。岭南人用以治蛊,隐其名为三百两银药。"

6. 清·王祖畬《太仓州志·卷三》:"青木香,治咽喉神效,出小西门外。"

参考文献 ▶▶

成分
[1] 黄宝山,等.中草药,1985,16(11):482
[2] 陈仲良,等.化学学报,1981,39(3):237
[3] Chen ZL, et al. Alkaloids (Academic Press), 1987, 31:29
[4] Ahmed Farag IS, et al. Crystal Reserve Technology, 1988,23(6):729
[5] Li H, et al. Chin Chem Lett, 1994,5(3):207
[6] Ruecker G, et al. Planta Med, 1985,51(2):183
[7] 富田真雄,等.药学杂志(日),1962,82:1673
[8] 邱琴,等.山东大学学报,2005,40(1):103

药理
[1] 田梦,等.中兽医医药杂志,2014,33(4):5
[2] 王金华,等.中国中药杂志,2007,32(5):428

[3] 张宏,等.中药材,1990,13(9):35
[4] 吕金海,等.山西中医学院学报,2006,7(1):18
[5] 朱顺英,等.武汉大学学报(理学版),2005,51(6):757
[6] 吕金海,等.怀化学院学报(自然科学),2007,26(1):69
[7] 曾民德,等.上海第二医科大学学报,1991,11(3):204
[8] 南国柱.上海第二医科大学学报,1959,(5):421
[9] 乔洪翔,等.中国中药杂志,2008,33(9):1044
[10] 乔莉,等.云南中医中药杂志,2009,30(3):47
[11] 姜旭,等.中国药物与临床,2006,6(7):485

临床报道
[1] 李丕光,等.中华医学,1957,43(5):365
[2] 南京第一医学院学报,1959,4(1):41
[3] 上海市公费医疗第五门诊部.上海中医药杂志,1958,(4):10

47. 苦参 Kǔ Shēn

《神农本草经》

【异名】 苦骨、川参、凤凰爪、牛参、地骨、野槐根、山槐根、地参。

【来源】 为豆科植物苦参 *Sophora flavescens* Ait. 的根。

【原植物】 苦参,又名水槐、苦薏、地槐、菟槐、骄槐、白茎、虎麻、野槐、好汉枝。

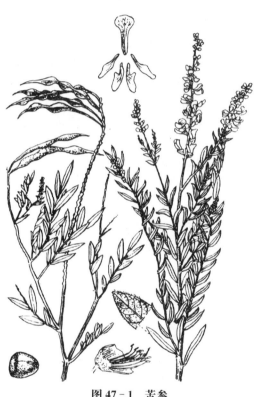

图 47-1 苦参

落叶半灌木,高 1.5～3 m。根圆柱状,外皮黄白色。奇数羽状复叶,互生;小叶 15～29,叶片披针形至线状披针形,先端渐尖,基部圆,有短柄,全缘,背面密生平贴柔毛;托叶线形。总状花序顶生,被短毛,苞片线形;萼钟状,扁平,5 浅裂;花冠蝶形,淡黄白色;旗瓣匙形,翼瓣无耳,与龙骨瓣等长;雄蕊 10,花丝分离;子房柄被细毛,柱头圆形。荚果线形,先端具长喙,成熟时不开裂;种子间微缢缩,呈不明显的串珠状,疏生短柔毛。种子 3～7 颗,近球形,黑色。花期 5～7 月,果期 7～9 月(图 47-1)。

生于沙地或向阳山坡草丛中及溪沟边。分布于全国各地。

本省各地有分布。

【栽培】 生长环境 喜温和或凉爽气候,对土壤要求不严,以土层深厚、肥沃、排水良好的沙质壤土为佳。

繁殖方法 种子繁殖和分根繁殖。种子繁殖:播种前温水浸种 10～12 小时,或进行沙藏,1∶3 混合放在 0～10℃条件下处理 20～30 日,3～4 月播种,按行距 65 cm,株距 30 cm 穴播,每穴播种 8～10 粒,细土拌草木灰覆盖 2～3 cm。苗高 15～16 cm 时,匀苗、补苗,每穴留苗 3～4 株。分根繁殖:采用采挖的鲜活根作种,择选新鲜、肥厚的中、上部根块,截成 15 cm 左右长的小段,并将其下端削成马耳形备用。深翻土地,除杂草,耙细平整泥土,打坑,坑距 30～40 cm,行距 50 cm,坑深 20～30 cm,底肥施于坑中。将选择好的种根植于坑中,每坑植 1～2 段,削成马耳形的一端朝下,覆盖 8～10 cm 厚的细泥土。120 日左右冒芽出土。

田间管理 及时除草、浇水、培土。第 1 次中耕除草在播种后次年 6 月,后追施复合肥;第 2 次在 12 月,清除干枯的倒苗和杂草,并中耕培土;第 3 次在播种后的第 3 年 3 月,疏松表土,除杂草,并追施复合肥和农家肥;第 4 次在第 3 年 6 月。开花期,除留种子外,摘除带花蕾的整个花序。

病虫害防治 本品无明显病虫害。

【采收加工】 春、秋二季采挖,除去根头和小支根,洗净,干燥,或趁鲜切片,干燥。

【药材】 苦参 Sophorae Flavescentis Radix 本省邳县、睢宁、盱眙、南京、江宁、薛埠、苏州等地曾有产。

性状鉴别 呈长圆柱形,下部常有分枝,长 10～30 cm,直径 1～6.5 cm。表面灰棕色或棕黄色,具纵皱纹和横长皮孔样突起,外皮薄,多破裂反卷,易剥落,剥落处显黄色,光滑。质硬,不易折断,断面纤维性;切片厚3～6 mm;切面黄白色,具放射状纹理和裂隙,有的具异型维管束呈同心性环列或不规则散在。气微,味极苦(图47-2)。

显微鉴别 1. 根横切面 木栓层为8～12列细胞,有时栓皮剥落。韧皮部有多数纤维常数个至数十个成束。束间形成层有的不明显。木质部自中央向外分叉为2～4束,木质部束导管1～2列,直径至72 μm,木纤维常沿切向排列。射线宽5～15列细胞,中央有少数细小导管及纤维束散在。薄壁细胞中含众多淀粉粒及草酸钙方晶(图47-3)。

2. 粉末 淡黄色。木栓细胞淡棕色,横断面观呈扁长方形,壁微弯曲;表面观呈类多角形,平周壁表面有不规则细裂纹,垂周壁有纹孔呈断续状。纤维和晶纤维,多成束;纤维细长,直径11～27 μm,壁厚,非木化;纤维束周围的细胞含草酸钙方晶,形成晶纤维,含晶细胞的壁不均匀增厚。草酸钙方晶,呈类双锥形、菱形或多面形,直径约至237 μm。淀粉粒,单粒类圆形或长圆形,直径2～20 μm,脐点裂缝状,大粒层纹隐约可见;复粒较多,由2～12分粒组成(图47-4)。

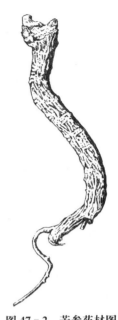

图 47-2 苦参药材图

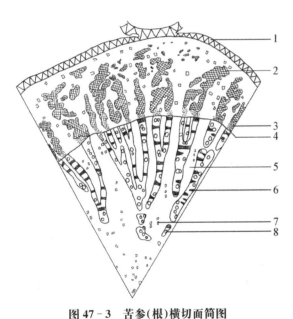

图 47-3 苦参(根)横切面简图

1.木栓层 2.韧皮纤维束 3.韧皮部 4.形成层 5.射线 6.木纤维 7.草酸钙方晶 8.导管

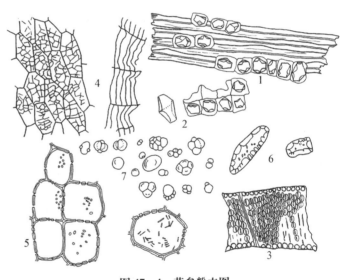

图 47-4 苦参粉末图

1.纤维及晶纤维 2.草酸钙方晶 3.导管 4.木栓细胞 5.薄壁细胞 6.石细胞 7.淀粉粒

理化鉴别 1. 取本品横切片,加氢氧化钠试液数滴,栓皮即呈橙红色,渐变为血红色,久置不消失。木质部不呈现颜色反应。

2. 取本品粉末0.5 g,加浓氨试液0.3 ml、三氯甲烷25 ml,放置过夜,滤过,滤液蒸干,残渣加三氯甲烷0.5 ml使溶解,作为供试品溶液。另取苦参碱对照品、槐定碱对照品,加乙醇制成每1 ml各含0.2 mg的混合溶液,作为对照品溶液。按薄层色谱法试验,吸取上述两种溶液各4 μl,分别点于同一用2%氢氧化钠溶液制备的硅胶G薄层板上,以甲苯-丙酮-甲醇(8:3:0.5)为展开剂,展开,展距8 cm,取出,晾干,再以甲苯-乙酸乙酯-甲醇-水(2:4:2:1)10℃以下放置的上层溶液为展开剂,展开,取出,晾干,依次喷以碘化铋钾试液和亚硝酸钠乙醇试液。供试品色谱中,在与对照品色谱相应的位置上,显相同的橙色斑点。

3. 取氧化苦参碱对照品,加乙醇制成每1 ml含0.2 mg的溶液,作为对照品溶液。按薄层色谱法试验,吸取[理化鉴别]2.项下的供试品溶液和上述对照品溶液各4 μl,分别点于同一用2%氢氧化钠溶液制备的硅胶 G 薄层板上,以三氯甲烷-甲醇-浓氨试液(5∶0.6∶0.3)10℃以下放置的下层溶液为展开剂,展开,取出,晾干,依次喷以碘化铋钾试液和亚硝酸钠乙醇试液。供试品色谱中,在与对照品色谱相应的位置上,显相同的橙色斑点。

品质标志 1. 经验鉴别 以条匀、断面黄白、味极苦者为佳。

2. 含量测定 按水溶性浸出物测定法冷浸法测定,含水溶性浸出物不得少于 20.0%。按高效液相色谱法测定,含苦参碱($C_{15}H_{24}N_2O$)和氧化苦参碱($C_{15}H_{24}N_2O_2$)的总量不得少于 1.2%。

【成分】 根中有含生物碱类化合物:苦参碱[(+)-matrine],氧化苦参碱(oxymatrine),臭豆碱[(—)-anagyrine],赝靛叶碱[(—)-baptifoline],槐醇(槐花醇)[(+)-sophoranol][1],14β-羟基苦参碱[(—)-14β-hydroxymatrine],(—)-9α-hydroxy-7,11-dehydromatrine,flavascensine[2],9α-羟基苦参碱[(+)-9α-hydroxymatrine],莱曼碱[(+)-lehmannine],9α-羟基槐果碱[(—)-9α-hydroxysophocarpine],12α-羟基槐果碱[(+)-12α-hydroxysophocarpine],13,14-二去氢槐定碱(13,14-dehydroxysophoridine)[3],槐定碱[(—)-sophoridine],异槐定碱[(+)-isosophoridine],别苦参碱[(+)-allomatrine],异槐果碱(isosophocarpine)[4],异苦参碱[(+)-isomatrine],顺式新苦参碱(cis-neomatrine)[5],反式新苦参碱(trans-neomatrine)[6],槐果碱[(—)-sophocarpine],(—)-12-ethylsophoramine[7],氧化槐果碱[(+)-oxysophocarpine],槐胺碱[(+)-sophoramine],7,8-二去氢槐胺碱(7,8-dehydroxysophoramine)[8],9α-羟基氧化槐果碱(9α-hydroxysophocarpine N-oxide)[9],7,11-去氢苦参碱[(+)-7,11-dehydromatrine],9α-羟基槐胺碱[(—)-9α-hydroxysophoramine],5α,9α-二羟基苦参碱[(+)-5α,9α-hydroxymatrine],菱叶黄花碱(菱叶野决明碱)[(—)-rhombifoline],异苦参胺碱(异苦拉拉碱)(isokuraramine)[10],(—)-leontalbinine-N-oxide,羽扇豆碱(lupanine),5,6-去氢羽扇豆碱[(—)-5,6-dehydrolupanine][11],5α-羟基槐果碱[(—)-5α-hydroxysophocarpine][12],氧化槐醇[(+)-oxysophoranol][13],tetrahydroneosophoramine[14],金雀花碱[(—)-cytisine][15],N-甲基金雀花碱[(—)-N-methylcytisine],黄叶槐碱[(+)-manmanine],苦参胺碱(苦拉拉碱)[(+)-kuraramine][16]等;黄酮类化合物:苦参新醇(kushenol)A–D[17]、E–H、I[18]、J–M[19]、N、O[20]、P–W[17],苦参查耳酮(kuraridin)[21],苦参查耳酮醇(kuraridinol)、苦参醇(kurarinol)、新苦参醇(neokurarinol)、降苦参醇(norkurarinol)、异苦参酮(isokurarinone)、刺芒柄花素(formoronetin)[22]、苦参酮(kurarinone)、降苦参酮(norkurarinone)、甲基苦参新醇(methylkushenol)C、山槐素(maackiain)、三叶豆紫檀苷(trifolirhizin)[23]及三叶豆紫檀苷丙二酸酯(trifolirhizin-6″-O-malonate)[24]、苦参素(kushenin)[17]、异脱水淫羊藿素(isoanhydroicaritin)、降脱水淫羊藿素(noranhydroicaritin)、黄腐醇(xanthohumol)、异黄腐醇(isoxanthohumol)[25]、sophoraflavanone K、L[26]、naringenin[23]、sophoflavescenol[27]等;三萜皂苷类化合物:苦参皂苷(sophoraflavoside)I[28] II、III、IV[29]、大豆皂苷(soyasaponin)I[30];醌类化合物:苦参醌(kushequinone)A[20]。此外,还含有苯丙素类[31]等成分。

【药理】 1. 抗肿瘤作用 苦参碱对裸鼠体内大肠癌移植性 SW480–EGFP 实体瘤生长有抑制作用。用药组的结肠癌细胞核周可见凋亡小体出现,线粒体和内织网肿胀等[1]。氧化苦参碱可抑制白血病 K_{562} 细胞的增殖,并诱导其凋亡,同时抑制小鼠的免疫功能,促进小鼠骨髓造血干细胞的形成,表现出对骨髓来源细胞生长的双向调节作用[2]。

2. 对心血管系统的作用 苦参总黄酮灌胃,可抑制异丙肾上腺素引起的大鼠心肌纤维化。其机制与降低心肌局部血管紧张素 II 的水平、抗氧化及提高一氧化氮水平而抑制胶原的合成有关[3]。氧化苦参碱灌胃,对大鼠冠状动脉结扎诱发的实验性急性心肌梗死具有保护作用,提高心肌梗死大鼠血清中超氧化物歧化酶(SOD)、过氧化氢酶(CAT)和谷胱甘肽过氧化物酶(GSH–Px)活性,降低大鼠血清中 MDA 含量,降低心肌梗死大鼠血清中白介素-1β(IL–1β)、白介素-6、肿瘤坏死因子-α(TNF–α)的水平[4]。

3. 抗肝损伤作用 苦参碱灌胃,抑制慢性酒精性肝损伤模型大鼠的肝脏重量增加、肝脏/体重比和血清谷丙转氨酶(ALT)的升高,减轻慢性酒精性肝损伤大鼠的氧化损伤[5]。苦参碱灌胃,对高脂诱导的脂肪肝模型大鼠能够降低肝指数,减少肝组织中甘油三酯(TG)、总胆固醇(TC)和血清中 TG、TC、低密度脂蛋白-胆固醇水平,阻止肝细胞变性坏死,抑制炎症损伤,降低肝脏 2 型环氧酶、诱导型一氧化氮合酶(iNOS)

mRNA 转录和蛋白表达水平[6]。苦参素对大鼠肝纤维化的治疗作用可能与降低肝组织中 TNF‑α 的表达有关[7]。

4. 抗神经损伤作用 氧化苦参碱腹腔注射对大鼠脑外伤后神经细胞凋亡有抑制作用,血清超氧化物歧化酶活性及丙二醛、白介素‑1β、肿瘤坏死因子和白介素‑6 浓度减少[8]。苦参碱对大鼠、小鼠海马神经中枢有抑制作用,可能增加 γ‑氨基丁酸含量而发挥其中枢抑制作用[9]。

5. 抗炎、镇痛、止泻作用 苦参胶囊能减少番泻叶所致动物泄泻的湿粪总数,降低炭末法中小鼠小肠推进距离,减少小鼠扭体法中的扭体次数,延长热板法中小鼠舔足时间,减轻炎症小鼠耳郭肿胀度,减轻炎症大鼠的足跖肿胀度,降低小鼠腹腔毛细血管通透性。苦参胶囊体外对痢疾杆菌、大肠埃希菌、伤寒杆菌、金黄色葡萄球菌有一定的抑菌作用[10]。苦参碱可缓解腰脊神经切断引起的大鼠神经病理性疼痛,其作用可能与抑制背根神经节内 TNF‑α 的表达有关[11]。

6. 其他作用 氧化苦参碱能抑制 JAK2/STAT3 信号通路的活化,减少肾组织 TNF‑α、IL‑1β 等促炎因子的表达,降低血清尿素氮含量,改善肾组织充血、水肿和炎性细胞浸润等病理状况,对感染性休克模型大鼠的肾损伤性病变有治疗作用[12]。

苦参碱灌胃,可以控制慢性萎缩性胃炎(CAG)模型大鼠的胃部萎缩和炎症状况,治疗非典型增生,降低模型大鼠增殖细胞核抗原(PCNA)、干扰素‑γ、血清转化生长因子 β1 等的表达,缓解胃黏膜炎性细胞浸润程度,从而阻止 CAG 向胃癌进展[13]。苦参碱体外能明显抑制增生性瘢痕成纤维细胞的增殖而不引起细胞坏死性改变[14]。

【炮制】 1. 苦参 取原药材,除去残留芦头及杂质,大小个分开,洗净,略浸,润透,切厚片,干燥。

2. 苦参炭 取苦参片,置热锅中,用武火炒至表面焦黑色,内部焦黄色,喷淋清水少许,灭尽火星,取出,凉透。

3. 麸苦参 取麸皮撒在热锅中,加热至冒烟时,投入苦参片,迅速翻动,炒至表面现黄色,取出,筛去麸皮,放凉。每 100 kg 苦参片,用麸皮 18 kg。

饮片性状 苦参参见"药材"项。苦参炭形如苦参,表面焦黑色,内部焦黄色,气微,味微苦。麸苦参形如苦参,表面黄色,气微,味苦。

贮干燥容器内,置通风干燥处。苦参炭散热防复燃。

【药性】 苦,寒。归心、肺、肾、大肠经。

【功能】 清热燥湿,祛风杀虫。

【主治】 湿热泻痢,肠风便血,黄疸,小便不利,水肿,带下,阴痒,疥癣,麻风,皮肤瘙痒,湿毒疮疡。

【用法用量】 内服:煎汤,3～10 g;或入丸、散。外用:煎水熏洗,或研末敷,或浸酒搽。

【注意事项】 脾胃虚寒者禁服。反藜芦。

【附方】 1. 治热病五六日以上 苦参三两,黄芩二两,生地黄八两。上三味咬咀,以水八升,煎取二升。适寒温,服一升,日再。(《千金要方》苦参汤)

2. 治痔漏出血,肠风下血,酒毒下血 苦参(切片,酒浸湿,蒸晒九次为度,炒黄为末,净)一斤,地黄四两(酒浸一宿,蒸熟,捣烂),加蜂蜜和苦参为丸。每服二钱,白滚汤或酒送下,日服二次。(《外科大成》苦参地黄丸)

3. 治疥疮 苦参、蛇床子、白矾、荆芥穗各等分。上四味煎汤,放温洗。(《严氏济生方》苦参汤)

4. 治一切疮毒,焮痛作渴,或烦躁 苦参不拘多少,为末,水糊丸,如梧子大。每服二三钱,温酒下。(《外科理例》苦参丸)

5. 治白癜风 苦参、盐各一分。上二味,捣罗为末,先以酒一升,煎至四合,入药二味搅匀,慢火再煎成膏。每用,先以生布揩患处令赤,涂之。(《圣济总录》苦参膏)

6. 治赤白带下 苦参二两,牡蛎一两五钱。为末,以雄猪肚一个,水三碗煮烂,捣泥和丸,梧子大。每服百丸,温酒下。(《积善堂经验方》)

【临床报道】 1. 治疗急性细菌性痢疾 用苦参一两,水煎 100 ml,一日 2 次内服,治疗急性细菌性痢疾

140 例。结果:体温增高者 109 例,占 77.9％,治疗后大部分病例在 24 小时内体温恢复正常;有明显腹痛者 136 例占 97.1％,治疗后腹痛 1～3 日消失者 57 例(41.9％),4～6 日 48 例(35.3％),7～9 日 19 例(14％),10 日以上 12 例(8.8％);有明显里急后重者 123 例,占 87.9％,经治疗症状消失时间平均 4.5 日;脓血便 127 例占 90.7％,黏液便 11 例占 7.9％,稀便 2 例占 1.4％,治疗后大便性质恢复正常时间平均 4.4 日,平均治愈时间 8.2 日,平均住院时间 11.9 日[1]。

2. 治疗急性肾炎　两组同时采用常规疗法,治疗组在常规疗法的基础上加苦参丸,15 岁以上者每次 10 g,一日 3 次,15 岁以下者每次服 6 g,一日 3 次,治疗急性肾炎 25 例。治疗结果:治疗组各项临床指标恢复时间均短于对照组[2]。

3. 治疗滴虫性肾盂肾炎　用苦参胶囊丸(每丸含生药 5 g),每次 4 丸,每日服 3 次,连服 15 日;对照组用甲硝唑,每次 600 mg,每日服 3 次,疗程 15 日。苦参组治 91 例,甲硝唑组治 83 例。结果:苦参组治愈 87 人,好转 2 人,无效 2 人,复发 6 人,总有效率为 97.8％;甲硝唑组治愈 76 人,好转 3 人,无效 4 人,复发 9 人,总有效率为 95.2％。两组疗效相近,但临床症状、体征消失,尿常规恢复正常所需的平均日数苦参组均较甲硝唑组短,其不良反应也少于甲硝唑组[3]。

4. 治疗放射性食管炎　取苦参 100 g,加水 600 ml,浸泡 20 分钟后文火水煎至约 200 ml,过滤后取该水煎剂每次 10 ml 频频口服,不拘时间,治疗放射性食管炎 60 例;对照组给予强的松 60 mg 口服或地塞米松 10 mg 静脉滴注,吞咽疼痛较重者分次吞食适量局部麻醉药。1 周为 1 个疗程,两组均治疗 2 个疗程后进行疗效评定。治疗结果:临床症状体征疗效比较,在吞咽不利、口吐黏液、胸骨后疼痛等症状上,治疗组和对照组的疗效无显著差异($P>0.05$);治疗组烧灼感、吞咽疼痛消失率分别为 55.6％、69.1％,显著高于对照组的 34.8％、51.8％,差异有显著性($P<0.05$);两组 X 线表现疗效比较:治疗组、对照组组内比较,放疗时间和病程愈短,X 线表现消失率和有效率愈高,治疗组总消失率为 35.7％,有效率为 83.1％;对照组总消失率为 35.9％,治疗组和对照组比较差异无显著性($P>0.05$)[4]。

5. 治疗晚期肿瘤　取 0.9％NaCl 250 ml,加复方苦参注射液(每支 2 ml,含苦参碱不少于 30 mg)20～30 ml,以每分钟 40～60 滴的速度滴入,10～12 日为 1 个疗程,每例患者均治疗 1 个疗程以上,在治疗期间未用任何其他药物,分别于治疗前后记录患者生存质量变化及对治疗的反应情况,治疗晚期肿瘤 300 例。结果,对癌性疼痛的疗效:本组有轻度以上疼痛者 161 例,完全缓解 48 例,占 29.8％,部分缓解 64 例,占 39.8％,无效 49 例,占 30.4％,总缓解率 69.6％;体力状态观察结果:治疗前 KS 评分 30～70 分,治疗后提高 20 分以上者 44 例,提高 10 分以上者 187 例;其他症状和体征的疗效:治疗前 300 例患者均纳呆,治疗后食欲明显增加者 240 例,无改善者 60 例。肺癌咯血者 17 例,14 例治疗后完全得到缓解[5]。

6. 治疗失眠　用苦参汤治疗顽固性失眠 30 例。取苦参 100 g,百合、枣柏仁各 40 g。将苦参等四味中药加水适量,第一次煎 40 分钟,第 2、3 次各煎 30 分钟,将 3 次药液浓缩至 1 200 ml 过滤,装瓶备用。每晚临睡前 1 小时服 30 ml。结果:治愈 21 例,显效 6 例,无效 3 例,总有效率为 90％[6]。

7. 治疗心律失常　①以 30％苦参煎剂每日上下午各服 50 ml;或以苦参片剂(每片含生药 1.5 g)每日服 4 次,每次 5 片,均连服 2～8 周。用于频发性室性期前收缩 32 例,结果显效 13 例,进步 16 例,无效 3 例,总有效率 90.6％[7]。②以苦参片剂(每片含生药 2 g)每次服 3～10 片(平均 5 片左右),每日 3 次(个别患者以苦参注射液肌内注射,每次 2～4 ml,每日 2 次。4～8 周后改服苦参片)。疗程最短 8 周,最长 9 个月,平均 11 周。治疗快速心律失常 167 例,均有一定疗效,其中期前收缩者 150 例。显效 39 例,有效 54 例,有效率为 62％[8]。

【药论摘录】　1.《神农本草经》:"味苦,寒。主心腹结气,癥瘕积聚,黄疸,溺有余沥,逐水,除痈肿,补中,明目止泪。一名水槐,一名苦识。生山谷及田野。"

2.《名医别录》:"无毒。养肝胆气,安五脏,定志益精,利九窍,除伏热肠澼,止渴醒酒,小便黄赤,治恶疮下部慝,平胃气,令人嗜食轻身。一名地槐,一名菟槐,一名骄槐,一名白茎,一名虎麻,一名岑茎,一名禄白,一名陵郎。生汝南及田野。三月、八月、十月采根,曝干。"

3.《本草经集注》:"病人酒渍饮之,多瘥。患疔者,一两服亦除,盖能杀虫。"

4.《本草图经》:"古今方用治疮疹最多,亦可治癞疾。"

5.《药性论》:"治热毒风,皮肤烦燥生疮,赤癞眉脱,主除大热嗜睡,治腹中冷痛,中恶腹痛,除体闷,治心腹积聚。不入汤用。"

6.《日华子本草》:"杀疳虫。炒带烟出,为末,饭饮下,治肠风泻血并热痢。"

7.《滇南本草》:"凉血,解热毒、疥癞、脓窠疮毒最良。疗皮肤瘙痒、血风癣疮、顽皮白屑、肠风下血、便血。消风,消肿毒,消痰毒。"

8.《本草蒙筌》:"治肠风下血,及热痢刮痛难当;疗温病狂言,致心燥结胸垂死。赤癞眉脱者,驱风有功;黄疸遗溺者,逐水立效。扫遍身痒疹,止卒暴心疼。除痈肿,杀疥虫,破癥瘕,散结气。养肝气明目止泪,益肾精解渴生津。利九窍通便,安五藏定志。"

【品种沿革】 集解 1.《本草经集注》:"今出近道,处处有。叶极似槐树,故有槐名。花黄,子作荚。根味至苦恶。"

2.《本草图经》:"苦参,生汝南山谷及田野,今近道处处皆有之。其根黄色,长五、七寸许,两指粗细;三、五茎并生,苗高三、二尺以来;叶碎青色,极似槐叶,故有水槐名。春生冬凋。其花黄白,七月结实如小豆子。河北生者无花、子。五月、六月、八月、十月采根,曝干用。"

考证 苦参在《神农本草经》中即有记载。全国各地皆有,生于山谷及田野中。苗高二三尺,叶极似槐叶,故古来有"水槐"等名。药用其根。根味极苦,故《药性论》云"不入汤用"。今用苦参药材为豆科槐属植物苦参的根,与文献记载品种相符。

【地方志】 1. 元·脱因、俞希鲁《至顺镇江志·卷四·土产》:"苦参,以上诸品,《本草图经》虽不载本郡所出,然今皆有之,姑叙于此。"

2. 明·张峰《海州志·卷二·土产》:"药材曰苦参。"

3. 明·申嘉瑞《仪真县志·卷七·食货考》:"凡药,多苦参。"

4. 清·何绍章、杨履泰《丹徒县志·卷一七·物产》:"苦参同上:一名地槐苗。高三四尺,叶极似槐叶,花黄,子作荚,根味至苦恶。"

参考文献 ▶▶

成分

[1] Bohlmann F, et al. Chem Ber, 1958, 91:2189

[2] Liu XJ, et al. Fitoterapia, 2010, 81:524

[3] Lan DP, et al. Bioorg Med Chem Lett, 2006, 16(5):1231

[4] Morinaga K, et al. Chem Pharm Bull, 1978, 26(8):2483

[5] Ueno A, et al. Chem Pharm Bull, 1975, 23(11):2560

[6] 张尊听, 等. 化学学报, 2003, 61970:1058

[7] Shigenobu O, et al. Chem Pharm Bull, 1965, 13(4):482

[8] Ueno A, et al. Chem Pharm Bull, 1978, 26(6):1832

[9] 王秀坤, 等. 国外医药:植物分册, 1996, 11(1):9

[10] Murakoshi L, et al. Phytochemistry, 1982, 21(9):2379

[11] Sekine T, et al. 药学杂志(日), 1993, 113(1):53

[12] Kazuki S, et al. Planta Med, 1990, 56(5):487

[13] 赵玉英, 等. 天然产物研究与开发, 1994, 6(1):10

[14] Ibragimov BT, et al. Chem Nat Comp, 1981, 17(6):546

[15] Wang HY, et al. J Pharm Biomed Anal, 2011, 58:146

[16] Murakoshi L, et al. Phytochemistry, 1981, 20(6):1407

[17] Wu LJ, et al. Chem Pharm Bull, 1985, 33(8):3231

[18] Wu LJ, et al. 药学杂志(日), 1985, 105(8):736

[19] Wu LJ, et al. 药学杂志(日), 1985, 105(11):1034

[20] Wu LJ, et al. 药学杂志(日), 1985, 106(1):22

[21] Hatayama K, et al. Chem Pharm Bull, 1971, 19(10):2126

[22] Kyogoku K, et al. Chem Pharm Bull, 1973, 21(12):2733

[23] Yagi A, et al. 生药学杂志(日), 1989, 43(4):343

[24] Yamamoto H, et al. Phytochemistry, 1991, 30(5):1732

[25] Komatsu M, et al. 药学杂志(日), 1970, 90(4):463

[26] Shen CC, et al. J Nat Prld, 2006, 69(8):1237

[27] Shin HJ, et al. Bioorg Med Chem Lett, 2002, 12(17):2313

[28] Yoshikawa M, et al. Chem Pharm Bull, 1985, 33(10):4267

［29］Yi D, et al. Chem Pharm Bull, 1992,40(11):2990

［30］Murakoshi I, et al. Phytochemistry, 1982,21(9):2379

［31］李丹,等.沈阳药科大学学报,2004,21(5):346

药理

［1］王晓燕,等.时珍国医国药,2013,24(4):831

［2］郝彩芹,等.现代生物医学进展,2013,13(21):4016

［3］范红艳,等.中药药理与临床,2013,29(4):76

［4］王恒,等.中国实验方剂学杂志,2012,18(4):154

［5］高艳,等.中国药理学通报,2013,29(7):1012

［6］唐彬,等.中华临床医师杂志(电子版),2013,7(5):2011

［7］叶恒.北方药学,2013,10(8):75,103

［8］王刚,等.中国现代应用药学,2012,29(4):289

［9］王绪平,等.浙江中医杂志,2007,42(9):539

［10］张小超,等.昆明医科大学学报,2013,34(2):4

［11］陶熔,等.中国疼痛医学杂志,2013,19(7):414

［12］王秀玉,等.中国中药杂志,2013,38(16):2696

［13］董燕,等.山东医药,2013,53(10):28

［14］费燕,等.中国美容医学,2013,22(12):1291

临床报道

［1］中国人民解放军第二五四医院传染科.天津医药,1974,(6):263

［2］吉得平,等.中国乡村医药杂志,2002,9(9):39

［3］高文武.四川中医,1983,(3):28

［4］王建华,等.中医杂志,2002,43(9):688

［5］高平,等.中医杂志,2001,42(6):378

［6］赵金洋,曲亚楠.陕西中医,2007,28(4):447-448

［7］胡克.新医药学杂志,1978,(7):41

［8］苦参观察协作组.新医药学杂志,1977,(7):24

48. 板蓝根 Bǎn Lán Gēn

《本草纲目》

【异名】 靛青根、蓝靛根。

【来源】 为十字花科植物菘蓝 *Isatis indigotica* Fort. 的根。

【原植物】 菘蓝。

二年生草本，植株高 50~100 cm。光滑无毛，常被粉霜。根肥厚，近圆锥形，表面土黄色，具短横纹及少数须根。基生叶莲座状，叶片长圆形至宽倒披针形，先端钝尖，边缘全缘，或稍具浅波齿，有圆形叶耳或不明显；茎顶部叶宽条形，全缘，无柄。总状花序顶生或腋生，在枝顶组成圆锥状；萼片 4，宽卵形或宽披针形；花瓣 4，黄色，宽楔形，先端近平截，边缘全缘，基部具不明显短爪；雄蕊 6，4 长 2 短；雌蕊 1，子房近圆柱形，花柱界限不明显，柱头平截。短角果近长圆形，扁平，无毛，边缘具膜质翅，尤以两端的翅较宽，果瓣具中脉。种子 1 颗，长圆形，淡褐色。花期 4~5 月，果期 5~6 月（图 48-1）。

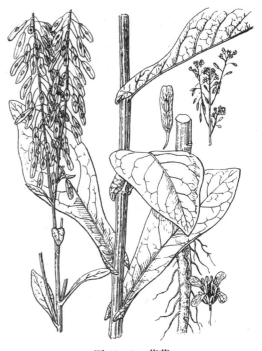

图 48-1 菘蓝

生长环境多样。分布于全国大部分地区，均为栽培。

本省分布于南通、如皋、兴化、南京、常州等地。

【栽培】 **生长环境** 适应性较强，对环境和土壤要求不严。喜温暖环境，耐寒、怕涝。宜选土层深厚、排水良好、疏松肥沃的沙质壤土。

繁殖方法 种子繁殖。留种，在收获时选无病残健壮根条按行、株距 50 cm×25 cm，移栽到留种田内，栽后浇水，11 月底防寒过冬。翌年返青及时浇水、松土、施肥。5~6 月种子成熟，采下晒干。春播在 4 月上旬清明前后，秋播一般在 8 月中、下旬。条播，行距 20~25 cm 开 1.5 cm 浅沟，将浸过的种子用细沙拌和后，均匀撒入沟内，播后再施一层薄粪和细土 2.3 cm。播后 7 日左右出苗。当苗高 6~10 cm 时间苗和补苗，苗高 15 cm 时，结合中耕除草，按株距 7~8 cm 定苗。近年研究以高平畦栽种可提高产量 20% 左右，做宽 50 cm，高 1.5~20 cm 高平畦，按行距 15 cm 开沟，深 2~3 cm，下种后盖平、稍压，沟内浇水，以畦面湿润为度。可避免因雨季积水造成烂根。

田间管理 定苗后在 5 月下旬至 6 月上旬，按每亩追施人粪尿 750~1 000 kg，或饼肥 45~55 kg，或硫酸铵 75 kg，过磷酸钙 11~15 kg，混合深施行间，6 月下旬、8 月中下旬采收叶后随即追肥补水，培土。

病虫害防治 病害有霜霉病、菌核病、白锈病、根腐病、黑斑病，可用 50% 退菌特 1 000 倍液或 65% 代森锌 500 倍液喷雾防治霜霉病，可用 70% 甲基托布津可湿性粉剂 1 500~2 000 倍液防治菌核病，可用 1∶2∶20 的波尔多液防治白锈病，可用 70% 甲基托布津 WP 溶液防治根腐病，可用 1∶1∶100 波尔多液或 65% 代森锌 600 倍液或 50% 代森锰锌 600 倍液或 50% 扑海因 800 倍液防治黑斑病。虫害有菜粉蝶和小菜蛾，用 90% 敌百虫晶体 800 倍液或 Bt 乳液 100~150 g 兑水 60 kg 喷雾，或用每克含孢子 100 亿的青虫菌粉 500 倍液喷雾防治。

【采收加工】 秋季采挖,除去泥沙,晒干。

【药材】 板蓝根 Isatidis Radix 本省南通、如皋、兴化及淮河以北地区有产。

性状鉴别 呈圆柱形,稍扭曲,长 10～20 cm,直径 0.5～1 cm.。表面淡灰黄色或淡棕黄色,有纵皱纹、横长皮孔样突起及支根痕。根头略膨大,可见暗绿色或暗棕色轮状排列的叶柄残基和密集的疣状突起。体实,质略软,断面皮部黄白色,木部黄色。气微,味微甜后苦涩(图 48 - 2)。

显微鉴别 根横切面 木栓层为数列细胞。栓内层狭。韧皮部宽广,射线明显。形成层成环。木质部导管黄色,类圆形,直径约至 80 μm;有木纤维束。薄壁细胞含淀粉粒(图 48 - 3)。

理化鉴别 1. 取本品粉末 0.5 g,加稀乙醇 20 ml,超声处理 20 分钟,滤过,滤液蒸干,残渣加稀乙醇 1 ml 使溶解,作为供试品溶液。另取板蓝根对照药材 0.5 g,同法制成对照药材溶液。再取精氨酸对照品,加稀乙醇制成每 1 ml 含 0.5 mg 的溶液,作为对照品溶液。按薄层色谱法试验,吸取上述三种溶液各 1～2 μl,分别点于同一硅胶 G 薄层板上,以正丁醇-冰醋酸-水(19：5：5)为展开剂,展开,取出,热风吹干,喷以茚三酮试液,在 105℃加热至斑点显色清晰。供试品色谱中,在与对照药材色谱和对照品色谱相应的位置上,显相同颜色的斑点。

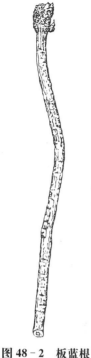

图 48 - 2 板蓝根药材图

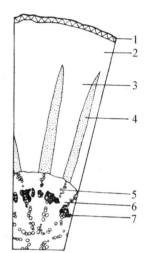

图 48 - 3 板蓝根(根)横切面简图

1.木栓层 2.皮层 3.韧皮射线 4.韧皮部 5.导管 6.木射线 7.木纤维

2. 取本品粉末 1 g,加 80%甲醇 20 ml,超声处理 30 分钟,滤过,滤液蒸干,残渣加甲醇 1 ml 使溶解,作为供试品溶液。另取板蓝根对照药材 1 g,同法制成对照药材溶液。再取(R, S)-告依春对照品,加甲醇制成每 1 ml 含 0.5 mg 的溶液,作为对照品的溶液。按薄层色谱法试验,吸取上述三种溶液各 5～10 μl,分别点于同一硅胶 GF$_{254}$ 薄层板上,以石油醚(60～90℃)-乙酸乙酯(1：1)为展开剂,展开,取出,晾干,置紫外光灯(254 nm)下检视。供试品色谱中,在与对照药材色谱和对照品色谱相应的位置上,显相同颜色的斑点。

品质标志 1. 经验鉴别 以条长、粗大、体实者为佳。

2. 含量测定 按醇溶性浸出物测定法热浸法测定,用 45%乙醇作溶剂,含醇溶性浸出物不得少于 25.0%。按高效液相色谱法测定,含(R, S)-告依春(C$_5$H$_7$NOS)不得少于 0.020%。

【成分】 菘蓝根含靛蓝(indigotin, indigo),靛玉红(indirubin)[1],还含黑芥子苷(sinigrin),靛苷(indoxyl-β-glucoside)[1],色胺酮(tryptanthrin)[2],1-硫氰酸-2-羟基丁-3-烯(1-thiocyano-2-hydroxy-3-butene),表告伊春(epigoitrin)[3],(＋)-异落叶松树脂醇[(＋)-isolariciresinol][4],3 羟苯基喹唑酮[3-(2′-hydroxyphenyl)-4(3H)-quinazolinone],依靛蓝酮(isaindigodione)[5],依靛蓝双酮(isaindigotidione),(E)-二甲氧羟苄叉吲哚酮[(E)-3-(3′,5′-dimethoxy-4′-hydroxy-benzylidene)-2-indolinone],板蓝根二酮(tryptanthrin B)[6]。

【药理】 1. 抗病毒、抗内毒素作用 MTT 法和小鼠阴道单纯疱疹病毒Ⅱ型(HSV-Ⅱ)感染模型实验显示,板蓝根多糖可能通过调节机体免疫功来提高小鼠抗 HSV-Ⅱ感染的能力[1]。板蓝根有效组分能够延长甲型流感病毒感染小鼠的存活天数[2]。板蓝根颗粒的含药血清在体外细胞培养中,能使肝癌细胞 HepG2.2.15 减少分泌乙肝表面抗原(HBsAg)、乙肝 e 抗原(HBeAg)[3]。板蓝根不同粒径粉体(细粉与超微粉)及超微粉体的不同溶剂部位提取物对流感病毒 FM1 均有抑制作用,三氯甲烷部位抗病毒作用最强,超微粉抑制病毒复制的浓度小于细粉[4]。板蓝根灌胃,可降低细菌内毒素导致的小鼠死亡率。板蓝根超微粉碎后,可增强抗细菌内毒素的活性[5]。

2. 调节免疫作用 板蓝根提取物能提高小鼠免疫器官指数,增加小鼠外周血中免疫细胞数量,增加外周血中淋巴细胞、白细胞数量、血清中溶菌酶含量、溶血空斑形成数量[6]。喂饲含不同板蓝根粗多糖的饲料,能使免疫抑制模型小鼠的白/红细胞数、血小板数和血红蛋白值增加,减少模型小鼠体增质量和脏/体比,提高血清中 IL-2 和 TNF-α 水平。提示板蓝根粗多糖能增强小鼠免疫功能,但对小鼠的发育有一定影响[7]。板蓝根提取物增加小鼠免疫器官重量,提高巨噬细胞吞噬功能,增加 B 细胞产生抗体能力,对非特异性免疫和体液免疫均有增强作用[8]。

3. 抗肿瘤作用　板蓝根双糖对小鼠肉瘤 S$_{180}$ 及小鼠肝癌 H22 移植性肿瘤生长有抑制作用,能提高荷瘤小鼠的脾指数和胸腺指数,增强荷瘤小鼠腹腔巨噬细胞的吞噬功能,促进淋巴细胞转化反应,提高荷瘤小鼠细胞因子 IL-2、IL-6、IL-12、TNF-α 的水平[9]。

4. 抗炎作用　采用二甲苯致小鼠耳肿胀、小鼠腹腔毛细血管通透性实验研究发现,板蓝根总氨基酸、总生物碱部位可能是其抗炎有效部位[10]。以脂多糖刺激 RAW 264.7 细胞,发现板蓝根抑制 RAW 264.7 细胞释放 TNF-α 及一氧化氮,并可显著抑制诱导型一氧化氮合酶的蛋白表达,发挥抗炎作用[11]。

5. 其他作用　板蓝根活性组分能降低高脂饮食诱导的肥胖模型小鼠体质量、脂肪系数及肝脏重量,延长小鼠负重游泳时间,使血清总胆固醇(TC)、甘油三酯(TG)、低密度脂蛋白含量降低;抑制前脂肪细胞增殖和分化,减少脂滴形成[12]。腹腔注射板蓝根,对四氯化碳引起的小鼠肝损伤有明显的保护作用[13]。

【炮制】　取原药材,除去杂质,洗净,润透,切薄片,干燥。

饮片性状　板蓝根参见"药材"项。

贮干燥容器内,密闭,置通风干燥处,防霉,防蛀。

【药性】　苦,寒。归心、肺、肝、胃经。

【功能】　清热,解毒,凉血,利咽。

【主治】　风热感冒,流感,流脑,乙脑,大头瘟疫,烂喉丹痧,丹毒,痄腮,咽喉肿痛,黄疸,水痘,麻疹。

【用法用量】　内服:煎汤,15~30 g,大剂量可用 60~120 g;或入丸、散。外用:适量,煎汤熏洗。

【注意事项】　脾胃虚寒、无实火热毒者慎服。

【附方】　1. 治流行性感冒初起,高烧头痛,口干咽痛　板蓝根 30 g,羌活 15 g。煎汤,每日 2 次分服,连服 2~3 日。(《江苏验方草药选编》)

2. 治妇人败血　连根采之,焙捣下筛,酒服钱匕。(《本草图经》)

3. 治疮(一作痘)疹出不快及倒靥　板蓝根一两,甘草(锉,炒)三分。同为细末。每服半钱或一钱,取雄鸡冠血三两点,同温酒少许,食后同调下。(《小儿药证直诀·阎氏小儿方论》蓝根散)

4. 解砒毒及巴豆毒　用板蓝根、砂糖二味相和,擂水服之。更入薄荷汁尤妙。(《医学纲目》)

5. 解药毒　蓝根(锉)一握,芦根(锉)一握,绿豆(研)一分,淀脚(研)二合。上先将二根,以水一碗,煎至七分,去滓,次入后二味,和匀,分三服。或一二服利下恶物,不用再服。(《奇效良方》蓝根散)

【临床报道】　1. 治疗流行性乙型脑炎　取净板蓝根,5 岁以下每日 62 g,5~14 岁每日 93 g,成人每日 125 g。每 31 g 加水 500 ml,煎成 100 ml。每日 2 次分服。或以 50%板蓝根注射液(按上述原生药用量折算用量)与 5%~10%葡萄糖注射液静脉滴注。症轻者连用 7~10 日,重者连用 14 日。并配合西药降温、镇痉、抗呼吸衰竭等对症治疗。共治疗 106 例,全愈 101 例,好转 2 例,死亡 3 例,治愈率 95.28%。大多数患者 7 日内退热,静脉滴注者疗效更显著,一般高热用药 1~2 日即降至 38℃以下;头痛、呕吐、嗜睡等症状大多在 1~2 日内消失或减轻,抽搐、呼吸衰竭等症状被迅速控制。静脉用药的个别患者见畏寒、皮疹等反应[1]。

2. 治疗水痘　取板蓝根,每日 30~50 g。水煎,分次代茶饮服。对照组口服吗啉胍、溶菌酶。两组瘙痒者均给予 1%薄荷炉甘石洗剂外用,感染时适当配服复方新诺明内服。共治 184 例,均在 2~5 日内治愈。较对照组(62 例)治愈日数明显缩短,且无不良反应。认为板蓝根是治疗小儿水痘的较理想药物[2]。

3. 治疗肝炎　乙肝表面抗原阳性患者每日用干板蓝根 30 g,制成 30 ml 糖浆,每次 10 ml,分 3 次,饭后服。3 个月为 1 个疗程。每月复查 1 次。观察 52 例,阴转 32 例,占 62%。明显高于自然阴转率(30%)。用药期间出现头晕、便溏、口干等轻微反应各 1 例。停药 10 个月后随访阴转者中的 29 例,复转阳性者仅 3 例,26 例仍保持阴性,肝功能各项检查均正常。可见板蓝根治疗 HBsAg 携带者的近、远期疗效均显著[3]。

4. 治疗小儿病毒性上呼吸道感染　取板蓝根注射液肌内注射。新生儿 0.5 ml/次,体重 4~6 kg 者

1 ml/次,7~10 kg 者 1.5 ml/次,10 kg 以上者 2 ml/次,每日 2 次,2~4 日为 1 个疗程,热退后维持用药 1 日。或用板蓝根冲剂口服,新生儿 1/5 包/次,体重 4~6 kg 者 1/4 包/次,7~10 kg 者 1/3 包/次,11~15 kg 者 1/2 包/次,15 kg 以上者 1 包/次。每日 3 次,3~4 日为 1 个疗程。对照组口服无味红霉素与复方新诺明等。观察期间一般不用退热药,以药后自然降温为主要指标。用针剂治疗 82 例,显效 60 例,有效 12 例;冲剂治疗 50 例,显效 20 例,有效 16 例。对照组共治疗 50 例,显效 19 例,有效 15 例。经统计学处理,针剂治疗组在治愈率、降温及缩短病程方面均比其他两组效果好,与利巴韦林相似[4]。

5. 治疗流行性出血性结膜炎　取板蓝根注射液(每支 2 ml,相当于生药 1 g)点眼,每日 4 次,每次 2~4 滴。对照组以 0.25% 氯霉素眼药水点眼。板蓝根组共治疗 75 例,141 只眼,全部治愈,平均治愈天数为 3 日。而对照组治 73 例,120 只眼,虽全部治愈,但平均治愈天数却为 7 日。经统计学处理差异显著($P <$ 0.01)[5]。

6. 治疗扁平疣　取板蓝根注射液 4 ml,每日肌内注射 1 次,连用 30 次为 1 个疗程,未愈者再加 10 次。共治疗扁平疣患者 30 例,痊愈 11 人,好转 12 人,无效 7 人。未发现明显不良反应[6]。

【药论摘录】　1.《日华子本草》:"治天行热毒。"

2.《阎氏小儿方论》:"治疮(一作痘)疹出不快及倒黡。"

3. 张秉成《本草便读》:"板蓝根即靛青根,其功用性味与靛叶相同,能入肝胃血分,不过清热、解毒、辟疫、杀虫四者而已。但叶主散,根主降,此又同中之异耳。一云即马蓝根。未知孰是。"

4.《分类草药性》:"解诸毒恶疮,散毒去火,捣汁,或服或涂。"

【品种沿革】　集解　1.《本草图经》:"生河内平泽,今处处有之。人家蔬圃中作畦种莳,三月、四月生苗,高三、二尺许;叶似水蓼,花红白色;实亦若蓼子而大,黑色。五月、六月采实。按蓝有数种:有木蓝,出岭南,不入药;有菘蓝,可以为淀者,亦名马蓝,《尔雅》所谓'葴,马蓝'是也;有蓼蓝,但可染碧,而不堪作淀,即医方所用者也。又福州有一种马蓝,四时俱有,叶类苦益菜,土人连根采之,焙,捣下筛,酒服钱匕,治妇人败血,甚佳。又江宁有一种吴蓝,二、三月内生,如蒿状,叶青,花白,性寒,去热解毒,止吐血。此二种虽不类,而俱有蓝名。又古方多用吴蓝者,或恐是此,故并附之。"

2.《本草纲目》:"蓝凡五种,各有主治,惟蓝实专取蓼蓝者。蓼蓝:叶如蓼,五、六月开花,成穗细小,浅红色,子亦如蓼,岁可三刈,故先王禁之。菘蓝:叶如白菘。马蓝:叶如苦荬,即郭璞所谓大叶冬蓝,俗中所谓板蓝者。二蓝花子并如蓼蓝。吴蓝:长茎如蒿而花白,吴人种之。木蓝:长茎如决明,高者三四尺,分枝布叶,叶如槐叶,七月开淡红花,结角长寸许,累累如小豆角,其子亦如马蹄决明子而微小,迥与诸蓝不同,而作淀则一也。别有甘蓝,可食,见本条。苏恭以马蓝为木蓝,苏颂以菘蓝为马蓝,宗奭以蓝实为大叶蓝之实,皆非矣。"

考证　古人用蓝,不常用根,故《神农本草经》仅载"蓝实"。《名医别录》始取蓝叶之汁,以解药毒。《本草图经》治妇人败血,则用马蓝茎叶,"连根采之"。以"板蓝根"而立药条,唯清·张秉成《本草便读》一种而已。考蓝有多种,而"板蓝"究系何物? 诸家辨蓝议论纷纷。《本草纲目》认定,板蓝即是马蓝:"马蓝,叶如苦荬,即郭璞所谓大叶冬蓝,俗中所谓板蓝者。"而张秉成则认为"板蓝根即靛青根,其功用性味与靛叶相同"。也就是说,能够制作靛青的蓝,其根乃是板蓝根。《新修本草》云:"菘蓝为淀,惟堪染青。"故今用板蓝根药材,乃取十字花科菘蓝属植物菘蓝的根。其实诸蓝性能相近,茎叶与根主治亦不相远。

【地方志】　1. 宋·史能之《重修毗陵志·卷一三·土产》:"蓝:叶如水蓼。陶隐居云:即今染縹碧者,亦名菘蓝,汁可作淀。"

2. 元·脱因、俞希鲁《至顺镇江志·卷四·土产》:"马蓝:紫,微似菠菱,见《广雅》,郊野多有之,而土人不食……蓝:叶如蓼,作畦种之。菘蓝可为淀,蓼蓝可染碧。"

3. 明·杨仁甫《嘉靖昆山县志·卷一·土产》:"蓝:即马蓝。刈其叶沤为淀,可以染青。岁凡三四刈。"

4. 清·何绍章、杨履泰《丹徒县志·卷一七·物产》:"蓝同上:作畦种之。叶如蓼者,曰蓼蓝,土人谓之小蓝。叶如菘者,曰菘蓝,土人谓之大蓝,又曰板蓝,其根曰板根。"

5. 清·王祖畬《太仓州志·卷三》:"蓝,叶如菘菜,三月下种,五月翦其叶,浸水,曰去渣,搅之成靛青,胜于闽产,薾已复生,岁常三四收,江浙染坊资以为用。"

参考文献 ►►

成分
[1] 魏欢欢,等.热带亚热带植物学报,2005,13(2):80
[2] 刘云海,等.医药导报,2003,22(9):591
[3] 王福男,等.沈阳药科大学学报,2005,22(3):187
[4] 何立巍,等.中国药房,2006,17(3):232
[5] 刘海利,等.沈阳药科大学学报,2002,19(2):93
[6] 刘云海,等.中草药,2002,33(2):97

药理
[1] 左娅,等.华西药学杂志,2013,28(3):267
[2] 孙东东,等.南京中医药大学学报,2013,29(1):53
[3] 叶军,等.湖北中医药大学学报,2012,14(6):10
[4] 刘才英,等.湖南中医杂志,2013,29(6):104
[5] 秦传勇,等.医药导报,2012,31(11):1427
[6] 董向楠,等.中国微生态学杂志,2013,25(4):384

[7] 耿婵娟,等.农产品加工·学刊,2012,(4):36
[8] 刘明华,等.时珍国医国药,2012,23(6):1346
[9] 刘明华,等.中国药学杂志,2012,47(19):1542
[10] 陈凯,等.中国实验方剂学杂志,2012,18(6):200
[11] 杜萍,等.亚太传统医药,2012,8(9):39
[12] 孙婷婷,等.中国现代应用药学,2013,30(1):10
[13] 左艳君,等.社区医学杂志,2013,11(13):4

临床报道
[1] 广西北海市人民医院传染科.新医学,1976,7(4):199
[2] 石良清,等.新医学,1987,18(3):137
[3] 广东肇庆地区人民医院内科.新医学,1980,11(4):198
[4] 李杏桃.中级医刊,1987,(3):59
[5] 谢英模.湖南中医杂志,1989,(1):45
[6] 崔建新.四川中医,1987,(5):封四

49. 虎杖 Hǔ Zhàng

《雷公炮炙论》

【异名】 苦杖、酸杖、斑杖、苦杖根、黄药子、蛇总管、大活血、紫金龙、大接骨、老君丹。

【来源】 为蓼科植物虎杖 *Polygonum cuspidatum* Sieb. et Zucc. 的根茎和根。

【原植物】 虎杖,又名花斑竹、酸筒杆、酸汤梗、酸桶芦、斑庄根。

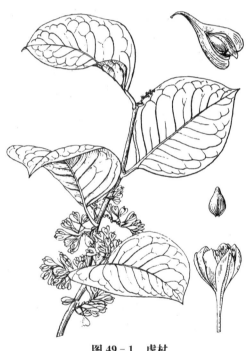

图 49 - 1 虎杖

多年生草本。根状茎粗壮,横走。茎直立,高 1~2 m,粗壮,空心,具明显的纵棱,具小突起,无毛,散生红色或紫红斑点。叶宽卵形或卵状椭圆形,近革质,顶端渐尖,基部宽楔形、截形或近圆形,边缘全缘,疏生小突起,两面无毛,沿叶脉具小突起;叶柄具小突起;托叶鞘膜质,偏斜,褐色,具纵脉,无毛,顶端截形,无缘毛,常破裂,早落。花单性,雌雄异株,花序圆锥状,腋生;苞片漏斗状,顶端渐尖,无缘毛,每苞内具 2~4 花;花梗中下部具关节;花被 5 深裂,淡绿色,雄花花被片具绿色中脉,无翅,雄蕊 8,比花被长;雌花花被片外面 3 片背部具翅,果时增大,翅扩展下延,花柱 3,柱头流苏状。瘦果卵形,具 3 棱,黑褐色,有光泽,包于宿存花被内。花期 8~9 月,果期 9~10 月(图 49 - 1)。

生于田野的沟边、路旁及山谷溪边。分布于我国华东、华中、华南以及陕西、云南、四川和贵州。日本、朝鲜也有分布。

本省各地有分布。

【栽培】 **生长环境** 喜温和湿润气候,耐寒、耐涝。对土壤要求不严,但以疏松肥沃的土壤生长较好。

繁殖技术 种子繁殖、分根繁殖。种子繁殖:可用直播或育苗移栽法。直播 3~4 月,穴距 33 cm,每穴播种 8~9 粒,覆土 3 cm。条播,按行距 33~45 cm 开浅沟播种,播后覆土浇水。育苗,于苗床撒播或条播,覆细土 1.5 cm,经常保持土壤湿润。幼苗出土后,间苗、除草,苗高 7~10 cm 时移栽。分根繁殖:在返青前挖取母株,把根头分开,每根上带 1~2 个芽,然后栽种。

田间管理 适时浇水、除草、松土、施肥。出苗期过冬做好防寒防冻,定植后及时浇定根水,并注意遮阴降温。花后修剪整枝,若植株老化,春季施以强剪。

病虫害防治 无明显病害。虫害有蚜虫,可用 25% 蚜螨清乳油、吡虫啉系列产品 1 500~2 000 倍液、10% 的蚜虱净、20% 的吡虫啉 2 500 倍液、25% 的抗蚜威 3 000 倍液喷雾防治。

【采收加工】 春、秋二季采挖,除去须根,洗净,趁鲜切短段或厚片,晒干。

【药材】 虎杖 Polygoni Cuspidati Rhizoma et Radix 本省句容、江宁、宜兴、溧水、盱眙等地有产。

性状鉴别 多为圆柱形短段或不规则厚片,长 1~7 cm,直径 0.5~2.5 cm。外皮棕褐色,有纵皱纹和须根痕,切面皮部较薄,木部宽广,棕黄色,射线放射状,皮部与木部较易分离。根茎髓中有隔或呈空洞状。质坚硬。气微,味微苦、涩(图 49-2)。

显微鉴别　1. 根茎横切面　木栓层为 5～10 数列木栓细胞,棕红色。皮层较窄,散有纤维束,有时可见切向延长的分枝状石细胞;薄壁细胞含有草酸钙簇晶及淀粉粒。韧皮部也有纤维束和草酸钙簇晶散在。形成层成环。木质部中木纤维发达,导管较少,常单个或数个成束散列于木纤维及木薄壁细胞间,木射线宽 2～7 列细胞。髓部薄壁细胞含有草酸钙簇晶,有时可见类圆形石细胞(图 49-3)。

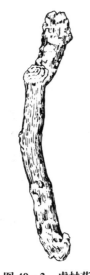

图 49-2　虎杖药
材图

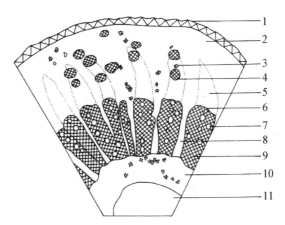

图 49-3　虎杖(根茎)横切面简图

1.木栓层　2.皮层　3.草酸钙簇晶　4.纤维束　5.韧皮部　6.形成层　7.导管　8.射线　9.木射线　10.髓部　11.空隙

2. 粉末　橙黄色。草酸钙簇晶极多,较大,直径 30～100 μm,棱角较钝。韧皮纤维成束,细长,较平直,木化,纹孔细点状,人字形或十字形,胞腔内含淀粉粒,有的纤维具横隔。石细胞淡黄色,类方形或类圆形,有的呈分枝状,分枝状石细胞常 2～3 个相连,直径 24～74 μm。有纹孔,胞腔内充满淀粉粒。木栓细胞呈多角形或不规则形,胞腔内充满红棕色物。具缘纹孔导管直径 56～150 μm(图 49-4)。

理化鉴别　取本品粉末 0.1 g,加甲醇 10 ml,超声处理 15 分钟,滤过,滤液蒸干,残渣加 2.5 mol/L 硫酸溶液 5 ml,水浴加热 30 分钟,放冷,用三氯甲烷振摇提取 2 次,每次 5 ml,合并三氯甲烷液,蒸干,残渣加三氯甲烷 1 ml 使溶解,作为供试品溶液。另取虎杖对照药材 0.1 g,同法制成对照药材溶液。再取大黄素对照品、大黄素甲醚对照品,加甲醇制成每 1 ml 各含 1 mg 的溶液,作为对照品溶液。按薄层色谱法试验,吸取供试品溶液和对照药材溶液各 4 μl,对照品溶液各 1 μl,分别点于同一硅胶 G 薄层板上,以石油醚(30～60℃)-甲酸乙酯-甲酸(15:5:1)的上层溶液为展开剂,展开,取出,晾干,置紫外光灯(365 nm)下检视。供试品色谱中,在与对照药材色谱和对照品色谱相应的位置上,显相同颜色的荧光斑点;置氨蒸气中熏后,斑点变为红色。

品质标志　1. 经验鉴别　以粗壮、坚实、断面色黄者

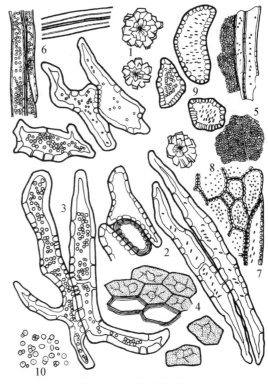

图 49-4　虎杖粉末图

1.草酸钙簇晶　2.皮层纤维　3.分枝状石细胞　4.木栓细胞　5.具缘纹孔导管碎片　6.韧皮纤维　7.木纤维　8.木射线细胞　9.石细胞　10.淀粉粒

为佳。

2. 含量测定　按醇溶性浸出物测定法冷浸法测定,用乙醇作溶剂,含醇溶性浸出物不得少于9.0%。按高效液相色谱法测定,含大黄素($C_{15}H_{10}O_5$)不得少于0.60%;含虎杖苷($C_{20}H_{22}O_8$)不得少于0.15%。

【成分】　根和根茎含蒽醌类化合物:大黄素(emodin),大黄素甲醚(physcion)[1~3],大黄酚(chrysophanol)大黄酸(rhein)[1,2],大黄素甲醚8-O-β-D-葡萄糖苷(physcion-8-O-β-D-glucoside)[4],大黄素8-O-β-D-葡萄糖苷(emodin-8-O-β-D-glucoside)[3,4]。还含二苯乙烯类化合物:白藜芦醇(resveratrol),虎杖苷(polydatin)[3,5]。黄酮类化合物:槲皮素(quercetin),槲皮素-3-阿拉伯糖苷(quercetin-3-arabinosede),槲皮素-3-半乳糖苷(quercetin-3-galaetoside),槲皮素-3-葡萄糖苷(quercetin-3-glucoside),芹菜黄素(apigenin),山奈酚(kaempferol)。还含鞣质(tannins)等[6~9]。

【药理】　1. 对心血管系统的作用　虎杖苷(PD)可使大鼠血管平滑肌细胞(VSMC)内的游离钙浓度升高,提高正常VSMC的收缩性,增加正常血管的张力[1]。虎杖苷对细胞内钙、pH有双向调节作用。正常情况下,虎杖苷增加细胞内游离钙,升高pH,以提高血管张力。休克时,虎杖苷降低细胞内钙浓度,降低细胞内pH,以降低血管张力,使血管扩张。此外,虎杖苷还可通过促进细胞外钠离子内流,使细胞去极化来调节血管张力[2]。

2. 调节血脂作用　虎杖中的白藜芦醇苷、白藜芦醇在高脂血症模型大鼠实验中,抑制模型大鼠肝中过氧化类脂化合物的堆积,降低模型大鼠血清中天冬氨酸转氨酶(AST)、丙氨酸转氨酶(ALT)的水平,降低脂质过氧化物(LPO),减少血清游离脂肪酸(FFA),阻止过氧化物被鼠肝内微粒体ADP和NADPH所诱导[3]。

3. 影响血小板聚集　虎杖苷对兔血小板的变形反应和释放反应有抑制作用[4]。白藜芦醇苷体内能抑制AA、ADP诱导的血小板聚集作用,而对Ca^{2+}诱导的血小板聚集作用也有一定的抑制[5]。

4. 抗菌、抗病毒作用　虎杖对铜绿假单胞菌、复氏痢疾杆菌和雷极-普罗维登菌有良好的抗菌作用[6]。虎杖提取液对柯萨奇病毒B_3(CVB_3)有一定的直接杀灭作用,但不能阻断CVB_3吸附敏感细胞[7]。虎杖蒽醌化合物对疱疹病毒HSV_{1F}株有增殖抑制、感染阻断及直接杀灭作用[8]。

5. 抗肿瘤作用　虎杖中的大黄素灌服或皮下注射,对小鼠肉瘤S_{180}、小鼠乳腺癌、小鼠肝瘤、小鼠艾氏腹水癌、小鼠淋巴肉瘤、小鼠黑色瘤及大鼠瓦克癌等7个瘤株均表现出治疗作用[9]。虎杖的有效成分白藜芦醇对体外培养的小鼠肝癌H_{22}细胞的生长有抑制作用,机制可能是诱导肝癌H_{22}细胞凋亡[10]。

【炮制】　取原药材,除去杂质及根须,洗净,润透,切厚片,干燥。

饮片性状　虎杖参见"药材"项。

贮干燥容器内,置通风干燥处。防霉。

【药性】　苦,微寒。归肝、胆、肺经。

【功能】　活血祛瘀,清热利湿,解毒。

【主治】　妇女经闭,痛经,产后恶露不下,癥瘕积聚,风湿痹痛,湿热黄疸,淋浊带下,跌仆损伤,疮疡肿毒,水火烫伤。

【用法用量】　内服:煎汤,10~15 g,或浸酒,或入丸、散。外用:适量,研末调敷,或煎浓汁湿敷,或熬膏涂擦。

【注意事项】　孕妇慎服。

【附方】　1. 治腹中癥,有结积,便害饮食,转羸瘦　取虎杖根,勿令影临水上者,可得石余,杵熟煮汁,可丸,以秫米五六升,炊饭内,日中涂药后可饭,取瘥。(《肘后方》)

2. 治月经闭不通,结瘕,腹大如瓮,短气欲死　虎杖根百斤(去头去土,曝干,切)、土瓜根、牛膝各取汁二斗。上三味,以水一斛,浸虎杖根一宿,明日煎取二斗,内土瓜、牛膝汁,搅令调和,煎令如饧。每以酒服一合,日再夜一。宿血当下。若病去,止服。(《千金要方》虎杖煎)

3. 治时疫伤寒,毒攻手足肿,疼痛欲断　虎杖八两。上为粗散。每用二两,水五碗,煎五七沸,乘热淋渫。(《御药院方》虎杖散)

4. 治五淋　用虎杖为末,每服一钱,米饮调下,不拘时。(《卫生易简方》)

5. 治伤折,血瘀不散　虎杖(锉)二两,赤芍药(锉)一两。上二味,捣罗为散。每服三钱匕,温酒调下,不拘时候。(《圣济总录》虎杖散)

【临床报道】　1. 治疗急性黄疸型传染性肝炎　用虎杖90 g,加水浓煎至300 ml,每日分3次服,小儿依次减量。一般连续服用2~3周,甚至数月,直至症状消失,肝功能恢复正常,再巩固治疗数周。共治疗325例,结果280例基本痊愈,45例好转。80%的病例均在2~3周内肝功能恢复正常,其中以儿童恢复为快。对50例治愈患者进行半年以上随访,除2例因饮酒过量复发外,其余未见复发[1]。

2. 治疗HBsAg阳性慢性活动性肝炎　用虎杖浸膏片每日3次,每次6片内服,另用生山楂30 g代茶饮,维生素类药作辅助治疗,3个月为1个疗程。治HBsAg阳性慢性活动性肝炎32例,结果显效者18例,有效11例,无效3例,总有效率达90.63%。HBsAg转阴的18例中,有2例分别于3个月和4个月后复发,重复治疗2个月后1例转阴,1例持续阳性[2]。

3. 治疗烧伤　①用虎杖100 g加水5 L煎煮2小时,过滤去渣,浓缩至500 ml,加苯甲酸、尼泊金等防腐剂备用。患者局部用0.1%苯扎溴铵溶液洗净后外涂虎杖液,不用敷料,一般不做水疱刺破排液。治疗142例,绝大部分为Ⅰ、Ⅱ度烧伤,烧伤面积最大53%,最小4.1%。轻度一般涂药2~7次,经7~9日药痂脱落,创面即愈合不留瘢痕,感染较重的部分可剪作药痂,用依沙吖啶(利凡诺)纱布覆盖创面。Ⅲ度创面用药经2~3周,待痂皮与健康组织分离后再做切痂植皮手术处理。治疗结果,除2例大面积烧伤休克、2例感染引起败血症、1例呼吸道烧伤因抢救治疗无效死亡外,其余137例均获治愈[3]。②虎杖粉1 000 g浸入70%乙醇5 000 ml 24~48小时后,喷雾烧伤创面,治疗103例,均愈。无肝肾损害及不良反应[4]。

4. 治疗上消化道出血　从虎杖中提取大黄素及大黄酚各20 mg,乌贼骨粉1 g混匀组成复方虎杖止血粉(1包),为1次量,每日3~4次,重症病例每次2包,每日3~4次,直至大便转黄或隐血转阴停服,除呕血者外均不禁食,给予流汁饮食,卧床休息。腹痛或恶心者给予针灸或中西药对症处理。全组病例均未用西药止血。治疗上消化道出血80例,结果77例均达止血效果,有效率为96.2%,止血时间最短为1日,最长为6日,平均2.3日。无效3例[5]。

5. 治疗关节炎　用虎杖生药500 g、白酒1 500 g的比例浸泡、封缸,半月后启用,并可加少量赤砂糖着色。成人每服15 g,每日服2次,儿童酌减,一般早晚服,亦可在进餐时服。治疗风湿性关节炎60例,类风湿关节炎9例,腰椎肥大9例,骨关节炎10例。结果显效:风湿性关节炎18例,类风湿关节炎4例,腰椎肥大2例,骨关节炎3例;好转:依次为37例、5例、7例;无效者仅风湿性关节炎5例、腰椎肥大1例[6]。

6. 治疗银屑病　将虎杖提取虎杖苷制成片内服。第1组开始60 mg/d 3次,1~2周后增为100~120 mg/d 3次;第2组180 mg/d 3次,均为30天为1个疗程。结果第一组27例中显效以上8例,有效率70.3%;第2组18例中显效以上1例,有效率38.9%。平均见效日数第1组17日,第2组24日。虎杖苷片对点滴状银屑病效果较好,还可应用于有肝、肾损害者及对乙亚胺、羟基脲氨甲喋呤等有反应不能耐受的患者[7]。

7. 治疗真菌性阴道炎　虎杖根100 g,加水1 500 ml,煎取1 000 ml,过滤,待温,坐浴10~15分钟,每日1次,7日为1个疗程,治疗30例,全部临床治愈[8]。

8. 治疗放射性皮炎　虎杖50 g,加水200 ml,煎成约50 ml药液,用纱布块蘸药液温洗患部,每日4~6次。共治疗90例,结果:3日症状消失者15例,5日症状消失者49例,其余26例经6~10日治愈[9]。

【药论摘录】　1.《名医别录》:"虎杖根,微温。主通利月水,破留血癥结。"

2.《本草经集注》:"极主暴瘕,酒渍根服之也。"

3.《药性论》:"虎杖,使。一名大虫杖也。味甘,平,无毒。主治大热烦躁,止渴,利小便,压一切热毒。暑月和甘草煎,色如琥珀可爱,堪看,尝之甘美。瓶置井中,令冷彻如冰,白瓷器及银器中盛,似茶啜之,时人呼为冷饮子,又且尊于茗。能破女子经候不通,捣以酒浸常服。有孕人勿服,破血。"

4.《本草拾遗》:"虎杖主风在骨节间,及血瘀,煮汁作酒服之。叶捣敷蛇咬。一名苦杖。茎上有赤点者是。"

5.《日华子本草》:"治产后恶血不下,心腹胀满,排脓,主疮疖痈毒,妇人血晕,扑损瘀血,破风毒结气。"

6.《本草图经》:"河东人烧根灰,贴诸恶疮。浙中医工,取根,洗去皱皮,锉焙,捣筛,蜜丸如赤豆,陈米饮下,治肠痔下血甚佳。俗间以甘草同煎为饮,色如琥珀可爱,瓶盛置井中,令冷彻如冰,极解暑毒。其汁染米作糜糕,益美。"

7.《本草衍义》:"今天下暑月多煎根汁为饮;不得甘草,则不堪饮。《药性论》云,和甘草煎,尝之甘美。其味甘,即是甘草之味,非虎杖也。论其攻治则甚当。"

8.《滇南本草》:"(斑庄根)攻诸肿毒,止咽喉疼痛,利小便,走经络。治筋骨疼、痰火痿软、手足麻木战摇、五淋白浊、痔漏疮痈、妇人赤白带下。"

9.《本草征要》:"俗名斑根。味苦性平,无毒。活血定痛,清利湿热。久患痹症,更番历节,变形僵硬,可使灵活,用以泡酒,内饮外擦;手足漫肿,熬汤浸渍。"

【品种沿革】 集解 1.《本草经集注》:"田野甚多此,状如大马蓼,茎斑而叶圆。"

2.《蜀本草》:"生下湿地,作树,高丈余,其茎赤,根黄。二月、八月采根,晒干。所在有之。"

3.《本草图经》:"虎杖,一名苦杖。旧不载所出州郡,今处处有之。三月生苗,茎如竹笋状,上有赤斑点,初生便分枝丫;叶似小杏叶。七月开花,九月结实。南中出者无花。根皮黑色,破开即黄,似柳根。亦有高丈余者。《尔雅》云:蒤,虎杖。郭璞云:似荭草而粗大,有细刺,可以染赤是也。二月、三月采根,曝干。"

4.《本草衍义》:"虎杖,根微苦。经不言味,此草药也。《蜀本图经》言作木,高丈余,此全非虎杖。大率皆似寒菊,然花、叶、茎、蕊差大为异,仍茎叶有淡黑斑。自六、七月旋旋开花,至九月中方已。花片四出,其色如桃花差大,外微深。"

5.《本草纲目》:"机曰:诸注或云似荭、似杏、似寒菊,各不相侔,岂所产有不同耶?时珍曰:其茎似荭蓼,其叶圆似杏,其枝黄似柳,其花状似菊,色似桃花。合而观之,未尝不同也。"

考证 虎杖,首见于《雷公炮炙论》。《名医别录》始载其性味功用。此草茎粗硬中空而似竹杖,剖开内见斑纹如虎身,故有是名。《本草纲目》总结其性状特征云:"其茎似荭蓼,其叶圆似杏,其枝黄似柳,其花状似菊,色似桃花。"此虽草类,而形似灌木,故《蜀本草》云有"作树,高丈余"之说。《本草衍义》不同意将虎杖归入树木类,认为《蜀本草》所说"全非虎杖"。其实皆因地质水土有差异,生长环境不同,其高下肥瘦亦可不一,而诸家所见不同耳。今用虎杖药材,为蓼科蓼属植物虎杖的根茎及根,与上述文献记载相符。

【地方志】 1. 宋·孙应时、鲍廉《重修琴川志·卷九·叙产》:"药之属,虎杖,三月取,一名苦杖。"

2. 元·脱因、俞希鲁《至顺镇江志·卷四·土产》:"虎杖,以上诸品,《本草图经》虽不载本郡所出,然今皆有之,姑叙于此。"

3. 清·何绍章、杨履泰《丹徒县志·卷一七·物产》:"虎杖同上;《尔雅》谓之蒤。茎似红蓼,叶圆似杏,皆有淡墨斑,枝黄似柳,花似菊,色红如桃。"

参考文献 ▶▶

成分

[1] 月田洁,等. 药学杂志(日),1954,34(4):379

[2] 月田洁,等. 药学杂志(日),1954,34(4):224

[3] Joon CH, et al. CA, 1986,105:139476g

[4] Takao MK, et al. Chem PharmBull, 1968,16(11):2299

[5] 野村进,等. 药学杂志(日),1963,83:988

[6] 村上高雄,等. Chem Pharm Bull, 1973,21(7):1506

[7] Kim Tae Hee, et al. C A, 1979,91:189825n

[8] 刘晓秋,等. 中国中药杂志,2003,28(1):47

[9] 张喜云. 天津药学,1999,11(3):13

药理

[1] 金春华,等. 中国病理生理杂志,1998,14(2):195

[2] 金春华,等. 中国药理学通报,1998,14(6):539

[3] Kimura Y, et al. Planta Med,1983,49(9):51

[4] 刘连璞,等. 第一军医大学学报,1998,18(2):105

[5] 单春文,等. 中国药理学报,1990,11(6):527

[6] 樊小容. 时珍国医国药,2000,11(2):108

[7] 王卫华,等. 湖北中医杂志,2001,23(9):47

[8] 王志洁,等. 湖北医科大学学报,2000,21(3):180

[9] 廖兴媛,等. 中国医院药学杂志,1988,8(5):214

[10] 刘红山,等. 新乡医学院学报,2001,18(6):381

临床报道

［1］朱山有.湖北中医杂志,1983,(4):132

［2］丁守生,等.山东中医杂志,1982,(2):844

［3］林春瑞.中西医结合杂志,1985,5(9):5497

［4］郝振修.铁道医学,1977,(6):3198

［5］龚正亮,等.南京中医学院学报,1987,(4):279

［6］窦国祥.新医药学杂志,1974,(7):3212

［7］上海第一医学院华山医院皮肤科.新医药学杂志, 1977,(7):4813

［8］李武忠.四川中医,1986,(11):2

［9］杜志强.新中医,1995,(11):41

50. 虎掌南星 Hǔ Zhǎng Nán Xīng

《江苏省中药材标准》

【异名】 天南星、南星、狗爪半夏、半夏子、真半夏。

【来源】 为天南星科植物虎掌(掌叶半夏)*Pinellia pedatisecta* Schott 的块茎。

【原植物】 虎掌(掌叶半夏),又名独脚莲、独角莲、麻芋果、绿芋子、麻芋子、独败家子、大三步跳。

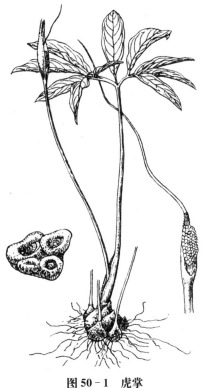

图 50-1 虎掌

多年生草本。块茎近球形,类似半夏,但较大。叶柄纤细柔弱,淡绿色;叶片掌状分裂,小叶 9～11 片。肉穗花序顶生,花序柄与叶柄等长或稍长;佛焰苞淡绿色,披针形,下部筒状,长圆形,先端锐尖;花单性,无花被,雌雄同株;雄花着生在花序上端,雄蕊密集成圆筒状,有香蕉香气;雌花着生在花序下部,贴生于苞片上;花序先端附属物线状,长约 9 cm,稍弯曲。浆果卵圆形,绿色,内含种子 1 粒。花期 6～7 月,果期 9～11 月(图 50-1)。

生于林下、溪旁较阴湿处。分布于华东、华中以及河北、山西、陕西、广西、四川、贵州和云南。

本省各地有分布。

【栽培】 **生长环境** 喜冷凉湿润气候和阴湿环境,怕强光,应适度荫蔽或与高秆作物或林木间作。以湿润、疏松、肥沃富含腐殖质的壤土或沙质壤土为佳,黏土及洼地不宜种植。山区可在山间沟谷、溪流两岸或疏林下的阴湿地种植。忌连作。

繁殖方法 种子繁殖、块茎繁殖。种子繁殖:选当年新收种子于 8 月上旬播种,开沟条播,温度在 20℃左右,约 10 日出苗。翌年 4、5 月定植;亦可用湿沙贮藏,翌年春季播种育苗;因种子繁殖生长期长,产量不高,故一般多不采用。块茎繁殖:10～11 月收获时,选种茎窖藏,翌年 4 月在畦面开浅沟播种,芽头向上,覆土浇水,15 日左右出苗。

田间管理 出苗后松土除草、追肥,注意排灌水。花期除留种地外,应及时剪除花序。

病虫害防治 病害有病毒病,注意选留健壮无病殊作种。虫害有短须螨,可用 20%双甲脒乳油 1 000 倍液或 73%克螨特 3 000 倍液喷雾防治。

【采收加工】 9～10 月采挖,去除地上部分及须根,撞去外皮,洗净,晒干。

【药材】 虎掌南星 Pinelliae Pedatisectae Rhizoma 本省苏北地区有产。

性状鉴别 呈扁球形而不规则,主块茎周边通常附着数个半球形大小不等的侧块茎或侧芽,形如"虎掌"或"狗爪"。主块茎直径 3～5 cm,厚 1～2 cm,底部隆起;表面黄白色或淡棕色,顶部中央有凹陷的残痕,其周围密布小麻点状须根痕。质坚实而重,断面不平坦,色白,粉性。气微,味辣,有麻舌感(图 50-2)。

显微鉴别 粉末 类白色。淀粉粒极多,呈圆球形或椭圆形,直径 3～

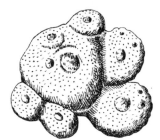

图 50-2 虎掌南星药材图

20 μm,脐点点状、裂缝状、星状或飞鸟状;复粒由 2～10 余个分粒组成,以 2～5 个分粒多见。草酸钙针晶成束或散在,长 15～95 μm。黏液细胞直径 60～135 μm(图 50 - 3)。

理化鉴别 1. 取本品粉末约 2 g,加水 20 ml,温浸 1 小时,滤过,滤液滴加茚三酮试液 5 滴,置水浴中加热 5 分钟,显蓝紫色。

2. 取本品粉末约 4 g,加三氯甲烷 40 ml,超声处理 30 分钟,滤过,滤液置水浴上低温挥干,残渣加三氯甲烷 2 ml 溶解,作为供试品溶液。另取虎掌南星对照药材 4 g,同法制成对照药材溶液。再取 β-谷甾醇对照品,加三氯甲烷制成每 1 ml 含 1 mg 的溶液,作为对照品溶液。按薄层色谱法试验,吸取上述三种溶液各 2～5 μl,分别点于同一硅胶 G 薄层板上,以石油醚(30～60℃)-乙酸乙酯-甲酸(8：2：0.2)为展开剂,展开,取出,晾干,喷以 5％磷钼酸乙醇溶液,105℃加热至斑点显色清晰。供试品色谱中,在与对照药材色谱和对照品色谱相应的位置上,显相同颜色的斑点。

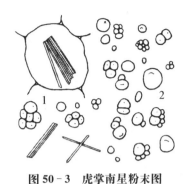

图 50 - 3 虎掌南星粉末图

1. 黏液细胞及草酸钙针晶
2. 淀粉粒

品质标志 1. 经验鉴别 以个大、色白、粉性足、无霉蛀者为佳。

2. 含量测定 按醇溶性浸出物测定法热浸法测定,用稀乙醇作溶剂,含醇溶性浸出物不得少于 10.0％。

【成分】 块茎中含有生物碱类化合物:掌叶半夏碱甲(pedatisectine A)[1],掌叶半夏碱乙(pedatisectine B),掌叶半夏碱丙(pedatisectine C),掌叶半夏碱丁(pedatisectine D),掌叶半夏碱戊(pedatisectine E)[2~4],掌叶半夏碱己(pedatisectine F),掌叶半夏碱庚(pedatisectine G),6 - 氧嘌呤(hypoxanthine),尿苷(uridine)[5],腺苷(adenosine),掌叶半夏甲(pedatisectine A),腺嘌呤(adenine),次黄嘌呤(hypoxanthine),黄嘌呤(xanthine)[6],1-乙酰基-β-咔啉(1-acetyl-β-carboline),β-咔啉(β-carboline),尿嘧啶(uracil),烟酰胺(nicotinamide),5-甲基尿嘧啶(5-methyl uracil),2-甲基- 3 羟基吡啶(2-methy-3-hydroxypyridine),3-酰胺基- 2 -哌啶酮(3-acetamino-2-piperidone)[7],2,4 -二羟基嘧啶(2,4-dioxy pyrimidine)[8],L -脯氨酸-L -缬氨酸酐(L-prolyl-L-valine anhydride),L -缬氨酰-缬氨酸酐(L-valyl-L-vacine anhydride),L -缬氨酰-L -丙氨酸酐(L-valyl-L-alanine anhydride),L -脯氨酰- L -脯氨酸酐(L-valyl-L-lencine anhydride)[9],L -苯丙氨酰- L -丙氨酸酐(L-phenylalany-L-alanine anhydride),L -缬氨酰- L -亮氨酸酐(L-valyl-L-lencine anhydride),L -甘氨酰- L -脯氨酸酐(L-glucyl-L-proine anhydride),L -酪氨酰- L -亮氨酸酐(L-tyrosyl-L-lencine anhydride),L -丙氨酰- L -亮氨酸酐(L-alanyl-L-lencine anhydride),L -酪氨酰- L -缬氨酸酐(L-tyrosyl-L-vacine anhydride)[10],L -脯氨酰- L -丙氨酸酐(L-prolyl-L-alanine anhydride),L -丙氨酰- L -异亮氨酸酐(L-alanyl-L-isoleucine anhydride),L -苯丙氨酰- L -丝氨酸酐(L-phenylalany-L-serine anhydride),L -酪氨酰- L -丙氨酸酐(L-tyrosyl-L-alanine anhydride)等[2];氨基酸类化合物:精氨酸(arginine),色氨酸(tryptophan),赖氨酸(lysine),酪氨酸(tyrosine),丝氨酸(serine),γ-氨基丁酸(GABA),缬氨酸(valine),天门冬氨酸(aspartic acid),瓜氨酸(citrulline)等[11];凝集素类化合物:掌叶半夏凝集素 A(PPL - A)等[12]。此外,还含有甾醇类[3]、安息香酸(benzoic acid)、棕榈酸(palmitic acid)、赤藓醇(erythritol)等[5]成分。

【药理】 1. 抗肿瘤作用 掌叶半夏(虎掌南星)提取物的有效部位(PE)给肿瘤移植模型裸小鼠灌胃或腹腔注射,能减轻裸小鼠的移植瘤的重量,且明显降低移植瘤组织的 Ki - 67 蛋白的表达,灌胃效果较好[1]。人卵巢癌 SKOV3 细胞体外经掌叶半夏蛋白作用后,细胞生长受到明显的抑制。随着掌叶半夏蛋白作用浓度的增加及作用时间的延长,细胞凋亡率升高[2]。PE 作用于宫颈癌 HeLa 和 CaSki 细胞,对这两种宫颈癌细胞株生长均表现出明显的抑制作用。作用后,两种细胞株均可观察到凋亡现象,且随着作用时间延长,凋亡细胞的比例明显增加[3]。PE 作用后,CaSki 和 HeLa 细胞表面结构及内部结构均发生显著的变化。不同浓度 PE 作用 15 分钟后,CaSki 和 HeLa 细胞磷酸化 ERK 的表达随着 PE 浓度的增加而逐渐下降。提示 PE 对 CaSki 和 HeLa 宫颈癌细胞株的增殖有明显抑制作用,表现在细胞表面及内部超微结构的变化。增殖抑制作用机制之一是阻断 ERK 的磷酸化[4]。PE 作用后,CaSki 细胞的 Bcl - 2 mRNA 及蛋白的表达均明显下降,而 Bax mRNA 及蛋白的表达均明显上升。提示 PE 促进 CaSki 宫颈癌细胞凋亡的作用机制之一是抑制 $bcl-2$ 基因的表达、促进 bax 基因的表达[5]。此外,PE 作用后,CaSki 和 HeLa 细胞的人乳头瘤病毒(HPV)E6 mRNA 及蛋白的表达也均明显下降,而 P53 mRNA 及蛋白的表达均明显上升,提示 PE 可以明显抑制 CaSki 和 HeLa 宫颈癌细胞株 $HPVE6$ 基因的表达,促进 $P53$ 基因的表达[6]。

掌叶半夏凝集素(PPA)是储存于掌叶半夏块茎中的甘露糖结合植物凝集素。携带 PPA 基因的溶瘤腺病毒体外对多种癌细胞有杀伤作用,体内实验中表现出拮抗裸鼠移植肝癌 Bel-7404 的作用,显示 PPA 基因体外表达对多种癌细胞具有杀伤作用;体内实验中,PPA 基因的表达能诱导巨噬细胞进入裸鼠移植瘤,吞噬肝癌细胞[7]。掌叶半夏凝集素能特异性凝集兔和鼠的红细胞。掌叶半夏凝集素体外作用于肿瘤 S_{180} 细胞后,有一定的抑制肿瘤生长作用,但对细胞周期和凋亡率的影响不明显。体内实验显示,掌叶半夏凝集素对 S_{180} 荷瘤小鼠体内的肿瘤细胞杀伤作用弱,且无明显的免疫激活作用[8]。

掌叶半夏总蛋白作用于人卵巢癌 SKOV3 细胞后,可显著抑制卵巢癌 SKOV3 细胞的生长,且具有一定的时效和量效关系。掌叶半夏总蛋白还引起 SKOV3 细胞株蛋白质组学的改变,这可能是掌叶半夏总蛋白抗癌机制之一[9]。

2. 镇静、催眠、抗惊厥作用　在阈下和阈上剂量戊巴比妥钠致小鼠睡眠实验中,掌叶半夏大剂量组可明显增加戊巴比妥钠阈下催眠剂量的入睡动物数,还能明显延长戊巴比妥钠引起的小鼠睡眠时间。提示掌叶半夏具有镇静、催眠作用[10]。在小鼠自主活动实验、协同戊巴比妥钠阈下催眠作用实验及戊四唑、士的宁诱导的惊厥实验研究中,虎掌南星生、制品浸剂有一定的镇静作用,对戊四唑诱导的惊厥有一定拮抗趋势,但对士的宁引起的小鼠惊厥无任何对抗作用[11]。虎掌南星冷浸出物对士的宁引起的小鼠惊厥有明显的对抗作用,可明显降低惊厥小鼠的死亡率。提示虎掌南星水溶性成分有一定的抗惊厥作用,且这类有效成分加热后可被破坏[12]。掌叶半夏超临界二氧化碳乙醇萃取物(SEE-CO_2PP)灌胃,可延长青霉素诱发的惊厥模型大鼠的潜伏期,减弱发作强度,还能够延长痫性放电的潜伏期,减少痫性放电的频率,降低皮质和海马发放痫波的最高波幅。同时,SEE-CO_2PP 可以增加海马中的 γ-氨基丁酸(GABA)的水平,对谷氨酸(Glu)、天冬氨酸(Asp)、甘氨酸(Gly)水平无明显影响。提示 SEE-CO_2PP 可对抗青霉素诱发的惊厥行为和痫样放电,具有抗惊厥作用[13]。

3. 其他作用　虎掌南星的醇提物对亚油酸的空气氧化有抑制作用,具有较强的抗氧化性能,并显著增强小鼠血中谷胱甘肽过氧化物酶和过氧化氢酶的活性[14]。从掌叶半夏中分离的一种不含糖的胰蛋白酶抑制剂在抗虫试验中显示有较好的抗蚜虫作用[15]。

4. 毒副作用　比较河南禹州产虎掌南星生品、药典法炮制品、产地趁鲜加工炮制品的主要药效和毒性,发现虎掌南星生品毒性较强,炮制后毒性降低,产地趁鲜加工炮制品的药理作用明显[16]。

自掌叶半夏鲜品中可分离毒针晶及掌叶半夏凝集素蛋白。腹腔注射掌叶半夏毒针晶混悬液,可使小鼠腹腔渗出液中炎症介质前列腺素 E_2(PGE$_2$)、一氧化氮(NO)含量显著增加;矾制后,生品及毒针晶诱导的 PGE$_2$、NO 的释放显著下降。掌叶半夏凝集素蛋白刺激小鼠巨噬细胞后,在一定时间内可剂量依赖性地增加炎症因子 TNF-α 及 IL-6 含量。矾制后,凝集素蛋白诱导的小鼠腹腔渗出液中的 PGE2 含量显著下降。提示掌叶半夏的刺激性毒性在机体表现为炎症反应。掌叶半夏所含的毒针晶及凝集素蛋白是其毒性成分。矾制可显著降低掌叶半夏毒性成分的致炎毒性[17]。大鼠腹腔巨噬细胞体外培养实验中,以 TNF-α 和 IL-1β 为指标,研究发现掌叶半夏毒针晶和凝集素蛋白刺激巨噬细胞后,巨噬细胞体积增大,伪足数量增加,细胞膜逐渐破裂。掌叶半夏毒针晶和凝集素蛋白体外均能显著诱导中性粒细胞迁移,促迁移聚集作用与巨噬细胞释放炎症因子相关,提示掌叶半夏毒针晶及凝集素蛋白诱导炎症过程与巨噬细胞密切相关[18]。

【炮制】　参见"天南星"条目下"炮制"项。

【药性】　苦、辛,温,有毒。归肺、肝、脾经。

【功能】　祛风止痉,化痰散结。

【主治】　中风痰壅,口眼㖞斜,半身不遂,手足麻痹,风痰眩晕,癫痫,惊风,破伤风,咳嗽多痰,痈肿,瘰疬,跌仆损伤,毒蛇咬伤。

【用法用量】　内服:煎汤,3～9 g,一般制后用;或入丸、散。外用:研末调敷。

【注意事项】　中寒泄泻,痰湿痞满气滞者禁服。孕妇慎用。生品内服宜慎。

【附方】　治跌打损伤所致外伤红肿、内伤胁痛　生关白附、防风、羌活、虎掌南星(姜矾制)、白芷。制成胶囊。口服,用温黄酒或温开水送服,1次4～6粒,1日1～2次。或外用,取内容物用白酒或醋调敷患处。(《中华人民共和国药典》2015年版治伤胶囊)

【品种沿革】　集解　1.《本草经集注》:"近道亦有,形似半夏,但皆大,四边有子如虎掌。"

2.《新修本草》:"此药是由跋宿者。其苗一茎,茎头一叶,枝丫挟茎,根大者如拳,小者如鸡卵,都似扁柿,四畔有圆牙,看如虎掌,故有此名。其由跋是新根,犹大于半夏二三倍,但四畔无子牙尔。陶云虎掌似半夏,即由跋,以由跋为半夏,释由跋苗,全说鸢尾,南人至今犹用由跋为半夏也。"

3.《本草图经》:"虎掌,生汉中山谷及冤句,今河北州郡亦有之。初生根如豆大,渐长大似半夏而扁,累年者,其根圆及寸,大者如鸡卵。周回生圆芽二三枚,或五六枚。三月、四月生苗,高尺余。独茎,上有叶如爪,五六出分布,尖而圆。一窠生七八茎,时出一茎作穗,直上如鼠尾。中生一叶如匙,裹茎作房,旁开一口,上下尖。中有花,微青褐色。结实如麻子大,熟即白色,自落布地,一子生一窠。"

考证　虎掌在《神农本草经》即有记载,列为下品。其后,《本草经集注》《新修本草》《本草图经》均有虎掌的形态叙述,再结合《本草图经》所附"冀州虎掌"图及《本草原始》"天南星条"中的虎掌图,基本可以认为古代本草所载虎掌即为现今天南星科半夏属植物虎掌(掌叶半夏)的块茎。

虎掌、天南星本为两种药物,但因这两种药物形态、功效相近,宋代即已混杂使用。至明代时,《本草纲目》更是将虎掌、天南星合为一条,认为虎掌与天南星就是一物,遂致后世纷纭不止,但古代文献记载两者功效与主治基本一致,因此临床用药上两者也几乎通用,《中华本草》即将虎掌南星作为天南星的一个品种收载。

参考文献▶▶

成分
[1] 汪荣斌,等.长春中医药大学学报,2010,26(4):590
[2] 秦文娟,等.中草药,1995,26(1):3
[3] 秦文娟,等.中草药,1983,14(10):11
[4] 秦文娟,等.中草药,1986,17(5):5
[5] 王瑞,等.中国中药杂志,1997,22(7):421
[6] 陆丹,等.色谱,2011,29(1):83
[7] 李彦文,等.山东中医药大学(学位论文),2005
[8] 张慧,等.中国商品学会第十五届学术论坛论文集,2013:102
[9] 秦文娟,等.中草药,1981,12(3):5
[10] 秦文娟,等.中草药,1984,15(11):10
[11] 季申,等.上海医科大学学报,1989,16(3):193
[12] 孙光星,等.上海医科大学学报,1995,22(4):299

药理
[1] 张明星,等.中华中医药杂志,2015,30(1):199
[2] 谷杭芝,等.海峡药学,2009,21(9):160
[3] 李桂玲,等.中华中医药杂志,2008,23(5):447

[4] 李桂玲,等.中国组织化学与细胞化学杂志,2010,19(1):53
[5] 李桂玲,等.中华中医药杂志,2010,25(3):449
[6] 李桂玲,等.中华中医药杂志,2012,27(1):110
[7] 李晓艳.浙江理工大学(学位论文),2013
[8] 朱黎,等.武汉大学学报:医学版,2009,30(1):10
[9] 陈小燕,等.中国中西医结合杂志,2011,31(12):1651
[10] 詹爱萍,等.中药材,2006,29(9):964
[11] 毛淑杰,等.中国中药杂志,1994,19(4):218
[12] 毛淑杰,等.中药材,2001,24(11):813
[13] 陈靖京,等.中国药理学与毒理学杂志,2007,21(6):449
[14] 张企兰,等.中草药,1996,27(9):544
[15] 范汉东,等.武汉大学学报(理学版),2010,56(5):584
[16] 张振凌,等.中药材,1996,19(5):248
[17] 郁红礼,等.中国中药杂志,2013,38(22):3893
[18] 潘耀宗,等.中华中医药杂志,2014,29(5):1397

51. 明党参 Míng Dǎng Shēn

《饮片新参》

【异名】 土人参、百丈光、天瓠,粉沙参、红党参、金鸡爪、山萝卜、明沙参。
【来源】 为伞形科植物明党参 *Changium smyrnioides* Wolff 的根。
【原植物】 明党参。

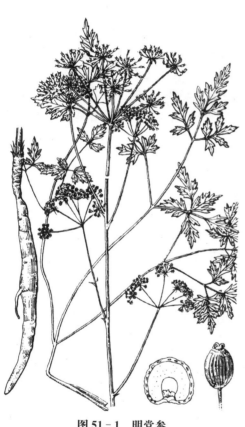

图 51-1 明党参

多年生草本,高 50~100 cm。全株被白霜,无毛。根有两种形状;一种是圆柱形,细长,另一种是纺锤形或椭圆形,表面均呈淡黄色或黄褐色,断面白色。茎直立,圆柱形,表面具细纵条纹,中空,上部分枝,灰绿色。基生叶有长柄;叶片三出或二至三回羽状全裂,一回羽片广卵形,二回羽片卵形或长圆状卵形,三回羽片卵形或卵圆形,基部截形或近楔形,边缘 3 裂或羽状缺刻,末回裂片长圆状披针形;茎上部叶呈鳞片状或鞘状。复伞形花序顶生或侧生,总苞片 0~3;伞辐 4~10;小总苞片数个;小伞花序有花 8~20,花蕾时略呈淡紫红色,开放后呈白色;萼齿小;花瓣长圆形或卵状披针形,先端渐尖而内折;雄蕊 5;花柱基隆起,花柱幼时直立,果熟时向外反曲。双悬果卵圆形至卵状长圆形,分生果两端稍窄,背部向外隆起,表面有 8~12 条具节的棱;分生果横剖面呈椭圆形或不显著的五边形,每棱槽内分布油管 3~5,合生面 4~6,胚乳腹面深凹,呈马蹄形。花期 4~5 月,果期 5~6 月(图 51-1)。

生于向阳山坡草丛、林缘、竹林边。分布于浙江、江苏、安徽、江西及湖北等地。

本省分布于南京、句容、宜兴、镇江、苏州、无锡等地。

【栽培】 生长环境 喜温暖湿润气候,耐阴、耐寒、怕强光直射,喜疏光。怕涝。宜选土层深厚,排水良好,疏松肥沃的沙质壤土或腐殖质土栽培。种子有胚后熟特性,种胚分化发育要求温度在 5~10℃,经 30~40 日完成胚后熟,种子才能萌发。

繁殖方法 种子繁殖。从 4~5 年生留种田的植株上于 6~7 月上旬,果实呈褐色时,分批采集种子,湿沙贮藏。将已处理备播的种子当年 10 月至翌年 2 月进行播种。条播,行距约 30 cm,沟深约 5 cm,播后盖土层以不见种子为度。苗床可采用撒播或条播。播种后要保持土壤湿度,以提高出苗率。种苗一般于 9 月下旬至 10 月上旬移栽,移栽苗以当年生为好,随挖随栽,按行株距 20 cm×10 cm 开穴栽种,将参苗斜放沟中,芽头以上盖土 6 cm 左右。定苗可于第 2 年出苗后进行,除去病、弱、小和过密株,留足苗数,及时查苗补缺。

田间管理 出苗后及时拔除杂草。4 月中旬,结合除草、松土,施入少量稀粪水。苗期注意防旱和排水,可适当在畦面或行间种植高秆植物遮阴,或与农作物间作,定植或移栽出苗后,每次结合除草、松土适当追施人畜粪水,冬季清沟保墒,追施腊肥。移栽 2~3 年为生长速度最快时期,施肥次数和数量均需增多,并配合施用磷、钾肥。

病虫害防治 病害有裂根病、猝倒病,可用排水防治裂根病,可用"401"抗菌素 1 000 倍液防治猝倒病。虫害有蚜虫、黄凤蝶,可用 40%乐果乳剂 2 000 倍液防治蚜虫,可用 90%晶体敌百虫 1:1 000 倍液防治黄凤蝶。

【采收加工】 4～5 月采挖,除去须根,洗净,置沸水中煮至无白心,取出,刮去外皮,漂洗,干燥。

【药材】 明党参 Changii Radix 本省南京(江宁、浦口、溧水)、句容、宜兴、盱眙等地有产。

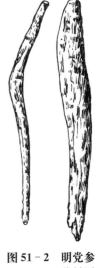

图 51 - 2 明党参药材图

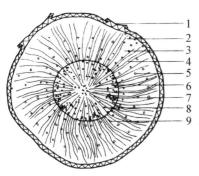

图 51 - 4 明党参(根)横切面简图

1. 木栓层　2. 皮层　3. 韧皮部
4. 韧皮射线　5. 分泌道　6. 形成层
7. 木质部　8. 导管　9. 木射线

性状鉴别 呈细长圆柱形、长纺锤形或不规则条块,长 6～20 cm,直径 0.5～2 cm。表面黄白色或淡棕色,光滑或有纵沟纹和须根痕,有的具红棕色斑点。质硬而脆,断面角质样,皮部较薄,黄白色,有的易与木部剥离,木部类白色。气微,味淡(图 51 - 2,彩图 51 - 3)。

显微鉴别 1. 根横切面 木栓层有时残存,为多列扁平的木栓细胞。栓内层窄,有少数分泌道散在。韧皮部宽广,分泌道多数,由 5～7 个分泌细胞围绕而成,内含黄色分泌物。形成层成环。木质部导管单个散在或 2～5 个相聚,放射状排列。初生木质部二原型。薄壁细胞中含大量糊化淀粉粒团块(图 51 - 4)。

2. 粉末 黄白色。糊化淀粉粒团块众多,多存在于薄壁细胞中。分泌道碎片易见,含黄棕色块状分泌物。环纹导管、网纹导管,壁木化(图 51 - 5)。

理化鉴别 取本品粉末 1 g,加稀乙醇 20 ml,超声处理 20 分钟,滤过,滤液蒸干,残渣加酸性稀乙醇(用稀盐酸调节 pH 至 2～3)1 ml 使溶解,作为供试品溶液。另取明党参对照药材 1 g,同法制成对照药材溶液。按薄层色谱法试验,吸取上述两种溶液各 5 μl,分别点于同一硅胶 G 薄层板上,以正丁醇-冰醋酸-水(19:5:5)为展开剂,两次展开,第一次展至 5 cm,第二次展至 10 cm,取出,热风吹干,喷以茚三酮试液,加热至斑点显色清晰。供试品色谱中,在与对照药材色谱相应的位置上,显相同颜色的斑点。

品质标志 1. 经验评价 以条细长均匀、色泽明亮、质坚实者为佳。

2. 含量测定 按水溶性浸出物测定法冷浸法测定,含水溶性浸出物不得少于 20.0%。

【成分】 根中含有挥发油类成分:6,9 -十八碳二炔酸甲酯(methyl-6,9-octadecadiynoate),β - 蒎烯(β-pinene),橙花叔醇(nerolidol),橙花醇丙酯(nerol acetonate),乙酸十二烷酯(dodecyl

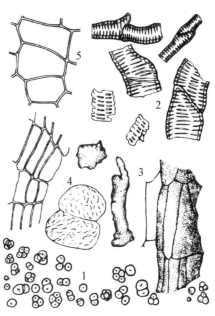

图 51 - 5 明党参粉末图

1. 淀粉粒　2. 网纹导管　3. 分泌道　4. 含糊化淀粉薄壁细胞　5. 木栓细胞

acetate)等[1];不饱和脂肪酸类成分:9,11 -十八碳二烯酸(9,11-octadecadienoic acid),6 -苯基壬酸(6-phenylnonanoic acid),棕榈酸(palmitic acid),2 -羟基- 1 -羟甲基- 9,12 -十八碳二烯(2-hydroxy-1-hydroxymethyl-9,12-octadecadienoic acid),2 -甲基十六酸(2-methylhexadecanoic acid),十六碳烯酸(hexadecenoic acid),5 -苯并环辛因醇(5-benzocyclooctenol)等[2];苯丙素类化合物:对甲氧基桂皮酸(4-Methoxycinnamic acid),5 -羟基- 8 -甲氧基补骨脂苷(8-methoxy-5-*O* -β-*D*-glucosyloxypsoralen)[3],异欧前胡素(isoimperatorin),欧前胡素(imperatorin),花椒毒酚(xanthotoxol),珊瑚菜内酯(phellopterin)[4],别欧

前胡素(alloimperatorin)，补骨脂素(psoralen)，佛手柑内酯(bergapten)，异茴芹内酯(isopimpinellin)[5]等。此外,还含有明党参多糖(changium smyrnioides polysaccharide,CSP)[6]等成分。

【药理】 1. 对机体免疫功能的影响　小鼠灌服明党参煎液、明党参多糖,均能提高正常小鼠腹腔巨噬细胞玫瑰花环形成率[1]。灌服明党参和多糖,增加正常小鼠的脾和胸腺重量、白细胞总数及淋巴细胞数,提高外周血淋巴 ANAE(酸性 α-醋酸酯酶)阳性百分率和小鼠静脉注射碳粒廓清速率,促进网状内皮系统的吞噬功能;另外,对二硝基氯苯所致的小鼠迟发性变态反应有显著的抑制作用[2]。

2. 抗氧化作用　明党参的乙酸乙酯、丙酮、甲醇提取物体外对大鼠肝匀浆上清液中的过氧化脂质生成具有明显的抑制作用,其中以甲醇提取物作用最强[3]。

3. 调节血脂作用　明党参醇提物、水提物喂养实验性高脂血症大鼠,能降低血清胆固醇、甘油三酯水平,提高高密度脂蛋白胆固醇的比率[4]。

4. 抗凝作用　明党参炮制品提取物能延长家兔血浆凝血酶原时间、凝血酶时间,抑制小鼠凝血,抑制 ADP 诱导的家兔血小板聚集[5]。

5. 改善微循环作用　采用微循环生物显微镜观察发现,明党参提取物有扩张小鼠耳郭细动静脉、加速血流速度的作用[6]。

6. 镇咳、祛痰、平喘作用　明党参水提液或提纯的结晶物灌服,对氨水刺激引起的小鼠咳嗽均有显著的抑制作用,水提液镇咳作用随剂量增加而增强。水提液、结晶物能增加小鼠呼吸道的酚红排出量,使气管分泌液增多,又可加速纤毛运动,从而有利于排痰,达到祛痰作用。水提液、结晶物还对乙酰胆碱、组胺引起的豚鼠哮喘有显著的抑制作用[7]。

7. 抗肿瘤作用　明党参根皮中 5 种呋喃香豆素类成分对人肝癌细胞株 SMMC-7721、HepG2、人肺癌细胞株 A-549、人胃癌细胞株 MKN-45、人宫颈癌细胞株 Hela、人乳腺癌细胞株 MCF-7 等肿瘤细胞表现出增殖抑制作用[8]。

【炮制】　取原药材,除去杂质,洗净,润透,切厚片,干燥。

饮片性状　明党参参见"药材"项。

贮干燥容器内,密闭,置通风干燥处,防潮,防蛀。

【药性】　甘、微苦,凉。

【功能】　润肺化痰,和胃,解毒。

【主治】　咳嗽痰喘,呕吐反胃,头晕,白带,疔毒疮疡。

【用法用量】　内服,煎汤,6～12 g;或熬膏。

【注意事项】　脾虚泄泻、梦遗滑精者以及孕妇禁服。

【附方】　1. 治脱力劳伤,贫血头晕　明党参 30 g(切细),鸡蛋 2 只,打碎和匀,饭锅上蒸熟食。(《食物中药与便方》)

2. 治高血压　明党参 15 g,怀牛膝 15 g。水煎服。(《食物中药与便方》)

3. 治白带初起　土人参(切片)三两,用陈绍酒饭上蒸熟,分作三服,吃完即愈。(《百草镜》)

4. 治疗疮肿毒　明党参 9 g,蒲公英、紫花地丁各 15 g。水煎服。(《安徽中草药》)

5. 治杨梅结毒　土人参补阴虚,对配茯苓熬膏,酒煎服。(《本草纲目拾遗》录王安采药方)

【药论摘录】　1.《履巉岩本草》:"人参苗,味甘、温,无毒。杀金石药毒,补五脏六腑,保中守神;治气,消食开胃。治蜂蝎蜇人方,用人参苗细嚼,急擦之,立效。"

2.《滇南本草》:"土人参,味甘,性寒。补虚损劳疾。妇人服之补血。"

3.《本草从新》:"土人参(补肺气、通下行):甘,微寒(蒸之极透,则寒性去),气香味淡,性善下降。能伸肺经治节,使清肃下行,补气生津。治咳嗽喘逆,痰壅火升;久疟、淋沥、难产、经闭;泻痢由于肺热,反胃噎嗝由于燥涩。凡有升无降之证,每见奇效(其参一直下行,入土最深)。脾虚下陷、滑精梦遗俱禁用,以其下行而滑窍也。孕妇亦忌。出江浙,俗名粉沙参(红党参,即将此参去皮、煮极熟、阴干而成者、味淡无用)。"

4.《本草纲目拾遗》:"土人俟夏月采其根以入药,俗名粉沙参。红党,即将此参去皮净、煮极熟、阴干而成,味淡无用。《准绳》劫瘴消毒散用之,呼为百丈光。""功专散毒、消肿、排脓。"

5.《药性切用》:"红党参味甘性润,益血补虚,最为平稳,但力薄耳。"

6.《本草求原》:"养血生津,清热解毒。姜汁炒则补气、生肌、托散疮疡。"

7.《饮片新参》:"温脾,化痰湿,平肝风。治头晕泛恶,中风昏仆。"

【品种沿革】　**集解**　1.《本草图经》:"江淮出一种土人参,叶如匙而小,与桔梗相似,苗长一二尺,叶相对生,生五七节,根亦如桔梗而柔,味极甘美;秋生紫花,又带青色。春秋采根。不入药,本处人或用之。"

2.《滇南本草》:"土人参,生陡山谷,同辽东。其根形状如玉竹而润实,春生苗,产于深山背阴湿润处。初生小者三四寸许,一桠五叶;四五年后生两桠、五叶,未有花;至十年后生桠五叶。年深者四桠,各有五叶。中心生一茎,俗名百尺杵。三月、四月,有细花如粟,蕊如丝,紫白色。秋后结子,或七八枚如豆大,青熟自落。根如人形者,乃年深浸渐长成者。"

3.《本草从新》:"人参、党参、土人参、洋参、荠苨、沙参、桔梗相似,不可不辨。沙参体虚无心而味淡,荠苨体虚无心而味甘,桔梗体坚有心而味苦,党参体实有心而味甘,土人参体实有心而味甘淡,人参体实有心而味甘、微带苦、自有余味,洋参虽似糙参,但气不香尔。"

4.《本草纲目拾遗》:"土人参,各地皆产,钱塘西湖南山尤多。春二三月发苗,如蒿艾而叶细小,本长二三寸,作石绿色,映日有光。土人俟夏月采其根以入药,俗名粉沙参。红党,即将此参去皮净、煮极熟、阴干而成,味淡无用。《准绳》劫瘴消毒散用之,呼为百丈光。"

考证　明党参在明以前文献未载,应是民间代人参之土药,故有"土人参"之称。《本草图经》在人参条下曾说,江淮出一种土人参,但不入药。《履巉岩本草》载有"人参苗"一药,并附人参苗图。该书所述文字部分与人参功效相似,但其所载人参苗的药图的叶形并不是五加科人参的,而与伞形科明党参极为相符。至明代《滇南本草》以"土人参"之名收入正式药条。"明党参"之名到清代才被使用,出现于清·马培之《外科传薪集》、清·王之政《王九峰医案》之处方中,但各本草书均未使用此名。之后清代《本草从新》《本草纲目拾遗》均收有"土人参"。《本草纲目》云:"江淮土人参者,亦荠苨也。"但据《本草从新》,则土人参与荠苨自是两种。今用明党参药材为伞形科植物明党参的根,与《本草从新》《本草纲目拾遗》等所述相符。

参考文献 ►►

成分

[1] 陈建伟,等.南京中医学院学报,1992,8(4):223

[2] 李祥,等.中药材,1992,15(6):26

[3] 段志富,等.天然产物研究与开发,2010,22(2):232－234

[4] 王萌,等.天然产物研究与开发,2012,24:764

[5] 白钢钢,等.中草药,2014,45(12):1673

[6] 王亚淑,等.中国野生植物,1992,(3):35

药理

[1] 陈建伟,等.中国中药杂志,1992,17(9):561

[2] 黄泰康,等.中成药,1994,16(7):31

[3] 吴慧平,等.南京中医学院学报,1993,9(1):26

[4] 华一利,等.南京中医学院学报,1994,10(4):31

[5] 李祥,等.中成药,1998,20(7):17

[6] 石荣火,等.南京中医药大学学报(自然科学版),2001,17(3):168

[7] 胡小鹰,等.南京中医药大学学报,1995,11(6):28

[8] 王萌,等.中国实验方剂学杂志,2012,18(6):203

52. 知母 Zhī Mǔ

《神农本草经》

【异名】 蚳母、连母、野蓼、地参、水参、水浚、货母、蝭母、芪母、提母、女雷、女理、鹿列、韭逢、儿踵草、东根、苦心、儿草、水须、昌支。

【来源】 为百合科植物知母 *Anemarrhena asphodeloides* Bge. 的根茎。

【原植物】 知母，又名兔子油草、穿地龙、蒜辫子草、羊胡子根。

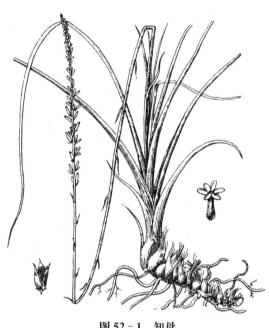

图 52-1 知母

多年生草本，全株无毛。根状茎横生于地面，其上有许多黄褐色纤维，下生多数粗而长的须根。叶基生，丛出；线形，质稍硬，基部扩大成鞘状。花茎直立，上生鳞片状小苞叶，穗状花序稀疏而狭长，花常 2～3 朵簇生，无花梗或有很短的花梗，花梗顶端具关节；花绿色或紫堇色；花被片 6，宿存，排成 2 轮，长圆形，有 3 条淡紫色纵脉；雄蕊 3，比花被片为短，贴生于内轮花被片的中部，花丝很短，具丁字药；子房近圆形，3 室。蒴果长卵形，成熟时沿腹缝上方开裂，每室含种子 1～2 粒。种子三棱形，两端尖，黑色。花期 5～6 月，果期 8～9 月（图 52-1）。

生于山坡、草地或路旁较干燥或向阳处。分布于东北、华北以及甘肃、陕西和山东。

本省各地有分布，均为栽培。

【栽培】 生长环境 喜温暖湿润气候，耐寒，耐干旱。适应性很强，对土壤要求不严，以土质疏松、肥沃、排水良好的腐殖质壤土和沙质壤土栽培为宜，在阴坡地、黏土及低洼地生长不良，且根茎易腐烂。

繁殖技术 种子繁殖、根茎繁殖。种子繁殖：7 月下旬至 9 月下旬采收成熟的果实，放到通风干燥处晾干，将种子搓出，簸净杂质，贮存待用。将种子置 30～40℃ 的温水中浸泡 24 小时，捞出稍晾干后，即可进行播种。秋播或春播，秋播在上冻前，春播于 4 月。条播，按行距 15～20 cm 开沟，深 1～2 cm，将种子均匀撒入沟内，覆土，保持土壤湿润，20 日左右出苗。根茎繁殖：春秋均可进行。地上茎叶枯萎后，春季萌芽前，将地下根茎刨出，剪去须根，切成 3～5 cm 的长段，每段带芽 1～2 个，按行距 15～20 cm 开沟，株距 10～12 cm 栽种，覆土后浇水。

田间管理 每年除草松土 2～3 次，雨季过后秋末培土，天旱要及时浇水，除留种外应剪除花薹，促进根茎生长，提高产量。每年 4～8 月，分次追施尿素、氯化钾，秋末冬初应施复合固体化肥（氮∶磷∶钾=5∶5∶5）、可溶性磷肥。

病虫害防治 病害有立枯病、软腐病、叶斑病、病毒病，可用 1∶1∶200 波尔多液或 50% 多菌灵 1 000 倍液防治立枯病，可用 50% 多菌灵 500～600 倍液防治软腐病，可用 65% 代森锰锌 500 倍液防治叶斑病，增施磷、钾肥防治病毒病。虫害为蛴螬，可用 50% 马拉松乳剂 800～1 000 倍液或茶籽饼 6 倍液防治。

【采收加工】　春、秋二季采挖,除去须根和泥沙,晒干者,习称"毛知母";鲜时除去外皮,晒干者,习称"知母肉"(光知母)。

【药材】　知母 Anemarrhenae Rhizoma　本省苏北地区有产。

性状鉴别　呈长条状,微弯曲,略扁,偶有分枝,长 3～15 cm,直径 0.8～1.5 cm,一端有浅黄色的茎叶残痕(习称"金包头")。表面黄棕色至棕色,上面有一凹沟,具紧密排列的环状节,节上密生黄棕色的残存叶基,由两侧向根茎上方生长;下面隆起而略皱缩,并有凹陷或突起的点状根痕。质硬,易折断,断面黄白色。气微,味微甜、略苦,嚼之带黏性(图 52-2)。

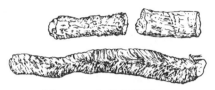

图 52-2　知母药材图

显微鉴别　粉末　黄白色。黏液细胞较多,含草酸钙针晶束。完整的黏液细胞呈类圆形、椭圆形、长圆形或梭形。草酸钙针晶成束散在,碎断后状如小方晶。纤维(叶基)壁稍厚,木化,纹孔稀疏,有的成人字形,胞腔宽大。导管为具缘纹孔、网纹及螺纹导管。木栓细胞表面观形状不一,壁薄,常多层上下重叠。木化厚壁细胞(鳞叶)类长方形、长多角形或延长作短纤维状,孔沟较密,胞腔内含棕黄色物(图 52-3)。

理化鉴别　1. 取本品粉末 0.5 g,加稀乙醇 10 ml,超声处理 20 分钟,取上清液作为供试品溶液。另取芒果苷对照品,加稀乙醇制成每 1 ml 含 0.5 mg 的溶液,作为对照品溶液。按薄层色谱法试验,吸取上述两种溶液各 4 μl,分别点于同一聚酰胺薄膜上,以乙醇-水(1∶1)为展开剂,展开,取出,晾干,置紫外光灯(365 nm)下检视。供试品色谱中,在与对照品色谱相应的位置上,显相同颜色的荧光斑点。

2. 取本品粉末 0.2 g,加 30%丙酮 10 ml,超声处理 20 分钟,取上清液作为供试品溶液。另取知母皂苷 BⅡ对照品,加 30%丙酮制成每 1 ml 含 1 mg 的溶液,作为对照品溶液。按薄层色谱法试验,吸取上述两种溶液各 4 μl,分别点于同一硅胶 G 薄层板上,以正丁醇-冰醋酸-水(4∶1∶5)的上层溶液为展开剂,展开,取出,晾干,喷以香草醛硫酸试液,在 105℃加热至斑点显色清晰。供试品色谱中,在与对照品色谱相应的位置上,显相同颜色的斑点。

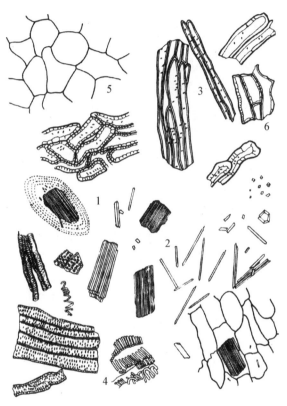

图 52-3　知母粉末图

1.黏液细胞(壁已溶化)　2.草酸钙针晶　3.纤维　4.导管　5.木栓细胞　6.木化厚壁细胞

品质标志　1. 经验评价　以粗壮、坚实、断面色黄者为佳。

2. 含量测定　按高效液相色谱法测定,含芒果苷($C_{19}H_{18}O_{11}$)不得少于 0.70%,含知母皂苷 BⅡ($C_{45}H_{76}O_{19}$)不得少于 3.0%。

【成分】　根茎含甾体皂苷类化合物:据苷元结构的不同,有菝葜皂苷元(sarsapogenin)、马尔可皂苷元(markosapogenin)、新吉托皂苷元(negitogenin)、薯蓣皂苷元(diosgenin)等[1];双苯吡酮类:有芒果苷(mangiferin)、新芒果苷(neomangiferin)和异芒果苷(isomangiferin)[2];木脂素类:顺-扁柏树脂酚(*cis*-hinokiresinol)、单甲基-顺-扁柏树脂酚(monomethyl-*cis*-hinokiresinol)、氧代-顺-扁柏树脂酚(oxy-*cis*-hinokiresinol)等[3];根茎另含知母多糖(anemaran)A、B、C、D[4]。

【药理】　1. 抗糖尿病作用　知母总酚灌胃,能降低四氧嘧啶、链脲佐菌素引起的糖尿病小鼠和大鼠的空腹血糖。从中分离得到的芒果苷体外有较好的抑制 α-葡萄糖苷酶活性的作用[1]。知母总皂苷灌胃,抑制糖尿病大鼠海马中的乙酰胆碱酯酶活性的异常升高,降低丙二醛水平,增加谷胱甘肽水平,降低糖尿病大鼠的空腹血糖,增加体重[2]。

2. 抗衰老、抗老年痴呆作用　在水迷宫实验中,知母乙醇提取物灌胃,能预防和改善阿尔茨海默病模型小鼠的学习记忆能力减退状况,其机制可能与降低脑组织内乙酰胆碱酯酶活性和提高血清超氧化物歧化酶(SOD)活性有关[3]。知母皂苷能拮抗 D-半乳糖所致小鼠脑组织中脂褐素(LF)含量的升高,提高全血谷胱甘肽过氧化物酶(GSH-Px)、红细胞过氧化氢酶(CAT)和脑中 SOD 的活力,拮抗小鼠体质量、脾脏及胸腺指数的下降,提高衰老小鼠的学习记忆能力[4]。

3. 抗神经损伤作用　大鼠乳鼠大脑皮层神经元培养实验中,知母皂苷元能拮抗谷氨酸引起的神经元细胞活力的降低及细胞凋亡百分比的增加,拮抗谷氨酸引起的突触素(SYP)蛋白表达的降低及活性 caspase-3、钙蛋白酶Ⅰ蛋白表达的增加,增加 SYP、p-PDK1、p-Akt473 及 p-mTOR 蛋白表达水平,影响 PI3K/Akt/mTOR 信号转导通路[5,6]。知母皂苷抑制脂多糖(LPS)诱导大鼠皮层星形胶质细胞(AC)炎症因子的释放,这种作用可能与其下调 JNK 信号转导通路有关[7]。

4. 抗抑郁作用　在小鼠悬尾实验、小鼠强迫游泳实验、开野实验、阿扑吗啡致小鼠刻板行为实验中,知母皂苷BⅡ有抗抑郁活性,其作用机制可能与增强脑内 5-HT、多巴胺神经系统作用有关[8]。知母总皂苷能够改善慢性温和应激模型小鼠的抑郁状态和学习记忆能力,其机制与抑制下丘脑-垂体-肾上腺轴功能的亢进、提高模型小鼠海马脑源性神经生长因子(BDNF)的含量有关[9]。

5. 抗骨质疏松作用　知母皂苷元能促进体外培养的小鼠胚胎成骨细胞 MC3T3-E1 增殖与分化成熟,对已分化成熟的破骨细胞无明显影响,但可抑制骨髓细胞向破骨细胞的分化,从而减少破骨细胞的产生[10]。知母皂苷元灌胃,对维 A 酸所致小鼠骨质疏松具有防治作用,拮抗维 A 酸所致的小鼠骨横径、骨矿物质及骨胶原的减少,升高血清中骨钙素、雌二醇含量,降低碱性磷酸酶及抗酒石酸酸性磷酸酶水平[11]。

6. 抗脑缺血性损伤　知母总皂苷灌胃,对于大鼠脑缺血再灌注后引起的脑损伤有保护作用,其保护机制可能与减少内皮素 1 的释放、增强内皮型一氧化氮合酶的表达、改善缺血脑组织中血管内皮功能等有关[12]。

7. 抗动脉粥样硬化作用　知母皂苷灌胃,可降低实验性高脂血症鹌鹑血清的总胆固醇(TC)、三酰甘油(TG)、低密度脂蛋白(LDL)水平,缩小斑块面积,减轻动脉粥样硬化程度[13]。

8. 抗肝、肾损伤作用　知母总黄酮可降低因溴酸钾升高的小鼠血浆丙氨酸氨基转移酶水平,拮抗溴酸钾诱发的肝损伤,提高应激小鼠肝组织匀浆的谷胱甘肽、GSH-Px 等活性,降低血浆中一氧化氮及丙二醛水平[14]。知母总黄酮对溴酸钾导致的小鼠肾损伤也具有保护作用[15]。

9. 抗凝、抗血栓作用　知母皂苷 AⅢ体外抑制由 ADP、胶原和凝血酶诱导的大鼠血小板的聚集,体内给药抑制大鼠在体血栓的形成,降低血小板聚集率[16]。

10. 其他作用　知母总皂苷在一定剂量范围内有改善实验性甲亢模型小鼠症状、降低血清甲状腺素水平的作用[17]。生知母及盐知母灌胃,降低甲亢阴虚大鼠红细胞膜 Na^+-K^+-ATP 酶的活性[18]。

知母提取物能减轻地塞米松所致小鼠胃排空运动的减缓,使地塞米松造模的大鼠胃液 pH 增高,胃蛋白酶活力降低,改善地塞米松引起的大小鼠胃肠功能紊乱[19]。

知母皂苷显著抑制脂多糖引起的小鼠腹腔巨噬细胞炎症因子 α-肿瘤坏死因子和一氧化氮释放,其作用机制与知母皂苷下调 PI3K/Akt/p70S6K 信号转导通路表达有关[20]。

豚鼠皮肤须癣毛癣菌感染模型中,知母提取物乳膏有较好的治疗作用,且对皮肤无明显的致敏作用及毒性[21]。

【炮制】　1. 知母　取原药材,除去杂质及毛须,洗净,润透,切厚片,干燥,筛去毛屑。

2. 盐知母　取知母片,用盐水拌匀,稍闷,置锅内,用文火炒干;或先将净知母片置锅内,边拌炒边喷洒盐水,炒干,取出放凉。每 100 kg 知母片,用食盐 2 kg。

3. 炒知母　取净知母片置锅内,用文火炒至微焦,取出放凉。

4. 麸炒知母　取麦麸皮撒入热锅内,待烟起时,投入净知母片,炒至微黄,取出,筛去焦麸皮,放凉。每

100 kg 知母片,用麸皮 10 kg。

5. 酒知母 取净知母片用黄酒拌匀,稍润,置锅内,用文火炒至黄色,取出晾干。每 100 kg 知母片,用黄酒 10～20 kg。

饮片性状 知母参见"药材"项。炒知母形如知母片,表面黄棕色。盐知母形如知母片,色泽加深,味微咸。麸炒知母形如知母片,表面黄色,略具麸香气。酒知母形如知母片,表面黄色,略具酒气。

贮干燥容器内,炒知母、盐知母、麸炒知母、酒知母密闭,置通风干燥处,防潮。

【药性】 苦,寒。归肺、胃、肾经。

【功能】 清热泻火,滋阴润燥。

【主治】 温热病高热烦渴,肺热咳嗽,骨蒸潮热,遗精,盗汗,虚烦不眠,消渴。

【用法用量】 内服:煎汤 6～12 g,或入丸散。

清热泻火,滋阴润燥宜生用;入肾降火滋阴宜盐水炒。

【注意事项】 脾胃虚寒,大便溏泻者禁服。

【附方】 1. 治伤寒脉浮滑,表有热,里有寒;或三阳合病,腹满,身重,难以转侧,口不仁,面垢,谵语,遗尿;或伤寒脉滑而厥,里有热 知母六两,石膏(碎)一斤,甘草(炙)二两,粳米六合。上四味,以水一斗,煮米熟,汤成去滓,温服一升,日三服。(《伤寒论》白虎汤)

2. 治久嗽喘急 知母五钱,杏仁(姜水泡,去尖,隔纸炒之)五钱。以水一碗半,煎取一碗,食后温服。次以莱菔子、杏仁,等分为末,糊丸,每服五十丸,姜汤下。(《华佗神医秘传》华佗治久嗽喘急神方)

3. 治肺劳有热,不能服补气之剂者 知母(炒)、贝母(炒),等分,为末服。(《医方集解》二母散)

4. 治百合病发汗后者 百合七枚(擘),知母三两(切)。上先以水洗百合,渍一宿,当白沫出,去其水,更以泉水二升,煮取一升,去滓;别以泉水二升煎知母,取一升,去滓,后合和,煎取一升五合。分温再服。(《金匮要略》百合知母汤)

5. 治妊娠月未足,似欲产,腹中痛 知母二两。上捣罗为末,炼蜜和丸,如梧桐子大。不计时候,以粥饮下二十丸。(《太平圣惠方》知母丸)

6. 治紫癜风 用知母,以好醋浓磨擦之。(《卫生易简方》)

【药论摘录】 1.《神农本草经》:"味苦,寒。主消渴热中,除邪气,肢体浮肿,下水,补不足,益气。一名蚳母,一名连母,一名野蓼,一名地参,一名水参,一名水浚,一名货母,一名蝭母。生川谷。"

2.《名医别录》:"无毒。主治伤寒久疟烦热,胁下邪气,膈中恶,及风汗内疸。多服令人泄。一名女雷,一名女理,一名儿草,一名鹿列,一名韭逢,一名儿踵草,一名东根,一名水须,一名沈燔,一名荨。生河内。二月、八月采根,曝干。"

3.《本草经集注》:"甚治热结,亦主疟热烦也。"

4.《药性论》:"君,性平。主治心烦躁闷,骨热劳往来,生产后蓐劳,肾气劳,憎寒虚损。患人虚而口干,加而用之。"

5.《日华子本草》:"味苦、甘。治热劳、传尸疰病,通小肠,消痰止嗽,润心肺,补虚乏,安心,止惊悸。"

6.《医学启源》:"治足阳明火热,大补益肾水、膀胱之寒。《主治秘要》云:……其用有三:泻肾经火,一也;作利小便之佐使,二也;治痢疾脐下痛,三也。"

7.《珍珠囊补遗》:"其用有四:泻无根之肾火,疗有汗之骨蒸,止虚劳之阳盛,滋化源之阴生。"

8.《本草纲目》:"安胎,止子烦,辟射工、溪毒。"

9.《本草汇言》:"知母,乃滋阴济水之药也。养肾水,有滋阴之功;泻肾火,有生津之效,故主阴虚不足,发热自汗,腰酸背折,百节烦疼,津液干少,咳嗽无痰,头眩昏倦,耳闭眼花,小便黄赤,是皆阴虚火动之证,惟此可以治之。又如伤寒邪热有余,烦渴引饮,目赤唇焦;若暑疟,热烦闷乱,口燥咽干,是皆内热火盛之证,惟此可以清之。又若阴火攻冲,使咽痒肺嗽,游火遍行,使骨蒸有汗,胃火燔灼,使消渴热中,舍知母其谁治乎?则滋阴降火,泻南补北,是知母之长技也。"

10.《本草求原》:"治嗽血,喘,淋,口病,尿血,呃逆,盗汗,遗精,痹痿,瘰疬。"

【品种沿革】 **集解** 1.《本草经集注》:"今出彭城。形似菖蒲而柔润,叶至难死,掘出随生,须枯燥乃止。

2.《本草图经》:"知母,生河内川谷,今濒河诸郡及解州、滁州亦有之。根黄色,似菖蒲而柔润;叶至难死,掘出随生,须燥乃止;四月开青花如韭花;八月结实。二月、八月采根,曝干用。"

3.《植物名实图考》:"今药肆所售,根外黄,肉白,长数寸,原图三种,盖其韭叶者。"

考证 《神农本草经》载有知母,列为中品。《本草经集注》《本草图经》均有形态描述,如"形似菖蒲而柔润""四月开青花如韭花"等。《本草图经》附有隰州、卫州、威胜军、解州和滁州知母图,《本草纲目》《植物名实图考》也有药图。从历代本草记载和所绘药图来看,古代所用知母虽有异物同名的问题,但百合科植物知母为历代本草传统药用植物,应为知母的正品。

知母各地均有,《本草经集注》言其"今出彭城"。彭城为今江苏徐州地区,因此古代江苏地区就出产知母。

参考文献 ▶▶

成分
[1] 吉星,等. 中草药,2010,41(4):附 12
[2] 徐爱娟,等. 中药材,2008,31(4):624.
[3] 倪梁红,等. 中国野生植物资源,2005,24(4):16
[4] 洪森荣,等. 生物学教学,2011,36(4):3

药理
[1] 黄芳,等. 中国生化药物杂志,2005,26(6):332
[2] 翟云鹏,等. 神经药理学报,2012,2(1):1
[3] 朴日龙,等. 陕西医学杂志,2010,39(8):941
[4] 马玉奎,等. 沈阳药科大学学报,2004,21(6):450
[5] 王琦,等. 中国药理学通报,2013,29(2):281
[6] 岳连虎,等. 中药药理与临床,2012,28(5):31
[7] 刘卓,等. 中国药理学通报,2012,28(7):970
[8] 路明珠,等. 药学实践杂志,2010,28(4):283

[9] 任利翔,等. 中药新药与临床药理,2011,22(4):414
[10] 杨茗,等. 中国药科大学学报,2009,40(6):544
[11] 杨茗,等. 中国天然药物,2006,4(3):219
[12] 吴非,等. 中国临床康复,2006,10(31):22
[13] 韩兵,等. 上海中医药杂志,2006,40(11):68
[14] 李满妹,等. 中草药,2008,39(2):252
[15] 江涛,等. 中国药理学通报,2006,22(12):1517
[16] 李素燕,等. 军事医学科学院院刊,2006,30(4):340
[17] 李欣,等. 中华中医药学刊,2012,30(7):1581
[18] 佟连琨,等. 中国实验方剂学杂志,2011,17(9):184
[19] 杨威,等. 广东药学院学报,2010,26(2):166
[20] 刘卓,等. 中药药理与临床,2013,29(1):65
[21] 巨艳红,等. 特产研究,2009,31(3):23

53. 金荞麦 Jīn Qiáo Mài

《植物名实图考》

【异名】 赤地利、赤薜荔、金锁银开、天荞麦根、开金锁、透骨消、苦荞头、铁石子、野荞子、荞麦三七、野荞麦根、苦荞麦根,荞当归。

【来源】 为蓼科植物金荞麦 *Fagopyrum dibotrys* (D. Don) Ham 的根茎。

【原植物】 金荞麦,又名五毒草、五蕺、蛇罔、天荞麦、野荞麦、苦荞麦。

多年生宿根草本,高 0.5～1.5 m。主根粗大,呈结节状,横走,红棕色。茎直立,多分枝,具棱槽,淡绿微带红色,全株微被白色柔毛。单叶互生,具柄,柄上有白色短柔毛;叶片为戟状三角形,长宽约相等,但顶部叶长大于宽,先端长渐尖或尾尖状,基部心状戟形,顶端叶狭窄,无柄抱茎,全缘成微波状,下面脉上有白色细柔毛;托叶鞘抱茎。秋季开白色小花,为顶生或腋生、稍有分枝的聚伞花序;花被片 5;雄蕊 8,2 轮;雌蕊 1,花柱 3。瘦果呈卵状三棱形,红棕色。花期 7～8 月,果期 10 月(图 53-1)。

生于山坡荒地、旷野路边及水沟边。分布于华东、华中、华南、西南以及陕西。

本省分布于南京、南通、无锡、泰州等地。

【栽培】 **生长环境** 适应性较强,喜温暖气候,适宜生长的温度为 15～30℃,在一10℃左右地区栽培可以安全越冬。土壤以肥沃疏松的沙质壤土生长较好,黏土及排水不良的低洼地不宜种植。

繁殖方法 种子繁殖、根茎繁殖或扦插繁殖。种子繁殖:春播或秋播,春播 4 月,秋播 10 月。根茎繁殖:在春季将根茎挖出,选取健康根茎切成小段,以根茎幼嫩部分及根茎芽孢作繁殖材料。扦插繁殖:在夏季剪取组织充实的枝条,长 15～20 cm,具节 2～3 个,插条深 2/3,行距 12 cm×9 cm。

田间管理 在苗期要勤除杂草,松土 2～3 次,追肥可在苗高 50～60 cm 或开花前施 1 次化肥,每亩 15～20 kg。雨季注意排水,干旱时应适当浇水。

病虫害防治 病害有病毒病,可选无病株留种。虫害有蚜虫,可用 40%乐果乳剂 1 500 倍液或 80%敌敌畏乳剂 1 500 倍液防治。

【采收加工】 冬季采挖,除去茎和须根,洗净,晒干。

【药材】 金荞麦 Fagopyri Dibotryis Rhizoma 本省药圃有栽培。

性状鉴别 呈不规则团块或圆柱状,常有瘤状分枝,顶端有的有茎残基,长 3～15 cm,直径 1～4 cm。表面棕褐色,有横向环节和纵皱纹,密布点状皮孔,并有凹陷的圆形根痕和残存须根。质坚硬,不易折断,断面

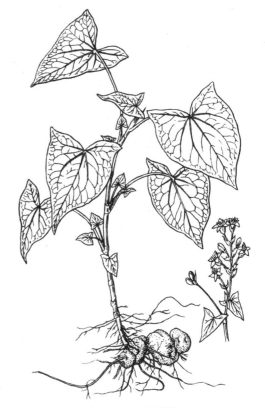

图 53-1 金荞麦

淡黄白色或淡棕红色,有放射状纹理,中央髓部色较深。气微,味微涩(图53-2)。

显微鉴别 1. 根茎横切面 木栓层为4~5列木栓细胞,均含棕色物。皮层较窄,薄壁细胞含草酸钙簇晶。韧皮部有少数纤维散在。木质部呈内外两层,形似年轮;外层较宽,木薄壁细胞壁较薄,导管形大而稀少,木射线细胞狭长方形;内层较窄,木薄壁细胞壁较厚,导管形小,单列径向排列。髓部细胞圆形,壁较厚(图53-3)。

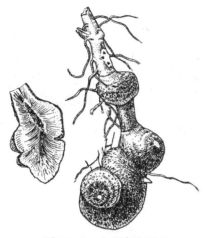

图53-2 金荞麦药材图

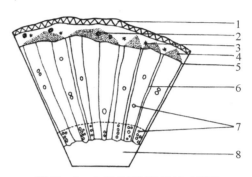

图53-3 金荞麦(根茎)横切面简图

1.木栓层 2.纤维束 3.草酸钙簇晶 4.韧皮部
5.形成层 6.射线 7.导管 8.髓

2. 粉末 淡棕色。淀粉粒甚多,单粒类球形、椭圆形或卵圆形,直径5~48 μm,脐点点状、星状、裂缝状或飞鸟状,位于中央或偏于一端,大粒可见层纹;复粒由2~4分粒组成;半复粒可见。木纤维成束,直径10~38 μm,具单斜纹孔或十字形纹孔。草酸钙簇晶直径10~62 μm。木薄壁细胞类方形或椭圆形,直径28~37 μm,长约至100 μm,壁稍厚,可见稀疏的纹孔。具缘纹孔导管和网纹导管,直径21~83 μm。

理化鉴别 取本品2.5 g,加甲醇20 ml,放置1小时,加热回流1小时,放凉,滤过,滤液浓缩至5 ml,作为供试品溶液。另取金荞麦对照药材1 g,同法制成对照药材溶液。再取表儿茶素对照品,加甲醇制成每1 ml含1 mg的溶液,作为对照品溶液。按薄层色谱法试验,吸取供试品溶液5~10 μl、对照药材溶液和对照品溶液各5 μl,分别点于同一硅胶G薄层板上,以甲苯-乙酸乙酯-甲醇-甲酸(1:2:0.2:0.1)为展开剂,展开,取出,晾干,喷以25%磷钼酸乙醇溶液,在110℃加热至斑点显色清晰。供试品色谱中,在与对照药材色谱和对照品色谱相应的位置上,显相同颜色的斑点。

品质标志 1. 经验评价 以个大、质坚硬者为佳。

2. 含量测定 按醇溶性浸出物测定法热浸法测定,用稀乙醇作溶剂,含醇溶性浸出物不得少于14.0%。按高效液相色谱法测定,含表儿茶素($C_{15}H_{14}O_6$)不得少于0.030%。

【成分】 根茎含黄酮类:木犀草素(luteolin),双聚原矢车菊素(dimeric procyanidin)[1],红车轴草黄酮(pratol),木犀草素7,4′-二甲醚(luteolin-7,4′-dimethyl ether),大黄素(emodin),鼠李素(rhamnetin),3,6,3′,4′-四羟基-7-甲氧基黄酮(3,6,3′,4′-tehtrahydroxy-7-methoxyflavone)等;萜类:赤杨酮(glutinone)和赤杨醇(glutinol)等;还含甾体:海柯皂苷元(hecogenin),阿魏酸(ferulic acid),正丁醇-β-D-吡喃型果糖苷(n-butyl-β-D-fructopyronoside)[2-4]等。

【药理】 1. 抗肿瘤作用 金荞麦对来源于肺、肝、结肠、白细胞和骨骼的人体癌细胞的生长具有抑制作用,而来源于前列腺、子宫颈、卵巢及脑的癌细胞对金荞麦不敏感。金荞麦提取物能刺激乳腺癌细胞MCF-7的生长。金荞麦和道诺霉素对人肺癌细胞H460的生长呈现协同抑制作用[1]。金荞麦有效部位Fr4可抑制HL-60细胞增殖,诱导HL-60细胞凋亡,其机制可能与端粒酶活力下降有关[2]。

2. 抗微生物作用 金荞麦提取物体外对金黄色葡萄球菌、大肠埃希菌、枯草芽孢杆菌、苏云芽孢杆菌、卡拉双球菌都有抑菌作用,对鞭毛菌、白色念珠菌、松赤枯病菌等也有明显的抑菌作用[3]。金荞麦乙醇提取物正丁醇萃取部分体外对乙型溶血性链球菌、肺炎球菌有抑制作用;体内抑菌试验表明,其对肺炎球菌菌株感染的小鼠也有保护作用。抗菌作用的物质基础为酚酸类及黄酮类化合物[4]。

3. 镇痛作用　金荞麦提取物对肠易激综合征样结肠刺激模型乳大鼠内脏高敏感性有改善作用,并通过调节其脊髓内 5-HT 及其受体、下调致敏中枢上脊髓后角和海马的 NR2B 表达来改善痛觉过敏[5,6]。金荞麦提取物降低缩宫素引起的小鼠扭体动物数及扭体次数,对缩宫素引起的小鼠离体子宫收缩的平均张力也有降低作用,对小鼠离体和在体痛经模型有治疗作用[7]。

4. 抗炎、镇咳、祛痰作用　小鼠耳郭肿胀实验、大鼠 CMC 背囊中白细胞游走实验、大鼠足跖肿胀实验和大鼠肿胀足跖炎性组织中 PGE_2 含量测定实验中,金荞麦的氯仿、水提液部位具有抗炎作用[8]。金荞麦浸膏灌胃,可抑制炎症模型小鼠的耳肿胀,对氨水引起的小鼠咳嗽能使咳嗽次数减少,增加小鼠气管酚红的排泌,有抗炎、镇咳和祛痰作用[9]。

5. 增强免疫功能　小鼠颈背部皮下注射或口服金荞麦,均可不同程度地增强小鼠腹腔巨噬细胞的吞噬功能[10]。金荞麦根含药血清对鸡脾淋巴细胞的增殖活性呈明显的时-效及量-效作用,其中以中剂量组 120 分钟时相的含药血清对鸡脾淋巴细胞的增殖活性为最强[11]。

6. 其他作用　肺炎大鼠肺脏组织的损伤与 α-肿瘤坏死因子、细胞间黏附分子-1、NF-κB p65 及 MIP-2 的表达上调有关,金荞麦通过下调它们的表达来保护肺炎大鼠,拮抗肺组织的损伤[12]。血清药理学方法表明,金荞麦片能拮抗组胺引起的离体豚鼠回肠的收缩作用[13]。

【炮制】　取原药材,除去杂质,洗净,润软,切厚片,干燥,筛去灰屑。

饮片性状　金荞麦参见"药材"项。

贮干燥容器内,置通风干燥处。

【药性】　酸、苦,寒。归肺、胃、肝经。

【功能】　清热解毒,祛痰利咽,活血消痈。

【主治】　肺痈,肺热咳喘,咽喉肿痛,痢疾,跌打损伤,痈肿疮毒,蛇虫咬伤。

【用法用量】　内服:煎汤,15～30 g;或研末。外用:适量,捣汁或磨汁涂敷。

【附方】　1. 治喉风喉毒　(金锁银开)用醋磨,漱喉,涎痰去而喉闭自开。《本草纲目拾遗》

2. 治青、黄、白、黑、鱼脑痢,日五十行方　鹿茸二分(炙),石榴皮二两,干姜二分,枣核中仁七枚,赤地利一两(烧作灰)。上五味,捣筛为散,先食饮服方寸匕,日三夜一。若下数者,可五六服。《外台秘要》文仲鹿茸散)

3. 治痰核瘰疬,不拘何等病痹结核初起者　用金锁银开(须鲜者),将根捣汁冲酒服;其茎叶用白水煮烂,和米粉作饼饵食之,不过二三服立消。《本草纲目拾遗》

4. 治火烧疮灭瘢方　赤地利二两。上捣罗为末,以生麻油调敷疮上。以瘢灭为度。《太平圣惠方》

5. 治小儿头面身体生疮　赤地利半两。上捣罗为末,以水浸栀子浓汁调涂之。《太平圣惠方》

6. 治小儿赤流热如火　护火草汁三合,赤地利(末)一钱,腻粉一钱。上件药相和。量儿大小,分减服之。良久泻下血片为效。其滓敷在赤处亦佳。《太平圣惠方》

【临床报道】　1. 治疗肺脓肿　金荞麦根,洗净切片晒干,每 250 g 加水 1 250 ml,置瓦罐内,用竹箬封口,隔水文火蒸煮 3 小时,得棕色液体约 1 000 ml,加防腐剂。亦可用黄酒代水制成酒剂。每次 40 ml,儿童减量,每日服 3 次。据 506 例观察,痊愈 462 例,好转 44 例。多数患者在服药 1 周左右退热。服药后可排出大量臭脓痰,一般 2 周左右排尽。服药期间未发现不良反应[1]。

2. 治疗细菌性痢疾　用金荞麦水剂或片剂口服,水剂每次 50 ml(儿童 40 ml),片剂每次 10 片,均日服 3 次。共治疗菌痢 80 例,其中急性菌痢 79 例,慢性菌痢 1 例。结果:服用水剂者 39 例治愈 38 例,服片剂者 41 例治愈 38 例,合计无效 4 例,总治愈率 95%[2]。

3. 治疗原发性痛经　金荞麦根 50 g(鲜品 70 g)为 1 剂,煎服 2 次,于正常月经来潮前 3～5 日用药。每次连服 2 剂,连服 2 个月经周期为 1 个疗程。据 30 例观察,服药 2 个疗程后,痊愈 19 例,好转 9 例,总有效率为 93%[3]。

【药论摘录】　1.《新修本草》:"赤地利,味苦,平,无毒。主赤白冷热诸痢,断血破血,带下赤白,生肌肉。

所在山谷有之。"

2.《本草拾遗》:"五毒草,味酸,平,无毒。根主痈疽恶疮毒肿,赤白游疹,虫蚕蛇犬咬,并醋摩敷疮上,亦捣茎叶敷之。恐毒入腹,亦煮服之。"

3.《本草征要》:"金锁银开,又名野荞麦。味辛,性偏凉。入肺、肝二经。解毒消肿,通塞去痰。喉闭用之,可使开关。咽喉闭塞不通,用其根醋磨含漱,去痰涎而闭者可开,其茎叶亦可煎汤内服,清痰消肿。项部兼有肿块者,外治内服均可。"

4.《本草纲目拾遗》:"今俗所用治一切喉症金锁银开,乃天荞麦之根,形如累丸,粘结成块。产山上者皮黄,污泥中者皮黑,与百草镜所言各别,或名同而物异耶。《李氏草秘》:天荞麦亦名金锁银开,形若荞麦,治乳痈风毒,入诸散毒药内。取根二分,生姜一分,水煎服,愈。治败血久病不痊,又洗痔血,皆佳。《李氏草秘》又云:小青草藤上蔓,有倒摘刺,细如稻芒,开粉红花,生兰子,叶似荞麦,又名野荞麦,煎洗痔漏之圣药。"

【品种沿革】 集解 1.《新修本草》:"叶似萝摩,蔓生,根皮赤黑,肉黄赤。二月、八月采根,晒干。"

2.《本草拾遗》:"生江东平地。花、叶如荞麦,根紧硬似狗脊。一名五戴,一名蛇冈。"

3.《本草图经》:"赤地利,旧不载所出州土,云所在山谷有之,今惟出华山。春夏生苗,作蔓绕草木上,茎赤;叶青,似荞麦叶。七月开白花,亦如荞麦。根若菝葜,皮黑,肉黄赤。八月内采根,晒干用。亦名山荞麦。"

4.《百草镜》:"(金锁银开)俗名铁边箕。处处山野有之,叶似天门冬叶,又似土茯苓叶,但差狭小耳。藤生,或缘石砌、树上,竹林内亦有之,非海金沙也。其根黑色,两旁有细刺如边箕样,故名。入药用根。"

5.《植物名实图考》:"江西、湖南通呼为天荞麦,亦曰金荞麦。茎柔披靡,不缠绕,茎赤叶青,花、叶俱如荞麦,长根赭硬。"

考证 金荞麦古称"赤地利",首载于《雷公炮炙论》,但至唐《新修本草》,方有性味、功用的记载。《本草拾遗》又呼之为五毒草。古书亦有论及"金荞麦",但非本品。本品正式命名为"金荞麦"者,始自《植物名实图考》。据《本草图经》记载,赤地利"春夏生苗,作蔓绕草木上,茎赤;叶青,似荞麦叶。七月开白花,亦如荞麦",又说"根若菝葜"。而土茯苓根亦类菝葜,《滇南本草》一种土茯苓亦称"金荞麦",故金荞麦与土茯苓有相似处。今用金荞麦药材,为蓼科荞麦属植物金荞麦的根茎,与《本草图经》所述赤地利相符。

参考文献 ▶▶

成分

[1] 中国医学科学院药物研究所,等.中药志(第三册).北京:人民卫生出版社,1984:468

[2] 姚荣成,等.云南植物研究,1989,11(2):215

[3] 邵萌,等.沈阳药科大学学报,2005,22(2):100

[4] 吴和珍,等.中国医院药学杂志,2008,28(21):1829

药理

[1] Chan Pui-Kwong.中西医结合学报,2003,1(2):128

[2] 陈晓锋,等.中国药理学通报,2006,22(7):836

[3] 冯黎莎,等.武汉植物学研究,2006,24(3):240

[4] 闫继平,等.中国现代中药,2006,8(6):21

[5] 刘丽娜,等.世界华人消化杂志,2012,20(15):1290

[6] 刘丽娜,等.中国药理学通报,2012,28(9):1289

[7] 贾薇,等.辽宁中医药大学学报,2010,12(2):198

[8] 程友斌,等.时珍国医国药,2009,20(9):2219

[9] 包鹏,等.中国现代中药,2009,11(7):36

[10] 印德贤,等.首都医药,1999,6(12):28

[11] 乔红杰,等.动物医学进展,2010,31(3):44

[12] 董六一,等.中药材,2012,35(4):603

[13] 董自波,等.中国中医药科技,1999,6(3):149

临床报道

[1] 南通市第三人民医院.新医药学杂志,1975,(8):24

[2] 张国风.南通医学院学报,1987,7(3):51

[3] 高开泉.疗效观察中医杂志,1990,(8):39

54. 泽泻 Zé Xiè

《神农本草经》

【异名】　水泻、芒芋、鹄泻、泽芝、及泻、禹孙、天鹅蛋、天秃。

【来源】　为泽泻科植物泽泻 *Alisma orientale*（Sam.）Juzep. 的块茎。

【原植物】　泽泻。

多年生沼生植物，高 50～100 cm。地下有块茎，球形，外皮褐色，密生多数须根。叶根生；叶柄基部扩延成叶鞘状；叶片宽椭圆形至卵形，先端急尖或短尖，基部广楔形、圆形或稍心形，全缘，两面光滑。花茎由叶丛中抽出，花序通常有 3～5 轮分枝，分枝下有披针形或线形苞片，轮生的分枝常再分枝，组成圆锥状复伞形花序，小花梗长短不等；小苞片披针形至线形，尖锐；萼片 3，广卵形，绿色或稍带紫色，宿存；花瓣倒卵形，膜质，较萼片小，白色，脱落；雄蕊 6；雌蕊多数，离生，子房倒卵形，侧扁，花柱侧生。瘦果多数，扁平，倒卵形，背部有两浅沟，褐色，花柱宿存。花期 6～8 月，果期 7～9 月（图 54-1）。

生于湖泊、水塘、沟渠、沼泽中。分布于华东、华中以及广东、广西、四川、贵州、云南。

本省水田有分布。

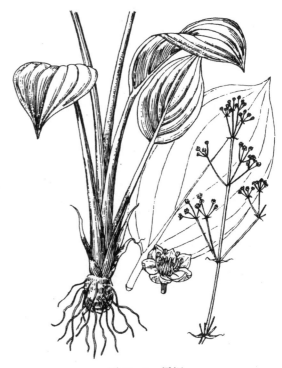

图 54-1　泽泻

【栽培】　**生长环境**　喜温暖湿润气候，幼苗喜荫蔽，成株喜阳光，怕寒冷，在海拔 800 m 以下的地区，一般都可栽培。宜选阳光充足，腐殖质丰富，而稍带黏性的土壤，同时有可靠水源的水田栽培，前作为稻或中稻，质地过沙或土温低的冷浸田不宜种植。

繁殖方法　种子繁殖。先培育种子，再育苗移栽。种子培育是将经过选择的种株挖出，用分芽繁殖或块茎繁殖另行栽培，收得成熟种子。播种前将种子用清水浸泡 24～48 小时，晾干水汽，与草木灰拌和。播种期，四川在 6 月中旬至 7 月下旬，撒播。育苗 1 亩，可栽种 25 亩左右。移栽期一般在 8 月，选 17～20 cm 的秋苗，按行株距（30～33）cm×（24～27）cm，每穴栽苗 1 株，苗入泥中 3～4 cm。

田间管理　移栽后，3～5 日内应及时检查，如有缺株，应重新补苗。整个生长期中，中耕除草 3～4 次，与施肥结合进行，用人畜粪水，也可用厩肥与尿素拌合施用。施肥前先排水，施后中耕除草，隔 1～2 日后灌水。宜浅水灌溉，不同阶段，掌握不同的灌水深度。移栽后灌水深 2～3 cm，生长旺盛期灌水深 3～5 cm，在块茎膨大时期应减少田水，使田内呈"花花水面"，11 月上旬逐渐排干。9 月中旬逐渐抽出花苔和侧芽，须及时摘除。

病虫害防治　病害有白斑病，可用 40% 甲醛 80 倍液或 1：1：100 波尔多液或 50% 托布津可湿性粉

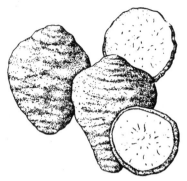

图 54-2 泽泻药材图

1 000 倍液防治。虫害有莲缢管蚜、银蚊夜蛾,可用 90%敌百虫 1 000 倍液防治。

【采收加工】 冬季茎叶开始枯萎时采挖,洗净,干燥,除去须根和粗皮。

【药材】 泽泻 Alismatis Rhizoma 本省南京、南通、无锡等地药圃有栽培。

性状鉴别 呈类球形、椭圆形或卵圆形,长 2～7 cm,直径 2～6 cm。表面黄白色或淡黄棕色,有不规则的横向环状浅沟纹和多数细小突起的须根痕,底部有的有瘤状芽痕。质坚实,断面黄白色,粉性,有多数细孔。气微,味微苦(图 54-2)。

显微鉴别 1. 块茎横切面 外皮常除去,可见残留的皮层通气组织,由薄壁细胞组成,细胞间隙甚大。内皮层细胞 1 列,壁增厚,木化,有纹孔。中柱通气组织中散有周木型维管束和淡黄色油室。薄壁细胞中充满淀粉粒(图 54-3)。

2. 粉末 淡黄棕色。淀粉粒甚多,单粒长卵形、类球形或椭圆形,直径 3～14 μm,脐点人字状、短缝状或三叉状;复粒由 2～3 分粒组成。薄壁细胞类圆形,具多数椭圆形纹孔,集成纹孔群。内皮层细胞垂周壁波状弯曲,较厚,木化,有稀疏细孔沟。油室大多破碎,完整者类圆形,直径 54～110 μm,分泌细胞中有时可见油滴(图 54-4)。

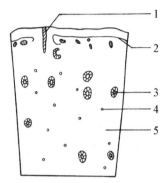

图 54-3 泽泻(块茎)横切面简图

1. 叶迹维管束 2. 内皮层
3. 维管束 4. 油室 5. 通气组织

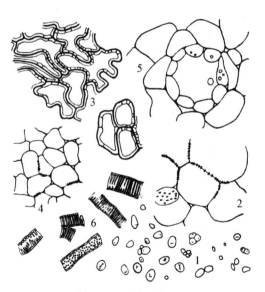

图 54-4 泽泻粉末图

1. 淀粉粒 2、4 薄壁细胞 3. 内皮层细胞
5. 分泌腔 6. 导管

理化鉴别 取本品粉末 2 g,加乙酸乙酯 20 ml,超声处理 30 分钟,滤过,滤液加于氧化铝柱(200～300 目,5 g,内径为 1 cm,干法装柱)上,用乙酸乙酯 10 ml 洗脱,收集洗脱液,蒸干,残渣加乙酸乙酯 1 ml 使溶解,作为供试品溶液。另取 23-乙酰泽泻醇 B 对照品,加乙酸乙酯制成每 1 ml 含 2 mg 的溶液,作为对照品溶液。按薄层色谱法试验,吸取上述两种溶液各 5 μl,分别点于同一硅胶 H 薄层板上,以环己烷-乙酸乙酯(1:1)为展开剂,展开,取出,晾干,喷以 5%硅钨酸乙醇溶液,在 105℃加热至斑点显色清晰。供试品色谱中,在与对照品色谱相应的位置上,显相同颜色的斑点。

品质标志 1. 经验评价 以块大、黄白色、光滑、质充实、粉性足者为佳。

2. 含量测定 按醇溶性浸出物测定法热浸法测定,用乙醇作溶剂,含醇溶性浸出物不得少于 10.0%。按高效液相色谱法测定,含 23-乙酰泽泻醇 B($C_{32}H_{50}O_5$)不得少于 0.050%。

【成分】 块茎含三萜类成分:泽泻醇(alisol)A、B、C、D、E、F、G、H、I, J-23-acetate, K-23-acetate, L-23-acetate, M-23-acetate, N-23-acetate[1],泽泻醇 A 单乙酸酯(alisol A monoacetate),泽泻醇 B 单乙酸酯(alisol B monoacetate),泽泻醇 C 单乙酸酯(alisol C monoacetate),表泽泻醇(epialisol)A,泽泻薁醇(alismol),泽泻薁醇氧化物(alismoxide),16β-甲氧基泽泻醇 B 单乙酸酯(16β-methoxyalisol B monoacetate),16β-羟基泽泻醇 B 单乙酸酯(16β-hydroxyalisol B monoacetate)[2]。

块茎中含倍半萜类成分:orientalol A, B, C,二萜类成分:16(R)-(—)-kaurane-2,12-dione[3]。

【药理】　1. 利尿、抗肾结石作用　采用大鼠代谢笼法,发现泽泻醇提物、水提物等均有利尿作用。泽泻水提物的利尿作用可能与其所含的钾离子有关[1]。泽泻的化学成分Ⅰ在体外对草酸钙晶体的生长有较好的抑制作用,可能是泽泻抑制尿草酸钙结石形成的活性成分[2]。泽泻有效部位(主要以四环三萜类化合物为主)灌胃,使得肾草酸钙结石模型大鼠的血清肌酐(SCr)、尿素氮(BUN)、肾 Ca^{2+} 水平、24 小时尿 Ca^{2+} 分泌量、肾组织草酸钙晶体的分布、肾组织骨桥蛋白(OPN)及其 mRNA 的表达水平均显著降低,提示泽泻有效部位能抑制大鼠肾组织 OPN 的表达,减少肾组织草酸钙结晶的沉积,有效抑制大鼠肾草酸钙结石的形成[3]。泽泻总三萜提取物能降低泌尿系统草酸钙结石模型大鼠的血 BUN、Cr、24 小时尿 Ca^{2+} 含量、肾 Ca^{2+} 含量及右肾系数水平,增加 24 小时尿量及肾组织 Mg^{2+} 含量。肾组织病理学检查显示,泽泻总三萜能减少模型大鼠肾组织内草酸钙晶体的沉积,改善肾脏组织的损伤情况,有效抑制大鼠泌尿系统草酸钙结石的形成。泽泻总三萜是泽泻抗泌尿系统结石的活性成分[4]。泽泻注射液给乙醛酸溶液制作的肾结石模型大鼠腹腔注射,能减少模型大鼠肾脏白色晶体,减少骨桥蛋白(OPN)信使核糖核酸的表达,抑制诱石剂引起的肾结石的形成[5]。

2. 调节血脂、抗动脉粥样硬化作用　泽泻颗粒灌胃,降低动脉粥样硬化模型家兔总胆固醇(TC)、甘油三酯(TG)、低密度脂蛋白(LDL)、血清丙二醛(MDA)水平,升高高密度脂蛋白(HDL)及超氧化物歧化酶(SOD)水平,且泽泻颗粒低剂量组的主动脉内膜增厚程度及结缔组织成分均较模型对照组轻。提示泽泻颗粒调节血脂和抗氧化作用可能是其抗动脉粥样硬化作用的主要机制[6]。泽泻提取物灌胃,能够使高同型半胱氨酸(HHcy)血症家兔血谷胱甘肽水平增加,血清一氧化氮合酶(NOS)、诱导型一氧化氮(iNO)、丙二醛(MDA)水平明显降低,血清超氧化物歧化酶(SOD)水平明显升高,而对血脂正常家兔的血脂水平影响不明显。泽泻可能通过降低 iNO 活性、抑制过氧化,防止动脉粥样硬化的产生[10,11]。泽泻萜类化合物灌胃,对 *apoE* 基因敲除加高脂饲料喂养所致动脉粥样硬化的模型小鼠具有降低血清总胆固醇、低密度脂蛋白的作用,对模型小鼠的肝脏基底膜硫酸乙酰肝素蛋白多糖的表达有调节作用[7]。氧化型低密度脂蛋白或过氧化氢体外可抑制血管内皮细胞活性,降低 SOD 活力,降低 NOS 含量和 NO 的分泌,而泽泻含药血清则能改善氧化型低密度脂蛋白对血管内皮细胞的损伤,对血管内皮细胞具有一定的保护作用[8,9]。

3. 抗糖尿病作用　泽泻水提醇沉法提取物可使正常小鼠血糖明显降低,使四氧嘧啶性糖尿病小鼠血糖和甘油三酯降低,还可升高血清胰岛素水平,对抗四氧嘧啶诱发的胰淀粉酶降低,促进胰岛保持正常组织学形态[12]。泽泻提取物给自发性糖尿病大鼠灌胃,极显著抑制了自发性糖尿病大鼠肝脏 *Bmal1* 基因的高表达,而对 *Acsl5*、*Gpx1* 的表达无显著影响,提示泽泻降低血糖、血脂并用于糖尿病治疗的机制可能与其抑制 *Bmal1* 的高表达有关[13]。

4. 抗脏器纤维化作用　采用单侧输尿管梗阻方法制作大鼠肾间质纤维化模型,泽泻灌胃干预后,模型大鼠肾间质纤维化程度减轻,明显降低补体成分 C3 和 α-平滑肌肌动蛋白(α-SMA)的表达,升高上皮细胞钙黏蛋白(E-cadherin)的表达,抑制肾小管上皮细胞间充质转分化(EMT)[14]。猪苓、泽泻及两者合用,均可降低肺纤维化大鼠血清中转化生长因子-$β_1$、肿瘤坏死因子-α 浓度,减轻博莱霉素诱发的肺纤维化进程。两者合用,效果较好[15]。

5. 抗肝硬化作用　取正常和肝硬化大鼠的胸主动脉环进行离体血管张力实验,泽泻的扩血管作用随其反应浓度的增加而增大。提示泽泻对肝硬化大鼠主动脉环的扩血管作用机制是部分血管内皮依赖性的,可能通过血管内皮细胞增加前列环素和一氧化氮的释放而发挥扩血管作用[16]。泽泻灌胃治疗四氯化碳诱导的肝硬化门脉高压大鼠,可使肝硬化大鼠尿量明显增加,显著减少肠系膜上动脉血流量和门静脉压力。泽泻治疗前后,血浆肾素、醛固酮水平无明显改变[17]。

6. 抗炎、影响免疫系统作用　泽泻煎剂灌胃,抑制小鼠碳粒廓清速率及 2,4-二硝基氯苯(DNCB)所致接触性皮炎,减轻二甲苯引起的小鼠耳郭肿胀,抑制大鼠棉球肉芽组织增生,但对血清抗体含量及大鼠肾上腺内抗坏血酸含量无显著影响[18]。泽泻的生品及炮制品均有减轻小鼠二甲苯致炎性耳郭肿胀的作用,均显著抑制大鼠蛋清引起的各时间点的足肿胀度。这两种实验中,抗炎作用程度的顺序为盐制泽泻＞麸炒泽泻＞生泽泻。泽泻生品及其炮制品均能增加小鼠胸腺和脾脏的重量[19]。

7. 调节消化系统功能　泽泻麸制品灌胃,能增加大鼠血清胃泌素含量,提高十二指肠 Na^+-K^+-ATP 酶活性以及大鼠离体十二指肠肠管的运动功能,作用比生品更强[20]。泽泻醇 B 体外拮抗组胺对离体豚鼠回肠的收缩作用,是通过非特异性竞争而发挥作用的[21]。

8. 其他作用　泽泻多糖、泽泻水提物及泽泻醇提物灌胃给药,均能显著降低高脂血症模型小鼠血清中 TC、TG,升高高密度脂蛋白-胆固醇(HDL - C),改善小鼠的动脉硬化指数值(AI),均能显著提高肝组织 SOD 活力,降低肝组织 MDA 含量,还能明显增加高脂血症肥胖小鼠的脾脏、胸腺指数值。提示泽泻 3 种提取物不仅对肥胖小鼠的血脂紊乱具有良好的调节作用,而且能提高肥胖小鼠的抗氧化能力,并能提高肥胖小鼠的免疫能力[22]。

泽泻水煮液灌胃,可降低醉酒模型大鼠血浆乙醇含量和肝匀浆中谷丙转氨酶(ALT)、谷草转氨酶(AST)水平,促进醉酒大鼠血浆中乙醇代谢,预防酒精中毒,保护肝脏功能[23]。

泽泻可明显减少 Lewis 肺癌自发性转移模型小鼠肺中的转移灶数。荷瘤小鼠红细胞变形指数及比容均明显降低,泽泻对这些指标无明显改善。不过泽泻可使荷瘤小鼠的血清蛋白成分发生显著变化,其减少 Lewis 肺癌自发性转移机制可能与血清中某些蛋白成分的改变有关[24]。

9. 毒副作用　小鼠长期大剂量灌胃服用泽泻水提物,会呈现不同程度的慢性肾毒性症状,如体重减轻、肾脏系数降低,血清中血尿素氮(BUN)、肌酸酐(CR)、尿 N-乙酰-B-葡萄糖苷酶(NAG)水平显著升高。雌性与雄性小鼠之间各项指标没有显著性差异[25]。

【炮制】　1. 泽泻　取原药材,除去杂质,大小个分开,洗净,浸泡,润透,切厚片,干燥。

2. 盐泽泻　取泽泻片,用盐水拌匀,闷润至盐水吸尽,置锅内,用文火加热,炒干,取出放凉。每 100 kg 泽泻,用食盐 2 kg。

3. 麸炒泽泻　取麦麸皮,撒入热锅内,待冒烟时,投入泽泻片,拌炒至黄色,取出,筛去焦麸皮,放凉。每 100 kg 泽泻,用麸皮 10 kg,

4. 盐麸炒泽泻　取净泽泻片用盐水拌匀润湿,晒干,再加入蜜制麦麸,按麸炒法炮制。每 100 kg 泽泻片,用食盐 6 kg、麦麸 60 kg

5. 酒泽泻　将净泽泻片置热锅内(100℃),翻炒数次,用酒喷匀,炒干,取出放凉。每 100 kg 泽泻片,用黄酒 5 kg。

6. 焦泽泻　取净泽泻片置锅内,清炒至微焦,取出,放凉。

7. 土炒泽泻　取净泽泻片置锅内,随即将土粉撒入,翻炒至粉均匀粘于片上,取出,筛去土粉,放凉。

饮片性状　泽泻参见"药材"项。盐泽泻形如泽泻,表面微黄色,偶见焦斑,味微咸。麸炒泽泻表面黄白,偶见焦斑,微有焦香气。盐麸炒泽泻形如泽泻,表面黄色,略具麸香气,味微咸。酒泽泻形如泽泻,色泽加深,略有酒气。焦泽泻形如泽泻,表面黄色。土炒泽泻形如泽泻,色泽加深,表面有细土粉。

贮干燥容器内,盐泽泻,麸炒泽泻、盐麸炒泽泻、酒泽泻、焦泽泻、土炒泽泻密闭,置于通风干燥处,防霉、防蛀。

【药性】　甘、淡,寒。归肾、膀胱经。

【功能】　利水渗湿,泄热通淋。

【主治】　小便不利,热淋涩痛,水肿胀满,泄泻,痰饮眩晕,遗精。

【用法用量】　内服:煎汤,6～12 g;或入丸、散。

【注意事项】　肾虚精滑、无湿热者禁服。

【附方】　1. 治心下支饮,其人苦冒眩　泽泻五两,白术二两。上二味,以水二升,煮取一升。分温再服。(《金匮要略》泽泻汤)

2. 食后多吐,欲作翻胃　泽泻、白术、茯苓(去皮)各等分。上为细末,每服一钱,汤调温服。(《普济本事方》白术散)

3. 治一切疝疾疼痛,并阴囊大如斗,小便淋漓　泽泻一斤(分作四份,童便、盐水、醋、酒各浸七日,放日中晒干,炒),吴茱萸二两(炒)。上为末,老米打糊丸。每服三钱,空心盐汤下。(《丹台玉案》疝疾灵丹)

4. 治虚劳内伤，肾气绝，小便余沥，不能自禁　泽泻三分，白龙骨一两，桑螵蛸一两(微炒)，车前子一两，狗脊二两。上件药，捣细罗为散。每服食前，以温酒调下二钱。(《太平圣惠方》泽泻散)

5. 治眼赤疼痛　甘草二钱，泽泻五钱，黄连五钱，草决明一钱。共为末，每服二钱，灯心汤调下。(《丹台玉案》泻心散)

【临床报道】　1. 治疗高脂血症　用自制泽泻片治疗高脂血症19例，重点观测血清胆固醇、β脂蛋白、三酰甘油下降情况。方法是每日12片(相当原药材42 g)，分3次口服，连服4周。服药期间饮食不加控制，但停用可能影响血脂的其他药物。结果17例高胆固醇血症患者，服药2周后15例有明显下降，平均下降1.43 mmol/L；4周后检查13例，血清胆固醇全部下降，平均下降1.196 mmol/L。19例高β脂蛋白血症患者，服药后2周有18例下降，平均下降4.966 mmol/L，服药后4周，检查15例，β脂蛋白全部明显下降，平均下降6.604 mmol/L。17例高三酰甘油血症患者，服药2周后有14例下降，平均下降2.36 mmol/L；服药4周后，复查14例，有12例下降，平均下降2.3 mmol/L。经统计学处理，服药前与服药2周、4周后相比，血清胆固醇、β脂蛋白和三酰甘油含量均有非常显著的差异。少数病例见大便变软、次数稍增，血清丙氨酸转氨酶轻度升高[1]。

2. 治疗内耳眩晕症　泽泻、白术各60 g，加水500 ml，煎至100 ml。每日1剂，12日为1个疗程，服药期间停用其他药物。其治疗内耳眩晕病92例，结果临床治愈51例，显效33例，无效8例，总有效率为91.3%[2]。

【药论摘录】　1.《神农本草经》："味甘，寒。主风寒湿痹，乳难；消水，养五脏，益气力，肥健。久服耳目聪明，不饥，延年轻身，面生光，能行水上。一名水泻，一名芒芋，一名鹄泻。生池泽。"

2.《名医别录》："味咸，无毒。主补虚损、五劳，除五脏痞满，起阴气，止泄精、消渴、淋沥，逐膀胱三焦停水。扁鹊云：多服病人眼。一名及泻。生汝南。五月、六月、八月采根，阴干。"

3.《药性论》："君，味苦。能主肾虚精自出，治五淋，利膀胱热，宣通水道。"

4.《日华子本草》："治五劳七伤，主头旋、耳虚鸣、筋骨挛缩，通小肠，止遗沥、尿血，催生难产，补女人血海，令人有子。"

5.《本草纲目》："渗湿热，行痰饮，止呕吐、泻痢、疝痛、脚气。""气平，味甘而淡。淡能渗泄，气味俱薄，所以利水而泄下。脾胃有湿热，则头重而目昏耳鸣。泽泻渗去其湿，则热亦随去，而土气得令，清气上行，天气明爽，故泽泻有养五脏、益气力、治头旋、聪明耳目之功。若久服，则降令太过，清气不升，真阴潜耗，安得不目昏耶？仲景地黄丸用茯苓、泽泻者，乃取其泻膀胱之邪气，非引接也。古人用补药必兼泻邪，邪去则补药得力，一辟一阖，此乃玄妙。后世不知此理，专一于补，所以久服必致偏胜之害也！"

6.《本草易读》："利水通淋，止呕除泻，渗湿解渴，治疝补阴；祛心下之水痞，逐膀胱之湿热；消肿胀而除脚气，明耳目而舒筋骨。"

【品种沿革】　集解　1.《本草经集注》："汝南郡属豫州。今近道亦有，不堪用。惟用汉中、南郑、青弋，形大而长，尾间必有两歧为好。此物易朽蠹，常须密藏之。叶狭长，丛生诸浅水中。《仙经》服食断谷皆用之。亦云身轻，能步行水上。"

2.《新修本草》："今汝南不复采用，惟以泾州、华州者为善也。"

3.《本草图经》："泽泻，生汝南池泽，今山东、河陕、江淮亦有之，以汉中者为佳。春生苗，多在浅水中。叶似牛舌草，独茎而长；秋时开白花，作丛，似谷精草。五月、六月、八月采根，阴干。今人秋末采，曝干用。此物极易朽蠹，常须密藏之。汉中出者，形大而长，尾间有两歧最佳。"

考证　泽泻为泽泻科植物泽泻的块茎。此物无别种，古今所述植物性状一致。《神农本草经》列为上品，认为其治水湿诸病外，尚有补益作用。但《本草纲目》提出质疑，既然扁鹊说久服能昏目，岂可视为补益佳品？泽泻生浅水中，故以治水为能事。

各地所生泽泻品质不一，历来诸家认识也有差别。或说生汝南，或说取汉中、南郑、青弋。《本草经集注》《本草图经》共推汉中所产，其特点是"形大而长，尾间有两歧"，此为最佳。但必生浅水方好，若道边生者不可用。《本草图经》也提到泽泻"今山东、河陕、江淮亦有之"，说明江苏地区出产泽泻。

【地方志】 1. 元·脱因、俞希鲁《至顺镇江志·卷四·土产》:"泽泻,《茅山志》云皆出山中。"

2. 明·陈文仲《句容县志·卷三·贡办》:"药之品,泽泻。"

参考文献 ▶▶

成分

[1] 彭国平,等.天然产物研究与开发,2002,14(6):7

[2] 彭国平,等.天然产物研究与开发,2001,13(4):1

[3] 朱玉岚,等.天然产物研究与开发,2006,18:348

药理

[1] 王立新,等.华西药学杂志,2008,23(6):670

[2] 曹正国,等.中国新药杂志,2005,14(2):166

[3] 米其武,等.中草药,2005,36(12):1827

[4] 区淑蕴,等.华中科技大学学报(医学版),2011,40(6):634

[5] 王沙燕,等.广州中医药大学学报,2003,20(4):294

[6] 史俊玲,等.河北中医,2008,30(5):530

[7] 秦建国,等.中华中医药学刊,2007,25(4):696

[8] 张春举,等.时珍国医国药,2013,24(4):796

[9] 席蓓莉,等.南京中医药大学学报(自然科学版),2012,28(3):232

[10] 李开军,等.实用医学杂志,2007,23(7):956

[11] 张力华,等.微循环学杂志,2007,17(3):31

[12] 杨新波,等.中国实验方剂学杂志,2002,8(3):24

[13] 陶雪涛,等.中华中医药学刊,2013,31(4):833

[14] 张瑞芳,等.中国中西医结合肾病杂志,2012,13(8):672

[15] 刘本佼,等.实用中医药杂志,2013,29(4):236

[16] 冯志杰,等.中国中西医结合消化杂志,2003,11(2):90

[17] 冯志杰,等.中国中西医结合消化杂志,2001,9(4):218

[18] 戴岳,等.中国中药杂志,1991,16(10):622

[19] 龚又明,等.新中医,2011,43(7):136

[20] 张宏达,等.中国实验方剂学杂志,2012,18(10):187

[21] 李璇,等.南京中医药大学学报(自然科学版),2002,18(1):31

[22] 李淑子,等.中国实用医药,2008,3(32):7

[23] 张莹,等.中华中医药学刊,2012,30(7):1505

[24] 马兵,等.中草药,2003,34(8):743

[25] 乐智勇,等.湖北中医杂志,2012,34(7):22

临床报道

[1] 江西省第一人民医院泽泻研究小组.新医药学杂志,1975,(2):24

[2] 彭暾.陕西中医,1989,10(12):534

55. 贯众 Guàn Zhòng

《神农本草经》

【异名】 止泺、贯节、贯渠、百头、虎卷、扁苻、贯来、贯中、渠母、贯钟、伯芹、药渠、黄钟、蕨薇菜根、贯仲、管仲、绵马贯众

【来源】 为鳞毛蕨科植物贯众 *Cyrtomium fortunei* J. Smith 的根茎。

【原植物】 贯众,又名小金鸡尾、小叶山鸡尾、山地贯众。

多年生草本,高 25～50 cm。根茎直立,密被棕色鳞片。叶簇生,叶柄长,禾秆色,腹面有浅纵沟,密生卵形及披针形棕色,有时中间为深棕色鳞片,鳞片边缘有齿,有时向上部秃净;叶片矩圆披针形,先端钝,基部不变狭或略变狭,奇数一回羽状;侧生羽片 7～16 对,互生,近平伸,柄极短,披针形,多少上弯成镰状,先端渐尖,少数成尾状,基部偏斜、上侧近截形有时略有钝的耳状凸、下侧楔形,边缘全缘有时有前倾的小齿;具羽状脉,小脉连接成 2～3 行网眼,腹面不明显,背面微凸起;顶生羽片狭卵形,下部有时有 1 个或 2 个浅裂片。孢子囊群遍布羽片背面;囊群盖圆形,盾状,全缘(图 55-1)。

生空旷地石灰岩缝或林下。分布于长江流域,北达陕南,南至福建及两广北部。

本省各地有分布。

【栽培】 生长环境 喜温暖湿润、半阴环境,耐寒性较强,较耐干旱。在土壤深厚、排水良好、疏松肥沃、富含有机质的微酸性至中性沙质土壤中生长良好。

繁殖方法 分株繁殖、孢子繁殖。分株繁殖:春季或秋季挖取生长健壮的母株进行分株,按行株距 30 cm×20 cm 栽植于林下或大田,需适当遮阴;若为苗床,行株距为 10 cm×5 cm,每穴施少量钙磷钾细肥土,并与穴土混匀,栽后覆土压实,浇透水即可。孢子繁殖:每年 9～11 月孢子相继成熟,将带有成熟孢子的孢子叶剪下,放入标记的牛皮纸袋内,3～5 日后,孢子从孢子囊中弹射入袋内,取出后及时播种。若不能立即播种,可将孢子装于试管中或牛皮纸袋外包保鲜膜置于 4℃冰箱中低温保存至翌春播种。播种基质用过筛腐殖土(如林下山皮土)拌 1/3 钙质土,再加少量炉渣灰、草木灰混匀,用沸水浇淋消毒,或高压灭菌(121℃,1 小时)。用经高压灭菌过的草木灰与贯众孢子 1∶1 混匀,均匀撒播,立即用塑料薄膜覆盖保温保湿。保持温度 20～25℃,湿度 80% 以上,每天保证光照 4 小时以上,15 日左右孢子萌发,60～70 日形成心形或扁平心脏形的绿色原叶体(即配子体),再经 3～4 个月,幼孢子体开始形成。孢子体第 1 片叶子生长约 5 cm 长,第 3 片叶子开始长出时,开始移栽。

田间管理 幼苗忌强光,温度超过 30℃时注意遮阴,喷水降温,越冬时用稻草覆盖或培土防冻。土壤不能积水,气温高时多浇水,气温低时少浇水。每年生长期每月追施 1 次矾肥水或 0.2% 的尿素液,生长期加

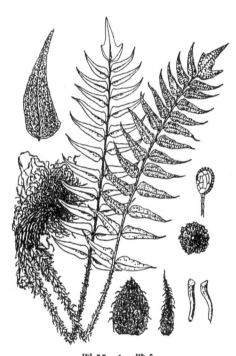

图 55-1 贯众

施 1～3 次的复合肥,生长末期追施 1～2 次 0.3% 的磷酸二氢钾溶液,加强抗寒越冬能力。

病虫害防治 病害有密环菌根腐病、猝倒病、灰霉病、叶斑病、腐烂病等,可用多菌灵、百菌清或托布津 800 倍稀释溶液防治。虫害有蚜虫、粉蚧、红蜘蛛、介壳虫、蜗牛、蓟马、粉虱等,可用 40% 的氧化乐果乳油或 80% 的敌敌畏、敌杀死等 800～1 000 倍液防治。

【采收加工】 全年可采,以 8～9 月采者为多。除去须根及地上部分,晒干或鲜用。

【药材】 贯众 Cyrtomii Fortunei Rhizoma 本省各地均曾有产。

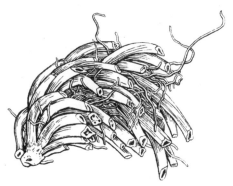

图 55 - 2 贯众药材图

性状鉴别 为带叶柄残基的根茎。呈块状圆柱形或一端略细,微弯曲,长 10～30 cm,直径 2～5 cm。表面棕褐色,密集多数叶柄残基,倾斜地作覆瓦状围绕于根茎,并被有红棕色膜质半透明的鳞片;下部着生黑色较硬的须根。叶柄残基长 2～4 cm,直径 3～5 mm,棕黑色,有不规则的纵棱。根茎质较硬,折断面新鲜品绿棕色,干品红棕色,有 4～8 个类白色小点(分体中柱)排列成环;叶柄残基断面略呈马蹄形,红棕色,有 3～4 个类白色小点三角形或四方形角隅排列。气微,味涩微甘,易引起恶心(图 55 - 2)。

显微鉴别 1. 根茎横切面 表皮细胞 1 列;细胞类圆形,棕色,外被鳞片。外皮层(下皮)由棕褐色稍厚化细胞组成。皮层薄壁细胞无间隙,细胞内含淀粉粒和黄褐色块状树脂。中心中柱有 4～8 个较大的维管束断续排列成环,外侧有 3～5 个小型叶迹维管束,每一维管束周围有内皮层环,细胞内含淀粉粒或树脂块。薄壁细胞内亦含淀粉粒和树脂块(图 55 - 3)。

2. 叶柄基部横切面 表皮细胞 1 列,细胞扁方形或类圆形,暗棕色。下皮层内有 7～8 列厚壁细胞,类圆形或多角形,木化,棕褐色,无间隙,细胞中含淀粉粒和树脂块。维管束周韧型,3～4 个,周围各有内皮层细胞 1 列,细胞内含淀粉粒和树脂块。薄壁组织细胞类圆形,有细胞间隙,细胞内含淀粉粒和树脂块(图 55 - 4)。

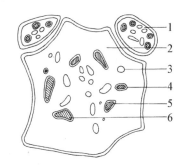

图 55 - 3 贯众(根茎)横切面简图
1.叶基 2.薄壁组织 3.树脂块
4.内皮层 5.韧皮部 6.木质部

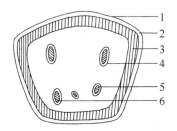

图 55 - 4 贯众(叶柄基部)横切面简图
1.表皮 2.下皮层 3.厚壁组织
4.内皮层 5.韧皮部 6.木质部

【成分】 根茎中含蒽醌类化合物:大黄素甲醚(physcion);黄酮类化合物:3′,4′,5 -三羟基- 3,7 -二甲氧基黄酮(3′,4′,5-trihydroxy-3,7-dimethoxyflavone),川藁苷 A(sutchuenoside A),山柰酚(kaempferol),山柰苷(kaempferol-3,7-O-α-L-dirhamnoside),表儿茶素[(−)-epicatechin],crassirhizomoside A,山柰酚 3 - O -(3 - O -乙酰基)- α - L -吡喃鼠李糖苷[kaempferol-3-O-(3-O-acetyl-α-L-rhamnopyranoside)];萜类化合物:熊果酸(ursolic acid),白桦脂醇(betulin),狗脊蕨酸(woodwardinic acid),亚细亚酸(asiatic acid),2α,3α,24 -三羟基乌苏- 12 -烯- 28 -酸(2α,3α,24-trihydroxyurs-12-en-28-oic acid),2β,3β,23 -三羟基- 12 -齐墩果烯- 28 -酸(2β,3β,23-tihydroxy-12-oleanen-28-oic acid);苯丙酸类化合物:茴芹内酯(pimpinellin),trans - 2 -香豆酸(trans-2-coumaric acid)。此外,还含有原儿茶醛(protocate chaldehyde),甾醇类等化合物[1]。

【药理】 1. 抗糖尿病作用 通过测定血糖(FPG)、甘油三酯(TG)、总胆固醇(TC)、低密度脂蛋白胆固醇(LDL-C)和高密度脂蛋白胆固醇(HDL-C),发现贯众地下部分乙酸乙酯相对四氧嘧啶致糖尿病小鼠的血脂水平有一定的改善作用,对糖尿病有一定的缓解作用[1]。

2. 抗菌作用 贯众对10种常见致病细菌都具有抑菌效果,特别是对芽孢杆菌最为敏感,具有较强的抗菌活性和较宽的抗菌谱。地下部分的抑菌活性强于地上部分,推测可能与其地下部分中所含的酚类物质高于地上部分有关[2]。

3. 抗氧化作用 贯众微波提取物对DPPH和β-胡萝卜素都有清除作用,对DPPH的清除作用与提取物的浓度成正相关,浓度增加,清除率也随之增加[2]。

【炮制】 1. 贯众 取原药材,除去杂质及残留的根,洗净,润透,切厚片或小块,干燥。或取原药材,除去杂质,洗净,干燥,捣碎。

2. 贯众炭 取贯众块,置锅内,用武火炒至表面呈焦黑色,内部呈棕褐色时,喷淋清水少许,熄灭火星,取出凉透。或取贯众片置锅内,再盖上较小的锅,盖锅底上贴白纸一张,用重物压好,密封,用武火加热至白纸焦黄时停火,次日取出。

饮片性状 贯众参见"药材"项。贯众炭形如贯众块,表面焦黑色,内部棕褐色,质脆易碎。

贮干燥容器内,置通风干燥处。贯众炭摊晾散热,防复燃。

【药性】 苦、涩,微寒,小毒。归肝、胃经。

【功能】 清热解毒,凉血止血,杀虫。

【主治】 风热感冒,温热斑疹,吐血,咳血,衄血,便血,崩漏,血痢,带下及钩、蛔、绦虫等肠寄生虫病。

【用法用量】 内服:煎汤,5～15 g;或入丸、散。外用:适量,研末调涂。解毒、杀虫宜用生;止血宜炒炭用。

【注意事项】 脾胃虚寒,阴虚内热及孕妇慎服。

【附方】 1. 预防感冒和流感 成人每次用贯众9 g,甘草适量(或贯众、桑叶各4.5 g,甘草适量),制成颗粒冲剂,开水冲服,每周服2次,连服4个月(从10月至次年1月)。(《中草药通讯》1973,(6):40)

2. 预防麻疹 贯众研末。3岁以下每次服0.15 g,每日2次,连服3日,间隔1个月再服3日,至麻疹流行期过为止。(《吉林中草药》)

3. 治疮疹出快肥红 贯众一两(拣,洗,焙干),赤芍药一两,甘草半两,川升麻半两,枳壳(麸炒,去瓤)半两。上为末。每服一钱,水一小盏,入竹叶七片,煎至五分,去滓,温服不拘时候。(《小儿卫生总微论方》快斑散)

4. 治暴吐血,嗽血 贯众一两,黄连(去须)年老者半两,年少者三分。上二味捣罗为细散。每服二钱匕,浓煎,糯米饮调下。(《圣济总录》贯众散)

5. 治鼻衄 贯众根为末,水调服一钱匕。(《本草图经》)

6. 治年久咳嗽,出脓血 贯众(锉)、苏木(锉)各一两。上粗捣筛。每服三钱,水一盏,入姜三片,煎七分,去滓,温服。(《普济方》贯众汤)

7. 治妇人崩漏 ①贯众同米炒。每服二钱,酒、醋下。(《海上方》)②贯众炭12 g,汉三七9 g。研细末。每次6 g,日服2次。(《吉林中草药》)

8. 治产后亡血过多,心腹彻痛,然后血下久而不止;亦治赤白带下,年深诸药不能疗者 贯众,状如刺猬者1个,全用,不锉碎,只揉去毛,花萼用之。用好醋蘸湿,慢火炙令香熟,候冷,为细末。用米饮调下二钱,空心食前服。(《妇人良方》独圣散)

9. 治血痢不止,或如鸡肝片,或如小豆汁 黄连(去须)半两,贯众(去土、细锉)二钱半。上件同炒令变色,地上出火毒,研为细末。每服三钱,米饮调下,空心服。(《杨氏家藏方》贯众散)

10. 治肠风 贯仲、荆芥穗、白矾(飞过)、猪牙皂角(醋炙)各一两。上同烧灰存性,为末。每服一钱,温米饮调下,空心食前,日服三服。(《普济方》四圣散)

11. 治大人小儿伤寒后余毒有热,下血不止 贯众(逐叶摘下令净)、黄柏(去粗皮,蜜炙)等分。上二味,

捣罗为散。每服一钱至二钱匕。煎黑豆汁放温,调下。(《圣济总录》贯众散)

12. 治诸般痔疾 贯众、草薢各等分。为细末,醋煮面糊为丸,如梧桐子大。每服四十丸,空心、食前,熟水送下。或入麝香少许,作散子。每服二钱,煎阿胶汤调下,或酒调亦得。出秽脓血,生肌为效。(《杨氏家藏方》胜金丸)

13. 治蛔虫攻心,吐如醋水,痛不能止 贯众一两,鹤虱一两(纸上微炒),狼牙一两,麝香一钱(细研),芜荑仁一两,龙胆一两(去芦头)。上药捣细罗为散。每于食前以淡醋汤调下二钱。(《太平圣惠方》贯众散)

14. 治钩虫病 生贯众粉,10~16 岁每次 8 g,青壮年 15 g,50 岁以上 10 g。饭前空腹服,每日 2 次,5~7 日为 1 个疗程。忌食油腻。[《中医函授通讯》1987,(6):38]

15. 治蛲虫病 贯众 9~12 g。水煎服。另用贯众 30 g,煎水,晚上睡前洗肛门。(《陕西中草药》)

16. 治乳痈,妇人奶痈,未成结者 贯众一味,为细末。外用敷肿上。亦可服之。(《普济方》)

17. 治风痒头疮 贯众三两,白芷一两。上为细末。油调涂之。(《普济方》决效散)

18. 治癣 贯众、吴茱萸、官桂等分。为细末。先以手抓破,以药擦之,或用醋调敷亦得。(《百一附方》)

19. 治漆疮 用贯众,治末以涂之,干以油和之。(《千金要方》)

20. 治一切诸热毒,或中食毒,酒毒,药毒等 贯众、黄连、甘草各三钱,骆驼峰五钱。上为细末。每服三钱,冷水调下。(《普济方》贯众散)

21. 消毒 全草煎水服,把已干的叶束,放入水中,有消毒作用(一般在端午节前放入水缸中)。(《南京民间草药》)

【临床报道】 1. 治疗痢疾 以鲜贯众 50 g(干贯众 15 g),武火煎 15 分钟,每日分 2 次服用,重症加苦参 12 g 和贯众同煎,小儿酌情取鲜贯众 8~18 g(干贯众 2~5 g),加水适量,武火煎 10 分钟,每日分 4 次服用。治疗 69 例,服药 1 日,痊愈 18 例,好转 49 例,无效 2 例;服药 2 日,痊愈 32 例,好转 18 例,无效 1 例;服药 3 日,痊愈 17 例,好转 2 例。经 3 日治疗观察,总有效率达 100%,治愈率 97.1%[1]。

2. 治疗绝经后阴道不规则出血 37 例均排除肿瘤因素,出血前除 1 例有阴痒外,其余病例均无妇科疾病发生。予贯众三物汤(贯众 60 g,生黄芪 30 g,桑叶 10 g)治疗,水煎服,每日 1 剂。停用其他一切中西药物。本组病例经上述方药治疗后,31 例痊愈(服药 3~5 剂,阴道不规则出血停止,1 年之内不复发),4 例显效(服药 3~15 剂,出血停止,1 年之内有复发,仍用原方有效),2 例无效(服药 3~15 剂,出血虽有减少而未能停止)。总有效率为 94.6%[2]。

3. 治疗甲型 H1N1 流行性感冒 将 100 例甲型 H1N1 流行性感冒患者随机分为治疗组和对照组各 50 例,治疗组给予贯众清热灵喷雾剂治疗,对照组服用磷酸奥司他韦胶囊治疗。观察 2 组患者的退热时间、咳嗽咳痰持续时间和临床痊愈时间。结果:100 例患者经治疗后均达到临床痊愈。2 组退热时间比较,差异有统计学意义($P<0.05$),临床痊愈时间、咳嗽咳痰持续时间比较,差异均无统计学意义($P>0.05$)。结论:贯众清热灵喷雾剂治疗甲型 H1N1 流行性感冒疗效确切,可有效改善患者的流感样症状[3]。

【药论摘录】 1.《神农本草经》:"味苦,微寒。主腹中邪热气,诸毒,杀三虫。"

2.《名医别录》:"去寸白,破癥瘕,除头风,止金疮。"

3.《本草图经》:"止鼻衄。"

4.《宝庆本草折衷》:"用贴风热疮疖,煎汁治骨鲠。"

5.《本草纲目》:"治下血崩中,带下,产后血气胀痛,斑疹毒,漆毒。"

6.《本草汇言》:"贯众,杀虫化癥之药也。前古主腹中邪热结气,故时人用杀虫化癥,皆属腹中邪热,湿郁结气也。""贯众,性气寒燥有毒,如病人营虚血槁,肝肾有火,并阴虚咳嗽人,不可加用。"

7.《本草新编》:"贯众,实化毒之仙丹。毒未至而可预防,毒已至而可以善解,毒已成可以速祛,正不可以前后而异视之。惟毒来之重,单用贯众则力薄势绵,必须佐以攻毒之药,始易奏功耳。"

8.《本草正义》:"凡大头疫肿连耳目,用泄散而不遽应者,但加入贯众一味,即邪热透泄,而热解神清。不独苦寒泄降,亦气之足以散邪也。而井中沉一枚,则不犯百毒,则解毒之功,尤其独著,不得以轻贱而忽之。""贯众,苦寒沉降之质,故主邪热而止血,并治血痢下血,甚有捷效。"

【品种沿革】　集解　1.《名医别录》:"生玄山山谷及冤句、少室山。二月、八月采根,阴干。"

2.《本草经集注》:"近道亦有。叶如大蕨,其根形色毛芒,全似老鸱头。故呼为草鸱头。"

3.《蜀本草》:"又《图经》云:苗似狗脊,状如雉尾,根直多枝,皮黑肉赤,曲者名草鸱头,疗头风用之。今所在山谷阴处有之。"

4.《植物名实图考》:"贯众,《本经》下品。《尔雅》:泺,贯众。注:叶圆锐茎,毛黑。《蜀本草》谓苗似狗脊,状如雉尾,形容最切。其叶对生,无锯齿,与狗脊异耳。"

考证　贯众始载于《神农本草经》,列为下品。历代本草中,所载贯众的形态、生境、产地及所附药图互有出入。因此,贯众异物同名现象严重,品种来源相当混乱。多种蕨类植物在全国各地作为贯众入药使用。目前,仅可据清代《植物名实图考》贯众的形态描述及附图,能明确其为鳞毛蕨科植物贯众。不过,鳞毛蕨科植物贯众使用地区较小,一般作草药用。而江苏地区所产贯众基本与《植物名实图考》所述的贯众相符。

江苏地区出产贯众的记载可见于各本草中,如《本草经集注》言贯众"近道亦有"。

地方志　1.宋·马光祖、周应合《建康志·卷四二·土贡》:"贯众,按《本草》,并出溧阳县。"

2.元·脱因、俞希鲁《至顺镇江志·卷四·土产》:"贯众,以上诸品,《本草图经》虽不载本郡所出,然今皆有之,姑叙于此。"

3.元·张铉《至正金陵新志·卷七·物产》:"贯众,按《本草》,并出溧阳州。"

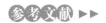

成分
[1] Yang S, et al. Chemistry Central Journal, 2013, 7(1):1

药理
[1] 张昊.陕西师范大学(学位论文),2012
[2] 王贝.陕西师范大学(学位论文),2011

临床报道
[1] 李永春,等.临床荟萃,1991,6(2):96
[2] 方春阳.中医杂志,1998,39(6):352
[3] 刘福英.新中医,2016,48(2):37

56. 南沙参 Nán Shā Shēn

《本经逢原》

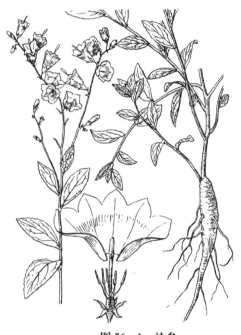

图 56-1 沙参

【异名】 知母、白沙参、苦心、识美、虎须、白参、志取、文虎、文希、羊婆奶、沙参、铃儿参、泡参、桔参、山沙参、沙獭子

【来源】 为桔梗科植物沙参 *Adenophora stricta* Miq. 或轮叶沙参 *Adenophora tetraphylla* (Thunb.) Fisch. 的根。

【原植物】 1. 沙参 又名杏叶沙参。

多年生草本。根胡萝卜状,不分枝,长可达 1 m。植株直立而不分枝,被短硬毛或长柔毛,少无毛。基生叶心形,大而具长柄;茎生叶无柄,或仅下部的叶有极短而带翅的柄,叶片椭圆形、狭卵形,基部楔形,顶端急尖或短渐尖,边缘有不整齐的锯齿,两面疏生短毛或长硬毛,或近于无毛。假总状或圆锥花序,狭窄;花梗短;花萼全缘或具齿;花冠宽钟状,蓝色或紫色,外面无毛或有硬毛;花盘短筒状,无毛;花丝下部扩大成片状,花药细长;子房下位,花柱常略长于花冠,胚珠多数。蒴果椭圆状球形。种子椭圆状,棕黄色,稍扁,有一条棱。花期 7～8 月(图 56-1、彩图 56-2)。

生于山坡草丛中。分布于河南、安徽、浙江、江西和湖南。本省分布于南京、句容、溧阳和宜兴等地。

2. 轮叶沙参 又名铃儿草、南沙参、四叶沙参、泡参。

多年生草木。根粗壮,胡萝卜形,具皱纹。茎直立,单一,高 60～150 cm。叶通常 4 片轮生;无柄或有短柄;叶片椭圆形或披针形,边缘有锯齿,上面绿色,下面淡绿色,有密柔毛。圆锥状花序大形;有不等长的花梗;每 1 花梗上有 1 小苞片;萼齿 5,细而直,绿色微带黑色;花冠钟形,蓝紫色,狭小壶状,裂片 5;雄蕊 5,黄色;子房下位,花柱伸出花冠外,蓝紫色,先端圆形,柱头 9 裂;花盘围绕在花柱的基部。蒴果 3 室,卵圆形。花期 7～8 月(图 56-3)。

生于山坡林边。分布于东北和河北、山东、河南、安徽、江苏、浙江、广东、江西等地。

本省分布于南京、句容、丹徒、溧阳、宜兴、苏州等地。

【栽培】 **生长环境** 喜温暖或凉爽气候,耐寒,虽耐干旱,但在生长期中也需要适量水分,幼苗时期,干旱往往引起死苗。以土层深厚肥沃、富含腐殖质、排水良好的沙质壤土为佳。

繁殖方法 种子繁殖。春播与冬播,北方春播 4 月,冬播在 1 月上冻以前。开沟条播,覆土浇水,并保持土壤湿润,春播种子

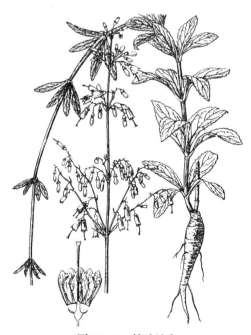

图 56-3 轮叶沙参

约 2 周后出苗,冬播种子第 2 年春季出苗。

田间管理　出苗后除草、松土、间苗、追肥。为防止倒伏,在生长期间,可结合施肥进行培土壅根。植株高 45 cm 时,及时打顶。

病虫害防治　病害有根腐病、褐斑病,可用退菌特 50％可湿性粉剂 500 倍液喷射斑防治根腐病,可用代森锌 65％可湿性粉剂 500 倍液喷射防治褐斑病。虫害有蚜虫、地老虎,可用 50％杀螟松 1 000～2 000 倍液或 8％敌敌畏乳剂 1 500 倍液防治蚜虫,用 90％敌百虫 1 000～1 500 倍液防治地老虎。

【采收加工】　春、秋二季采挖,除去须根,洗后趁鲜刮去粗皮,洗净,干燥。

【药材】　南沙参 Adenophorae Radix　本省江宁、句容、丹徒、溧阳、溧水、宜兴等地有产。

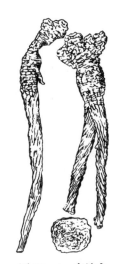

图 56 - 4　南沙参
药材图

性状鉴别　呈圆锥形或圆柱形,略弯曲,长 7～27 cm,直径 0.8～3 cm。表面黄白色或淡棕黄色,凹陷处常有残留粗皮,上部多有深陷横纹,呈断续的环状,下部有纵纹和纵沟。顶端具 1 个或 2 个根茎。体轻,质松泡,易折断,断面不平坦,黄白色,多裂隙。气微,味微甘(图 56 - 4、彩图 56 - 5)。

显微鉴别　1. 根横切面　沙参,落皮层由木栓石细胞和木栓层组成。木栓石细胞 1～3 环,每环 1 列细胞,细胞长方形,外壁增厚 4～45 μm,侧壁常增厚成倒"U"形,有的外壁呈脊状增厚突入胞腔内;木栓细胞 2～4 环,每环 3～7 列细胞。皮层窄,可见狭长的乳汁管。中柱三生构造明显,次生构造略偏心;近中央的三生维管束与次生维管束相嵌排列;形成层和额外形成层呈断续的弧状;三生维管束的木质部束常短宽,单束或分叉;射线明显,常挤压破碎。本品乳汁管常与筛管群伴生,菊糖仅见在少数导管或导管附近薄壁细胞中(图 56 - 6)。

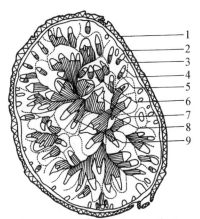

图 56 - 6　沙参(根)横切面简图

1. 落皮层　2. 栓内层　3. 三生维管束　4. 三韧皮部　5. 三生木质部　6. 三生射线　7. 次生韧皮部　8. 次生木质部　9. 次生射线

轮叶沙参,木栓石细胞 1～8 环,每环厚 1～2 列细胞。木栓细胞厚 3～7 列细胞。乳汁管稀少,多聚集在筛管群附近。菊糖结晶多,存在于韧皮部。

2. 粉末　灰黄色。木栓石细胞类长方形、长条形、类椭圆形、类多边形,长 18～155 μm,宽 18～61 μm,有的垂周壁连珠状增厚。有节乳管常连接成网状。菊糖结晶扇形、类圆形或不规则形(图 56 - 7)。

理化鉴别　1. 取本品粗粉 2 g,加水 20 ml,置水浴中加热 10 分钟,滤过。取滤液 2 ml,加 5％ α-萘酚乙醇溶液 2～3 滴,摇匀,沿管壁缓缓加入硫酸 0.5 ml,两液接界处即显紫红色环。另取滤液 2 ml,加碱性酒石酸铜试液 4～5 滴,置水浴中加热 5 分钟,生成红棕色沉淀。

2. 取本品粉末 2 g,加入二氯甲烷 60 ml,超声处理 30 分钟,滤过,滤液蒸干,残渣加二氯甲烷 1 ml 使溶解,作为供试品溶液。另取南沙参对照药材 2 g,同法制成对照药材溶液。再取

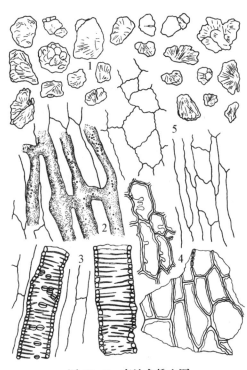

图 56 - 7　南沙参粉末图

1. 菊糖　2. 乳汁管　3. 导管　4. 厚壁木栓细胞　5. 木栓细胞

蒲公英萜酮对照品,加二氯甲烷制成每 1 ml 含 0.2 mg 的溶液,作为对照品溶液。按薄层色谱法试验,吸取上述三种溶液各 5 μl,分别点于同一硅胶 G 薄层板上,以正己烷-丙酮-甲酸(25∶1∶0.05)为展开剂,置用展开剂预饱和 20 分钟的展开缸内,展开,取出,晾干,喷以 2% 香草醛硫酸溶液,在 105℃ 加热至斑点显色清晰。供试品色谱中,在与对照药材色谱和对照品色谱相应的位置上,显相同颜色的斑点。

品质标志 1. 经验评价 以粗细均匀、肥壮、色白者为佳。

2. 含量测定 按醇溶性浸出物测定法热浸法测定,用稀乙醇作溶剂,含醇溶性浸出物不得少于 30.0%。

【成分】 根中含有多糖类化合物:南沙参多糖(RAPS)[1],多糖成分(AP-1、AP-3)等[2];甾醇类化合物:β-谷甾醇(β-sitosterol),7α-羟基-β-谷甾醇(ikshusterol),β-谷甾醇棕榈酰酯(β-sitosteryl palmitate),β-谷甾醇十五烷酸酯(β-sitosteryl pentadecanoate),十八酸-3-β-谷甾醇酯(β-sitosteryl octadecanoate),胡萝卜苷(daucosterol),棕榈酰胡萝卜苷(daucosterol-6-O-palmitoyl)等[3~5];三萜类化合物:蒲公英萜酮(taraxerone),羽扇豆烯酮(lupennone),木栓酮(friedelin),羽扇豆烯醇醋酸酯(lupeol acetate),环阿屯醇醋酸酯(cycloartenol acetate),α-香树脂醇醋酸酯(α-amyrin acetate),山梗菜酸-3-氧-异戊酸酯(sessilifolic 3-O-isovalerate)等[6];酚苷类化合物:沙参苷Ⅰ、Ⅱ、Ⅲ(shashenosides Ⅰ、Ⅱ、Ⅲ),紫丁香苷(siringinoside)等[7];挥发油类化合物:α-蒎烯(α-pinene),己醛(hexanal),天竺葵醛(nonanal)[8],(Z,Z)-9,12-十八烷二烯酸[(Z,Z)-9,12-octadecadienoic acid],Z-11-十六碳烯酸(Z-11-hexadecenoic acid),油酸(oleic acid)[9],甲基丙烯酸甲酯(methyl methacrylate),反-2-辛烯-1-醇(trans-2-octen-1-ol),N-甲基哌啶(N-methylpiperidine),α-萜品烯(α-terpinene),花侧柏烯[(+)-cuparene],二十八烷(octacosane),β-雪松烯(β-cedrene),α-姜黄烯(α-curcumene),香茅醇(citronellol),人参炔醇(panaxynol)[10],镰叶芹醇(falcarinol)[11]等;磷脂类化合物:磷脂酰胆碱(phosphatidylcholine)和磷脂酰乙醇胺(phosphatidylethanolamine)等[12];微量元素:钛(Ti),铅(Pb)等;氨基酸:苏氨酸(threonine),缬氨酸(valine),蛋氨酸(methionine),亮氨酸(leucine),苯丙氨酸(phenylalanine),赖氨酸(lysine)[4]。此外,还含有亚油酸(linoleic acid)、香草酸(vanillic acid)、莰烯(camphene)、桉油精(eucalyptol)、樟脑(camphor)、四氢萘(tetralin)以及微量元素和氨基酸[13]。

【药理】 1. 抗氧化、抗衰老作用 南沙参多糖降低老龄小鼠肝、脑脂褐素含量,并增加老龄小鼠血清中睾酮的含量,同时可使老龄小鼠肝、脑中 B 型单胺氧化酶(MAO-B)的活性降低,对老龄小鼠有抗衰老效应[1]。南沙参多糖延长果蝇的平均寿命和最高寿命,提高其性活动能力,增加交配频率[2]。

2. 抗辐射损伤作用 南沙参多糖灌胃,减轻大鼠钴 60 γ 射线辐射损伤,提高存活率;还可使辐射大鼠血清丙二醛(MDA)含量减少,全血中谷胱甘肽过氧化物酶活性增加,红细胞中超氧化物歧化酶(SOD)含量回升[3]。南沙参多糖促进亚慢性受照小鼠外周血白细胞数、血小板数的升高,降低染色体畸变率、精子畸形率和骨髓嗜多染红细胞微核率[4]。

3. 抗肝损伤作用 南沙参多糖降低四氯化碳诱导的肝损伤小鼠血清中升高的丙氨酸氨基转移酶、天冬氨酸氨基转移酶水平,降低肝损伤小鼠肝组织 MDA 含量,提高 SOD 活性,减轻肝细胞肿胀等[5]。南沙参多糖能有效抑制四氯化碳造成的原代培养大鼠肝细胞损伤,机制可能与其抗氧化作用有关[6]。

4. 改善学习记忆能力 南沙参多糖灌胃,对东莨菪碱、亚硝酸钠、乙醇引起的小鼠学习记忆的损害具有改善作用,对抗乙醇引起的小鼠脑中 MAO-B 活性、MDA 含量的升高及 SOD 含量的减少[7]。南沙参多糖灌胃,改善东莨菪碱所致学习记忆障碍模型大鼠的学习记忆的功能,其作用与影响鼠脑中神经递质及血糖有关[8]。

【炮制】 1. 南沙参 取原药材,除去杂质和芦头,洗净,润透,切厚片,干燥。

2. 蜜南沙参 取炼蜜用适量开水稀释后,加入南沙参片中拌匀,闷透,置锅内,用文火加热,炒至黄橙色,不粘手为度,取出放凉。每 100 kg 南沙参片,用炼蜜 25 kg。

饮片性状 南沙参参见"药材"项。蜜南沙参形如南沙参片,表面橙黄色或焦黄色,偶见焦斑,味甜。

贮干燥容器内,蜜南沙参密闭,置于通风干燥处,防蛀。

【药性】 甘、微苦,微寒。归肺、胃经。

【功能】 养阴清热,润肺化痰,益胃生津。

【主治】 阴虚久咳,痨嗽痰血,燥咳痰少,虚热喉痹,津伤口渴。

【用法用量】 内服:煎汤,10～15 g,鲜品 15～30 g,或入丸、散。

【注意事项】 风寒咳嗽禁服。

【附方】 1. 治燥伤肺胃阴分,或热或咳者 沙参三钱,玉竹二钱,生甘草一钱,冬桑叶一钱五分,麦冬三钱,生扁豆一钱五分,花粉一钱五分。水五杯,煮取二杯,日再服。久热久咳者,加地骨皮三钱。(《温病条辨》沙参麦冬汤)

2. 治慢性支气管炎,咳嗽,痰不易吐出,口干 南沙参 9 g,麦冬 9 g,生甘草 6 g,玉竹 9 g。水煎服。(《青岛中草药手册》)

3. 治阳明温病,下后汗出,胃阴受损,身无热,口干咽燥,舌干苔少,脉不数者 沙参三钱,麦门冬五钱,冰糖一钱,生地黄五钱,玉竹一钱五分。水煎服。(《温病条辨》益胃汤)

4. 治虚火牙痛 杏叶沙参根 15～60 g。煮鸡蛋服。(《湖南药物志》)

5. 治诸虚之症 沙参一两,嫩鸡一只去肠,入沙参在鸡腹内,用砂锅水煎烂食之。(《滇南本草》)

6. 治卒得诸疝,小腹及阴中相引痛如绞,自汗出欲死 捣沙参末,筛,服方寸匕,立瘥。(《肘后方》)

7. 治睾丸肿痛 轮叶沙参 60 g,猪肚一个,炖服,也可加豆腐同煮服。(《福建药物志》)

8. 治赤白带下,皆因七情内伤,或下元虚冷 米饮调沙参末服。(《证治要诀类方》)

9. 治产后无乳 杏叶沙参根 12 g,煮猪肉食。(《湖南药物志》)

10. 治产后关节痛 轮叶沙参 30 g,酒炒蚕豆 45 g,红糖酌量,炖服。(《福建药物志》)

【临床报道】 治疗乙型肝炎 60 例慢性乙型病毒性肝炎患者分为治疗组与对照组各 30 例,两组除给予一般保肝治疗外,治疗组给予南沙参多糖 200 mg,口服,每日 3 次;对照组给予健肝灵胶囊 3 粒,口服,每日 3 次。两组总疗程均为 24 周。结果:两组在治疗 24 周时,ALT 及 AST 均较治疗前下降,差异有统计学意义($P<0.05$)。结论:南沙参多糖具有较好的保肝、降酶和一定的抗病毒疗效,可以在临床使用[1]。

【药论摘录】 1.《神农本草经》:"味苦,微寒。主血积惊气,除寒热,补中,益肺气,久服利人。"

2.《名医别录》:"无毒。疗胃痹心腹痛,结热邪气,头痛,皮间邪热,安五脏,补中。"

3.《药性论》:"去皮肌浮风,疝气下坠,治常欲眠,养肝气,宣五脏风气。"

4.《日华子本草》:"补虚,止惊悸,益心肺,并一切恶疮疥癣及身痒,排脓消肿毒。"

5. 张洁古:"肺寒者用人参,肺热者用沙参代之,取其味甘也。"(引自《本草纲目》)

6.《滇南本草》:"补肺气以及六腑之阴气。"

7.《本草纲目》:"人参甘苦温,其体重实,专补脾胃元气,因而益肺与肾,故内伤元气者宜之。沙参甘淡而寒,其体轻虚,专补肺气,因而益脾与肾,故金能受火克者宜之。一补阳而生阴,一补阴而制阳,不可不辨之也。"

8.《本草新编》:"说者谓其能安五脏,与人参同功,又云人参补五脏之阳,沙参补五脏之阴,皆不知沙参之功用,而私臆之也。夫沙参止入肺肝二经,诸经不能俱入也,既不能俱入,何以本草言其能安五脏,不知人身肺肝病,则五脏不安矣。沙参善温肺气,则上焦宁谧,而中下二焦,安有乱动之理,沙参又善通肝气,肝气通,则中下二焦之气亦通,下气既通,岂有逆而上犯之变哉。此上焦亦安其位,而无浮动之病也,安五脏之义如此,而古今人差会其意,谓沙参能安五脏,用之以代人参误矣。然则沙参非补阴之物乎?沙参不补阴,如何能入肝肺之经?沙参盖补肺肝二脏之阴,而非补心脾肾三经脏之阴也,且阴阳之功用不同。人参补阳,能回阳于顷刻;沙参补阴,则不能回阳于须臾,故人参可以少用成功,而沙参非多用必难取效,是沙参不可以代人参亦明矣。"

9.《本经逢原》:"沙参专泄肺气之热,故喘嗽气壅,小便赤涩不利,金受火鍀,阴虚失血,或喘咳寒热及肺痿等疾宜之。"

10.《本草正义》:"沙参之味,虽不甚苦,而寒性独著。体质轻清,气味俱薄,具有轻扬上浮之性,故专主上焦,而走肺家。《本经》称其益肺气者,去其邪热,即所以益其正气,本非补益之正义,而后人竟误认为补肺专药,不知肺有余热,清之固宜,而肺气不足,清之已谬。虽曰沙参轻清,尚不至如蒐、麦、知母之腻滞,然寒性颇盛,肺无热邪,亦足以暗戕生机而酿寒变,缪仲醇仅禁用于肺寒咳嗽,犹嫌其疏而未密耳。李濒湖《纲目》以沙参主肺痿,亦取其补肺也。若申言之,则肺痈、肺痿证情近似,而一实一虚,大相反背。痈者壅塞,本是实热,急须清泄,不嫌寒凉;痿者痿败,已是虚怯,所宜扶持,岂容苦寒!惟肺痿一候,固多咳呛浓痰,虚火犹炽,则沙参清热而不腻,犹为相宜。”“沙参古无南北之别,石顽《逢原》始言沙参有南北二种,北者质坚性寒,南者质松力微,赵氏《纲目拾遗》引《药性考》谓南沙参形粗,似党参而硬,味苦性凉,清胃,泻火解毒,止嗽宁肺。颐按今市肆中北沙参坚实而瘦,南沙参空松而肥,皆微甘微苦,气味轻清,而富脂液,故专主上焦,清肺胃之热,养肺胃之阴,性情功用,无甚区别。”

【品种沿革】 集解 1.《吴普本草》:“三月生如葵,叶青,实白如芥,根大,白如芜菁。三月采。”

2.《蜀本草》:“《图经》云:花白色,根若葵根。”

3.《本草图经》:“苗长一二尺以来,丛生崖壁间,叶似枸杞而有叉牙。七月开紫花,根如葵根,箸许大,赤黄色,中正白实者佳。二月、八月采根,曝干。南土生者,叶有细有大,花白,瓣上仍有白黏胶。此为小异。”

4.《本草纲目》:“二月生苗,叶如初生小葵叶而团扁不光。八九月抽茎,高一二尺。茎上之叶则尖长如枸杞叶而小,有细齿。秋月叶间开小紫花,长二三分,状如铃铎,五出,白蕊,亦有白花者。并结实,大如冬青实,中有细子。霜后苗枯。其根生沙地者长尺余,大一虎口,黄土地者则短而小。根、茎皆有白汁。八九月采者,白而实;春月采者,微黄而虚。”

考证 明代以前沙参无南北之分,始载于《神农本草经》,列为上品。《吴普本草》《蜀本草》《本草图经》《本草纲目》等诸家本草对沙参形态均有或详或略的记载,与桔梗科沙参等植物形态基本相符,即现在所谓的南沙参。考《本草图经》“淄州沙参”图,叶轮生,边缘有锯齿,形态与轮叶沙参相似。《本草纲目》(金陵本及江西本)和《植物名实图考》的沙参图形态与沙参一致。因此,桔梗科植物沙参或轮叶沙参等应为古代沙参的主流来源品种。

《太平御览》谈到:“《建康记》曰:建康出沙参。”《本草图经》又云:“沙参,生河内川谷及冤句、般阳续山。今出淄、齐、潞、随州,而江、淮、荆、湖州郡或有之。”《本草纲目》:“沙参,处处山原有之。”由此而知,江苏地区应该是沙参产区之一。

【地方志】 1.元·脱因、俞希鲁《至顺镇江志·卷四·土产》:“沙参,以上诸品,《本草图经》虽不载本郡所出,然今皆有之,姑叙于此。”

2.清·何绍章、杨履泰《丹徒县志·卷一七·物产》:“沙参:《康熙志》苗叶如初生小葵叶、鹿苊。注而团扁不光,茎叶则尖长如枸杞叶而小,有细齿,秋开小紫花,如铃铎,五出,一名铃儿草。亦有白花者。”

参考文献

成分
[1]魏巍,等.药物评价研究,2011,34(4):298
[2]陈谦,等.中药材,2002,25(1):25
[3]屠鹏飞,等.中草药,1993,24(3):128
[4]宋义虎,等.兰州医学院学报,1997,23(1):62
[5]赵奎君,等.中草药,2001,32(11):964
[6]辛晓明,等.中国实用医学,2008,2(28):188
[7]Kuang HX,et al.Chem Pharm Bull,1991,39(9):2440
[8]卢金清,等.湖北中医杂志,2013,35(3):71
[9]许家琦.湖北中医药大学(学位论文),2012
[10]赵婧.山东中医药大学(学位论文),2011
[11]王淑萍,等.分子科学学报,2010,26(6):429
[12]许益民,等.中国药学杂志,1990,25(6):330
[13]王淑平,等.河北大学学报,2008,28(4):373

药理
[1]孙亚捷,等.中国药师,2005,8(9):713
[2]李春红,等.中国药理学通报,2002,18(4):452
[3]唐富天,等.中药药理与临床,2002,18(2):15
[4]梁莉,等.中药药理与临床,2003,19(3):10
[5]梁莉,等.中国药师,2008,11(6):617
[6]梁莉,等.中国药房,2007,18(24):1853
[7]张春梅,等.中药药理与临床,2001,17(4):19
[8]张春梅,等.中药药理与临床,2001,17(6):19

临床报道
[1]梁莉.中国药师.2008,11(3):261

57. 威灵仙 Wēi Líng Xiān

侯宁极《药谱》

【异名】 能消、铁脚威灵仙、灵仙、黑脚威灵仙、黑骨头。

【来源】 为毛茛科植物威灵仙 *Clematis chinensis* Osbeck 的根及根茎。

【原植物】 威灵仙。

木质藤本,长 3～10 m。干后全株变黑色。茎近无毛。叶对生;叶柄长 4.5～6.5 cm;一回羽状复叶,小叶 5,有时 3 或 7;小叶片纸质,窄卵形、卵形或卵状披针形,或线状披针形,先端锐尖或渐尖,基部圆形、宽楔形或浅心形,全缘,两面近无毛,或下面疏生短柔毛。圆锥状聚伞花序,多花,腋生或顶生;花两性;萼片 4,长圆形或圆状倒卵形,开展,白色,先端常凸尖,外面边缘密生绒毛,或中间有短柔毛;花瓣无;雄蕊多数,不等长,无毛;心皮多数,有柔毛。瘦果扁、卵形,疏生紧贴的柔毛,宿存花柱羽毛状,长达 2～5 cm。花期 6～9 月,果期 8～11 月(图 57-1)。

生于山坡、山谷林中或路旁。分布于长江流域以南各省(区)。

本省分布于南京、宜兴、苏州和无锡等地。

【栽培】 生长环境 喜温暖湿润气候,以含腐殖质的石灰质土壤最适宜栽培。

繁殖方法 种子繁殖或根芽繁殖。种子繁殖:9 月种子成熟期间及时分批采种。4 月上、中旬育苗,先浇水,然后把种子撒播于苗床内,上覆薄土,经常保持土壤湿润,温度适宜,10 日左右出苗。苗高 3 cm 时可间苗 1 次,并注意浇水,除草,播后 1～1.5 月,即可定植。穴栽行株距

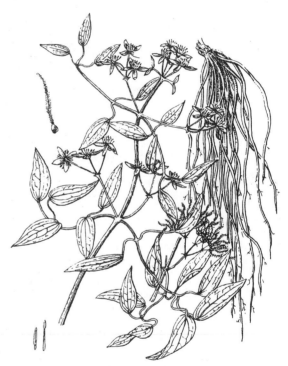

图 57-1 威灵仙

36 cm×30 cm,栽后覆土,压紧,浇水。根芽繁殖:移栽后 2～3 年的植株就可用作根芽繁殖的材料。早春未出枝叶前把根挖出,用刀把芽分开,以行株距各 30 cm 开穴栽植;也可用压条和扦插的方法繁殖。

田间管理 当苗高 30～45 cm 时,搭支架,架高 90～120 cm,将藤引到架上,以利生长,在搭支架前追肥 1 次。

病虫害防治 本品无明显病虫害。

【采收加工】 秋季采挖,除去泥沙,晒干。

【药材】 威灵仙 Clematidis Radix et Rhizoma 本省苏南地区曾有产。

性状鉴别 根茎呈柱状,长 1.5～10 cm,直径 0.3～1.5 cm;表面淡棕黄色;顶端残留茎基;质较坚韧,断面纤维性;下侧着生多数细根。根呈细长圆柱形,稍弯曲,长 7～15 cm,直径 0.1～0.3 cm;表面黑褐色,有细纵纹,有的皮部脱落,露出黄白色木部;质硬脆,易折断,断面皮部较广,木部淡黄色,略呈方形,皮部与木部

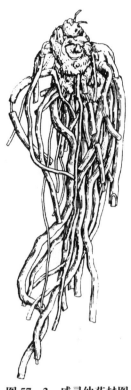

图 57 - 2　威灵仙药材图

间常有裂隙。气微,味淡(图 57 - 2)。

显微鉴别　根横切面　表皮细胞外壁增厚,棕黑色。皮层宽,均为薄壁细胞,外皮层细胞切向延长;内皮层明显。韧皮部外侧常有纤维束和石细胞,纤维直径 18~43 μm。形成层明显。木质部全部木化。薄壁细胞含淀粉粒(图 57 - 3)。

理化鉴别　取本品粉末 1 g,加乙醇 50 ml,加热回流 2 小时,滤过,滤液浓缩至 20 ml,加盐酸 3 ml,加热回流 1 小时,加水 10 ml,放冷,加石油醚(60~90℃)25 ml 振摇提取,石油醚蒸干,残渣用无水乙醇 10 ml 使溶解,作为供试品溶液。另取齐墩果酸对照品,加无水乙醇制成每 1 ml 含 0.45 mg 的溶液,作为对照品溶液。按薄层色谱法试验,吸取上述两种溶液各 3 μl,分别点于同一硅胶 G 薄层板上,以甲苯-乙酸乙酯-甲酸(20:3:0.2)为展开剂,薄层板置展开缸中预饱和 30 分钟,展开,取出,晾干,喷以 10%硫酸乙醇溶液,在 105℃加热至斑点显色清晰。供试品色谱中,在与对照品色谱相应的位置上,显相同颜色的斑点。

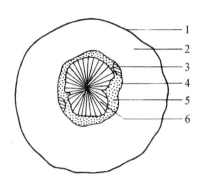

图 57 - 3　威灵仙(根)横切面简图

1.表皮　2.皮层　3.韧皮纤维
4.内皮层　5.韧皮部　6.木质部

品质标志　1. 经验评价　以条均匀、质坚硬、断面色灰白者为佳。

2. 含量测定　按醇溶性浸出物测定法热浸法测定,用乙醇作溶剂,含醇溶性浸出物不得少于 15.0%。按高效液相色谱法测定,含齐墩果酸($C_{30}H_{48}O_3$)不得少于 0.30%。

【成分】　威灵仙根含白头翁素(anemonin),威灵仙- 23 - O -阿拉伯糖皂苷(CP_0),威灵仙单糖皂苷(CP_1),威灵仙二糖皂苷 CP_2、CP_{2b}、CP_{3b}(saponins CP_2、CP_{2b}、CP_{3b}),威灵仙三糖皂苷 CP_3、CP_4、CP_5、CP_6(saponins CP_3、CP_4、CP_5、CP_6),威灵仙四糖皂苷 CP_7、CP_{7a}、CP_8、CP_{8a}(saponins CP_7、CP_{7a}、CP_8、CP_{8a}),威灵仙五糖皂苷 CP_9、CP_{10}(saponins CP_9、CP_{10}),威灵仙- 23 - O -葡萄糖皂苷 CP_{2a}(saponins CP_{2a})、威灵仙表二糖皂苷 CP_{3a}(saponins CP_{3a})等[1~5];还含有棕榈酸(palmitic acid),3 -羟基- 4 -甲氧基苯甲醛(isovanillin)和二十碳烷(eicosane)等挥发油成分[6]。

【药理】　1. 抗炎、镇痛作用　威灵仙提高热板所致疼痛模型小鼠痛阈,减少疼痛模型小鼠扭体反应的次数,对小鼠耳肿胀及大鼠足肿胀均有抑制作用,且能降低毛细血管的通透性,抑制醋酸所致的小鼠腹腔炎症渗出[1]。威灵仙总皂苷灌胃,可改善佐剂性关节炎大鼠的踝关节组织病理改变[2]。威灵仙提取物对小鼠胸腺淋巴细胞和脾脏淋巴细胞的增殖有抑制作用,对环氧酶1(COX-1)和环氧酶2(COX-2)有不同程度的抑制作用[3]。

2. 抗肿瘤作用　威灵仙总皂苷体外抑制艾氏腹水瘤(EAC)、肉瘤 S_{180} 腹水型和肝癌腹水型(HepA)细胞生长。体内给药,抑制小鼠移植性肉瘤 S_{180} 生长,对荷瘤小鼠的生存期没有明显影响[4]。威灵仙总皂苷在体外可抑制 HL60 细胞、NB4 细胞增殖,并诱导 HL60 细胞凋亡,但对 HL60 细胞、NB4 细胞无明显的诱导分化作用[5,6]。威灵仙多糖体外对人舌鳞癌细胞 Tca - 8113 具有明显的杀伤和抑制作用[7]。

3. 治疗胆囊炎、抗胆结石作用　威灵仙单次或多次口服给药,可促进大鼠胆汁分泌,具有显著利胆作用。威灵仙对大鼠蛋清引起的足跖肿胀具有抑制作用,抑制醋酸引起的小鼠扭体反应,具有镇痛作用。小鼠肠推进实验表明威灵仙还可促进小鼠肠蠕动[8]。威灵仙水煎剂具有预防金黄地鼠膳食性胆石形成作用,大剂量威灵仙可降低血清胆固醇的水平[9]。

4. 抗氧化作用　威灵仙多糖体外有清除羟基自由基和超氧阴离子自由基的作用,能降低过氧化氢诱导的红细胞氧化溶血率,显著提高肝损伤小鼠血清和肝脏中超氧化物歧化酶(SOD)、谷胱甘肽过氧化物酶

(GSH－Px)活力,降低丙二醛(MDA)水平及肝脏指数[10]。

5. **毒副作用** 药典法定剂量下,单用威灵仙水煎剂对大鼠肾脏无明显损害[11],但大剂量威灵仙水煎剂长期灌胃,对大鼠肾小管及肾间质有一定损伤[12]。

【炮制】 1. 威灵仙 取原药材,除去杂质,洗净,润透,切厚片或段,干燥。

2. 酒威灵仙 取威灵仙片或段,加黄酒拌匀,闷润至透,置锅内,用文火炒干,取出放凉。每100 kg 威灵仙,用黄酒 10 kg。

饮片性状 威灵仙参见"药材"项。酒威灵仙形如威灵仙,表面颜色加深,微有酒气。

贮干燥容器内。酒威灵仙,密闭,置阴凉干燥处,防潮。

【药性】 辛、咸、微苦,温,小毒。归膀胱、肝经。

【功能】 祛风除湿,通络止痛。

【主治】 风湿痹痛,肢体麻木,筋脉拘挛,屈伸不利,脚气肿痛,疟疾,骨鲠咽喉。并治痰饮积聚。

【用法用量】 内服:煎汤,6～9 g;治骨鲠咽喉可用到 30 g;或入丸、散;或浸酒。外用:捣敷,或煎水熏洗,或作发泡剂。

【注意事项】 气血亏虚及孕妇慎服。

【附方】 1. 治腰脚痛 威灵仙一斤。洗干,好酒浸七日,为末,面糊丸,桐子大。以浸药酒,下二十丸。(《肘后方》录《经验方》)

2. 治疝气,腰疼风冷,手足顽麻 用威灵仙四两,当归、肉桂各二两。为末,酒糊丸,如桐子大。每服二三十丸,空心,酒煎茴香汤下。若妇人,用红花煎酒下。(《卫生易简方》)

3. 治大肠冷秘 威灵仙不以多少(洗,切)。上一味,捣罗为末,炼蜜丸,如梧桐子大。每服十五丸至二十丸,生姜清米饮下,临卧服。(《圣济总录》威灵仙丸)

4. 治诸骨鲠咽 威灵仙一两二钱,砂仁一两,砂糖一盏。水二钟,煎一钟,温服。(《本草纲目》)

5. 治一切癣 苦参(用皂荚十梃椎碎,同以水煮,皂荚烂为度,拣出苦参,切,曝干,将皂荚汁滤去滓,再熬成膏)、威灵仙(洗泽,曝干)各三两。上二味,捣罗为末,以皂荚膏和丸,如梧桐子大。每服二十丸,空心温酒下,至三十丸。(《圣济总录》苦参丸)

【临床报道】 1. 治疗脊柱肥大症 用威灵仙注射液注射于肥大椎体左右两侧之华佗夹脊穴,一般取2～4 个穴,得气后注药,每穴注射1～2 ml,每日或隔日 1 次,10 次为 1 个疗程。治疗颈、胸、腰椎等椎体肥大100 例,有效率为87%。另设生地注射液组 83 例,有效率为83%。两组疗效无显著差异。有效治疗次数最短 5 次,最长 40 次,平均治疗 1.5 个疗程[1]。

2. 治疗偏头痛 本组男性 15 例,女性 15 例。治法:心理治疗:①详细了解患者病情及发作情况,向患者解释偏头痛发作的原因及与精神因素的关系;②药物治疗,威灵仙 2 g 泡茶饮,每日 2 次。30 日为一疗程。疗效不明显者可进行第二疗程治疗。仍无效则终止此疗法。效果:第 1 个疗程结束后痊愈 18 例,第 2 疗程结束后痊愈 5 例,4 例头痛有不同程度好转,3 例无效[2]。

3. 治疗足跟疼症 威灵仙 5～10 g,捣烂,用陈醋调呈膏状备用。先将患足浸泡热水中 5～10 分钟,擦干后将药膏敷于足跟,外用纱布绷带包扎。晚间休息时可将患足放在热水袋上热敷。每日换药 1 次。共治89 例,痊愈 76 例,平均治疗 6.5 次;好转 11 例,平均治疗 3 次;无效 2 例,平均治疗 5 次[3]。

4. 治疗胆石症 威灵仙 60 g,每日分 2 次煎服,共治 120 例。结果:治疗后临床症状消失,大便能找到结石,且 1 年以上无复发者共 60 例;临床症状消失,但 B 超检查胆囊内仍有较大结石者共 44 例;临床症状无好转或中转手术者共 16 例;总有效率为 87%。治疗结果表明,对于结石直径在 15 mm 以上者仅可使临床症状缓解或为中转手术创造条件,而对结石直径小于 15 mm,特别是肝胆管泥沙样结石疗效显著。在 120 例患者中,肝胆管泥沙样结石 26 例,临床治愈 23 例,好转 3 例。从动物实验和临床疗效看,威灵仙治疗胆石症的作用可能是促进肝内胆汁分泌,同时也能使俄狄括约肌张力明显松弛,从而为排石创造良好条件[4]。

5. 治疗淋病尿道狭窄 本组 62 例患者均为男性。治法:单味威灵仙 20～30 g,水煎,每日 3 次空腹服用。本组 62 例患者经上法治疗,痊愈 50 例,好转 12 例。疗程最短者 7 日,最长者 25 日[5]。

6. **中期妊娠引产** 取威灵仙鲜根,洗净后用碘酊和75%乙醇消毒,然后沿孕妇子宫壁徐徐送入宫腔,直至有阻力为止。通过149例各种月份的孕妇的临床使用,引产有效率为95.6%,其中不全引产14.6%。多数在上药后24~48小时内流产,但有高烧、寒颤等不良反应[6]。

【药论摘录】 1.《新修本草》:"腰肾脚膝、积聚、肠内诸冷病,积年不差者,服之无不立效。"

2.《威灵仙传》:"威灵仙去众风,通十二经脉,朝服暮效。疏宣五脏冷脓宿水变病,微利,不泻人。服此四肢轻健,手足微暖,并得清凉……此药治丈夫妇人中风不语,手足不遂,口眼㖞斜,言语蹇滞;筋骨节风,绕脐风,胎风,头风,暗风,心风,风狂,大风,皮肤风痒,白癜风,热毒风疮;头旋目眩,手足顽痹,腰膝疼痛,久立不得;曾经损坠,臀腰痛,肾脏风壅;伤寒瘴气,憎寒壮热,头痛流涕;黄疸、黑疸,头面浮肿,腹内宿滞,心头痰水,膀胱宿脓,口中涎水,冷热气壅,肚腹胀满,好吃茶滓;心痛,注气膈气,冷气攻冲,脾肺诸气,痰热咳嗽气急,坐卧不安,气冲眼赤,攻耳成脓,阴汗盗汗;大小肠秘,服此立通;气痢,痔疾,瘰疬,疥癣;妇人月水不来,动经多日,气血冲心;产后秘涩,孩子无辜,并皆治之。"

3.《开宝本草》:"威灵仙,味苦,温,无毒。主诸风,宣通五脏,去腹内冷滞,心膈痰水,久积癥瘕,痃癖气块,膀胱宿脓恶水,腰膝冷疼,及疗折伤。一名能消。久服之无温疫疟。"

4.《滇南本草》:"威灵仙,味辛、苦,性温。行十二经络,治胸膈中冷寒气痛,开胃气,能治噎膈,寒湿伤筋骨,止湿脚气。烧酒煎服,祛脾风。多服损气。"

【品种沿革】 **集解** 1.《新修本草》:"出商州洛阳县,九月末至十二月采,阴干。余月并不堪采。每年旁引,年深转茂,根苗渐多,经数年亦折败。"

2.《开宝本草》:"出商州上洛山及华山并平泽,不闻水声者良。生先于众草,茎方,数叶相对。花浅紫。根生稠密,岁久益繁。冬月丙丁戊己日采,忌茗。"

3.《本草图经》:"威灵仙,出商州上洛山及华山并平泽,今陕西州军等及河东、河北、京东、江湖州郡或有之。初生比众草最先,茎梗如钗股,四棱。叶似柳叶,作层,每层六七叶,如车轮,有六层至七层者,七月内生花,浅紫或碧白色,作穗似莆台子,亦有似菊花头者。实青。根稠密多须似谷,每年亦朽败。九月采根,阴干。仍以丙、丁、戊、己日采,以不闻水声者佳。"

4.《本草纲目》:"其根每年旁引,年深转茂。一根丛须数百条,长者二尺许。初时黄黑色,干则深黑,俗称铁脚威灵仙。别有数种,根须一样,但色或黄或白,皆不可用。"

考证 威灵仙首载于南北朝梁代姚僧垣《集验方》中。唐代嵩阳子周君巢《威灵仙传》记载了新罗(今朝鲜)僧传授用威灵仙治疾的过程。而朝鲜的威灵仙经考证为毛茛科铁线莲属植物。宋代《开宝本草》谈到的威灵仙"茎方,数叶相对,花浅紫,根生稠密,岁久益繁"。这些形态特征与毛茛科铁线莲属植物相合。元、明以来,各医书多称入药以铁脚威灵仙为佳。清代《植物名实图考》蔓草类所附的威灵仙图也符合毛茛科铁线莲属植物威灵仙的形态特点。因此,毛茛科植物威灵仙可认为是我国古代威灵仙的正品。

不过,古代威灵仙的药用来源并不一致。宋代《本草图经》威灵仙的若干特征,如"茎梗如钗股,四棱,叶似柳叶作层,每层六七叶如车轮,有六层至七层者,七月内生花,浅紫或碧白色,作穗似莆台子"等,以及《本草图经》所附四幅药图中的并州威灵仙、晋州威灵仙、宁化军威灵仙的形态,均提示可能是车前科的草本威灵仙。说明宋代的威灵仙可能存在同名异物的问题,车前科草本威灵仙古代也作为威灵仙入药使用。

【地方志】 1. 宋·马光祖、周应合《建康志·卷四二·土贡》:"威灵仙,按《本草》,并出溧阳县。"

2. 元·脱因、俞希鲁《至顺镇江志·卷四·土产》:"威灵仙,以上诸品,《本草图经》虽不载本郡所出,然今皆有之,姑叙于此。"

3. 元·张铉《至正金陵新志·卷七·物产》:"威灵仙,按《本草》,并出溧阳州。"

4. 明·张峰《海州志·卷二·土产》:"药材曰威灵仙。"

5. 清·何绍章、杨履泰《丹徒县志·卷一七·物产》:"威灵仙同上;方茎如钗股,数叶对生,七月开花,六出,浅紫或碧白色,作穗。实青,九月采,根色黑者良,名铁脚威灵仙。黄白者,不可用。"

6. 清·王祖畲《太仓州志·卷三》:"药有威灵仙,花名铁线莲,绿色,可玩。"

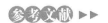 参考文献 ▶▶

成分

[1] Kizu Haruhisa, et al. Chem Pharm Bull, 1979,27:2388

[2] Kizu Haruhisa, et al. Chem Pharm Bull, 1980,28:2827

[3] Kizu Haruhisa, et al. Chem Pharm Bull, 1980,28:3555

[4] Kizu Haruhisa, et al. Chem Pharm Bull, 1982,30:859

[5] Kizu Haruhisa, et al. Chem Pharm Bull, 1982,30:3340

[6] 江滨. 中国中药杂志,1990,15(8):488

药理

[1] 周效思,等. 中国医药导报,2009,6(11):39

[2] 徐先祥,等. 中药药理与临床,2012,28(5):82

[3] 龙启才,等. 中药药理与临床,2004,20(4):26

[4] 邱光清,等. 中药材,1999,22(7):351

[5] 黄莉,等. 中国实验方剂学杂志,2012,18(23):311

[6] 黄莉,等. 泸州医学院学报,2012,35(4):353

[7] 李俊妍,等. 生物技术通讯,2011,22(2):255

[8] 耿宝琴,等. 浙江医科大学学报,1997,26(1):13

[9] 徐继红,等. 浙江医科大学学报,1996,25(4):160

[10] 陈彦,等. 中华中医药杂志,2008,23(3):266

[11] 王丽哲. 黑龙江中医药大学(学位论文),2005

[12] 马艳春,等. 中国中医药信息杂志,2004,11(9):770

临床报道

[1] 上海第一医学院华山医院中医科. 新医药学杂志, 1975,(9):14

[2] 俞应华,等. 中国民间疗法,1997,(2):45

[3] 朱云海. 中医杂志,1990,31(7):25

[4] 陆焕清,等. 河南中医,1987,7(6):22

[5] 高春侠,等. 中国民间疗法,1998,(4):44

[6] 周世清,等. 上海中医药杂志,1980,(3):6

58. 香附 Xiāng Fù

《本草纲目》

【异名】 雀头香,莎草根,香附子,雷公头,香附米,三棱草根,苦羌头。

【来源】 为莎草科植物莎草 *Cyperus rotundus* L. 的根茎。

【原植物】 莎草,又名香头草、回头青、三棱草、猪通草茹。

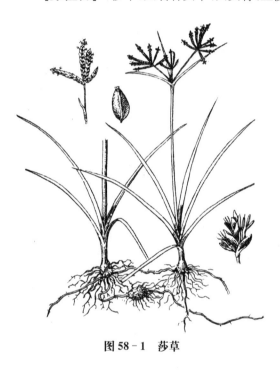

图 58-1 莎草

多年生草本。有匍匐根状茎,细长,部分肥厚成纺锤形,有时数个相连。茎直立,三棱形。叶丛生于茎基部,叶鞘闭合包于上,叶片窄线形,先端尖,全缘,具平行脉,主脉于背面隆起,质硬。花序复穗状,3～6 个在茎顶排成伞状,基部有叶片状的总苞 2～4 片,与花序几等长或长于花序;小穗宽线形,略扁平;颖 2 列,排列紧密,卵形至长圆卵形,膜质,两侧紫红色,有数脉;每颖着生 1 花,雄蕊 3,药线形;柱头 3,呈丝状。小坚果长圆倒卵形,三棱状。花期 6～8 月。果期 7～11 月(图 58-1)。

生于山坡荒地草丛中或水边潮湿处。分布于华东以及陕西、甘肃、山西、河北、河南、广东、广西、贵州、四川、云南等省(区)。

本省各地有分布。

【栽培】 **生长环境** 喜温暖潮湿气候和沙质疏松土壤。以土层深厚、有机质含量较高、排水性和通气性良好的砂土或沙壤土为宜。

繁殖方法 种子繁殖和分株繁殖。种子繁殖:4 月间于苗床播种育苗,条播按行距 5～8 cm,开浅沟播入,播后盖上薄土,浇水。苗高 6～10 cm 时,按行距 18～24 cm,株距 10～15 cm 移植于大田,栽后浇水。分株繁殖:清明至谷雨间,将植株挖出,按行距 18～24 cm、株距 10～15 cm 穴栽,每穴 2～4 株,栽后浇水。

田间管理 幼苗期进行 1 次翻土压青。基肥施过磷酸钙和农家肥,6～10 月每月追施尿素和复合肥。干旱时及时适量灌溉,多雨季节防积水。

病虫害防治 病害有炭疽病,可用有 50%多菌灵、代森锰锌以及百菌清防治。虫害有卷叶蛾,可用有顺式氯氰菊酯乳油、三氟氯氰菊酯乳等防治。

【采收加工】 秋季采挖,燎去毛须,置沸水中略煮或蒸透后晒干,或燎后直接晒干。

【药材】 香附 Cyperi Rhizoma 本省各地均有产。

性状鉴别 多呈纺锤形,有的略弯曲,长 2～3.5 cm,直径 0.5～1 cm。表面棕褐色或黑褐色,有纵皱纹,并有 6～10 个略隆起的环节,节上有未除净的棕色毛须和须根断痕;去净毛须者较光滑,环节不明显。质硬,经蒸煮者断面黄棕色或红棕色,角质样;生晒者断面色白而显粉性,内皮层环纹明显,中柱色较深,点状维管束散在。气香,味微苦(图 58-2)。

显微鉴别 1. **根茎横切面** 表皮细胞1列,棕黄色,其下为2~3层下皮细胞,壁稍厚;下皮纤维束多数,紧靠表皮排列成环。皮层与中柱间内皮层明显;皮层散有叶迹维管束,外韧型,其外围也有内皮层。中柱维管束周木型,多数,散列。薄壁组织中散有多数类圆形分泌细胞,内含黄棕色分泌物。薄壁细胞含淀粉粒(图58-3)。

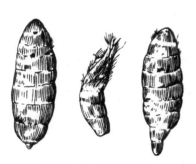

图58-2 香附药材图

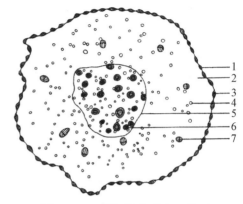

图58-3 香附(根茎)横切面简图

1.表皮 2.皮层 3.下皮纤维 4.分泌细胞
5.内皮层 6.维管束 7.叶迹维管束

2. **粉末** 浅棕色。分泌细胞类圆形,直径35~72 μm,内含淡黄棕色至红棕色分泌物,其周围5~8个细胞作放射状环列。表皮细胞多角形,常带有下皮纤维和厚壁细胞。下皮纤维成束,深棕色或红棕色,直径7~22 μm,壁厚。厚壁细胞类方形、类圆形或形状不规则,壁稍厚,纹孔明显。石细胞少数,类方形、类圆形或类多角形,壁较厚(图58-4)。

理化鉴别 取本品粉末1 g,加乙醚5 ml,放置1小时,时时振摇,滤过,滤液挥干,残渣加乙酸乙酯0.5 ml使溶解,作为供试品溶液。另取α-香附酮对照品,加乙酸乙酯制成每1 ml含1 mg的溶液,作为对照品溶液。按薄层色谱法试验,吸取上述两种溶液各2 μl,分别点于同一硅胶GF$_{254}$薄层板上,以二氯甲烷-乙酸乙酯-冰醋酸(80:1:1)为展开剂,展开,取出,晾干,置紫外光灯(254 nm)下检视。供试品色谱中,在与对照品色谱相应的位置上,显相同的深蓝色斑点;喷以二硝基苯肼试液,放置片刻,斑点渐变为橙红色。

品质标志 1. **经验评价** 以个大、质坚实、色棕褐、香气浓者为佳。

2. **含量测定** 按醇溶性浸出物测定法热浸法测定,用稀乙醇作溶剂,含醇溶性浸出物不得少于15.0%。按挥发油测定法测定,含挥发油不得少于1.0%(ml/g)。

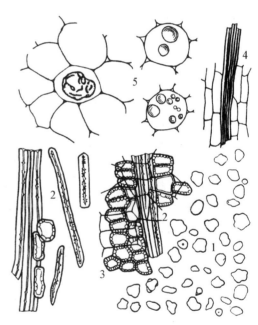

图58-4 香附粉末图

1.淀粉粒 2.下皮纤维 3.下皮细胞 4.叶基纤维 5.分泌细胞

【成分】 根茎中含有挥发油类成分:β-蒎烯(β-pinene),樟烯(camphene),桉叶素(1,8-cineole),柠檬烯(limonene),对-聚伞花素(p-cymene),香附子烯(cyperene),芹子三烯(selinatriene),β-芹子烯(β-selinene),α-香附酮及β-香附酮(α-cyperone,β-cyperone),广藿香烯酮(patchoulenone)[1],α-莎草醇及β-莎草醇(α-rotunol,β-rotunol)[2],诺卡酮(nootkatone),瓦伦烯(valencene)[3],香附醇(cyperol),异香附醇(isocyperol)[4],香附醇酮(cyperolone)[5],考布松(kobusone),异考布松(isokobusone),4α,5-环氧-11-烯-3α-桉叶醇(4α,5α-oxideoeudesm-11-en-3α-ol),香附子烯-2,5,8-三醇(sugetriol)[4],β-榄香烯(βelemene)，丁香烯(caryophyllene)，α-葎草烯(α-humulene)，β-芹子烯，δ-荜澄茄烯(δ-cadinene)，菖蒲烯(calamenene)，香附醇，广藿香烯醇乙酸酯(patchoulenyl acetate)，香附子烯-2-酮-8-醇乙酸酯(sugeonyl acetate)[6]；蒽醌类化合物：大黄素甲醚(physcion)[7]；黄酮类化合物：木犀草素(luteolin)，槲皮苷(quercetin-3-rhamnoside)，西黄松黄酮(pinoquercetin)，银杏双黄酮(ginkgetin)，金松双黄酮(sciadopitysin)[8]等。

【药理】 1. 解热、镇痛作用　香附生品、醋制品均可减少疼痛模型大鼠缩腿、舔爪的累计时间。疼痛刺激后，鞘内注射香附生品及醋制品含药血清，均可减少 c-fos 蛋白表达。醋制品镇痛作用更强[1]。香附醇提物对内毒素致发热的模型大鼠的解热作用明显，起效快，持续时间长。小鼠物理(热板法)和化学(醋酸扭体法)刺激的镇痛模型研究表明，香附水提物有较强的镇痛作用，但未见明显的解热效应[2]。家兔和小鼠实验表明，α-香附酮是香附发挥解热、镇痛作用的有效成分之一，可能通过外周机制发挥镇痛作用[3]。

小鼠痛经模型实验表明，生香附及四制香附的石油醚部位、乙酸乙酯部位能显著减少小鼠扭体次数，四制香附的石油醚、乙酸乙酯部位是治疗痛经的有效部位[4]。香附的石油醚、乙酸乙酯部位能明显减少缩宫素所致痛经模型小鼠的扭体次数[5]。

2. 催眠、麻醉作用　大鼠腹腔注射香附挥发油，可使正常体温下降。香附挥发油可协同阈下剂量的戊巴比妥钠对小鼠产生催眠作用。家兔静脉注射香附挥发油，会使翻正反射消失。阈下剂量香附挥发油可延长东莨菪碱对家兔的麻醉作用时间[6]。

3. 抗抑郁作用　香附醇提物的乙酸乙酯萃取部位和正丁醇萃取部位能缩短小鼠游泳和悬尾的不动时间，乙酸乙酯萃取部位活性强于正丁醇萃取部位。乙酸乙酯萃取部位和正丁醇萃取部位可升高小鼠大脑额叶皮质5-羟色胺(5-HT)和多巴胺(DA)的含量[7]。小鼠悬尾实验(TST)、强迫游泳实验(FST)和开场实验(OFT)表明，香附95%乙醇提取物为香附具有抗抑郁作用的活性提取物[8]。

4. 抑制平滑肌收缩作用　香附水煎醇沉液减弱未孕大鼠离体子宫平滑肌的收缩运动，收缩波的频率减慢，振幅减小，持续时间缩短。该作用可能是影响了前列腺素的合成与释放，与 L-型钙通道、H_1 受体、α 受体无关[9]。香附水提剂能抑制离体兔肠平滑肌的收缩幅度与频率，同时也能拮抗乙酰胆碱和氯化钡所致离体肠管平滑肌的兴奋作用[10]。

5. 利胆作用　香附水煎剂十二指肠给药，对正常大鼠有较强的利胆作用，可促进胆汁分泌，提高胆汁流量，同时对四氯化碳引起的肝损伤的大鼠的肝细胞功能有保护作用[6]

6. 其他作用　香附挥发油能增强吲哚美辛体外经大鼠皮肤的渗透作用，可以作为吲哚美辛的透皮促进剂[11]。香附生品及醋制品含药血清均可增加肝细胞膜通透性，且醋制品作用更加明显[12]。以香附水煎剂灌流大鼠离体脂肪组织，可促进脂肪组织释放游离脂肪酸。该作用部分经 β 受体、异搏定敏感的 L 型钙离子通道及外钙离子内流介导[13]。

【炮制】 1. 香附　取原药材，除去毛须及杂质，碾成绿豆大粒块，或润透切薄片，干燥。

2. 醋香附　取香附碎块或片加入醋拌匀闷润至透，置锅内，用文火加热，炒干，取出放凉。每 100 kg 香附，用米醋 20 kg。

3. 香附炭　取净香附，置锅内用武火炒至表面焦黑色，内部焦黄色，但须存性，喷淋清水，取出干燥。

4. 四制香附　取净香附碎块或片，用姜汁、盐水、黄酒、米醋拌匀，闷透，置锅内用文火加热，炒干取出放凉。每 100 kg 香附，用黄酒、米醋各 10 kg，生姜 5 kg，食盐 2 kg。

5. 酒香附　取香附碎块或片加黄酒拌匀，闷透，置锅内，用文火加热，炒干，取出放凉。每 100 kg 香附，用黄酒 20 kg。醋蒸法优于醋炙法。

饮片性状　香附参见"药材"项。醋香附形如香附，表面色泽加深，带有斑点，略有醋气。香附炭形如香附，表面焦黑色，内呈焦褐色，有焦烟气。四制香附形如香附，表面深棕褐色，内呈黄褐色，具有清香气。酒香附形如香附，表面红紫色，带有焦斑，略有酒气。

贮干燥容器内，置阴凉干燥处，防蛀。醋香附、四制香附、酒香附、香附炭应密闭。香附炭应散热后贮存，防止复燃。

【药性】 辛、甘、微苦，平。归肝、三焦经。

【功能】　理气解郁,调经止痛。

【主治】　胁肋胀痛,乳房胀痛,疝气疼痛,月经不调,脘腹痞满疼痛,嗳气吞酸,呕恶,经行腹痛,崩漏带下。

【用法用量】　内服:煎汤,5~10 g;或入丸、散。外用:研末撒,调敷。

【注意事项】　气虚无滞,阴虚、血热者慎服。

【附方】　1. 治一切气疾,心腹胀满,胸膈噎塞,噫气吞酸,胃中痰逆呕吐,及宿酒不解,不思饮食　香附子(炒去毛)三十二两,砂仁八两,甘草(爁)四两。上为细末。每服一钱,用盐汤点下。(《太平惠民和剂局方》快气汤)

2. 治一切名利失意,抑郁烦恼,七情所伤,不思饮食,面黄形瘦,胸膈痞闷诸症　香附米一斤半(用瓦器炒令黄色,取净末一斤),茯神(去皮木,为末)四两。上为末,炼蜜丸弹子大。每服一丸,空心细嚼,白滚汤下,或降气汤下好。(《仁术便览》交感丹)

3. 治偏正头痛　川芎二两,香附子(炒)四两。上为末,以茶调服,得腊茶清尤好。《澹寮方》)

4. 治头风头皮肿痛,两太阳穴疼及头旋眼晕　香附子(炒去毛)一两,大川芎一两,桂(去粗皮)半两,蝎梢二钱半。上为细末,每服二钱,水一盏,葱白二寸,山茶少许,煎至七分,食后服。(《叶氏录验方》蝎附散)

5. 治癥疝胀痛及小肠气　香附末二钱,以海藻一钱,煎酒,空心调下,并食海藻。(《濒湖集简方》)

6. 治经候不调　香附子一斤,(带毛)分作四份,一份好酒浸七日,一份米醋浸七日,一份小便浸七日,一份盐水浸七日,各焙干。上为细末,醋糊为丸,如梧桐子大。每服七十丸,空心食前,温酒送下。肥人只依本方服,并无加减;瘦人加泽兰叶、赤茯苓各二两重。(《瑞竹堂方》)

7. 治妇女血崩不止　香附子三两(一半生,一半炒),棕皮一两,烧存性。上为细末。每服五钱,酒与童便各半盏,煎七分,温服无时。(《济阴纲目》立应散)

8. 治四时瘟疫伤寒　香附子(炒香去毛)、紫苏叶各四两,甘草(炙)一两,陈皮二两(不去白)。上为粗末。每服三钱,水一盏,煎七分,去滓热服,不拘时候,日三服;若作细末,只服二钱入盐点服。(《太平惠民和剂局方》香苏散)

【临床报道】　1. 治疗急性膀胱炎　香附 30 g,加水 300 ml,煎至 200 ml,1 剂煎 2 次,两煎兑匀,1 次顿服,当日再如法服 2 剂,一般不超过 3 日。共治疗 98 例,服药后 92 例在 3 日内尿痛、尿频、尿急等症状消失,尿常规正常,随访 1 个月内未复发[1]。

2. 治疗原发性痛经　香附、当归各 10 g,共研细末,制成止痛散,加红糖 5~10 g 开水冲服,用于治疗原发性痛经 56 例,治愈率 97.14%,无不良反应[2]。

3. 治疗子宫肌瘤　子宫肌瘤患者 32 例。治疗方法:采用七制香附丸,6 g/次,2 次/日,口服。2 周为 1 个疗程。治疗期间,停用其他药物,并注意忌食生冷、辛辣刺激性食物,保持精神舒畅,避免情志刺激。结果:32 例患者中,服药时间最长者 8 个疗程,最短者 4 个疗程。显效 20 例,好转 8 例,无效 4 例,总有效率 87.5%[3]。

4. 治疗扁平疣　观察患者 124 例,随机分为观察组 60 例,对照组 64 例。治疗方法:观察组用复方香附酊外涂,取香附、苍耳子、大青叶各 500 g,木贼 250 g,分别研成粗末,浸泡于 70% 乙醇中约 10 日,滤过后,涂患处,每日早晚各 1 次。对照组用聚肌胞针(每支 2 mg),肌内注射,1 次 2 mg,3 日 1 次。两组均治疗 12 周后判定效果。结果:观察组治愈 48 例,好转 8 例,未愈 4 例,总有效率为 93%。对照组治愈 16 例,好转 22 例,未愈 26 例,总有效率为 59%。两组治愈率及总有效率比较均有显著性差异[4]。

【药论摘录】　1.《名医别录》:"味甘,微寒,无毒。主除胸中热,充皮毛,久服利人,益气,长须眉。"

2.《新修本草》:"大下气,除胸腹中热。"

3.《汤液本草》:"香附子,益血中之气药也。方中用治崩漏,是益气而止血也。又能化去瘀血,是推陈也。"

4.《本草纲目》:"香附之气,平而不寒,香而能窜,其味多辛能散,微苦能降,微甘能和""乃气病之总司,女科之主帅也"。

5.《本草正义》:"香附,辛味甚烈,香气颇浓,皆以气用事,故专治气结为病。""气结诸症,因肝胆横逆肆虐为多,此药最能调气,故濒湖谓之专入足厥阴。其实胸胁痞结,腹笥膹胀,少腹结痛,以及诸疝,无非肝络不疏,所谓三焦气分者,合上中下而一以贯之,固无论其何经何络也。"

【品种沿革】 集解 1.《新修本草》:"茎叶都似三棱,根若附子,周匝多毛,交州者最胜,大者如枣,近道者如杏仁许。荆襄人谓之莎草根,合和香用之。"

2.《本草图经》:"莎草根,又名香附子。旧不著所出州土,但云生田野,今处处有之。或云交州者胜,大如枣,近道者如杏仁许。苗、茎、叶都似三棱,根若附子,周匝多毛。今近道生者,苗、叶如薤而瘦,根如箸头大。二月、八月采。"

3.《本草衍义》:"莎草,其根上如枣核者,又谓之香附子。"

4.《本草纲目》:"莎叶如老韭叶而硬,光泽有剑脊棱,五六月中抽一茎,三棱中空,茎端复出数叶,开青花成穗如黍,中有细子。其根有须,须下结子一二枚,转相延生,子上有细黑毛,大者如羊枣而两头尖。采得燎去毛,曝干货之。"

考证 本品以莎草根之名始载于《名医别录》,列为中品,云:"生田野,二月、八月采。"此后历代本草多有形态描述,《本草纲目》以香附之名收录本品,《植物名实图考》并附有莎草图。从各记载和附图看,与现今所用香附的原植物莎草科植物莎草一致。

【地方志】 1. 宋·马光祖、周应合《建康志·卷四二·土贡》:"香附子,按《本草》,并出溧阳县。"

2. 宋·孙应时、鲍廉《重修琴川志·卷九·叙产》:"药之属,香附子,丛生道傍,一名薧草。"

3. 元·脱因、俞希鲁《至顺镇江志·卷四·土产》:"香附子,以上诸品,《本草图经》虽不载本郡所出,然今皆有之,姑叙于此。"

4. 元·张铉《至正金陵新志·卷七·物产》:"香附子,按《本草》,并出溧阳州。"

5. 明·刘启东《高淳县志·卷一·物产》:"药属,香附子。"

6. 明·张峰《海州志·卷二·土产》:"药材曰香附子。"

7. 明·张衮《江阴县志·卷六·土产》:"香附子:即莎草根。生田野间,茎叶三棱,根如苍耳子有毛。"

8. 明·沈明臣《通州志·卷四·物产(海门同)》:"药之属:香附。"

9. 清·何绍章、杨履泰《丹徒县志·卷一七·物产》:"莎草:根名香附子。一名雀头香。叶如老韭而硬,光泽,有剑脊棱。五六月中抽一茎,三棱,中空,茎端复出数叶,开青花,成穗,大体皆如荆三棱,但短小耳,根须下结子一二枚,转相延生,子有细黑毛增。"

10. 清·王祖畲《太仓州志·卷三》:"香附,即莎草根,冈身路一带尤盛。"

参考文献 ▶▶

成分

[1] Trivedi B, et al. Collection Czech. Chem Commun, 1976,19:1675

[2] Hiroshi H, et al. Phytochemistry, 1976,15(8):1265

[3] 徐燕,等. 中国药学杂志,2010,45(11):818

[4] Xu Yan, et al. Molecules, 2008,13:2474

[5] H M Sayed, et al. Nat Prod Res, 2007,21(4):343

[6] Komai K, et al. Phytochemistry, 1989,28(7):1883

[7] 吴希,等. 中药材,2008,31(7):990

[8] Soumaya KJ et al. Chemico-Biological Interations, 2009, 181(1):85

药理

[1] 李淑雯,等. 中药新药与临床药理,2013,24(2):129

[2] 欧润妹,等. 山东中医杂志,2004,23(12):740

[3] 邓远辉,等. 中药新药与临床药理,2012,23(6):620

[4] 胡律江,等. 江西中医药,2011,42(12):66

[5] 夏厚林,等. 时珍国医国药,2006,17(5):773

[6] 刘国卿,等. 中国药科大学学报,1989,20(1):48

[7] 周中流,等. 中国实验方剂学杂志,2012,18(7):191

[8] 王君明,等. 时珍国医国药,2013,24(4):779

[9] 李志强,等. 西安交通大学学报:医学版,2007,28(4):399

[10] 王明江,等. 郧阳医学院学报,1999,18(4):194

[11] 刘梅,等. 中国医药导报,2013,10(3):26

[12] 李淑雯,等. 时珍国医国药,2012,23(6):1395

[13] 司金超,等. 中药药理与临床,2002,18(5):30

临床报道

[1] 严强. 浙江中医杂志,1992,27(2):82

[2] 林治萍. 中国民间疗法,2002,10(10):34

[3] 韩猛祥,等. 山西中医,2002,18(1):21

[4] 沈鹏. 实用中医药杂志,2003,19(2):93

59. 禹州漏芦 Yǔ Zhōu Lòu Lú

《中药大辞典》

【异名】 禹漏芦。

【来源】 为菊科植物华东蓝刺头 *Echinops grijisii* Hance 的根。

【原植物】 华东蓝刺头,又名格利氏蓝刺头。

多年生草本,高 30～80 cm。茎直立,单生,上部通常有短或长花序分枝,基部通常有棕褐色的残存的纤维状撕裂的叶柄,全部茎枝被密厚的蛛丝状绵毛,下部花期变稀毛。叶质地薄,纸质;基部叶及下部茎叶有长叶柄,全形椭圆形、长椭圆形、长卵形或卵状披针形,羽状深裂,侧裂片4～7对,卵状三角形、椭圆形、长椭圆形或线状长椭圆形,全部裂片边缘有均匀而细密的刺状缘毛;中部茎叶披针形或长椭圆形,与基部及下部茎叶等样分裂,无柄或有较短的柄;全部茎叶两面异色,上面绿色,无毛无腺点,下面白色或灰白色,被密厚的蛛丝状绵毛。复头状花序单生枝端或茎顶;外层苞片与基毛近等长,线状倒披针形,爪部中部以下有白色长缘毛;内层苞片长椭圆形,顶端芒状齿裂或芒状片裂;全部苞片24～28个,外面无毛无腺点;小花花冠5深裂,花冠管外面有腺点。瘦果倒圆锥状,被密厚的顺向贴伏的棕黄色长直毛,不遮盖冠毛;冠毛量杯状;冠毛膜片线形,边缘糙毛状,大部结合。花果期 7～10 月(图 59 - 1)。

生于山坡草地。分布于辽宁(南部)、山东、河南、安徽、江苏、福建、台湾、广西。

本省各地有分布。

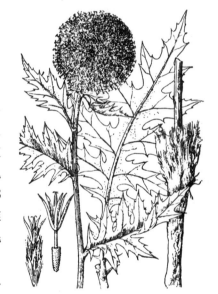

图 59 - 1 华东蓝刺头

【栽培】 **生长环境** 喜温暖低湿气候,怕热雨,忌涝。以沙质壤土为宜,低洼易涝、黏质土不宜种植。

繁殖方法 育苗移栽。取向阳坡地或沙质壤土地,深翻 25～30 cm,每亩施入腐熟的农家肥 1 500～2 000 kg,撒匀,耙细,做成宽 1～1.2 m,高 20～25 cm 的床,耙平床面,留作业道 30 cm。6 月下旬到野外收集成熟饱满的种子,采收后立即进行育苗。先将苗床浇透水,再将种子均匀地撒播于床面,每 4 cm×4 cm 播 1 粒种子,覆土 1～1.5 cm,搭遮阴棚或盖遮阴物,7～10 日出苗,随时拔去杂草,适当浇水。10～20 日长 2 片真叶时即可进行移栽。选择傍晚或阴天进行穴栽,每穴 1 株,株距 12～15 cm,行距 15 cm,两行之间相对交错栽植。

田间管理 移栽定苗之后,除正常的除草、松土外,如遇干旱应及时浇水。当年不开花,第 2 年清明过后开始返青出苗,此时要在床面上撒一些过筛农家肥以促进早期生长。在开花前再撒一些磷酸二氢钾,每亩 3～5 kg,提高开花结实率;或采用叶面喷肥方法,浓度 0.25%,10 日喷 1 次,共喷 2 次。第 3 年除重复上一年的管理工作外,选择粗壮植株留种,其余一律打去花顶,促进根系发达。8 月上旬再追磷、钾肥 1 次,提高其产量和药材质量。

病虫害防治 病害有根腐病,可用 800 倍代森锌液防治。虫害有蛴螬、蝼蛄,可用 40% 氧化乐果

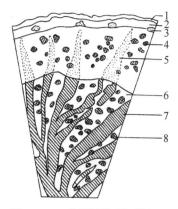

图 59-2　禹州漏芦(根)横切面简图

1.后生皮层　2.皮层　3.分泌腔　4.韧皮纤维　5.韧皮部　6.木射线　7.木质部　8.木纤维

1 000～1 200 倍液防治。

【采收加工】　春、秋二季采挖,除去须根及泥沙,晒干。

【药材】　禹州漏芦 Echinopsis Radix　本省各地曾有产。

性状鉴别　呈类圆柱形,稍扭曲,长 10～25 cm,直径 0.5～1.5 cm。表面灰黄色或灰褐色,具纵皱纹,顶端有纤维状棕色硬毛。质硬,不易折断,断面皮部褐色,木部呈黄黑相间的放射状纹理。气微,味微涩。

显微鉴别　1. 根横切面　后生皮层黄棕色。皮层细胞 4～5 列,切向延长,有分泌腔散在,内含棕色分泌物,内皮层细胞单列整齐。韧皮部有许多淡黄色纤维束散在,纤维细胞间隙内充满深棕色内含物。形成层成环。导管放射状排列,纤维束散在于薄壁组织中(图 59-2)。

2. 粉末　棕黄色。韧皮纤维多成束,直径 20～42 μm,壁厚。细胞间隙有棕褐色树脂状物。木纤维细长,两端渐尖,直径 12～30 μm,壁较厚。具缘纹孔导管和网纹导管较多见。石细胞少见,类圆形、长方形或方形,层纹及孔沟明显,细胞间隙有棕褐色树脂状物。分泌管长条状,直径 26～60 μm,内含红棕色分泌物(图 59-3)。

理化鉴别　取本品粉末 1 g,加甲醇 10 ml,超声处理 30 分钟,滤过,滤液作为供试品溶液。另取 α-三联噻吩对照品,加甲醇制成每 1 ml 含 0.8 mg 的溶液,作为对照品溶液。按薄层色谱法试验,吸取供试品溶液 2～5 μl,对照品溶液 5 μl,分别点于同一硅胶 G 薄层板上,以石油醚(60～90℃)为展开剂,展开,取出,晾干,喷以 10%硫酸乙醇溶液,在 105℃加热至斑点显色清晰。供试品色谱中,在与对照品色谱相应的位置上,显相同颜色的斑点。

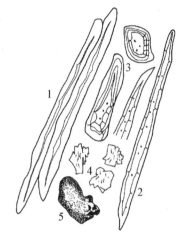

图 59-3　禹州漏芦粉末图

1.韧皮纤维　2.木纤维　3.石细胞　4.菊糖　5.棕色块状物

品质标志　1. 经验评价　以枝条粗长、表面土棕色、质坚实、长短整齐者为佳。

2. 含量测定　按醇溶性浸出物测定法热浸法测定,用稀乙醇作溶剂,含醇溶性浸出物不得少于 13.0%。按高效液相色谱法测定,含 α-三联噻吩($C_{12}H_8S_3$)不得少于 0.20%。

【成分】　根中含有噻吩类化合物:5-(4-O-异戊酰基丁炔-1)-联噻吩,5-(丁-3-炔-1)-联噻吩,异卡多帕亭,α-三联噻吩(α-terthienyl),卡多帕亭(cardopatine),5-(3,4-二羟基丁炔-1)-联噻吩[5-(3,4-dihydroxybut-1-ynyl)-2,2'-bithiophene][1],5-乙酰基联噻吩,5-(3,4-二乙酰氧基丁炔-1)-联噻吩,5-(3-乙酰氧基-4-异戊酰氧基丁炔-1)-联噻吩,5-(3-羟基-4-异戊酰氧基丁炔-1)-联噻吩[2],echinothiophene[3],echinoynethiophene,5,5″-二氯-α-三联噻吩,5-氯-α-三联噻吩,5-乙酰基-α-三联噻吩[4],2-(戊二炔-1,3)-5-(3,4-二羟基-丁炔-1)噻吩[2-(penta-1,3-diynyl)-5-(3,4-dihydroxybut-1-ynyl)thiophene],2-(丙炔-1)-5-(5,6-二羟基-己二炔-1,3)噻吩[2-(pro-1-ynyl)-5-(5,6-dihydroxyhexa-1,3-diynyl)thiophene][5];酚酸类化合物:丁香苷(syringin),绿原酸(chlorogenic acid),菜蓟素(cynarin)[5];此外,还含有木犀草素(luteolin),挥发油类[6],脂肪酸,三萜及甾体类[5,7]等成分。

【药理】　1. 抗肿瘤作用　利用人类慢性骨髓性白血病 K562 和人类急性白血病 HL-60 细胞模型,对禹州漏芦(华东蓝刺头)95%乙醇提取物各萃取部分进行活性筛选,确定其细胞毒活性成分集中于 95%乙醇提取物的石油醚及二氯甲烷萃取部分,即华东蓝刺头的脂溶性成分。小鼠接种 S_{180} 肉瘤,灌胃华东蓝刺头二氯甲烷萃取部分,对小鼠 S_{180} 肉瘤有显著的抑制作用。但高剂量给药下出现大量的小鼠死亡现象,表明受试药物对动物具有较强的毒性。华东蓝刺头分离得到的噻吩类成分体外有肿瘤抑制活性的作用[1]。

2. 保肝、抗炎作用　台湾研究表明,华东蓝刺头根能改善四氯化碳引起的大鼠肝坏死和肝功能紊乱。华东蓝刺头根中主要的保肝活性成分集中于正丁醇萃取部分及水层。华东蓝刺头甲醇提取物的正己烷萃取部分、氯仿萃取部分及乙酸乙酯萃取部分能明显改善角叉菜胶所致的小鼠足部肿胀。研究证明,华东蓝刺头抗炎成分集中于氯仿萃取部分,且活性强于吲哚美辛[1]。

3. 其他作用　日本研究表明,华东蓝刺头的噻吩类化合物有一定抗病毒、抗炎及免疫调节的作用[1]。

【炮制】　取原药材,除去杂质,洗净,闷润至软,切厚片,干燥,筛去灰屑。

饮片性状　禹州漏芦参见"药材"项。

贮干燥容器内,置通风干燥处。

【性味】　苦,寒。归胃、大肠、肝经。

【功能】　清热解毒,活血通乳。

【主治】　疮疖肿毒,乳痈,腮腺炎,淋巴结结核,痔瘘,疥癣痒疹,目赤肿痛,痢疾,蛔虫腹痛,风湿痹痛,闪腰岔气,跌打损伤,产后乳汁不下。

【用法用量】　内服:煎汤,9～15 g。外用:适量,研末醋调敷;或鲜品捣敷。

【注意事项】　疮疡阴证及孕妇禁服。

【附方】　1. 治痈肿疮毒　漏芦15 g,连翘9 g,黄柏12 g,大黄、甘草各3 g。水煎服。(《河北中草药》)

2. 治乳痈红肿　漏芦、蒲公英、金银花各15 g,土贝母9 g,甘草6 g。水煎服。(《山西中草药》)

3. 治乳妇气脉壅塞,乳汁不行及经络凝滞,乳内胀痛,留蓄邪毒,或作痈肿　漏芦二两半,瓜蒌十个(急火烧焦存性),蛇蜕十条(炙)。上为细散。每服二钱,温酒调服,不拘时,良久,吃热羹汤助之。(《太平惠民和剂局方》漏芦散)

4. 治流行性腮腺炎　漏芦4.5 g,板蓝根3 g,牛子1.2 g,甘草1.5 g。水煎服。(《新疆中草药手册》)

5. 治子宫癌瘤　漏芦24 g,马兰子(炒)18 g。水煎服,每日1剂。(《中医秘验方》)

6. 治产后缺乳　漏芦、王不留行各15 g,路路通12 g,通草6 g。水煎服。(《河北中草药》)

7. 治慢性痢疾,产后带下　漏芦、艾叶各等量。共研细末,米醋熬沸作丸。每服6 g,每日2次。(《安徽中草药》)

8. 治小儿疳积,腹泻　漏芦3 g,研细末。夹猪肝内蒸熟吃,每日1次。(《安徽中草药》)

9. 治蛔虫腹痛　漏芦9 g,川椒4.5 g,乌梅15 g。煎服。(《安徽中草药》)

10. 治历节风,筋脉拘挛,骨节疼痛　漏芦(去芦头,麸炒)半两,地龙(去土,炒)半两。上二味捣罗为末,先用生姜二两取汁,蜜二两,同煎三五沸,入好酒五合,以瓷器盛。每用七分盏,调药末一钱半匕,温服,不拘时。(《圣济总录》古圣散)

【临床报道】　1. 治疗痤疮　26例痤疮患者以漏芦甘草汤为基础方加减治疗,漏芦50 g,甘草10 g,每日1剂,7剂为一个疗程,2疗程后痤疮全部消退无残留者16例,痤疮消除超过80％者7例,痤疮消退65％者3例,总有效率100％[1]。

2. 治疗银屑病　73例患者经漏芦水煎液治疗后的生活质量表和银屑病症状轻重计分标准表得分均得到明显改善,显著优于雷公藤多苷片水溶液治疗组(P＜0.01)[2]。

【药论摘录】　1.《神农本草经》:"味苦、咸,寒。主皮肤热,恶疮,疽痔,湿痹,下乳汁。久服轻身益气,耳目聪明,不老延年。"

2.《名医别录》:"大寒,无毒。止遗溺,热气疮痒如麻豆,可作浴汤。"

3.《本草经集注》:"疗诸瘘(疮)疥。此久服甚益人。"

4.《药性论》:"治身上热毒风生恶疮,皮肌瘙痒瘾疹。"

5.《日华子本草》:"治小儿壮热,通小肠,(治)泄精,尿血,风赤眼,乳痈,发背,瘰疬,肠风,排脓,补血,治扑损,续筋骨,敷金疮,止血长肉,通经脉。"

6.《本草纲目》:"漏芦,下乳汁,消热毒,排脓,止血,生肌,杀虫,故东垣以为手、足阳明药,而古方治痈疽发背,以漏芦汤为首称也。庞安常《伤寒论》治痈疽及预解时行痘疹热,用漏芦叶,云无则以山栀子代之,亦取其寒能解热,盖不知其能入阳明之故也。"

7.《本草经疏》:"漏芦,苦能下泄,咸能软坚,寒能除热,寒而通利之药也。故主皮肤热,恶疮疽痔,湿痹,下乳汁。"

8.《本草正义》:"漏芦,滑利泄热,与王不留行功用最近,而寒苦直泄,尤其过之。苟非实热,不可轻用。不独耗阴,尤损正气。《日华》谓通小肠,治泄精溺血,肠风乳痈,排脓止痛,通经脉,皆惟实热之症,可以暂用。"

【品种沿革】 集解 1.《名医别录》:"生乔山山谷。八月采根,阴干。"

2.《本草经集注》:"今市人皆取苗用之。俗中取根,名鹿骊根。"

3.《新修本草》:"此药俗名荚蒿,茎叶似白蒿,花黄,生荚,长似细麻,如箸许,有四五瓣,七月、八月后皆黑,异于众草蒿之类也。常用其茎、叶及子,未见用根。其鹿骊,山南谓之木藜芦,有毒,非漏芦也。"

4.《本草拾遗》:"按漏芦,南人用苗,北土多用根。树生如茱萸。树高二三尺。"

5.《蜀本草》:"《图经》云:叶似角蒿,今曹、兖州下湿地最多。六月、七月采茎,日干之,黑于众草。"

6.《日华子本草》:"花、苗并同用,俗呼为鬼油麻,形并气味似干牛蒡,头上有白花子。"

7.《开宝本草》:"别本注云:漏芦,茎箸大,高四五尺,子房似油麻房而小。江东人取其苗用,胜于根,江宁及上党者佳。陶注云:根名鹿骊。《唐本草》注云:山南人名木黎芦。皆非也,漏芦自别尔。"

8.《本草图经》:"漏芦,生乔山山谷,今京东州郡及秦、海州皆有之。旧说茎叶似白蒿,有荚,花黄,生荚端,茎若箸大,其子作房,类油麻房而小,七八月后皆黑,异于众草。今诸郡所图上,唯单州者差相类,沂州者花叶颇似牡丹。秦州者花似单叶寒菊,紫色,五七枝同一秆上。海州者花紫碧,如单叶莲花,花萼下及根旁有白茸裹之,根黑色如蔓菁而细,又类葱本,淮甸人呼为老翁花。三州所生,花虽别而叶颇相类,但秦、海州者,叶更作锯齿状耳。一物而殊类此,医家何所适从,当依旧说,以单州出者为胜,六月、七月采茎苗,日干,八月采根,阴干。南方用苗,北土多用根。"

9.《梦溪笔谈》:"今方家所用漏芦,乃飞廉也。飞廉一名漏芦,苗似苦芺,根如牛蒡,绵头者是也,采时用根。今闽中所用漏芦,茎如油麻,高六七寸,秋深枯黑如漆,采时用苗。《本草》自有一条,正谓之漏芦。"

10.《救荒本草》:"漏芦,一名野兰,俗名荚蒿,根名鹿骊根,俗呼为鬼油麻。生乔山山谷及秦州、海州、单州,曹、兖州,今钧州、新郑沙岗间亦有之。苗叶就地丛生,叶似山芥菜叶而大,又多花,又有似白屈菜叶,又似大蓬蒿叶,及似风花菜脚叶而大,叶中撺葶,上开红白花。"

考证 漏芦首录于《神农本草经》,列为上品。其后各本草对漏芦的形态记载并不一致,各地漏芦入药品种不尽相同。有将飞廉作为漏芦使用,用根入药,亦有认为漏芦当用其苗入药的,这都说明漏芦古代品种来源比较复杂。《本草图经》载有秦州、沂州、海州、单州4种漏芦,各有附图。除了单州漏芦,其他3种漏芦大多与现代漏芦所用的来源植物——菊科祁州漏芦、禹州漏芦(蓝刺头)等具体特征不合。明代《救荒本草》亦载有漏芦,其所述形态及所附图形已与今之祁州漏芦等相近。

《本草经集注》提到漏芦"今出近道亦有",《开宝本草》也提到漏芦"江东人取其苗用,胜于根,江宁及上党者佳"。《本草图经》谈到了海州漏芦,宋朝海州大致相当于今江苏连云港地区。不过,《本草图经》的海州漏芦"海州者花紫碧,如单叶莲花,花萼下及根旁有白茸裹之,根黑色如蔓菁而细,又类葱本,淮甸人呼为老翁花",其形态特点类似于毛茛科植物白头翁,应当不是现今江苏地区作为漏芦入药使用的菊科华东蓝刺头。

参考文献 ▶▶

成分

[1] 果德安,等.中草药,1992,23(1):3

[2] Lin YL, et al. The Chinese Pharmaceutical Journal, 1999,51(3):201

[3] Koike K, et al. Organic Letters, 1999,1(2):197

[4] Liu Y, et al. Journal of AsianNatural Products Research, 2002,4(3):175

[5] 梁东,等.沈阳药科大学学报,2008,25(8):620

[6] 果德安,等.中国中药杂志,1994,19(2):100

[7] 果德安,等.中草药,1992,23(10):512

药理

[1] 金文荣.浙江大学(学位论文),2008

临床报道

[1] 徐九思.光明中医,2009,24(6):1164

[2] 许斌.湖南中医学院,2003级硕士

60. 前胡 Qián Hú

《雷公炮炙论》

【来源】 为伞形科植物白花前胡 *Peucedanum praeruptorum* Dunn 或紫花前胡 *Peucedanum decursivum*（Miq.）Maxim. 的根。

【原植物】 1. 白花前胡 又名前胡、鸡脚前胡、官前胡、山独活。

多年生草本，高30～120 cm。根圆锥形。茎直立，单一，上部分枝。基生叶和下部叶纸质，圆形至宽卵形，2～3回三出式羽状分裂，最终裂片菱状倒卵形，不规则羽状分裂，有圆锯齿；叶柄基部有宽鞘，抱茎；顶端叶片生在膨大的叶鞘上。复伞形花序，顶生或腋生，总伞梗7～18，不等长，无总苞，小总苞片条状披针形，有缘毛；花萼5，短三角形；花瓣白色，广卵形或近于圆形，先端有向内曲的舌片；雄蕊5，花药卵圆形；子房有毛，花柱2枚极短。双悬果椭圆形或卵圆形，光滑无毛，背棱和中棱线状，侧棱有窄翅。花期8～10月，果期10～11月(图60-1)。

生于山坡林下或林缘草丛中。分布于华中、华东及广西、贵州、四川。

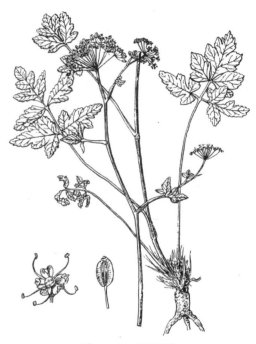

图 60-1　白花前胡

本省分布于南京、宜兴、溧阳等地。

2. 紫花前胡 又名土当归、野当归、独活、麝香菜、鸭脚前胡、鸭脚当归、老虎爪、鸭脚七、野辣菜、山芫荽、桑根子苗、鸭脚板。

多年生草本，高70～140 cm。根圆锥形，棕黄色至棕褐色，浓香。茎直立，单一，圆形，表面有棱，上部少分枝。基生叶和下部叶纸质，三角状宽卵形，1～2回羽状全裂，1回裂片3～5片，再3～5裂，叶轴翅状，顶生裂片和侧生裂片基部连合，基部下延成翅状，最终裂片狭卵形或长椭圆形，有尖齿；茎上部叶简化成叶鞘。复伞形花序顶生，总伞梗12～20枚，不等长；总苞片1～2片，卵形，紫色；小伞梗多数；小总苞片披针形；萼齿5，三角形；花瓣深紫色，长卵形，先端渐尖，有1条中肋；雄蕊5，花药卵形；子房无毛，花柱2枚，极短。双悬果椭圆形，背棱和中棱较尖锐，呈丝线状，侧棱发展成狭翅。花期8～9月，果期9～10月(图60-2)。

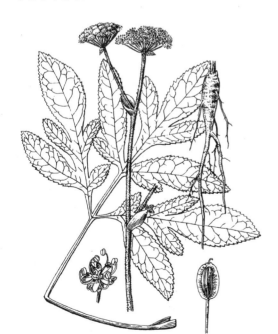

图 60-2　紫花前胡

生于山坡林缘、路旁或半阴性的山坡草丛中。分布于全国各地。

本省各地有分布。

【栽培】 **生长环境** 喜冷凉湿润气候,耐旱、耐寒。适应性较强,在山地及平原均可生长。以肥沃深厚的腐殖质壤土生长最好,黏土及过于低湿地不宜栽种。

繁殖技术 种子繁殖和分根繁殖。种子繁殖:种子采收后,立即播种,撒播或条播,播后覆土以不见种子为度,稍加镇压,浇水。苗出土后 40 日即可移栽,按行株距 60 cm×45 cm 开穴栽植。分根繁殖:春季挖出老根,有新芽的作种栽,按行株距 60 cm×45 cm 开穴种植。

田间管理 移栽成活后,及时松土除草,夏季雨后须松土,于 8 月中旬可追施磷肥和钾肥。浇水 3～4 次,关键在 8 月到 10 月。当雄株开始抽薹时需肥较大,要及时拔去雄株,促进雌株生长。留种地除外。

病虫害防治 病害有白粉病、根腐病,可用三唑铜防治白粉病,可用 50%多菌灵可湿性粉剂 1 000 倍液防治根腐病。虫害有蚜虫、黄刺蛾、蛴螬、短额负蝗、种蝇,可用 40%乐果乳剂 1 500 倍液防治蚜虫,可用 90%晶体敌百虫 1 000 倍液防治黄刺蛾、蛴螬、短额负蝗,可用 90%晶体敌百虫 1 500～2 000 倍液或 50%辛硫磷乳油 1 000 倍液防治种蝇。

【采收加工】 冬季至次春茎叶枯萎或未抽花茎时采挖,除去须根,洗净,晒干或低温干燥。

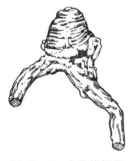

图 60 - 3 白花前胡药材图

【药材】 前胡 Peucedani Radix 本省连云港、南云台山、盱眙、宜兴、溧阳等地曾有产。

性状鉴别 1. 白花前胡 呈不规则的圆柱形、圆锥形或纺锤形,稍扭曲,下部常有分枝,长 3～15 cm,直径 1～2 cm。表面黑褐色或灰黄色,根头部多有茎痕和纤维状叶鞘残基,上端有密集的细环纹,下部有纵沟、纵皱纹及横向皮孔样突起。质较柔软,干者质硬,可折断,断面不整齐,淡黄白色,皮部散有多数棕黄色油点,形成层环纹棕色,射线放射状。气芳香,味微苦、辛(图 60 - 3)。

2. 紫花前胡 根头部较粗短,极少有纤维状叶鞘残基。折断面皮部易与木部分离。气芳香,味微苦、辛。

显微鉴别 1. **根横切面**

(1) 白花前胡:木栓层为 10～20 余列扁平细胞。近栓内层处油管稀疏排列成一轮。韧皮部宽广,外侧可见多数大小不等的裂隙;油管较多,类圆形,散在,韧皮射线近皮层处多弯曲。形成层环状。木质部大导管与小导管相间排列;木射线宽 2～10 列细胞,有油管零星散在;木纤维少见。薄壁细胞含淀粉粒(图 60 - 4)。

(2) 紫花前胡:木栓层为数列至 10 余列扁平细胞,外有落皮层。栓内层极窄,有油管散在。韧皮部宽广;油管多数,类圆形,略呈多轮环状排列,分泌细胞 5～10 个;韧皮射线近皮层处多弯曲且形成大小不等的裂隙。形成层环状。木质部较小,导管径向排列呈放射状;木射线较宽;木纤维少见。薄壁细胞含淀粉粒(图 60 - 5)。

2. **粉末** 白花前胡淡黄棕色。石细胞少数,单个散在或两个相聚;呈类方形、类长方形、长卵形、类三角形或长条形,有的一端斜尖,层纹大多明显。木栓细胞淡棕黄色,常数十层重叠;断面观细胞极扁平,排列整齐,壁薄,微木化或木化;表面观呈长方形、类三角形或狭长,壁微弯曲,木栓组

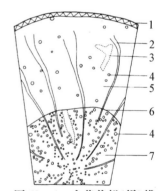

图 60 - 4 白花前胡(根)横切面简图

1. 木栓层 2. 韧皮射线
3. 裂隙 4. 油室 5. 韧皮部
6. 形成层 7. 木质部

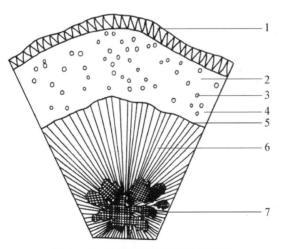

图 60 - 5 紫花前胡(根)横切面简图

1. 木栓层 2. 皮层 3. 油管 4. 韧皮部 5. 形成层
6. 木质部 7. 木纤维及导管

织碎片边缘的细胞大多完整。油管碎片时可察见,周围细胞的界限不明显,含淡黄色油滴状分泌物。导管主为具缘纹孔导管,也有网纹导管;具缘纹孔椭圆形。木纤维成束或单个散离,淡黄色或鲜黄色;呈梭形,末端尖、钝圆或平截,纹孔较稀,细点状,孔沟隐约可见,有的胞腔内含黄棕色物。淀粉粒单粒类圆形、广卵圆形、贝壳形或矩圆形,脐点点状或裂缝状,层纹不明显;复粒有2~4分粒组成。此外,木射线细胞呈类长方形,壁薄或稍厚,部分径向壁连珠状,纹孔人字形或十字形(图60-6)。

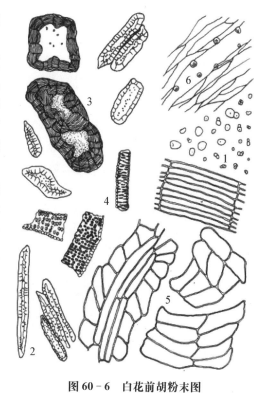

图60-6 白花前胡粉末图

1.淀粉粒 2.纤维 3.石细胞 4.导管
5.木栓细胞 6.油管碎片

理化鉴别 1. 白花前胡 取本品粉末0.5 g,加三氯甲烷10 ml超声处理10分钟,滤过,滤液蒸干,残渣加甲醇5 ml使溶解,作为供试品溶液。另取白花前胡甲素对照品、白花前胡乙素对照品,加甲醇制成每1 ml各含0.5 mg的混合溶液,作为对照品溶液。按薄层色谱法试验,吸取上述两种溶液各5 μl,分别点于同一硅胶G薄层板上,以石油醚(60~90℃)-乙酸乙酯(3:1)为展开剂,展开,取出,晾干,置紫外光灯(365 nm)下检视。供试品色谱中,在与对照品色谱相应的位置上,显相同颜色的荧光斑点。

2. 紫花前胡 取本品粉末0.5 g,加甲醇25 ml,超声处理20分钟,滤过,取滤液作为供试品溶液。另取紫花前胡苷对照品,加甲醇制成每1 ml含50 μg的溶液,作为对照品溶液。按薄层色谱法(通则0502)试验,吸取上述两种溶液各5 μl,分别点于同一硅胶G薄层板上,以乙酸乙酯-甲醇-水(8:1:1)为展开剂,展开,取出,晾干,置紫外光灯(365 nm)下检视。供试品色谱中,在与对照品色谱相应的位置上,显相同颜色的荧光斑点。

品质标志 1. 经验评价 均以条粗壮、质柔软、香气浓者为佳。

2. 含量测定 白花前胡按醇溶性浸出物测定法冷浸法测定,用稀乙醇作溶剂,含醇溶性浸出物不得少于20.0%。按高效液相色谱法测定,含白花前胡甲素($C_{21}H_{22}O_7$)不得少于0.90%,含白花前胡乙素($C_{24}H_{26}O_7$)不得少于0.24%。紫花前胡按醇溶性浸出物测定法热浸法测定,用稀乙醇作溶剂,含醇溶性浸出物不得少于30.0%。按高效液相色谱法测定,含紫花前胡苷($C_{20}H_{24}O_9$)不得少于0.90%。

【成分】 白花前胡根含香豆素类化合物:白花前胡甲素(praeruptorin A),白花前胡丙素(praeruptorin C),白花前胡丁素(praeruptorin D, Pd-Ⅱ),前胡香豆素A(qianhucoumarin A),前胡香豆素B(qianhucoumarin B),前胡香豆素C(qianhucoumarin C),前胡香豆素D(qianhucoumarin D)[1~3],紫花前胡苷(nodakenin);挥发油类:香木兰烯(aromadendrene),β-榄香烯(β-elemene),α-蒎烯(α-pinene),桧醇(hinokiol),萜品油烯(terpinolene),α-金合欢烯(α-farnesene)和长叶烯(longifolene)[4,5];菲醌类化合物:丹参酮ⅡA(tanshinone ⅡA)和丹参酮(tanshinone Ⅰ)等[6]。

紫花前胡根中主要含有苯丙素类化合物:紫花前胡苷(decuroside)Ⅵ,decursidate[7],3'S, 4'R-biangeloyloxys-3',4'-dihydroxanthyletin,3'S-senecioyloxy-4'R angeloyloxy-3',4'-dihydroxanthyletin[8],紫花前胡素(decursin)D, F,3'(S)-acetoxy-4'(R)-angeloyloxy-3',4'-dihydroxanthyletin,Pd-C-Ⅳ,Pd-C-Ⅱ,3'S-前胡醇(3'S-decursinol),(+)-trans-decursidinol[9],nodakenctin,Pd-D-V,欧前胡精(ostruthin),紫花前胡次素(decursidin),前胡素(decursitin)C[10],异佛手柑内酯(isobergapten),佛手柑内酯(bergapten),茴芹内酯(pimpinellin),异茴芹内酯(isopimpinellin),二氢欧山芹醇乙酯(columbianetin acetate),牛防风素(sphondin),前胡香豆素E(qianhucoumarin E),花椒毒素(xanthotoxin),甲氧基欧芹酚(osthole),阿魏酸(ferulic acid),补骨脂素(psoralen)[11]等。

【药理】 1. 抗心、脑血管系统疾病 白花前胡(前胡)和前胡甲素对大鼠急性心肌缺血再灌注损伤的心肌细胞有保护作用[1]。白花前胡对麻醉猫急性心肌梗死具有保护作用,降低心肌梗死后血清中乳酸脱氢酶(LDH)、肌酸激酶同工酶(CK-MB)的活性[2]。白花前胡粗提物及前胡甲素能降低心肌缺血再灌注大鼠的IL-6水平及Fas、Bax、Bcl-2蛋白的表达,增加Bcl-2/Bax的比率[3]。

白花前胡水及醇提取物能抑制大脑中动脉梗死模型大鼠的级联反应中炎性细胞因子IL-6及IL-8的产生,减轻或消除脑缺血级联反应中的炎症反应,减少梗死面积[4]。

白花前胡提取物能拮抗腹主动脉缩窄术后心肌肥厚模型大鼠的左心室重量增加及心系数的升高,改善心室重构现象,调控心肌组织凋亡相关蛋白Bcl-2、Bax表达[5]。

2. 降压作用　白花前胡提取物能改善肺动脉高压模型大鼠的动脉压力、血管尺寸等指标,降低全血黏度和还原黏度,增加肺循环血流量[6]。白花前胡提取物可抑制野百合碱所致大鼠肺动脉高压的形成,减轻野百合碱导致的肺血管损伤与肺血管重建[7]。白花前胡两种水溶性制剂都能增加麻醉猫的冠状窦血流量,降低血压[8]。白花前胡水煎剂及其石油醚提取物能舒张兔离体肺动脉,降低肺动脉环对去甲肾上腺素和氯化钾引起的收缩的反应性[9]。

3. 祛痰、平喘、止咳作用　小鼠气管酚红祛痰法、氨水喷雾致咳法、豚鼠磷酸组胺喷雾致喘法实验中,蜜前胡中剂量组祛痰作用最强,蜜前胡高剂量组镇咳效果较佳,平喘作用则以蜜前胡低剂量组和生前胡低剂量组明显[10]。紫花前胡苷能增强小鼠气管排泌酚红,具有祛痰作用[11]。紫花前胡苷灌胃,显著抑制模型小鼠气道炎性反应和高反应,下调过敏性哮喘模型小鼠支气管肺泡灌洗液中IL-4、IL-5、IL-13等炎性因子的水平,说明紫花前胡苷抑制哮喘气道炎性反应、高反应与抑制Th2优势有关,对免疫起调节作用。另外,紫花前胡苷能显著抑制P65的核转位和抑制核P65的磷酸化,抑制NF-κB P65的DNA结合力,提示是其抗哮喘作用的重要机制[12]。

4. 解热、镇痛、抗炎作用　白花前胡总香豆素组分对酵母引起的大鼠发热有显著解热作用,对热板导致的小鼠疼痛和醋酸导致的小鼠扭体反应均有显著抑制作用,并能对抗二甲苯导致的小鼠耳肿胀和蛋清导致的大鼠足肿胀[13]。前胡甲素抑制脂多糖诱导的人脐静脉内皮细胞中炎性因子TNF-α、IL-1β的表达,选择性上调LPS诱导的内皮细胞中PPAR-α的表达[14]。

5. 其他作用　白花前胡中的总香豆素组分灌胃,延长小鼠戊巴比妥钠引起的睡眠时间,降低肝微粒体苯胺羟化酶(ANH)和氨基比林N脱甲基酶(ADM)的活性[15]。白花前胡香豆素组分对羟自由基和超氧阴离子自由基有较强的清除作用,并抑制小鼠肝匀浆的脂质过氧化反应[16]。白花前胡石油醚提取物能抑制乙酰胆碱和氯化钾引起的气管平滑肌收缩,使乙酰胆碱收缩气管平滑肌作用的量效曲线右移,使最大反应降低[17]。白花前胡甲素、丙素可上调尿苷二磷酸葡糖醛酸转移酶*1A1*基因和蛋白的表达水平,核受体组成型雄烷受体在此调控过程中发挥了作用[18]。

【炮制】　1. 前胡　取原药材,除去杂质及残茎,洗净,润透,切薄片,晒干,或低温干燥。

2. 炒前胡　取前胡片置锅内,文火炒至表面呈黄色,微带焦斑,取出放凉。

3. 蜜前胡　取炼蜜,用适量开水稀释后,加入净前胡片拌匀,润透,置锅内,用文火炒至不粘手为度,取出放凉。每100 kg前胡片,用炼蜜25 kg。

饮片性状　前胡参见"药材"项。炒前胡形如前胡片,表面黄色,微带焦斑。蜜前胡形如前胡片,表面深黄色,略粘手,微带光泽,味微甜。

贮干燥容器内,蜜前胡密闭,置阴凉干燥处,防霉,防蛀。

【药性】　苦、辛,微寒。归肺、脾、肝经。

【功能】　疏散风热,降气化痰。

【主治】　外感风热,肺热痰郁,咳喘痰多,痰黄稠黏,呕逆食少,胸膈满闷。

【用法用量】　内服:煎汤,5~10 g;或入丸、散。

【注意事项】　阴虚咳嗽、寒饮咳嗽患者慎服。

【附方】　1. 治咳嗽涕唾稠黏,心胸不利,时有烦热　前胡一两(去芦头),麦门冬一两半(去心),贝母一两(煨微黄),桑根白皮一两(锉),杏仁半两(汤浸,去皮、尖;麸炒微黄),甘草一分(炙微赤,锉)。上药捣筛为

散。每服四钱,以水一中盏,入生姜半分,煎至六分,去滓。不计时候,温服。(《太平圣惠方》前胡散)

2.治肺喘,毒壅滞心膈,昏闷　前胡(去芦头)、紫菀(洗去苗土)、诃黎勒皮、枳实(麸炒微黄)各一两。上为散。每服一钱,不计时候,以温水调下。(《普济方》前胡汤)

3.治胸中气满塞、短气　前胡(去苗)一两半,赤茯苓(去黑皮)二两,甘草(炙,锉)一两,杏仁二七枚(汤浸,去皮尖、双仁,炒)。上四味,粗捣筛。每服三钱匕,水一盏,煎至六分,去滓。空心温服。(《圣济总录》前胡汤)

4.治小儿风热气啼　前胡(去芦)。上为末,炼蜜和丸小豆大。日服一丸,熟水下。服至五六丸即瘥。(《小儿卫生总微论方》前胡丸)

5.治童男、室女骨蒸潮热,及热在肌肉,及吐血等疾　柴胡(去苗)、前胡(去芦头)、胡黄连、乌梅肉。上件各等分,㕮咀。每服五钱,水酒、童子小便共一盏半,猪胆一枚取汁,猪脊髓一条,葱、薤白各三寸,同煎至八分,去滓。冷服,食前。(《杨氏家藏方》前胡散)

【临床报道】　治疗手指疔疮:先将前胡饮片捣烂,浸泡在75%乙醇中,冬季浸泡5日,夏季3日。加盖贮存,以免乙醇蒸发,使前胡能充分吸收乙醇。用时先将手指疔疮局部皮肤常规消毒后,取已备好的前胡制剂外敷,敷药面积视红肿面积而定,厚约0.5cm,外用塑料薄膜包扎,胶布固定。每日换药1次,脓出较多者,可每日换2次。手指疔疮无论为何部位、形态、病情阶段,均可用本法治疗。除部分伴有发热患者配合用抗生素外,其他均单用本法,不用其他疗法。共治疗38例,结果全部治愈,患指肿痛消失,活动自如。治疗时间:病程短、无化脓者1~3日愈;病程短,但已开始化脓者3~7日愈;病程长,脓已成者7~20日愈[1]。

【药论摘录】　1.《名医别录》:"前胡,味苦,微寒,无毒。主治痰满,胸胁中痞,心腹结气,风头痛,去痰实,下气;治伤寒寒热,推陈致新,明目益精。二月、八月采根,曝干。"

2.《雷公炮炙论》:"凡使,勿用野蒿根,缘真似前胡,只是味粗酸,若误用,令人胃反不受食。若是前胡,味甘、微苦。"

3.《药性论》:"前胡,使,味甘、辛。能去热实,下气,主时气内外俱热,单煮服佳。"

4.《日华子本草》:"治一切劳,下一切气,止嗽,破癥结,开胃下食,通五脏,主霍乱转筋,骨节烦闷,反胃呕逆,气喘,安胎,小儿一切疳气。越、衢、婺、睦等处皆好。七八月采。外黑里白。"

5.《本草纲目》:"清肺热,化痰热,散风邪。""(前胡)乃手足太阴、阳明之药,与柴胡纯阳上升入少阳、厥阴者不同也。其功长于下气,故能治痰热喘嗽、痞膈呕逆诸疾。气下则火降,痰亦降矣,所以有推陈致新之绩,为痰气要药,陶弘景言其与柴胡同功,非矣。治证虽同,而所入所主则异。"

6.《本草汇言》:"前胡,散风寒,净表邪,温肺气,消痰嗽之要药也。如伤风之证,咳嗽痰喘,声重气盛,此邪在肺经也;伤寒之证,头痛恶寒,发热骨疼,此邪在膀胱经也;胸胁痞满,气结不舒,此邪在中膈之分也;又妊娠发热,饮食不甘;小儿发热,疮疹未形;大人痰热,逆气隔拒,此邪气壅闭在腠理之间也。用前胡俱能治之。"

7.《本草经疏》:"前胡,苦辛微寒之药也,能散有余之邪热痰实,而不可施诸气虚血少之病。故凡阴虚火炽,煎熬真阴,凝结为痰而发咳嗽,真气虚而不归元以致胸胁逆满,头痛不因于痰而因于阴血虚内热,心烦外现寒热而非外感者,法并禁用。明目益精,厥理亦缪。"

8.《本草正义》:"前胡,主疗痰满,胸胁痞,心腹结气,去痰实,下气,皆降气消痰散结也。前胡微苦而降,以下气消痰为长,故能散结而泄痞满。"

【品种沿革】　集解　1.《本草经集注》:"前胡似柴胡而柔软,为疗殆欲同,而《本经》上品有柴胡而无此。晚来医乃用之,亦有畏恶,明畏恶非尽出《本经》也。"

2.《本草图经》:"前胡,旧不著所出州土,今陕西、梁、汉、江淮、荆襄州郡及相州、孟州皆有之。春生苗,青白色,似斜蒿。初出时有白芽,长三四寸,味甚香美,又似芸蒿。七月内开白花,与葱花相类。八月结实。根细,青紫色。二月、八月采,曝干。今廊延将来者,大与柴胡相似,但柴胡赤色而脆,前胡黄而柔软,不同耳。一说,今诸方所用前胡皆不同。京师北地者,色黄白,枯脆,绝无气味。江东乃有三四种,一种类当归,皮斑黑,肌黄而脂润,气味浓烈;一种色理黄白,似人参而细短,香味都微;又有如草乌头,肤黑而坚,有两三歧为一本者,食之亦戟人咽喉,中破以姜汁渍,捣服之,甚下膈,解痰实。然皆非前胡也。今最上者出吴中。又寿春生者,皆类柴胡而大,气芳烈,味亦浓苦,疗痰下气最要,都胜诸道者。"

3.《救荒本草》:"前胡,生陕西、汉、梁、江淮、荆襄、江宁、成州诸郡,相、孟、越、衢婺、睦等州皆有,今密县梁家冲山野中亦有之。苗高一二尺,青白色,似斜蒿,味甚香美。叶似野菊叶而瘦细,颇似山萝卜叶亦细,又似芸蒿。开黪白花,类蛇床子花,秋间结实。根细,青紫色。"

4.《本草纲目》:"前胡有数种,惟以苗高一二尺,色似斜蒿,叶如野菊而细瘦,嫩时可食,秋月开黪白花,类蛇床子花,其根皮黑肉白,有香气为真。大抵北地者为胜,故方书称北前胡云。"

5.《植物名实图考》:"当归,《本经》中品,《唐本草》注有大叶细叶二种,宋《图经》云,开花似莳萝浅紫色。李时珍谓花似蛇床。今时用者皆白花,其紫花者叶大称土当归……是当归本有紫、白二种,今以土当归附于后,大约药肆皆通用也。""土当归,江西、湖南山中多有之,形状详《救荒本草》。惟江湖产者花紫。李时珍以入山草,未述厥状。但于独活下谓之水白芷,亦以充独活。今江西土医犹以为独活用之。"

考证 前胡,本草文献首见载于《雷公炮炙论》,性味、功用收录于《名医别录》。此药各地皆有,品种不一。陶弘景言前胡似柴胡而柔软,但治疗相近。《本草图经》描述前胡云:"春生苗,青白色,似斜蒿……七月内开白花,与葱花相类。"《救荒本草》《本草纲目》均言叶如野菊而细瘦、开黪白花等。这些特征均与今江苏地区所用伞形科前胡属植物白花前胡相符。

陶弘景《本草经集注》提到前胡"近道皆有,生下湿地,出吴兴(今浙江省吴兴)者为佳"。宋代《本草图经》言前胡产区包括"今陕西、梁汉、江淮、荆襄州郡及相州、孟州皆有之",在这其中,"今最上者出吴中(今属江苏省苏州地区)"。由此可见,江苏地区历来为前胡的产区之一。

伞形科当归属植物紫花前胡在江苏、安徽地区被称为"土当归"。陶弘景《本草经集注·序录》曾言:"江东已来,小小杂药多出近道,气力性理不及本邦。假令荆益不通,则全用历阳当归、钱塘三建,岂得相似。所以疗病不及往人,亦当缘此故也。"历阳乃今安徽和县地区。《本草经集注》中提到其时的当归有多种品种,其中"历阳所出,色白而气味薄,呼为草当归,阙少时乃用之,方家有云真当归,正谓此,有好恶故也"。南朝《建康记》曰:"建康出当归,不堪用。"唐代《新修本草》论及当归的时候曰:"陶称历阳者,不堪用。"宋代《本草图经》"当归"条下言:"当归,生陇西川谷,今川蜀、陕西诸郡及江宁府、滁州皆有之,以蜀中者为胜。春生苗,绿叶有三瓣,七八月开花似莳萝,浅紫色,根黑黄色,二月、八月采根,阴干。"附图中的"滁州当归"图,肖似紫花前胡。由此可见,宋代以前,在江淮地区,紫花前胡可能不属"前胡"类药材的范畴,而是以历阳当归、建康当归、滁州当归、江宁府当归等名称,作为"当归"类药材使用。清代《植物名实图考》所述的"土当归"形态与附图也与紫花前胡基本一致。有学者认为,紫花前胡作为"前胡"类药材使用,与日本近代植物学家松村任三编著《植物名汇》时将紫花前胡作为前胡的来源品种有关。《中华人民共和国药典》1985年、1990年、1995年、2000年各版均将紫花前胡作为前胡的品种之一收载,这也是紫花前胡混作前胡使用的重要原因之一。

日本学者稻生宣义《炮炙全书》曰:"前胡草状屡改。观注《本草》者,误谓有三四种,究其实即是一物也。"民国曹炳章《增订伪药条辨》也言:"前胡……性软糯,气香触鼻者佳;若梗硬心白,即土独活之类,与前胡同类异种耳,为不道地。"这些说明前胡除正品外,民间尚有多种"同类异种"混用。

【地方志】 1. 宋·马光祖、周应合《建康志·卷四二·土贡·药之品》:"前胡,按《本草》,并出溧阳县。"

2. 元·脱因、俞希鲁《至顺镇江志·卷四·土产》:"前胡,以上诸品,《本草图经》虽不载本郡所出,然今皆有之,姑叙于此。"

3. 元·张铉《至正金陵新志·卷七·物产·药之品》:"前胡,按《本草》,以上并出江宁。"

参考文献 ▶▶

成分

[1] 朱国元,等.中国天然药物,2004,2(5):304

[2] 王传慧,等.湖南中医杂志,2004,20(2):591

[3] 徐勤,等.药物分析杂志,2001,21(2):91

[4] 奥山撒,等.生药学杂志(日),1981,35(4):331

[5] Takata M, et al. Planta Med. 1990,56(3):307

［6］孔令仪,等.中草药,1993,24(8):401

［7］Kong LY, et al. J Asian Nat Prod, Chin Chem Lett, 2000,11(4):315

［8］Kong LY, et al. Heterocycles, 2000,53(9):2019

［9］姚念环,等.药学学报,2001,36(5):351

［10］Liu RM, et al. J Chromatogr A, 2005,1076(1 - 2):127

［11］张希彩,等.中草药,2013,44(15):2044

药理

［1］姜明燕,等.沈阳药科大学学报,2004,21(1):59

［2］姜明燕,等.中国医科大学学报,2004,33(1):22

［3］常天辉,等.中国医科大学学报,2003,32(1):1

［4］涂欣,等.中国药师,2004,7(3):163

［5］涂欣,等.中国临床药理学与治疗学,2004,9(4):394

［6］洪洋,等.中国医学物理学杂志,2001,18(3):176

［7］王健勇,等.中国药学杂志,2000,35(2):90

［8］常天辉,等.中国医科大学学报,1988,17(4):255

［9］魏敏杰,等.中草药,1994,25(3):137

［10］张村,等.中国实验方剂学杂志,2010,16(15):146

［11］刘元,等.时珍国医国药,2009,20(5):1049

［12］熊友谊,基础医学与临床,2014,34(5):690

［13］王德才,等.中国中医药信息杂志,2004,11(8):688

［14］王焱,等.中国药理学通报,2012,28(11):1594

［15］王德才,等.医药导报,2004,23(8):522

［16］王德才,等.医药导报,2008,27(8):899

［17］金鑫,等.中国中药杂志,1994,19(6):365

［18］周许年,等.药学学报,2013,48(5):794

临床报道

［1］陈再兴.中国民间疗法,1995,(4):47

61. 桔梗 Jié Gěng

《神农本草经》

【异名】 白药、梗草、卢茹、房图、苦梗、苦桔梗、大药。

【来源】 为桔梗科植物桔梗 *Platycodon grandiflorum* (Jacq.) A. DC. 的根。

【原植物】 桔梗,又名铃当花、包袱花。

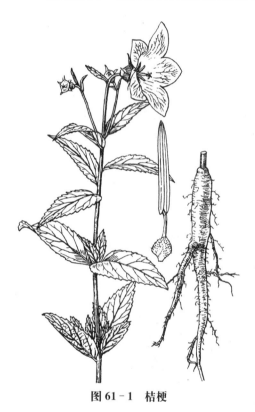

图 61-1 桔梗

多年生草本,高 30～120 cm。全株有白色乳汁。主根长纺锤形,少分枝。茎无毛,通常不分枝或上部稍分枝。叶 3～4 片轮生、对生或互生;无柄或有极短的柄;叶片卵形至披针形,先端尖,基部楔形,边缘有尖锯齿,下面被白粉。花 1 朵至数朵单生茎顶或集成疏总状花序;花萼钟状,裂片 5;花冠阔钟状,直径 4～6 cm,蓝色或蓝紫色,裂片 5,三角形;雄蕊 5,花丝基部变宽,密被细毛;子房半下位,花柱 5 裂。蒴果倒卵圆形,熟时顶部 5 瓣裂。种子多数,褐色。花期 7～9 月,果期 8～10 月(图 61-1、彩图 61-2)。

生于山地草坡、林缘,或有栽培。分布于除甘肃、青海、新疆、西藏、台湾和海南以外的全国各省。

本省分布于具山地的地区,句容、宜兴等地有栽培。

【栽培】 生长环境 喜凉爽气候,耐寒、喜阳光。宜栽培在海拔 1 100 m 以下的丘陵地带,半阴半阳的沙质壤土中,以富含磷钾肥的中性夹沙土生长较好。种子寿命为 1 年,在低温下贮藏,能延长种子寿命。在温度 18～25℃有足够湿度时,播种后 15 日出苗。

繁殖方法 种子繁殖,直播或育苗移栽。直播,播前用温水浸种 24 小时,或用 0.3% 高锰酸钾浸种 12 小时。春播和秋播均可,以秋播为好。条播,行距 20～25 cm,深 3～5 cm,播后盖火灰,稍镇压浇水。约 2 周出苗。待苗高 5 cm 左右,结合松土间苗,苗高 10～15 cm 时,按 10 cm 株距定苗。育苗法,在较干旱地区,没有灌溉条件时采用。作 150 cm 宽的畦,条播,行距 5～10 cm,覆土 1～1.5 cm,保持土壤湿润。2 周左右出苗。苗齐后拔除过密的幼苗,并松土除草,至翌年 4 月即可移栽大田。

田间管理 移栽后 1 个月左右,苗出土 5～10 cm 时,结合中耕除草追肥 1 次,每亩施清淡人畜粪水 1 000 kg。6～7 月开花前,可再追施人畜粪液 1 次。冬季植株枯萎后,重施冬肥,以人畜粪和杂肥为主。由于桔梗花期较长,花朵的生长发育消耗大量营养,在盛花期喷乙烯利 1 次,基本上达到除花目的,可增产 45% 左右。抽茎现蕾后要培土壅根,以防倒伏。

病虫害防治 病害有轮纹病、斑枯病、根腐病、炭疽病、枯萎病,可用 1：1：100 波尔多液或 50% 多菌灵 1 000 倍液防治轮纹病、斑枯病,可用退菌特 50% 可湿性粉剂 500 倍液防治根腐病,可用 1：1：100 波尔多液或 50% 甲基托布津可湿性粉剂 800 倍液防治炭疽病,可用 50% 甲基托布津 1 000 倍液或 50% 多菌灵可湿性粉剂 800～1 000 倍液防治枯萎病。虫害有拟地甲、蚜虫、地老虎,可用 90% 晶体敌百虫 800 倍液防治拟地甲,可用 40%乐果乳油 1 000 倍液或 50%敌敌畏 500～1 000 倍液防治蚜虫,可用 50%倍硫磷乳油 2 000 倍液或 50%辛硫磷乳油 1 000 倍液防治地老虎。

【采收加工】　春、秋二季采挖,洗净,除去须根,趁鲜剥去外皮或不去外皮,干燥。

【药材】　桔梗 Platycodonis Radix　本省连云港、铜山、灌云、盱眙、淮阴、句容、溧阳、丹徒、宜兴、江阴等地有产。

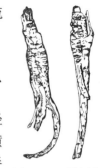

图 61 - 3　桔梗药材图

性状鉴别　呈圆柱形或长纺锤形,下部渐细,有的有分枝,略扭曲,长 7～20 cm,直径 0.7～2 cm。表面淡黄白色至黄色,不去外皮者表面黄棕色至灰棕色,具纵扭皱沟,并有横长的皮孔样斑痕及支根痕,上部有横纹。有的顶端有较短的根茎("芦头"),其上有数个半月形茎痕。质脆,断面不平坦,形成层环棕色,皮部黄白色,木部淡黄色,有裂隙。气微,味微甜后苦(图 61 - 3、彩图 61 - 4)。

显微鉴别　1. 根横切面　木栓细胞有时残存,不去外皮者有木栓层,细胞中含草酸钙小棱晶。栓内层窄。韧皮部乳管群散在,乳管壁略厚,内含微细颗粒状黄棕色物形,成层成环。木质部导管单个散在或数个相聚,呈放射状排列。薄壁细胞含菊糖(图 61 - 5)。

2. 粉末　灰黄色。木栓石细胞类长方形、长条形、类椭圆形、类多边形,长 18～155 μm,宽 18～61 μm,有的垂周壁连珠状增厚。乳管常互相连接,管中含黄色油滴样颗粒状物。菊糖众多,呈扇形、类圆形或不规则形结晶(图 61 - 6)。

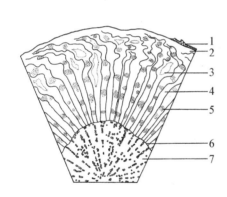

图 61 - 5　桔梗(根)横切面简图

1. 木栓层　2. 皮层　3. 裂隙　4. 韧皮射
线　5. 韧皮部　6. 形成层　7. 木质部

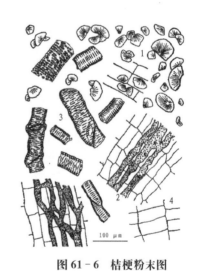

图 61 - 6　桔梗粉末图

1. 菊糖　2. 乳管　3. 导管　4. 木薄壁细胞

理化鉴别　取本品粉末 1 g,加 7%硫酸乙醇-水(1∶3)混合溶液 20 ml,加热回流 3 小时,放冷,用三氯甲烷振摇提取 2 次,每次 20 ml,合并三氯甲烷液,加水洗涤 2 次,每次 30 ml,弃去洗液,氯甲烷液用无水硫酸钠脱水,滤过,滤液蒸干,残渣加甲醇 1 ml 使溶解,作为供试品溶液。另取桔梗对照药材 1 g,同法制成对照药材溶液。按薄层色谱法试验,吸取上述两种溶液各 10 μl,分别点于同一硅胶 G 薄层板上,以三氯甲烷-乙醚(2∶1)为展开剂,展开,取出,晾干,喷以 10%硫酸乙醇溶液,在 105℃加热至斑点显色清晰。供试品色谱中,在与对照药材色谱相应的位置上,显相同颜色的斑点。

品质标志　1. 经验评价　以粗细均匀、肥壮、色白、质坚实、味苦者为佳。

2. 含量测定　按醇溶性浸出物测定法热浸法测定,用乙醇作溶剂,含醇溶性浸出物不得少于 17.0%。按高效液相色谱法测定,含桔梗皂苷 D($C_{57}H_{92}O_{28}$)不得少于 0.10%。

【成分】　含皂苷:桔梗皂苷(platycodin)A、C、D[1]、D_2、D_3、去芹菜糖基桔梗皂苷(deapioplatycodin) D、D_3、2″-O-乙酰基桔梗皂苷(2″-O-acetylplatycodin)D_2、3″-O-乙酰基桔梗皂苷(3″-O-acetylplatycodin)

D$_2$,远志皂苷(polygalacin)D、D$_2$,2″-O-乙酰基远志皂苷(2″-O-acetylpolygalacin)D、D$_2$,3″-O-乙酰基远志皂苷(3″-O-acetylpolygalacin)D$_2$,桔梗苷酸-A甲酯(methylplatyconate-A),2-O-甲基桔梗苷酸-A甲酯(methyl 2-O-methylplatyconate-A),桔梗苷酸-A内酯(platyconic acid-A lactone)[2]。皂苷元:桔梗皂苷元(platycodigenin)[3],远志酸(polygalacic acid)[4],桔梗酸(platycogenic acid)A、B、C[5],次皂苷:3-O-β-D-吡喃葡萄糖基远志酸甲酯(methyl 3-O-β-D-glucopyranosyl polygalacate),3-O-β-昆布二糖基远志酸甲酯(methyl 3-O-β-laminaribiosyl polygalacate),3-O-β-D-吡喃葡萄糖基桔梗皂苷元甲酯(3-O-β-D-glucopyranosyl platycodigenin methyl ester),3-O-β-昆布二糖基桔梗皂苷元甲酯(3-O-β-laminaribiosyl platycodigenin methylester),3-O-β-龙胆二糖基桔梗皂苷元甲酯(3-O-β-gentiobiosylplatycodi-genin methyl ester),3-O-β-D-吡喃葡萄糖基桔梗酸A内酯甲酯(3-O-β-D-glucopyranosyl platycogenin A lactonemethyl ester),3-O-β-D-吡喃葡萄糖基桔梗酸A二甲酯(dimethyl 3-O-β-D-glucopyranosyl platycogenate A),2-O-甲基-3-O-β-D-吡喃葡萄糖基桔梗酸A二甲酯(dimethyl 2-O-methyl-3-O-β-D-glucopyranosyl platycogenate A)[6];黄酮类:芹菜素(apigenin),木犀草素(luteolin),黄杉素(taxifolin),槲皮素(quercetin)[7]。

【药理】 1. 对肺脏疾病的作用 小鼠氨水引咳和小鼠气管酚红排泌实验表明,桔梗水提液灌胃,有镇咳、祛痰作用[1]。桔梗提取物高剂量能有效延长哮喘模型豚鼠的引喘潜伏期,减少氧自由基的生成和释放,促进哮喘模型豚鼠分泌 γ-干扰素,间接调节 Th1/Th2 平衡,促进哮喘模型豚鼠脂氧素 A4 释放[2]。桔梗皂苷 D 可以改善盐酸博莱霉素诱导的肺纤维化模型大鼠的病理状态,抑制大鼠肺组织中 β-转化生长因子 $mRNA$ 表达,以达到抗纤维化的作用[3]。桔梗使慢性阻塞性肺疾病模型大鼠肺组织的肠三叶因子(TFF3) $mRNA$ 基因表达显著上升,其归肺经的机制可能与之相关[4]。桔梗皂苷对慢性支气管炎模型小鼠肺组织中的炎性细胞因子 IL-1β 和 TNF-α 的表达有明显的抑制作用[5]。

2. 抗肿瘤作用 桔梗皂苷 D 通过调控周期蛋白 cyclin D1、c-myc、CDK6 的表达,将细胞阻滞于 G$_1$ 期,进而诱导细胞凋亡,抑制人结肠癌细胞 SW620 的增殖[6]。桔梗多糖灌胃,抑制小鼠宫颈癌 U14 实体瘤的生长。该多糖可能是调节细胞凋亡相关基因的表达、促进肿瘤细胞的凋亡而发挥其抗肿瘤作用的[7]。

3. 抗糖尿病损伤作用 桔梗总皂苷降低 2 型糖尿病肝病模型大鼠的血糖,改善血脂代谢紊乱的状况,减轻糖尿病大鼠的肝脏组织的病理症状[8];桔梗总皂苷还能上调肝组织中骨形态发生蛋白-9 的表达,从而减轻 2 型糖尿病肝病模型大鼠肝脏的损伤[9]。

4. 保肝、利胆作用 桔梗灌胃,对异烟肼和利福平合用所致的小鼠肝损伤具有保护作用,其作用机制可能与桔梗的抗脂质过氧化作用有关[10]。桔梗提取物能够减轻 D-氨基半乳糖/内毒素诱导的小鼠暴发性肝衰竭症状,对肝脏起到保护作用[11]。

桔梗能使大鼠的胆汁分泌量显著增加,其利胆作用会导致胆酸盐分泌增加,从而促进天王补心丸中酸枣仁等脂溶性安神成分的溶出增加,作用增强[12]。

5. 调节免疫功能 桔梗多糖能明显提高环磷酰胺诱导的免疫抑制模型小鼠的胸腺指数、脾脏指数,显著增加血清中 IL-2 和 TNF-α 的含量[13]。桔梗水提液能抑制小鼠腹腔巨噬细胞释放一氧化氮[14]。

6. 其他作用 桔梗中皂苷类组分物质在人脐静脉内皮细胞(HUVEC)和鸡胚绒毛尿囊膜(CAM)模型实验中显示出良好的血管生成抑制作用,并呈剂量依赖性关系[15]。适当剂量的桔梗总皂苷对高脂血症模型大鼠有降血脂的作用[16]。桔梗皂苷 D 对人精子有显著的瞬间杀灭效应,它主要引起精子的晚期凋亡,可能与其对精子膜的损伤有关[17]。桔梗乙醇提取物灌胃,在小鼠爬杆、无负重游泳等实验中表现出抗疲劳作用[18]。桔梗总皂苷在体外有抑制肺炎支原体生长繁殖的作用[19]。

7. 毒副作用 桔梗水煎液灌胃,本身并不增加小鼠微核率,并可使丝裂霉素所诱发的小鼠微核率明显降低[20]。斑马鱼实验表明,桔梗不能引起心律失常,但高浓度用药可导致心率迟缓、心功能下降以及致畸、致死效应[21]。

【炮制】 1. 桔梗 取原药材,除去杂质,洗净,闷润至透,切薄片,干燥。

2. 炒桔梗 取桔梗片置锅内用火炒至表面微黄色。

3. 蜜桔梗　先取炼蜜,用适量开水稀释后置锅内,倒入桔梗片拌匀,闷透,用文火炒至表面呈黄色,不粘手为度,取出放凉。每100 kg桔梗,用炼蜜24 kg。

饮片性状　桔梗参见"药材"项。炒桔梗形如桔梗片,淡黄色。蜜桔梗形如桔梗片,表面黄色,味甜。

贮干燥容器内,炒桔梗、蜜桔梗密闭,置通风干燥处,防霉,防蛀。

【药性】　苦、辛,平。归肺、胃经。

【功能】　宣肺祛痰,利咽排脓。

【主治】　咳嗽痰多,咽喉肿痛,肺痈吐脓,胸满胁痛,痢疾腹痛,小便癃闭。

【附方】　1. 治肺痈咳而胸满,振寒脉数,咽干不渴,时出浊唾腥臭,久久吐脓如米粥者　桔梗一两,甘草二两。上二味,以水三升,煮取一升,分温再服。(《金匮要略》桔梗汤)

2. 治肺虚声音不出　桔梗一两(切,用蜜拌,于饭上蒸三日),诃黎勒(去核)四个(二个炮,二个生用,趁热捣),甘草一两(半生半炙)。上三味为末,每服二钱匕,用马勃同砂糖少许,拌和为丸,含化咽津。(《圣济总录》三味丸)

3. 治伤寒痞气,胸满欲死　桔梗、枳壳(炙,去穰)各一两。上锉如米豆大,用水一升半,煎减半,去滓,分二服。(《苏沈良方》枳壳汤)

4. 治伤寒腹胀,阴阳不和　桔梗、半夏、陈皮各三钱,姜五片。水二钟,煎一钟服。(《南阳活人书》桔梗半夏汤)

5. 治霍乱吐利已定,汗出厥冷,四肢拘急,腹中痛不解,脉欲绝　桔梗(锉、炒)一两,甘草(炙)、附子(炮裂,去皮、脐)各二两,干姜(炮)一两。上四味,锉如麻豆。每服三钱匕,水一盏,煎至七分,去滓温服。(《圣济总录》桔梗汤)

【用法用量】　内服:煎汤,3～10 g;或入丸、散。外用:适量,烧灰研末敷。

【注意事项】　阴虚久咳及咳血者禁服,胃溃疡者慎服。内服过量可引起恶心呕吐。

【药论摘录】　1.《神农本草经》:"味辛,微温。胸胁痛如刀刺,腹满肠鸣幽幽,惊恐悸气。"

2.《名医别录》:"苦,有小毒。利五脏肠胃,补血气,除寒热风痹,温中消谷,疗喉咽痛,下蛊毒。"

3.《药性论》:"苦,平,无毒。治下痢,破血,去积气,消积聚、痰涎,主肺气气促嗽逆,除腹中冷痛,主中恶及小儿惊痫。"

4.《日华子本草》:"下一切气,止霍乱转筋,心腹胀痛,补五劳,养气,除邪辟温,补虚消痰,破癥瘕,养血排脓,补内漏及喉痹。"

5.《本草纲目》:"苦、辛,平。主口舌生疮,目赤肿痛。"

6.《本草汇言》:"桔梗主利肺气,通咽膈,宽中理气,开郁行痰之药也。凡咳嗽痰喘,非此不除,以其有顺气豁痰之功。头目之病,非此不疗,以其有载药上行之妙。中膈不清,胁肋刺痛,或痰或气之所郁,剂用二陈,佐以枳桔治之无有不愈。咽喉口齿,腹满肿结,或火或热之所使,剂用荆翘,佐以甘桔,治之无有不愈。所以桔配于枳,有宽中下气之效;桔配于草,有缓中上行之功。"

7.《本草通玄》:"桔梗之用,惟其上入肺经,肺为主气之脏,故能使诸气下降,世俗泥为上升之剂不能下行,失其用矣。"

8.《本草正》:"桔梗,味苦微辛,气微凉,气轻于味,其性浮。用此者用其载药上升,故有舟楫之号。入肺胆胸膈上焦,载散药表散寒邪;载凉药清咽疼喉痹,亦治赤白肿痛;载肺药解肺热肺痈,鼻塞唾脓,咳嗽;载痰药能消痰止呕,亦可宽胸下气。引大黄可使上升,引青皮平肝止痛。能解中恶蛊毒,亦治惊痫怔忡。"

9.《本草崇原》:"桔梗,治少阳之胁痛,上焦之胸痹,中焦之肠鸣,下焦之腹满。又惊则气上,恐则气下,悸则动中,是桔梗为气分之药,上中下皆可治也。"

【品种沿革】　集解　1.《名医别录》:"生嵩高山谷及宛句。二、八月采根,曝干。"

2.《本草经集注》:"桔梗,近道处处有,叶名隐忍,二三月生,可煮食之。桔梗治虫毒甚验,世方用此,乃名荠苨。今别有荠苨,能解药毒,所谓乱人参者便是,非此桔梗,而叶甚相似,但荠苨叶下光明、滑泽、无毛为异,叶生又不如人参相对者尔。"

3.《新修本草》:"人参,苗似五加阔短,茎圆,有三四桠,桠头有五叶。陶引荠苨乱人参,谬矣。且荠苨、桔梗,又有叶差互者,亦有三四对者,皆一茎直上,叶既相乱,惟以根有心、无心为别尔。"

4.《本草图经》:"桔梗,生嵩高山谷及宛句,今在处有之。根如小指大,黄白色。春生苗,茎高尺余。叶似杏叶而长椭,四叶相对而生,嫩时亦可煮食之。夏开花紫碧色,颇似牵牛子花,秋后结子。八月采根,细锉曝干用。叶名隐忍。其根有心,无心者乃荠苨也。而荠苨亦能解毒,二物颇相乱。但荠苨叶下光泽、无毛为异。关中桔梗根苗颇似蜀葵根。茎细,青色。叶小,青色,似菊花叶。"

5.《植物名实图考》:"处处有之,三四叶攒生一处,花未开时如僧帽,开时有尖瓣,不钝,似牵牛花。"

考证 桔梗始载于《神农本草经》,列为下品。在陶弘景《本草经集注》以前,桔梗与荠苨不分。之后《新修本草》《本草图经》《本草纲目》及《植物名实图考》等均指出了两者植物形态上的区别,《本草纲目》则进一步将桔梗与荠苨分为二条,认为两者性味功效皆不同。根据各本草记述与所附药图,所载桔梗品种与今桔梗科植物桔梗相一致。

【地方志】 1. 宋·马光祖、周应合《建康志·卷四二·土贡》:"桔梗,按《本草》,并出溧阳县。"

2. 元·脱因、俞希鲁《至顺镇江志·卷四·土产》:"桔梗,《茅山志》云:皆出山中。"

3. 元·张铉《至正金陵新志·卷七·物产》:"桔梗,按《本草》,并出溧阳州。"

4. 明·张峰《海州志·卷二·土产》:"药材曰桔梗。"

5. 明·申嘉瑞《仪真县志·卷七·食货考》:"凡药,有桔梗。"

6. 清·何绍章、杨履泰《丹徒县志·卷一七·物产》:"桔梗同上:花叶俱似荠苨,但荠苨叶下光明润泽无毛为异。根有心而味苦,此草处处皆有,并非珍品,而药市所用者多是荠苨,殊为难解。"

参考文献 ►►

成分

[1] 何美莲,等.中药新药与临床药理,2005,16(6):457

[2] Motonori, et al. Heterocycles, 2010,81(12):2793

[3] 付文卫,等.沈阳药科大学学报,2006,23(3):184

[4] 付文卫,等.药学学报,2006,41(4):358

[5] Kim YS, et al. Planta Med, 2005,71(6):566

[6] Li Wei, et al. Molecules, 2010,15(2):8702

[7] 唐生永,等.农产品加工·学刊,2010,(3):20.

药理

[1] 梁仲远.中国药房,2011,22(35):3291

[2] 于维颖,等.中医药学报,2012,40(3):38

[3] 刘琴,等.中华中医药学刊,2012,30(9):2057

[4] 黄颖,等.中国中医基础医学杂志,2009,15(1):69

[5] 贺立立,等.中国细胞生物学学报,2013,35(1):17

[6] 吴葆华,等.2012年全国医院药学学术年会暨第72届世界药学大会卫星会,2012

[7] 陆文总,等.西北药学杂志,2013,28(1):43

[8] 栾海艳,等.中国老年学杂志,2013,33(5):1094

[9] 栾海艳,等.中成药,2013,35(6):1307

[10] 张瑶纾,等.天津医科大学学报,2010,16(4):577

[11] 冯陆冰,等.河北医药,2008,30(11):1674

[12] 刘萍,等.中国药业,2008,17(13):5

[13] 贾林,等.食品与机械,2012,28(3):112

[14] 嵇扬,等.中医药研究,2000,16(5):43

[15] 袁野,等.中成药,2013,35(5):1068

[16] 高云芳,等.中草药,2000,31(10):764

[17] 杨柳娜,等.中国计划生育学杂志,2013,21(6):386

[18] 于婷,等.食品工业科技,2012,33(24):394,402

[19] 张俊威,等.中华中医药学刊,2013,31(4):868

[20] 狄艳琴,等.中国药物警戒,2010,7(11):644

[21] 董永新,等.中国临床药学杂志,2006,15(5):299

62. 夏天无 Xià Tiān Wú

《浙江民间常用草药》

【异名】 一粒金丹、洞里神仙、野延胡、飞来牡丹。

【来源】 为罂粟科植物伏生紫堇 *Corydalis decumbens*（Thunb.）Pers. 的块茎。

【原植物】 伏生紫堇，又名伏地延胡索、落水珠。

多年生草本，全体无毛。块茎小，近球形；新块茎形成于老块茎顶端的分生组织和基生叶腋，向上常抽出多茎。茎细弱，丛生，不分枝，具2～3叶，无鳞片。基生叶具长柄，叶片三角形，二回三出全裂，末回裂片具短柄，常狭倒卵形；茎生叶2～3片，生茎下部以上或上部，似基生叶，但较小，具稍长柄或无柄。总状花序顶生，疏具3～10花；苞片小，卵圆形，全缘；花近白色至淡粉红色或淡蓝色，筒状唇形，萼片早落，外花瓣顶端下凹，距稍短于瓣片；雄蕊6，成两体；柱头具4乳突。蒴果细长椭圆形，略呈念珠状。种子细小，2列。花期4～5月，果期5～6月（图62-1）。

生山坡或路边。分布于江苏、安徽、浙江、福建、江西、湖南、湖北、山西、台湾。

本省分布于宜兴、溧阳等地。

【栽培】 **生长环境** 喜凉爽气候，怕高温，忌干旱。以阳光充足、土层疏松肥沃、富含腐殖质、排水良好的壤土为佳。

繁殖方法 块茎繁殖。种茎用细沙混合堆放于室内，9月下旬至10月下旬条播，开沟栽种，芽头朝上，覆草木灰，再铺一层腐熟的畜粪，盖稻草。

田间管理 出苗后除草、追肥，不宜中耕，以免损伤块茎。遇干旱季节需浇水。

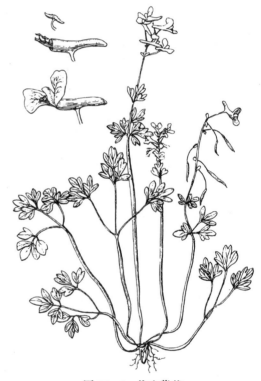

图 62-1 伏生紫堇

病虫害防治 病害有霜霉病、菌核病，可用65%代森锌300～500倍液防治霜霉病，可用50%氯硝胺粉剂防治菌核病。无明显虫害。

【采收加工】 春至初夏采块茎，洗净，晒干。

【药材】 夏天无 Corydalis Decumbentis Rhizoma 本省南部丘陵或低山地区有产，苏州、昆山曾有栽培。

图 62-2 夏天无
药材图

性状鉴别 呈类球形、长圆形或呈不规则块状，长0.5～3 cm，直径0.5～2.5 cm。表面灰黄色、暗绿色或黑褐色，有瘤状突起和不明显的细皱纹，顶端钝圆，可见茎痕，四周有淡黄色点状叶痕及须根痕。质硬，断面黄白色或黄色，颗粒状或角质样，有的略带粉性。气微，味苦（图62-2）。

显微鉴别 1. 块茎横切面 皮层为3至数列淡黄色、扁平的细胞，常具纹孔。维管束

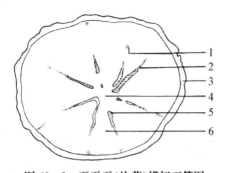

图 62-3　夏天无（块茎）横切面简图

1.韧皮部　2.筛管群　3.皮层　4.髓
5.木质部　6.射线

外韧型,4～7束,呈放射状排列。韧皮部宽广。木质部导管细小。中央有髓。薄壁细胞中淀粉粒已糊化(图 62-3)。

2.**粉末**　浅黄棕色。下表皮厚壁细胞成片,淡黄棕色,细胞呈类长方形或不规则形,壁稍厚,呈断续的连珠状,常具壁孔。薄壁细胞淡黄色或几乎无色,呈类方形或类圆形;螺纹导管或网纹导管细小。淀粉粒单粒类圆形或长圆形,直径 5～16 μm,脐点点状或飞鸟状,复粒由 2～6 分粒组成。糊化淀粉粒隐约可见,或经水合氯醛透化可见糊化淀粉粒痕迹。

理化鉴别　1.取本品粗粉 4 g,加 1％碳酸钠溶液 25 ml,置近沸的水浴中浸渍 5 分钟,滤过。滤液用稀盐酸调节 pH 至 6,加三氯甲烷 15 ml 振摇提取。分取三氯甲烷液 2 ml,加硫酸 1 ml,振摇,硫酸层即显棕红色,放置后呈棕黑色(检查生物碱)。

2.取本品粉末 4 g,加三氯甲烷-甲醇-浓氨试液(5:1:0.1)混合溶液 40 ml,超声处理 30 分钟,滤过,滤液浓缩至干,残渣加甲醇 2 ml 使溶解,作为供试品溶液。另取原阿片碱对照品,加三氯甲烷制成每 1 ml 含 2 mg 的溶液,作为对照品溶液。按薄层色谱法试验,吸取上述两种溶液各 5 μl,分别点于同一硅胶 G 薄层板上,以环己烷-乙酸乙酯-二乙胺(16:3:1)为展开剂,预饱和 15 分钟,展开,取出,晾干,喷以稀碘化铋钾试液。供试品色谱中,在与对照品色谱相应的位置上,显相同颜色的斑点。

品质标志　1.**经验鉴别**　以个大、质坚、断面黄白色者为佳。

2.**含量测定**　按醇溶性浸出物测定法热浸法测定,用乙醇作溶剂,含醇溶性浸出物不得少于 8.0％。按高效液相色谱法测定,含原阿片碱($C_{20}H_{19}NO_5$)不得少于 0.30％,盐酸巴马汀($C_{21}H_{21}NO_4 \cdot HCl$)不得少于 0.080％。

【成分】　块茎含生物碱类化合物:夏无碱(decumbenine)[1],夏无碱(decumbenine)B、C[2],紫堇米定碱(corlumidine),比枯枯灵碱(bicuculline),掌叶防己碱(palmatine),α-别隐品碱(α-allocryptopine),小檗碱(berberine),药根碱(jatrorrhizine)[1],α-四氢掌叶防己碱(tetrahydropalmatine),空褐鳞碱(bulbocapnine),原阿片碱(protopine)[1,3],山缘草定碱(adlumidine)[3],夏无新碱(decumbensine),表-α-夏无新碱(epi-α-decumbensine),羟白毛茛碱(hydroxyhydrastine),紫堇碱(corydaline)[4],夏无碱丙素(decumbenine C)[5],蝙蝠葛林(bianfugenine)[6],(−)-苏元胡碱[(−)-humosine],(＋)-egenine[7],(−)-corydecumbine[8],隐品碱(cryptopine),muramine,(＋)-奇科马宁碱[(＋)-kikemanine],(−)-金黄紫堇碱[(−)-scoulerine],(−)-capnoidine,(−)-荷包牡丹碱[(−)-bicuculline][9],球紫堇碱(bulbocapnine)[10],β-别隐品碱,(6S,6aS,M)-异紫堇定碱,左旋紫堇根碱,(−)-7′-O-甲基夏无碱,epi-coryximine[11]等。此外,还含阿魏酸(ferulic acid)[6]等成分。

【药理】　1.**抗脑血管疾病**　静脉注射夏天无注射液,可明显延长小鼠张口喘气时间,降低断头张口喘气模型小鼠脑组织内乙酰胆碱酯酶活性,增加低糖缺氧 6 小时后小鼠神经元的存活率,并可抑制神经元凋亡。提示夏天无注射液对脑缺血损伤有保护作用[1]。夏天无总碱灌胃,可延长小鼠张口喘气时间,降低大鼠脑缺血/再灌注后梗死范围,降低脑组织丙二醛(MDA)含量和一氧化氮合酶(NOS)活性,升高超氧化物歧化酶(SOD)活性,还可抑制神经细胞凋亡[2]。夏天无生物碱可使麻醉犬脑与下肢血流量增加,血管阻力减低,血压轻度下降。提示其有扩张脑血管和下肢血管的作用,并可对抗去甲肾上腺素引起的脑血管与下肢血管的紧张状态。该药不能解除 5-羟色胺所产生的脑血管紧张状态。其扩张脑血管作用不被阿托品阻断[3]。夏天无总碱灌胃给药,可抑制实验性脑血栓模型大鼠的血栓形成,减轻脑栓塞引起的伊文思蓝蓝染和脑水肿现象[4]。

采用线栓大脑中动脉闭塞(MCAO)法制造脑梗死模型大鼠,以夏天无混悬液灌胃,能降低脑梗死模型大鼠的循环内皮细胞(CEC)数目和血清髓鞘碱性蛋白(MBP)的浓度,同时能使脑梗死大鼠的脑组织病理形态得到改善,起到保护脑血管内皮细胞、脑细胞的作用[5]。夏天无混悬液还降低模型大鼠血清超敏 C 反应蛋白(hs-CRP)浓度,升高脑组织脑源性神经营养因子(BDNF)的含量[6],促进脑梗死模型大鼠脑组织神经干细胞(NSCs)增殖和突触素(SYN)的表达,增强脑梗死大鼠的大脑可塑性[7],并抑制脑梗死大鼠 NOS、诱生型一氧化氮合酶(iNOS)的活性,增强 NSCs 的阳性表达,抑制 SYN 下降,促进神经功能的恢复、突触的重建和联系[8]。

夏天无注射液(ICDP)肌内注射,能提高脑缺血再灌注损伤模型大鼠的神经功能评分,明显缩小梗死范围,减轻脑组织病理学改变,减少 NF-κB 蛋白表达及 TNF-α 的表达[9]。夏天无注射液还能增加脑缺血再灌注损伤模型大鼠海马内血管生成素-2、血管内皮生长因子表达,提示其抗缺血再灌注损伤可能与参与血管新生早期机制有关[10]。亦有报道称夏天无注射液对大脑中动脉阻塞再灌注模型大鼠的脑缺血再灌注损伤的保护作用机制可能不涉及海马细胞间黏附分子-1(ICAM-1)mRNA 的水平变化[11]。注射用夏天无总碱静脉给药,能显著改善局灶性脑缺血模型大鼠的神经症状,减小模型大鼠的脑梗死重量及梗死范围,升高大鼠血清 SOD 活性,降低 MDA 水平,减轻脑组织病变程度[12]。注射用夏天无总碱还能显著降低沙鼠全脑缺血再灌注损伤脑卒中指数、脑组织含水量,减轻脑组织病变程度,但对脑指数无明显影响[13]。

2. 抗心血管疾病 夏天无生物碱对氯仿诱发的小鼠室颤、氯化钙诱发的大鼠室颤均有明显的预防作用,对乌头碱诱发的大鼠心律失常有治疗效果,并能显著对抗肾上腺素所致的家兔心律失常。夏天无生物碱还能降低蟾蜍离体坐骨神经干的动作电位振幅。这些均表明其有抗心律失常作用[14]。采用豚鼠离体乳头状肌和心房肌标本,可观察到夏天无总碱能明显延长心肌功能性不应期,抑制肾上腺素诱发的自律性,但不降低兴奋性,对收缩性也无明显影响,提示可能具有抗心律失常的作用[15]。

夏天无总碱(COAMTA)能舒张由去甲肾上腺素(NE)、高钾和 CaCl₂ 而收缩的兔胸主动脉条,使 NE、KCl、CaCl₂ 的累积量-效曲线右移,最大效应降低。COAMTA 在离体心脏实验中可减弱心肌收缩力,但不影响心率和冠脉流量,还可明显拮抗由 CaCl₂ 所引起的心肌收缩力增强的效应。此外,COAMTA 可显著延长血浆复钙时间。提示 COAMTA 松弛血管平滑肌的作用是通过抗钙离子实现的[16]。夏天无生物碱注射液给犬静脉注射,有增加冠脉流量的作用[17]。

3. 抗血小板聚集、抗血栓作用 静脉注射夏天无总碱,可显著降低家兔全血黏度、红细胞压积和红细胞聚集指数,抑制二磷酸腺苷(ADP)、花生四烯酸(AA)和胶原诱导的家兔血小板聚集。提示夏天无总碱具有改善家兔血液流变性、抑制血小板聚集的作用[18]。夏天无总碱给大鼠连续灌胃或在试管内与人血小板共同孵育,在体内、体外对以 ADP 和 AA 诱导的血小板聚集均有明显的抑制作用,其作用强度随药物剂量的增加而增强,并能有效地抑制由剪切力诱导的血小板聚集[19]。夏天无总碱可明显提高血小板内 cAMP 含量,还可使 cGMP 含量升高,但 cAMP/cGMP 的比值增加更为明显,提示夏天无总碱主要是通过影响 cAMP 含量而发挥影响血小板功能的作用[20]。夏天无总碱体外和体内实验都明显抑制 ADP 诱导的大鼠血小板聚集,并明显抑制血栓的形成和血小板黏附。夏天无总碱静脉注射,对大鼠实验性血栓形成有明显的抑制作用[21]。

4. 抗老年痴呆作用 夏天无口服液及胶囊剂灌胃,对东莨菪碱造成的小鼠记忆获得障碍和乙醇造成的小鼠记忆再现障碍有不同程度的改善作用,并可抑制小鼠脑内乙酰胆碱酯酶(AchE)活性[22]。夏天无注射液皮下注射治疗血管性痴呆(VD)大鼠,显著缩短模型大鼠逃避潜伏期和搜索距离,明显增加海马血管生成素-1(Ang-1)的表达[23]。夏天无总生物碱灌胃,能明显改善反复脑缺血再灌注法制备的 VD 模型小鼠和夹闭双侧颈总动脉(CCA)结合腹腔注射硝普钠降低血压的方法制备的 VD 模型大鼠的学习、记忆能力,有效地降低模型大鼠大脑皮层 AchE 的含量,提高大脑皮层总抗氧化能力(T-AOC),升高 SOD 的活力,降低 MDA 的含量[24]。夏天无总碱提取物可显著改善 D-半乳糖制备的痴呆模型大鼠的学习记忆能力,显著增加痴呆大鼠脑内 5-羟色胺(5-HT)和多巴胺(DA)含量[25]。夏天无总生物碱灌胃,显著改善喹啉酸诱导的痴呆大鼠学习记忆功能障碍,明显抑制模型大鼠海马的 AchE 活性,提高大脑皮层乙酰胆碱(Ach)含量。提示其机制可能与增强中枢胆碱能系统的功能有关[26]。在迷宫实验中,夏天无总生物碱灌胃,对东莨菪碱及 D-半乳糖引起的学习记忆障碍模型大鼠的学习记忆能力均有明显的改善作用[27]。

5. 镇痛、抗炎作用 小鼠口服夏天无,对醋酸所致扭体反应有明显的抑制作用,且能明显提高小鼠热板痛阈值[28]。夏天无超微粉碎后灌胃,对醋酸所致小鼠扭体反应的抑制作用强于普通饮片,超微粉组镇痛作用强于普通饮片,同时血液中生物碱的含量高于普通饮片约5%。提示夏天无超微粉碎后,提高了生物利用度[29]。夏天无生物碱能提高小鼠的热板试验中的镇痛效应,显著抑制醋酸导致的小鼠扭体反应[30]。在跳跃反应试验中,小鼠连续灌胃夏天无总生物碱,再腹腔注射纳洛酮,均未出现跳跃反应,且体重下降百分率与对照组相比,亦无显著性差异。在竖尾反应试验中,小鼠也未出现S形竖尾反应。提示小鼠使用夏天无总生物碱未见有身体依赖性[31]。

夏天无注射液对角叉菜胶和鸡蛋清引起的大鼠足跖肿胀、二甲苯引起的小鼠耳肿胀和大鼠滤纸片肉芽肿均有抑制作用,但对醋酸引起的小鼠腹腔毛细血管通透性的提高无抑制作用[32]。

【炮制】 取原药材,除去杂质,洗净,干燥。

饮片性状 夏天无参见"药材"项。

贮干燥容器内,置于通风干燥处,防蛀。

【药性】 苦、微辛,凉。归肝、肾经。

【功能】 祛风除湿,通络止痛,降血压。

【主治】 风湿性关节炎,中风偏瘫,坐骨神经痛,小儿麻痹后遗症,腰肌劳损,跌仆损伤,高血压。

【用法用量】 内服:煎汤,5～15 g;或研末,2～4 g;亦可制成丸剂。

【临床报道】 1. 治疗青少年近视眼 以夏天无制成眼药水(每1 ml含生药1 g),在1小时内,每隔15分钟滴眼1次,连续滴眼4次后,检查视力变化,若视力未达到1.0,则在第2、3日继续按上法治疗。共观察188人347只眼,治愈232只眼(恢复到1.0～1.5),治愈率66.9%,有效率97.7%[1]。

2. 治疗急慢性腰扭伤 用夏天无注射液(每1 ml含生物碱1 mg)局部行压痛点(阿是穴)注射,每例4～6 ml,每日1次,5日为1个疗程,注射后配合短暂按摩。治疗46例,其中急性扭伤32例,治愈28例,显效4例。慢性扭伤14例,治愈5例,显效9例[2]。

3. 治疗活动期类风湿关节炎 180例活动期类风湿关节炎患者随机分为对照组(60例)予来氟米特、柳氮磺吡啶、塞来昔布;治疗组(120例)在对照组基础上加用复方夏天无片,每次2片,3次/日,疗程均为3个月。观察2组患者治疗前后临床症状、红细胞沉降率、C-反应蛋白、类风湿因子、免疫球蛋白的变化。结果:治疗组总效率94.2%;夏天无组总有效率80.0%;对照组总有效率81.7%。3组差异具统计学意义($P<$0.01或$P<$0.05),治疗组疗效优于夏天无组,夏天无组优于对照组[3]。

4. 治疗老年骨质疏松 骨质疏松性桡骨远端骨折患者180例,随机数字表法将患者分为观察组和对照组,每组各90例。对照组予以手法复位,石膏外固定后,予以钙尔奇D;观察组在对照组的基础上加复方夏天无片治疗。观察两组治疗后的疗效,腕关节功能和并发症发生率。结果显示,观察组的优良率为95.56%,明显高于对照组的77.78%,差异有统计学意义($x^2=4.712,P<0.05$)。观察组的并发症发生率明显低于对照组($P<0.05$)。结果说明复方夏天无片能够提高老年骨质疏松性桡骨远端骨折的疗效,减少并发症的发生率,减轻患者的痛苦,对提高患者的生活质量具有重要作用[4]。

【品种沿革】 考证 夏天无原系地方草药,其名未见载于古代本草中。清代《本草纲目拾遗》曰:"一粒金丹,一名洞里神仙,又名野延胡,江南人呼飞来牡丹,处处有之。叶似牡丹而小,根长二三寸,春开小紫花成穗,似柳穿鱼,结子在枝节间,生青老黄,落地复生小枝,子如豆大,其根下有结粒,年深者大如指,小者如豆。"此处所言的一粒金丹的来源品种的形态类似于罂粟科植物伏生紫堇,可能是夏天无的最早古代本草记载。

参考文献 ►►

成分

[1] 朱大元,等. 中草药,1989,11(8):341

[2] Zhang JS, et al. Phytochemistry, 1995,39(2):435

[3] Shunsuke N, et al. Phytochemistry, 1972,8:2463

[4] Zhang JS, et al. J Nat Prod, 1988,51:1241

[5] 张金生,等. 化学学报,1988,46(6):595

[6] 廖静,等. 中国中药杂志,1994,19(10).612-613

[7] Jing L, et al. Plant Med. 1994,60(5):486

[8] Basnet P, et al. Heterocycles, 1993,36(10):2205
[9] Liao J, et al. J. Chin. Pharm. Sci, 1995,4(2):57
[10] 曾文亮,等. 中草药,2005,36(5):665
[11] 廖惠平,等. 中草药,2014,45(21):3067

药理

[1] 余丽梅,等. 上海中医药杂志,2006,40(9):70
[2] 胡雪勇,等. 中西医结合学报,2005,3(1):46
[3] 王大元,等. 中西医结合杂志,1986,6(8):477
[4] 高健,等. 中国血液流变学杂志,2003,13(4):325
[5] 王任生,等. 中西医结合心脑血管病杂志,2009,7(10):1198
[6] 刘晶,等. 中国医疗前沿,2010,5(6):23
[7] 冯云,等. 中国中医急症,2009,18(11):1843
[8] 冯云. 山西医科大学(学位论文),2010
[9] 张莎莎. 遵义医学院(学位论文),2013
[10] 旷明丽,等. 中成药,2012,34(11):2216
[11] 张国玺,等. 遵义医学院学报,2007,30(1):14
[12] 姚丽梅,等. 中成药,2011,33(5):872
[13] 姚丽梅,等. 中草药,2010,41(8):1342
[14] 张志祖,等. 赣南医学院学报,1997,17(1):7
[15] 刘忞,等. 中国药理学通报,1989,5(2):104
[16] 刘忞,等. 江西医学院学报,1989,29(3):1
[17] 冯高闳,等. 中药药理与临床,1985,(创刊号):124
[18] 孟庆玉,等. 中药药理与临床,2009,25(3):32
[19] 高健,等. 苏州大学学报(医学版),2004,24(2):137
[20] 刘忞,等. 核技术,1990,13,(1):61
[21] 刘忞,等. 中国药理学通报,1988,4(5):301
[22] 盛瑞,等. 中草药,2003,34(6):543
[23] 余丽梅,等. 中成药,2006,28(6):839
[24] 陈伯文,等. 抗感染药学,2012,9(3):199
[25] 张熠,等. 苏州大学学报(医学版),2004,24(2):134,143
[26] 张慧灵,等. 中国药理学通报,2004,20(10):1158
[27] 邓湘平,等. 中草药,2003,34(4):65
[28] 李建绪,等. 中药材,2009,32(3):418
[29] 黄一科,等. 中国实验方剂学杂志,2012,18(17):231
[30] 何晓敏,等. 广东药学,1998,8(4):23
[31] 张慧灵,等. 中国野生植物资源,2003,22(6):84
[32] 何晓南,等. 赣南医学院学报,1998,15(2):8

临床报道

[1] 上海市闸北区眼病防治组,等. 中草药通讯,1976,(11):37
[2] 史君祥,等. 中原医刊,1989,16(6):259
[3] 于首元,等. 中国中药杂志,2013,38(6):899
[4] 张斌,等. 中国中药杂志,2015,40(12):2445

63. 射干 Shè Gān

《神农本草经》

【异名】 乌扇、乌蒲、黄远、夜干、乌吹、草姜、鬼扇、凤翼、扁竹根、开喉箭、紫良姜、铁扁担、山蒲扇。
【来源】 为鸢尾科植物射干 *Belamcanda chinensis*（L.）DC. 的根茎。
【原植物】 射干，又名交剪草、野萱花。

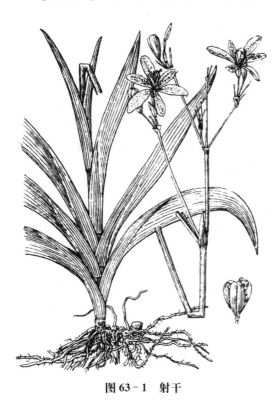

图 63-1 射干

多年生草本。根状茎为不规则的块状，斜伸，黄色或黄褐色；须根多数，带黄色。茎高 1～1.5 m，实心。叶互生，嵌迭状排列，剑形，基部鞘状抱茎，顶端渐尖，无中脉。花序顶生，叉状分枝，每分枝的顶端聚生有数朵花；花梗细；花梗及花序的分枝处均包有膜质的苞片，苞片披针形或卵圆形；花橙红色，散生紫褐色的斑点；花被裂片 6，2 轮排列，外轮花被裂片倒卵形或长椭圆形，顶端钝圆或微凹，基部楔形，内轮较外轮花被裂片略短而狭；雄蕊 3，着生于外花被裂片的基部，花药条形，外向开裂，花丝近圆柱形，基部稍扁而宽；花柱上部稍扁，顶端 3 裂，裂片边缘略向外卷，有细而短的毛，子房下位，倒卵形，3 室，中轴胎座，胚珠多数。蒴果倒卵形或长椭圆形，顶端无喙，常残存有凋萎的花被，成熟时室背开裂，果瓣外翻，中央有直立的果轴。种子圆球形，黑紫色，有光泽，着生在果轴上。花期 6～8 月，果期 7～9 月（图 63-1）。

生于林缘或山坡草地。分布于全国各省。

本省分布于具山地的地区，宜兴等地有栽培。

【栽培】 生长环境 喜温暖和阳光，耐干旱和寒冷，对土壤要求不严，山坡旱地均能栽培，以肥沃疏松。地势较高、排水良好的沙质壤土为好。中性壤土或微碱性适宜，忌低洼地和盐碱地。

繁殖技术 种子繁殖、根茎繁殖。种子繁殖：可用育苗移栽和直接播种。育苗移栽，1 月上、中旬用塑料小拱棚育苗，将混沙贮藏裂口的种子播入苗床覆上一层薄土，每天早晚各喷洒 1 次温水，1 周左右出苗。出苗后加强肥水管理，3 月中、下旬定植于大田。露地直播，春播在清明前后，秋播在 9～10 月。当果壳变黄色将要裂口时，连果柄剪下，置于室内通风处晾干后脱粒取种，沟播。播种地耕深 16 cm，耕平做畦，按株行距为 25 cm×30 cm 开沟定穴，沟深 5 cm 左右，沟底要平整、疏松，在每穴内施入土杂肥，盖细土约 2 cm 厚，然后播入催过芽的种子 5～6 粒。播后覆土压实，适量浇水，盖草保湿保温，苗高 6 cm 时移栽到大田，行株距（30～50）cm×（26～30）cm，浇水。地冻前，播种方法同春播，次年 3 月下旬出苗。播后 20 日左右出苗。根茎繁殖：秋季起挖射干时，选择无病虫害、色鲜黄的根茎，按自然分枝切段，每段带 1～2 个根芽及部分须根，留作种栽，于早春或秋季与收获同时进行栽种。作 25 cm×20 cm 高畦，挖穴深 15 cm，每穴栽种 2 个，间距 6 cm，芽头向上，填土压紧。约 10 日出苗，根芽呈绿色，可任其露出土面，根芽呈白色而短者，以土掩埋。

田间管理　第一年中耕除草 4 次，第一次在出苗后进行，以后在 5 月、7 月、11 月各进行 1 次。翌年及以后，只在 3 月、6 月、11 月各进行 1 次。每年追肥 3 次，分别在 3 月、6 月及冬季中耕后进行，春夏以人畜粪水为主，冬季可施土杂肥，并增施磷钾肥。出苗期与定苗期要定期灌水，苗高 10 cm 时不可再灌水，梅雨季节防涝。除留种田外，植株抽薹时及时摘薹。

病虫害防治　病害有锈病、根腐病，可用 95％敌锈钠 400 倍液防治锈病，可用 1∶1∶120 波尔多液防治根腐病。虫害有蛴螬、钻心虫，可用 233 乳剂和六丹粉防治蛴螬，可用 5‰西维因、50％磷胺乳油、90％晶体敌百虫 800 倍液防治钻心虫。

【**采收加工**】　春初刚发芽或秋末茎叶枯萎时采挖，除去须根和泥沙，干燥。

【**药材**】　射干 Belamcandae Rhizoma　本省连云港、灌云、丹徒、句容、南通等地有产。

性状鉴别　呈不规则结节状，长 3～10 cm，直径 1～2 cm。表面黄褐色、棕褐色或黑褐色，皱缩，有较密的环纹。上面有数个圆盘状凹陷的茎痕，偶有茎基残存；下面有残留细根及根痕。质硬，断面黄色，颗粒性。气微，味苦、微辛（图 63-2）。

显微鉴别　1. 根茎横切面　表皮有时残存。木栓细胞多列。皮层稀有叶迹维管束，内皮层不明显。中柱维管束为周木型和外韧型，靠外侧排列较紧密。薄壁组织中含有草酸钙柱晶、淀粉粒及油滴（图 63-3）。

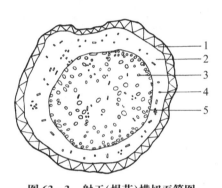

图 63-3　射干（根茎）横切面简图

1. 木栓层　2. 皮层　3. 维管束　4. 草酸钙柱晶　5. 中柱鞘

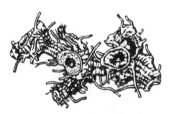

图 63-2　射干药材图

2. 粉末　橙黄色。草酸钙柱晶较多，棱柱形，多已破碎，完整者长 49～240(315) μm，直径约至 49 μm。淀粉粒单粒圆形或椭圆形，直径 2～17 μm，脐点点状；复粒极少，由 2～5 分粒组成。薄壁细胞类圆形或椭圆形，壁稍厚或连珠状增厚，有单纹孔。木栓细胞棕色，垂周壁微波状弯曲，有的含棕色物（图 63-4）。

理化鉴别　取本品粉末 1 g，加甲醇 10 ml，超声处理 30 分钟，滤过，滤液浓缩至 1.5 ml，作为供试品溶液。另取射干对照药材 1 g，同法制成对照药材溶液。按薄层色谱法试验，吸取上述两种溶液各 1 μl，分别点于同一聚酰胺薄膜上，以三氯甲烷-丁酮-甲醇(3∶1∶1)为展开剂，展开，取出，晾干，喷以三氯化铝试液，置紫外光灯(365 nm)下检视。供试品色谱中，在与对照药材色谱相应的位置上，显相同颜色的荧光斑点。

品质标志　1. 经验评价　以粗壮、质硬、断面色黄者为佳。

2. 含量测定　按醇溶性浸出物测定法热浸法测定，用乙醇作溶剂，含醇溶性浸出物不得少于 18.0％。按高效液相色谱法测定，含次野鸢尾黄素($C_{20}H_{18}O_8$)不得少于 0.10％。

【**成分**】　根及根茎含异黄酮类成分：鸢尾苷元(irigenin)[1,2]，鸢尾黄酮(tectorigenin)，鸢尾黄酮苷(tectoridin)[2]，射干异黄酮(belamcanidin)，甲基尼泊尔鸢尾黄酮(methylirisolidone)，鸢尾黄酮新苷元(iristectoriginin) A[3]，洋鸢尾素(irisflorentin)[3,4]，野鸢尾苷(iridin)[5]，5-去甲洋鸢尾素(noririsflorentin)[6]，异荷叶大黄素(isorhapontigenin)，鸢尾苷元-5-O-(6″-O-香草酸)-β-D-葡萄糖苷 [irigenin-5-O-(6″-O-vanillin acid)-β-D-glucoside][7]，2,3-二氢鸢尾苷元(2,3-dihydroirigenin)，甲基尼鸢尾立黄素(thylirisolidone)，德鸢尾素(irilone)，6″-O-香草酰鸢尾苷元(6″-O-vanilloyliridin)，6″-O-羟基苯

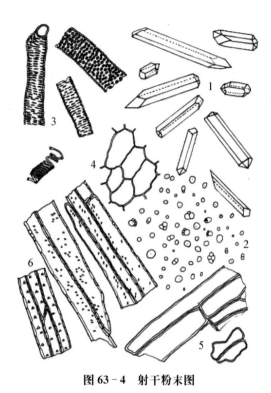

图 63-4 射干粉末图

1.草酸钙柱晶 2.淀粉粒 3.导管 4.木栓细胞 5.下皮细胞 6.纤维

甲酰野鸢尾苷(6″-O-phydrobenzoyliridin),5,6,7,3′-四羟基-4′-甲氧基黄酮(5,6,7,3′-tetrahydro-4′-methoxyiso-flavone)[8],3′,4′,5,7-四羟基-8-甲氧基异黄酮(3′,4′,5,7-tetrahydro-8-methoxyiso flavone)[9],鸢尾黄酮新苷元(iristectorigenin)B,7,4′-二-O-鸢尾黄酮新苷元(7,4′-di-O-methyliristectorigenin B)[10],射干素(shegansu)B[11]、C[12],3′,5′-二甲氧基尼鸢尾黄素-4′-O-β-D-葡萄糖苷(3′,5′-dimethoxy irisolone-4′-O-β-D-glucoside)等;三萜类成分:射干酮(sheganone),茶叶花宁(apocynin)[4],射干酮(belanmcandone)A、B、C、D[13],belachinal,anhydrobelachinal,epianhydrobelachinal,isoanhydrobelachinal[14],射干醛(belamcandal),28-去乙酰基射干醛(28-deacetylbelamcandal),异德国鸢尾醛(isoridogermanal),16-O-乙酰基异德国鸢尾醛(16-O-acetylisoiridogermanal),右旋的(6R,10S,11S,14S,26R)-26-羟基-15-亚甲基螺鸢尾-16-烯醛[(6R,10S,11S,14S,26R)-26-hydroxy-15-methylidene spiroirid-16-enal][3],3-O-癸酰基-16-O-乙酰基异德国鸢尾醛(3-O-decanoyl-16-O-acetylisoiridogermanal),3-O-四癸酰基-16-O-乙酰基异德国鸢尾醛(3-O-tetradecanoyl-16-O-acetylisoiridogermanal)[14]等。

【药理】 1.抗菌、抗病毒作用 体外实验表明肺炎链球菌、铜绿假单胞菌对射干提取物有较强的敏感性;金黄色葡萄球菌、大肠埃希菌、无乳链球菌、化脓链球菌、痢疾志贺菌对射干提取物中度敏感。射干提取物灌胃,降低金黄色葡萄球菌酵母悬液引起的小鼠死亡率[1]。射干各有效成分体外分别对呼吸道合胞病毒(RSV)、腺病毒3型(ADV-3)、腺病毒7型(ADV-7)、疱疹病毒Ⅰ(HSV-1)、疱疹病毒Ⅱ(HSV-2)、鼻病毒3型、柯萨奇16(EV-16)等具有不同程度的对抗作用[2]。

2.抗骨质疏松作用 射干总黄酮、射干醇提物灌胃,能明显改善大鼠因雌激素缺乏引起的骨矿物丢失,提高骨密度(BMD)、骨矿含量(BMC),改善骨骼力学性能[3]。射干总黄酮提取物灌胃,增加维甲酸所致骨质疏松模型大鼠的骨密度,改善骨生物力学指标以及骨小梁厚度,并有性激素、促性腺激素样作用[4]。

3.抗炎、镇痛作用 射干提取物降低大鼠炎性足肿胀率,降低小鼠炎性耳肿胀度,减少小鼠醋酸性疼痛扭体次数,有抗炎及镇痛作用[5]。

4.止咳、祛痰作用 射干提取物能明显延长氨水引起的小鼠咳嗽潜伏期,降低小鼠咳嗽次数,增加小鼠气管酚红排泌量[6]。射干提取物含药血清对组胺引起的豚鼠气管平滑肌收缩反应具有拮抗作用[7]。

5.调节免疫功能 射干提取物可增强环磷酰胺制备的免疫低下模型小鼠网状内皮细胞的吞噬功能,促进正常小鼠溶血素的产生[8]。

6.其他作用 射干75%醇提物抑制吲哚美辛加乙醇诱发的小鼠胃溃疡的形成,对盐酸性及水浸应激性胃溃疡形成仅有抑制趋向,对正常小鼠的胃肠运动无影响,但能对抗番泻叶引起的大肠性腹泻和蓖麻油引起的小肠性腹泻,对麻醉大鼠有明显利胆及抗实验性血栓作用[9]。射干提取物可抑制荷瘤小鼠 S_{180} 肿瘤生长,有抗肿瘤作用[10]。

【炮制】 1.射干 除去杂质及残留茎,洗净,润透,切薄片,干燥。

2.炒射干 取净射干片用文火炒黄略带焦斑为度,取出放凉。

饮片性状 射干参见"药材"项。炒射干形同射干,片面色泽加深,带有焦斑。

贮干燥容器内,置通风干燥处,防蛀。

【药性】　苦、辛,寒,有毒。归肺、肝经。

【功能】　清热解毒,祛痰利咽,消瘀散结。

【主治】　咽喉肿痛,痰壅咳喘,瘰疬结核,疟母癥瘕,痈肿疮毒。

【用法用量】　内服:煎汤,5～10 g;或入丸、散;或鲜品捣汁;或浸酒。外用:适量,煎水洗;或研末吹喉;或捣烂敷。

【注意事项】　病无实热,脾虚便溏及孕妇禁服。

【附方】　1. 治喉痹　射干,锉细,每服五钱匕,水一盏半,煎至八分,去滓。入蜜少许,旋旋服。(《圣济总录》射干汤)

2. 治白喉　射干 3 g,山豆根 3 g,金银花 15 g,甘草 6 g。水煎服。(《青岛中草药手册》)

3. 治腮腺炎　射干鲜根 10～15 g,水煎,饭后服,日服 2 次。(《福建民间草药》)

4. 治瘰疬结核,因热气结聚　射干、连翘、夏枯草各等分,为丸。每服二钱,饭后白汤下。(《本草汇言》引《朱氏方》)

5. 治关节炎,跌打损伤　射干 90 g,入白酒 500 g,浸泡 1 星期。每次饮 15 g,每日 2 次。(《安徽中草药》)

【临床报道】　治疗乳糜尿　用射干 15 g,水煎加入白糖适量,每日分 3 次口服;或制成水丸,每服 4 g,每日 3 次,饭后服。以 10 日为 1 个疗程,治疗 104 例乳糜尿,除个别病例外,多经 1 个疗程治疗,结果痊愈者 94 例,占 90.4%,但其中 9 例为临床治愈,16 个月又发现乳糜尿,继续服药 1 个疗程后未再复发;无效者 10 例,占 9.6%[1]。

【药论摘录】　1.《神农本草经》:“味苦,平。主咳逆上气,喉痹咽痛,不得消息。散结气,腹中邪逆,食饮大热。”

2.《名医别录》:“微温,有毒。疗老血在心脾间、咳唾、言语气臭,散胸中热气。”

3.《本草经集注》:“疗毒肿。”

4.《药性论》:“治喉痹水浆不入,能通女人月闭,治疰气,消瘀血。”

5.《日华子本草》:“消痰,破癥结,胸膈满,腹胀,气喘,痃癖,开胃下食,消肿毒,镇肝明目。”

6.《珍珠囊》:“苦、甘,阳中之阴。去胃中痈疮。”

7.《滇南本草》:“性微寒,味苦辛。治咽喉肿痛,咽闭喉风,乳蛾,疟腮红肿,牙根肿烂。疗咽喉热毒,攻散疮痈一切热毒等症。”

8.《本草纲目》:“射干能降火,故古方治喉痹咽痛为要药。孙真人《千金方》治喉痹有乌翣膏;张仲景《金匮玉函》方治咳而上气,喉中作水鸡声,有射干麻黄汤;又治疟母鳖甲煎丸,亦用乌扇烧过,皆取其降厥阴相火也。火降则血散肿消,而痰结自解,癥瘕自除矣。”

9.《本草经疏》:“射干,苦能下泄,故善降;兼辛,故善散。故主咳逆上气,喉痹咽痛,不得消息,散结气、胸中邪逆。既降且散,盖以微寒,故主食饮大热。《别录》又主老血在心脾间,咳唾言语气臭,散胸中热气,甄权主疰气,消瘀血,主女人月闭,《日华子》主消痰破癥结、胸膈满,腹胀气喘痃癖;寇宗奭主肺气喉痹为佳,洁古主胃中痈疮,皆此意也。丹溪主行太阴、厥阴之积痰,使结核自消甚捷;又治足厥阴湿气下流,因疲劳而发为便毒,悉取其泄热散结之力耳。”

10.《本草新编》:“射干,化湿痰湿热,平风邪作喘殊效,仍治胸满气胀,咳嗽气结,此物治风火湿热,可以为君,但可暂用,而不可久用者也。久用只可为使矣。喘症未有不伤气者,肺气为邪所伤,风痰随挟之而上冲,射干入肺而能散气中之结,故风痰即消。但有结则散结,无结则散气,必变为虚喘矣。”

【品种沿革】　集解　1.《名医别录》:“生南阳川谷田野。三月三日采根,阴干。”

2.《本草经集注》:“此即是乌翣根,庭台多种之。黄色,亦疗毒肿,方多作夜干字。今射亦作夜音,人言其叶是鸢尾,而复又有鸢头,此盖相似尔,恐非乌翣者即其叶名矣。又别有射干,相似而花白茎长,似射人之执竿者。故阮公诗云:射干临层城。此不入药用。根亦无块,唯有其质。”

3.《新修本草》:“射干,此说者,是其鸢尾叶都似射干,而花紫碧色,不抽高茎,根似高良姜而肉白,根即鸢头。"

4.《本草拾遗》:"射干、鸢尾,按此二物相似,人多不分。射干,总有三物。佛经云:夜干貊貁,此是恶兽,似青黄狗,食人。郭云能缘木。又阮公诗云:夜干临层城。此即是树。今之射干殊高大者,本草射干,即人间所种为花卉,亦名凤翼。叶如乌翅,秋生红花,赤点。鸢尾亦人间多种,苗低下于射干,如鸢尾,春夏生紫碧花者是也。又注云:据此犹错,夜干花黄,根亦黄色。"

5.《本草图经》:"射(音夜)干,生南阳山谷田野,今在处有之,人家庭砌间亦多种植。春生苗,高二三尺。叶似蛮姜,而狭长横张,疏如翅羽状,故一名乌翣,谓其叶耳。叶中抽茎,似萱草而强硬。六月开花,黄红色,瓣上有细纹。秋结实作房,中子黑色。根多须,皮黄黑,肉黄赤。三月三日采根,阴干……又按荀子云:西方有木焉,名曰射干。茎长四寸,生于高山之上,而临百仞之渊,其茎非能长也,所立者然也。杨倞注云:当是草,而云木,误也。今观射干之形,其茎梗疏长,正如长竿状,得名由此耳。而陶以夜音为疑,且古字音呼固多相通,若汉官仆射主,射而亦音夜,非有别义也。又射干多生山崖之间,其茎虽细小,亦类木梗。故荀子名木,而苏谓陶说为鸢尾。鸢尾花亦不白,其白者自是射干之类,非鸢尾也。鸢尾布地而生,叶扁阔于射干。苏云:花紫碧色,根如高良姜者是也。《本经》云:生九嶷山谷,今在处有,大类蛮姜也。五月采。一云:九月、十月采根,日干。"

6.《本草纲目》:"时珍曰:射干即今扁竹也。今人所种,多是紫花者,呼为紫蝴蝶。其花三四月开,六出,大如萱花。结房大如拇指,颇似泡桐子,一房四隔,一隔十余子。子大如胡椒而色紫,极硬,咬之不破。七月始枯。陶弘景谓射干、鸢尾是一种。苏恭、陈藏器谓紫碧花者是鸢尾,红花者是射干。韩保昇谓黄花者是射干。苏颂谓花红黄者是射干,白花者亦其类。朱震亨谓紫花者是射干,红花者非。各执一说,何以凭依?谨按张揖《广雅》云:鸢尾,射干也。《易通卦验》云:冬至射干生。《土宿真君本草》云:射干即扁竹,叶扁生,如侧手掌形,茎亦如之,青绿色。一种紫花,一种黄花,一种碧花。多生江南、湖广、川、浙平陆间。八月取汁,煮雄黄,伏雌黄,制丹砂,能拒火。据此则鸢尾、射干本是一类,但花色不同。正如牡丹、芍药、菊花之类,其色各异,皆是同属也。大抵入药功不相远。"

考证　射干始载于《神农本草经》,列为下品。其后历代本草多有记载。不过,从各家所述可见,射干、鸢尾常致混淆,李时珍亦言"鸢尾、射干本是一类",不能明确区分鸢尾、射干。据《本草拾遗》《蜀本草》《本草图经》的描述及近代实际药用,花色红黄的即为射干,品种来源是鸢尾科植物射干。

【地方志】　1. 宋·史能之《重修毗陵志·卷一三·土产》:"射干:一名乌扇,又名乌翣。花圃多种,亦名凤翼,秋生红花,中有赤点。"

2. 元·脱因、俞希鲁《至顺镇江志·卷四·土产》:"射干,以上诸品,《本草图经》虽不载本郡所出,然今皆有之,姑叙于此。"

3. 明·张峰《海州志·卷二·土产》:"药材曰射干。"

4. 明·张衮《江阴县志·卷六·土产》:"射干:一名凤翼。秋生红花,中有黑点。"

5. 明·沈明臣《通州志·卷四·物产(海门同)》:"药之属:射干。"

6. 清·何绍章、杨履泰《丹徒县志·卷一七·物产》:"扁竹,《康熙志》:一名蝴蝶花,以形似名也。其叶横张如乌翅状,故一名乌翣花。有紫碧、赤黄二色,瓣皆有点及斑文,其根即射干也。或曰花红黄而茎高者为凤翼,是为射干。紫碧者名鸢尾,不入药用。《古今注》:通名万莲。"

参考文献 ▶▶

成分

[1] 邱鹰昆,等. 中国药物化学杂志,2006,16(3):175

[2] 吴亚西,等. 药学学报,1992,27(1):64

[3] 束盼,等. 中国野生植物资源,2008,27(2):51

[4] Jin Li, et al. Chin Chem Lett, 2007,18(2):158

[5] 刘杰,等. 中药材,2005,28(1):29

[6] Woo WS, et al. Phytochemistry, 1993,33(4):939

[7] Zhou L, et al. Chin. Chem. Lett. , 1997,8(2):133

[8] Ito H, et al. Chem Pharm Bull, 2001,49(9):1229

[9] Jin Li, et al. Chem NatComp, 2007,43(6):700

[10] Miyaza W, et al. J Oleo Sci, 2001,50(7):545

[11] Zhou L, et al. J Asian Nat Prod Res. , 2000,2(3):169

［12］Lin M，et al. J Asian Nat Prod Res.，1998,1(1):67

［13］Jin Li，et al. J Asian Nat Prod Res，2008，10(1－2):89

［14］Ito H，et al. J. Nat Prod,1999,62(1):89

药理

［1］秦文艳,等.中国实验方剂学杂志,2011,17(4):147

［2］赵金明,等.实验动物科学,2010,27(6):9

［3］冯汉林,等.现代药物与临床,2012,27(3):209

［4］严雇效,等.中药药理与临床,2012,28(2):55

［5］李国信,等.实用中医内科杂志,2008,22(1):3

［6］李国信,等.实用中医内科杂志,2008,22(2):3

［7］甘雨,等.中国实验方剂学杂志,2012,18(7):164

［8］赵金明,等.实验动物科学,2011,28(3):11

［9］王红武,等.中医药研究,1997,13(5):43

［10］陈靖,等.北方药学,2013,10(5):72

临床报道

［1］李象复.中医杂志,1981,22(5):364

64. 徐长卿 Xú Cháng Qīng

《神农本草经》

【异名】 鬼督邮、石下长卿,一枝箭,英雄草、料吊、土细辛、生竹、牙蛀消、线香草、天竹、痢止草。

【来源】 为萝藦科植物徐长卿 *Cynanchum paniculatum* (Bge.) Kitag. 的根及根茎。

【原植物】 徐长卿,又名尖刀儿苗、铜锣草、蜈蚣草、小对叶草、对月莲、对节连。

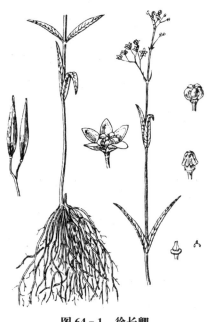

图 64-1 徐长卿

多年生直立草本,高达 1 m。根细呈须状,多至 50 余条,形如马尾,具特殊香气。茎细而刚直,不分枝,无毛或被微毛。叶对生,无柄;叶片披针形至线形,先端渐尖,基部渐窄,两面无毛或上面具疏柔毛,叶缘稍反卷,有睫毛,上面深绿色,下面淡绿色;主脉突起。圆锥聚伞花序,生近顶端叶腋,有花 10 余朵;花萼 5 深裂,卵状披针形;花冠黄绿色,5 深裂,广卵形,平展或向外反卷;副花冠 5,黄色,肉质,肾形,基部与雄蕊合生;雄蕊 5,相连成筒状,花药 2 室,花粉块每室 1 个,下垂,臂短、平伸;雌蕊 1,子房上位,由 2 枚离生心皮组成,花柱 2,柱头五角形。蓇葖果呈角状,单生,表面淡褐色。种子多数,卵形而扁,暗褐色,先端有一簇白色细长毛。花期 5~7 月,果期 9~12 月(图 64-1)。

生于阳坡草丛中。分布于东北、华东、中南、西南及内蒙古、河北、陕西、甘肃。

本省各地有分布,宜兴、句容、南京等地有栽培。

【栽培】 **生长环境** 适应性较强,南北各地均可栽培。土壤以肥沃、疏松的沙质壤土为好。

繁殖方法 种子繁殖或分株繁殖。种子繁殖:4 月中旬播种,条播,行距 30~35 cm,播后覆土,浇水,5 月上旬出苗,苗出齐后进行间苗 1 次,株距 10~14 cm。分株繁殖:宜在早春老株尚未萌芽前或晚秋枯苗后进行,行株距为 40 cm×10 cm,开沟栽种,覆土压实后浇水。

田间管理 生长期间注意除草、浇水。苗高 3~6 cm 时,追肥 1 次,以后再追肥 3 次,肥料以人畜粪水为主。以后每年中耕除草 3 次,每次中耕后都要追肥 1 次。

病虫害防治 病害有根腐病,可用根腐灵或多菌灵或百菌清防治。虫害有蚜虫、椿象,可用 40%氧化乐果 1 500 倍液或 20%速灭杀丁防治。

【采收加工】 秋季采挖,除去杂质,阴干。

【药材】 徐长卿 Cynanchi Paniculati Radix et Rhizoma 本省宜兴、句容、南京等地曾有产。

性状鉴别 根茎呈不规则柱状,有盘节,长 0.5~3.5 cm,直径 2~4 mm。有的顶端带有残茎,细圆柱形,长约 2 cm,直径 1~2 mm,断面中空;根茎节处周围着生多数根。根呈细长圆柱形,弯曲,长 10~16 cm,直径 1~1.5 mm。表面淡黄白色至淡棕黄色或棕色,具微细的纵皱纹,并有纤细的须根。质脆,易折断,断面粉性,皮部类白色或黄白色,形成层环淡棕色,木部细小。气香,味微辛凉(图 64-2)。

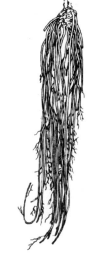

图 64-2 徐长卿药材图

显微鉴别　1. 根横切面　表皮细胞外侧壁增厚。皮层宽广,薄壁细胞中含淀粉粒或草酸钙簇晶。内皮层凯氏点明显。形成层不明显。木质部细胞均木化(图64-3)。

2. 粉末　浅灰棕色。外皮层细胞表面观类多角形,垂周壁细波状弯曲,细胞间有一类方形小细胞,木化;侧面观呈类长方形,有的细胞径向壁有增厚的细条纹。草酸钙簇晶直径7～45 μm。分泌细胞类圆形或长椭圆形,内含淡黄棕色分泌物。内皮层细胞类长方形,垂周壁细波状弯曲。

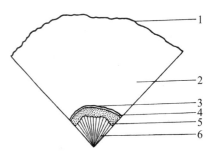

图64-3　徐长卿(根)横切面简图

1.表皮　2.皮层　3.内皮层　4.中柱鞘　5.韧皮部　6.木质部

理化鉴别　1. 取本品粉末1 g,加乙醚10 ml,密塞,振摇10分钟,滤过,滤液挥干,残渣加丙酮1 ml使溶解,作为供试品溶液。另取丹皮酚对照品,加丙酮制成每1 ml含2 mg的溶液,作为对照品溶液。按薄层色谱法试验,吸取供试品溶液5 μl,对照品溶液10 μl,分别点于同一硅胶G薄层板上,以环己烷-乙酸乙酯(3:1)为展开剂,展开,取出,晾干,喷以盐酸酸性5％的三氯化铁乙醇溶液,加热至斑点显色清晰。供试品色谱中,在与对照品色谱相应的位置上,显相同的蓝褐色斑点。

2. 取本品粉末1 g,加乙醚10 ml,密塞,振摇10分钟,滤过,滤液蒸干,残渣加丙酮1 ml使溶解,作为供试品溶液。另取徐长卿对照药材1 g,同法制成对照药材溶液。按薄层色谱法试验,吸取上述两种溶液各5 μl,分别点于同一硅胶G薄层板上,以环己烷-三氯甲烷-乙酸乙酯(10:2:0.8)为展开剂,展开,取出,晾干,喷以10％硫酸乙醇溶液,在105℃加热至斑点显色清晰,分别置日光和紫外光灯(365 nm)下检视。供试品色谱中,在与对照药材色谱相应的位置上,显相同颜色的斑点或荧光斑点。

品质标志　1. 经验评价　以香气浓者为佳。

2. 含量测定　按醇溶性浸出物测定法热浸法测定,用乙醇作溶剂,含醇溶性浸出物不得少于10.0％。按高效液相色谱法测定,含丹皮酚($C_9H_{10}O_3$)不得少于1.3％。

【成分】　全草含丹皮酚(paeonol)[1,2],异牡丹酚(isopaeonol),直立白薇苷(cynatratoside)B,徐长卿苷(cynapanoside)A、B、C, glaucogenin A, glaucogenin D[3]。根含新徐长卿苷(neocynapanoside)A[4]。

【药理】　1. 抗炎、镇痛作用　徐长卿水煎剂可明显减轻小鼠炎症性肉芽肿重量,明显提高小鼠热板法痛阈值,延长小鼠扭体反应潜伏期,明显减少扭体次数,有一定的抗炎和镇痛作用[1]。徐长卿中的丹皮酚(牡丹酚)膝关节内注射,能抑制膝骨性关节炎损伤模型兔的软骨中基质金属蛋白酶-1的表达,有治疗骨性关节炎的作用[2]。

2. 抗肿瘤作用　徐长卿多糖灌胃给药,对小鼠移植性腹水癌H22、EAC和实体瘤S_{180}生长均有抑制作用[3]。一定浓度的徐长卿水提物在体外细胞培养实验中,对Bel-7407细胞增殖有较好的抑制作用[4]。

3. 增强免疫作用　徐长卿多糖有明显拮抗[60]Co辐射引起的小鼠胸腺、脾缩小和骨髓DNA降低的作用,也有对抗[60]Co辐射或环磷酰胺引起的白细胞降低的作用[5]。

4. 抗蛇毒作用　徐长卿提取液灌胃,对眼镜蛇毒引起的大鼠足跖肿胀及棉球肉芽肿均有显著的抑制作用。徐长卿提取液灌胃,对眼镜蛇毒中毒的小鼠有明显的减毒作用[6]。

5. 其他作用　徐长卿灌胃,能有效改善2,4,6-三硝基苯磺酸诱导的大鼠结肠炎,降低肠组织TNF-α、IL-1β水平[7]。徐长卿水提物对体外培养的HepG2.2.15细胞株分泌乙肝表面抗原(HBsAg)和乙肝病毒e抗原(HBeAg)有较好的抑制作用,有抗乙型肝炎病毒作用[8]。

【炮制】　取原药材,除去杂质,抢水洗净,切段,阴干或低温干燥。

饮片性状　徐长卿参见"药材"项。

贮干燥容器内,密闭,置阴凉干燥处。

【药性】　辛,温。归肝、胃经。

【功能】　祛风除湿、行气活血,去痛止痒。

【主治】　风湿痹痛,腰痛,脘腹疼痛,牙痛,跌仆伤痛,小便不利,泄泻,痢疾,湿疹,荨麻疹,毒蛇咬伤。

【用法用量】 内服:煎汤,3～10 g,不宜久煎;研末,1～3 g,或入丸剂,或浸酒。外用适量,煎汤洗,或涂敷;或鲜品捣敷。

【注意事项】 孕妇慎服。

【附方】 1. 治风湿痛 (徐长卿)根24～30 g,猪赤肉120 g,老酒60 g。酌加水煎成半碗,饭前服,日2次。(《福建民间草药》)

2. 治慢性腰痛 徐长卿、虎杖各9 g,红四块瓦5 g。研末。每次0.6～1 g,每日2～3次,温开水吞服。(《湖北中草药志》)

3. 治寒气腹痛 徐长卿9 g,小茴香6 g。煎服。(《安徽中草药》)

4. 治外伤肿痛 鲜徐长卿根、生栀子等量,同捣烂外敷;另用徐长卿9 g,煎水,服时兑黄酒适量。(《安徽中草药》)

5. 治血虚经闭 对叶莲6～9 g,煨甜酒内服或炖肉吃;或研末吞服3 g。

【临床报道】 1. 治疗神经衰弱 用徐长卿全草分别制成散剂、丸剂(蜜丸)和胶囊。散剂每次10～15 g,每日2次;丸剂(每丸含生药5 g),每次2丸,每日2次;胶囊,每个0.5 g,每服10个,每日2次,约20日为1个疗程。共治疗300例,经2～3个疗程治疗后,头痛(274例)有效率为94.1%,失眠(290例)有效率为95.5%,焦虑(251例)有效率为95.21%,健忘(243例)有效率为93%,心悸(232例)有效率为95.2%[1]。

2. 治疗腱鞘囊肿 徐长卿全草(干品)200 g,浸入50%乙醇500 ml,10日后即可使用。局部常规消毒,用不锈钢针穿刺囊肿如梅花样,力求把囊肿刺透,接着将徐长卿酊剂棉球湿敷,加盖敷料并用胶布固定,干燥后再加入药液,经常使棉球保持湿度,隔日针刺囊肿1次,依上法湿敷药棉,7日之内囊肿即可完全消失,皮肤不留任何痕迹。共治疗35例,均全部治愈,7个月后追访仅发现1例复发[2]。

3. 治疗慢性胃窦炎 用徐长卿注射液(每2 ml含相当生药4 g)穴位注射,每次4 ml,每穴2 ml,选取与疾病所在部位相对应的经络穴位,按左足三里、右胆囊穴,右足三里、左胆囊穴,两组交替使用,每周注射3次,10次为1个疗程,1个疗程后休息1周,观察3个疗程。共治疗40例,其中单纯型慢性胃窦炎21例,显效6例,好转12例,无效3例;伴有型慢性胃窦炎19例,显效13例,好转6例。两型总有效率为92.5%[3]。

4. 治疗银屑病 徐长卿根制成注射液(每1 ml含生药结晶40 mg),每次4 ml肌内注射,每日2次,皮损轻者20日为1个疗程,重者40日为1个疗程,一般不超过2个疗程。共治150例,治愈73例,显效27例,好转28例,无效22例。治愈率为48.7%,总有效率为85.7%[4]。

5. 治疗慢性化脓性中耳炎 成人每次用徐长卿注射液2支(每支2 ml含生药4 g),儿童酌减,每周注射3次,10次为1个疗程,一侧患者注射同侧肩髎穴,双侧患者注射两侧肩髎穴。治疗期间,除部分病例同时用3%过氧化氢溶液滴洗耳腔外,停用其他药物。2个月后复查1次,68例经1个疗程治疗后,耳腔内干燥无脓者29例,基本干燥或有不同程度好转者33例,无效者6例。除1例患者注射穴位局部出现脱皮外,无其他不良反应[5]。

6. 治疗毒蛇咬伤 用徐长卿、三叶鬼针草、半边莲各30～40 g外敷创口周围,治疗18例,结果17例在10日内痊愈,仅有1例出现伤口溃烂,继续用徐长卿、半边莲各50 g煎汤外洗伤口后,撒上南瓜叶粉,2周后亦获治愈[6]。

【药论摘录】 1.《神农本草经》:"味辛,温。主鬼物百精,蛊毒疫疾,邪恶气,温疟,久服强悍轻身。"

2.《名医别录》:"无毒。益气延年。"

3.《本草经集注》:"宜腰脚。"

4.《生草药性备要》:"味淡。浸酒要药,能除风湿最效。"

【品种沿革】 集解 1.《名医别录》:"一名鬼督邮。生泰山山谷及陇西。三月采。"

2.《本草经集注》:"鬼督邮之名甚多。今俗用徐长卿者,其根正如细辛,小短扁扁尔,气亦相似。今狗脊散用鬼督邮,当取其强悍宜腰脚,所以知是徐长卿,而非鬼箭、赤箭。"

3.《新修本草》:"此药叶似柳,两叶相当,有光润,所在川泽有之。根如细辛,微粗长,而有臊气。今俗用代鬼督邮,非也。"

4.《蜀本草》:"《图经》云:苗似小麦,两叶相对,三月苗青,七月八月著子,似萝摩子而小,九月苗黄,十月凋。生下湿川泽之间。今所在有之。八月采,日干。

5.《本草图经》:"徐长卿,生泰山山岩谷及陇西,今淄、齐、淮、泗间亦有之。三月生青苗,叶似小桑,两两相当,而有光润。七八月著子,似萝摩而小。九月苗黄,十月而枯。根黄色,似细辛,微粗长,有臊气。三月、四月采。一名别仙踪。"

6.《本草纲目》:"时珍曰:徐长卿,人名也,常以此药治邪病,人遂以名之。《名医别录》于有名未用复出石下长卿条,云一名徐长卿。陶弘景注云:此是误尔。方家无用,亦不复识。今考二条疗效相似。按《吴普本草》云:徐长卿,一名石下长卿。其为一物甚明,但石间生者为良。前人欠审,故尔差舛。"

考证　徐长卿始载于《神农本草经》,列为上品。此后,《新修本草》《蜀本草》《本草图经》等记载的徐长卿生境、形态等基本一致,当为今所用萝摩科植物徐长卿。

另外,《神农本草经》有"石下长卿"一条。《本草纲目》言徐长卿与石下长卿应是同一药物。因此,现多认为古本草所言的石下长卿即徐长卿。

参考文献 ▶▶

成分

[1] 巩丽萍,等. 食品与药品,2005,7(6):14.

[2] 张永清,等. 中国中药杂志,2006,31(14):1205

[3] 窦静,等. 中国天然药物,2006,4(3):192

[4] Sugama K, et al. Phtochemistry, 1988,27(2):3984

药理

[1] 许青松,等. 时珍国医国药,2007,18(6):1407

[2] 吴琪,等. 湖北中医药大学学报,2013,15(3):9

[3] 林丽珊,等. 中药药理与临床,2008,24(5):40

[4] 张桂芳,等. 中华中医药学刊,2007,25(8):1723

[5] 朱世权,等. 中草药,2010,41(1):103

[6] 林丽珊,等. 福建医科大学学报,2003,37(2):188

[7] 贺海辉,等. 世界华人消化杂志,2012,20(24):2237

[8] 谢斌,等. 中国热带医学,2005,5(2):196

临床报道

[1] 毕谦,等. 中医杂志,1983,(10):38

[2] 黄辉然. 广西中医药,1987,6(10):255

[3] 徐明光,等. 中医杂志,1980,(5):50

[4] 周立新. 江苏中医杂志,1985,(5):7

[5] 马瑞寅,等. 上海医学,1978,(9):80

[6] 张庆. 浙江中医杂志,1994,29(5):233

65. 狼毒 Láng Dú

《神农本草经》

【异名】 茵茹、屈据、离娄、白茵茹、草茵茹、漆头茵茹、黄皮狼毒。

【来源】 为大戟科植物月腺大戟 *Euphorbia ebracteolata* Hayata 的根。

【原植物】 月腺大戟,又名白狼毒。

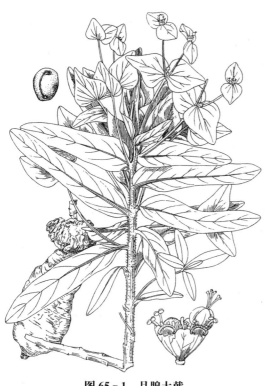

图 65-1 月腺大戟

多年生草本,高 30～60 cm。根肥厚,肉质,纺锤形至圆锥形,外皮黄褐色,有黄色乳汁。茎绿色,基部带紫色。叶互生,叶片长圆状披针形,全缘。总花序多歧聚伞状,顶生,5伞梗呈伞状,每伞梗又生出 3 小伞梗或再抽第 3 回小伞梗;杯状聚伞花序宽钟形,总苞先端 4 浅裂;腺体 4,半月形;雌雄花同生于萼状杯形的总苞内。蒴果三角状扁球形,无毛。种子圆卵形,棕褐色。花期 4～6 月,果期 5～7 月(图 65-1)。

生山坡或林下草丛。分布于安徽、河南、江苏、山东、湖北。

本省各地有分布。

【栽培】 生长环境 喜温暖阳光,耐旱。以肥沃、土层深厚的沙质壤土为宜。

繁殖方法 分根繁殖、种子繁殖。分根繁殖:将地下根茎挖起,选粗壮带芽者,剪成长根段备用。并喷施新高脂膜,驱避地下病虫,隔离病毒感染,然后将根段横向按在沟内,上盖垃圾泥和焦泥灰,再覆土压实。种子繁殖:于 8 月中旬采集成熟种子,晾干贮藏,翌年春季采用撒播法进行播种,播后覆土 2 cm,浇透水,出苗后及时中耕除草,适当追施肥 1 次,幼苗具 5～6 片真叶时按株行距 20 cm×30 cm 进行间苗。

田间管理 及时除草。定植返青后,结合中耕除草追肥。雨季注意排水,以免烂根。

病虫害防治 本品无明显病虫害。

【采收加工】 春、秋二季采挖,洗净,切片,晒干。

【药材】 狼毒 Euphorbiae Ebracteolatae Radix 本省徐州、连云港、灌云、镇江、丹徒、句容等地有产。

性状鉴别 多为横、斜或纵切片,为类圆形或长圆形块片,直径 1.5～8 cm,厚 0.3～4 cm。外皮薄,黄棕色或灰棕色,易剥落而露出黄色皮部。切面黄白色,有黄色不规则大理石样纹理或环纹。体轻,质脆,易折断,断面有粉性。气微,味微辛。

显微鉴别 粉末 黄白色。淀粉粒甚多,单粒球形、长圆形或半圆形,直径 3～34 μm,脐点裂隙状、人字状或星状,大粒层纹隐约可见;复粒由 2～5 粒组成;半复粒易见。网状具缘纹孔导管 18～80 μm。无节乳管多碎断,所含的油滴状分泌物散在;有时可见乳管内充满黄色分泌物。

理化鉴别 取本品粗粉 2 g,加乙醇 30 ml,加热回流 1 小时,放凉,滤过,滤液蒸干,残渣加甲醇 2 ml 使溶解,作为供试品溶液。另取狼毒对照药材 2 g,同法制成对照药材溶液。按薄层色谱法试验,吸取上述两种溶液各 2 μl,分别点于同一硅胶 G 薄层板上,以环己烷-乙酸乙酯(8.5:1.5)为展开剂,展开,取出,晾干,喷以 10％硫酸乙醇溶液,在 105℃加热至斑点显色清晰,置紫外光灯(365 nm)下检视。供试品色谱中,在与对照药材色谱相应的位置上,显相同颜色的荧光斑点。

品质标志 1. 经验评价 以片大、粉性足者为佳。

2. 含量测定 按醇溶性浸出物测定法热浸法测定,用稀乙醇作溶剂,含醇溶性浸出物不得少于 18.0％。

【成分】 月腺大戟根中主要含萜类化合物:月腺大戟甲素,月腺大戟乙素(ebracteolatanolide)A、月腺大戟乙素 B[1]、月腺大戟素(yuexiandajisu)A、月腺大戟素 B[2],jolkinolide B, 17-hydroxyjolkinolide B, 17-acetoxyjolkinolide B, jolkinolide A, 17-hydroxyjolkinolide A, 17-acetoxyjolkinolide A, Ent-11α-hydroxyabieta-8,13(15)-dien-16,12α-olide, langduin B, 7β, 11β, 12β-trihydroxy-ent-abieta-8,13(15)-dien-16,12-olide,月腺大戟素(yuexiandajisu)D、E,8β,14α-二羟基-13(15)-松香烯-16,12-内酯[3]、月腺大戟素 C、月腺大戟素 F[4], Ent-(13S)-hydroxyatis-16-ene-3,14-dione, Ent-3β,(13S)-dihydroxyatis-16-en-14-one, Ent-16α, 17-dihydroxyatisan-3-one, Entatisane-3β, 16α, 17-triol, Ent-3-oxokaurane-16α, 17-diol[3];苯乙酮类化合物:2,4-二羟基-6-甲氧基-3-甲基苯乙酮(2,4-dihydroxy-6-methoxy-3-methyl-acetophenone),2-羟基-6-甲氧基-3-甲基苯乙酮-4-β-葡萄糖苷(2-hydroxy-6-methoxy-3-methyl acetophenone-4-β-glucoside)[5,6],月腺大戟苷 A(ebracteolatinoside)A[7],月腺大戟丙素,月腺大戟苷 C(ebractelatinoside C)[8,9],月腺大戟苷 B(ebractelatinoside B)[10]。

【药理】 1. 抗肿瘤作用 腹腔接种 P_{388} 白血病细胞的小鼠胃饲月腺大戟溶液,高剂量组显著降低荷瘤小鼠外周血白细胞数量,诱导细胞凋亡,提示高剂量月腺大戟可通过诱导细胞凋亡,明显抑制 P_{388} 白血病细胞的恶性增殖[1]。月腺大戟提取物能显著抑制因 P_{388} 白血病细胞引起的 DBA 小鼠外周血中白细胞和腹水瘤细胞的恶性增殖,提高患鼠的生命延长率,缓解受白血病细胞攻击引起的瘤细胞浸润情况,并恢复肝中超氧化物歧化酶(SOD)与谷胱甘肽过氧化物酶的活性[2]。亦有研究选取人肝癌细胞株 BEL-7402 进行体外抗肿瘤活性研究,发现月腺大戟对 BEL-7402 细胞无明显体外细胞毒作用,而狼毒大戟对 BEL-7402 细胞生长有明显抑制作用[3]。

2. 抗微生物作用 月腺大戟根总黄酮对尖孢镰刀菌菌丝生长和分生孢子萌发均有显著的抑制作用,抑制率随总黄酮浓度增加而增高。总黄酮处理后的尖孢镰刀菌菌丝较细,分支减少,透明度差,液泡数量增多且形成较大的液泡;菌丝体细胞膜透性增加,SOD、过氧化氢酶(CAT)活性呈先上升后下降的趋势[4]。月腺大戟根中的成分对常见的植物病原真菌具有较强的抑制作用[5]。月腺大戟根部提取物对 5 种农作物常见病菌都有抑制作用,其中对 3 种病原菌(小麦赤霉病菌、苹果炭疽病菌、玉米大斑病菌)的菌丝抑制作用强烈,乙醇相提取物对病原菌抑制作用比水相提取物的抑制活性强,提示月腺大戟根有一定植物病害生物防治及植物源农药开发的潜力[6]。从月腺大戟根中分离得到抑菌活性成分对大肠埃希菌、枯草芽孢杆菌、蜡状芽孢杆菌有明显抑菌作用[7]。

3. 抗痛风作用 月腺大戟乙醇提取物给高尿酸血症小鼠用药,高剂量能使模型小鼠尿液中尿酸显著升高,血清、肝脏中的尿酸显著降低,肝脏中黄嘌呤氧化酶活性也显著降低[8]。

4. 毒副作用 狼毒(月腺大戟)注射液给小鼠腹腔注射,LD_{50}(改良寇氏法)为 291.68 g/kg,95％可信区限为 258.35～329.32 g/kg[9]。月腺大戟水提物给小鼠灌胃,高剂量组对脾脏、肾脏和心脏具有毒性作用。中、高剂量组的微核率和精子畸变率与阴性对照组相比均有统计学差异,低剂量组与阴性对照组相比无统计学差异。提示月腺大戟水提物在较高剂量下有致突变和生殖毒性,但在低剂量下未发现明显毒性[10]。

采用小鼠小肠推进运动实验和刺激巨噬细胞释放 NO 含量的方法测定狼毒(月腺大戟)胃肠道刺激性毒性,发现生品可明显促进小鼠小肠运动,并增强巨噬细胞释放 NO 的能力。病理切片结果未见消化道系统明显器质性病变,且对肠黏膜上皮细胞无明显的增殖抑制作用。与生品组相比,醋品组对小鼠小肠推进率明显降低,刺激巨噬细胞释放 NO 的能力也减弱,即醋制可缓和狼毒的胃肠道刺激性毒性。对各部位醋制前后的胃肠道刺激性毒性进行比较,发现胃肠道刺激性毒性为:狼毒石油醚部位＞二氯甲烷部位＞乙酸乙酯部位＞水部位。狼毒醋制后的石油醚和二氯甲烷部位加速肠蠕动作用明显下降,石油醚部位刺激巨噬细胞释放 NO 的能力明显下降。结果分析:初步确定狼毒石油醚部位是胃肠道刺激性毒性最大且醋制后刺激性毒性明显下降的部位。狼毒的胃肠道刺激性毒性与其含有的二萜类成分相关[11]。

【炮制】 1. 狼毒　取原药材,用水洗净,润透,切片晒干。

2. 醋狼毒　取狼毒片加醋拌匀,稍闷,待醋吸尽,置锅内用文火炒至微干,取出晒干。每 100 kg 狼毒片,用米醋 20～30 kg。

饮片性状　狼毒参见"药材"项。醋狼毒形如狼毒,表面棕黑色,微有醋气。

贮干燥容器内,醋狼毒密闭,置于阴凉干燥处。

【药性】　辛,寒,小毒。归脾、胃、大肠经。

【功能】　破积,杀虫,拔毒,祛腐,除湿,止痒。

【主治】　癥瘕,瘰疬,结核,痈疽,流痰,疥疮,顽癣,慢性咳喘。

【用法用量】　外用:适量,研粉或制成软膏,搽、敷。内服:煎汤,炮制后用 1～2.4 g;或入丸、散。

【注意事项】　本品有小毒,宜慎服,孕妇禁服。不宜与密陀僧同用。

【附方】 1. 治肺、皮肤、腺、骨、副睾等结核　狼毒 500 g,红枣 1 000 g。将狼毒放瓦罐或砂锅内(忌铁锅),加水适量,上放竹箅或蒸笼,将红枣放其上蒸 6～8 小时,第 1 日吃红枣 4 个,第 2 日吃 5 个,逐日依次增加 1 个,直至增到 20 个,以后每日保持吃 20 个红枣。从第 1 日算起,吃 1 个月至 1 个半月为 1 个疗程。停药 1 周,再服第二疗程。(《安徽中草药》)

2. 治伤寒毒攻喉咽肿痛,兼主日行　真茴茹爪甲大,内口中,以牙小嚼汁以渍喉。当微觉异为佳。(《肘后方》)

3. 治痈疽生臭恶肉　白茴茹为散。敷之。看(恶)肉尽便停。(《肘后方》白茴茹散)

4. 治顽癣　狼毒研细末,棉子油或醋调搽患处。(《安徽中草药》)

5. 治牛皮癣、神经性皮炎　将白狼毒熬膏,每日或隔日外搽 1 次。(《全国中草药汇编》)

【临床报道】 1. 治疗晚期恶性肿瘤　用大戟科狼毒干品,制成 1∶1 浓度注射液,每安瓿 2 ml。肌内注射,每次 4 ml。每 3 个月为 1 个疗程,停药 1 周,继续注射,共用药 4 个疗程,总量 1 440 ml。共治疗各种晚期恶性肿瘤 170 例。统计结果表明:本药对肺癌、乳腺癌有一定疗效,对食管癌、直结肠癌效果次之,能延长晚期肿瘤患者的生存时间,对胃癌无效。通过 8 年的临床应用,未发现其对心、肝、肾、造血系统有不良反应[1]。

2. 治疗消化道腺癌　在 15 年临床腺癌术后患者资料中随机遴选 33 例术后长期服用狼毒大戟蛋煎剂的患者为治疗组(A 组),治疗组患者术后可进食后即开始服用狼毒大戟蛋煎剂:当日晚间将 3～6 g 狼毒大戟根冲洗后,浸泡在 300 ml 水中,翌日清晨将浸泡后的药根和药液倒入锅中,并加入适量的水文火煎至 50 ml 左右时,再将 1～2 个鸡蛋打入药液中煮熟,冷凉后便可服用,每日 1 剂,空腹服用,若有胃肠道反应的患者减量服用,坚持长年服药不间断。同时随机遴选手术时期、年龄、性别及腺癌病变程度均相仿,且腺癌术后未服用狼毒大戟蛋煎剂患者 33 例为非治疗组(对照组,B 组)。结果:总存活率 A 组为 60%,B 组为 16%($P<0.05$),总死亡率 A 组为 40%,B 组为 84%($P<0.05$);3 年生存率 A 组为 63.33%,B 组为 30%($P<0.05$);5 年生存率 A 组为 60%,B 组为 23.33%($P<0.05$);8 年生存率 A 组为 53.33%,B 组为 6.66%($P<0.05$);10 年以上生存率 A 组为 23.33%,B 组为 3.33%($P<0.05$);A 组患者生存率均较 B 组患者有显著的统计学差异性[2]。

3. 治疗耐药浸润性肺结核　每日用狼毒 100 g,小火煮鸡蛋 2 枚,煮沸后 4 小时,去药,食鸡蛋 2 枚。对照组用 2SHRZ/4HR 方案抗痨治疗。结果:用药 6 个月后,治疗组 66 例临床痊愈 51 例,有效 6 例,好转 6 例,无效 3 例,总有效率 95.45%;对照组 40 例,临床痊愈 32 例,有效 4 例,好转 2 例,无效 2 例,总有效率 95.00%;两组比较无差异($P>0.05$)。但两组痊愈病例治疗时间比较有显著性差异($P<0.05$),治疗组平均治疗时间为 3.22 个月,对照组为 5.69 个月。两组不良反应比较差异显著($P<0.05$),治疗组不良反

应明显低于对照组,特别是治疗组完全无听力及肝肾损害[3]。

4.治疗寻常型银屑病 用狼毒60 g,切成碎片,加水2 L,煎40分钟,过滤除渣;取大枣500 g,置入药液中浸泡20分钟,文火煎至药液蒸发完为止。成人每次服狼枣6～7枚,每日3次,饭后服用;小儿及体弱者酌减。共治疗银屑病患者53例,其中治愈42例,有效6例,无效5例,总有效率为90.6%。对临床治愈的42例患者中的16例随访4年,仅1例复发。大部分患者用药后有不同程度的消化道反应,一般不影响治疗,对症处理后这些症状可减轻或消失。仅2例在服药17日后,白细胞有明显下降,于停药3周后恢复正常[4]。

【**药论摘录**】 1.《神农本草经》:"味辛,平。主咳逆上气,破积聚、饮食、寒热、水气、恶创、鼠瘘、疽蚀、鬼精、蛊毒,杀飞鸟、走兽。"

2.《名医别录》:"有大毒。主治胁下积癖。"

3.《药性论》:"味苦、辛,有毒。治痰饮,癥瘕,亦杀鼠。"

4.《珍珠囊补遗药性赋》:"味辛,平,有大毒,陈而沉水者良。驱九种心痛。主咳逆,治虫疽瘰疬结痰。"

5.《本草崇原》:"狼毒草有大毒,禀火气也。气味辛平,茎叶有毛,入水则沉,禀金气也。禀金气,故主治肺病之咳逆上气。金能攻利,故破积聚。破积聚,则饮食壅滞而为寒为热之病,亦可治矣。水气,水寒之气也。水气而濡,则有恶疮、疽蚀,并鬼精蛊毒之病。狼毒禀火气而温脏寒,故皆治之。又言其毒能杀飞鸟走兽,草以狼名,殆以此故。李时珍曰:观其名,则知其毒矣。"

【**品种沿革**】 **集解** 1.《吴普本草》:"叶圆黄,高四五尺。叶四四相当。四月花黄,五月实黑。根黄,有汁,亦同黄。三月、五月采根。黑头者良。"

2.《名医别录》:"一名屈据,一名离娄。生代郡川谷。五月采根,阴干。黑头者良。"

3.《本草经集注》:"今第一出高丽,色黄,初断时汁出凝黑如漆,故云漆头。次出近道,名草茴茹,色白,皆烧铁烁头令黑以当漆头,非真也。叶似大戟,花黄,二月便生,根亦疗疮。"

4.《蜀本草》:"《图经》云:叶有汁,根如萝卜,皮黄肉白,所在有之。"

5.《本草图经》:"茴茹,生代郡川谷,今河阳、淄、齐州亦有之。二月生苗,叶似大戟,而花黄色。根如萝卜,皮赤黄,肉白。初断时汁出凝黑如漆,三月开浅红花,亦淡黄色,不著子,陶隐居谓出高丽者,此近之也。四月、五月采根,阴干。漆头者良。又有一种草茴茹,色白,采者烧铁烁头令黑,以当漆头,非真也。然古方有用两种者。"

6.《本草纲目》:"时珍曰:范子计然云茴茹出武都,黄色者善。草茴茹出建康,白色。今亦处处有之,生山原中。春初生苗,高二三尺。根长大如萝卜、蔓菁状。或有歧出者,皮黄赤,肉白色,破之有黄浆汁。茎叶如大戟,而叶长微阔,不甚尖,折之有自汁。抱茎有短叶相对,团而出尖。叶中出茎,茎中分二三小枝。二三月开细紫花,结实如豆大,一颗三粒相合,生青熟黑,中有白仁如续随子之状。今人往往皆呼其根为狼毒,误矣。狼毒叶似商陆、大黄辈,根无浆汁。"

7.《植物名实图考》:"茴茹,《本经》下品。根长如萝卜、蔓菁,叶如大戟。滇南呼土瓜狼毒,即李时珍谓今人往往误以其根为狼毒者也。"

考证 古代本草中,有茴茹与狼毒二药。两者均载于《神农本草经》,列为下品。历代本草中,多言茴茹叶如大戟、根叶有汁,显然与今大戟科植物月腺大戟等特征相符。而古代本草所言的狼毒的品种来源,据其产地、形态,当为今瑞香科狼毒属植物瑞香狼毒。

但是,在古代医药实践中,茴茹经常混作狼毒用。早在唐代,就有茴茹作狼毒入药用的现象。日本《正仓院药物》记载,正仓院保存的我国唐代药用狼毒标本经鉴定是月腺大戟(茴茹)。在明代,也常将茴茹用作狼毒。李时珍在《本草纲目》"狼毒"条下云"狼毒出秦、晋地。今人往往以草茴茹为之,误矣",在"茴茹"条下云"今人往往皆呼其根为狼毒,误矣"。

这种混用情况发展到现在,形成了药物古今同名异物现象。当前所用的狼毒实际上是古代本草所言的茴茹(月腺大戟等的根),而不是古代本草所言的狼毒(瑞香狼毒根)。

关于狼毒(茴茹)的产地,《本草经集注》称其"第一出高丽""次出近道"。《本草纲目》提到"草茴茹出建康,白色。今亦处处有之,生山原中"。说明江苏地区古代即为狼毒(茴茹)的产地之一。

【地方志】 清·何绍章、杨履泰《丹徒县志·卷一七·物产》:"狼毒:叶似商陆及大黄。茎叶上有毛,根皮黄,肉白,以实重者为良。案:狼毒出秦晋地,不出近道,今药市所收本地之狼毒,盖草蔺茹也。李时珍云今人往往以草蔺茹为狼毒是矣。草蔺茹亦毒草。时珍云:处处有之,生山原中,苗高二三尺,根长大如萝菔、蔓菁状,或有歧出者,皮黄赤,肉白色,汁黄。蔺茹断时汁出,凝黑如漆,近人以烧铁烙草蔺茹头令黑,以当漆,茎叶如大戟而叶长微阔不甚尖。"

参考文献 ▶▶

成分

[1] 王文祥,等.药学学报,1998,32(2):128

[2] Xu ZH, et al. Phytochemistry, 1998,49(1):149

[3] Shi HM, et al. PlantaMed, 2005,71(4):349

[4] Xu ZH, et al. J Asian Nat Prod Res, 2000,2(4):257

[5] 张涵庆,等.植物学报,1987,29(4):429

[6] 张涵庆,等.植物资源与环境,1992,1(3):6

[7] 董云发,等.植物资源与环境,1992,1(2):1

[8] Yin ZQ, et al. Planta Med, 2005,71(10):979

[9] Ahn BT, et al. Saengyak Hakhoechi, 1996,27(2):136

[10] 王文祥,等.药学学报,1999,34(7):514

药理

[1] 杜娟,等.中国医院药学杂志,2007,27(4):454

[2] 陈鸣岳.山东大学(学位论文),2005

[3] 何华红,等.中药材,2011,34(6):950

[4] 高橼,等.激光生物学报,2008,17(2):213

[5] 陈学文,等.江苏农业科学,2010,38(2):118

[6] 薛建平,等.天然产物研究与开发,2009,21(2):303

[7] 陈学文.西北农林科技大学(学位论文),2006

[8] 徐娇,等.中药材,2014,37(2):315

[9] 申庆亮.实用医药杂志,1998,11(2):46

[10] 居学海,等.山东大学学报(医学版),2007,45(1):62

[11] 邱韵萦.南京中医药大学(学位论文),2012

临床报道

[1] 李征.北京中医杂志,1985,(6):29

[2] 孙志刚,等.肿瘤防治杂志,1998,(3):224

[3] 方孝甫.疑难病杂志,2002,(2):94

[4] 黄吉时.中医杂志,1985,(10):64

66. 拳参 Quán Shēn

《本草图经》

【异名】 紫参、草河车、牡蒙,众戎、音腹、伏菟、重伤、童肠、破伤药、马行。

【来源】 为蓼科植物拳参 *Polygonum bistorta* L. 的根茎。

【原植物】 拳参,又名疙瘩参、铜罗、虾参、山虾子、地虾、拳头参、回头参、红苍术、红重楼、红蚤休、活血莲、红内消、马尾七、土马蜂、涩疙瘩、一口血、鸢头鸡、地蜂子、红三七、红地榆、地蚕子。

多年生草本。根状茎肥厚,弯曲,黑褐色。茎直立,高50～90 cm,不分枝,无毛,通常 2～3 条自根状茎发出。基生叶宽披针形或狭卵形,纸质,顶端渐尖或急尖,基部截形或近心形,沿叶柄下延成翅,两面无毛或下面被短柔毛,边缘外卷,微呈波状;茎生叶披针形或线形,无柄;托叶筒状,膜质,下部绿色,上部褐色,顶端偏斜,开裂至中部,无缘毛。总状花序呈穗状,顶生,紧密;苞片卵形,顶端渐尖,膜质,淡褐色,中脉明显,每苞片内含 3～4 朵花;花梗细弱,开展,比苞片长;花被 5 深裂,白色或淡红色,花被片椭圆形,雄蕊 8;花柱 3,柱头头状。瘦果椭圆形,两端尖,褐色,有光泽,稍长于宿存的花被。花期 6～7 月,果期 8～9 月(图 66-1)。

生于山坡草地、山顶草甸。分布于东北、华北及甘肃、陕西、山东、河南、浙江、江西和湖北。

本省分布于连云港,常有栽培。

【栽培】 **生长环境** 喜凉爽气候,耐寒又耐旱。以向阳排水良好的沙质壤上或石灰质壤土为宜。

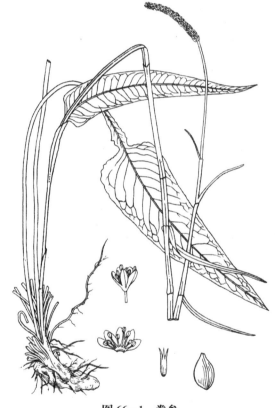

图 66-1 拳参

繁殖技术 种子繁殖、分根繁殖。种子繁殖:北方 4 月上旬条播,行距 30～45 cm,开浅沟,将种子均匀撒入沟内覆土 0.3～1 cm。当苗高 3～6 cm 时,按株距 15～30 cm 间苗,也可用育苗移栽法。分根繁殖:秋季或春季萌芽前,挖出根状茎,每株可分成 2～3 株,按行距 30～45 cm,株距 30 cm 栽种,覆土,压实。春栽 2～3 周萌芽生长。

田间管理 及时间苗、定苗。苗期中耕除草宜勤,成株期中耕宜少。中耕后及时除草、培土、施肥。播种前、催苗期、生长期及冬季适时适量灌溉。

病虫害防治 本品无明显病虫害。

【采收加工】 春初发芽时或秋季茎叶将枯萎时采挖,除去泥沙,晒干,去须根。

【药材】 拳参 Bistortae Rhizoma 本省连云港(云台山)、镇江等地曾有产。

性状鉴别 呈扁长条形或扁圆柱形,弯曲,有的对卷弯曲,两端略尖,或一端渐细,长 6～13 cm,直径 1～2.5 cm。表面紫褐色或紫黑色,粗糙,一面隆起,一面稍平坦或略具凹槽,全体密具粗环纹,有残留须根或根痕。质硬,断面浅棕红色或棕红色,维管束呈黄白色点状,排列成环。气微,味苦、涩(图 66 - 2)。

显微鉴别 1. 根茎横切面 木栓层为数列木栓细胞,深棕色。皮层较宽。维管束外韧型,断续排列成环,有的韧皮部外侧有纤维束。髓部大。薄壁细胞中含较多草酸钙簇晶及淀粉粒(图 66 - 3)。

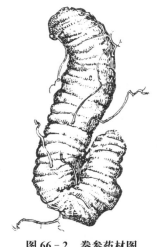

图 66 - 2 拳参药材图

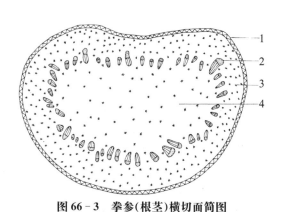

图 66 - 3 拳参(根茎)横切面简图

1. 木栓层 2. 维管束 3. 草酸钙簇晶 4. 髓

2. 粉末 淡棕红色。木栓细胞多角形,含棕红色物。草酸钙簇晶甚多,直径 15～65 μm。具缘纹孔导管,直径 20～55 μm。亦有网纹导管和螺纹导管。纤维长梭形,直径 10～20 μm,壁较厚,木化,孔沟明显。淀粉粒单粒椭圆形、卵形或类圆形,直径 5～12 μm。

理化鉴别 取本品粉末 0.5 g,加甲醇 20 ml,超声处理 15 分钟,滤过,滤液蒸干,残渣加甲醇 5 ml 使溶解,作为供试品溶液。另取拳参对照药材 0.5 g,同法制成对照药材溶液。再取没食子酸对照品,加甲醇分别制成每 1 ml 各含 1 mg 的溶液,作为对照品溶液。按薄层色谱法试验,吸取上述三种溶液各 5 μl,分别点于同一硅胶 G 薄层板上,以二氯甲烷-乙酸乙酯-甲酸(5：4：1)为展开剂,展开,取出,晾干,置氨蒸气中熏至斑点显色清晰。供试品色谱中,在与对照药材色谱和对照品色谱相应的位置上,显相同颜色的斑点。

品质标志 1. 经验评价 以粗大、坚硬、断面浅红棕色者为佳。

2. 含量测定 按醇溶性浸出物测定法冷浸法测定,用乙醇作溶剂,含醇溶性浸出物不得少于 15.0%。按高效液相色谱法测定,含没食子酸($C_7H_6O_5$)不得少于 0.12%。

【成分】 拳参根茎含黄酮类:芦丁(rutin),槲皮素(quercetin),槲皮素 - 5 - O - β - D - 葡萄糖苷(quercetin-5-O -β-D-glucopyranoside),山奈酚(kampferol)[1,2],没食子酸(gallic acid),并没食子酸(ellagic acid)以及可水解鞣质和缩合鞣质;还含儿茶酚(catechol),表儿茶酚(epicatechol)[3],6,7 -亚甲基氧基香豆素(6,7-methlenedioxycoumarin),24 -亚乙基环木菠萝烷酮(24-ethylidenecycloartanone),24 -亚乙基环木菠萝烷- 3α -醇(24-ethylidenecycloartan-3α-ol)[4]。

全草含酚酸类:绿原酸(chlorogenic acid),咖啡酸(caffeic acid);黄酮类:原儿茶酸(protocatechuic acid),金丝桃苷(hyperin)[5,6]。

【药理】 1. 镇痛作用 拳参水提物腹腔注射,在小鼠醋酸致痛法、热板致痛法、电刺激致痛法试验中,均显示有明显的镇痛作用,但纳洛酮不能对抗其镇痛作用[1]。在小鼠实验中,拳参正丁醇提取物也显示有明显的镇痛作用[2]。

2. 影响心血管系统 拳参中的有效成分能拮抗去甲肾上腺素引起的大鼠离体胸主动脉血管收缩作用,其作用机制可能与该药促进 NO 合成释放、开放钙激活的钾通道以及抑制血管平滑肌细胞外钙内流和内钙释放有关[3]。拳参正丁醇提取物腹腔注射,对氯仿诱发的小鼠室颤、乌头碱诱发的大鼠心律失常有治疗效果,还能对抗肾上腺素诱发的家兔心律失常,降低蟾蜍离体坐骨神经动作电位振幅。其抗心律失常作用可能与其抑制 Na^+ 内流及与阻断 β-肾上腺素受体有关[4]。拳参提取物使异丙肾上腺素建立的心肌肥厚模型大鼠的左心室重量指数下降,心肌组织中的一氧化氮合酶活性显著升高,丙二醛(MDA)含量降低,对心肌肥厚有治疗作用[5]。

3. 调节免疫作用　拳参提取物能够显著增加正常小鼠胸腺指数和脾脏指数,增强正常小鼠单核巨噬细胞的吞噬能力,促进 T 淋巴细胞增殖,提高血清溶血素水平及血清 IL-2 水平[6]。拳参乙醇提取物能够显著增强 RAW264.7 细胞的吞噬能力,促进 T 淋巴细胞增殖,增强 NK 细胞的细胞毒作用,上调血清溶血素水平及血清 IL-2 水平,具有一定的免疫调节作用[7]。

4. 保护眼功能　拳参提取物升高视网膜缺血再灌注损伤模型大鼠视网膜的电流图幅度,降低 MDA 浓度,提高谷胱甘肽过氧化物酶、超氧化物歧化酶活性[8],还可通过降低 TNF-α 的释放,降低组织细胞损伤,对眼功能起保护作用[9]。

【炮制】　取原药材,除去杂质,大小分开,略浸,洗净,润透,切薄片,干燥,筛去灰屑。

饮片性状　拳参参见"药材"项。

贮干燥容器内,置通风干燥处,防霉。

【药性】　苦、微寒,小毒。归肺、肝、大肠经。

【功能】　清热利湿,凉血止血,解毒散结。

【主治】　肺热咳嗽,热病惊痫,赤痢,热泻,吐血,衄血,痔疮出血,痈肿疮毒。

【用法用量】　内服:煎汤,3～12 g;或入丸、散。外用:适量,捣敷或煎水含漱、熏洗。

【注意事项】　无实火热者不宜用,阴疽患者禁服。

【附方】　1. 治下痢　紫参半斤,煎二升,入甘草二两,煎取半升。分三服。(《本草纲目》引《金匮玉函》)

2. 治痢疾　鲜拳参、鲜蒲公英各 12 g,鲜黄芩 9 g。水煎服。小儿酌减。(《全国中草药汇编》)

3. 治慢性气管炎　拳参 9 g,陈皮 9 g,甘草 6 g。水煎服。(《西宁中草药》)

4. 治急性扁桃体炎　拳参 9 g,蒲公英 15 g。水煎服。(《西宁中草药》)

5. 治烧烫伤　拳参研末,调麻油匀涂患处,每日 1～2 次。(《贵州省中草药资料》)

6. 治痈疽疔疮　拳参 12 g,紫花地丁 15 g。水煎服。(《西宁中草药》)

【临床报道】　1. 治疗菌痢,肠炎　用拳参制成片剂,每片含药 0.3 g。每次 4 片,每日服 3 次。治菌痢 80 例,平均服药 6.6 日,结果治愈 71 例,好转 5 例,无效 4 例。有效病例平均 1 日退热,其他症状体征的消失时间为:腹痛 3.8 日,里急后重 2.7 日,脓血便 2.9 日,便次复常 3.3 日[1]。

2. 治疗慢性气管炎　用 1∶1 紫参(石生蓼根茎)注射液(每 1 ml 含紫参黄酮 2.2～2.5 mg)肌内注射,每次 2 mg,每日 2 次,10 日为 1 个疗程。治疗 103 例,除 1 例合并严重肺心病无效外,其余 102 例均有效。病型与疗效无明显关系。3 个疗程后症状和体征的消失率分别为:咳嗽 72.8%,咳痰 79.9%,气喘 77.1%,干湿性啰音 67.2%。咳嗽、咳痰、气喘与啰音的见效时间多数在 4～10 日内,但消炎作用较差[2]。

3. 治疗阑尾炎　金果榄、拳参各等量,分别研粉,用开水冲服,每次 1 g,每日服 3 次。治疗 40 例,治愈 39 例,一般于服药后 2～6 小时腹痛减轻,2～3 日腹痛消失,右下腹压痛明显减轻,4～6 日压痛消失而治愈[3]。

【药论摘录】　1.《神农本草经》:"味苦、辛,寒。主心腹积聚,寒热邪气,通九窍,利大小便。"

2.《名医别录》:"微寒,无毒。主治肠胃大热,唾血衄血,肠中聚血,痈肿诸疮,止渴益精。"

3.《药性论》:"能散瘀血,主心腹坚胀,治妇人血闭不通。"

4.《新修本草》:"(牡蒙)又主金疮破血,生肌肉,止痛,赤白痢,补虚益气,除脚肿,发阴阳也。"

5.《滇南本草》:"味苦、甘、平,性微温。通行十二经络。治风寒湿痹,手足麻木,腿软战摇,筋骨疼痛、半身不遂、久年痿软、远年流痰。为活络强筋、温暖筋骨药酒方中要剂。"

6.《本草纲目》:"色紫黑,气味俱厚,阴也沉也。入足厥阴之经,肝脏血分药也。主狂疟瘟疫,鼽血汗出(好古)。治血痢(好古)。故治诸血病,及寒热疟痢、痈肿积块之属厥阴者。"

7.《神农本草经疏》:"紫参禀地之阴气,兼得天之寒气,故味苦辛,气寒而无毒。气味俱厚,阴也,降也。入足厥阴,亦入足太阳、阳明。专入血分,为除热散结逐血之要药,故主心腹积聚,寒热邪气,通九窍,利大小便,略同紫草也。苦以燥湿泄热,辛以散结,寒以除邪气,故疗肠胃大热,唾血衄血,肠中聚血。亦主痈肿诸疮者,荣气热则留瘀而成痈肿,血凉而活,则自散也。能散瘀血,故主妇人血闭不通。疟有血蓄则狂。阳明热则衄血。湿热在肠胃,则血瘀滞而成血痢。除热活血,故亦主金疮。"

【品种沿革】 集解 1.《吴普本草》:"牡蒙,一名紫参,一名泉戎,一名音腹,一名伏菟,一名重伤……生河西山谷,或宛朐商山。圆聚生,根黄赤有文,皮黑中紫,五月花紫赤,实黑,大如豆。三月采根。"

2.《新修本草》:"紫参,叶似羊蹄,紫花青穗,皮紫黑,肉红白,肉浅皮深。所在有之。牡蒙叶似及己而大,根长尺余,皮肉亦紫色,根苗并不相似。虽一名牡蒙,乃王孙也。紫参京下见用者,是出蒲州也。"

3.《本草图经》:"紫参,生河西及冤句山谷,今河中解、晋、齐及淮、蜀州郡皆有之。苗长一二尺,根淡紫色如地黄状,茎青而细,叶亦青似槐叶;亦有似羊蹄者,五月开花,白色似葱花;亦有红紫而似水荭者,根皮紫黑,肉红白色,肉浅而皮深。三月采根,火炙令紫色。"

4.《本草品汇精要》:"(道地)滁州、濠州、眉州、蒲州、晋州。春初生苗,三月、六月取根,晒干。用根脂润者为好。质类人参而团聚,色紫。"

5.《本草纲目》:"时珍曰:紫参根干紫黑色,肉带红白,状如小紫草。《范子计然》云:紫参出三辅,有三色,以青赤色为善。"

6.《本草易读》:"如小紫草。近时多以此伪蚤休,不可不知。"

考证 拳参之药名始载于宋代《本草图经》,云"拳参,生淄州田野。叶如羊蹄,根似海虾,色黑",再结合《本草图经》所附药图"淄州拳参",可推断古代拳参的来源品种应是今蓼科植物拳参。

另外,《神农本草经》载有"紫参"一药,列为中品。历代本草多录此药。但紫参古代即与王孙等药混杂不清,现如今各地称为紫参的地方药物又各不相同。因此,紫参的同名异物现象严重,品种来源复杂。宋代《本草图经》的"紫参"条所附的药图有 4 幅,形态并不相近。其中的"滁州紫参"图类似唇形科鼠尾草属植物。而"晋州紫参"图类似蓼科植物拳参,加之唐代《新修本草》"紫参"条言:"叶似羊蹄,紫花青穗,皮紫黑,肉红白,肉浅皮深,所在有之。"这些均与蓼科植物拳参比较吻合。因此,现多认为紫参的古代品种来源包括蓼科植物拳参,或谓紫参即拳参。

参考文献 ▶▶

成分

[1] 刘晓秋,等.沈阳药科大学学报,2004,21(3):187.

[2] 刘晓秋,等.沈阳药科大学学报,2006,23(1):15.

[3] Gstirner F, et al. C A,1966,65(9):14092b

[4] Karuppiah Pillai Manoharan, et al. Phytochemistry,2005,66:2308.

[5] 南京药学院《中草药学》编写组.中草药学(中册).南京:江苏人民出版社,1976:154

[6] 江苏省植物研究所,等.新华本草纲要(第三册).上海科学技术出版社,1990:21

药理

[1] 曾靖,等.中国临床康复,2005,9(6):80

[2] 黄玉珊,等.赣南医学院学报,2004,24(1):12

[3] 李洪亮,等.安徽农业科学,2012,40(24):12005

[4] 周菊芬,等.赣南医学院学报,2008,28(6):795

[5] 林怀明,等.赣南医学院学报,2009,29(4):496

[6] 李珂珂,等.时珍国医国药,2011,22(9):2180

[7] 李珂珂,等.中国现代应用药学,2011,28(1):21

[8] 曾纪荣,等.赣南医学院学报,2011,31(3):332

[9] 李良东,等.眼科新进展,2010,30(3):214

临床报道

[1] 新医药研究,1972,(5):47

[2] 贵州省中医研究所.贵州中草药验方选.第 1 版.贵阳:贵州人民出版社,1974:20

[3] 医药卫生,1972,(3):24

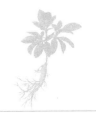

67. 浙贝母 Zhè Bèi Mǔ

《轩岐救正论·药性微蕴》

【异名】 土贝母、浙贝、象贝、象贝母、大贝母。

【来源】 为百合科植物浙贝母 *Fritillaria thunbergii* Miq. 的鳞茎。

【原植物】 浙贝母。

多年生草本，高 50～80 cm。鳞茎扁球形，直径 1.5～4 cm，由 2 枚白色肥厚的鳞叶对合组成。叶在茎最下面对生或散生，渐向上常兼有散生、对生和轮生的；叶片近条形至披针形，先端不卷曲或稍弯曲。花 1～6 朵，淡黄色，有时稍带淡紫色，顶端的花具 3～4 枚叶状苞片，其余具 2 枚苞片；苞片先端卷曲；花被片内外轮相似，内面具紫色方格斑纹，基部上方具蜜腺；雄蕊 6，长约为花被片的 2/5，花药近基着生，花丝无小乳突；柱头裂片长 1.5～2 mm。蒴果卵圆形，6 棱，棱上有宽翅。花期 3～4 月，果期 5 月（图 67-1、彩图 67-2）。

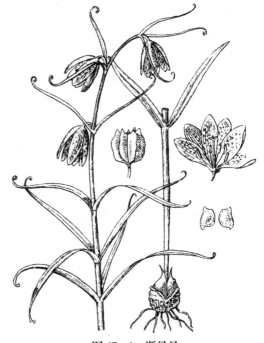

图 67-1 浙贝母

生于湿润的山脊、山坡、沟边及村边草丛中。分布于浙江、江苏、安徽、湖南等地。

本省分布于南京、镇江、句容、宜兴、溧阳、苏州等地，多为栽培，海门、海安为主要栽培地区。

【栽培】 **生长环境** 喜温暖湿润、雨量充沛的海洋性气候，较耐寒、怕水浸。以阳光充足、土层深厚、肥沃、疏松、排水良好的微酸性或中性沙质壤土为佳。

繁殖方法 鳞茎繁殖、种子繁殖。鳞茎繁殖：9 月中旬至 10 月上旬，挖出留种用鳞茎，种子田随挖随栽，商品田在种子田栽完后，再行栽入，栽种时鳞茎芽头朝上，畦边覆土要深些。种子繁殖：种子有胚后熟特性，采收后宜当年秋播（9 月中旬至 10 月中旬），如延迟到 11 月中旬以后播种，则出苗率显著下降；种子繁殖需 5 年成龄，年限长，不易保苗及越夏，生产上未能广泛采用。

田间管理 中耕除草结合施肥进行，追肥 3～4 次。3 月下旬在植株有 1～2 朵花开放时选晴天摘花打顶。在 5 月上旬植株枯萎后到 9 月上旬再发根生长期间，可套种瓜类、豆类、蔬菜等，以降低地温。做好排水，防积水烂茎。

病虫害防治 病害有灰霉病、黑斑病、干腐病，可用 1：1：1000 波尔多液防治灰霉病、黑斑病，用 20％ 三氯杀螨砜 1000～1500 倍液浸种 10～15 分钟防治干腐病。虫害有锯角豆芫菁，可用 90％ 敌百虫 1500 倍液喷射防治。

【采收加工】 初夏植株枯萎时采挖，洗净。大小分开，大者除去芯芽，习称"大贝"；小者不去芯芽，习称"珠贝"。分别撞擦，除去外皮，拌以煅过的贝壳粉，吸去擦出的浆汁，干燥；或取鳞茎，大小分开，洗净，除去芯芽，趁鲜切成厚片，洗净，干燥，习称"浙贝片"。

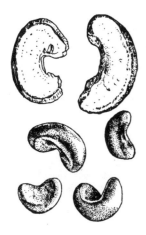

图 67 - 3　浙贝母药材图

【药材】　浙贝母 Fritillariae Thunbergii Bulbus　本省海安、海门、如皋、大丰等地大量栽培。

性状鉴别　1. 大贝　为鳞茎外层的单瓣鳞叶,略呈新月形,高 1～2 cm,直径 2～3.5 cm。外表面类白色至淡黄色,内表面白色或淡棕色,被有白色粉末。质硬而脆,易折断,断面白色至黄白色,富粉性。气微,味微苦(图 67 - 3、彩图 67 - 4)。

2. 珠贝　为完整的鳞茎,呈扁圆形,高 1～1.5 cm,直径 1～2.5 cm。表面类白色,外层鳞叶 2 瓣,肥厚,略似肾形,互相抱合,内有小鳞叶 2～3 枚和干缩的残茎。

3. 浙贝片　为鳞茎外层的单瓣鳞叶切成的片。椭圆形或类圆形,直径 1～2 cm,边缘表面淡黄色,切面平坦,粉白色。质脆,易折断,断面粉白色,富粉性。

显微鉴别　1. 鳞茎横切面　表皮细胞类长方形,壁呈念珠状增厚,外被较厚的角质层,有气孔。叶肉部由三四十列薄壁细胞组成,在外侧的十余列细胞稀含淀粉粒,渐次向细胞内含淀粉粒渐多。维管束多为有限外韧型,不规则地散列;木质部有数个导管,韧皮部约为十余个细胞(图 67 - 5)。

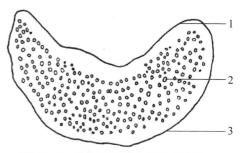

图 67 - 5　浙贝母(鳞茎)横切面简图

1. 上表皮　2. 维管束　3. 下表皮

2. 粉末　淡黄白色。淀粉粒甚多,单粒卵形、广卵形或椭圆形,直径 6～56 μm,层纹不明显。表皮细胞类多角形或长方形,垂周壁连珠状增厚;气孔少见,副卫细胞 4～5 个。草酸钙结晶少见,细小,多呈颗粒状,有的呈梭形、方形或细杆状。导管多为螺纹,直径至 18 μm(图 67 - 6)。

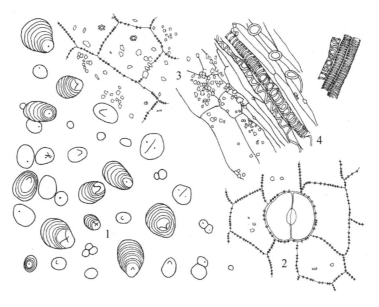

图 67 - 6　浙贝母粉末图

1. 淀粉粒　2. 气孔及表皮细胞　3. 草酸钙方晶　4. 导管

理化鉴别　取本品粉末 5 g,加浓氨试液 2 ml 与三氯甲烷 20 ml,放置过夜,滤过,取滤液 8 ml,蒸干,残渣加三氯甲烷 1 ml 使溶解,作为供试品溶液。另取贝母素甲对照品、贝母素乙对照品,加三氯甲烷制成每 1 ml 各含 2 mg 的混合溶液,作为对照品溶液。按薄层色谱法试验,吸取供试品溶液 10～20 μl、对照品溶液 10 μl,分别点于同一硅胶 G 薄层板上,以乙酸乙酯-甲醇-浓氨试液(17∶2∶1)为展开剂,展开,取出,晾干,喷以稀碘化铋钾试液。供试品色谱中,在与对照品色谱相应的位置上,显相同颜色的斑点。

品质标志　1. 经验评价　均以鳞叶肥厚、质坚实、粉性足、断面色白者为佳。

2. 含量测定　按醇溶性浸出物测定法热浸法测定,用稀乙醇作溶剂,含醇溶性浸出物不得少于 8.0%。按高效液相色谱法测定,含贝母素甲($C_{27}H_{45}NO_3$)和贝母素乙($C_{27}H_{43}NO_3$)的总量不得少于 0.080%。

【成分】　鳞茎含生物碱类化合物:浙贝母碱(verticine)即浙贝甲素(peimine),去氢浙贝母碱(verticinone)即浙贝乙素(peiminine),浙贝宁(zhebeinine)[1],浙贝丙素(zhebeirine),鄂贝乙素(eduardine;ebeinone)[2],浙贝酮(zhebeinone)[3],贝母辛碱(peimisi-ne)[4],异浙贝母碱(isoverticine)[5],东北碱(dongbeirine),东北宁碱(dongbeinine)[6],浙贝母碱-N-氧化物(verticine-N-oxide),去氢浙贝母碱-N-氧化物(verticinone-N-oxide)、11-去氧-6-氧代-5α,6-二氢芥芬胺(11-deoxo-6-oxo-5α,6-dihydrojervine)、12,13-环氧-11-去氧-6-氧代-5α,6-二氢-N,O-二乙酰基芥芬胺(12,13-epoxy-11-deoxo-6-oxo-5α,6-dihydrojervine-N,O-diacetate)、3β,17,23α-三羟-6-氧-N-,O(3)-二乙酰基-12,13-环氧-22S,25S,5α-藜芦碱[12,13-epoxy-22S,25S,5α-veratramine-3β,17,23α-triol-6-one-N,O(3)diacetate][7]及胆碱(choline)[8],浙贝母碱苷(peiminoside)[8],苦鬼臼毒素(picropodophyllotoxin)[9]。二萜类化合物:反式-半日花三烯醇(communol),反式-半日花三烯酸甲酯(communic acid methyl ester),19-异海松醇(isopimaran-19-ol),19-异海松酸甲酯(isopimaran-19-oic acid methyl ester),对映-16β,17-贝壳松二醇(ent-kauran-16β,17-diol),对映-16β,17-环氧贝壳松烷(ent-16β,17-epoxykaurane),对映-16α-甲氧基-17-贝壳松醇(ent-16α-methoxy-kauran-17-ol),对映-15-贝壳松烯-17-醇(ent-kaur-15-en-17-ol),对映-16α,17-贝壳松二醇(ent-kauran-16α,17-diol)[8]及脂肪酸:消旋-13-羟基-9Z,11E-十八碳二烯酸(coriolic acid),消旋-13-羟基-9E,11E-十八碳二烯酸(13-hydroxy-9E,11E-octadecadienoic acid),消旋-9-羟基-10E,12Z-十八碳二烯酸(α-dimorphecolic acid),消旋-9-羟基-10E,12E-十八碳二烯酸(β-dimorphecolic acid)[10]。此外,还含浙贝宁苷(zhebeininoside)[11]、贝母醇(propeimine)[12]、β-谷甾醇(β-sitosterol)、胡萝卜素(carotene)[4]等化合物。

【药理】　1. 协同抗肿瘤作用　浙贝母总生物碱(TAF)对人肺腺癌 A549/顺铂(DDP)细胞 DDP 耐药性有逆转作用。离体实验中,TAF 与 DDP 合用后,抑制 A549/DDP 细胞存活的作用提高,抑制 A549 细胞的作用无明显变化。TAF 对 A549/DDP 细胞 DDP 耐药性的逆转倍数为 17.80 倍。TAF 可明显降低 A549/DDP 细胞多药耐药基因 1(*MDR1*)及细胞 P-糖蛋白(P-gp)的相对表达。体内实验中,DDP 与 TAF 合用后,能提高 A549/DDP 移植瘤模型裸鼠的抑瘤率[1]。体外培养肺癌 A549/DDP 细胞,在对数生长期的细胞加入 DDP 和浙贝母碱,发现与 DDP 单用组比较,合用组的耐药细胞切除修复互补基因 1(*ERCC1*)*mRNA* 及肺耐药蛋白(LRP)表达水平明显降低,提示浙贝母碱可逆转肺癌 A549/DDP 细胞株的多药耐药,其作用机制可能与抑制 *ERCC1 mRNA* 表达及 LRP 表达有关[2]。人肝癌 HepG2/mdr 细胞株表现出耐药性,过度表达 P-gp,将底物类化疗药物排出细胞外,减弱治疗效果。而浙贝母总生物碱、浙贝母总核苷能浓度依赖性抑制 P-gp 的外排活性,是浙贝母抑制耐药肿瘤细胞 P-gp 的活性组分[3]。土贝母提取物对 4 种乳腺癌细胞有促进细胞凋亡的作用,而单独作用的浙贝母总生物碱对 4 种乳腺癌细胞均无显著影响。但是,在相同土贝母提取物作用浓度下,加入浙贝母总生物碱后,可以提高 3 种乳腺癌细胞的凋亡率,提示土贝母提取物与浙贝母总生物碱联合应用,可更好地促进人乳腺癌细胞凋亡[4]。

2. 镇咳、祛痰作用　浙贝母碱和去氢浙贝母碱皮下注射或灌胃给药,对氢氧化铵引咳模型小鼠、机械刺激引咳模型豚鼠和电刺激喉上神经引咳模型猫均显示出镇咳作用[5]。浙贝母最细粉中,贝母素甲的体外溶出速度显著快于普通粉。在小鼠酚红排痰实验和小鼠氨水引咳实验,最细粉表现出明显的排痰、镇咳作用,而普通粉的排痰效果和镇咳作用均不明显。提示超微粉碎能促进浙贝母有效成分的溶出,浙贝母最细粉的药理效应要优于普通粉[6]。亦有研究表明,在小鼠氨水引咳、豚鼠枸橼酸引咳实验、小鼠酚红排痰、大鼠毛细管排痰实验和整体动物引喘实验中,灌胃浙贝母醇提及水提混合物,未见有镇咳、祛痰及平喘作用[7]。

3. 其他作用　浙贝母能抑制二甲苯性小鼠耳肿,抑制角叉菜胶引起的小鼠足肿胀。浙贝母有强而持久的抗蓖麻油性腹泻作用,并能显著抑制番泻叶引起的小鼠腹泻[8]。灌胃浙贝母醇提物,可抑制水浸应激性和盐酸性小鼠胃溃疡形成,但在吲哚美辛-乙醇性小鼠溃疡模型实验中,抗溃疡作用不明显。浙贝母还能抑制醋酸致小鼠扭体反应和热痛刺激引起的甩尾反应[9]。浙贝母碱和去氢浙贝母碱有镇静和镇痛作用。小鼠皮下注射,可使单位时间内的活动次数明显减少,灌胃可使戊巴比妥钠引起的睡眠率提高,延长睡眠时间,皮下注射可抑制醋酸所致扭体反应[5]。

【炮制】 取原药材,除去杂质,大小分档,洗净,润透,切厚片,干燥。或取净浙贝母打成如黄豆大小的碎块。

饮片性状 浙贝母参见"药材"项。

贮干燥容器内,置于通风干燥处,防蛀。

【药性】 苦,寒。归肺、心经。

【功能】 清热化痰,降气止咳,散结消肿。

【主治】 风热或痰热咳嗽,肺痈吐脓,瘰疬瘿瘤,疮痈肿毒。

【用法用量】 内服:煎汤,3～10 g;或入丸、散。外用:适量,研末敷。

【注意事项】 寒痰、湿痰及脾胃虚寒者慎服。反乌头。

【附方】 1. 治瘰疬 大贝母、香白芷(不可炒)各五钱。研末。每服二钱,用陈酒与白糖调和,食后服之。若溃烂者非此药之治也。(《吉仁集验方》瘰疬内消神效方)

2. 治乳痈乳疖 紫河车草、浙贝各三钱。为末,黄糖拌,陈酒服,醉盖取汗。(《外科全生集》)

3. 治痈毒肿痛 浙贝母、连翘各 9 g,金银花 18 g,蒲公英 24 g。水煎服。(《山东中草药手册》)

4. 治咽喉十八症 大黑枣每个去核,装入五倍子(去虫,研)一个,象贝(去心,研)一个。用泥裹,煨存性,共研极细末,加薄荷叶末少许,冰片少许,贮瓷瓶内。临用吹患处,任其呕出痰涎。(《纲目拾遗》引《经验广集》吹喉散)

5. 治对口 象贝母研末敷之。(《本草纲目拾遗》引《杨春涯经验方》)

6. 治溃疡性口腔炎 浙贝母 4.5 g,乌贼骨 25.5 g。将上药研细。每次 6 g,日服 3 次。[《山东医刊》1966,(3):封底·象蛸散]

7. 治胃及十二指肠溃疡 乌贼骨(去壳)85%,浙贝母 15%。二药各研极细末,过筛,拌匀。每服 3～6 g,日 3 次,饮前服。[《江西中医药》1955,(12):50]

【临床报道】 治疗冻疮 浙贝母、冰片各研成粉末,按 9∶1 比例混合均匀,加适量温开水调成糊状,敷于患处,用消毒纱布固定,24 小时更换,一般 2～4 次可痊愈[1]。

【药论摘录】 1.《本草正》:"味大苦,性寒。性味俱厚。阴也,降也。乃入手太阴、少阳,足阳明、厥阴之药治肺痈、肺痿、咳喘、吐血、衄血,最降痰气,善开郁结,止疼痛,消胀满,清肝火,明耳目,除时气烦热,黄疸,淋闭,便血,溺血;解热毒,杀诸虫及疗喉痹,瘰疬,乳痈,发背,一切痈疡肿毒,湿热恶疮,痔漏,金疮出血,火疮疼痛。"

2.《本经逢原》:"治疝瘕,喉痹,乳难,金疮,风痉,一切痈疡。"

3.《本草从新》:"去时感风热。"

4.《医林纂要·药性》:"治蛇虫毒。"

5.《本草纲目拾遗》:"解毒利痰,开宣肺气,凡肺家夹风火有痰者宜此。"

6.《本草求原》:"功专解毒,兼散痰滞。治吹乳作痛,乳痈,项下核及瘤瘿,一切结核,瘰疬,乳岩,妊娠尿难,便痛,紫白癜斑,人面疮,蜘蛛蛇蝎咬。"

7.《本草正义》:"今之医家,仅以贝母为清肺化痰之用,但知川产为佳,则因其气味平和,遂谓为味甘补肺,实则市肆之川贝,淡泊无味,绝少功力,而风热痰壅、气逆胸满等证,非象山贝母不为功。再以气味言之,则《本经》称其辛,《别录》谓之苦,又惟象贝苦而有气,犹近于辛,若川贝则绝淡。更以《本经》《别录》所言主治证之,则伤寒烦热,腹中结实,心下满,咳逆上气,皆惟象贝苦寒泄降,是其正治,断非川贝轻微淡泊所能胜任。此不待智者而后能辨也。""象贝母味苦而性寒,然含有辛散之气,故能除热,能泄降,又能散结,《本经》

治伤寒烦热,《别录》主洗洗恶风寒,今人乃以通治风热、温热、时气热邪,则寒能胜热,辛能散邪也。《本经》治淋沥疝瘕,《别录》疗腹中结实,心下满,咳逆上气,仲景则治寒实结胸,而后人主郁气痰核等证,则辛散苦泄,开结散郁也。《本经》治乳难,后人以之催生下乳,又其泄降余义。至于治疸、治疡,清咽喉,主吐衄,疗痰嗽,通二便,种种功力,无非清热泄降四字足以赅之,要之皆象贝之功用,而市肆通行之川贝,淡泊异常,断不足以语此。"

【品种沿革】 集解 1.《本草纲目拾遗》:"《百草镜》云:浙贝出象山,俗呼象贝母。皮糙味苦,独颗无瓣,顶圆心斜,入药选圆白而小者佳。叶闇斋云:宁波象山所出贝母,亦分两瓣,味苦而不甜,其顶平而不尖,不能如川贝之象荷花蕊也。土人于象贝中拣出一二与川贝形似者,以水浸去苦味,晒干,充川贝卖,但川贝与象贝性各不同。"

2.《本草正义》:"贝母今有两种:川产者,形小而气甚淡,谓之川贝。浙产者,形大味苦,谓之象贝,又称浙贝,亦曰大贝母。以其颗粒较大,然产地颇多,不独生于浙宁之象山,但寻常之土贝母,味尤苦劣,不如浙产为佳。"

考证 《神农本草经》载有贝母。《本草经集注》言:"今出近道。形似聚贝子,故名贝母。"《新修本草》云:"此叶似大蒜。四月蒜熟时采良,若十月苗枯根亦不佳也。出润州、荆州、襄州者最佳,江南诸州亦有。"这些记载说明古代所称的贝母可能包括出产于江南地区的浙贝母。

明代以来,浙贝母与川贝母的功效差别渐为医家所察。倪朱谟《本草汇言》将浙江本地产的贝母称"土者",四川所产的称"川者",以产地区分川贝母、浙贝母,论述两者性味、效用之不同。《本草正》首先将浙贝母(称土贝母)与(川)贝母分条论述。《本草纲目拾遗》也将浙贝(母)单列一条。上述各家本草叙述的浙贝母产地、形态等特征均与现今所用百合科植物浙贝母相一致。

《本草经集注》中陶弘景所言"近道"出产、《新修本草》所言润州(今江苏省镇江市)出产优质贝母都提示江苏地区历来皆是浙贝母的产区之一。

【地方志】 1. 元·脱因、俞希鲁《至顺镇江志·卷四·土产》:"贝母,《本草图经》云:郑、蔡、润、滁州皆有之,二月生苗,茎叶俱青,叶如荛麦叶,七月开碧绿色花,形如鼓子花,八月采根,根有瓣,子黄白色如聚贝子,故名。"

2. 元·张铉《至正金陵新志·卷七·物产》:"贝母,《茅山志》,并出山中。"

3. 明·张衮《江阴县志·卷六·土产》:"贝母,《诗》云言采其虻是也。一名商草根。有瓣,子黄白色如聚贝,故名。一种圆而白花,叶似韭者罕。"

4. 明·沈明臣《通州志·卷四·物产(海门同)》:"药之属:贝母。"

5. 清·何绍章、杨履泰《丹徒县志·卷一七·物产》:"贝母,《诗》曰:言采其蝱。《尔雅》云:蝱,贝母也。《唐本草》云:出润州者最佳。《图经》云:润州有之,叶青似荞麦叶,七月开花,碧绿色,形如鼓子花。子在根下,如羊子,正白,四方连累相着,有分解。《尔雅注》言白花叶似韭,此种罕复见之。"

参考文献 ▶▶

成分

[1] 张建兴,等. 药学学报,1991,26(3):231

[2] 张建兴,等. 植物学报,1991,33(12):923

[3] 张建兴,等. 药学学报,1992,27(6):472

[4] 张建兴,等. 中国中药杂志,1993,18(6):354

[5] Kaneko K, et al. Chem Pharm Bull, 1980,28(4):1345

[6] Lao A, et al. Phytochemistry, 1993,33(4):946

[7] Kitajima J, et al. Heterocycles, 1981,15(2):791

[8] Morimoto H, et al. Chem Pharm Bull, 1960,8(4):302

[9] Kitajima J, et al. Chem Pharm Bull, 1982,30(11):3912

[10] 新津和明,等. 生药学杂志(日),1987,41(3):174

[11] 张建兴,等,植物学报,1993,35(3):238

[12] 朱子清,科学通报,1957,1:13

药理

[1] 李泽慧,等. 中国药理学与毒理学杂志,2013,27(3):315

[2] 唐晓勇,等. 中国中西医结合杂志,2015,35(12):1490

[3] 刘韦鋆,等. 中国中西医结合外科杂志,2015,21(4):379

[4] 朱晓丹,等. 中华中医药杂志,2015,30(5):1508

[5] 钱伯初,等. 药学学报,1985,20(4):306

［6］陈冰璞,等.中华中医药学刊,2014,32(8):1999

［7］颜晓燕,等.中国实验方剂学杂志,2012,18(16):250

［8］张明发,等.湖南中医药导报,1998,4(10):30

［9］张明发,等.西北药学杂志,1998,13(5):208

临床报道

［1］周红元.中医杂志,2004(7):491

68. 黄芩 Huáng Qín

《神农本草经》

【异名】 腐肠、黄文、妒妇、虹胜、经芩、印头、内虚、空肠、子芩、宿芩、条芩、元芩。

【来源】 为唇形科植物黄芩 *Scutellaria baicalensis* Georgi 的根。

【原植物】 黄芩,又名山茶根、土金茶根。

多年生草本。根茎肥厚,肉质,伸长而分枝。茎基部伏地,上升,钝四棱形,具细条纹,近无毛或被上曲至开展的微柔毛,绿色或带紫色,自基部多分枝。叶坚纸质,披针形至线状披针形,顶端钝,基部圆形,全缘,上面暗绿色,无毛或疏被贴生至开展的微柔毛,下面色较淡,无毛或沿中脉疏被微柔毛,密被下陷的腺点,侧脉 4 对,与中脉上面下陷下面凸出;叶柄短,腹凹背凸,被微柔毛。花序在茎及枝上顶生,总状,常再于茎顶聚成圆锥花序;花梗与序轴均被微柔毛;苞片下部者似叶,上部者远较小,卵圆状披针形至披针形,近于无毛;花萼开花时长 4 mm,盾片高 1.5 mm,外面密被微柔毛,萼缘被疏柔毛,内面无毛,果时花萼长 5 mm,有高 4 mm 的盾片;花冠紫、紫红至蓝色,外面密被具腺短柔毛,内面在囊状膨大处被短柔毛,冠筒近基部明显膝曲,冠檐 2 唇形,上唇盔状,先端微缺,下唇中裂片三角状卵圆形,两侧裂片向上唇靠合;雄蕊 4;花柱细长,花盘环状;子房褐色,无毛。小坚果卵球形,黑褐色,具瘤,腹面近基部具果脐。花期 7～8 月,果期 8～9 月(图 68-1)。

生于向阳草坡地、山顶、山坡、林缘、休荒地、路旁。分布于东北、华北及甘肃、陕西、河南、山东和湖北。

本省分布于连云港、南京等地,多为栽培。

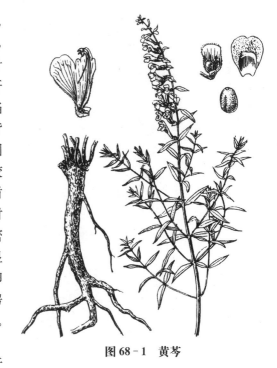

图 68-1 黄芩

【栽培】 **生长环境** 喜温暖,耐严寒,耐旱怕涝,排水不良的土地不宜种植。以壤土和沙质壤土,酸碱度以中性和微碱性为好,忌连作。

繁殖技术 种子繁殖、扦插繁殖、分根繁殖。种子繁殖:多采用直播,于春季进行,一般在地下 5 cm、地温稳定在 12～15℃时播种,北方地区多在 4 月上中旬前后;育苗移栽一般在种子昂贵或旱地缺水直播难以出苗保苗时采用。苗高 4 cm 时间苗,按株距 10 cm 定苗。扦插繁殖:春季 5～6 月选茎尖半木质化的幼嫩部分,插床用沙或比较疏松的沙壤土,随剪随插,按行株距 10 cm×5 cm 插于床内,插后及时浇水,并搭棚遮阴,保持土壤湿润,插后 40 日移栽。分根繁殖:挖取尚未萌发的 3 年生黄芩根茎,冬季挖收,把根茎埋于室内阴凉处,第 2 年春再分根栽种;如春季收获,则随挖、随栽,根据根茎生长的自然形状分切成若干块,每块有芽眼 2～3 个,按行株距 30 cm×20 cm 种于大田。

田间管理 出苗期保持土壤湿润,成株后少浇水,雨季注意排水防涝。随时进行松土除草。第 1 年定苗后施稀的人粪尿或尿素,6～7 月追施磷铵。第 2 年和第 3 年返青后施腐熟饼肥,6 月下旬封垄前施磷铵颗料肥。施肥时应开沟施入,施后盖土并浇水。

病虫害防治 病害有叶枯病、根腐病,可用 1∶1∶200 波尔多液或 50％多菌灵 1 000 倍液防治叶枯病,可轮作或用石灰消毒病株土壤防治根腐病。虫害有黄芩舞蛾,可用 90％敌百虫防治。

【采收加工】 春、秋二季采挖,除去须根和泥沙,晒后撞去粗皮,晒干。

【药材】 黄芩 Scutellariae Radix 本省邳州、新沂、东海等地有产。

性状鉴别 呈圆锥形,扭曲,长 8～25 cm,直径 1～3 cm。表面棕黄色或深黄色,有稀疏的疣状细根痕,上部较粗糙,有扭曲的纵皱纹或不规则的网纹,下部有顺纹和细皱纹。质硬而脆,易折断,断面黄色,中心红棕色;老根中心呈枯朽状或中空,暗棕色或棕黑色。气微,味苦(图 68-2)。

栽培品较细长,多有分枝。表面浅黄棕色,外皮紧贴,纵皱纹较细腻。断面黄色或浅黄色,略呈角质样。味微苦。

显微鉴别 1. 根横切面 木栓层外部多破裂,有石细胞散在。皮层与韧皮部界限不明显,有多数石细胞与韧皮纤维;石细胞多分布于外侧,韧皮纤维多分布于内侧。形成层成环。木质部在老根中央,有栓化细胞环形成,栓化细胞有单环的,有成数个同心环的。薄壁细胞含淀粉粒(图 68-3)。

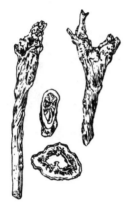

图 68-2 黄芩药材图

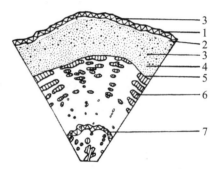

图 68-3 黄芩(根)横切面简图

1.木栓层 2.栓内层 3.纤维和石细胞 4.韧皮部 5.形成层 6.木质部 7.木栓环

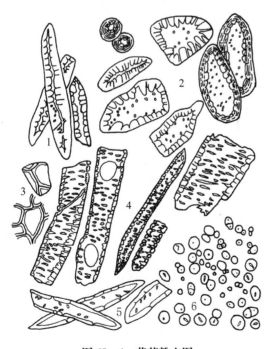

图 68-4 黄芩粉末图

1.韧皮纤维 2.石细胞 3.木栓细胞 4.导管 5.木纤维 6.淀粉粒

2. 粉末 黄色。韧皮纤维单个散在或数个成束,梭形,长 60～250 μm,直径 9～33 μm,壁厚,孔沟细。石细胞类圆形、类方形或长方形,壁较厚或甚厚。木栓细胞棕黄色,多角形。网纹导管多见,直径 24～72 μm。木纤维较细长,多碎断,直径约 12 μm,两端尖,有稀疏斜纹孔。淀粉粒甚多,单粒类球形,直径 2～10 μm,脐点明显,复粒由 2～3 分粒组成(图 68-4)。

理化鉴别 取本品粉末 1 g,加乙酸乙酯-甲醇(3∶1)的混合溶液 30 ml,加热回流 30 分钟,放冷,滤过,滤液蒸干,残渣加甲醇 5 ml 使溶解,取上清液作为供试品溶液。另取黄芩对照药材 1 g,同法制成对照药材溶液。再取黄芩苷对照品、黄芩素对照品、汉黄芩素对照品,加甲醇分别制成每 1 ml 含 1 mg、0.5 mg、0.5 mg 的溶液,作为对照品溶液。按薄层色谱法试验,吸取上述供试品溶液、对照药材溶液各 2 μl 及上述三种对照品溶液各 1 μl,分别点于同一聚酰胺薄膜上,以甲苯-乙酸乙酯-甲醇-甲酸(10∶3∶1∶2)为展开剂,预饱和 30 分钟,展开,取出,晾干,置紫外光灯(365 nm)下检视。供试品色谱中,在与对照药材色谱相应的位置上,显相同颜色的斑点;在与对照品色谱相应的位置上,显 3 个相同的暗色斑点。

品质标志　1. **经验评价**　以条长、质坚实、色黄者为佳。

2. **含量测定**　按醇溶性浸出物测定法热浸法测定,用稀乙醇作溶剂,含醇溶性浸出物不得少于 40.0%。按高效液相色谱法测定,含黄芩苷($C_{21}H_{18}O_{11}$)不得少于 9.0%。

【成分】　根含黄酮类化合物:黄芩素(baicalein),黄芩新素(neobaicalein)即黄芩黄酮(skullcapflavone)Ⅱ,黄芩苷(baicalin),汉黄芩素(wogonin),汉黄芩苷(wogonoside)[1],木蝴蝶素 A(oroxylin A),7 - 甲氧基黄芩素(7-methoxybaicalein)[2],二氢木蝴蝶素 A(dihydrooroxylin A),白杨素(chrysin),5,8,2′- 三羟基- 7 - 甲氧基黄酮(5,8,2′-trihydroxy-7-methoxyflavone),5,8,2′- 三羟基- 6,7 - 二甲氧基黄酮(5,8,2′-trihydroxy-6,7-dimethoxyflavone),白杨素- 8 - C - β - D - 葡萄糖苷(chrysin-8-C-β-D-glucoside),去甲汉黄芩素(norwogonin),二氢黄芩素(dihydrobaicalin),5,7,2′- 三羟基黄酮(5,7,2′-trihydroxyflavone),粘毛黄芩素Ⅲ(5,7,2′,5′-tetrahydroxy-8,6′-dimethoxyflavone, viscidulin Ⅲ),韧黄芩素Ⅱ(tenaxin Ⅱ),粘毛黄芩素Ⅱ(viscidulin Ⅱ),5,7,2′- 三羟基- 6′- 甲氧基黄酮(5,7,2′-trihydroxy-6′-methoxyflavone),5,7,2′,3′-四羟基黄酮(5,7,2′,3′-tetrahydroxyflavone),粘毛黄芩素Ⅰ(viscidulin Ⅰ),2,6,2′,4′-四羟基- 6′-甲氧基查尔酮(2,6,2′,4′-tetrahydroxy-6′-methoxychalcone),左旋圣草素(eriodictyol),半枝莲种素(rivularin)等[2,3]。

【药理】　1. **抗微生物作用**　黄芩素对金黄色葡萄球菌有显著抑制作用,其抑菌作用是通过影响细胞膜的通透性、抑制菌体内蛋白质合成、抑制细菌代谢和 DNA 拓扑异构酶等多靶点来实现的[1]。黄芩提取物能恢复耐药性金黄色葡萄球菌某些蛋白质的表达,抑制膜上外排泵的作用,具有抑制细菌耐药性的作用[2]。黄芩素体外有抗人巨细胞病毒的作用[3]。黄芩苷可抑制 TLR 信号转导途径,从而发挥抑制呼吸道合胞病毒感染的作用[4]。

2. **抗炎、镇痛、抗过敏作用**　黄芩灌胃,延长小鼠对热刺激反应的潜伏期,抑制醋酸所致的小鼠疼痛性扭体反应,使二甲苯所致小鼠耳郭炎性肿胀程度减轻[5]。黄芩素对 2,4 -二硝基氯苯所致小鼠迟发型变态反应性耳肿、豚鼠 Forssman 皮肤血管炎症反应以及小鼠同种被动皮肤过敏反应均有明显抑制作用,还抑制低分子右旋糖酐所致小鼠瘙痒反应和组胺所致豚鼠足痒反应,抑制组胺引起的豚鼠离体回肠的收缩[6]。黄芩苷对脂多糖所致大鼠急性肺损伤有保护作用,其机制可能与抑制炎症反应有关[7]。

3. **保护心血管系统作用**　黄芩总黄酮对大鼠心肌缺血再灌注损伤有保护作用,这可能与其抗氧化作用等有关[8]。黄芩素可降低由去甲肾上腺素诱发的大鼠胸主动脉环张力的升高,此作用有内皮依赖性和非内皮依赖性的特点。内皮依赖性收缩可能与前列环素(PGI_2)途径有关,非内皮依赖机制与 ATP 敏感性钾通道、钙离子通道有关[9]。黄芩苷调节 $ApoE$ 基因敲除小鼠的血脂,下调高敏 C 反应蛋白(hs - CRP)、肿瘤坏死因子 TNF - α 水平,升高脂联素表达水平,可能通过抗炎效应而起到抗动脉粥样硬化的作用[10]。

4. **保护神经系统作用**　黄芩苷能促进脑缺血再灌注模型大鼠的神经细胞中 Bcl - 2 的表达,抑制Caspase-3 的表达,对脑缺血再灌注损伤有保护作用[11]。黄芩苷能抑制脊髓缺血模型兔的神经细胞凋亡[12]。黄芩素在体外能有效抑制致病性 β -淀粉样蛋白(Aβ1 - 42)纤维形成和聚集,并降低 Aβ1 - 42 对PC12 细胞的毒性作用,提示其有防治阿尔茨海默病的作用[13]。采用强迫游泳、悬尾和开场实验对小鼠进行行为学观察,发现黄芩 4 种黄酮成分均有抗抑郁活性,其中黄芩苷、汉黄芩苷的活性较强[14]。黄芩苷可诱导大鼠胚胎大脑皮质中分离的神经干细胞向神经元分化,并抑制其向星形胶质细胞分化。该作用可能通过下调神经干细胞中 STAT3 的磷酸化水平来实现[15]。黄芩苷对戊四氮诱发的惊厥模型小鼠有保护作用[16]。

5. **抗增殖性和纤维化疾病**　黄芩苷能抑制高糖环境下体外培养的肾小球系膜细胞异常增殖,其机制可能与下调 NF - κB 表达有关[17]。黄芩素对单侧输尿管结扎致肾间质纤维化模型大鼠有防治纤维化作用,能改善肾脏损伤状况[18]。黄芩苷抑制低氧条件下大鼠肺动脉平滑肌细胞增殖,这可能与上调腺苷 A2A 受体的表达有关[19]。黄芩素(黄芩苷元)对体外 TGF - β1 诱导肺成纤维细胞向肌成纤维细胞分化的过程有抑制作用,这与下调 α -平滑肌肌动蛋白、抑制细胞内胶原合成及干预 TGF - β/Smads 信号通路有关[20]。

6. **保护肝脏作用**　黄芩素对四氯化碳诱导的小鼠急性肝损伤有保护作用,可能与其抗氧化作用机制有关[21]。黄芩煎剂灌胃,可预防并减轻肝硬化大鼠模型的肝脏病变,防止其纤维化进程[22]。黄芩煎剂能够预防大鼠肝硬化内毒素血症的形成[23]。黄芩苷对于二乙基亚硝胺诱发的肝癌前病变小鼠的肝功能有一定的保护作用[24]。

7. 抗肿瘤作用　汉黄芩素对肝癌 HepG2 细胞的增殖有抑制作用,阻滞细胞周期,促进细胞凋亡[25]。汉黄芩素能抑制人胶质瘤细胞株 U87 细胞的增殖,促进其凋亡,这与 miR-128 的上调可能相关[26]。黄芩素能抑制人星形细胞瘤 SHG-44 细胞的增殖、侵袭及迁移[27]。

8. 对生殖功能的影响　黄芩苷和黄芩水提液对人早孕绒毛细胞滋养层细胞的生长增殖有促进作用,黄芩苷作用明显优于黄芩水提液[28]。但以胚胎干细胞实验模型体系评价发现,黄芩苷具有弱胚胎毒性[29]。

9. 其他作用　含黄芩总黄酮及黄芩苷的血清能促进新生大鼠成骨细胞增殖,抑制破骨细胞的活性,防治骨质疏松[30]。黄芩苷对梗阻性黄疸模型幼鼠肠黏膜损害有保护作用,可抑制 NF-κB 的激活,减少 MMP-9 的表达,减少细胞凋亡[31]。

【炮制】　1. 黄芩　取原药材,除去杂质,置沸水中煮 10 分钟,取出,闷透,切薄片,干燥;或蒸 30 分钟,取出,切薄片,干燥(忌曝晒)。

2. 炒黄芩　取黄芩片,置锅内,用文火炒至黄色,取出放凉。

3. 焦黄芩　取黄芩片,用武火炒至全焦,或用文火炒至焦黄,边沿微黑色。

4. 黄芩炭　取黄芩片置锅内,用武火炒至黑褐色时,喷稀清水少许,灭尽火星,取出凉透。

5. 酒黄芩　取黄芩片用黄酒拌匀,闷润至透,置锅内,用文火炒至深黄色时,取出放凉。每 100 kg 黄芩,用黄酒 10 kg。

6. 姜黄芩　取黄芩片用姜汁拌匀,闷润至透,置锅内,用文火炒干,取出放凉。每 100 kg 黄芩,加生姜 20 kg。

7. 蜜黄芩　将蜜熔化过滤,再加热至起泡,加入黄芩片炒至微黄色。或再喷水,搅至水干时,再炒至黄色,不粘手为度,取出晾干。每 100 kg 黄芩,用蜜 25 kg。

饮片性状　黄芩参见"药材"项。炒黄芩形如黄芩,色泽加深。焦黄芩形如黄芩,色泽焦黄,多具焦斑。黄芩炭形如黄芩,黑褐色,有焦炭气。酒黄芩形如黄芩,棕黄色,略有酒气。姜黄芩形如黄芩,味酸辛辣。蜜黄芩形如黄芩,味微甜。

贮干燥容器内。酒黄芩、姜黄芩、蜜黄芩,密闭,置于阴凉干燥处,防潮。黄芩炭散热,防复燃。

【药性】　苦,寒。归肺、心、肝、胆、大肠经。

【功能】　清热泻火,燥湿解毒,止血,安胎。

【主治】　肺热咳嗽,热病高热神昏,肝火头痛,目赤肿痛,湿热黄疸,泻痢,热淋,吐衄,崩漏,胎热不安,痈肿疔疮。

【用法用量】　内服:煎汤,3～9 g;或入丸、散;外用:适量,煎水洗;或研末调敷。

【注意事项】　脾胃虚寒,少食便溏者禁服。

【附方】　1. 治热病,烦热如火,狂言妄语欲走　黄芩一两,甘遂一两(煨令黄),龙胆一两(去芦头)。上件药,捣细罗为散,每服,不计时候,以温水调服一钱,须臾,令病人饮水三两盏,腹满则吐之。此方疗火热急者,甚效。(《太平圣惠方》)

2. 治小儿心热惊啼　黄芩(去黑心)、人参各一分。上二味,捣罗为散。每服一字匕,竹叶汤调下,不拘时候。(《圣济总录》黄芩散)

3. 治少阳头痛及太阳头痛,不拘偏正　片黄芩,酒浸透,晒干为末。每服一钱,茶、酒任下。(《兰室秘藏》小清空膏)

4. 治吐血、衄血,或发或止,皆心脏积热所致　黄芩一两(去心中黑腐)。上捣细罗为散。每服三钱。以水一中盏,煎至六分,不计时候,和滓温服。(《太平圣惠方》黄芩散)

5. 治妇人四十岁后,天癸却行,或过多不止　黄芩心材条者二两(重用米醋,浸七日,炙干,又浸又炙,如此七次)。为细末,醋糊为丸,如梧桐子大。每服七十丸,空心温酒送下,日进二服。(《瑞竹堂经验方》芩

心丸）

6. 治胎热不安　用黄芩、白术各等分。俱微炒,为末,炼蜜丸梧桐子大,每早晚三钱,白汤下。(《丹溪纂要》)

7. 治白癜风　用黄芩末,茄蒂蘸搽。(《仁术便览》)

【临床报道】　1. 治疗沙眼　将212例沙眼患者,分为2%黄芩苷眼药水组、2%黄芩苷加海螵蛸擦治组、3%黄芩苷眼药水组及0.1%利福平组(对照)。各组均每日用药液点眼2~3次,其中第2组点药前,先用浸入1∶5 000苯扎溴铵中的海螵蛸擦摩1次睑结膜病变。各组均以4周为1个疗程,结果用黄芩苷眼药水3组的治愈率:2%黄芩苷为50%,3%黄芩苷为57.7%,2%黄芩苷加海螵蛸擦治组为66.2%。经统计学处理,3组治疗沙眼疗效与利福平相当[1]。

2. 治疗肝炎　用黄芩苷片剂(每片含黄芩苷0.25 g),每日3次,每次2片口服;针剂每支2 ml(含黄芩苷60 mg),每日2~4 ml肌内注射;或8~20 ml加入10%葡萄糖液500 ml内静脉滴注。1个月为1个疗程,一般治疗1~2个疗程。共治疗268例,结果:迁延型肝炎118例,显效62例,好转13例,无效43例,有效率为63.6%;慢性肝炎150例,显效76例,好转34例,无效40例,有效率为73.3%。两型合计,总显效率为51.5%,总有效率为69.0%[2]。

3. 治疗高血压病　将黄芩制成20%酊剂,每次5~10 ml,日服3次。共治疗51例,服药前血压均在180/100 mmHg以上。结果:服药1~12个月后血压下降20/10 mmHg以上者占70%以上。一般临床症状也随之消失或减轻。据观察,本药虽经较长时期服用,仍能发挥继续降压作用;无明显不良反应[3]。

4. 防治鼻咽癌放疗致急性放射性皮炎　观察110例,按随机法分为实验组(54例)和对照组(56例),两组均采用⁶⁰Co常规方法照射,实验组在对照组基础上于放疗的前1日开始使用黄芩水提物,每天在放疗前及睡前将药均匀薄涂在放射野的皮肤处,次晨及放疗后将药洗去,观察皮肤情况。结果:两组皮肤损伤程度情况为皮肤的0度(皮肤无变化)、Ⅰ度(皮肤轻度红斑、干性脱屑、出汗减少)、Ⅱ度(皮肤明显红斑,斑状湿性皮炎,中度水肿)、Ⅲ度(融合性湿性皮炎,凹陷性水肿)、Ⅳ度(皮肤坏死、溃疡、出血)损伤,实验组分别为0、48、6、0、0例,对照组则分别为0、34、17、5、0例。两组比较,经秩和检验,差异有显著性($u=3.47$,$P<0.01$)[4]。

5. 治疗尿毒症性口腔溃疡　治疗组13例,用黄芩漱口液做口腔护理,每日3次;对照组13例,用4%苏打水做口腔护理,每日3次。口腔护理后两组溃疡面均用洗必泰贴膜覆盖,1周为1个疗程。结果:治疗组用药5日,溃疡愈合56处,愈合率94.9%;7日全部愈合,愈合率100%。对照组用药5日,溃疡愈合24处,愈合率41.4%;7日愈合29处,愈合率50%。两组比较差异显著($P<0.05$)[5]。

6. 治疗顽固性皮肤溃疡　取黄芩200 g,加入清水1 500 ml,武火煎沸后以文火煎至700 ml,取两层洁净纱布过滤,再将药液以文火浓缩为500 ml,冷后装瓶备用。治疗时以洁净纱布浸透药液外敷溃疡面,干后淋以药液,保持湿润。结果:一般用药3~5日后溃疡面渗出明显减轻,2周后即有新生肉芽组织,1个月痊愈。共治疗56例全部获愈[6]。

【药论摘录】　1.《神农本草经》:"味苦,平。主诸热,黄疸,肠澼,泄痢,逐水,下血闭。(治)恶疮,疽蚀,火疡。"

2.《名医别录》:"大寒,无毒。疗痰热,胃中热,小腹绞痛,消谷,利小肠,女子血闭,淋露下血,小儿腹痛。"

3.《药性论》:"味苦、甘。能治热毒,骨蒸,寒热往来,肠胃不利,破壅气,治五淋,令人宣畅,去关节烦闷,解热渴,治热腹中疠痛,心腹坚胀。"

4.《日华子本草》:"下气,主天行热疾,疗疮,排脓,治乳痈发背。"

5.《滇南本草》:"上行泻肺火,下降泻膀胱火。(治)男子五淋,女子暴崩,调经安胎。清热,胎中有火热不安,清胎热,除六经实火实热。所谓实火可泻,黄芩是也,热症多用之。"

6.《本草纲目》:"治风热湿热头疼,奔豚热痛,火咳肺痿喉腥,诸失血。"

7.《雷公炮制药性解》:"主崩淋热疸,痛痢恶疮,解毒收口,去翳明目。"

8.《本草正》:"枯者清上焦之火,消痰利气,定喘嗽,止失血,退往来寒热,风热湿热,头痛,解瘟疫,清咽,疗肺痿肺痈,乳痈发背,尤祛肌表之热,故治斑疹、鼠瘘、疮疡、赤眼;实者凉下焦之热,能除赤痢,热蓄膀胱,五淋涩痛,大肠闭结,便血,漏血。"

9.《药品化义》:"黄芩中枯者名枯芩,条细者名条芩,一品宜分两用。盖枯芩体轻主浮,专泻肺胃上焦之火,主治胸中逆气,膈上热痰,咳嗽喘急,目赤齿痛,吐衄失血,发斑发黄,痘疹疮毒,以其大能凉膈也。其条芩体重主降,专泻大肠下焦之火,主治大便闭结,小便淋浊,小腹急胀,肠红痢疾,血热崩中,胎漏下血,挟热腹痛,谵语狂言,以其能清大肠也。"

10.《本经逢原》:"昔人以柴胡去热不及黄芩,盖柴胡专主少阳往来寒热,少阳为枢,非柴胡不能宣通中外;黄芩专主阳明蒸热,阳明居中,非黄芩不能开泄蕴隆,一主风木客邪,一主湿土蕴著,讵可混论。芩虽苦寒,毕竟治标之药,惟躯壳热者宜之,若阴虚伏热,虚阳发露,可轻试乎?其条实者,兼行冲脉,治血热妄行,古方有一味子芩丸,治女人血热,经水暴下不止者,最效。"

11.《本草正义》:"黄芩亦大苦大寒之品,通治一切湿热,性质与黄连最近,故主治亦与黄连相辅而行,且味苦直降而气轻清,故能彻上彻下,内而五藏六腑,外而肌肉皮毛,凡气血痰郁之实火,内外女幼诸科之湿聚热结病证,无不治之,为寒凉剂中必备之物。然苦降碍胃,必伐生气,且大苦大燥,苟非湿漫,亦弗浪用,所宜所忌,无不与黄连同归。"

【品种沿革】 集解 1.《吴普本草》:"二月生赤黄叶,两两四四相值,茎空中,或方圆,高三四尺。四月花紫红赤,五月实黑,根黄。二月至九月采。"

2.《名医别录》:"生秭归川谷及冤句。三月三日采根,阴干。"

3.《本草经集注》:"秭归属建平郡。今第一出彭城,郁州亦有之。圆者名子芩,为胜。破者名宿芩,其腹中皆烂,故名腐肠,唯取深色坚实者为好。俗方多用,道家不须。"

4.《新修本草》:"叶细长,两叶相对,作丛生,亦有独茎者。今出宜州、鄜州、泾州者佳。兖州者大实亦好,名豚尾芩也。"

5.《本草图经》:"生秭归山谷及冤句,今川蜀、河东、陕西近郡皆有之。苗长尺余,茎秆粗如箸,叶从地四面作丛生,类紫草,高一尺许。亦有独茎者,叶细长,青色,两两相对。六月开紫花,根黄如知母粗细,长四五寸,二月、八月采根,曝干用之。"

考证 黄芩始载于《神农本草经》,列为中品。其后历代本草所述黄芩生境、形态等,均与今唇形科植物黄芩相合。

古代本草所言的黄芩产区较为广泛。《本草经集注》云:"今第一出彭城,郁州亦有之。"彭城为今江苏徐州地区,郁州为今江苏连云港地区,说明江苏地区古代就是黄芩产区之一。

参考文献 ▶▶

成分
[1]徐丹洋,等.中国实验方剂学杂志,2011,17(1):78
[2]赵胜男,等.中国实验方剂学杂志,2012,18(21):86
[3]赵胜男,等.承德医学院学报,2012,29(4):45
药理
[1]云宝仪,等.药学学报,2012,47(12):1587
[2]毛春季,等.时珍国医国药,2012,23(12):3018
[3]乔嫒,等.中西医结合研究,2013,5(1):13
[4]云云,等.中成药,2013,35(6):1116
[5]王丽娟,等.齐齐哈尔医学院学报,2008,29(11):1304
[6]华晓东,等.天津中医药,2007,24(3):241
[7]潘永利.中国实验方剂学杂志,2013,19(3):238
[8]窦锦明,等.山东中医药大学学报,2013,37(1):50
[9]周恒源,等.中国实验方剂学杂志,2013,19(11):167
[10]王敏,等.中国老年学杂志,2013,33(1):101
[11]靳楠楠,等.中医临床研究,2013,5(8):12
[12]石松生,等.福建医科大学学报,2012,46(2):108
[13]艾伟鹏,等.医药导报,2013,32(3):303
[14]栗俞程,等.中国实验方剂学杂志,2012,18(11):166
[15]崔猛,等.天津医药,2013,41(8):786
[16]刘养凤,等.天津中医药,2013,30(8):492
[17]赵平,等.世界中西医结合杂志,2013,8(1):33,49
[18]王文玉,等.长春中医药大学学报,2012,28(3):383
[19]卢园园,等.实用医学杂志,2012,28(9):1426
[20]董丽霞,等.中国药理学通报,2013,29(3):406
[21]王欣,等.医药导报,2012,31(8):1000

［22］叶峰,等.河北中医,2013,35(1):103

［23］刘昳,等.西安交通大学学报:医学版,2013,34(5):674

［24］张健,等.中华中医药杂志,2013,28(9):2730

［25］钟育健,等.中国药学杂志,2013,48(12):968

［26］陈望昊,等.南京医科大学学报(自然科学版),2013 (4):456

［27］毛捷,等.中国临床药理学与治疗学,2012,17(7):750

［28］刘惠萍,等.中医药导报,2013,19(6):14

［29］张崴,等.中国药理学与毒理学杂志,2012,26(6):864

［30］严启新,等.天然产物研究与开发,2012,24(10):1367

［31］冯文玉,等.中华临床医师杂志(电子版),2012,6 (11):46

临床报道

［1］湖南医学院第二附属医院眼科,等.中草药通讯,1978, (3):33

［2］上海黄芩苷研究协作组.中华内科杂志,1978,17 (2):127

［3］何云鹤.上海中医药杂志,1955,(1):24

［4］李丽荣.中国民间疗法,2002,10(7):28

［5］郑忆娣,等.浙江中西医结合杂志,2001,11(4):248

［6］殷剑明,等.中国中西医结合杂志,2001,21(4):304

69. 黄精 Huáng Jīng

《雷公炮炙论》

【异名】 龙衔、白及、兔竹、菟竹、鹿竹、重楼、仙人余粮、气精、黄芝、野生姜、玉竹黄精、白及黄精、鸡头参。

【来源】 为百合科植物黄精 *Polygonatum sibiricum* Red. 或多花黄精 *Polygonatum cyrtonema* Hua 的根茎。

【原植物】 1. 黄精 又名笔管菜、鸡头七、乌鸦七、黄鸡菜。

多年生草本,高 50～90 cm。根茎横走、圆柱状,结节膨大。叶轮生,无柄,每轮 4～6 片;叶片条状披针形,先端渐尖并拳卷。花腋生,下垂,2～4 朵成伞形花丛,总花梗长 1～2 cm,花梗基部有膜质小苞片,钻形或条状披针形;花被筒状,白色至淡黄色,裂片 6,披针形;雄蕊着生在花被筒的 1/2 以上处,花丝短;花柱比子房长。浆果球形,成熟时紫黑色。花期 5～6 月,果期 7～9 月(图 69-1)。

生于山地林下、灌丛或山坡的半阴处。分布于东北、华北以及陕西、宁夏、甘肃、山东、安徽、浙江等省。

本省分布于宜兴、溧阳。

2. 多花黄精 又名囊丝黄精、南黄精、黄精姜、竹姜、姜形黄精、长叶黄精、白及黄精。

本种与黄精的区别在于:植株高大粗壮。根茎肥厚,通常呈结节状或连珠状。叶互生,叶片 10～15 枚,叶下脉上无毛。花序通常有花 3～7 朵。小苞片位于花梗中部以下或不存在,花丝顶端稍膨大乃至具囊状突起(图 69-2)。

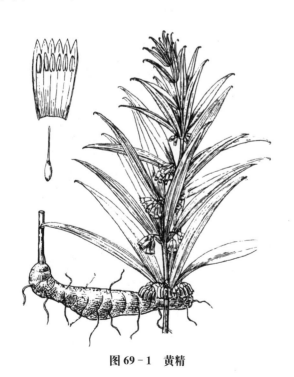

图 69-1 黄精

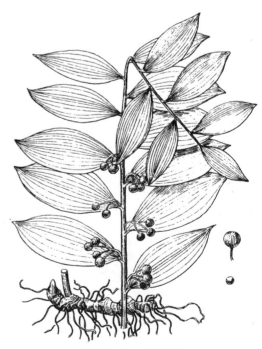

图 69-2 多花黄精

生于山地林下、灌丛、沟谷旁的阴湿肥沃土壤中。分布于河南以南及长江流域各省。

本省分布于江浦、句容、宜兴。

【栽培】 **生长环境** 喜温暖湿润气候和阴湿的环境。耐寒性强,喜潮湿,怕干旱。以土层深厚、疏松肥沃、排水良好、湿润的沙壤土栽培为宜。

繁殖技术 根茎繁殖。9~10月边收获边分栽,选择根茎先端细嫩有芽的部分,用刀切成数段,每段有节两个,长度以 10 cm 为宜;按行株距 30 cm×20 cm 开穴栽种,每穴栽 1 段根茎,栽后施入腐熟厩肥或土杂肥,最后覆盖一层细土。过 3~5 日后浇水 1 次,15 日左右出苗。因黄精喜阴湿、怕旱、怕热,可与玉米间作,以利遮阴。

田间管理 出苗后经常松土除草,松土要浅,避免伤根。保持土壤湿润。结合中耕除草,在春、夏各追肥 1 次,肥料以腐熟人畜粪水为主。植株枯萎后,撒施土杂肥,保苗越冬。

病虫害防治 病害主要有叶斑病,可用 65% 代森锌可湿性粉剂 500 倍液防治。虫害有蛴螬,为害根茎,可用苦楝叶水淋根。

【采收加工】 春、秋二季采挖,除去须根,洗净,置沸水中略烫或蒸至透心,干燥。

【药材】 黄精 Polygonati Rhizoma 本省宜兴、溧阳、江宁、浦口、句容等地有产。按形状不同,习称"鸡头黄精"、"姜形黄精"。

性状鉴别 1. 鸡头黄精 呈结节状弯柱形,长 3~10 cm,直径 0.5~1.5 cm。结节长 2~4 cm,略呈圆锥形,常有分枝。表面黄白色或灰黄色,半透明,有纵皱纹,茎痕圆形,直径 5~8 mm。质硬而韧,不易折断,断面角质,淡黄色至黄棕色。气微,味甜,嚼之有黏性(图 69-3)。

2. 姜形黄精 呈长条结节块状,长短不等,常数个块状结节相连。表面灰黄色或黄褐色,粗糙,结节上侧有突出的圆盘状茎痕,直径 0.8~1.5 cm(图 69-3)。

显微鉴别 1. 根茎横切面 表皮细胞外壁较厚。薄壁组织间散有多数大的黏液细胞,内含草酸钙针晶束。维管束多为外韧型(图 69-4)。

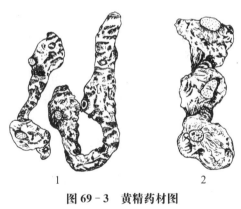

图 69-3 黄精药材图

1. 黄精 2. 多花黄精

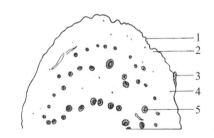

图 69-4 黄精(根茎)横切面简图

1. 表皮 2. 皮层 3. 木栓细胞 4. 草酸钙针晶 5. 维管束

2. 粉末 棕黄色。表皮细胞垂周壁不均匀增厚。草酸钙针晶多成束或单个散在。导管多为环纹或梯纹(图 69-5)。

理化鉴别 取本品粉末 1 g,加 70% 乙醇 20 ml,加热回流 1 小时,抽滤,滤液蒸干,残渣加水 10 ml 使溶解,加正丁醇振摇提取 2 次,每次 20 ml,合并正丁醇液,蒸干,残渣加甲醇 1 ml 使溶解,作为供试品溶液。另取黄精对照药材 1 g,同法制成对照药材溶液。按薄层色谱法试验,吸取上述两种溶液各 10 μl,分别点于同一硅胶 G 薄层板上,以石油醚(60~90℃)-乙酸乙酯-甲酸(5:2:0.1)为展开剂,展开,取出,晾干,喷以 5% 香草醛硫酸溶液,在 105℃ 加热至斑点显色清晰。供试品色谱中,在与对照药材色谱相应的位置上,显相同颜色的斑点。

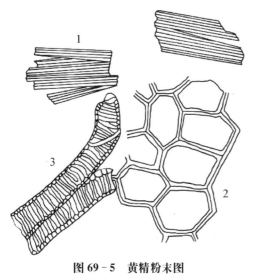

图 69-5 黄精粉末图

1.草酸钙针晶 2.木栓细胞 3.导管

品质标志 1.经验评价 以块大、肥润、色黄、断面透明、味甜、嚼之有黏性者为佳。

2.含量测定 按醇溶性浸出物测定法热浸法测定,用稀乙醇作溶剂,含醇溶性浸出物不得少于 45.0%。按紫外-可见分光光度法测定,含黄精多糖以无水葡萄糖($C_6H_{12}O_6$)计,不得少于 7.0%。

【成分】 黄精根茎含甾体皂苷类化合物:黄精皂苷 A(sibiricoside A),黄精皂苷 B(sibiricoside B)等;生物碱类化合物:polygonatine A 和 polygonatine B 等[1];黄酮类化合物:甘草素(liquiritigenin),异甘草素(isoliquiritigenin),4′,7-二羟基-3′-甲氧基异黄酮(4,7-Dihydroxy-3′-methoxyisoflavone)[2]。又含黄精多糖有甲、乙、丙 3 种类型,但其相对分子质量不同,由葡萄糖、甘露糖、半乳糖醛酸按照 6:26:1 的比例组成[3]。

多花黄精根茎含有甾体皂苷类化合物:(25S)-spirost-5-en-12-one-3-O-β-D-glucopyranosyl-(1→2)-β-D-glucopyranosyl-(1→3)-β-D-glucopyranosyl-(1→4)-β-D-galactopyranoside,(25R)-spirost-5-en-12-one-3-O-β-D-glucopyranosyl-(1→2)-β-D-glucopyranosyl-(1→3)-β-D-glucopyranosyl-(1→4)-β-D-galactopyranoside,spirost-5-en-12-one-3-O-β-D-glucopyranosyl-(1→2)-[β-D-xylopyranosyl-(1→3)]-β-D-glucopyranosyl-(1→4)-β-D-galactopyranoside,3-β-hydroxyspirost-5-en-12-one[4];黄酮类化合物:(3R)-5,7-dihydroxy-8-methyl-3-(2′-hydroxy-4′-methoxybenzyl)-chroman-4-one[5]。

【药理】 1.抗糖尿病作用 腹腔注射黄精甲醇提取物 4 小时后,降低非胰岛素依赖型糖尿病模型小鼠的血糖[1]。黄精多糖灌胃,能降低链脲菌素诱导的糖尿病大鼠血糖,减少糖化血清蛋白量,提高胰岛素表达,其机制可能与其抑制胰岛细胞凋亡、下调 Caspase-3 表达有关[2]。

2.调节血脂、抗动脉粥样硬化作用 黄精多糖灌服,可防治小鼠高脂血症,降低小鼠血中的胆固醇以及甘油三酯含量[3]。黄精多糖体外有抑制皮下及腹腔脂肪培养液刺激肝细胞 HepG2 产生 C 反应蛋白的作用[4]。

3.对心脑血管系统的作用 黄精醇提物灌胃,对异丙肾上腺素致心肌缺血模型大鼠具有保护作用[5]。乙醇提取物灌胃,能延长双侧颈总动脉结扎致急性脑缺血模型小鼠的生存时间[6]。黄精甲醇提取物浓度依赖性地加强大鼠左心房的收缩,抑制 cAMP 磷酸二酯酶活性。强心作用与激活肾上腺素受体、兴奋交感神经有关[7]。

4.抗衰老、抗阿尔茨海默病作用 黄精多糖给老龄大鼠灌胃,可提高超氧化物歧化酶(SOD)水平,降低过氧化脂质(LPO)、脂褐质(LF)、B 型单胺氧化酶(MAO-B)水平,提示有延缓衰老作用[8]。黄精多糖给 D-半乳糖复制的亚急性衰老模型小鼠灌胃,可提高衰老小鼠呼吸链酶活性,降低 DNA 聚合酶 γmRNA 的表达[9]。

黄精水煎剂给 D-半乳糖复制的阿尔茨海默病(AD)模型大鼠灌胃,能改善 AD 大鼠的学习记忆能力,抑制海马组织 Caspase-3 的表达,改善海马 CA1 区神经元的退行性病变[10]。黄精多糖给 APP 转基因小鼠灌胃,能保护 APP 转基因小鼠海马 CA1 区突触结构[11]。

5.调节免疫功能作用 黄精粗多糖灌胃,能提高由二硝基氟苯诱导的小鼠耳肿胀的程度,增强小鼠体内溶血素的水平,增强小鼠体内碳粒廓清的能力,促进小鼠胸腺和脾脏的发育,提示黄精粗多糖能增强正常小鼠的细胞、体液和单核-巨噬细胞免疫功能[12]。多花黄精中的多糖灌胃,可提高小鼠腹腔巨噬细胞吞噬百分率和吞噬指数,增加小鼠溶血素的生成,增加小鼠胸腺、脾脏重量,增强小鼠免疫功能[13]。

6.改善学习记忆作用 黄精乙醇提取物灌胃,可提高正常小鼠学习能力,对抗东莨菪碱所致小鼠记忆获得障碍。其总皂苷对东莨菪碱引起的小鼠记忆获得障碍现象也有改善作用。乙醇提取物体外能抑制大鼠脑组织丙二醛的生成[6]。

7. 抗肿瘤作用 多花黄精提取的粗多糖体外抑制 S_{180} 肿瘤细胞和人乳腺癌细胞株 MCF-7 的增殖。粗多糖灌胃,对小鼠 S_{180} 肉瘤也有抑制作用,提高荷 S_{180} 瘤小鼠的脾脏指数及胸腺指数[14]。多花黄精凝集素(PCL)可诱导 HeLa 细胞(人子宫颈癌传代细胞)凋亡[15],抑制人黑色素瘤细胞 A375 细胞生长,诱导 A375 细胞凋亡和自噬。细胞凋亡和自噬是通过线粒体介导的 ROS/p38/p53 途径实现的[16]。

湖北黄精中的薯蓣皂苷对髓样白血病 HL-60 细胞有细胞毒性作用,可引起线粒体相关蛋白的改变,并通过多种途径诱导细胞凋亡[17],还抑制 HeLa 细胞增殖[18]。

8. 抗骨质疏松作用 较大剂量的黄精多糖给去卵巢大鼠灌胃,可提高模型大鼠全身骨矿物质密度,改善骨小梁形态,上调骨形态发生蛋白和碱性成纤维细胞生长因子表达,降低骨钙素、骨碱性磷酸酶和肿瘤坏死因子- α 的表达,逆转去卵巢大鼠的骨质流失,预防骨质疏松症[19]。

9. 抗微生物作用 多花黄精的多糖组分体外在 vero 细胞试验中能抑制单纯疱疹病毒[20]。多花黄精中的黄精凝集素有抗人类单纯疱疹病毒、乙型肝炎病毒的活性[21]。

【炮制】 1. 黄精 取原药材,除去杂质,洗净,略润,切厚片,干燥。

2. 蒸黄精 取黄精,洗净,置笼屉内,蒸至棕黑色滋润时,取出,切厚片。

3. 炙黄精 取净黄精片用清水漂 1 夜,煮后晒至五成干,拌蜂蜜润 1 夜,放锅内隔水蒸至透为度。

4. 酒黄精 取净黄精片用黄酒拌匀,置炖药罐内,密闭,隔水加热或用蒸汽加热,炖至黄酒被吸尽;或置适宜容器内,蒸至内外滋润,色黑,取出,晒至外皮稍干时,切厚片,干燥。

饮片性状 黄精参见"药材"项。蒸黄精形如黄精,表面棕黑色,有光泽,质柔软。酒黄精形如黄精,表面黑色,有光泽,中心深褐色,味甜,微有酒气。炙黄精形如黄精,内外呈黑色。

贮干燥容器内,蒸黄精、炙黄精、酒黄精密闭,置于阴凉干燥处,防潮、防蛀。

【药性】 味甘,性平。归脾、肺、肾经。

【功能】 养阴润肺,补脾益气,滋肾填精。

【主治】 阴虚劳嗽,肺燥咳嗽;脾虚乏力,食少口干,消渴;肾亏腰膝酸软,阳痿遗精,耳鸣目暗,须发早白,体虚羸瘦,风癞癣疾。

【用法用量】 内服:煎汤,10～15 g,鲜品 30～60 g;或入丸、散,熬膏。外用:适量,煎汤洗,或熬膏涂,或浸酒搽。

【注意事项】 中寒泄泻,痰湿痞满气滞者禁服。

【附方】 1. 治肺结核 黄精、夏枯草各 15 g,北沙参、百合各 9 g,百部 12 g。水煎服。(《安徽中草药》)

2. 治久咳不愈 老虎姜 9 g,一朵云 9 g。煨水服。(《贵州草药》)

3. 治脾胃虚弱,体倦乏力 黄精、党参、淮山药各 50 g。炖鸡食。(《东北药用植物志》)

4. 助气固精,保镇丹田 黄精(去皮)、枸杞子各二斤。洗净黄精,控干细锉,与枸杞子相和,杵碎拌匀,阴干,捣罗为细末,炼蜜为丸梧桐子大,每服三五十丸,空心食前温酒下。(《圣济总录》二精丸)

5. 治肾虚腰痛 黄精 250 g,黑豆 60 g。煮食。(《湖南药物志》)

6. 治小儿五迟、五软 黄精 1 000 g,煨红枣 120～180 g。焙干研末,炼蜜为丸,黄豆大。每次 6 g,每日 3 次,开水调服。(《江西草药手册》)

7. 治眼,补肝气,明目 蔓菁子一斤(以水淘净),黄精二斤(和蔓菁子水蒸九次)。上药,捣细罗为散。每服空心以粥饮调二钱,日午晚食后,以温水再调服。(《太平圣惠方》蔓菁子散)

【临床报道】 1. 治疗白细胞减少症 用浙江产黄精,洗净,加水煎熬去渣,加糖,再掺以糖浆制成 100% 糖浆(每 1 ml 含黄精 1 g),成人每次 10 ml,每日 3 次,4 周为 1 个疗程。共治 40 例,显效 11 例,有效 18 例,无效 11 例,总有效率为 72.5%。多数病例白细胞在用药 2 周后开始增加。对药物所致白细胞减少者,在不停原服用药的情况下疗效显著。少数病例药后有轻微腹胀,改饭后服药即可消除[1]。

2. 治疗药物中毒性耳聋 100% 黄精注射液 2～4 ml(相当于生药 2～4 g),每日肌内注射;同时每日肌内注射维生素 B_1 100 mg,口服维生素 A 7.5 mg,每日 3 次;部分患者服用黄精片(每日相当 10 g 生药)或以黄精 10 g 水煎服。连续用药,平均疗程 2 个月。对照组用 ATP、苍术片、维生素 A、维生素 B₁、复合维生素 B 等为主,疗程 2 个月至 5 年。黄精组观察 100 例,治愈 9 例(听力恢复到 20 dB 以内),有效 25 例(听力上移 15 dB 以上或进行性听力下降停止),有效率总计为 34%。对照组观察 100 例,无 1 例治愈,有效率仅 2%($P < 0.01$)。观察表明,黄精对中毒性耳聋早期患者有一定疗效,对年幼者、病程短者效果较好,与中毒药物的用量、种类及易感性无明显关系。同时伴强噪声损伤者预后差[2]。

3. 治疗近视眼　取黄精 45 kg,黑豆 5 kg,白糖 5 kg,制成每 1 ml 含黄精 1 g 的糖浆。每人每次 20 ml,开水冲服。另设空白对照组,不做任何治疗,只定期做视力检查。治疗时间分别为 12～25 日。学生照常学习。视力在原基础上增进 1 排为进步,增进 2 排以上为显效。黄精糖浆组观察 82 例,显效 26 例,进步 22 例,总有效率 58.5%,其中初中组的有效率为 81.5%,高中组为 38.63%;空白对照组观察 74 例,显效 1 例,进步 8 例,自转率 12.16%。两组结果比较有显著差异($P < 0.005$)。观察表明,药物组对近视的有效范围多在 -2.25 D 以内,说明黄精糖浆主要适合于近视程度不深的学生[3]。

4. 治疗手足癣　取黄精干品 100 g,加 75% 乙醇 250 ml,密闭浸泡半月,过滤取汁,与普通米醋 150 ml 和匀即成黄精醇醋液。用时将患处用温水洗净,擦干,以棉签蘸药液涂擦患处,每日 3 次。避免重复感染。观察 67 例,痊愈 55 例,好转 12 例[4]。

【药论摘录】　1.《名医别录》:"味甘,平,无毒。主补中益气,除风湿,安五脏。久服轻身延年不饥。"

2.《日华子本草》:"补五劳七伤,助筋骨,止饥,耐寒暑,益脾胃,润心肺。单服九蒸九暴,食之驻颜。"

3.《滇南本草》:"补虚添精。"

4.《本草蒙筌》:"壮元阳。小儿羸瘦多唉弥佳。"

5.《本草纲目》:"补诸虚,止寒热,填精髓。"

6.《本经逢原》:"黄精为补中宫之胜品,宽中益气,使五脏调和,肌肉充盛,骨髓坚强,皆是补阴之功。"

7.《医林纂要·药性》:"生黄精,实有辛苦之味,戟人喉吻,惟蒸晒久,庶几补养滋肾耳。然纯阳能动命火,使血妄行,山中人饮汁杯许则衄,可知其性大热。"

8.《玉楸药解》:"黄精滋润醇浓,善补脾精,不生胃气,未能益燥,但可助湿。上动胃逆,浊气充塞,故多服头痛。湿旺者不宜。"

9.《本草便读》:"黄精味甘如饴,性平质润,为补养脾阴之正品……黄精滋腻之品,久服令人不饥。若脾虚有湿者,不宜服之,恐其腻膈也。"

10.《本草正义》:"黄精味甘而厚腻,颇类熟地黄……按其功力,亦大类熟地,补血补阴,而养脾胃是其专长。"

【品种沿革】　集解　1.《名医别录》:"生山谷,二月采根,阴干。"

2.《本草经集注》:"今处处有。二月始生,一枝多叶,叶状似竹而短,根似葳蕤。葳蕤根如荻根及菖蒲,概节而平直。黄精根如鬼臼、黄连,大节而不平。虽燥,并柔软有脂润。俗方无用此,而为仙经所贵。根、叶、花、实皆可饵服,酒散随宜,具在断谷方中。黄精叶乃与钩吻相似,惟茎不紫、花不黄为异。"

3.《新修本草》:"黄精肥地生者,即大如拳。薄地生者,犹如拇指。葳蕤肥根颇类其小者,肌理形色都大相似。今以鬼臼、黄连为比,殊无仿佛。又黄精叶似柳及龙胆、徐长卿辈而坚。其钩吻蔓生,殊非比类。"

4.《本草拾遗》:"黄精,陶云将钩吻相似,但一善一恶耳。按:钩吻即野葛之别名。若将野葛比黄精,则二物殊不相似,不知陶公凭何此说。其叶偏生不对者为偏精,功用不如正精。"

5.《本草图经》:"黄精,旧不载所出州郡,但云生山谷。今南北皆有之,以嵩山、茅山者为佳。三月生苗,高一二尺以来。叶如竹叶而短,两两相对。茎梗柔脆,颇似桃枝,本黄末赤。四月开细青白花,如小豆花状。子白如黍,亦有无子者。根如嫩生姜,黄色。二月采根,蒸过,曝干用。今通八月采,山中人九蒸九曝,作果卖,甚甘美而黄黑色。江南人说:黄精苗叶稍类钩吻,但钩吻叶头极尖而根细。苏恭注云:钩吻蔓生。殊非此类,恐南北所产之异耳。初生苗时,人多采为菜茹,谓之笔菜,味极美,采取尤宜辨之。"

6.《救荒本草》:"黄精苗,俗名笔管菜,一名重楼,一名菟竹,一名鸡格,一名救穷,一名鹿竹,一名葳蕤,一名仙人余粮,一名垂珠,一名马箭,一名白及。生山谷,南北皆有之。嵩山、茅山者佳。根生肥地者大如拳,薄地者犹如拇指。叶似竹叶,或两叶,或三叶,或四五叶,俱皆对节而生。味甘,性平,无毒。又云茎光滑者,谓之太阳之草,名曰黄精,食之可以长生。其叶不对节,茎叶毛钩子者,谓之太阴之草,名曰钩吻,食之入口立死。又云茎不紫、花不黄,为异。"

7.《本草纲目》:"黄精野生山中,亦可劈根长二寸,稀种之,一年后极稠,子亦可种。其叶似竹而不尖,或两叶、三叶、四五叶,俱对节而生。其根横行,状如葳蕤,俗采其苗煠熟,淘去苦味食之,名笔管菜。《陈藏器本草》言青粘是葳蕤,见葳蕤发明下。又黄精、钩吻之说,陶弘景、雷敩、韩保昇皆言二物相似。苏恭、陈藏器皆言不相似。苏颂复设两可之辞。今考《神农本草》《吴普本草》,并言钩吻是野葛,蔓生,其茎如箭,与苏恭之说相合。张华《博物志》云:"昔黄帝问天老曰:天地所生,有食之令人不死者乎? 天老曰:太阳之草名黄精,食之可以长生;太阴之草名钩吻,不可食之,入口立死。人信钩吻杀人,不信黄精之益寿,不亦惑乎? 按,此但以黄精、钩吻相对待而言,不言其相似也。陶氏因此遂谓二物相似,与神农所说钩吻不合。恐当以苏恭所说为是,而陶、雷所识别一毒物,非钩吻也。历代本草惟陈藏器辨物最精审,尤当信之。余见钩吻条。"

考证　黄精在《本草经集注》《雷公炮炙论》有载,均言其叶似竹,《本草经集注》还说根似姜蕤。姜蕤即玉竹,说明黄精与玉竹形态相近,当是百合科植物。《本草图经》共绘有其时各地黄精图10幅,其中"滁州黄精""解州黄精"和"相州黄精"均为叶轮生,与今百合科植物黄精相似。"永康军黄精"叶互生,与今百合科植物多花黄精接近。《植物名实图考》收录了黄精,根据其附图可确定为多花黄精。古代所用黄精来源并不单一,但基本都是百合科黄精属植物,与目前黄精的来源品种大致相符。

黄精在古代产地甚广,《本草经集注》言黄精:"今处处有。"《本草图经》提到:"黄精,旧不载所出州郡,但云生山谷。今南北皆有之,以嵩山、茅山者为佳。"说明宋代时候,虽然多地出产黄精,但江苏茅山地区所产的黄精当属优质药材。清代修《茅山志》卷十"太保黄精"条提到,唐玄宗梦见陶弘景介绍黄精,醒来时,适逢李玄静进献茅山黄精。唐玄宗高兴之余,就册赠李玄静太保官衔。后来,茅山黄精就被称为"太保黄精"。早期道经《太上灵宝五符序》卷中还有吴主孙权命人在江东山中种黄精而食用的记载,这也提示黄精在江南地区可能很早就有人工种植品。

【地方志】　1. 元·脱因、俞希鲁《至顺镇江志·卷四·土产》:"黄精:出茅山,九蒸九暴,服之驻颜。陶隐居云:为仙经所贵,根叶花实皆可饵服。"

2. 元·张铉《至正金陵新志·卷七·物产》:"黄精:《本草》云:叶大根粗,黄白色,至夏华实。"

参考文献 ▶▶

成分
[1] 庞玉新,等. 山地农业生物学报,2003,22(6):547
[2] 孙隆儒,等. 中草药,2001,32(7):586
[3] Wang YF, et al. Planta Med, 2003,69(11):1066
[4] Ma K, et al. Chem Nat Compd, 2013,49(5):888
[5] Gan LS, et al. Nat Prod Commun,2013,8(5):597

药理
[1] Miura T, et al. Biol Pharm Bull, 1995,18(11):1605
[2] 公惠玲,等. 中国中药杂志,2009,34(9):1149
[3] 张庭廷,等. 中国实验方剂学杂志,2006,12(7):42
[4] 吴燊荣,等. 中国新药杂志,2004,13(6):502
[5] 龚莉,等. 中医药导报,2007,13(6):99
[6] 孙隆儒,等. 沈阳药科大学学报,2001,18(4):286
[7] Hirai N, et al. Biol Pharm Bull, 1997,20(12):1271
[8] 刘萍. 华西医学,2010,25(7):1259
[9] 张涛,等. 中国老年学杂志,2009,29(16):2076
[10] 马凤巧. 中国老年学杂志,2011,31(15):2908
[11] 成威,等. 中国实验方剂学杂志,2010,16(10):165
[12] 石娟,等. 中国现代应用药学,2011,28(1):18
[13] 姜晓昆,等. 中国社区医师,2011,13(18):7
[14] 叶红翠,等. 中国实验方剂学杂志,2008,14(6):34
[15] Liu B, et al. BMB Rep, 2008,41(5):369
[16] Liu B, et al. Autophagy,5(2):253
[17] Wang Y, et al. Proteomics, 2006,6(8):2422
[18] Ahn MJ, et al. J Nat Prod, 2006,69(3):360
[19] Zeng GF, et al. J Ethnopharmacol, 2011,136(1):224
[20] Liu F, et al. Antiviral Res, 2004,63(3):183
[21] An J, et al. Acta Biochim Biophys Sin (Shanghai),2006,38(2):70

临床报道
[1] 苏全胜,等. 中西医结合杂志,1989,9(2):102
[2] 刘鋋,等. 中西医结合杂志,1982,2(1):19
[3] 李光远. 河南中医,1981,(6):40
[4] 戴为群. 山东中医杂志,1986,(5):47

70. 黄药子 Huáng Yào Zǐ

《滇南本草》

【异名】 黄药、黄药根、苦药子、山慈姑、金线吊虾蟆、红药子、黄独根、零余子、黄狗子。

【来源】 为薯蓣科植物黄独 *Dioscorea bulbifera* L. 的块茎。

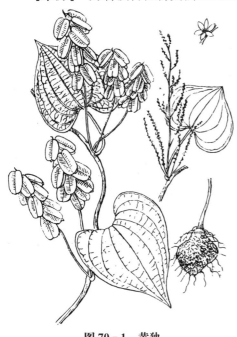

图 70-1 黄独

【原植物】 黄独,又名土卵、金线吊虾蟆、零余薯、黄虾蟆、毛卵陀、铁秤砣、黄金山药、金丝吊蛋、薯瓜乳藤、黄座勒、土芋、板薯、淮山薯、苦茅薯、草兜薯、土首乌、草兜苔、雷公薯。

多年生草质缠绕藤本。块茎单生,球形或圆锥形,外皮暗黑色,密生须根。茎圆柱形,长可达数米,绿色或紫色,光滑无毛;叶腋内有紫棕色的球形或卵形的珠芽。叶互生;叶片广心状卵形,先端尾状,基部宽心形,全缘,基出脉 7~9 条;叶柄扭曲,与叶等长成稍短。花单性,雌雄异株;小花多数,黄白色,呈穗状花序,腋生;花基部均有苞片 2,卵形,先端锐尖;雄花花被 6 片,披针形,雄蕊 6,花丝很短;雌花花被 6 片,披针形,先端钝尖,子房下位,3 室,花柱 3 裂。蒴果下垂,长椭圆形,有 3 个膜质的翅。花期 8~9 月。果期 9~10 月(图 70-1)。

生于山谷、河岸、路旁或杂林边缘。分布于河南南部、安徽南部、江苏南部、浙江、江西、福建等地,主产于湖北、湖南、江苏。

本省分布于苏南地区。

【栽培】 **生长环境** 喜温暖湿润气候,耐荫蔽。以阳光充足、土层深厚、疏松肥沃、排水良好的沙质壤土为佳。

繁殖方法 块茎繁殖。冬季收集零余子,贮藏室内过冬,3~4 月栽种。

田间管理 苗高约 30 cm 时,浅薅除草,重施人畜粪水,同时把茎藤理附在攀援物上。

病虫害防治 本品无明显病虫害。

【采收加工】 冬前采挖块茎,洗去泥土,剪去须根后,横切成厚 1 cm 的片,晒或炕干,或鲜用。

【药材】 黄药子 Dioscoreae Bulbiferae Rhizoma 本省苏南地区曾有产。

性状鉴别 呈圆形或椭圆形片状,短径 1.5~4.5 cm,长径 3~7 cm,厚 0.3~1.2 cm。外皮棕黑色,有皱纹,密布黄白色微突起的须根痕,直径 1~2 mm,有的残留短小硬须根。切面平坦或凹凸不平,黄白色至黄棕色,多数密布颗粒状突起,并散有橙黄色麻点。质坚脆,易折断。气微,味苦(图 70-2)。

显微鉴别 1. **块茎横切面** 木栓细胞壁微木化,内侧石细胞断续排列成环。近外方的基本组织有分泌道。维管束外韧型,散在。黏液细胞多数,含草酸钙针晶束。薄壁细胞含淀粉粒(图 70-3)。

2. **粉末** 棕黄色或灰黄色。淀粉粒众多,单粒,类三角形,顶端稍尖,

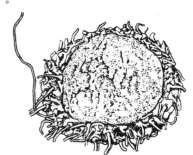

图 70-2 黄药子药材图

鸟喙状,脐点点状或星状,位于较小一端,多数不明显。草酸钙针晶成束,常存于黏液细胞内。木栓细胞棕褐色,长方形,层状排列。石细胞淡黄色或黄棕色,单个散在或数个成群,卵圆形或类三角形,壁孔密集,孔沟明显,层纹可见。纤维状石细胞黄棕色,多成束或破碎,完整者呈长梭形,两端钝圆,壁增厚,孔沟细密,胞腔狭细。网纹导管,螺纹导管较小。黏液细胞大,众多,淡黄色,单个或与薄壁细胞相连,呈类圆形或卵圆形。树脂细胞众多,内含棕黄色分泌物。

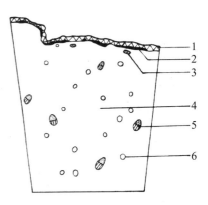

图70-3 黄药子(块茎)横切面简图

1.木栓细胞层 2.石细胞 3.树脂道 4.基本组织 5.维管束 6.黏液细胞

理化鉴别 1. 取本品粗粉 1 g,加乙醇 10 ml,热浸约 10 分钟后,滤过,取滤液滴在滤纸上,加香草醛试液 1 滴,显淡红色;另取滤液滴在滤纸上,加对二甲氨基苯甲醛试液 1 滴,显粉红色。

2. 取本品粉末 5 g,加二氯甲烷 30 ml,加热回流 2 小时,滤过,滤液蒸干,残渣加二氯甲烷 1 ml 使溶解,作为供试品溶液。另取黄药子对照药材 5 g,同法制成对照药材溶液。按薄层色谱法试验,吸取上述两种溶液各 4 μl,分别点于同一硅胶 G 薄层板上,以乙酸乙酯-甲醇-浓氨试液(9:1:0.5)为展开剂,展开,取出,晾干,喷以 10%磷钼酸乙醇溶液,在 105℃加热至斑点显色清晰。供试品色谱中,在与对照药材色谱相应的位置上,显相同颜色的斑点。

品质标志 1. 经验评价 以身干、片大、外皮棕黑色、断面黄白色者为佳。

2. 含量测定 按水溶性浸出物测定法冷浸法测定,含水溶性浸出物不得少于 11.0%。

【成分】 块茎中含降二萜内酯类成分:黄药子素(diosbulbin)A-H[1~3],I,J[4],K-M[5],8-表黄药子素 E 乙酸酯(8-epidiosbulbin E acetate)[2],13β-呋喃-11-酮-阿派-3(4),8-二烯-(20,6)-内酯[13β-furan-11-keto-apian-3(4),8-dien-(20,6)-olid],3α-羟基-13β-呋喃-11-酮-阿派-8-烯-(20,6)-内酯[3α-hydroxy-13β-furan-11-keto-apian-8-en-(20,6)-olid]和7α-甲氧基-13β-呋喃-11-酮-阿派-3(4),8-二烯-(20,6)-内酯[7α-methoxy-13β-furan-11-keto-apian-3(4),8-dien-(20,6)-olid][6],新黄独素(neodiosbulbin)[7];黄酮类化合物:3,7-二甲氧基-5,4′-二羟基黄酮(3,7-dimethoxy-5,4′-dihydroxyflavone),3,7-二甲氧基-5,3′,4′-三羟基黄酮(3,7-dimethoxy-5,3′,4′-trihydroxyflavone),大黄素(emodin)[8],杨梅树皮素(myricetin),金丝桃苷(hyperin),杨梅树皮素-3-O-β-D-半乳糖苷(myricetin-3-O-β-D-galactoside),杨梅树皮素-3-O-β-D-葡萄糖苷(myricetin-3-O-β-D-glucoside)[9],7,3′,4′-三羟基-3,5-二甲氧基黄酮(caryatin),7,4′-二羟基-3,5-二甲氧基黄酮(7,4′-dihydroxy-3,5-dimethoxyflavone)[10],3,5,3′-三甲氧基槲皮素(3,5,3′-trimethoxyquercetin)、山奈酚-3-O-β-D-吡喃半乳糖苷(kaempferol-3-O-β-D-galactopyranoside),(+)表儿茶素[(+)epicatechin][11];甾体皂苷类成分:薯蓣皂苷元(diosgenin),薯蓣皂苷(dioscin),薯蓣毒皂苷(dioscorefoxin)[12];芪类化合物:2,4,6,7-四羟基-9,10-二氢菲(2,4,6,7-tetrahydroxy-9,10-dihydrophenanthrene),2,4,5,6-四羟基菲(2,4,5,6-tetrahydroxyphenanthrene)[13],2,3′-二羟基-4′,5′-二甲氧基联苄(2,3′-dihydroxy-4′,5′-dimethoxybibenzyl),3,4′,5-三羟基-3′-甲氧基联苄(3,4′,5-trihydroxy-3′-methoxybibenzyl)[14],2,7-二羟基-3,4-二甲氧基-9,10-二氢菲(2,7-dihydroxy-3,4-dimethoxy-9,10-dihydrophenanthrene),2,5-二羟基-4-甲氧基-9,10-二氢菲(2,5-dihydroxy-4-methoxy-9,10-dihydroxyphenanthrene),阔叶黄檀酚(latifolin),2′,3-二羟基-4,5-二甲氧基联苄(2′,3-dihydroxy-4,5-dimethoxybibenzyl),4-甲氧基菲-2,3,7-三醇(4-methoxyphenanthrene-2,3,7-triol),3,7-二羟基-2,4-二甲氧基菲(3,7-dihydroxy-2,4-dimethoxyphenanthrene),2′,3-二羟基-5-甲氧基联苄(2′,3-dihydroxy-5-methoxybibenzyl),3,4′,5-三羟基-3-甲氧基联苄(3,4′,5-trihydroxy-3′-methoxybibenzyl),7-羟基-2,3,4-三甲氧基菲(7-hydroxy-2,3,4-trimethoxyphenanthrene),3,3′-二羟基-5-甲氧基联苄(3,3′-dihydroxy-5-methoxybibenzyl),2,7-二羟基-4-甲氧基-9,10-二氢菲(2,7-dihydroxy-4-methoxy-9,10-dihydroxyphenanthrene),2,7-二羟基-3,4-二甲氧基菲(2,7-dihydroxy-3,4-dimethoxyphenanthrene),2,7-二羟基-2,4-二甲氧基菲-9,10-二氢菲(2,7-

dihydoxy-2,4-dimethoxy-9,10-dihydrophenanthrene），4，7－二羟基－2－甲氧基－9，10－二氢菲（4，7-dihydroxy-2-methoxy-9,10-dihydrophenanthrene）[15]；酚酸类化合物：香草酸（vanillicacid），异香草酸（isovanillicacid），琥珀酸（succinicacid）[16]。此外，还含有1-（3-丙氨基）-2-甲基呱啶［1-(3-aminopropyl)-2-pipecoline］[17]，4-羟基-（2-反-3′，7′-二甲基-2′，6′-辛二烯基）-6-甲氧基苯乙酮［4-hydroxy-(2-trans-3′,7′-dimethylocta-2′,6′-dienyl)-6-methoxyacetophenone］，4，6-二羟基-2-O-（4′-羟丁基）苯乙酮［4,6-dihydroxy-2-O-(4′-hydroxybutyl)acetophenone］[18]，二氢薯蓣碱（dihydrodioscorine）[19]，正二十酸单甘油酯（monoarachidin），二十二酸（behenic acid），阿魏酸二十二酯（docosylferulate），原儿茶酸（protocatechuic acid），腺苷（adenosine）豆甾醇（tigmasterol）[14]，鞣质[20]等成分。

【药理】 1. **抗肿瘤作用** 给肝癌腹水瘤模型小鼠腹腔注射黄药子各提取物，均能抑制荷瘤小鼠的肿瘤生长，延长荷瘤小鼠的存活期，其中石油醚及乙醚提取物与对照组相比，有显著性差异。体外实验中，乙酸提取物对肝癌等6种肿瘤的抑制作用显著，乙醇提取物、水提取物对膀胱癌、肺巨细胞癌的抑制作用与其他3种成分相比有显著性差异。提示黄药子不同提取物的抑瘤作用不同[1]。黄药子石油醚萃取物、醇提物、从石油醚提取物中分离得到的成分体外对3种胃癌细胞株MGC803、BGC823和SGC7901均有不同程度的生长抑制作用，而乙酸乙酯萃取物和水萃取物低剂量有不同程度促进肿瘤细胞生长的作用，大剂量则表现为抑制肿瘤细胞生长的作用[2]。黄药子醇提物腹腔注射，高剂量组能缩小胃癌皮下移植瘤模型裸鼠的瘤体积和体质量，降低血清白细胞介素-8（IL-8）和可溶性细胞间黏附分子-1（sICAM-1）水平[3]。大鼠灌胃给予黄药子，再提取含药血清，处理人甲状腺癌细胞株SW579细胞，发现能明显下调人甲状腺癌细胞Survivin mRNA和蛋白的表达，诱导癌细胞凋亡[4]。使用黄药子及黄药子配伍当归后的含药血清，观察对肉瘤细胞S_{180}和肝癌细胞H_{22}增殖的抑制作用，发现当归可提高黄药子对两种癌细胞的抑制率，同时降低P-糖蛋白的表达[5]。

2. **抗炎作用** 黄药子甲醇提取物治疗二甲苯导致的耳郭肿胀小鼠与角叉菜胶导致的足趾肿胀大鼠，均表现出良好的抗炎作用，并具有抗炎剂量内毒副作用小的优点[6]。黄药子甲醇提取物可明显降低二甲苯致耳肿胀炎症模型小鼠炎症耳组织内过高的炎症因子PGE_2含量[7]。大鼠灌胃黄独乙素（即黄药子素B），对角叉菜胶性足跖肿及棉球肉芽肿有显著的抑制作用，提示黄独乙素是黄药子抗炎活性成分之一[8]。

3. **抗菌作用** 黄药子水煎液体外对金黄色葡萄球菌、大肠埃希菌、白色念珠菌的抑制作用较好，黄药子有机溶剂提取液的抑菌作用优于水煎液[9]。黄药子的各种提取物体外对鸡大肠埃希菌均有较好的抑制作用，且不同溶剂提取物的抑菌作用不同。金黄色葡萄球菌对黄药子高度敏感[10]。

4. **调节免疫功能** 鄂产黄药子水煎剂给小鼠灌胃，高剂量组能明显降低小鼠巨噬细胞的吞噬功能，而中剂量组能增强小鼠自然杀伤细胞的活性，增加抗体形成细胞数量、血T淋巴细胞酯酶染色率、T淋巴细胞增殖能力。提示高剂量鄂产黄药子具有免疫抑制的作用，中剂量具有免疫增强的作用[11]。黄药子甲醇提取物能够剂量依赖性减少脂多糖（LPS）刺激小鼠腹腔巨噬细（MΦ）的一氧化氮（NO）生成，同时也抑制LPS刺激MΦ的诱导型一氧化氮合酶mRNA的表达[12]。

5. **其他作用** 黄药子软膏外涂治疗银屑病模型豚鼠，对豚鼠耳部的银屑病样病理改变和炎症具有抑制作用[13]。体外测定黄药子水提物、醇提物对DPPH自由基和羟基自由基的清除能力、抗脂质过氧化能力、还原能力以及总体抗氧化能力，结果发现，黄药子醇提物的抗氧化活性强于水提物，其醇提物对DPPH自由基和羟基自由基显示强的清除能力，具有较强的抗脂质过氧化能力和一定的还原能力，其总体抗氧化能力也较强[14]。制备碘缺乏致甲状腺肿大鼠模型，给予黄药子，对模型大鼠甲状腺相对重量、血清T4、促甲状腺素、甲状腺滤泡上皮细胞高度、滤泡腔面积无明显作用，但血清T3升高。黄药子配伍当归后，对其作用也无影响[15]。

6. **毒副作用和配伍减毒研究** 黄药子水煎剂连续灌胃，主要损伤小鼠的肝脏和肾脏。黄药子对肝脏的影响包括对肝脏细胞的直接损伤和破坏肝细胞代谢途径导致的肝结构损害；对肾脏的损害主要是对肾小球、肾小管的直接细胞毒性和严重实质性肝损伤导致的急性肾小管损伤[16]。黄药子水煎液长期灌胃给药后，可致小鼠肝损伤。黄药子水煎液致肝损伤的机制可能与细胞膜Na^+-K^+-ATP酶、$Ca^{2+}-Mg^{2+}-ATP$

酶活性的降低、氧化与抗氧化系统的破坏及线粒体功能异常有关[17]。基于质谱信号正交投影法,从大鼠尿液的液相色谱-质谱联用检测信号中获取了中药黄药子极其复杂的药物代谢物信号,研究发现,黄药子能产生明显的肝毒性,且在给药的第一天即表现出了毒性,在给药的第三天累积毒性最强[18]。在小鼠实验中,黄药子乙醇提取物(ET)和单体化合物黄独素 B(即黄药子素 B)给药组的动物都可见明显的肝脏毒性。血清胆汁酸含量测定结果提示黄独素 B 是黄药子致肝毒性的主要毒性成分之一。以牛磺酸结合型为主的胆汁酸可作为评价黄药子致小鼠肝毒性的生物标识物[19]。用大鼠进行体内筛选实验,发现黄药子氯仿部位肝毒性最强,乙酸乙酯部位次之,提示黄药子中弱极性化合物组分具有显著的肝毒性[20]。

黄药子、甘草 1∶2 配伍灌胃给药,能显著减轻黄药子致大鼠肝损害。与单用黄药子组比较,黄药子、甘草以 1∶2 配伍能显著降低大鼠肝脏肝微粒体蛋白浓度、P450 含量、氨基比林 N-脱甲基酶活性、红霉素 N-脱甲基酶活性等。在 mRNA 水平上,黄药子组显著诱导 *CYP2E1*、*CYP3A4* 基因的表达,与甘草以 1∶2 配伍后,这些基因表达显著降低[21]。黄药子灌胃给药后,小鼠出现肝损害。不同比例的甘草配伍后,能减轻黄药子引起的实验动物肝脏指数和丙氨酸氨基转移酶(ALT)、天冬氨酸氨基转移酶(AST)升高,并能改善实验小鼠的肝脏组织病变。黄药子、甘草以 1∶2 的配伍比例效果较好[22]。

大鼠分别灌胃给予黄药子提取物混悬液、黄药子和当归提取物混悬液,发现黄药子可上调大鼠肝脏 *grp78* 和 *bad* 基因的表达,这可能是黄药子引起肝损伤的机制。当归对黄药子致大鼠肝脏 *grp78* 和 *bad* 基因表达上调有拮抗作用,这可能是当归减轻黄药子所致肝损害的机制之一[23]。

小鼠灌胃蜈蚣藻多糖(GFP),再给予黄药子乙酸乙酯提取物(EF),发现 GFP 降低了 EF 诱导的 ALT、AST、总胆汁酸(TB)、碱性磷酸酶(ALP)水平的升高。病理切片显示,GFP 能缓解 EF 诱导的肝损伤。GFP 进一步升高肝内还原型谷胱甘肽(GSH)活性,逆转了 EF 降低的 GSH 合成酶(GCL)活性。GFP 逆转了 EF 降低的 GCL 催化蛋白表达,并增加血红素加氧酶的表达[24]。

五味子与黄药子联合用药,对黄药子引起的小鼠 ALT 升高以及各种毒性改变等方面有明显的缓解效果[25]。

【炮制】 取原药材,除去杂质,洗净,润透,切小块或厚片,干燥。

饮片性状 黄药子参见"药材"项。

贮干燥容器内,置通风干燥处。防霉,防蛀。

【药性】 苦,寒,小毒。归肺、肝经。

【功能】 散结消瘿,清热解毒,凉血止血。

【主治】 瘿瘤,喉痹,痈肿疮毒,毒蛇咬伤,肿瘤,吐血,衄血,咯血,百日咳,肺热咳喘。

【用法用量】 内服:煎汤,3～9 g;或浸酒;研末,1～2 g。外用:适量,鲜品捣敷,或研末调敷,或磨汁涂。

【注意事项】 内服剂量不宜过大。

【附方】 1. 治瘿气 黄药子一斤。浸洗净,酒一斗浸之,每日早晚常服一盏,忌一切毒物及不得喜怒。(《斗门方》)

2. 治缠喉风,颐颔肿及胸膈有痰,汤水不下者 黄药子一两。为细末,每服一钱,白汤下。吐出顽痰。(《扁鹊心书》黄药子散)

3. 治小儿咽喉肿痛 苦药子、白僵蚕各等分。上二味,捣为细散,每服半钱匕,白矾水调下,量儿大小加减。(《圣济总录》苦药子散)

4. 治舌肿及重舌 黄药、甘草(炙,锉)各一两。上二味,粗捣筛,每服三钱匕,以水一盏,煎至七分,去滓,食后温服。(《圣济总录》黄药汤)

5. 治发背痈疽脓尽,四面皮粘,恐再有脓毒攻起 黄药子、白药子各一两,赤小豆一合。上三味为末,水调敷。(《刘涓子鬼遗方》逼毒散)

6. 治瘰疬 黄独鲜块茎 60～90 g,鸭蛋 1 枚,水煎,调些酒服。(《福建中草药》)

7. 治睾丸炎 黄独根 9～15 g,猪瘦肉 120 g。水炖,服汤食肉,每日 1 剂。(《江西草药》)

8. 治毒蛇咬伤 黄药子 9 g,天葵根、生南星各 3 g。捣绒敷伤口。(《贵州草药》)

9. 治扭伤　黄独根、七叶一枝花(均鲜用)各等量。捣烂外敷。(《江西草药》)

10. 治鼻衄不止　黄药子为末,每服二钱匕,煎阿胶汤下。良久以新水调面一匙头服之。(《简要济众方》)

11. 治舌上出血不止　黄药子一两,青黛一分。上为细末,每服一钱匕,食前新汲水调下,日二服。(《奇效良方》圣金散)

12. 治腹泻　黄药子研末,每次 3 g,开水吞服。(《贵州草药》)

13. 治咳嗽气喘　黄独块茎、胡颓子叶各 9 g,甘蔗节 2 个,水煎服。(《浙江民间常用草药》)

【临床报道】　1. 治疗甲状腺腺瘤　用黄药子 300 g,研为细末,与白酒 1 500 g 和匀,分装于 4 个 500 ml 盐水瓶中,绵线扎紧瓶塞,放于铁锅中,加水后加温至 60～70℃,4 小时后取出,冷却过滤后即成,每次 6 ml,每日 3 次,睡前加服 12 ml。1 个月为 1 个疗程。肿瘤消失后巩固治疗半个疗程。伴肝病者忌服。共治疗 48 例,结果:治愈 40 例,显效 5 例,有效 1 例,无效 2 例,总有效率 95.8%[1]。

2. 治疗宫颈炎　黄药子 500 g,浸于黄酒 2 kg 中,加入密封罐内微火蒸 2 小时,密封放于冷处避光,7 日后待用。用时先用棉签擦净宫颈分泌物,然后将带尾线之消毒棉球浸湿药酒,贴于宫颈表面,隔日 1 次,24 日为 1 个疗程。观察 53 例,平均用药 9 次,有效率达 100%,治愈率为 32.7%,患者上药后无全身及局部不良反应[2]。

3. 治疗银屑病　取黄药子块茎(根)300 g,切片捣碎,加 75% 乙醇 1 000 ml,浸泡 7 日,过滤后即成黄药子酊。用时将其酊剂直接涂擦皮损局部,每日 2～3 次。共治疗 56 例,结果:有效率为 87.5%,一般见效时间为 5～14 日,治愈时间 3～5 周[3]。

4. 治疗阴道尖锐湿疣　以黄药子水煎液制成凝胶剂,外涂治疗阴道尖锐湿疣 40 例,并与对照组对比,观察其疗效和不良反应。结果治疗组治愈 24 例(60.0%),显效 6 例(15.0%),有效 6 例(15.0%),无效 4 例(10.0%)。对照组治愈 18 例(45.0%),显效 6 例(15.0%),有效 3 例(7.5%),无效 13 例(32.5%)。两组比较,治疗组疗效明显优于对照组($P < 0.05$)。3～6 个月后,治疗组 8 例复发,对照组 10 例复发,两组复发差异无统计学意义($P > 0.05$)[4]。

【药论摘录】　1.《开宝本草》:"苦,平,无毒。主诸恶肿疮瘘,喉痹,蛇犬咬毒,取根研服之,亦含亦涂。"

2.《绍兴本草》:"治瘰疬及瘿气。"

3.《本草经疏》:"经曰,一阴一阳结为喉痹,一阴者少阴君火也;一阳者少阳相火也。解少阴之热,相火自不妄动而喉痹瘘矣。蛇犬咬毒,亦血分受热毒所伤故也,苦寒能凉血,得土气之厚者,又能解百毒也。"

4.《本草汇言》:"(王起凡曰)黄药子,解毒凉血最验,古人于外科、血证两方尝用。今人不复用者,因久服有脱发之虞,知其为凉血散血明矣。"

5.《得配本草》:"治产后时疫热狂。"

【品种沿革】　**集解**　1.《开宝本草》:"(黄药根)藤生,高三四尺,根及茎似小桑,生岭南。"

2.《本草图经》:"黄药根,生岭南,今夔、峡州郡及明、越、秦、陇州山中亦有之,以忠、万州者为胜。藤生,高三四尺,根及茎似小桑,十月采根。秦州出者谓之红药子,叶似荞麦,枝梗赤色,七月开白花,其根初采湿时红赤色,曝干即黄。开州兴元府又产一种苦药子,大抵与黄药相类。主五脏邪气,治肺压热,除烦躁,亦入马药用。春采根曝干。又下有药实根条云:生蜀郡山谷。苏恭云:即药子也。用其核仁。《本经》误载根字,疑即黄药之实,然云生叶似杏,花红白色,子肉味酸,此为不同。今亦稀用,故附于此。"

3.《本草原始》:"原出岭南,今夔、陕州郡及明、越、秦、陇山中亦有之,以忠州、万州者为胜。蔓生,叶似薄荷而色青黄。茎赤有节,节有枝相当。其根初采时红赤色,曝干则黄,故名黄药子。""黄药子,市卖根形,皮紫黑色,多须,每须处有白眼,肉色黄。"

4.《植物名实图考》:"山慈菇,江西、湖南皆有之,非花叶不相见者,蔓生绿茎,叶如蛾眉豆叶而圆大,深纹多皱,根大如拳,黑褐色,四周有白须长寸余,蓬茸如猬,建昌土医呼为金钱吊虾蟆。"

考证　黄药子古代药用基原颇为复杂。《本草图经》提到:"孙思邈《千金·月令》疗忽生瘿疾一二年者。以万州黄药子半斤,须紧重者为上。"这可能是黄药子最早的入药记录。本草文献中,《开宝本草》首载有"黄药根"一药。其后,《本草图经》也谈到黄药根,并附有明州黄药、秦州红药、施州赤药、兴元府苦药图。其文字描述显示,所述品种可能是蓼科植物毛脉蓼,但所附药图中,明州黄药类似蓼科植物,秦州红药却类似薯蓣科植物,说明宋代黄药根各地的品种来源就比较混乱。

《滇南本草》收载了名为"黄药子"的药物,但无形态描述。李时珍在《本草纲目》所描述的黄药子实际上可能是蓼科植物虎杖。《植物名实图考》中的"黄药子"附图一与毛茛科植物锥花威灵仙相似,附图二、三当是蓼科植物虎杖。而《植物名实图考》呼为"山慈菇"的药物的形态描述和附图却显示是薯蓣科植物黄独。

目前,最早能确证以黄独作为黄药子入药的记载当属明代《本草原始》,书中绘有其时市售黄药子图,并言:"皮紫黑色,多须,每须处有白眼,肉色黄。"这些与薯蓣科植物黄独块茎的特征完全相符。《植物名实图考》又云滇南又别有黄药子,乃极似山薯,而根圆多须,即湖南之野山药。故宫中的清代黄药子样品经鉴定也是黄独。因此,自明清后,黄药子品种虽然依然混乱,但薯蓣科植物黄独已逐渐成为黄药子的主要来源。

参考文献 ▶▶

成分

[1] Kawasaki T, et al. Chem Pharm Bull, 1968, 16(12):2430
[2] Murray RD H, et al. Phytochemistry, 1984, 23(3):623
[3] Ida Y, et al. Justus Liebis Bnn Chem, 1978,(5):818
[4] Wang G, et al. Chem Pharm Bull (Tokyo), 2009, 57(6):625
[5] Liu H, et al. Phytochemistry, 2010, 71(10):1174.
[6] Zheng S, et al. Indian Journal of Chemistry, Section B: Organic Chemistry Including Medicinal Chemistry, 2003, 42(4):946
[7] 傅宏征,等.波谱学杂志,2002,19(1):49
[8] 李石生,等.中国中药杂志,2000,25(3):159
[9] 高慧媛,等.沈阳药科大学学报,2001,18(6):414
[10] 高慧媛,等.沈阳药科大学学报,2001,18(3):185
[11] 高慧媛,等.沈阳药科大学学报,2003,20(3):178
[12] Ind J Chem, 1969,7(5):452
[13] Wij Meena, et al. Ind J Chem·Sect B, 1978,16B(7):643
[14] 王刚,等.中国中药杂志,2009,34(13):1679
[15] 李来明,等.中草药,2014,45(3):328
[16] Gao HY, et al. Natural Medicines, 2001,55(5):277
[17] 周家容,等.仲恺农业技术学院学报,2002,15(2):15
[18] Gupta D, et al. Phytochemistry, 1989,28(3):947
[19] Adeleye A, et al. C A, 1990,112:33221g
[20] 南京药学院.江苏药材志.南京:江苏人民出版社,1965:83

药理

[1] 李建恒,等.河北职工医学院学报,2000,17(2):5
[2] 李春峰,等.中成药,2014,36(2):387
[3] 陈翔,等.湖南中医杂志,2013,29(7):123
[4] 赵艳,等.中国中医药科技,2012,19(4):320
[5] 索晴,等.中国中医药科技,2008,15(2):113
[6] 饶有佐,等.安徽农学通报,2010,16(9):64,140
[7] 王君明,等.中医学报,2010,25(6):1127
[8] 谭兴起,等.第二军医大学学报,2003,24(6):677
[9] 胡俊峰,等.黑龙江医药,2007,20(1):13
[10] 潘贵珍,等.江苏农业科学,2012,40(4):308
[11] 张海谋,等.中国药学杂志,2009,44(17):1309
[12] 刘佳,等.贵阳中医学院学报,2008,30(2):79
[13] 李廷保.中医药学报,2010,38(4):38
[14] 刘新,等.中药材,2010,33(10):1612
[15] 吴宁,等.中国临床药理学杂志,2008,24(1):63
[16] 杨辉,等.中国药师,2009,12(6):706
[17] 梁玉琼,等.中药药理与临床,2013,29(3):117
[18] 冯江江,等.2013年代谢组学与中医药现代研究学术论坛,2013
[19] 徐英,等.药学学报,2011,46(1):39
[20] 王加志,等.中医药信息,2009,26(2):21
[21] 华碧春,等.中药药理与临床,2014,30(4):79
[22] 华碧春,等.世界中西医结合杂志,2011,6(1):24
[23] 汤青,等.药物不良反应杂志,2010,12(2):91
[24] 马神博,等.药学学报,2013,48(8):1253
[25] 张永娜.泰山医学院学报,2014,35(8):794

临床报道

[1] 马祥荣.浙江中医杂志,1996,(9):396
[2] 陈远碧.重庆医药,1988,17(3):148
[3] 孔庆华.皮肤病防治资料,1986,(1):11
[4] 王丽群.中国现代药物应用,2007,1(1):8

71. 菝葜 Bá Qiā

《名医别录》

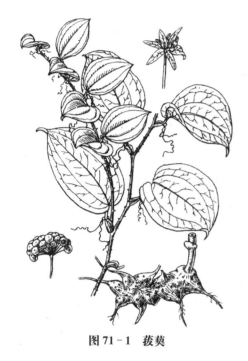

图 71-1 菝葜

【异名】 王瓜草、金刚根、金刚骨、山梨儿、铁刷子、金刚刺、金刚头、假萆薢、沟谷刺、金巴斗、硬饭头、冷饭头、饭巴铎、冷饭巴、金刚鞭。

【来源】 为百合科植物菝葜 *Smilax china* L. 的根茎

【原植物】 菝葜,又名金刚藤、铁菱角、马加勒、筋骨柱子、红灯果。

攀缘状灌木,高 1～3 m。根茎粗厚,坚硬,为不规则的块根。茎硬,有倒生或平出的疏刺。叶互生;叶柄具狭鞘,沿叶柄下部两侧有卷须 2 条;叶片薄革质或坚纸质,卵圆形或圆形、椭圆形,基部宽楔形至心形,下面淡绿色,较少苍白色,有时具粉霜。花单性,雌雄异株;伞形花序生于叶尚幼嫩的小枝上,具十几朵或更多的花,常呈球形;花序托稍膨大,近球形,较少稍延长,具小苞片;花绿黄色,外轮花被片 3,长圆形,内轮花被片 3,稍狭;雄蕊长约为花被片的 2/3,花药比花丝稍宽,常弯曲;雌花与雄花大小相似,有 6 枚退化雄蕊。浆果,熟时红色,有粉霜。花期 2～5 月,果期 9～11 月(图 71-1)。

生于山坡、灌木丛林缘。分布于长江以南各省。

本省山地有分布。

【栽培】 **生长环境** 喜温暖,耐半阴、耐旱、耐瘠薄。对土壤要求不高。

繁殖方法 扦插繁殖、分株繁殖。扦插繁殖:在秋季剪取菝葜枝条上部直径 4～8 mm 的茎条至 12～15 cm,上下切口间保留 1～2 个腋芽,泥浆或蜡水将切口封口,扦插于苗床中,覆盖杂草,遮阴保墒。分株繁殖:挖取生有分蘖条的地下茎,截取部分地下茎及其所生的分蘖条分别殖栽。

田间管理 及时除草、松土,干时浇水,适当追肥。

病虫害防治 本品无明显病虫害。

【采收加工】 秋末至次年春采挖,除去须根,洗净,晒干或趁鲜切片,干燥。

【药材】 菝葜 Smilacis Chinae Rhizoma 本省各地曾有产。

【性状鉴别】 呈不规则块状或弯曲扁柱形,有结节状隆起,长 10～20 cm,直径 2～4 cm。表面黄棕色或紫棕色,具圆锥状突起的茎基痕,并残留坚硬的刺状须根残基或细根。质坚硬,难折断,断面呈棕黄色或红棕色,纤维性,可见点状维管束和多数小亮点。切片呈不规则形,厚 0.3～1 cm,边缘不整齐,切面粗纤维性;质硬,折断时有粉尘飞扬。气微,味微苦、涩(图 71-2)。

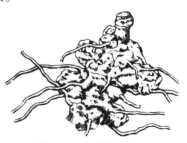

图 71-2 菝葜药材图

显微鉴别 **粉末** 红棕色。淀粉粒多为单粒,类圆形,直径 5～30

μm,脐点点状、裂缝状或飞鸟状。石细胞单个散在或数个成群,淡黄色或红棕色,呈类圆形、长椭圆形、类方形或不规则形,具明显分枝状孔沟,胞腔较小,具椭圆形纹孔,有的胞腔中含红棕色物。纤维易见,成束或散在,淡黄色或深棕色。草酸钙针晶多散在,偶有成束存在于黏液细胞中,长75～140 μm(图71-3)。

理化鉴别 1. 取本品粉末5 g,加乙醇50 ml,超声处理30分钟,滤过,滤液加盐酸5 ml,加热回流2小时,放凉,用40%氢氧化钠溶液调pH至中性,蒸至无醇味,残渣加热水40 ml使溶解,用二氯甲烷振摇提取2次(40 ml,30 ml),合并提取液,蒸干,残渣加甲醇1 ml使溶解,作为供试品溶液。另取薯蓣皂苷元对照品,加甲醇制成每1 ml含0.5 mg的溶液,作为对照品溶液。按薄层色谱法试验,吸取上述两种溶液各10 μl,分别点于同一硅胶G薄层板上,以环己烷-乙酸乙酯(4:1)为展开剂,展开,取出,晾干,喷以10%硫酸乙醇溶液,在105℃加热至斑点显色清晰。供试品色谱中,在与对照品色谱相应的位置上,显相同颜色的斑点。

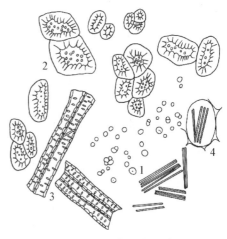

图71-3 菝葜粉末图

1.淀粉粒 2.石细胞 3.纤维 4.黏液细胞(示草酸钙针晶束)

2. 取本品粉末1 g,加盐酸5 ml,甲醇25 ml,水浴加热回流1小时,放凉,滤过,取滤液2 ml,蒸干,残渣加甲醇1 ml使溶解,作为供试品溶液。另取菝葜对照药材1 g,同法制成对照药材溶液。按薄层色谱法试验,吸取上述两种溶液各5 μl,分别点于同一硅胶G薄层板上,以甲苯-乙酸乙酯-甲酸(5:5:0.2)为展开剂,展开,取出,晾干,在105℃下加热约5分钟,再喷以1%三氯化铁-1%铁氰化钾(1:1)混合溶液(新配制,临用前混合)。供试品色谱中,在与对照药材色谱相应的位置上,显相同颜色的斑点。

品质标志 1. 经验评价 以根茎粗壮、断面色红者为佳。

2. 含量测定 按醇溶性浸出物测定法热浸法测定,用60%乙醇作溶剂,含醇溶性浸出物不得少于15.0%。

【成分】 根含甾体皂苷类化合物:薯蓣皂苷的原皂苷元A(prosapogenin A of dioscin),薯蓣皂苷(dioscin),纤细薯蓣皂苷(gracillin),甲基原纤细薯蓣皂苷(methylprotogracillin),甲基原薯蓣皂苷(methylprotodioscin)[1],新替告皂苷元-3-O-α-L-吡喃鼠李糖-(1→6)-β-D-吡喃葡萄糖苷(neotigogenin-3-O-α-L-rhamnopyranosyl-(1→6)-β-D-glucopyranoside),新替告皂苷元-3-O-β-D-吡喃葡萄糖-(1→4)-O-[α-L-吡喃鼠李糖-(1→6)]-β-D-吡喃葡萄糖苷{neotigogenin-3-O-β-D-glucopyranosyl-(1→4)-O-[α-L-rhamnopyranosyl]-(1→6)]-β-D-glucopyranoside},伪原薯蓣皂苷(pseudoprotodioscin),异娜草皂苷元-3-O-α-L-吡喃鼠李糖-(1→2)-O-[α-L-吡喃鼠李糖-(1→4)]-β-D-吡喃葡萄糖苷{isonarthogenin-3-O-α-L-rhamnopyranosyl-(1→2)-O-[α-L-rhamnopyranosyl-(1→4)]-β-D-glucopyranoside}[2],薯蓣皂苷元(diosgenin)[3],borassoside B,diosgenin-3-O-[α-L-rha(1-3)-α-L-rha(1-4)-α-L-rha(1-4)]-β-D-glucopyranoside[4];黄酮类化合物:菝葜素(smilaxin),异黄杞苷(isoengeletin),山奈素(kaempferide),二氢山奈素(dihydrokaempferide)[5],二氢山奈酚(dihydrokaempferol),黄杞苷(engeletin),槲皮素-4'-O-β-D-葡萄糖苷(quercetin-4'-O-β-D-glucopyranoside)[6],二氢山奈酚-5-O-β-D-葡糖苷(dihydrokaempferol-5-O-β-D-glucopyranoside)[7]。此外,还含有齐墩果酸(oleanolic acid),甾醇类[5],氨基酸类[8,9],矾类[10],芪类[6,7],酚酸类[11]等成分。

【药理】 1. 抗炎作用 菝葜提取物能显著降低蛋清诱导的大鼠足跖肿胀程度,明显抑制甲醛诱导的小鼠足肿胀、二甲苯诱导的耳郭肿胀和小鼠腹腔毛细血管通透性的增高,对炎症晚期(慢性炎症)也有一定的抑制作用[1]。大鼠灌胃菝葜各提取部位,发现乙酸乙酯和正丁醇部位能显著抑制炎症部位PGE_2的释放,并能显著降低TXB2/6-keto-PGF1a活性[2]。菝葜总皂苷、总黄酮组成的有效部位群对二甲苯诱导的小鼠耳肿胀、角叉菜胶诱导的大鼠足肿胀有显著的抑制作用,可降低血清及炎性组织中PGE_2、丙二醛(MDA)、一氧化氮(NO)的含量。提示菝葜总皂苷、总黄酮组成的有效部位群有明显的抗炎作用[3]。小鼠耳肿胀和大鼠棉球肉芽肿两种模型证实菝葜 70％乙醇提取物的抗炎活性作用最好[4]。

菝葜灌胃给药,能明显抑制佐剂性关节炎(AA)模型小鼠继发性足肿胀,减轻胸腺和脾脏重量,减少 CD4＋T 细胞,增加 CD8＋T 细胞,降低 CD4/CD8,极少影响 B 细胞、NK 细胞。提示菝葜可能通过调节细胞免疫,减轻 AA 模型小鼠继发性足肿胀,但不同于地塞米松,不影响体液免疫[5]。菝葜不同提取物(A、B、C)给佐剂性关节炎小鼠用药后,提取物 A、B 组分可能通过调节细胞免疫,减轻 AA 小鼠继发性足肿胀,但不同于地塞米松,对 B 细胞没有抑制作用。菝葜提取物 C 组分对 AA 小鼠没有治疗作用[6]。

菝葜活性成分能降低化学烧伤方法建立的慢性盆腔炎模型大鼠的子宫肿胀率,减少子宫内膜的炎症细胞,促进病变上皮细胞增生修复,减轻浆膜充血水肿,降低子宫组织中 TNF－α 的含量,明显升高子宫组织中 IL－4 的含量[7]。采用苯酚胶浆复制大鼠慢性盆腔炎疾病模型,灌胃给药,发现菝葜乙酸乙酯部位显著降低模型大鼠的子宫炎症反应。病理检查显示乙酸乙酯部位能明显改善模型大鼠子宫肿胀程度,抗炎效果与菝葜乙醇提取液组相当,明显优于正丁醇组和水液组。提示菝葜的乙酸乙酯部位为菝葜抗慢性盆腔炎作用的主要活性部位[8]。

菝葜醋酸乙酯部位、正丁醇部位、皂苷、菝葜总提取液给非细菌性前列腺炎模型大鼠灌胃用药,均能降低模型大鼠白细胞数。菝葜总提取液的作用最明显,皂苷次之。上述 4 种成分均能降低模型大鼠的前列腺指数,各组作用强度差异不明显[9]。

2. 抗胃肠道疾病作用 菝葜乙醇提取物可显著增强大鼠离体胃肠道平滑肌条的振幅,且随浓度呈升高趋势;而菝葜乙醇提取物对阿托品引起的胃肠道平滑肌松弛效应具有明显的拮抗作用。提示菝葜乙醇提取物对大鼠胃肠道平滑肌条的收缩活动具有显著的加强作用[10]。菝葜提取物给冰水灌胃法复制的便秘型肠易激综合征模型大鼠灌胃,能够降低模型大鼠血清 5－HT、血浆生长抑素(SS)含量,升高模型大鼠血浆 P 物质(SP)的含量,升高模型大鼠结肠的 SS、SP 和脊髓 SP 免疫组化染色平均灰度值,升高模型大鼠结肠 5－HT 免疫组化染色平均灰度值,减少模型大鼠结肠肥大细胞(MC)计数,降低模型大鼠血清 NO 和血浆降钙基因相关肽(CGRP)含量,升高模型大鼠结肠血管活性肠肽(VIP)免疫组化染色的平均灰度值,极显著升高模型大鼠结肠诱导型一氧化氮合酶(iNOS)免疫组化染色平均灰度值。提示菝葜对便秘型肠易激综合征模型大鼠有明显的治疗作用,其作用机制可能是通过调整模型大鼠血清 5－HT、血浆 SS、SP、结肠 5－HT、SP、SS、MC、脊髓 SP、血清 NO、血浆 CGRP、VIP、iNOS 等水平来实现的[11,12]。

3. 抗糖尿病作用 菝葜煎剂灌胃,能显著对抗肾上腺素和葡萄糖引起的小鼠血糖升高,降低四氧嘧啶性糖尿病模型小鼠的血糖浓度,明显增加肝糖元含量,但对正常小鼠的血糖值无明显影响[13]。动物实验和酶-抑制剂模型研究显示,从菝葜中分离的一种具有显著降血糖活性的化合物能抑制 α-葡萄糖苷酶和醛糖还原酶的活性[14]。生物活性示踪法显示,从菝葜中筛选出的 8 种酚类化合物对 α-葡萄糖苷酶有明显抑制作用[15]。

4. 降脂减肥作用 菝葜乙酸乙酯提取物能引起人单核/巨噬细胞系(THP－1)源性荷脂细胞的总胆固醇(TC)、游离胆固醇(FC)、胆固醇酯(CE)的含量下降,且这种作用与类固醇调节因子结合蛋白-1(SREBP－1)表达上调有一定关系[16]。菝葜水提物添加入饲料,能显著控制高脂饮食诱导的肥胖模型小鼠的体重增加,减少肝脏、腹腔内脂肪组织(IPAT)重量和血清中葡萄糖、总甘油三酯浓度,提高肝脏中酰基辅酶 A 氧化酶(ACO)的活性。提示菝葜水提物抑制小鼠体内脂肪沉积和减少体重增加的作用主要是通过提升肝脏中脂肪氧化酶的活性、促进脂肪酸 β-氧化来实现的,对脂肪合成进程无明显影响[17]。

5. 抗肿瘤作用 菝葜皂苷元对人胃癌细胞 BGC－823 的增殖具有抑制作用,能抑制胃癌细胞的黏附、侵袭能力,诱导胃癌细胞凋亡[18]。菝葜皂苷元作用人结肠癌细胞后,可以诱导细胞凋亡,阻滞细胞于 G₂/M 期。菝葜皂苷元诱导细胞凋亡时伴随着线粒体膜电位的降低,提示菝葜皂苷元诱导凋亡的途径可能与线粒体通路有关[19]。菝葜乙酸乙酯提取物给肝癌 H₂₂ 荷瘤小鼠灌饲,显示有抗移植性肿瘤 H₂₂ 的作用。胸腺指数、脾指数、碳廓清指数和吞噬指数实验显示,乙酸乙酯提取物可提高荷瘤小鼠的机体免疫力[20]。从菝葜中提取分离的 3 种物质部位均有不同程度的抗非小细胞肺癌细胞活性,其中鞣质部位组的非小细胞肺癌细胞存活率最低,并在一定浓度范围内呈现出良好的剂量依赖性[21]。菝葜提取物可抑制人皮肤 T 细胞淋巴瘤细胞株 Hut-78 的 *Bcl-2* 基因的转录[22]。

6. 影响血液系统功能　菝葜水煎液(Ⅰ)、正丁醇萃取物(Ⅱ)、正丁醇萃取剩余物(Ⅲ)给小鼠灌胃给药,结果 100 g/kg 剂量的Ⅰ和Ⅲ能显著延长动物活化部分凝血活酶时间,50～100 g/kg 剂量的Ⅲ能使动物纤维蛋白原(FIB)显著增加,而 50 g/kg 剂量的Ⅱ能使 FIB 显著减少。稀释 8 倍后的Ⅰ和Ⅱ体外能抑制血小板聚集,特别是对人血小板聚集功能的影响更显著,但三者对血小板数无明显影响。提示菝葜具有明显活血化瘀的药理作用,其作用机制可能与抑制血小板聚集、延长内源性凝血时间及影响纤维蛋白原生成有关[23]。菝葜有效部位使特发性血小板减少性紫癜(ITP)模型小鼠的血小板数明显增多,减轻模型小鼠的骨髓细胞成熟障碍症状,使巨核细胞数恢复正常,显著增加产板型巨核细胞数,降低脾脏指数。提示菝葜有效部位对ITP 小鼠有一定的治疗作用,尤其以升高血小板数的作用最为明显[24]。

7. 其他作用　菝葜能降低小鼠皮肤脂褐质(LF)的含量[25]。从菝葜醋酸乙酯部位中分离得到的 9 种天然多酚类化合物体外具有很强的抗氧化活性[26]。菝葜根和从中分离得到的活性成分能抑制 N-甲基-D-天冬氨酸(NMDA)诱导的大鼠皮质神经元的凋亡,对 NMDA 诱导的活性氧(ROS)产生有抑制作用。菝葜根给药后,对大鼠病灶性大脑缺血有神经保护作用,减少脑梗死面积,减轻大鼠大脑中动脉梗塞后引起的皮质、海马、海马 CA3 区锥体细胞层的病理改变[27]。菝葜各提取物均有抑制钙调磷酸酶(CaN)活性的作用,作用强弱顺序依次为:正丁醇部位＞乙酸乙酯部位＞乙醇部位＞水部位。提示菝葜的免疫抑制作用机理与其抑制 CaN 活性有关,并且发挥该作用的活性部分主要集中在正丁醇萃取部位,该部位活性最强[28]。菝葜乙酸乙酯提取物体外可以有效抑制常见菌的增殖,并对染菌小鼠起到显著的保护作用。小剂量菝葜乙酸乙酯提取物的抑菌作用与大剂量菝葜乙醇提取物的抑菌作用相同[29]。

【炮制】　取原药材,除去杂质及残存须根,洗净,浸润至透,切薄片,干燥。

饮片性状　菝葜参见"药材"项。

贮干燥容器内,置通风干燥处。

【药性】　甘、酸,平。归肝、肾经。

【功能】　祛风利湿,解毒消痈。

【主治】　风湿痹痛,淋浊,带下,泄泻,痢疾,痈肿疮毒,顽癣,烧烫伤。

【用法用量】　内服:煎汤,10～30 g;或浸酒;或入丸、散。

【注意事项】　忌茗、醋。

【附方】　1. 治患脚,积年不能行,腰脊挛痹及腹屈内紧急者　菝葜洗净,锉之,一斛,以水三斛,煮取九斗,以渍曲及煮去滓,取一斛渍饭,酿之如酒法,熟即取饮。多少任意。(《肘后方》)

2. 治沙石淋重者　菝葜二两,捣罗为细散,每服一钱匕,米饮调下。服毕,用地椒煎汤,浴连腰浸,须臾即通。(《圣济总录》菝葜散)

3. 治乳糜尿　菝葜根状茎、楤木根各 30 g,水煎服,每日 1 剂。(《全国中草药汇编》)

4. 治血尿　菝葜根、算盘子根各 30 g,煎服。(《安徽中草药》)

5. 治小便多,滑数不禁　金刚骨为末,以好酒调三钱,服之。(《儒门事亲》)

6. 治消渴饮水无休　菝葜(锉、炒)、汤瓶内碱各一两,乌梅二两(并核椎碎,焙干)。上三味,粗捣筛,每服二钱匕,水一盏,于石器中煎至七分,稍热细呷。(《圣济总录》菝葜饮)

7. 治崩漏　菝葜根、棕榈炭各 30 g,煎服。(《安徽中草药》)

8. 治闭经　菝葜根 15～30 g,水煎兑甜酒服。(《湖南药物志》)

9. 治肺脓溃疡　菝葜根 60 g,水煎服。或加鱼腥草全草 15～30 g,羊乳根 30 g,水煎服。(《浙江民间常用草药》)

10. 治下痢赤白　金刚根和好腊茶等分,为末,白梅肉丸和鸡头大,每服五丸至七丸,小儿三丸。赤痢甘草汤下,白痢乌梅汤下,赤白痢乌梅甘草汤下。(《履巉岩本草》)

11. 治黄疸型肝炎　菝葜根状茎、金樱子根各 60 g,半边莲 15 g,水煎服。(《浙江药用植物志》)

12. 治流火　菝葜根 30～60 g,牛藤根 6～9 g,水煎服。(《浙江民间常用草药》)

13. 治牛皮癣　鲜菝葜根茎 60 g,煎汤内服,连服 20～30 日。或本品 60～120 g,乌梅 30 g,甘草 15 g,浸 24 小时后煎服,每日 1 剂,连服 40～60 日。(《浙南本草新编》)

14. 治疗筋骨麻木　根茎有化痰止咳的效能,煎水服,用量四两;浸酒服,可治筋骨麻木。(《南京民间草药》)

【临床报道】 1. 治疗银屑病　用菝葜、土茯苓等量,水煎浓缩制成冲剂,每袋含生药 30 g,每日 2～4 袋,分 2 次冲服,60 天为 1 个疗程。用药期间忌茶,停用其他药物。共治疗 164 例,结果:临床痊愈 79 例,显效 17 例,有效 31 例,无效 37 例,总有效率达 77.4%。认为本药对寻常型急性期点滴状疗效最好,有效率达 83.7%。一般服药后 2 周左右见效。不良反应为轻微胃肠道反应,但不影响治疗,可自行缓解[1]。

2. 治疗直肠脱垂　用菝葜 90～120 g,金樱根(子)60～90 g,每日 1 剂,煎汤分 3 次服,小儿用量酌减。共观察 27 例,结果全部治愈。治愈时间最短 0.5 日,最长 52 日[2]。

3. 治疗中晚期非小细胞肺癌　60 例非小细胞肺癌患者随机分为 2 组,中药治疗组采用纯中药制剂复方菝葜颗粒治疗,西药对照组采用西医化疗,观察治疗后患者生存期、生存质量等,中药治疗组较西药对照组差异显著,治疗后病灶的变化两组差异无统计学意义[3]。

【药论摘录】 1.《名医别录》:"主腰背寒痛,风痹,益血气,止小便利。"

2.《日华子本草》:"治时疾瘟瘴。"

3. 王好古:"补肝经风虚。"(引自《本草纲目》)

4.《本草品汇精要》:"散肿毒。"

5.《本草纲目》:"治消渴,血崩,下利。"

6.《本草经疏》:"菝葜、土茯苓与萆薢形虽不同,而主治不甚相远。李氏疑为一物数种,理或然也。总之,皆善除湿祛风,消水去浊分清,固下焦元气,故能兴阳道而主诸痹水恶疮不瘥也。"

7.《本经逢原》:"祛湿热,利水,坚筋骨。"

8.《医林纂要·药性》:"缓肝坚肾,清小肠火,化膀胱水。治恶疮,毒疮,虫毒。"

【品种沿革】 集解　1.《名医别录》:"菝葜,生山野,二月、八月采根,曝干。"

2.《本草经集注》:"此有三种,大略根苗并相类。菝葜茎紫,短小,多细刺,小减萆薢而色深。"

3.《新修本草》:"陶云三种相类,非也。萆薢有刺者,叶粗相类,根不相类。萆薢细长而白,菝葜根作块结,黄赤色,殊非狗脊之流也。"

4.《本草图经》:"菝葜旧不载所出州土,但云生山野,今近京及江浙州郡多有之。苗茎成蔓,长二三尺,有刺,其叶如冬青、乌药叶,又似菱叶差大。秋生黄花,结黑子樱桃许大。其根作块,赤黄色。"

5.《本草纲目》:"菝葜山野中甚多。其茎似蔓而坚强,植生有刺。其叶团大,状如马蹄,光泽似柿叶,不类冬青。秋开黄花,结红子。其根甚硬,有硬须如刺。"

6.《植物名实图考》:"实熟红时,味甘酸可食。其根有刺甚厉。"

考证　本品始载于《名医别录》,根据《本草图经》《本草纲目》《植物名实图考》等历代本草典籍之图文考证,其原植物与今之菝葜相吻合。

【地方志】 元·张铉《至正金陵新志·卷七·物产》:"菝葜,按《本草》,以上并出江宁。"

参考文献

成分

[1] Kim SW, et al. Saengyak Hathoechi, 1989,20(2):76

[2] Sashida Y, et al. Phytochemistry, 1992,31(7):2439

[3] Kawasaki T, et al. 药学杂志(日),1966,86(8):673

[4] 徐燕,等. 中国实验方剂学杂志,2011,17(11):92

[5] 巢琪,等. 上海医科大学学报,1989,16(3):222

[6] 冯锋,等. 中国药科大学学报,2003,34(2):119

[7] 阮金兰,等. 中药材,2005,28(1):24

[8] Kassai T, et al. Agric Biol Chem, 1984,48(9):2271

[9] Takanori K, et al. Phytochemistry, 1983,22(1):147

[10] Kassai T, et al. Agric Biol Chem, 1982,46(6):1613

[11] 阮汉利,等. 天然产物研究与开发,2002,14(1):35

药理

[1] 李苏翠,等. 亚太传统医药,2009,5(7):16

［2］晏绿金,等.中药材,2008,32(8):1235
［3］李文霞,等.第六届中国药学会学术年会,2006
［4］罗艳琴,等.医药导报,2014,(7):858
［5］吕永宁,等.中药材,2003,26(5):344
［6］吕永宁,等.中国医院药学杂志,2004,24(9):517
［7］罗艳琴,等.南方医科大学学报,2014,34(2):236
［8］马云,等.第三军医大学学报,2013,35(12):1267
［9］周璐敏,等.医药导报,2008,27(6):634
［10］郭莉,等.中国现代医学杂志,2012,22(35):14
［11］马腾飞,等.中国药理学通报,2012,28(1):109
［12］张宁,等.中药药理与临床,2012,28(4):63
［13］马世平,等.中国现代应用药学,1998,15(5):5
［14］沈忠明,等.中药材,2008,31(11):1717
［15］干国平,等.湖北中医药大学学报,2014,16(4):45
［16］匡双玉,等.中国实验方剂学杂志,2014,20(3):137
［17］潘永芳,等.现代食品科技,2014,30(2):12

［18］薛维伟,等.四川中医,2013,31(8):54
［19］凌博凡,等.南京中医药大学学报,2012,28(3):256
［20］王红英,等.海峡药学,2012,24(9):23
［21］邱千,等.中国现代中药,2014,16(1):12,20
［22］高莉,等.医药导报,2010,29(8):993
［23］吕永宁,等.中国药科大学学报,2001,32(6):448
［24］华小黎,等.世界临床药物,2006,27(2):123
［25］李铁男,等.中国现代医药杂志,2007,9(11):89
［26］赵钟祥,等.医药导报,2008,27(7):765
［27］JY Ban Et Al. J Pharmacol Sci, 2008,(1):68
［28］陈东生,等.中药材,2007,30(11):1436
［29］王涛,等.医药论坛杂志,2006,27(21):23

临床报道
［1］孙佑勤.中华皮肤科杂志,1986,19(1):30
［2］曹会卿.上海中医药杂志,1981,(10):41
［3］李广诚.中国医学工程,2007,15(3):269

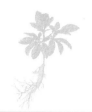

72. 猫爪草 Māo Zhuǎ Cǎo

《中药材手册》

【异名】 猫爪儿草、三散草

【来源】 为毛茛科植物小毛茛 *Ranunculus ternatus* Thunb. 的块根。

【原植物】 小毛茛。

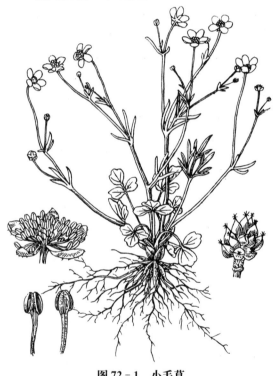

图 72-1 小毛茛

多年生小草本,高 5~15 cm。块根肉质,纺锤形,常数个聚集。茎具分枝,幼株疏被灰白色的细柔毛,后变秃净或稍具柔毛。基生叶为 3 出复叶或 3 深裂,小叶片卵圆形或阔倒卵形,先端 3 浅裂或齿裂,基部楔形,有时裂成线形或线状披针形,中央裂片较两侧者略大;具叶柄,基部扩大,边缘膜质;茎生叶互生,通常无柄,3 裂,裂片线形。花单生于茎端,与叶对生,花柄有短细毛:萼片 5,长圆形或倒卵形,膜质,绿色,边缘淡黄色,向下反曲,外有细毛;花瓣 5,阔倒卵形,黄色,无毛;雄蕊多数,花药长圆形,纵裂,花丝扁平;心皮多数,离生,丛集于膨大的花托上;柱头短小,单一。聚合果球形;瘦果扁卵形,细小,表面淡棕色,平滑,顶端有短喙。花期 4~5 月,果期 5~6 月(图 72-1)。

生于田边、路旁、洼地及山坡草丛中。分布于浙江、江苏、安徽、江西、广西、河南等地。

本省分布于苏南各地。

【栽培】 生长环境 喜温暖湿润气候。对土壤要求不严,以肥沃的腐殖质壤土为佳。

繁殖方法 种子繁殖、分根繁殖。种子繁殖:于 4~5 月果实成熟时采种,随采随播或将种子层积贮藏到第 2 年春播,条播覆薄土。分根繁殖:春季将挖出的较小的根茎作种栽,穴栽。

田间管理 因根系浅,不采用锄草,而需拔草,保持土壤潮湿,生长期注意浇水,在苗期要追肥 2 次。栽培成活后应及时松土除草,不要伤根。在不低于-40℃能安全越冬,无须特殊管理。

病虫害防治 本品无明显病虫害。

【采收加工】 春季采挖,除去须根和泥沙,晒干。

【药材】 猫爪草 Ranunculi Ternati Radix 本省南部丘陵地区曾有产。

性状鉴别 由数个至数十个纺锤形的块根簇生,形似猫爪,长 3~10 mm,直径 2~3 mm,顶端有黄褐色残茎或茎痕。表面黄褐色或灰黄色,久存色泽变深,微有纵皱纹,并有点状须根痕和残留须根。质坚实,断面类白色或黄白色,空心或实心,粉性。气微,味微甘。

显微鉴别 块根横切面 表皮细胞切向延长,黄棕色,有的分化为表皮毛,微木化。皮层为 20~30 列细胞组成,壁稍厚,有纹孔;内皮层明显。中柱小;木质部、韧皮部各 2~3 束,间隔排列。薄壁细胞充满淀粉粒。

理化鉴别 取本品粉末 1 g,加稀乙醇 10 ml,超声处理 30 分钟,滤过,取滤液作为供试品溶液。另取猫爪草对照药材 1 g,同法制成对照药材溶液。按薄层色谱法试验,吸取上述两种溶液各 5～10 μl,分别点于同一硅胶 G 薄层板上,以正丁醇-无水乙醇-冰醋酸-水(8∶2∶2∶3)为展开剂,展开,取出,晾干,喷以茚三酮试液,热风吹至斑点显色清晰。供试品色谱中,在与对照药材色谱相应的位置上,显相同颜色的主斑点。

品质标志 1. 经验评价 以色黄褐,质坚实者为佳。

2. 含量测定 按醇溶性浸出物测定法热浸法测定,用稀乙醇作溶剂,含醇溶性浸出物不得少于 30.0%。

【成分】 块根中含有黄酮类化合物:粗贝壳杉黄酮-$4'$-甲醚(robustaflavone-$4'$-methylether),榧双黄酮(kayaflavone),罗汉松双黄酮 A(podocarpusflavone A),白果素(bilobetin),异银杏素(isoginkgetin),穗花杉双黄酮(amentoflavone)[1];生物碱类化合物:猫爪草苷(ternatoside)C,D[2];苷类化合物:4 -氧代- 5 -($O - \beta$ - D -吡喃葡萄糖基)-戊酸-正丁基酯[4-oxo-5-(O-β-D-glucopyranosyl)-pentanoic acid-1-O-butylester],4 -氧代- 5 -($O - \beta - D -$吡喃葡萄糖基)-戊酸甲酯[4-oxo-5-(O-β-D-glucopyranosyl)-pentansaeuremethylester],苯甲醇-$O - \beta - D -$吡喃葡萄糖苷(benzylalcohol-O-β-D-glucopyranoside)[1]。此外,还含有挥发油[3]、有机酸[4~6]、甾醇[5]、氨基酸[7]类等成分。

【药理】 1. 抗结核病作用 采用抗耐多药结核分枝杆菌(MDR－TB)菌液制备小鼠 MDR－TB 感染病理模型。给予猫爪草提取物后,模型小鼠血清中的 IFN－γ、IL-12 含量明显增加,IL-4、IL-10 含量明显降低。在 mRNA 表达水平上,IFN－γ、IL-12、颗粒裂解肽(GLS)mRNA 表达明显增强,IL-4、IL-10 mRNA 表达明显降低。提示猫爪草醇提取物可以通过调节基因转录水平,来增强小鼠的细胞免疫功能,具有较显著的抗 MDR－TB 作用[1]。猫爪草有机酸部位具有抗结核作用,并呈现量效关系,提示有机酸部位应为猫爪草的抗结核有效部位之一[2]。采用双向电泳技术比较分析猫爪草提取物作用前后的结核分枝杆菌临床分离株的全细胞蛋白表达差异,发现 22 个蛋白质斑点具有明显差异,其中 3 个表达明显下调的蛋白质分别为硫代硫酸硫转移酶、延长因子 Ts 和热休克蛋白 X,分别参与厌氧硫代谢、蛋白质翻译和蛋白质折叠分泌、转录调控等过程[3]。猫爪草中的成分体外能显著减少耐药结核患者外周血淋巴细胞(PBL)内结核菌 *16KDaSHSP* 基因拷贝表达量,同时显著增加了 *PBL GLS mRNA* 的表达水平,提示可能通过减少结核休眠菌 *16KDaSHSP* 的表达,激活休眠菌的同时促进 *GLS mRNA* 高水平的表达,增强机体细胞毒性 T 淋巴细胞(CTL)杀菌能力,达到抗耐药的作用[4]。

2. 抗肿瘤作用 建立移植性肝癌 H_{22} 小鼠模型,猫爪草氯仿、乙酸乙酯、正丁醇提取物组应用后,有抑瘤作用,可延长荷瘤小鼠生命。高、中、低剂量水提物可延长荷瘤小鼠生命,水提物还可以增加脾脏指数和胸腺指数。石油醚提取物对 H_{22} 小鼠的肿瘤生长无明显的抑制作用。提示猫爪草氯仿、乙酸乙酯和正丁醇提取物具有一定的体内抗肿瘤作用,而水提取物具有一定的免疫调节作用[5]。猫爪草总皂苷对人非小细胞肺癌 A549 细胞增殖和集落形成均有较好的抑制作用,呈现较好的量效关系,可促进 A549 细胞的早期凋亡,细胞周期出现 G_0/G_1 期的阻滞[6]。猫爪草皂苷体外抑制人乳腺癌 MCF-7 细胞生长和集落形成,有效诱导细胞凋亡。猫爪草皂苷灌胃给药,明显升高雌性小鼠脾指数和淋巴细胞转化率,增加 NK 细胞活性。提示猫爪草皂苷可提高正常小鼠免疫调节功能[7]。高浓度的猫爪草皂苷可能是通过促进 *mfn2* 基因的表达,来抑制人乳腺癌 MCF-7 细胞增殖及诱导其凋亡[8]。猫爪草总皂苷对人肝癌 HepG2 细胞增殖和集落形成均有显著性的抑制作用,呈现较好的量效关系[9]。猫爪草皂苷体外对人结肠癌 LoVo 细胞的增殖有抑制作用,诱导细胞凋亡。细胞经皂苷作用后,线粒体膜电位下降。这可能是其抗肿瘤机制之一[10]。

3. 调节免疫功能 猫爪草多糖可使小鼠腹腔巨噬细胞的吞噬百分率、吞噬指数显著升高,可显著促进溶血素的形成,提示猫爪草多糖为猫爪草的主要免疫活性部位[11]。猫爪草多糖能增强小鼠胸腺细胞、脾脏淋巴细胞和腹腔巨噬细胞增殖能力,且对巨噬细胞有一最佳作用浓度。猫爪草多糖具有一定的还原能力,具有较强的清除羟自由基和超氧阴离子自由基的能力[12]。猫爪草多糖灌胃,可显著提高环磷酰胺致免疫抑制模型小鼠的吞噬百分率和吞噬指数,显著促进溶血素的形成,促进溶血空斑的形成和淋巴细胞转化,提示猫爪草多糖可明显改善环磷酰胺致免疫抑制小鼠的免疫功能[13]。

4. **其他作用** 猫爪草多糖能降低四氯化碳致急性肝损伤模型小鼠的肝体指数及血清丙氨酸氨基转移酶(ALT)、天门冬氨酸氨基转移酶(AST)活性,提高肝组织总抗氧化能力(T-AOC)、超氧化物歧化酶(SOD)活力,降低丙二醛(MDA)含量,且可以不同程度地改善肝组织损伤[14]。猫爪草提取物体外对金黄色葡萄球菌、铜绿假单胞菌、大肠埃希菌、痢疾杆菌等供试菌种均有一定的抑制作用,且随着浓度的升高,其抑菌活性有逐渐增强的趋势[15]。

【炮制】 取原药材,除去杂质及残茎、须根,洗净,干燥。

饮片性状 猫爪草参见"药材"项。

贮干燥容器内,置通风干燥处。

【药性】 辛、甘,温。归肝、肺经。

【功能】 化痰,散结,解毒。

【主治】 瘰疬,结核,疔疮,偏头痛,疟疾,牙痛,蛇虫咬伤。

【用法用量】 内服:煎汤,9～15 g。外用:适量,研末敷,或鲜品捣敷。

【附方】 1. 治瘰疬(淋巴结核) ①猫爪草、夏枯草各适量,水煮,过滤取汁,再熬成膏,贴患处。②猫爪草120 g,加水煮沸后,改用文火煎30分钟,过滤取汁,加黄酒或江米甜酒(忌用白酒)为引,分4次服。第2日,用上法将原药再煎,不加黄酒服。2日1剂,连服4剂。间隔3～5日再续服。(《河南中草药手册》)

2. 治肺结核 猫爪草60 g。水煎,分2次服。(《河南中草药手册》)

3. 治疗疮疖肿 猫爪草45 g,煎水头汁分次内服,药渣捣绒,加小金片8片,明矾0.5 g,研细拌匀,分2次外敷患处。(《浙江中医杂志》1989,24(6):275)

4. 治偏头痛 小毛茛鲜根适量,食盐少许,同捣烂,敷于患侧太阳穴。敷法:将铜钱1个,或用硬壳纸剪成铜钱形亦可,隔住好肉,将药放钱孔上,外用布条扎护,敷至微感灼痛(1～2小时)即取下,敷药处可起小疱,不必挑破,待其自消。(《江西草药手册》)

5. 治疟疾 如偏头痛方,外敷桡骨动脉处,或左或右一侧即可。(《江西草药手册》)

6. 治火眼暴痛生翳 小毛茛鲜叶1片,加食盐少许,捣烂,取绿豆大1团,敷在耳背上对眼角处,左眼敷右耳,右眼敷左耳,在暴痛时敷之。(《江西草药手册》)

7. 治牙痛 ①用小毛茛鲜草适量,加食盐少许,照上法敷经渠穴,左边牙痛敷右手,右边牙痛敷左手。②鲜根少许捣烂,敷痛处,流去热涎(药汁不可吞服)。敷至不可忍受时即可取出,停数分钟再敷。(《江西草药手册》)

8. 治男子乳房发育 猫爪草、生麦芽各50 g。煎水代茶饮,每日1剂。(《浙江中医杂志》1989,24(6):275)

9. 治恶性淋巴瘤、甲状腺肿瘤和乳腺肿瘤 猫爪草、蛇莓、牡蛎各30 g,夏枯草9 g。水煎服,每日1剂。(《抗癌本草》)

【临床报道】 1. 治疗颈淋巴结核 猫爪蜈蚣散(猫爪草10 g,蜈蚣1条,研末混合为一次量),每日服1次,早晨空腹服,儿童减半,开水送下。治疗210例,全获痊愈。平均疗程为30～40日,最长90日,最短20日[1]。

2. 治疗急慢性咽炎 猫爪草5 g,麦冬10 g。用开水浸泡当茶饮,每日1剂,10日为1个疗程。治疗34例,显效20例,有效12例,无效2例。总有效率94.1%[2]。

3. 治疗肠系膜淋巴结炎 治疗的284例肠系膜淋巴结炎患儿随机分为两组,观察组患者利用猫爪草胶囊来进行治疗,对照组中患儿利用常规方法来进行治疗,比较两组患者的临床治疗效果以及复发率,结果:观察组中患者的治疗总有效率为98.0%,对照组中患者的治疗总有效率为84.5%,两组患儿之间有显著差异存在,对其进行1年时间随访,观察组中有4例患儿出现复发,对照组中有20例患儿出现复发,两组患儿之间有显著差异存在[3]。

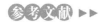

成分

[1] 熊英,等.中草药,2008,39(10):1449

[2] Zhang L, et al. Chem Pharm Bull, 2007,55(8):1267

[3] 张海松,等.中国中药杂志,2006,31(7):609

[4] 陈赟,等.中国药学杂志,2005,40(18):1373

[5] 田景奎,等.中国药学杂志,2004,39(9):661

[6] 张幸国,等.中国药学杂志,2006,41(19):1460

[7] 姚成,等.林产化学与工业,2003,23(2):98

药理

[1] 陆军,等.中国医院药学杂志,2011,31(20):1673

[2] 池玉梅,等.南京中医药大学学报(自然科学版),2007,
23(6):365,封2

[3] 何颖,等.微生物学报,2005,45(6):895

[4] 詹莉,等.中国中药杂志,2002,27(9):677

[5] 王爱武,等.中国新药杂志,2006,15(12):971

[6] 童晔玲,等.中华中医药学刊,2013,31(10):2181

[7] 尹春萍,等.中国医院药学杂志,2008,28(2):93

[8] 孟祥虎,等.中国药师,2011,14(9):1143

[9] 陈璇,等.中国现代医生,2013,51(10):3

[10] 周清安,等.中华中医药学刊,2009,27(5):1079

[11] 胡泽开,等.辽宁中医药大学学报,2010,12(3):24

[12] 吕小华,等.中国中药杂志,2010,35(14):1862

[13] 胡泽开,等.中国现代应用药学,2010,27(2):89

[14] 韩红霞,等.检验医学与临床,2010,7(9):769

[15] 卞晓霞,等.辽宁中医杂志,2014,41(9):1945

临床报道

[1] 田秀璋.河北中医,1990,(1):10

[2] 姜美香.山东中医杂志,1996,15(8):379

[3] 张艳.中医中药,2014,8(6):47

73. 商陆 Shāng Lù

《神农本草经》

【异名】 夜呼、马尾、当陆、章陆、白昌、章柳根、见肿消、狗头三七、猪母耳、金鸡母。

【来源】 为商陆科植物商陆 *Phytolacca acinosa* Roxb. 或垂序商陆 *Phytolacca americana* L. 的根。

【原植物】 1. 商陆 又名章柳、山萝卜、王母牛、倒水莲、金七娘、猪母耳、白母鸡。

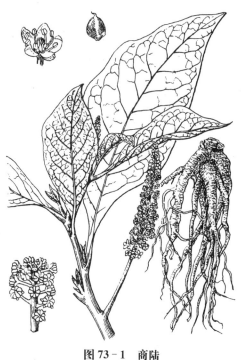

图 73-1 商陆

多年生草本,高 0.5～1.5 m,全株无毛。根肥大,肉质,倒圆锥形,外皮淡黄色或灰褐色,内面黄白色。茎直立,圆柱形,有纵沟,肉质,绿色或红紫色,多分枝。叶片薄纸质,椭圆形、长椭圆形或披针状椭圆形,顶端急尖或渐尖,基部楔形,渐狭,两面散生细小白色斑点(针晶体),背面中脉凸起;叶柄粗壮,上面有槽,下面半圆形,基部稍扁宽。总状花序顶生或与叶对生,圆柱状,直立,通常比叶短,密生多花;花序梗长 1～4 cm;花梗基部的苞片线形,上部 2 枚小苞片线状披针形,均膜质;花梗细,基部变粗;花两性;花被片 5,白色、黄绿色,椭圆形、卵形或长圆形,顶端圆钝,大小相等,花后常反折;雄蕊 8～10,与花被片近等长,花丝白色,钻形,基部成片状,宿存,花药椭圆形,粉红色;心皮通常为 8,有时少至 5 或多至 10,分离,花柱短,直立,顶端下弯,柱头不明显。果序直立;浆果扁球形,熟时黑色。种子肾形,黑色,具 3 棱。花期 5～8 月,果期 6～10 月(图 73-1)。

生于沟谷、山坡林下、林缘路旁。分布于除东北、内蒙古、青海、新疆外的全国各省。

本省各地有分布。

2. 垂序商陆 又名洋商陆、美国商陆、美洲商陆、美商陆。

多年生草本,高 1～2 m。根粗壮,肥大,倒圆锥形。茎直立,圆柱形,有时带紫红色。叶片椭圆状卵形或卵状披针形,顶端急尖,基部楔形;叶柄长 1～4 cm。总状花序顶生或侧生;花梗长 6～8 mm;花白色,微带红晕;花被片 5;雄蕊、心皮及花柱通常均为 10;心皮合生。果序下垂;浆果扁球形,熟时紫黑色。种子肾圆形。花期 6～8 月,果期 8～10 月(图 73-2)。

生于沟谷、山坡林下、林缘路旁。原产北美,引入栽培,1960 年以后遍及我国河北、陕西、山东、江苏、浙江、江西、福建、河南、湖北、广东、四川、云南,或逸生(云南逸生甚多)。

本省各地有栽培或野生。

【栽培】 生长环境 喜温暖湿润的气候条件,耐寒不耐涝,对土壤的适应性广。

繁殖技术 种子繁殖和肉质根定植。种子繁殖:直播或育苗移栽。直播于 2 月下旬进行。8～9 月选择绿茎商陆母株,当果实变成紫黑色时采收,放于水中搓去外皮,种子晾干备用。以株行距 1.0 m×1.5 m 开浅穴播种,每穴 8～10 粒,播后盖土 1～2 cm。播后 20～25 日出苗,苗高 10～15 cm 时间苗,每穴留苗 1～2 株。育苗移栽,可先在宽约 1 m 的畦面播种,然后覆 1 层薄草,等到苗高 10 cm 以上时,于阴天或午后移栽。

肉质根定植:于 11 月中旬至 12 月中旬宿根未萌芽时选取有芽根的肉质根定植,选有芽根的部位切开,每块留芽根 3～4 个切口,抹草木灰,即可按株行距 40 cm×40 cm 规格播种,覆土 3～4 cm 再施优质农肥盖塘保湿。酌情浇出苗水。

田间管理 定苗、追肥后或严重干旱时连浇 2 遍水。墒情适宜时浅浅地松土除草,保持土表疏松、湿润、无杂草。定苗后用 0.5％尿素液喷洒叶面;翌春植株未出苗之前,行间开浅沟埋施硫酸钾高教复合肥;7～8 月喷 1％硫酸钾或 0.3％磷酸二氢钾。越冬撒施麦、稻糠等碎柴草。6～8 月开花时除留种者外,剪去全部花薹。

病虫害防治 病害为根腐病,用 70％五氯硝基苯进行土壤消毒防治。虫害为蚜虫,用 40％克蚜星 600 倍液或 25％抗蚜威 1 000 倍液喷洒防治。

【采收加工】 秋季至次春采挖,除去须根和泥沙,切成块或片,晒干或阴干。

【药材】 商陆 Phytolaccae Radix 本省各地均有产。

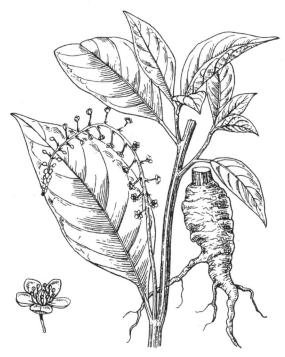

图 73－2 垂序商陆

性状鉴别 为横切或纵切的不规则块片,厚薄不等。外皮灰黄色或灰棕色。横切片弯曲不平,边缘皱缩,直径 2～8 cm;切面浅黄棕色或黄白色,木部隆起,形成数个突起的同心性环轮。纵切片弯曲或卷曲,长 5～8 cm,宽 1～2 cm,木部呈平行条状突起。质硬。气微,味稍甜,久嚼麻舌(图 73－3)。

显微鉴别 1. 根横切面 木栓细胞数列至 10 余列。栓内层较窄。维管组织为三生构造,有数层同心性形成层环,每环有几十个维管束。维管束外侧为韧皮部,内侧为木质部;木纤维较多,常数个相连或围于导管周围。薄壁细胞含草酸钙针晶束,并含淀粉粒(图 73－4)。

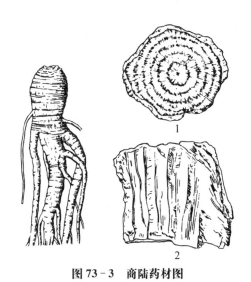

图 73－3 商陆药材图

1. 横切片 2. 纵切片

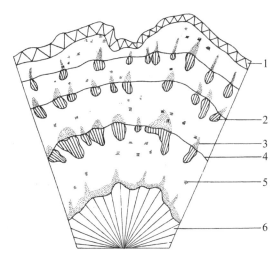

图 73－4 商陆(根)横切面简图

1. 木栓层 2. 木质部 3. 韧皮部 4. 形成层 5. 草酸钙针晶束 6. 木质部

2. 粉末 灰白色。

(1) 商陆:草酸钙针晶成束或散在,针晶纤细,针晶束长 40～72 μm,尚可见草酸钙方晶或簇晶。木纤维多成束,直径 10～20 μm,壁厚或稍厚,有多数十字形纹孔。木栓细胞棕黄色,长方形或多角形,有的含颗粒

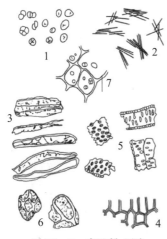

图73-5　商陆粉末图

1.淀粉粒　2.草酸钙针晶　3.木
纤维　4.木栓细胞　5.导管　6.木薄
壁细胞　7.薄壁细胞

状物。淀粉粒单粒类圆形或长圆形,直径 3～28 μm,脐点短缝状、点状、星状和人字形,层纹不明显;复粒少数,由 2～3 分粒组成。

(2) 垂序商陆:草酸钙针晶束稍长,约至 96 μm;无方晶和簇晶(图73-5)。

理化鉴别　取本品粉末 3 g,加稀乙醇 25 ml,超声处理 30 分钟,滤过,取滤液作为供试品溶液。按薄层色谱法试验,吸取供试品溶液和对照品溶液各 10 μl,分别点于同一硅胶 G 薄层板上,以三氯甲烷-甲醇-水(7:3:1)的下层溶液为展开剂,展开,取出,晾干,喷以 10% 硫酸乙醇溶液,加热至斑点显色清晰。供试品色谱中,在与对照品色谱相应的位置上,显相同颜色的斑点。

品质标志　1. 经验鉴别　以块片大、色白者为佳。

2. 含量测定　按水溶性浸出物测定法冷浸法测定,含水溶性浸出物不得少于 10.0%。按高效液相色谱法测定,含商陆皂苷甲($C_{42}H_{66}O_{16}$)不得少于 0.15%。

【成分】　1. 商陆　根含皂苷及苷元成分:商陆种苷(esculentoside)A、B、C、D[1]、E(即美商陆苷 G, phytolaccoside G)、F[2]、H[3]、K、L[4]、O、P、Q[5]、J[6]、M[7]、I、N[8]及 G[9],美商陆苷 E,商陆种酸(esculentic acid),美商陆酸(phytolaccagenic acid)[10],2-羟基商陆酸(jaligonic acid, demethyl phytolaccagenin)[10,11],美商陆皂苷元(phytolaccagenin)[11],2,23,29-三羟基齐墩果酸(esculentagenic acid)[6],商陆种苷元(esculentagenin)[7];块根含 2-乙基-正己醇(2-ethyl-1-hexanol)、2-甲氧基-4-丙烯基苯酚(2-methoxy-4-propenylphenol)、邻苯二甲酸二丁酯(dibutylphthalate)、棕榈酸乙酯(ethyl palmitate)、带状网翼藻醇(zonarol)、2-单亚油酸甘油酯(2-monolinolein)、油酸乙酯(ethyloleate)、棕榈酸十四醇酯(tetradecylpalmitate)[12]。

2. 垂序商陆　根含皂苷及苷元成分:美商陆苷 A、B[即美商陆皂苷(phytolaccasaponin)G]、D、E(即美商陆皂苷 E)、G(即商陆种苷 E)[13,14]、D_2、F[15],美商陆皂苷 B[16],美商陆皂苷元;含 2-羟基商陆种酸,3-氧代-30-甲氧基羰基-23-去甲-12-齐墩果烯-28-酸(3-oxo-30-carbomethoxy-23-norolean-12-en-28-oic acid)[17]。

【药理】　1. 抗肾病作用　商陆皂苷甲(即商陆种苷 A)腹腔注射有降低 BXSB 狼疮性肾炎模型小鼠尿蛋白的作用,可改善 BXSB 狼疮性肾炎小鼠的肾脏病变[1]。商陆粗提物灌胃,能减少阿霉素肾病模型大鼠尿蛋白,提高血清白蛋白,降低血清可溶性白细胞介素 2 受体(SIL-2R)水平,肾组织内 NO 浓度降低[2]。商陆皂苷甲抑制细胞周期依赖性蛋白激酶(CDK2)的表达,激活细胞周期依赖性蛋白激酶抑制蛋白(P27)的表达,抑制 IL-1β 诱导的大鼠肾小球系膜细胞的增殖,阻滞细胞周期进程[3]。

2. 抗菌、抗病毒作用　商陆水煎液仅对不动杆菌、白假丝酵母、新生隐球菌有抑制作用;多糖提取物仅对产气荚膜梭菌、痢疾志贺菌有抑制作用;商陆皂苷 30% 乙醇提取物抑菌效果较明显、抗菌谱较广。可见商陆抑菌活性主要有效部位为极性较大的皂苷类提取物[4]。

在体外细胞培养上,商陆提取蛋白能起到阻断或减缓柯萨奇病毒吸附细胞的作用[5]。商陆抗病毒蛋白处理 HepG2 感染丙型肝炎病毒(HCV)细胞模型后,对 HCV 复制有明显的抑制作用。实验浓度的商陆抗病毒蛋白对细胞形态及生长无明显影响[6]。商陆抗病毒蛋白在体外也有直接的抗乙型肝炎病毒的作用[7]。

3. 抗炎、抗风湿作用　商陆皂苷甲能抑制 LPS 作用下的中性粒细胞与内皮细胞间的黏附,降低黏附分子 ICAM-1 和 CD18 mRNA 的表达,这可能是其抗炎机制之一[8]。商陆皂苷甲可抑制受 LPS 刺激的兔滑膜细胞产生 IL-1 和 TNF,提示可能有助于消除类风湿关节炎的关节炎症[9]。

4. 调节免疫功能　商陆皂苷甲体外对小鼠腹腔巨噬细胞吞噬中性红、LPS 诱导的巨噬细胞合成及释放 IL-1 都呈明显的抑制作用。商陆皂苷甲体内给药,减少绵羊红细胞致敏的小鼠血清溶血素的含量。提示商陆皂苷甲的抗炎作用可能主要通过抑制巨噬细胞的吞噬和分泌功能实现的。商陆皂苷甲间接作用于 B

细胞,抑制抗体生成[10]。商陆皂苷甲能降低自身免疫综合征型小鼠升高的抗 ds - DNA 抗体和淋巴细胞转化水平,减轻模型小鼠内脏组织的炎症[11]。

5. 其他作用　商陆对早孕绒毛培养液中的人绒毛膜促性腺激素的分泌具有明显的抑制作用[12]。银屑病患者外周血单个核细胞(PBMC)体外可明显刺激人角质形成细胞(KC)增殖。商陆皂苷甲可显著抑制生长于 KSFM 的 KC 增殖,并可阻断或抑制 PBMC 对 KC 的促增殖作用[13]。垂序商陆水煎剂对四氯化碳所致小鼠急性肝损伤有明显保护作用。垂序商陆总皂苷延长雄性果蝇的平均寿命[14]。商陆皂苷对大鼠幽门结扎型、醋酸型及小鼠利血平型胃溃疡均有一定的抑制作用[15]。商陆中提取的总皂苷能杀灭钉螺[16]。

6. 毒副作用　一定剂量的商陆对小鼠有潜在的致突变性,且小鼠胚胎肝嗜多染红细胞明显比骨髓的细胞对药物敏感[17]。商陆皂苷甲对 HK - 2 细胞(人肾小管上皮细胞)和 Hek - 293 细胞(人胚肾细胞)的活力均有抑制作用,损伤 HK - 2、Hek - 293 肾细胞的细胞器,并使细胞的超微结构发生改变,提示大剂量的商陆皂苷甲对肾细胞具有一定的毒性作用[18]。

经醋制后,商陆对家兔眼结膜刺激性减弱,使小鼠腹腔渗出液中 PGE_2 含量降低,巨噬细胞释放 NO 含量降低。醋制法能够降低商陆有毒成分的毒性作用[19]。

【炮制】　1. 商陆　取原药材,除去杂质,洗净,润透,切厚片或块,干燥。

2. 醋制商陆　①取净商陆,加醋拌匀,焖透,置锅内用文火加热,炒干,取出,放凉。每100 kg 商陆,用醋30 kg。②取净商陆片,加醋(或加适量水),置锅内,用文武火加热,煮至醋吸尽,取出,晾干或晒干。每100 kg 商陆,用醋30~50 kg。

饮片性状　商陆参见"药材"项。醋制商陆形如商陆,表面呈棕黄色,略有醋气。

贮干燥容器内,防潮,防蛀。醋商陆密闭,置阴凉干燥处。

【药性】　苦,寒,有毒。归肺、肾、大肠经。

【功能】　逐水消肿,通利二便,解毒散结。

【主治】　水肿胀满,二便不通,癥瘕,疬癖,瘰疬,疮毒。

【用法用量】　内服:煎汤,3~10 g;或入散剂。外用:适量,捣敷。

【注意事项】　体虚水肿慎服。孕妇忌服。宜从小量开始。本品对胃肠道有刺激作用,故宜饭后服。过量中毒,可出现恶心呕吐,腹痛腹泻,心动过速,呼吸频数,继则言语不清,躁动,抽搐,严重者血压下降,昏迷,瞳孔散大,心跳或呼吸停止而死亡。

【附方】　1. 治卒肿满身面皆洪大　商陆根一斤(刮去皮,薄切之),煮令烂,去滓,内羊肉一斤,下葱豉盐如食法,随意令之,肿瘥后亦宜作此。亦可常捣商陆,与米中半蒸作饼子,食之。(《肘后方》)

2. 治肿满,小便不利　赤商陆根捣烂,入麝香三分,贴于脐心,以帛束之,得小便利即肿消。(《本草纲目》)

3. 治痃癖不瘥,胁下痛硬如石　生商陆根汁一升,杏仁一两(汤浸,去皮、尖)。研仁令烂,以商陆根汁相和,研滤取汁,以火煎如饧。每服,取枣许大,空腹以热酒调下,渐加,以利恶物为度。(《太平圣惠方》)

4. 治瘰疬结核肿硬　商陆根三两。上件药捣令烂,捻作饼子,如钱大,安置瘰子上,以艾灸饼子上,令热干佳,灸三十壮瘥。(《太平圣惠方》商陆饼子)

5. 治毒热肿　商陆根、芸苔苗叶根等分。上二味,捣之,以鸡子清和贴之,干即易之。(《外台秘要》引《近效方》)

6. 治大便不通　商陆(干者),大戟(锉,炒)各一分。上二味,粗捣筛,用水四盏,枣十枚去核,煎至一盏半,下黑豆半合,同煎至水尽,拣取黑豆。初春三粒,稍加之,以通利为度。(《圣济总录》商陆煮豆方)

7. 治跌打　商陆研末,调热酒擂跌打青黑之处,再贴膏药更好。(《滇南本草》)

8. 治消化性溃疡　商陆粉10 g,血余炭10 g,鲜鸡蛋1个。先将鸡蛋去壳,用蛋清、蛋黄与药物搅拌均匀,在锅内放入少许茶油,待油烧熟后,将上药液倒入锅内煎熟即可。分2次口服,上、下午各1次,2周为1个疗程。(《湖南中医杂志》1985,(4):13)

【临床报道】　1. 治疗慢性气管炎　将商陆分别制成蜜浆、蜜丸(分Ⅰ、Ⅱ号)。每次服蜜浆20 ml 或蜜丸Ⅰ号(或Ⅱ号)1丸,均每日3次,10日为1个疗程,一般服用3个疗程,每疗程间隔3～5日,亦可连服。共治疗682例,结果蜜丸疗效较佳,Ⅰ号有效率为95.19%,Ⅱ号有效率为95.85%;蜜浆有效率为82.58%。以上制剂止咳、祛痰效果较好,平喘效果较差。3种剂型均有累积增效现象,但停药后疗效有逐渐减退趋势,故应适当间断投药以巩固疗效。绝大多数患者服药后食欲增加,睡眠好转,体感温热,耐寒力增强。一般无明显不良反应,少数患者有鼻咽干感及上腹部不适、腹泻等,3～5日消失,无须停药。制法:蜜浆取鲜商陆1.25 kg,洗净,切片,加水1 500 ml,文火煮2小时左右,去渣,加蜜125 g,浓缩至600 ml;蜜丸Ⅰ号取商陆洗净,切片,置冷水内煮沸后7～8分钟,捞出,弃水,放入蒸笼内蒸40分钟,晒干,粉碎成粉,炼蜜为丸,每丸重9 g(含纯粉3.9 g);蜜丸Ⅱ号取鲜商陆洗净,切片,放入蒸笼内蒸1小时,然后晒干或烘干,粉碎成粉,炼蜜为丸,每丸重9 g(含纯粉3.9 g)[1]。

2. 治疗银屑病　将生商陆切片置于高压蒸锅中蒸2小时后烤干,研成粉,压片。口服成人每日9 g,分3次服,儿童量酌减。治疗各型银屑病40例,结果治愈12例,明显进步9例,进步11例,无效8例,治愈率为30%,总有效率为80%。商陆治疗各型银屑病(急性点滴状银屑病除外),一般20日至1个月后才产生效果,有部分用药7日后自觉症状减轻或消失,皮损开始好转;治疗疗程一般20日至2个月,最长可达3个月以上。用药1个月未见效果则可不再使用[2]。

3. 治疗乳腺增生　用商陆片剂(每片内含生药0.5 g),每服6片,每日3次,如无不良反应,可逐渐增加剂量,最多至每次20片。共治疗253例,其中双侧者165例,单侧者88例,手术后复发者12例,同时设未经治疗组和西药组(睾丸糖衣片),分别为105例和20例,作对照观察。结果商陆组治愈94例,显效72例,好转74例,无效13例;未治组自愈9例,显效、好转8例,无效88例;西药组治愈1例,显效3例,好转9例,无效7例。结果表明,商陆对乳腺增生病的疗效明显优于睾丸糖衣片[3]。

【药论摘录】　1.《神农本草经》:"味辛,平。主水胀,疝瘕,痹;熨除痈肿,杀鬼精物。"

2.《名医别录》:"酸,有毒。疗胸中邪气,水肿,痿痹,腹满洪直,疏五脏,散水气。"

3.《药性论》:"甘,有大毒。能泻十种水病。喉痹不通,薄切醋熬,喉肿处外薄之差。"

4.《日华子本草》:"味苦,冷。通大小肠,泻蛊毒,堕胎,绷肿毒,傅恶疮。"

5.《本草纲目》:"商陆其性下行,专于行水,与大戟、甘遂盖异性而同功。方家治肿满小便不利者,以赤根捣烂,入麝香三分,贴于脐心,以帛束之,得小便利即肿消。又治湿水,以指画肉上随散不成文者,用白商陆、香附子炒干,出火毒,以酒浸一夜,日干为末,每服三钱,米饮下,或以大蒜同商陆煮汁服亦可。其茎叶作蔬食,亦可治肿疾。"

6.《医林纂要·药性》:"沉阴下行,泻下逐水,去热结。磨涂疮癣,杀虫。赤商,败瘀血,利小便。"

7.《本草求原》:"(商陆)能散至阴之水结,疏五脏,故治疝瘕痹躄、水肿、痈肿。阳水宜辛寒,阴水宜苦温。乃疏凿饮子治阳水用之,治阴水则与槟、姜、桑白同用,因阴水阳水之甚皆结于至阴,宜此急宜治标也。"

【品种沿革】　集解　1.《本草图经》:"商陆俗名章柳根,生咸阳山谷,今处处有之,多生于人家园圃中。春生苗,高三四尺,叶青如牛舌而长,茎青赤,至柔脆。夏秋开红紫花作朵,根如芦菔而长,八月、九月采根曝干。"

2.《新修本草》:"此有赤白二种,白者入药,用赤者见鬼神,甚有毒,但贴肿外用,若服之伤人,乃至痢血不已而死也。"

考证　商陆始载于《神农本草经》,列为下品。《本草图经》所附并州商陆与凤翔府商陆图,花序均直立,所指与现时所售之商陆相吻合。《救荒本草》的章柳根,《植物名实图考》附图之"商陆一"亦为此种,可视为历来传统药用商陆之正品。《新修本草》《植物名实图考》均谓有红花、白花两种,按商陆之茎、枝、花色等确有赤、白之分,花色通常初白而后红,但在植物分类上均属同种,现时入药亦不分红、白,其根均同作商陆应用。

【地方志】　1. 宋·史能之《重修毗陵志·卷一三·土产》:"商陆:《尔雅》云蓫薚,马尾。注《广雅》云:马尾,商陆。《本草》云:蓫,江东呼为当陆。茎青赤,至柔脆,开红紫花,成朵。"

2. 元·脱因、俞希鲁《至顺镇江志·卷四·土产》:"商陆,以上诸品,《本草图经》虽不载本郡所出,然今皆有之,姑叙于此。"

3. 明·张峰《海州志·卷二·土产》："药材曰商陆。"

4. 明·张衮《江阴县志·卷六·土产》："商陆:俗呼当陆。多生人家园圃中,茎青赤,至柔脆,开红紫花,根如芦菔而长。"

5. 明·沈明臣《通州志·卷四·物产(海门同)》："药之属:商陆。"

6. 清·何绍章、杨履泰《丹徒县志·卷一七·物产》："商陆,《康熙志》:一名蓫荡。一作荡,一名马尾。俱见《尔雅》。《图经》谓之章柳。多生人家废圃中,粗茎大叶,茎似鸡冠,微有线棱,叶如牛舌而大,夏秋开紫白花成簇,根如大芋而长,色白者佳。土人谓之抱母鸡。赤黄者有毒,但可贴肿。本草云:赤花者,根赤。白花者,根白。"

7. 清·王祖畲《太仓州志·卷三》："乐得打,即商陆根。"

参考文献 ►►

成分

[1] 易杨华,等.中草药,1984,15(2):55

[2] 王著禄,等.药学学报,1984,19(11):825

[3] Yi YH, et al. Planta Med, 1989,55(6):551

[4] Yi YH, et al. Planta Med, 1990,56(3):301

[5] 易杨华,等.药学学报,1990,25(10):745

[6] Yi YH, et al. Planta Med, 1991,57(2):162

[7] Yi YH. Phytochemistry, 1991,30(12):4179

[8] Yi YH. Planta Med, 1992,58(1):99

[9] Yi YH. Phytochemistry, 1992,31(7):2552

[10] Woo WS, et al. C A, 1978,88:85992q

[11] 杜志德.中草药,1984,15(12):550

[12] 易杨华.中国药学杂志,1990,25(10):585

[13] Woo WS, et al. Phytochemistry, 1976,15(8):1315

[14] Woo WS. C A, 1980,93:217921f

[15] Kang SS, et al. Planta Med, 1987,53(4):338

[16] Suga Y, et al. Chem Pharm Bull, 1978,26(2):520

[17] Woo WS. Phytochemistry, 1974,13(12):2887

药理

[1] 马华林,等.广东医学,2011,32(12):1540

[2] 庞军,等.中国中西医结合肾病杂志,2008,9(3):220

[3] 张祥贵,等.重庆医学,2013,42(21):2496

[4] 朱晓松,等.中国现代中药,2010,12(12):33

[5] 谢妮,等.岭南急诊医学杂志,2007,12(2):116

[6] 陈瑞烈,等.传染病信息,2003,16(3):134

[7] 贺永文,等.实用肝脏病杂志,2004,7(2):80

[8] 肖振宇,等.药学学报,2003,38(10):728

[9] 郑钦岳,等.第二军医大学学报,2001,22(5):425

[10] 鞠佃文,等.药学学报,1994,29(4):252

[11] 肖振宇,等.第二军医大学学报,2003,24(10):1108

[12] 王建军,等.包头医学院学报,2001,17(2):89

[13] 邓俐,等.中国皮肤性病学杂志,2006,20(11):655

[14] 张剑春,等.时珍国医国药,2000,11(6):489

[15] 刘春宇,等.中国野生植物资源,1998,17(4):54

[16] 李桂玲,等.中药材,1998,21(9):472

[17] 李啸红,等.中药药理与临床,2003,19(2):27

[18] 周倩,等.2013年(第三届)中国药物毒理学年会暨药物非临床安全性评价研究论坛,2013

[19] 宫乐,等.中国中药杂志,2013,38(10):1610

临床报道

[1] 陕西省慢性气管炎基础临床研究协作组.中草药通讯,1973,(1):16

[2] 王琪.中医杂志,1984,25(12):918

[3] 田普永,等.中草药,1985,16(3):118

74. 葛根 Gě Gēn

《神农本草经》

【异名】 鸡齐根、干葛、甘葛、粉葛、黄葛根、葛麻茹、葛子根、葛条根。

【来源】 为豆科植物野葛 *Pueraria lobata*（Willd.）Ohwi 的根。

【原植物】 野葛，又名葛、葛藤。

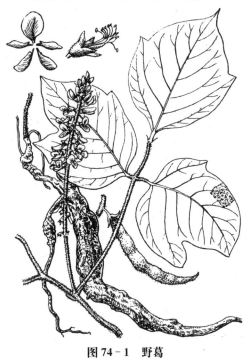

图 74 - 1 野葛

多年生粗壮藤本，长可达 8 m，全体被黄色长硬毛，茎基部木质。粗厚的块状根。羽状复叶具 3 小叶；托叶背着，卵状长圆形，具线条；小托叶线状披针形，与小叶柄等长或较长；小叶三裂，偶尔全缘，顶生小叶宽卵形或斜卵形，先端长渐尖，侧生小叶斜卵形，稍小，上面被淡黄色、平伏的蔬柔毛，下面较密；小叶柄被黄褐色绒毛。总状花序，中部以上有颇密集的花；苞片线状披针形至线形，远比小苞片长，早落；小苞片卵形；花 2～3 朵聚生于花序轴的节上；花萼钟形，被黄褐色柔毛，裂片披针形，渐尖，比萼管略长；花冠紫色，旗瓣倒卵形，基部有 2 耳及一黄色硬痂状附属体，具短瓣柄，翼瓣镰状，较龙骨瓣为狭，基部有线形、向下的耳，龙骨瓣镰状长圆形，基部有极小、急尖的耳；对旗瓣的 1 枚雄蕊仅上部离生；子房线形，被毛。荚果长椭圆形，扁平，被褐色长硬毛。花期 9～10 月，果期 11～12 月（图 74 - 1）。

生于山谷杂木林缘。分布于除新疆、西藏外的全国各省。

本省各地有分布。

【栽培】 生长环境 喜温暖、潮湿的环境，有一定的耐寒耐旱能力，以疏松肥沃、排水良好的壤土或沙壤土为宜。

繁殖技术 种子繁殖和扦插繁殖。种子繁殖：春季清明前后，将种子在 40℃温水中浸泡 1～2 日，并常搅动，取出晾干水后，在整好的畦中部开穴播种，穴深 3 cm，株距 35～40 cm，每穴播种子 4～6 粒，播后平穴，浇水，10 日左右出苗。扦插繁殖：秋季采挖葛根时，选留健壮藤茎，截去头尾，选中间部分剪成 25～30 cm 的插条，每个插条有节 3～4 个，放在阴凉处拌湿沙假植，注意保持通气，防止腐烂。第 2 年清明前后，在畦上开穴扦插，插前可蘸生根剂以易于成活，穴深 30～40 cm，每穴扦插 3～4 根，保留 1 个节位露出畦面，插后踏实，浇水。生产上如采用根头繁殖，宜随采随栽植。也用压条繁殖。

田间管理 野葛生长较快，早春发芽前除次草，晚秋落叶后再除次草即可，生长期一般不需常除草。可结合中耕除草进行追肥，返青后，施返青肥以腐熟人粪水为主，每亩施入 1 000 kg，可适当配施尿素，落叶后施越冬肥，以农家肥为主。每年生长盛期可结合浇水，施少量钾肥有促根生长作用。野葛栽培须搭架，可在两行之间每隔 2～3 m 立 1 根木柱，柱间用铁丝连接，畦与畦间绑上竹竿或铁丝以利攀援，当苗高 30 cm 时即可引蔓上架。生长期应控制茎藤生长，摘去顶芽，以减少养分消耗，并要合理调整株形以利于充分利用阳光，还应及时剪除枯藤、病残枝。

病虫害防治 无明显病害。虫害有蟋蟀、金龟子,可用 80%敌敌畏乳油 2 000 倍液防治蟋蟀,可用 90%晶体敌百虫 1 000 倍液防治金龟子。

【采收加工】 秋、冬二季采挖,趁鲜切成厚片或小块,干燥。

【药材】 葛根 Puerariae Lobatae Radix 本省各地丘陵山区有产,普遍野生。

性状鉴别 呈纵切的长方形厚片或小方块,长 5~35 cm,厚 0.5~1 cm。外皮淡棕色至棕色,有纵皱纹,粗糙。切面黄白色至淡黄棕色,有的纹理明显。质韧,纤维性强。气微,味微甜(图 74-2)。

显微鉴别 1. 根横切面 皮部已除去。若有残留,皮层有石细胞。木质部导管群与木纤维束相间排列,导管直径可达 300 μm;纤维束周围的薄壁细胞中含有草酸钙方晶(晶纤维)。射线宽 3~8 列细胞。薄壁细胞含少量淀粉粒(图 74-3)。

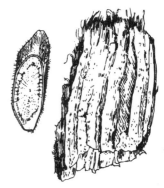

图 74-2 葛根药材图

2. 粉末 淡棕色。淀粉粒单粒球形,直径 3~37 μm,脐点点状,裂缝状或星状;复粒由 2~10 分粒组成。纤维多成束,壁厚,木化,周围细胞大多含草酸钙方晶,形成晶纤维,含晶细胞的壁木化增厚。石细胞少见,类圆形或多角形,直径 38~70 μm。具缘纹孔导管较大,具缘纹孔六角形或椭圆形,排列极为紧密(图 74-4)。

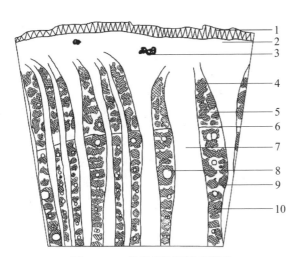

图 74-3 葛根(根)横切面简图

1.木栓层 2.皮层 3.石细胞 4.韧皮纤维 5.韧皮部
6.形成层 7.木射线 8.导管 9.木纤维 10.草酸钙方晶

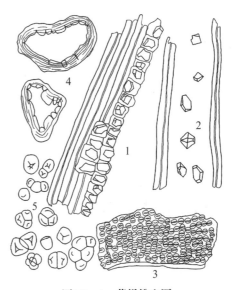

图 74-4 葛根粉末图

1.晶鞘纤维 2.草酸钙晶体 3.导管 4.石细胞
5.淀粉粒

理化鉴别 取本品粉末 0.8 g,加甲醇 10 ml,放置 2 小时,滤过,滤液蒸干,残渣加甲醇 0.5 ml 使溶解,作为供试品溶液。另取葛根对照药材 0.8 g,同法制成对照药材溶液。再取葛根素对照品,加甲醇制成每 1 ml 含 1 mg 的溶液,作为对照品溶液。按薄层色谱法试验,吸取上述三种溶液各 10 μl,分别点于同一硅胶 G 薄层板上,使成条状,以三氯甲烷-甲醇-水(7:2.5:0.25)为展开剂,展开,取出,晾干,置紫外光灯(365 nm)下检视。供试品色谱中,在与对照药材色谱和对照品色谱相应的位置上,显相同颜色的荧光条斑。

品质标志 1. 经验评价 以块大、质坚实、色白、粉性足、纤维少者为佳。

2. 含量测定 按醇溶性浸出物测定法热浸法测定,用稀乙醇作溶剂,含醇溶性浸出物不得少于 24.0%。按高效液相色谱法测定,含葛根素($C_{21}H_{20}O_9$)不得少于 2.4%。

【成分】 野葛根含黄酮类:大豆苷元(daidzein),大豆苷(daidzin),葛根素(puerarin),4'-甲氧基葛根素

(4′-methoxypuerarin),大豆苷元- 4′,7 -二葡萄糖苷(daidzein-4′,7-diglucoside)[1],大豆苷元- 7 -(6 - O -丙二酰基)-葡萄糖苷[daidzein-7-(6-O-malonyl)-glucoside],大豆苷元- 8 - C -芹菜糖基(1→6)-葡萄糖苷[daidzein-8-C-apiosyl(1→6)-glucoside],葛根素木糖苷(puerarinxyloside,PG - 2),3′-羟基葛根素(3′-hydroxypuerarin,PG - 1),3′-甲氧基葛根素(3′-methoxypuerarin,PG - 3)[2],8 -碳-芹菜酰(1→6)葡萄糖大豆苷[8-C-apiosyl(1→6)glucoside of daidzein],4′-O -葡萄糖基葛根素(4′-O-glucosyl puerarin,PG - 6),染料木素- 8 - C -芹菜糖基(1→6)-葡萄糖苷[genistein-8-C-apiosyl(1→6)-glucoside],刺芒柄花素(formononetin),刺芒柄花素- 7 -葡萄糖苷(formononetin-7-glucoside)。另含葛根酚(puerarol)、葛根苷 A(pueroside A)、葛根苷 B(pueroside B)、染料木素(genistein)等[3]。

【药理】 1. 对心血管系统的作用 葛根素口服制剂灌胃,改善心肌缺血大鼠的心电图变化,对抗缺氧状态下离体新生大鼠心肌细胞形态学和酶学的异常变化[1]。大豆苷元腹腔注射,预防氯仿诱发的小鼠室颤,静脉注射预防氯化钙诱发的大鼠室颤等[2]。葛根总黄酮可阻断离体神经肽 Y 诱导的大鼠心肌细胞肥大效应[3]。葛根素腹腔注射,降低大鼠慢性低氧高二氧化碳性肺动脉高压,改善内弹力板扭曲、中膜平滑肌细胞增生及管腔狭窄程度,降低血浆内皮素含量、肺组织羟脯氨酸含量和肺细小动脉Ⅰ型胶原、Ⅰ型前胶原 mRNA 平均吸光度值,提示葛根素改善肺血管重建等作用可能与其抑制肺动脉管壁胶原的沉积有关[4]。

2. 对神经系统的作用 葛根素腹腔注射,对易中风型自发高血压大鼠实验性脑缺血中风有保护作用[5]。葛根素静脉滴注,能扩张脑血管,增加脑血流量,改善椎基底动脉供血不足[6]。葛根素腹腔注射,对全脑缺血再灌注后大鼠神经有保护作用,通过上调 Bcl - 2 蛋白、下调 Bax 蛋白的表达抑制神经细胞的凋亡[7]。葛根素对 6 -羟基多巴胺所致帕金森病模型大鼠黑质组织神经细胞具有保护作用,抑制过氧化应激作用,调节内源性诱导型一氧化氮合酶、环-磷酸腺苷反应元件结合蛋白的表达[8]。葛根素对阿尔茨海默病(AD)模型大鼠有治疗效果,且与雌二醇疗效相近[9]。

3. 对糖尿病及其并发症的作用 葛根素灌胃,降低糖尿病大鼠血糖、血清果糖胺的含量,减少主动脉糖基化终产物的形成及其受体表达[10]。葛根素腹腔注射,对糖尿病性白内障大鼠有抗过氧亚硝基阴离子介导的氧化应激损伤作用[11]。葛根素腹腔注射,改善糖尿病大鼠肾功能,升高肾小球基质金属蛋白酶 2mRNA 及蛋白的表达,减少Ⅳ型胶原及层粘连蛋白的表达等[12]。葛根提取物灌胃,改善地塞米松造成的大鼠胰岛素抵抗,降低胰岛素抵抗 3T3L1 脂肪细胞培养基中的葡萄糖水平,增强细胞对胰岛素的敏感性[13]。

4. 影响雌激素水平 葛根提取物灌胃,可恢复去势大鼠的雌激素水平,提高促性腺激素水平;在正常大鼠体内,该物质表现为抗雌激素作用[14]。葛根提取物灌胃,提高去卵巢大鼠阴道和子宫重量,改善子宫萎缩状况,并改变其血中激素水平[15]。

5. 抗骨质疏松作用 葛根素促进大鼠成骨细胞合成分泌碱性磷酸酶,减少兔破骨细胞空泡性变,降低骨吸收陷窝面积和培养液上清液中钙离子含量[16]。葛根异黄酮灌胃,对地塞米松引起的大鼠继发性骨质疏松有防治作用[17]。

6. 益智作用 小鼠灌胃葛根总黄酮,能够对抗东莨菪碱、亚硝酸钠、乙醇、氮气吸入、双侧颈总动脉阻断再灌流引起的动物记忆障碍,改善 D-半乳糖所致亚急性衰老小鼠的记忆功能,对抗东莨菪碱引起的自主选择能力降低[18]。葛根素腹腔注射,改善长期给予乙醇造成的小鼠学习记忆功能障碍,提高脑组织 SOD 的活性,改变海马突触界面结构[19]。

7. 抗肿瘤作用 葛根乙醇提取物作用于人乳腺癌 MCF - 7、MDA - MB - 231 细胞,均能显著抑制人乳腺癌细胞增殖,有一定的抗肿瘤细胞生长的作用[20]。葛根提取物、葛根总皂苷、葛根多糖、葛根素和大豆苷元体外对 P_{388} 白血病的 ^3H - TdR 掺入均有抑制作用,总皂苷的作用最强[21]。

8. 调节血脂作用 葛根素加入饲料中喂饲,能抑制高脂饲料诱导的大鼠血浆三酰甘油(TG)、总胆固醇(TC)、低密度脂蛋白胆固醇以及血栓素 A_2 升高,升高高密度脂蛋白胆固醇[22]。葛根异黄酮灌胃,降低去卵巢大鼠血清 TG、TC[23]。

9. 对血液系统的作用 葛根素注射液腹腔注射,降低急性血瘀证模型大鼠全血黏度和血浆黏度,改善模型大鼠的血液流变性[24,25]。葛根总黄酮灌胃,降低大鼠全血黏度、血小板黏附率,抑制血栓形成及 ADP

诱导的血小板聚集,还抑制 ADP 诱导的小鼠体内血小板血栓形成[26]。

10. 抗氧化作用 葛根异黄酮体外抑制小鼠肝、肾组织及兔脑组织匀浆中丙二醛的升高。葛根异黄酮静脉注射降低兔冻伤性脑水肿模型血、脑组织中过氧化脂质含量,提高 SOD 活性[27]。

11. 解酒作用 葛根总黄酮灌胃,提高小鼠对啤酒的耐受量,减少睡眠时间,降低小鼠体内乙醇含量,对抗啤酒所致的中枢抑制作用[28]。饮用葛根煎液,拮抗大鼠长期服用乙醇引起的肝脏和睾丸脂质过氧化损害[29]。

12. 调节免疫功能 葛根水溶性部分激活人外周血中淋巴细胞(LC)及嗜酸细胞(EC),促进异戊佛波豆蔻乙酸醇(PMA)体外刺激 LC 和 EC 产生多量活性介质;但醇溶部分抑制 PMA 刺激 LC 和 EC 产生活性介质[30]。葛根水煎剂灌胃,提高小鼠绵羊红细胞抗体和卵清抗体生成水平[31]。

13. 其他作用 葛根总黄酮对大鼠、小鼠肝微粒体中细胞色素 P_{450} 有诱导作用[32]。葛根总黄酮灌胃,上调运动模型大鼠脑组织中与中枢疲劳有一定关联的 $GAT-2$ 基因[33]。葛根总黄酮灌胃,能治疗雌激素水平下降引起的大鼠鼻黏膜萎缩[34]。葛根素静脉注射,对发热家兔有降温作用,不影响正常家兔体温[35]。葛根素滴眼液对由眼球结膜下注射地塞米松引起的家兔眼高压模型有降低眼内压的作用,对兔耳缘静脉快速注射葡萄糖而引起的眼压升高也有抑制作用[36]。静脉注射葛根素,改善突发性耳聋患者的甲皱微循环和听力[37]。

【炮制】 1. 葛根 取原药材,除去杂质,洗净,润透,切厚片,干燥。

2. 炒葛根 取葛根片,置锅内,用文火炒至表面黄色,略带焦斑,取出,放凉。

3. 煨葛根 取麸皮撒在热锅中,加热至冒烟时,投入葛根片,迅速翻动,炒至表面呈焦黄色,取出,筛去麸皮,放凉。

饮片性状 葛根参见"药材"项。炒葛根形如葛根片,表面黄色,偶见焦斑。煨葛根形如葛根片,表面微黄色,米黄色或深黄色。

贮干燥容器内,置通风干燥处,防潮,防蛀。

【药性】 甘、辛,平。归脾、胃经。

【功能】 解肌发表,生津止渴,升阳止泻。

【主治】 外感发热,头项强痛,麻疹初起、疹出不畅,温病口渴,消渴病,泄泻,痢疾。

【用法用量】 内服:煎汤,10~15 g;或捣汁。外用:适量,捣敷。解表、透疹、生津宜生用;止泻多煨用。

【注意事项】 表虚多汗与虚阳上亢者慎用。

【附方】 1. 治伤寒及时气温病及头痛、壮热、脉大,始得一日 葛根四两,水一斗,煎取三升,乃内豉一升,煎水升半。一服。捣生葛根汁,服一二升亦为佳。(《肘后方》)

2. 治大人小儿时气温疫,头痛发热,肢体烦痛,及疮疹已发及未发 升麻、白芍药、甘草(炙)各十两,葛根十五两。上为粗末。每服三钱。用水一盏半,煎取一中盏,去滓稍热服,不计时候。日二三服,以病气去,身清凉为度。小儿量力服之。(《太平惠民和剂局方》升麻葛根汤)

3. 治时气烦渴不止 葛根二两(锉),葱白五茎(切)。上件药,以水二大盏,煎至一大盏,去滓,内白粳米半合,豉半合,以生绢裹煎,良久候烂,去米、豉,放冷。不计时候,温服。(《太平圣惠方》)

4. 治太阳病桂枝证,医反下之,利遂不止,脉促者,表未解也,喘而汗出者 葛根半斤,甘草二两(炙),黄芩三两,黄连三两。以水八升,先煮葛根,减二升,内诸药,煮取二升,去滓。分温再服。(《伤寒论》葛根黄芩黄连汤)

5. 治酒醉不醒 葛根汁,一斗二升饮之。取醒止。(《千金要方》)

6. 治胃受邪热,心烦喜冷,呕吐不止 葛根二钱,半夏半钱(汤洗七次),甘草(炙)一钱。水一盏,入竹茹一块,姜五片,煎七分,去滓。冷服,不拘时。(《卫生易简方》)

【临床报道】 1. 治疗椎-基底动脉供血不足 将 62 例患者随机分成观察组(34 例)和对照组(28 例),观察组用葛根素注射液 0.5 g,加入 5‰葡萄糖液或生理盐水 250 ml 中静脉滴注,每日 1 次,共 14 日;对照组用西其汀注射液 250 ml 静脉滴注,每日 1 次,共 14 日。结果:观察组痊愈 15 例,好转 17 例,无效 2 例,总有效率 94%;对照组痊愈 8 例,好转 16 例,无效 4 例,总有效率 86%。经颅多普勒、血液流变学等检查,各项参数改善情况观察组均优于对照组($P < 0.05$)[1]。

2. 治疗高血压　每日用葛根 30 g,槐米 15 g,茺蔚子 15 g,煎汤 500 ml,早晚各服 250 ml,或泡水当茶饮。连服 1 个月为 1 个疗程。治疗原发性高血压 50 例,其中 Ⅰ 期 20 例,Ⅱ 期 27 例,Ⅲ 期 3 例。结果:血压下降至正常范围,临床症状改善,维持 1 年以上者 9 例,维持半年以上者 6 例,维持 3 个月以上者 8 例;服药期间血压下降,症状有不同程度缓解 19 例;无效 8 例。总有效率为 84%。疗程最短 1 个月,最长 13 个月。以 Ⅰ、Ⅱ 期疗效明显,取效快,降压维持时间长[2]。

3. 治疗急性脑梗死　全部患者都用甘露醇和胞二磷胆碱作脱水及活化脑细胞的治疗,在此基础上对照组 60 例,每日静脉滴注低分子右旋糖酐 500 ml 加复方丹参注射液 16 ml。治疗组 60 例,每日静脉滴注 5% 葡萄糖注射液 500 ml 加葛根素 400 mg。疗程均为 14 日。在开始治疗前及治疗后第 7、14、21、28 日对患者的神志、水平凝视、面瘫、语言、上肢关节肌力、手肌力、下肢肌力、步行能力共 8 个方面进行评分(改良爱登堡与斯堪的纳维亚研究组评分标准)。结果:治疗组在各个时点的神经功能缺损评分的平均减少分数(MDSND)均优于对照组,未发现毒副作用[3]。

4. 治疗突发性耳聋　用葛根素 500 mg,加在 5% 葡萄糖 250 ml 内静脉滴注,辅以能量合剂(辅酶 A、ATP、细胞色素 C),维生素 B_1、维生素 B_{12},每日 1 次,10 日为 1 个疗程。1 个疗程效果不好者,停药 2~3 日,再用第 2 个疗程,最多可用 3 个疗程。共治疗 45 例,其中治疗 1 个疗程者 29 例,2 个疗程者 16 例。结果:治愈 28 例,显效 4 例,有效 9 例,无效 4 例[4]。

5. 治疗缺血性视神经视网膜疾病　治疗组 21 只眼,用葛根素注射液 400 mg,加入 5% 葡萄糖氯化钠 250 ml 静脉滴注,每日 1 次;对照组 20 只眼,用丹参注射液 20 ml,加入 5% 葡萄糖氯化钠 250 ml 静脉滴注,每日 1 次。两组均联合能量合剂等一般治疗,7 次为 1 个疗程。结果:治疗组显效(视力表视力提高 2 行或以上,或由眼前指数提高到 0.06 以上,视野恢复正常或视野缺损范围缩小 15°以上)11 只眼,有效(视力表视力提高 1 行或由眼前指数提高到 0.04,视野缺损范围缩小 5°~15°)6 只眼,无效 4 只眼,总有效率 80.96%;对照组显效 8 只眼,有效 7 只眼,无效 5 只眼,总有效率 75%。统计学检验两组疗效无显著差异($P > 0.05$)[5]。

6. 治疗冠心病心绞痛　将 98 例患者随机分为两组,治疗组 50 例,选用葛根素注射液 500 mg,加入 5% 葡萄糖 500 ml 静脉输注;对照组 48 例,采用加镁极化液 500 ml,加丹参 20 ml 静脉输注。每日 1 次,14 日为 1 个疗程,1 个疗程后观察疗效。结果:①缓解心绞痛症状:治疗组总有效率为 86.0%,对照组为 45.8%,两组比较有统计学意义($P < 0.01$)。②心肌缺血改善后心电图评定:治疗组为 80.0%,对照组为 35.4%,两组比较有统计学意义($P < 0.05$)。认为葛根素治疗冠心病心绞痛临床疗效肯定,毒副作用少[6]。

7. 治疗软组织慢性溃疡　取葛根 60 g,白芷 40 g,研为粉末装入小瓶高压灭菌后备用。创面常规清洗消毒后撒一层葛根白芷粉,再以 5% 氯霉素油纱条覆盖,无菌纱布包扎。如伤口周围红肿、脓性分泌物较多者,用双氧水、生理盐水冲洗,0.1% 新洁尔灭棉球轻拭,5% 氯霉素纱条覆盖,每日换药 1 次,待炎症反应好转后,再用本药均匀撒于创面上。根据溃疡创面情况,每隔 1~3 日换药 1 次。共治疗 150 例,结果:141 例于换药后 15~58 日创面愈合,6 例经换药后肉芽新鲜后行植皮术,3 例创面无明显改善[7]。

【药论摘录】　1.《神农本草经》:"味甘,平。主消渴,身大热,呕吐,诸痹,起阴气,解诸毒。"

2.《名医别录》:"无毒。生根汁,大寒。疗伤寒中风头痛,解肌发表出汗,开腠理,疗金疮,止痛,胁风痛。""生根汁,疗消渴,伤寒壮热。"

3.《本草经集注》:"杀野葛(钩吻)、巴豆、百药毒。""生者捣取汁饮之,解温病发热。葛根为屑,疗金疮断血,亦疗疟及疮。"

4.《药性论》:"能治天行上气,呕逆,开胃下食,主解酒毒,止烦渴。熬屑治金疮,治时疾寒热。"

5.《本草拾遗》:"生者破血,合疮,堕胎。解酒毒,身热赤,酒黄,小便赤涩。可断谷不肌。"

6.《日华子本草》:"治胸膈热,心烦闷,热狂。止血痢,通小肠,排脓,破血。敷蛇虫啮,解缄毒箭。"

7.《开宝本草》:"小儿热痞,以葛根浸捣汁饮之良。"

8.《医学启源》:"《主治秘要》云,其用有四:止渴一也,解渴二也,发散表邪三也,发散小儿疮疹难出四也。"

9.《滇南本草》:"治胃虚消渴,伤风,伤暑,伤寒,解表邪,发寒热往来,湿疟。解中酒热毒,小儿痘疹初出要药。"

10.《本草纲目》:"本草十剂云:轻可去实,麻黄、葛根之属。盖麻黄乃太阳经药,兼入肺经,肺主皮毛;葛根乃阳明经药,兼入脾经,脾主肌肉。所以二味药皆轻扬发散,而所以迥然不同也。"

11.《本草正》:"葛根,用此者,用其凉散,虽善达诸阳经,而阳明为最,以其气轻,故善解表发汗。凡解散之药多辛热,此独凉而甘,故解温热时行疫疾,凡热而兼渴者,此为最良,当以为君,而佐以柴、防、甘、桔极妙。"

12.《药品化义》:"葛根,根主上升,甘主散表,若多用二三钱,能理肌肉之邪,开发腠理而出汗,属足阳明胃经药,治伤寒发热,鼻干口燥,目痛不眠,疟疾热重。盖麻黄、紫苏专能攻表,而葛根独能解肌耳。因其性味甘凉,能鼓舞胃气,若少用五六分,治胃虚热渴,酒毒呕吐,胃中郁火,牙疼口臭。"

13.《本草备要》:"风药多燥,葛根独能止渴者,以能升胃气,入肺而生津耳。"

【品种沿革】 集解 1.《本草经集注》:"葛根,人皆蒸食之,当取入土深大者,破而日干之。"

2.《本草图经》:"葛根,生汶山川谷,今处处有之,江浙尤多。春生苗,引藤蔓长一二丈,紫色。叶颇似楸叶而青,七月著花似豌豆花,不结实,根形如手臂,紫黑色,五月五日午时采根曝干,以入土深者为佳。"

3.《本草纲目》:"葛有野生,有家种。其蔓延长,取治可作絺绤。其根外紫内白,长者七八尺。其叶有三尖,如枫叶而长,面青背淡。其花成穗,累累相缀,红紫色。其荚如小黄豆荚,亦有毛。其子绿色,扁扁如盐梅子核,生嚼腥气,八九月采之。"

考证 葛根,始载于《本经》,列为中品。据历代本草典籍图文记载,与当今所用葛根原植物形态相符。

【地方志】 1.宋·史能之《重修毗陵志·卷一三·土产》:"葛,春生苗引蔓,根大如臂,煮食甚甘,可以已渴。"

2.宋·马光祖、周应合《建康志·卷四二·土贡》:"紫葛,按《本草》,以上并出江宁。"

3.元·脱因、俞希鲁《至顺镇江志·卷四·土产》:"葛根,《本草图经》云:今处处有之,江浙尤多。"

4.清·何绍章、杨履泰《丹徒县志·卷一七·物产》:"葛,其蔓延长,取治可作絺绤,叶有三尖如枫叶而长,其花成穗,红紫色,结荚如小黄豆荚,根长七八尺。《康熙志》云:掘而蒸之,以登俎豆,谓之面葛。"

参考文献 ▶▶

成分

[1] 赖玲.海峡药学,2013,25(1):10

[2] 李天星,等.湖南中医杂志,2013,29(8):151

[3] 张好琳,等.海峡药学,2005,17(1):21

药理

[1] 宋浩亮,等.中草药,2003,34(12):1104

[2] 叶和杨,等.中国中药杂志,2003,28(9):853

[3] 姚红,等.中国病理生理杂志,2004,20(7):1283

[4] 龚永生,等.中国病理生理杂志,2003,19(9):1261

[5] 赵爱平,等.中国中药杂志,1998,23(7):431

[6] 顾卫,等.中华实用中西医杂志,2004,4(4):550

[7] 曹建忠,等.中国药理学通报,2003,19(11):1281

[8] 黎荣,等.中国实验方剂学杂志,2013(2):247

[9] 李海,等.郑州大学学报(医学版),2013(3):352

[10] 茅彩萍,等.中国药理学通报,2004,20(4):393

[11] 郝丽娜,等.中华眼科杂志,2004,40(5):311

[12] 段惠军,等.药学学报,2004,39(7):481

[13] 白红艳,等.中国中药杂志,2004,29(4):356

[14] 戚本玲,等.中国中药杂志,2002,27(11):850

[15] 薛晓鸥,等.北京中医药大学学报,2002,25(6):28

[16] 李斌斌,等.北京大学学报(医学版),2003,35(1):74

[17] 郑高利,等.中国现代应用药学杂志,2002,19(4):257

[18] 禹志领,等.中国药科大学学报,1997,28(6):350

[19] 徐晓虹.中国药学杂志,2003,38(1):31

[20] 汤立建,等.安徽中医学院学报,2006,25(6):23

[21] 杜德极,等.癌症,1997,16(3):165

[22] 刘海燕,等.第三军医大学学报,2004,26(11):967

[23] 郑高利,等.中药材,2002,25(4):273

[24] 潘洪平,等.中成药,2004,26(8):651

[25] 潘洪平,等.中国中药杂志,2003,28(12):1178

[26] 禹志领,等.中药材,1997,20(9):468

[27] 张光成,等.中药材,1997,20(7):358

［28］王庆端,等.河南医科大学学报,1998,33(3):117

［29］符云峰,等.中国病理生理杂志,1997,13(6):578

［30］宋淑珍,等.中国中药杂志,2002,27(9):684

［31］马杰,等.中药材,2002,25(10):731

［32］王庆端,等.中国药理学通报,2000,16(3):354

［33］唐量,等.食品科学,2004,25(1):171

［34］戚本明,等.临床耳鼻咽喉科杂志,2001,15(8):366

［35］范书铎,等.中国医科大学学报,1991,20(4):250

［36］吴正红,等.中国药科大学学报,1998,29(5):387

［37］蔡正华,等.新医学,1999,30(10):585

临床报道

［1］黄春莲.现代中西医结合杂志,2004,(19):2558

［2］黄骏.湖北中医杂志,1985,(1):27

［3］王利亚,等.哈尔滨医药,2003,(6):8

［4］陈恩凤,等.中原医刊,2004,(11):16

［5］何宁,等.山东中医药大学学报,2002,(5):357

［6］韩新生,等.中西医结合心脑血管病杂志,2003,(5):307

［7］鞠法红,等.中国民间疗法,2003,(12):28

75. 萱草根 Xuān Cǎo Gēn

《本草拾遗》

【异名】 漏芦果、漏芦根果、黄花菜根。

【来源】 为百合科植物萱草 *Hemerocalis fulva* L. 或黄花菜 *Hemerocallis citrina* Baroni 的根及根茎。

【原植物】 1. 萱草 又名谖草、宜男、鹿葱、忘忧草、丹棘、漏芦、芦葱、疗愁、益男草、黄花菜、黄花草、疗结花。

多年生草本,高 30～90 cm。根茎极短,丛生多数肉质纤维根及膨大呈纺锤形的块根。叶基生,线形,先端渐尖,基部抱茎,全缘,主脉明显,在背面凸出。花茎圆柱状,自叶丛抽出,高出叶面;花 6～10 余朵,集成伞房花序,两歧;苞片短卵状三角形;花梗长;花大,橘红色或黄红色,无香味;花被下部管状,上部钟状,6 裂,裂片长椭圆形,排列为 2 轮,外轮 3 片,内轮 2 片,边缘稍呈波状,脉纹分枝或接合;雄蕊 6,突出花被外,花丝线状,花药多丁字形;子房长圆形,3 室。蒴果长圆形,具钝棱,成熟时开裂。种子有棱角,黑色,光亮。花期 6～7 月(图 75-1)。

生于山坡、山谷、阴湿草地或林下。分布于除西北外的全国各省,均有栽培。

本省各地有分布。

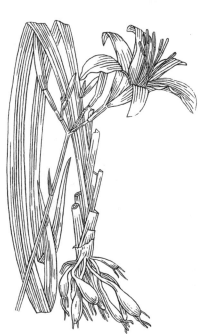

图 75-1 萱草

2. 黄花菜 又名金针菜、柠檬萱草。

植株较高大。根近肉质,中下部常有纺锤状膨大。叶 7～20 枚。花葶长短不一,稍长于叶,基部三棱形,上部多圆柱形,有分枝;苞片披针形,自下向上渐短;花梗较短;花多朵,最多可达 100 朵以上;花被淡黄色,有时在花蕾时顶端带黑紫色;花被管长 3～5 cm,花被裂片长 6～12 cm,内三片宽 2～3 cm。蒴果钝三棱状椭圆形。种子黑色,有棱,从开花到种子成熟需 40～60 日。花果期 5～9 月(图 75-2)。

生于山坡、山谷、荒地或林缘。分布于秦岭以南各省(包括甘肃和陕西的南部,不包括云南)以及河北、山西和山东。

本省各地有分布,多为栽培。

【栽培】 **生长环境** 喜温暖潮湿,对环境要求不严,耐半阴。对土壤选择性不强,以富含腐殖质、排水良好的湿润土壤为佳。

繁殖方法 分株繁殖。10～11 月将 3～4 年生母株挖起,分成 3～6 株,每株须带有完整的芽头,挖穴栽植,覆土灌透水。也可以 3 月进

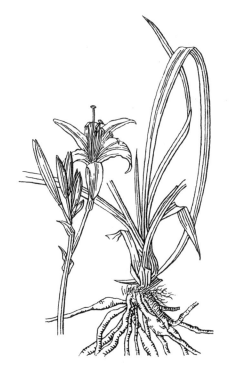

图 75-2 黄花菜

行分株。

田间管理 春、夏季松土除草 1～2 次,3～6 月每月施 3～5 倍水的腐熟人畜粪肥。适时灌水。冬季叶片枯萎后将地上部割去覆土一层,以便越冬。

病虫害防治 病害有叶斑病、叶枯病、锈病、炭疽病和茎枯病等,可用 75% 的百菌清 800 倍液喷雾防治。虫害主要有红蜘蛛、蚜虫、蓟马、潜叶蝇等,可用艾美乐 3 000 倍液喷雾防治。

【采收加工】 夏、秋采挖,除去残茎、须根,洗净泥土,晒干。

【药材】 萱草根 Hemerocallis Radix et Rhizoma 本省各地均有产,野生或栽培。

性状鉴别 1. 萱草根 根茎呈短圆柱形,长 1～1.5 cm,直径约 1 cm。有的顶端留有叶残基;根簇生,多数已折断。完整的根长 5～15 cm,上部直径 3～4 mm,中下部膨大成纺锤形块根,直径 0.5～1 cm,多干瘪抽皱,有多数纵皱及少数横纹,表面灰黄色或淡灰棕色。体轻,质松软,稍有韧性,不易折断;断面灰棕色或暗棕色,有多数放射状裂隙。气微香,味稍甜(图 75-3)。

2. 黄花菜根 根茎类圆柱形,长 1～4 cm,直径 1～1.5 cm。根多数,长 5～20(～30)cm,直径 3～4 mm,有的根中下部稍膨大成棍棒状或略呈纺锤状。

显微鉴别 根横切面 外皮层细胞 3～5 列,呈多角形,细胞壁增厚,木栓化及微木质化。皮层宽广,薄壁细胞排列疏松,有多数径向排列的裂隙。内皮层细胞扁小,凯氏点明显。中柱韧皮部束与木质部束各为 30 个左右,相间排列;木质部束的原生导管直径小,后生导管直径大;髓较大。皮层及髓部薄壁组织中散布有稀少的草酸钙针晶束(图 75-4)。

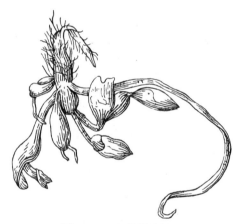

图 75-3 萱草根药材图

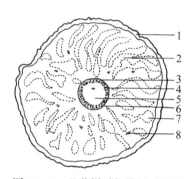

图 75-4 萱草根(根)横切面简图

1.外皮层 2.皮层 3.内皮层 4.木质部束 5.髓
6.韧皮部 7.裂隙 8 针晶束

理化鉴别 1. 取萱草根、黄花菜根粗粉(20 目筛)各 2 g,分别加 95% 乙醇 10 ml,加热浸取 30 分钟。取滤液 1 ml 置小试管中,加 5% 氢氧化钠试液 2～3 滴,萱草根显红色;黄花菜根显极淡的红色(蒽醌类反应)。

2. 取上述滤液 1 ml,置蒸发皿中,在水浴上蒸干,残渣加冰醋酸 1 ml 溶解,然后加入醋酐 1 ml,滴入硫酸 1 滴,摇匀,观察颜色变化。萱草根呈黄→红→紫→绿→(变化速度甚快);黄花菜根呈黄→红→紫→污绿→(变化速度较慢)(甾体化合物反应)。

3. 取萱草根、黄花菜根 2 种粗粉(20 目筛)2 g,加 95% 乙醇 20 ml,回流提取 1 小时,滤液浓缩至 5 ml,供点样。以大黄酸(0.5% 无水乙醇液)、大黄素(0.5% 氯仿液)、大黄酚(0.5% 氯仿液)为对照品。分别点于硅胶 G 板上,以氯仿-丙酮-环己烷(30:30:40)为展开剂。展距 13.5 cm。紫外光灯(254 nm)下观察,供试品色谱中在与对照品色谱相应位置处,显相同颜色的斑点,萱草根和黄花菜根的大黄素斑点稍淡(检查蒽醌类)。

品质标志 经验评价 以表面灰黄色,根条粗大,质充实,去尽地上部分者为佳。

【成分】 1. 萱草 根及根茎中含有三萜类化合物:3α-乙酰基-11-氧代-12-乌苏烯-24-羧酸(3α-acetoxy-11-oxo-12-ursene-24-oicacid),3-氧代羊毛甾-8,24-二烯-21-羧酸(3-oxolanosta-8,24-diene-21-

oicacid),3β-羟基羊毛甾-8,24-二烯-21-羧酸(3β-hydroxylanosta-8,24-diene-21-oicacid),3α-羟基羊毛甾-8,24-二烯-21-羧酸(3α-hydroxylanosta-8,24-diene-21-oicacid),α-乳香酸(α-boswellic acid),β-乳香酸(β-boswellic acid),11α-羟基-3-乙酰基-β-乳香酸(11α-hydroxy-3-acetoxy-β-boswellic acid)[1],HN saponin F[2];甾体类化合物:β-谷甾醇(β-sitosterol),25(R)-螺甾烷-4-烯-3,12-二酮[25(R)-spirostan-4-ene-dione][1],长春藤皂苷元-3-O-β-D-葡萄糖吡喃-(1-3)-α-阿拉伯糖吡喃基苷-28-O-β-D-葡萄糖吡喃基酯[2];黄酮类化合物:2′,4,6′-三羟基-4′-甲氧基-3′-甲基二氢查耳酮(2′,4,6′-trihydroxy-4′-methoxy-3′-methylchalcone)[1],葛根素(puerarin),3-甲氧基葛根素(3-methoxypuerarin)[2]。

2. 黄花菜　根含蒽醌类化合物:大黄酚(chrysophanol),黄花蒽醌(hemerocal),美决明子素甲醚(2-methoxyobtusifolin),决明子素(obtusifolin),芦荟大黄素(aloe-emodin)[3],大黄酸(rhein)[4],1,8-二羟基-3-甲氧基蒽醌,美决明子素[5],萱草酮(hemerocallone),萱草素(hemerocallin)[6];生物碱类化合物:oxypinnatanine[7],fulvanine A,B,D[8,9],秋水仙碱[10]。

【药理】　1. 抗抑郁作用　在萱草根对大鼠自主活动和中枢单胺浓度及代谢影响的实验研究中,大鼠以酪氨酸羟化酶抑制剂α-MT预处理后,儿茶酚胺合成被抑制,出现大鼠行为抑制及自主活动减少的现象,而萱草根水提取物可以加强这种抑制作用,使大鼠自主活动明显降低[1]。

2. 抗寄生虫作用　萱草根提取物有抗血吸虫和抗丝虫作用。提取物中的蒽醌类化合物发挥抗寄生虫作用,这种作用对丝虫的微丝蚴没有影响,但对成年雌性寄生虫子宫内胚胎有明显的影响[2]。

3. 抗菌作用　体外实验证明,萱草根对结核杆菌有一定的抑制作用。萱草根及萱草根乙醚浸膏对豚鼠实验性结核病均有一定的治疗作用[3,4]。

【炮制】　取原药材,除去茎叶等杂质。用清水快洗,取出,稍润,切中段,干燥,筛去灰屑。

饮片性状　萱草根参见"药材"项。

贮干燥容器内,置阴凉干燥处,防霉。

【药性】　甘,凉,有毒。归脾、肝、膀胱经。

【功能】　清热利湿,凉血止血,解毒消肿。

【主治】　黄疸,水肿,淋浊,带下,衄血,便血,崩漏,瘰疬,乳痈,乳汁不通。

【用法用量】　内服:煎汤,6～9 g。外用:适量,捣敷。

【注意事项】　本品有毒,内服宜慎。不宜久服、过量,以免中毒。

【附方】　1. 治大便后血　萱草根和生姜,油炒,酒冲服。(《圣济总录》)

2. 治男妇腰痛　漏芦根果十五个,猪腰子一个。水煎服三次。(《滇南本草》)

3. 治心痛诸药不效　用萱草根一寸,磨醋一杯,温服止。(《医统大全》)

【药论摘录】　1.《本草拾遗》:"凉,无毒。治砂淋,下水气,主酒疸黄色通身者,取根绞汁服。"

2.《本草图经》:"味甘,无毒。主安五脏,利心志,令人好欢乐无忧,轻身明目。"

3.《经史证类大观本草》:"主小便赤涩,身体烦热。"

4.《珍珠囊补遗药性赋》:"萱草根,治五淋而消乳肿。"

5.《滇南本草》:"治乳结红肿硬痛,乳汁不通,乳痈乳岩,攻痈疮。滇中产者,其性补阴血,止腰痛,治崩漏,止大肠下血。"

6.《分类草药性》:"男滋阴补神气,能通女子血气,消肿,治小儿咳嗽。"

【品种沿革】　集解　1.《本草图经》:"萱草,处处田野有之。五月采花,八月采根用。今人多采其嫩苗及花跗作,云利胸膈甚佳。"

2.《救荒本草》:"生山野,花名宜男。《风土记》云:怀妊妇人佩其花,生男故也。人家园圃中多种,其药就地丛生,两边分垂。叶似菖蒲叶而柔弱,又似粉茶儿菜叶而肥大。叶间撺葶,开金黄花,味甘无毒。根凉,亦无毒;叶味甘。"

3.《本草纲目》:"萱宜下湿地,冬月丛生,叶如蒲蒜辈而柔弱。新旧相代,四时青翠。五月抽茎开花,六出四垂,朝开暮蔫,至秋深乃尽,其花有红、黄、紫三色。细实三角,内有子,大如梧子,黑而光泽,其根与麦门冬相似,最易繁衍。"

考证 萱草入本草文献始见于《本草拾遗》。《本草图经》《救荒本草》中均有记载,据历代文献记载,萱草应指红黄色有紫点的一种,其所述形态特征与今之百合科萱草 *Hemerocallis fulva* L. 较相符。

【地方志】 1. 宋·范成大、汪泰亨等《吴郡志·卷三〇·土物下》:"萱草,一名紫萱,又名忘忧草。吴中书生呼为疗结花(《王子年拾遗》)。"

2. 宋·史能之《重修毗陵志·卷一三·土产》:"萱,《诗》云萱草,《本草》云忘忧,《博物志》云萱草忘忧。又名鹿葱。有千叶者,俗呼宜男。"

3. 元·脱因、俞希鲁《至顺镇江志·卷四·土产》:"萱草,花有千叶、单叶,色有红、黄二种。《诗》作谖草。嵇康《养生论》:萱草忘忧。《本草》:根名鹿葱,花名宜男。"

4. 清·何绍章、杨履泰《丹徒县志·卷一七·物产》:"萱,通作蕿,一作蕙,一名忘忧。妊妇佩其花生男,故又名宜男草。晒干为茹,名黄花菜,《康熙志》一曰金针菜。《康熙志》:萱草,一名鹿葱。《留青日札》云:萱叶绿而尖长,鹿葱圆而翠绿;萱叶与花同茂,鹿葱叶枯而后花;萱茎实,而花五六朵节开,鹿葱茎虚,而花五六朵并开于顶;萱六瓣而光,鹿葱七八瓣而斑。本草注:萱即鹿葱,误。今按:二种邑皆有之,货金针菜者,金言有斑纹者食之杀人。《宋氏种植书》亦言:萱,千叶者食之杀人。然则《纲目》谓萱生肥土,则花厚色深,有斑文,起重薹,瘠土所生则否者,盖考之欠审矣。"

参考文献 ▶▶

成分

[1] 杨中铎,等. 中国药物化学杂志,2003,13(1):34

[2] 杨中铎,等. 中国中药杂志,2008,33(3):269

[3] 贺贤国,等. 植物学报,198,24(2):154

[4] 徐国钧,药材学. 第1版,北京:人民卫生出版社,1963:657

[5] Cichewicz, et al. Life Sci, 2004,74(4):1791

[6] 张治雄,等. 中药材,2011,34(9):1371

[7] Yoshikawa K, et al. Phytochemistry, 1994,35(4):1057

[8] Inoue T, et al. Chem Pharm Bull, 1990,38:3187

[9] Konishi T, et al. Phytochemistry, 1996,42(1):135

[10] 洪亚辉,等. 湖南大学学报(自然科学版),2003,29(6):500

药理

[1] Hsieh MT, et al. J Ethnopharmacol, 1996,52(2):71

[2] Dhananjeyan MR, et al. J Med Chem, 2005,48(8):2822

[3] 江苏新医学院. 中药大辞典(下册). 第1版. 上海:上海科技出版社,1977:2327

[4] 季烽,等. 安徽中药志. 合肥:安徽科技出版社,1992:471

76. 紫萁贯众 Zǐ Qí Guàn Zhòng

《中药志》

【异名】 綦、月尔、紫綦、綦蕨、芘萁、紫蕨、迷蕨、蕨萁、大贯众。

【来源】 为紫萁科植物紫萁 *Osmunda japonica* Thunb. 的根茎和叶柄残基。

【原植物】 紫萁，又名薇贯众、大叶狼衣、高脚贯众、水骨菜、白线鸡尾、大木贯众、大叶贯仲、大叶贯众。

多年生草本，高 50～100 cm。根茎短块状。叶丛生，二型，幼时密被绒毛；营养叶三角状阔卵形，顶部以下二回羽头，小羽片披针形，先端稍钝，基部圆楔形，边缘有细锯齿，叶脉叉状分离；孢子叶的小羽片极狭，卷缩成线形，沿主脉两侧密生孢子囊，成熟后枯死，有时在同一叶上生有营养羽片和孢子羽片(图 76-1)。

生于林下、山脚或溪边的酸性土上。分布于甘肃、山东、江苏、安徽、浙江、江西、福建、河南、湖北、湖南、广东、广西、四川、贵州、云南。

本省分布于苏南地区及连云港。

【栽培】 **生长环境** 喜阴湿，怕旱，不耐高温，遮阴可促进萌发生长。以耐酸性强、富含有机质的肥沃土壤为佳。

繁殖方法 根茎繁殖、孢子繁殖。根茎繁殖：挖野生根状茎，茎粗以 0.8～1.0 cm 为宜，尽量带土移栽，栽植时使叶基颈部向上，覆土浇水。孢子繁殖：5 月下旬至 6 月初采收孢子囊，放置 2～3 日后露出孢子，1 周内播种，播前用赤霉素浸泡孢子 1 小时，用脱脂棉直接撒播，用薄膜覆盖，10 日左右孢子萌发，次年秋季株高 15 cm 时移栽。

田间管理 栽植后及时中耕松土，割除影响紫萁生长的草类，遮阴浇水，每年开始采收前 15 日左右加强肥水管理。

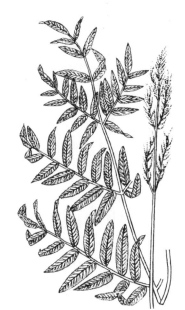

图 76-1 紫萁

病虫害防治 本品无明显病虫害。

【采收加工】 春、秋二季采挖，洗净，除去须根，晒干。

【药材】 紫萁贯众 Osmundae Rhizoma 本省南部山区曾有产。

性状鉴别 略呈圆锥形或圆柱形，稍弯曲，长 10～20 cm，直径 3～6 cm。根茎横生或斜生，下侧着生黑色而硬的细根；上侧密生叶柄残基，叶柄基部呈扁圆形，斜向上，长 4～6 cm，直径 0.2～0.5 cm，表面棕色或棕黑色，切断面有"U"形筋脉纹(维管束)，常与皮部分开。质硬，不易折断。气微，味甘、微涩(图 76-2)。

显微鉴别 1. **叶柄基部横切面** 表皮黄色，多脱落。下皮为 10 余列棕色厚壁细胞组成的环带。内皮层明显。周韧维管束"U"形，韧皮部有红棕色的分泌细胞散在；木质部管胞聚集 8～11 群，呈半圆形排列；维管束凹入侧有厚壁组织。薄壁细胞含淀粉粒(图 76-3)。

2. **根茎横切面** 外侧为厚壁组织，分体中柱 11 个，呈环状排列；维管束周韧型，类圆形或长圆形。其余构造与叶柄基部相似(图 76-4)。

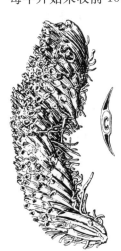

图 76-2 紫萁贯众
药材图

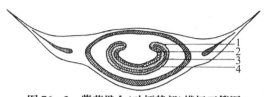

图 76 - 3　紫萁贯众(叶柄基部)横切面简图

1. 内皮层　2. 厚壁组织　3. 木质部　4. 韧皮部

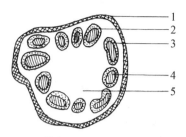

图 76 - 4　紫萁贯众(根茎)横切面简图

1. 厚壁组织　2. 内皮层　3. 韧皮部　4. 木质部　5. 基本组织

理化鉴别　取本品粉末 3 g,加含 1‰ 盐酸的稀乙醇 50 ml,加热回流 1 小时,放冷,滤过,滤液蒸干,残渣加水 30 ml 使溶解,用乙酸乙酯振摇提取 2 次,每次 20 ml,合并乙酸乙酯液,用水洗涤至中性,蒸干,残渣加乙酸乙酯 5 ml 使溶解,加于硅胶柱(160～200 目,2 g,内径为 1.8 cm,干法装柱)上,用乙酸乙酯 10 ml 洗脱,收集洗脱液,蒸干,残渣加甲醇 1 ml 使溶解,作为供试品溶液。另取紫萁酮对照品,加甲醇制成每 1 ml 含 0.2 mg 的溶液,作为对照品溶液。按薄层色谱法试验,吸取上述两种溶液各 5 μl,分别点于同一硅胶 GF$_{254}$ 薄层板上,以石油醚(60～90℃)-乙酸乙酯-甲酸(6:4:0.1)为展开剂,展开,取出,晾干,置紫外光灯(254 nm)下检视。供试品色谱中,在与对照品色谱相应的位置上,显相同颜色的斑点。

品质标志　1. 经验评价　以个大、质坚实、断面棕褐色、须根少、无鳞片者为佳。

2. 含量测定　按醇溶性浸出物测定法热浸法测定,用稀乙醇作溶剂,含醇溶性浸出物不得少于 10.0%。

【成分】　根茎含东北贯众素(dryocrassin)及多种内酯类化合物:紫萁内酯[(4R, 5S)-osmundalactone],5 -羟基- 2 -己烯酸- 4 -内酯[(4R, 5S)-5-hydroxy-2-hexen-4-olide],5 -羟基己酸- 4 -内酯[(4R, 5S)-5-hydroxyhexan-4-olide],3 -羟基己酸- 5 -内酯[(3S, 5S)-3-hydroxyhexan-5-olide][1,2],葡萄糖基紫萁内酯(osmundalin),二氢异葡萄糖基紫萁内酯(dihydroisoomundalin),2 -去氧- 2 -吡喃核糖内酯(2-deoxy-2-ribopyranolactone)[3]。此外,还含有类花楸酸苷(parasorboside),5 -羟基- 3 -(β - D -吡喃葡萄糖氧基)己酸甲酯[methyl(3S,5S)-5-hydroxy-3-(β-D-glucopyranosyloxy)hexa-noate],麦芽酚-β - D -吡喃葡萄糖苷(maltol-β-D-glucopyranoside),5 -羟甲基- 2 -糠醛(5-hydroxymethyl-2-furfural),甘油(glycerin)[3],琥珀酸(succinic acid)[1],尖叶土杉甾酮(ponasterone)A,蜕皮甾酮(ecdysterone),蜕皮素(ecdysone)[4],1,7,9,11 -四羟基- 3 -甲基- 5,6 -二氢萘骈蒽醌{1,7,9,11-tetrahydroxy-3-methyl-5,6-dihydrobenzo[a]tetracene-8,13-dione},(E)- 3,4 -二羟基苯亚甲基丙酮[(E)-3,4-dihydroxybenzalacetone],原儿茶酸(protocatechuic acid)[5]和多糖[6,7]。

【药理】　1. 驱虫作用　紫萁贯众的根茎及叶柄基部的煎剂体外对猪蛔虫头段有抑制和松弛作用,抑制猪蛔虫的活动[1]。提取物能驱除人体肠蠕虫[2]。

2. 抗病毒作用　紫萁贯众水提液稀释后能抵抗 3 型腺病毒对培养的 HeLa 单层细胞的攻击;能抵抗 I 型单纯疱疹病毒对肝癌 Hep G - 2 细胞的攻击[3]。近年来研究发现,紫萁贯众的抗菌、抗病毒药理活性与其中含有的鞣质有关[4]。紫萁贯众水提物具有显著的抗肠道病毒 EV71 的效果,其抑毒指数为 64,该效果为粗体药物中比较难得;另外,水提煮过的效果优于冷处理者;紫萁丙酮提取物具有显著抑制乙肝病毒复制的效果,且半数抑制浓度小于 1:256,效果突出。紫萁水提物对表面抗原和 E 抗原及 DNA 均具有一定的抑制活性,但是活性远不及丙酮提取物[5]。

3. 对凝血系统的影响　家兔口服水提取液,能缩短家兔凝血酶原时间[3]。紫萁提取物有抑制凝血的作用[6]。

4. 抗炎作用　紫萁贯众各极性部位对二甲苯致小鼠耳郭肿胀具有明显抑制作用,但由于给药剂量不同,作用强弱也不同;其中正丁醇高剂量组与乙酸乙酯低剂量组肿胀率最小,抑制作用与阳性对照地塞米松组相近,具有极明显的抗炎作用。而正丁醇低剂量组与石油醚高剂量组对二甲苯致小鼠耳郭肿胀无抑制作用,从而确定正丁醇部位及乙酸乙酯部位为抗炎有效部位[7]。

【炮制】　1.紫萁贯众　取原药材,除去杂质,洗净,润透,切厚片或小块,干燥。

2.紫萁贯众炭　取紫萁贯众块(片),置锅内,用武火炒至表面呈焦黑色、内部呈棕褐色时,喷淋少许清水,熄灭火星,取出凉透。

饮片性状　紫萁贯众参见"药材"项。紫萁贯众炭形如紫萁贯众,表面焦黑色,内部棕褐色,质脆易碎。

贮干燥容器内,紫萁贯众炭摊晾散热,防复燃。

【药性】　苦,微寒,小毒。

【功能】　解毒,祛瘀,止血,杀虫。

【主治】　流感,流脑,乙脑,腮腺炎,痈疮肿毒,麻疹,水痘,痢疾,吐血,衄血,便血,崩漏,带下,蛲虫、绦虫、钩虫等肠道寄生虫病。

【用法用量】　内服:煎汤,3～15 g;或捣汁;或入丸、散。外用:适量,鲜品捣敷;或研末调敷。

【注意事项】　脾胃虚寒者慎服。

【附方】　1.防治脑炎　(紫萁)根 15～30 g,大青叶 15 g。水煎服。(《湖南药物志》)

2.治麻疹、水痘出不透彻　贯众 3 g,赤芍 6 g,升麻 3 g,芦根 9 g。水煎服。(《山东中草药手册》)

3.治便血　贯众炭、地榆炭、槐花炭各等分。共研细粉,每次服 3 g,每日 3 次,黄酒送服。(《山东中草药手册》)

4.治白带　(紫萁)幼嫩根茎(去鳞片)5～6 只,水煎冲白糖服。(《浙江民间常用草药》)

5.驱钩虫　紫萁 6 g,狼毒、百部各 3 g。研末吞服,每日 1 剂。(《浙江民间常用草药》)

6.治瘘管　(紫萁)鲜根茎加米饭捣烂,外敷患处。另取(紫萁)根茎 30 g,加黄酒蒸服。(《浙江民间常用草药》)

7.治脚底组织炎　(紫萁)根茎(去外皮)15 g,加盐捣烂外敷。若已破溃者,加白糖捣烂外敷。(《浙江民间常用草药》)

8.解雷公藤中毒　(紫萁)幼嫩根茎 3～6 g,加冷开水捣汁服。(《浙江民间常用草药》)

9.治劳伤血滞　猫蕨 15 g,泡酒 120 g。每次服 15～30 g。(《贵州民间药物》)

参考文献

成分
[1] Atsushi Numata, et al. Chem Pharm Bull, 1984, 32 (7):2815
[2] Atsushi Numata, et al. C A, 1983,99:3028v
[3] Atsushi Numata, et al. Chem Pharm Bull, 1990, 38 (10):2862
[4] 卫生部药品生物制品检定所,等.中药鉴别手册(第一册).北京:科学出版社,1972:312
[5] 厉博文,等.天然产物研究与开发,2012,24:1214
[6] Genichiro Soma, et al. C A, 1992,116:76349e
[7] Genichiro Soma, et al. C A, 1992,116:248438b

药理
[1] 南京药学院.中草药学(中册).南京:江苏人民出版社,1976:52
[2] 赵勋皋,等.江苏中医,1962,(10):14
[3] 楼之岑,等.常用中药材品种整理和质量研究(北方编第二册).北京医科大学、中国协和医科大学联合出版社,1995:101,104
[4] 戴金凤,等.中草药,1999,30(9):717
[5] 马书太,山东中医杂志,2014,33(8):663
[6] Takashi Akiyama, et al. C A, 1988,109:70438s
[7] 穆丽莎,等.世界中医药,2014,9(3):373

77. 黑三棱 Hēi Sān Léng

《开宝本草》

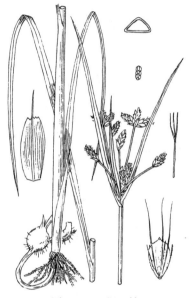

图 77 - 1　荆三棱

【异名】　三棱、泡三棱。

【来源】　为莎草科植物荆三棱 *Scirpus yagara* Ohwi 的块茎。

【原植物】　荆三棱,又名泡三棱、三棱草、京三棱、草三棱、鸡爪棱、石三棱。

多年生草本,高 0.7～1.2 m。根状茎横走,间或有分枝,常膨大,末端具块茎,黑褐色,两头尖,质地轻泡。秆高大粗壮,锐三棱形,直立,光滑。叶互生,窄条形,全缘,先端渐尖,基部鞘状抱茎。复穗状花序,多数花穗于茎顶聚成无梗伞形花丛,花序梗不等长,上具叶状苞片 3～4 枚;小穗长圆形,颖长椭圆形,稍膜质,先端尖,芒状;雄蕊 3,药线形或长圆形;雌蕊花柱长,柱头 2 裂。瘦果三角倒卵形,褐色。花、果期 5～7 月(图 77 - 1)。

生于湖、河浅水中。分布于东北、华北、华中各省及新疆、山东、安徽、江苏、浙江、贵州、云南、台湾。

本省各地有分布。

【栽培】　**生长环境**　喜暖湿润气候,宜在向阳、低湿的环境中生长。对土壤要求不严,可栽种在沟渠、池塘的浅水处,也可栽在水田里。

繁殖方法　块茎繁殖。春季用贮存的块茎或临时挖取的块茎为繁殖材料,按株距 30 cm、穴深约 10 cm 开穴,每穴平放块茎 2～3 个,栽后浇灌清水,经常保持有水。

田间管理　苗齐后,须经常拔除杂草。生长期中追肥 2 次,夯苗后追肥 1 次,以人畜粪水为主,也可施用硫酸铵;5～6 月进行第 2 次追肥,先撒施草木灰或圈肥及过磷酸钙,施后中耕薅到土里,并实行浅水灌溉,切忌断水干旱。

病虫害防治　本品无明显病虫害。

【采收加工】　秋季采挖,除去茎叶,洗净,削去须根,晒干或烘干。

【药材】　黑三棱　Scirpi Yagarae Rhizoma　本省盱眙、江浦、南京市区、江宁、溧阳等地曾有产。

性状鉴别　呈近球形,长 2～3.5 cm,直径 2～3 cm,表面棕黑色,凹凸不平,有少数点状须根痕;去外皮者下端略呈锥形,黄白色或灰白色,有残存的根茎瘢痕及未去净的外皮黑斑,并有刀削痕。质轻而坚硬,难折断,入水中漂浮于水面,少有下沉。碎断面平坦,黄白色或棕黄色。气微,味淡,嚼之微辛、涩。

显微鉴别　1. 块茎横切面　皮层为通气组织,多被削去,偶有残存。近内皮层外侧有 2～3 层厚壁细胞环带,棕色或暗棕色,细胞壁木化。内皮层细胞增厚呈马蹄形。中柱鞘纤维 1 列或成束,与小型维管束相间排列;中柱薄壁细胞类多角形,含微小的淀粉粒,直径不及 1 μm,维管束周木型或

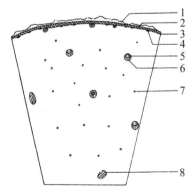

图 77 - 2　黑三棱(块茎)横切面简图

1. 残存皮层　2. 厚壁细胞带
3. 内皮层　4. 纤维束　5. 韧皮部
6. 木质部　7. 分泌细胞　8. 不规则走向维管束

外韧型,在薄壁组织中散有分泌细胞(图77-2)。

2. 粉末 灰棕色。厚壁细胞单个散在,两个并列或成片,黄棕色、绿棕色、黄绿色或淡黄色,多呈长条形,少数类圆形或长圆形,边缘多不规则波状凹凸或有短分枝,有的较平整,非木化或微木化,纹孔细小,孔沟短而密,壁极厚者胞腔不明显。木化薄壁细胞呈类长方形或长椭圆形,两端平钝或斜尖,壁连珠状。导管旁薄壁细胞呈长条形,壁连珠状,微木化。分泌细胞呈类圆形,壁稍厚,内含棕色物。薄壁细胞呈多角形或类圆形,非木化,有的可见纹孔及孔沟。木纤维多成束,黄色,细长,末端渐尖,微木化,孔沟较稀疏。另可见内皮层细胞和梯纹、网纹导管(图77-3)。

品质标志 1. 经验评价 以个大、坚实者为佳。

2. 含量测定 按醇溶性浸出物测定法热浸法测定,用乙醇作溶剂,含醇溶性浸出物不得少于15.0%。

【成分】 块茎中含有芪类化合物:荆三棱素 A(scirpusin A),荆三棱素 B(scirpusin B),白皮杉醇(piceatano),白藜芦醇(reveratrol)[1,2],ε-葡萄糖(ε-glucose);三萜类化合物:白桦酯醇(betulin),羽扇豆醇(lupeol),桦木醛(birch aldehyde),桦木酸(betulinic acid)[3];黄酮类:木犀草素(luteolin),槲皮素(quercetin)[4];内酯类化合物:三棱内酯 B(sparstoloninB)[5],三棱双苯内酯(sanleng diphenyllactone)。此外,还含对羟基桂皮酸(p-

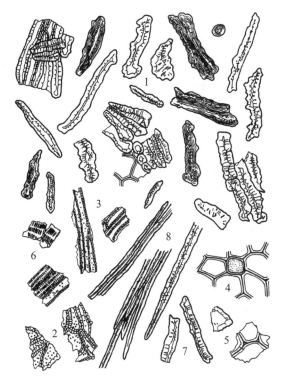

图77-3 黑三棱粉末图

1.厚壁细胞 2.木化薄壁细胞 3.导管旁薄壁细胞 4.分泌细胞 5.薄壁细胞 6.导管 7.内皮层细胞 8.木纤维

hydroxycinnamic acid),β-谷甾醇(β-sitosterol),阿魏酸(ferulic acid),琥珀酸(succinic acid),壬二酸(azelaic acid),二十二烷酸(docosanoic acid),6,7,10-三羟基-8-十八烯酸(6,7,10-trihydroxy-8-octadecenoic acid),4,4-二甲基-1,7-庚二酸(4,4-dimethyl-1,7-pimelic acid),香草酸(vanillic acid),3,5-二羟基-4-甲氧基苯甲酸(3,5-dihydroxy-4-methoxy-benzoic acid),对羟基苯甲醛(p-hydroxybenzaldehyde),原儿茶酸(protocatechuic acid),2,7-二羟基呫吨酮(2,7-dihydroxy xanthone),β-胡萝卜苷(β-daucosterol)等[6]成分。

【药理】 1. 抗炎作用 荆三棱乙酸乙酯溶性部位(AF)能显著提高内毒素血症小鼠存活率,降低血清、肝肺组织炎性因子含量,减轻肺部炎症损伤,从而对抗内毒素血症小鼠的炎症反应[1]。

2. 对心脑血管的作用 荆三棱 AF 部位拮抗脑出血小鼠的继发性炎症损伤,能显著降低脑组织炎性因子的表达,减轻脑出血小鼠的神经功能缺损和脑组织水肿[2]。

3. 抗肿瘤作用 荆三棱中的成分均可显著抑制宫颈癌 Hela 细胞的增殖[3]。

4. 对血液系统的作用 荆三棱乙酸乙酯提取物能显著降低血黏度、延长凝血时间、抑制血小板聚集、降低纤维蛋白原的含量,从而有抗凝血的作用[4]。

5. 抗肝肺纤维化作用 荆三棱提取物均能改善肝纤维化模型大鼠的肝脏组织病理学变化,显著降低血清中 HA、Hyp、MDA 的含量[5]。

【炮制】 1. 黑三棱 取原药材,除去杂质,大小分开,浸泡六七成透时,捞出,闷润至内外湿度一致,切薄片,干燥。生黑三棱行气化滞力强,多用于食积腹胀等症。

2. 醋黑三棱 取净黑三棱片,加米醋拌匀,润透至米醋被吸尽,置锅内用文火加热,炒至色变深,微带焦斑时,取出,放凉。每100 kg 黑三棱片,用米醋15 kg。或取净黑三棱用醋浸1日,蒸半日至透,切片,干燥。每100 kg 黑三棱,用醋25 kg。

3. 麦麸炒黑三棱 取麦麸置锅内,炒至冒烟时,加入净黑三棱片,炒至黄色,取出,筛去麦麸。每10 kg

黑三棱片,用麦麸1 kg。

4. 酒麸制黑三棱　麦麸先置锅内炒热,再加入经水、酒闷4小时的黑三棱片,炒至黄色,取出,筛去麦麸。每100 kg黑三棱片,用酒、麦麸、水各5 kg。

饮片性状　黑三棱参见"药材"项。醋黑三棱形如黑三棱,片面色泽加深,偶见焦黄斑,微有醋气。麦麸炒黑三棱形如三棱,表面黄色,微有焦香气。酒麸制黑三棱形如麸炒三棱,微有酒气。

贮干燥容器内,防霉,防蛀。醋黑三棱、麦麸炒黑三棱、酒麸制黑三棱,密闭,置阴凉干燥处。

【药性】　辛、苦,平。归肝、脾经。

【功能】　祛瘀消癥。

【主治】　血滞经闭,痛经,产后瘀阻腹痛,跌打瘀肿,腹中包块,食积腹痛。

【用法用量】　内服:煎汤,4.5～9 g。

【注意事项】　体虚、血枯经闭及孕妇禁服。

1.《陕甘宁青中草药选》:"脾虚无瘀滞者忌用,孕妇禁用。"

2. 南药《中草药学》:"体虚者忌用。"

【附方】　1. 治闭经腹痛　三棱、莪术、红花、当归、延胡索各9 g。水煎服。(《陕甘宁青中草药选》)

2. 治腹中包块　三棱熬浸膏,每服5～10 ml;或三棱、莪术、鸡内金、生黄芪、党参各9 g,水煎服。(《陕甘宁青中草药选》)

3. 治胸腹胀满,气滞腹痛　三棱、莪术、砂仁、青皮各9 g,甘草3 g。水煎服。(《陕甘宁青中草药选》)

4. 治伤食证　三棱、青皮、神曲、麦芽各9 g。水煎服。(《陕甘宁青中草药选》)

【临床报道】　治疗慢性萎缩性胃炎　124例慢性萎缩性胃炎,随机分两组,对照组服用吗丁啉10 mg/次,3次/日,枸橼酸铋钾颗粒1 g/次,3次/日。观察组在对照组基础上加三棱莪术粉,6个月后观察组总有效率明显高于对照组,患者症状、体征消失,胃镜复查其病变黏膜得到明显改善,范围近乎消失,病理组织检查其腺体萎缩、肠上皮化生和异型增生恢复正常。两者比较差异有统计学意义[1]。

【药论摘录】　1.《开宝本草》:"味苦,平,无毒。主老癖癥瘕结块。"

2.《本草纲目》:"下乳汁。""破气散结,故能治诸病。其功可近于香附而力峻,故难久服。按戴原礼《证治要诀》云:有人病癥癖腹胀,用三棱、莪术,以酒煨煎服之,下一黑物如鱼而愈也。"

【品种沿革】　集解　1.《本草图经》:"今三棱,荆湘江淮水泽之间皆有。叶如莎草,极长,茎三棱如削,大如人指,高五六尺,茎端开花,大体皆如莎草而大,生水际及浅水中。苗下即魁,其傍有根横贯,一根则连数魁,魁上发苗。采时断其苗及横根,形扁长如鲫鱼者,三棱也。根末将尽,一魁未发苗,小圆如乌梅者,黑三棱也。又根之端钩屈如爪者,为鸡爪三棱。皆皮黑肌白而至轻。三者本一物,但力有刚柔,各适其用。因其形为名,如乌头、乌喙,云母、云华之类,本非两物也。今人乃妄以凫茨、香附子为之。又本草谓京三棱,形如鲫鱼,黑三棱形如乌梅而轻。今红蒲根至坚重,刻削而成莫知形体,又叶扁茎圆,不复有三棱处,不知何缘名三棱也。今三棱皆独傍引二根,无直下根。其形大体多亦如鲫鱼。"

2.《本草纲目》:"三棱多生荒废陂池湿地,春时丛生,夏秋抽高茎,茎端复生数叶,开花六七枝,花皆细碎成穗,黄紫色,中有细子。其叶茎花实俱有三棱。"

考证　三棱,始载于《本草拾遗》,涉及的种类较多。《开宝本草》所谓"形如鲫鱼而体重"的为"京三棱",是指黑三棱科植物,而所谓"形如乌梅而体轻"的"黑三棱"是指莎草科植物荆三棱 *Scirpus yagara* Ohwi。《本草纲目》所述及附图亦为本种。

【地方志】　元·张铉《至正金陵新志·卷七·物产》:"京三棱,按《本草》,以上并出江宁。"

参考文献 ▶▶

成分

[1] Nakajima K, et al. Chem Pharm Bull, 1978, 26(10):3050

[2] 康昆,等. 天然产物研究与开发, 2008, 20(4):639

[3] Bajaj B, et al. Journal of Natural Products, 1987, 50:293

［4］张铁军,等. 现代药物与临床,2009,24(1):36

［5］孔丽娟. 南京中医药大学(学位论文),2012

［6］崔晓东,等. 中国药学杂志,2012,47(24):1987

药理

［1］Li P, et al. J Ethnopharmacol, 2014,158(pt A):331

［2］刘杰,等. 中国药学杂志,2015,50(19):1678

［3］Liang QL, et al. Fitoterapia, 2013,84:170

［4］汤雅敏,等. 中国现代中药,2018,20(1):110

［5］Li R, et al. Asian Journal of Pharmacodynamics and Pharmacokinetics, 2009,9(1):63

临床报道

［1］赵刚. 当代医药论丛,2014,12(11):192

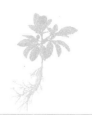

78. 熟地黄 Shú Dì Huáng

《本草图经》

【异名】 熟地。

【来源】 为地黄 *Rehmannia glutinosa* Libosch. 的炮制加工品。

【原植物】 参见"地黄"条。

【采收加工】 秋季采挖,除去芦头、须根及泥沙,依酒炖法炖至酒吸尽,取出,晾晒至外皮黏液稍干时,切厚片或块,干燥;或依蒸法蒸至黑润,取出,晒至约八成干时,切厚片或块,干燥。

【药材】 熟地黄 Rehmanniae Radix Praeparata 本省淮河以北地区有栽培。

性状鉴别 为不规则的块片、碎块,大小、厚薄不一。表面乌黑色,有光泽,黏性大。质柔软而带韧性,不易折断,断面乌黑色,有光泽。气微,味甜。

理化鉴别 取本品粉末 1 g,加 80% 甲醇 50 ml,超声处理 30 分钟,滤过,滤液蒸干,残渣加水 5 ml 使溶解,用水饱和正丁醇振摇提取 4 次,每次 10 ml,合并正丁醇液,蒸干,残渣加甲醇 2 ml 使溶解,作为供试品溶液。另取毛蕊花糖苷对照品,加甲醇制成每 1 ml 含 1 mg 的溶液,作为对照品溶液。按薄层色谱法试验,吸取供试品溶液 5 μl、对照品溶液 2 μl,分别点于同一硅胶 G 薄层板上,以乙酸乙酯-甲醇-甲酸(16∶0.5∶2)为展开剂,展开,取出,晾干,用 0.1% 的 2,2-二苯基-1-苦肼基无水乙醇溶液浸渍,晾干。供试品色谱中,在与对照品色谱相应的位置上,显相同的颜色斑点。

品质标志 1. 经验评价 以块根肥大、软润、内外乌黑有光泽者为佳。

2. 含量测定 按水溶性浸出物测定法冷浸法测定,含水溶性浸出物不得少于 65.0%。按高效液相色谱法测定,含毛蕊花糖苷($C_{29}H_{36}O_{15}$)不得少于 0.020%。

【成分】 熟地黄含环烯醚萜类成分:益母草苷(leonuride), 桃叶珊瑚苷(aucubin),梓醇(catalpol),地黄苷(rehmannioside)A、B、C、D,美利妥双苷(melittoside)[1],地黄素(rehmaglutin)A、D,地黄氯化臭蚁醛苷(glutinoside)[2],rehmapicroside,rehmaionosides A、B、C;单萜类成分:紫罗兰酮苷(ionone glucosides),单萜苷(monoterpene glucoside)I[3],焦地黄素(jioglutin)A、B、C,焦地黄内酯(jioglutolide),焦地黄呋喃(jiofuran)[2],地黄苦苷元(rehmapicrogenin),三羟基-β-紫罗兰酮(trihydroxy-β-ionone),二羟基-β-紫罗兰酮(dihydroxy-β-ionone);倍半萜类成分:1-(4-甲基-2-呋喃基)-2-(5-甲基-5-乙烯基-2-四氢呋喃基)-1-丙酮[1-(4-methyl-2-furanyl)-2-(5-methyl-5-ethenyl-2-tetrahydrofuranyl)-propan-1-one][4]。

【药理】 1. 抗骨质疏松作用 熟地灌胃能够增加去势大鼠体质量,对去卵巢大鼠骨质疏松有一定的治疗作用[1]。熟地可抑制去卵巢模型大鼠的骨吸收,延缓去卵巢大鼠骨丢失,对大鼠骨质疏松的发展有防治作用[2]。熟地、鳖甲含药血清可通过提高大鼠成骨细胞的增殖潜能而起骨保护作用的[3]。熟地、鳖甲含药血清及系膜细胞上清液可上调大鼠成骨细胞骨钙素基因表达,增加骨钙素分泌量[4]。

2. 对血液系统的影响 熟地水煎剂(RGD)、熟地多糖(RGP)、熟地非多糖(RGNP)灌胃对正常小鼠外周血象无影响,对环磷酰胺造成的血虚模型小鼠,RGP 与 RGD 有改善外周血象作用,RGNP 仅对白细胞(WBC)有升高作用。RGP 与 RGNP 均可对抗环磷酰胺所致小鼠 WBC 下降。但 RGP 作用优于 RGNP[5]。熟地能增加猕猴细胞免疫功能和红细胞膜的稳定性,熟地还有促进凝血的功用[6]。

3. 抗衰老、抗氧化作用 熟地的氯仿及乙醇提取液均能提高半乳糖致衰老模型小鼠脑组织中一氧化氮合酶和超氧化物歧化酶(SOD)的活性,使一氧化氮含量增加[7]。熟地提取液灌胃延长小鼠游泳至力竭所需的时间,肝脏组织 SOD 活性提高[8]。

4. 其他作用　熟地水提物给己烯雌酚诱导的银屑病模型小鼠灌胃,能抑制上皮细胞有丝分裂[9]。熟地水煎液含药血清上调培养的人脐静脉内皮细胞表达红细胞生成素,对血管内皮细胞有促增殖作用[10]。

大剂量熟地给小鼠灌胃,使之产生进食量减少、腹泻等症状,抗应激能力和胃排空速度也下降,符合模拟食滞脾虚模型的要求[11]。

【炮制】　1. 蒸熟地黄　取净生地黄,置木甑、笼屉或其他适当容器内,加热蒸至内外黑润为度,取出,晒至八成干,切厚片,干燥。

2. 酒熟地黄　取净生地黄,用黄酒拌匀,置炖药罐内,密闭,隔水加热炖透或置适宜容器内蒸透至表面黑润,至黄酒完全被吸尽,取出,晒至外皮稍干时,切厚片,干燥。每 100 kg 生地黄,用黄酒 30～50 kg。

3. 姜制熟地黄　取生姜洗净捣成绒后,加水 5 kg,久擂成汁,取姜汁倒入缸内加砂仁末、白酒及熟地汁,用木棒搅匀,随即将晒干的熟地黄放入缸内,反复翻动,拌匀,使辅料卤满地黄后,再将其放入甑内蒸 4 小时,至色黑,味甜如饴,有浓厚的香气时为度;取出晒干或微火烘干。每 100 kg 生地黄,用白酒 5 kg、生姜 3 kg(加水 5 kg)、砂仁粉 1 kg、熟地汁 10 kg。

4. 砂仁制熟地黄　取净生地黄,加入黄酒,砂仁粉拌匀,装铜罐或其他适宜容器内,密闭,以武火加热,隔水炖约 48 小时,至内外漆黑,发空为度,取出,晾至八成干,切厚片,干燥。每 100 kg 生地黄,用黄酒 30～50 kg、砂仁粉 1 kg。

5. 熟地黄炭　取熟地黄片置锅内,用武火炒至发泡鼓起,表面焦黑色,内部焦褐色,喷淋清水少许,再炒至水气逸尽,置适宜容器内,密盖,灭尽火星,取出,晾干凉透。

饮片性状　蒸熟地黄参见"药材"项。酒熟地黄形如蒸熟地黄,略具酒气。姜地黄形如蒸熟地黄,味甜如饴,有浓厚的香气。砂仁制熟地黄形如蒸熟地黄,色漆黑。熟地黄炭形如蒸熟地黄,表面焦黑色,有光泽,体质轻松鼓胀,外皮焦脆,中部有蜂窝状裂隙,有焦甜味。

贮干燥容器内,熟地黄各种炮制品密闭,置阴凉干燥处,防霉、防蛀。熟地黄炭散热防复燃。

【药性】　甘,温。归肝、肾经。

【功能】　补血滋阴,益精填髓。

【主治】　血虚萎黄,眩晕心悸,月经不调,崩漏不止,肝肾阴亏,潮热盗汗,遗精阳痿,不育不孕,腰膝酸软,耳鸣耳聋,头目昏花,须发早白,消渴,便秘,肾虚喘促。

【用法用量】　内服:煎汤,10～30 g;或入丸、散;或熬膏,或浸酒。

【注意事项】　脾胃虚弱、气滞痰多、腹满便溏者禁服。

【附方】　1. 调益荣卫,滋养气血,治冲任虚损,月水不调,脐腹疞痛,崩中漏下,血瘕块硬,发歇疼痛,妊娠宿冷,将理失宜,胎动不安,血下不止及产后乘虚,风寒内搏,恶露不下,结生瘕聚,少腹坚痛,时作寒热　当归(去芦,酒浸,炒)、川芎、白芍药、熟干地黄(酒洒,蒸)各等分。上为粗末,每服三钱,水一盏半,煎至八分,去渣热服,空心食前。(《太平惠民和剂局方》四物汤)

2. 治血弱阴虚不能养心,致心火旺,阳火盛,偏头肿闷,瞳子散大,视物则花　熟地黄一两,五味子、枳壳(炒)、甘草(炙)各三钱。上为细末,炼蜜和丸。每服一百丸,食远清茶送下,日进三服。忌食辛辣物而助火邪,及食寒冷物损胃气,药不能上行也。(《银海精微》)

3. 治男妇精血不足,营卫不充等患　大怀熟地(取味极甘者,烘晒干以去水气)八两,沉香一钱(或白檀香三钱亦可),枸杞(用极肥者,亦烘晒,以去润气)四两。每药一斤,可用高烧酒十斤浸之,不必煮,但浸十日之外,即可用。凡服此者,不得过饮,服完又加酒六七斤,再浸半月,仍可用。(《景岳全书》地黄醴)

4. 治气短似喘,呼吸促急,提不能升,咽不能降,气道噎塞,势极垂危者　熟地黄七八钱,甚者一二两,炙甘草二三钱,当归二三钱。水二盅,煎八分,温服。(《景岳全书》贞元饮)

5. 平补,益颜色,填骨体,去劳倦膈热、咯血等疾　熟干地黄十两(温汤洗过,焙干,秤),枸杞子五两(拣择净洗,焙干,秤),肉桂半两(不见火,去粗皮)。上件先将熟干地黄、枸杞子二味捣为细末,别捣桂为细末,一处拌匀,炼蜜为丸如梧桐子大。每服三十丸至五十丸,空心食前用温酒或温熟水下,日二服。常服。(《普济方》引《卫生家宝》熟干地黄丸)

6. 治电光性眼炎 将熟地洗净切片,每片约 2 mm 厚薄,4 片。患者平卧,头后仰,将熟地片贴在眼上,约 2 分钟换 1 次,轮流重复使用。[《新中医》,1979 年,(5):41]

【临床报道】 1. 治疗再生障碍性贫血 用熟地多糖口服液联合康力龙治疗慢性再生障碍性贫血患者 34 例,疗程 3 个月,同时和 17 例单用康力龙的病例作对比,结果:治疗组总有效率为 85.3%,对照组为 58.8%。两组比较有显著性差异($P < 0.05$)。治疗组症状改善明显较对照组快,症状积分两组比较,有显著性差异($P < 0.01$)。治疗组治疗 3 个月后外周血细胞明显升高,和治疗前比较有显著性差异($P < 0.01$)[1]。

2. 治疗中晚期食管癌化疗损伤 用熟地多糖口服液(RGP)治疗中晚期食管癌化疗损伤患者 30 例,并与贞芪扶正冲剂治疗 15 例做比较,对外周血象的影响治疗组优于对照组,提示熟地多糖口服液对中晚期食管癌化疗损伤具有一定的防护作用。RGP 可对抗环磷酰胺所致小鼠 WBC 下降,对骨髓有明显保护作用[2]。

【药论摘录】 1.《珍珠囊》:"大补血虚不足,通血脉,益气力。"

2.《医学启源》:"气寒,味苦。《主治秘要》云:性温,味苦、甘,气薄味厚,沉而降,阴也。又云:苦,阴中之阳。虚损血衰之人须用,善黑须发。《主治秘要》云其用有五:益肾水真阴一也,和产后气血二也,去脐腹急痛三也,养阴退阳四也,壮水之源五也。"

3. 王好古:"主坐而欲起,目䀮䀮无所见。"(引自《本草纲目》)

4.《本草纲目》:"填骨髓,长肌肉,生精血。补五脏内伤不足,通血脉,利耳目,黑须发,男子五劳七伤,女子伤中胞漏,经候不调,胎产百病。"

5.《本草汇言》:"(熟地)入少阴肾经,为阴分之药,宜熟而不宜生。是以阴虚不足,血气有亏,情欲斫丧,精髓耗竭,肾水干涸,或血虚劳热,或产后血分亏损,或大病之后足膝乏力,诸证当以补血滋阴、益肾填精之剂,熟地黄足以补之。"

6.《本草从新》:"滋肾水,封填骨髓,利血脉,补益真阴,聪耳明目,黑发乌须。又能补脾阴,止久泻。治劳伤风痹,阴亏发热,干咳痰嗽,气短喘促,胃中空虚觉馁,痘证心虚无脓,病后胫股酸痛,产后脐腹急疼,感证阴亏,无汗便秘,诸种动血,一切肝肾阴亏,虚损百病,为壮水之主药。"

7.《本草正义》:"凡津枯血少,脱汗失精,及大脱血后,产后血虚未复等证,大剂(熟地)频投,其功甚伟,然黏腻浊滞,如大虚之体服之,亦碍运化,故必胃纳尚佳,形神未萎者,方能任受,不然,则室滞中州,必致胀闷,虽有砂仁拌蒸,亦属无济,则中气太弱,运动无权之弊也。近世遂有再用砂仁末,拌炒成炭,专为此种虚证设法者,则真是无可奈何之作为。虽曰费尽心机,亦属矫揉造作,其亦思其功力之果何如耶。"

参考文献 ▶▶

成分
[1] 大盐春治,等.生药学杂志(日),1981,35(4):291
[2] Moroto T, et al. Phytochemistry, 1989,28(9):2385
[3] Yoshikawa M, et al. CA, 124:261483
[4] Oshima Y, et al. CA, 119:68108

药理
[1] 欧莉,等.中国药理学与毒理学杂志,2013,27(3):363
[2] 邢国胜,等.第十四届全国中西医结合骨伤科学术研讨会,广州,2006
[3] 林日阳,等.北京中医药大学学报,2012,35(3):194
[4] 林日阳,等.中国组织工程研究,2012,16(20):3725

[5] 黄霞,等.中成药,2002,24(2):111
[6] 王林嵩,等.河南医学研究,1994,3(1):40
[7] 张鹏霞,等.中国老年学杂志,1999,19(3):174
[8] 舒耀,等.右江医学,2009,37(5):529
[9] 王槐三,等.中国皮肤性病学杂志,1995,9(2):77
[10] 祝慧凤,等.国际血瘀证及活血化瘀研究学术大会—中西医结合防治循环系统疾病高层论坛,2007
[11] 赵劲风,等.中国现代医学杂志,1999,9(2):39

临床报道
[1] 曹道俊,等.辽宁中医杂志,2005,32(12):1317
[2] 刘超,等.河南中医,2009,29(11):1071

79. 薤白 Xiè Bái

《本草图经》

【异名】 薤根、藠子、野蒜、小独蒜、薤白头。

【来源】 为百合科植物小根蒜 *Allium macrostemon* Bge.、薤 *Allium chinense* G. Don 的鳞茎。

【原植物】 1. 小根蒜 又名菜芝、祥谷菜、小根菜、子根蒜、团葱。

多年生草本,高 30～60 cm。鳞茎近球形,直径 0.7～1.5 cm,旁侧常有 1～3 个小鳞茎附着,外有白色膜质鳞被,后变黑色。叶互生;叶苍绿色,半圆柱状狭线形,中空,先端渐尖,基部鞘状抱茎。花茎单一,直立,伞形花序顶生,球状,下有膜质苞片,卵形,先端长尖;有的花序只有很少小花,而间以许多肉质小珠芽,甚则全变为小株芽;花被片 6,粉红色或玫瑰红色;雄蕊 6,比花被长,花丝细长,下部略扩大;子房上位,球形。蒴果倒卵形,先端凹入。花期 5～6 月,果期 8～9 月(图 79-1)。

生于山坡、丘陵、山谷或草地。分布于除新疆、青海外的全国各省。

本省各地有分布。

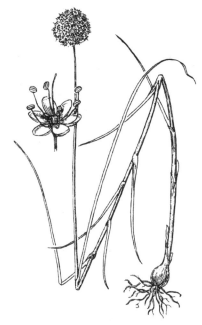

图 79-1 小根蒜

2. 薤 又名藠头、火葱、鸿荟、荞头。

与上种相似。主要区别为:鳞茎数枚聚生,狭卵状,直径 1～1.5 cm;鳞茎外皮白色或带红色,膜质,不破裂。叶基生,2～5 枚;具 3～5 棱的圆柱状,中空,近与花葶等长。

花葶侧生,圆柱状,总苞膜质,2 裂,宿存,伞形花序半球形,松散,花梗为花被的 2～4 倍长,具苞片;花淡紫色至蓝紫色,花被片 6,宽椭圆形至近圆形,钝头;花丝为花被片的 2 倍长,仅基部合生并与花被贴生,内轮的基部扩大,两侧各具 1 齿,外轮的无齿;子房宽倒卵形,基部具 3 个有盖的凹穴;花柱伸出花被。花、果期 10～11 月(图 79-2)。

生于山坡、路旁杂草中。分布于安徽、浙江、福建、广东等省,长江流域和南部各省广泛栽培,鳞茎多供食用。

本省分布于苏州。

【栽培】 生长环境 喜较温暖湿润气候。以疏松肥沃、富含腐殖质、排水良好的壤土或沙质壤土栽培为宜。

繁殖方法 鳞茎繁殖。春季或秋末挖取鳞茎,大的留供药用,小的留作繁殖材料。8～9 月在整好的畦上按行距 20～25 cm,穴距 8～10 cm 开穴,每穴栽鳞茎 3～5 个,芽嘴向上,施人畜粪水,盖草木灰,覆土厚 3 cm。

田间管理 栽后中耕除草 3 次,第 1 次在苗出齐后,第 2、3

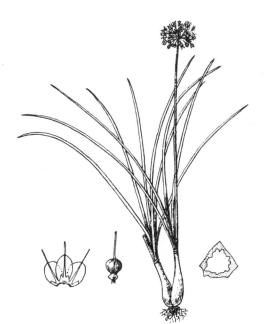

图 79-2 藠头

次在2、4月进行,并稍加培土。在第1、2次中耕除草后,施人畜粪水。

【采收加工】 夏、秋二季采挖,洗净,除去须根,蒸透或置沸水中烫透,晒干。

【药材】 薤白 Allii Macrostemonis Bulbus 本省各地均有产。

图79-3 薤白药材图

性状鉴别 1. 小根蒜 呈不规则卵圆形,高0.5～1.5 cm,直径0.5～1.8 cm。表面黄白色或淡黄棕色,皱缩,半透明,有类白色膜质鳞片包被,底部有突起的鳞茎盘。质硬,角质样。有蒜臭,味微辣(图79-3)。

2. 薤 呈略扁的长卵形,高1～3 cm,直径0.3～1.2 cm。表面淡黄棕色或棕褐色,具浅纵皱纹。质较软,断面可见鳞叶2～3层。嚼之黏牙。

显微鉴别 粉末 黄白色。

(1) 小根蒜:具较老的鳞叶外表皮细胞,细胞壁稍连珠状增厚。鳞叶内表皮细胞呈类长方形,长68～197 μm,宽29～76 μm,细胞排列紧密。草酸钙柱晶多见,长(7)～17～29 μm。气孔少见,多为不定式,副卫细胞4个。螺纹导管直径12～17 μm(图79-4)。

(2) 薤:鳞叶外表皮细胞,细胞壁无明显增厚。鳞叶内表皮细胞较大,长258～668 μm。

理化鉴别 取本品粉末4 g,加正己烷20 ml,超声处理20分钟,滤过,滤液挥干,残渣加正己烷1 ml使溶解,作为供试品溶液。另取薤白对照药材4 g,同法制成对照药材溶液。按薄层色谱法试验,吸取上述两种溶液各10 μl,分别点于同一硅胶G薄层板上,以正己烷-乙酸乙酯(10:1)为展开剂,展开,取出,晾干,喷以10%硫酸乙醇溶液,在105℃加热至斑点显色清晰,置紫外光灯(365 nm)下检视。供试品色谱中,在与对照药材色谱相应的位置上,显相同颜色的荧光斑点。

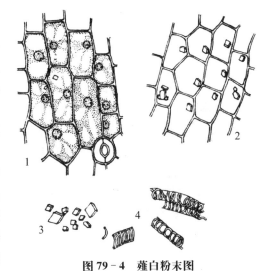

图79-4 薤白粉末图

1.表皮细胞及气孔 2.较老的表皮细胞 3.草酸钙柱晶 4.导管

品质标志 1. 经验评价 以个大、饱满、质坚、黄白色、半透明者为佳。

2. 含量测定 按醇溶性浸出物测定法热浸法测定,用75%乙醇作溶剂,含醇溶性浸出物不得少于30.0%。

【成分】 1. 小根蒜 鳞茎含呋甾烷醇型皂苷:薤白苷(macrostemonoside)A、D、E、F[1,2]、G、H、I、J、K、L[3~6],异菝葜皂苷元-3-O-β-D-吡喃葡萄糖基(1→2)-β-D-吡喃半乳糖苷[smilagenin-3-O-β-D-glucopyranosyl(1→2)-β-D-galactopyranoside][7]。含挥发油,具特异臭气的为19种含硫化合物,主要有甲基丙基二硫化物(methylpropyl disulfide),丙基异丙基二硫化物(propylisopropyl disulfide),二甲基二硫化物(dimethyl disulfide)等二硫化合物;二甲基三硫化物(dimethyl trisulfide),甲基丙基三硫化物(methylpropyl trisulfide)等三硫化合物;二甲基四硫化物(dimethyltetrasulfide)等四硫化合物;1,3-二噻烷(1,3-dithiane),4-甲基-1,2,3-三噻烷(4-methyl-1,2,3-trithiane),3,5-二甲基-1,2,4-三噻烷(3,5-dimethyl-1,2,4-trithiane),5-甲基-1,2,3,4-四噻烷(5-methyl-1,2,3,4-tetrathiane)等噻烷衍生物及烯丙基异丙基硫醚{3-[(1-methyl ethyl)thio]-1-propene},2,2-双(甲硫基)丙烷[2,2-bis(methylthio)propane],2,4-二甲基噻吩(2,4-dimethyl thiophene)[8]。

2. 薤 鳞茎含酪胺衍生物:N-(对反式香豆酰基)酪胺[N-(p-trans-coumaroyl)tyramine],N-(对顺式香豆酰基)酪胺[N-(p-cis-coumaroyl)tyramine],N-反式-阿魏酰基酪胺(N-trans-feruloyl tyramine)[9];甾体皂苷类:chinenoside Ⅱ、Ⅳ、Ⅴ、Ⅵ等多个[10],薤白皂苷(xiebai-saponin)Ⅰ等拉肖皂苷元(laxogenin)的皂苷;呋甾烷醇型皂苷薤白苷A、F[3];查耳酮化合物:异甘草苷元(isoliquiritigenin)及其葡萄糖苷[11]。

【药理】 1. 保护血管内皮功能、抗心血管病变 预防性给予薤白,治疗络气郁滞型血管内皮功能障碍模型大鼠,能使模型大鼠一氧化氮明显升高,内皮素明显降低,GRP78蛋白的表达明显减弱。提示薤白可通过抑制内质网的应激,防止内皮细胞损伤,有保护血管内皮细胞的功能[1]。束缚应激所致的抑郁状态可导致大鼠血管内皮结构和分泌功能损伤。薤白提取物可有效保护血管结构和功能,调节主动脉 5－HT1D 和 5－HT2A 受体基因和蛋白表达,通过增强介导舒血管作用的 5－HT1D mRNA 和蛋白表达,抑制介导缩血管作用的 5－HT2A mRNA 和蛋白表达,从而对抑郁状态的大鼠血管内皮功能发挥保护作用[2]。用高 L－蛋氨酸复制大鼠血管内皮损伤,并附以束缚法,制备气滞证动物模型。应用 RT－PCR 技术和 NCBI 提供的 SAGE(serial analysis of gene expression)数据库及在线工具分析,发现与模型组相比,薤白组与炎症相关的环氧化酶－2、环氧化酶－1、氧化应激相关的诱导型一氧化氮合酶、血管舒缩相关的内皮素转换酶(ECE)、内皮型一氧化氮合酶的基因表达降低,抗氧化相关的超氧化物歧化酶(SOD)的基因表达增加,能够改善血管病变时基因表达谱的异常,从而起到保护血管内皮的作用[3]。以基于核磁共振技术的代谢组学结合多变量数据分析方法研究薤白对急性或慢性心肌缺血大鼠代谢网络变化的影响,发现薤白预处理,可以有效地抑制急、慢性心肌缺血损伤,其具体作用途径可能是改变能量供应的方式,调节氨基酸代谢,改善 Ca^{2+} 超载,抑制 p38MAPK 的活性等[4]。在离体兔主动脉条实验中,薤白能舒张用氯化钙、高钾和去甲肾上腺素收缩的兔主动脉条,使去甲肾上腺素、氯化钾、氯化钙的剂量-效应曲线非平行右移,最大效应降低。薤白松弛血管平滑肌的作用不依赖于阻断 α 受体或 β 受体,而是通过阻断钙通道实现的,可能是无选择性阻断电位依赖性钙通道和受体操纵性钙通道。因此,薤白的扩血管机制与其阻断钙通道的作用有关[5]。

2. 影响凝血系统功能 薤白乙醇提取液拌入饲料喂兔,使得兔血浆中 PGE_1 含量有明显升高,而 PGE_1 可增加血小板内 cAMP 水平,抑制血小板合成 TXA_2,抑制血小板聚集[6]。薤白单体化合物 1、4、6 呈剂量依赖性抑制血小板 CD40L 的表达,并明显抑制 ADP 诱导的血小板与中性粒细胞之间的黏附。提示薤白皂苷化合物可能具有抗血小板相关炎症的作用[7]。薤白不同溶剂提取物能显著延长小鼠凝血时间,提高胶原蛋白-肾上腺素血栓模型小鼠的恢复率,提示薤白提取物有抑制凝血、抗血栓形成的作用[8]。

3. 抗抑郁作用 薤白总苷能显著降低行为绝望抑郁模型小鼠的悬尾和游泳不动时间,能降低利血平抑郁模型小鼠眼睑下垂得分,显著改善体温下降情况,减少慢性不可预见性刺激抑郁模型大鼠的游泳不动时间,还可以明显改善模型大鼠脑匀浆中的单胺类神经递质 5－HT、NE、DA 等含量,以及皮质酮(CORT)、促肾上腺皮质激素(ACTH)水平,提高机体免疫功能,且对胸腺、脾脏、肾上腺、下丘脑神经细胞的病变情况均有明显的改善作用[9]。

4. 平喘作用 薤白提取物使哮喘豚鼠血清中的 IL－6、TXB_2 的水平降低,而 6－Keto－$PGF_{1\alpha}$ 水平上调,并且 TXB_2/6－Keto－$PGF_{1\alpha}$ 的比值下降,可能是通过抑制炎症反应、缓解慢性炎症,进而缓解支气管平滑肌的痉挛,达到平喘的作用[10]。采用组胺致离体豚鼠气管片收缩模型,发现薤白皂苷部位具有显著的平喘作用,是薤白平喘有效部位[11]。

5. 抗肿瘤作用 薤白挥发油体外抑制胃癌细胞 SGC－7901 生长,诱导细胞凋亡,并提高胃癌细胞中 p53 蛋白的阳性率[12]。薤白挥发油能够明显抑制体外培养的肉瘤 S_{180} 和肝癌 H_{22} 细胞生长,而且对荷 S_{180} 和 H_{22} 小鼠的肿瘤生长有明显的抑制作用,能够破坏细胞核、细胞器,直接杀伤肿瘤细胞,并促进细胞 $wtp53$ 基因 mRNA 的表达,诱导细胞凋亡[13]。腹腔注射给予薤白挥发油,能够明显抑制小鼠体内 S_{180} 肿瘤的生长,使荷瘤小鼠的脾脏指数明显增加,巨噬细胞吞噬率明显增强,脾细胞增殖指数明显升高[14]。

薤白多糖纯化组分 AMP40－2 体外对人肺癌细胞 A549 的生长具有一定的抑制作用。薤白多糖 AMP40－1、AMP40－2 能不同程度地抑制人胃癌细胞 BGC－823 细胞的增殖。薤白多糖 AMP40－2 对大鼠嗜铬细胞瘤 PC12 细胞具有一定的促分化作用[15]。细胞实验结果显示,薤白多糖 AMP80－1 对人胃癌细胞 BGC－823 生长存在一定的抑制作用[16]。

薤白总皂苷有显著的抑制宫颈癌 HeLa 细胞增殖和诱导凋亡的作用,其作用机制可能与其降低 HeLa 细胞线粒体膜电位、上调 Bax mRNA 表达、下调 $Bcl-2$ mRNA 表达和 $Bcl-2$、Bax 的比值以及增强 Caspase-9、Caspase-3 的活性有关[17]。

6. 抗氧化作用 薤白原汁灌胃,能显著提高白酒造成的氧应激态大鼠血清 SOD 活性,并能明显抑制应激态大鼠过氧化脂质(LPO)的形成[18]。以薤白鳞茎测定其总皂苷还原力和抗亚油酸脂质体氧化能力等,发现薤白鳞茎中的总皂苷随着浓度的增加,其抗氧化能力呈逐渐增强的趋势[19]。薤白多糖 AMP40 在清除羟基自由基、超氧阴离子自由基等抗氧化评价体系中,比薤白多糖 AMP60 及薤白多糖 AMP80 具有更强的清除自由基活性[20]。

7. 抑菌作用 薤白抑菌物质对供试菌的抑菌效果大小顺序为:大肠埃希菌>金黄色葡萄球菌>青霉>酵母菌>黑曲霉。温度和 pH 对薤白醇提物抑菌效力有一定影响。K^+ 对薤白抑菌物质的抑菌效果影响较小,Mg^{2+}、Ca^{2+}、Zn^{2+} 二价阳离子,Fe^{3+} 三价金属阳离子对其抑菌效果有一定影响,其中三价金属阳离子(Fe^{3+})对其影响最大[21]。

8. 其他作用 采用碳粒廓清法及淋巴细胞介导红细胞溶血的实验研究,结果表明,薤白能增加脾脏、胸腺的重量,增加碳粒廓清指数 K 及吞噬指数 α 等。提示薤白既可以促进单核巨噬细胞的吞噬功能,还能提高机体的特异性免疫功能[22]。在细胞增殖活力、细胞间质细胞表型 Fibronectin-EDA(Fn-EDA)蛋白表达等实验中,瓜蒌和瓜蒌薤白汤对 TGF - β1 诱导的 A549 肺细胞纤维化具有一定抑制作用,抑制程度的强弱顺序为瓜蒌薤白汤>瓜蒌>薤白[23]。预先灌胃薤白多糖 AMP40,可以抑制急性化学性肝损伤模型小鼠血清中谷丙转氨酶(ALT)和谷草转氨酶(AST)活性的升高,同时能使小鼠肝脏中 SOD 活性、CAT 活性、GSH 活性以及 T - AOC 水平显著增加,而 MDA 含量显著减少[20]。

【炮制】 取原药材,除去杂质及须根、僵黑粒,筛去皮膜;或取鲜薤白蒸至圆气透心为度,干燥,除去散碎外膜。

饮片性状 薤白参见“药材”项。

贮干燥容器内,置于通风干燥处,防蛀。

【药性】 辛、苦,温。归肺、心、胃、大肠经。

【功能】 理气宽胸,通阳散结。

【主治】 胸痹心痛彻背,胸脘痞闷,咳喘痰多,脘腹疼痛,泄痢后重,白带,疮疖痈肿。

【用法用量】 内服:煎汤,5～10 g,鲜品 30～60 g;或入丸、散,亦可煮粥食。外用:捣敷;或捣汁涂。

【注意事项】 阴虚及发热者慎服。

【附方】 1. 治胸痹之病,喘息咳唾,胸背痛,短气,寸口脉沉而迟,关上小紧数 栝蒌实(捣)一枚,薤白半升,白酒七升。上三味,同煮,取二升。分温再服。(《金匮要略》栝蒌薤白白酒汤)

2. 治胸痹不得卧,心痛彻背者 栝蒌实(捣)一枚,薤白三两,半夏半升,白酒一斗。上四味,同煮,取四升。温服一升,日三服。(《金匮要略》栝蒌薤白半夏汤)

3. 治天行干呕若哕,手足逆冷 薤白(切)一升,香豉一升,白米四合。上三味,以水一升,煮豉一沸,漉去滓,下薤及米,煮为稀粥,进两碗良。(《外台秘要》引《急救方》薤豉粥)

4. 治老人脾胃虚冷,泄痢,水谷不分 薤白一握(切),粳米四合,葱白三茎(细切)。上相合,作羹,下五味椒、酱、姜,空心食。(《安老怀幼书》白粥方)

5. 治奔豚气痛 薤白捣汁饮之。(《肘后方》)

6. 治软疖 薤白、淡豆豉各等分。上二味共舂作饼掩之,留疮口泄气。(《卫济宝书》)

7. 治扭伤肿痛 鲜薤白和红酒糟捣烂敷患处。(《福建药物志》)

8. 治头痛、牙痛 鲜薤白、红糖各 15 g。捣烂敷足掌心。(《福建药物志》)

【临床报道】 防治动脉粥样硬化:用薤白提取物胶丸(每丸 0.25 g)口服,每次 1～2 丸,每日 3 次,连服 4 周为 1 个疗程,共观察原发性高脂血症患者 55 例,分别测定服药前后血清总胆固醇、三酰甘油、β-脂蛋白,部分患者测定过氧化脂质、血小板聚集率、6-酮-前列腺素 F1α(6 - keto - PGF1α)、血栓素 B_2(TXB₂)。结果有 41 例患者血清总胆固醇降低,服药前为(6.99±0.7)mmol/L,服药后为(6.06±0.97)mmol/L,$P <$ 0.001,有效率为 74%;43 例患者三酰甘油降低,服药前为(2.24±1.02)mmol/L,服药后为(1.40±0.84)mmol/L,$P <$ 0.001,有效率为 78%,个别患者下降幅度达 2.18 mmol/L,β-脂蛋白服药前后无明显改善。13 例患者测定血清过氧化脂质均有不同程度下降,平均值服药前为 5.55,服药后为 4.10,平均下降 1.45,P

<0.01,服药前后有明显差异,8 例患者测定 6 - keto - PGF1α 和 TXB$_2$,服药后 6 - keto - PGF1α 均有所提高,服药前为 1 269.16±379.36,服药后为 3 173.66±388.32,平均增高达 1.5 倍;TXB$_2$ 服药后有所抑制,服药前为 233.8±147.05,服药后为 167.2±120.26,平均下降 66.6%[1]。另有报道,用长梗薤白提取物胶丸(每丸 0.25 g,相当于生药 6.1 g),每次口服 2 丸,每日 3 次,4 周为 1 个疗程,共观察原发性高脂血症 132 例,比较服药前后血浆总胆固醇、β脂蛋白、血浆 6 - keto - PGF1α 的变化,$P<0.001$;血小板聚集率服药前后对比 $P<0.01$,表明该药有降血脂、提高 6 - keto - PGF1α 水平、抑制血小板聚集的作用[2]。

【药论摘录】 1.《神农本草经》:"味辛。主金疮疮败,轻身不饥耐劳。"

2.《名医别录》:"苦,温,无毒。除寒热,去水气,温中散结,利病人。诸疮,中风寒水肿,以涂之。"

3.《千金要方·食治篇》:"味苦、辛,温,滑。心痛宜食之。能生肌肉,利产妇。骨鲠在咽不得下者,食之则去。"

4.《食疗本草》:"通神,安魂魄,益气,续筋力。""治妇人赤白带下。"

5.《本草拾遗》:"调中,主久痢不瘥,大腹内常恶者,但多煮食之。"

6.《日华子本草》:"轻身耐寒,调中补不足,食之能止久痢冷泻,肥健人。"

7.《本草图经》:"赤者疗疮生肌,白者冷补。"

8.《本草衍义》:"《千金》治肺气喘急。"

9.《本草崇原》:"金疮疮败,则皮肌经脉虚寒,薤白辛温,从内达升,故能治之。"

10.《长沙药解》:"肺病则逆,浊气不降,故胸膈痹塞;肠病则陷,清气不升,故肛门重坠。薤白,辛温通畅,善散壅滞,故痹者下达而变冲和,重者上达而化轻清。其诸主治:断泄痢,除带下,安胎妊,散疮疡,疗金疮,下骨鲠,止气痛,消咽肿,缘其条达凝郁故也。"

11.《本草求真》:"薤味辛则散,散则能使在上寒滞立消;味苦则降,降则能使在下寒滞立下;气温则散,散则能使在中寒滞立除;体滑则通,通则能使久痼寒滞立解。是以下痢可除,瘀血可散,喘急可止,水肿可敷,胸痹刺痛可愈,胎产可治,汤火及中恶卒死可救,实通气、滑窍、助阳佳品也。""(薤)功用有类于韭,但韭则止入血行气及补肾阳,此则专通寒滞及兼滑窍之为异耳。"

【品种沿革】 **集解** 1.《新修本草》:"薤乃是韭类,叶不似葱……薤有赤白二种:白者补而美,赤者主金疮及风,苦而无味。"

2.《蜀本草》:"《图经》云:形似韭而无实。山薤一名藠。茎叶相似,体性亦同,叶皆冬枯,春秋分莳。"

3.《本草图经》:"薤,生鲁山平泽,今处处有之。似韭而叶阔多白无实。人家种者有赤白二种,赤者疗疮生肌,白者冷补,皆春分莳之,至冬而叶枯。"

4.《本草纲目》:"薤八月栽根,正月分莳,宜肥壤,数枝一本,则茂而根大,叶状似韭。韭叶中实而扁,有剑脊。薤叶中空,似细葱叶而有棱,气亦如葱。二月开细花,紫白色。根如小蒜,一本数颗,相依而生。五月叶青则掘之,否则内不满也。"

考证 薤,始载于《神农本草经》,列于中品。根据历代本草图文所述,古代药用薤白至少有二种,生鲁山(今河南境内),叶似韭而阔多白者,与小根蒜 *Allium macrostemon* Bge. 相符,李时珍所说的"叶中空似细葱叶"者与藠头 *Allium chinense* G. Don 相吻合。

【地方志】 1. 宋·史能之《重修毗陵志·卷一三·土产》:"蔬之属,薤。"

2. 元·脱因、俞希鲁《至顺镇江志·卷四·土产》:"薤:荤菜,有赤白二种,似韭而叶阔,多白少实。《尔雅》:一名鸿荟。《本草》谓之菜芝。《少仪》为君子择葱薤,则绝其本末。"

3. 明·张峰《海州志·卷二·土产》:"菜之类,曰薤。"

4. 明·张衮《江阴县志·卷六·土产》:"菜之属,一种似韭而大,名薤。"

5. 明·沈明臣《通州志·卷四·物产(海门同)》:"蔬之属,薤。"

6. 清·何绍章、杨履泰《丹徒县志·卷一七·物产》:"薤:《纲目》云,叶似水仙花叶,中空,外光滑,不留露。气味如葱,根如小蒜,一本数颗相依而生。菜之最益人者,故有菜芝之称。野生者曰山薤。"

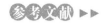参考文献 ►►

成分

［1］彭军鹏,等.药学学报,1992,27(12):918

［2］彭军鹏,等.药学学报,1993,28(7):526

［3］Yao XS, et al. CA, 123:350230

［4］Peng JP, et al. CA, 122:248098

［5］Peng JP, et al. CA, 122:209771

［6］Peng, JP, et al. CA, 122:51299

［7］吴雁,等.沈阳药学院学报,1992,9(1):69

［8］吴雁,等.沈阳药学院学报,1993,10(1):45

［9］Okuyama T, et al. Planta Med, 1986,(3):171

［10］Jiang Y, et al. CA, 129:300074

［11］Baba M, et al. CA, 133:114707

药理

［1］吴相锋,等.中国中医基础医学杂志,2013,19(5):505

［2］魏聪,等.中国老年学杂志,2010,30(24):3668

［3］吴以岭,等.中药材,2007,30(10):1266

［4］徐倩.华中师范大学(学位论文),2014

［5］吴波,等.沈阳药科大学学报,2000,17(6):447

［6］陈滴,等.白求恩医科大学学报,1989,15(1):91

［7］区文超,等.广东医学,2011,32(7):833

［8］谢辉,等.时珍国医国药,2004,15(12):811

［9］蒋美琼.河南中医学院(学位论文),2014

［10］张海涛,等.放射免疫学杂志,2012,25(2):154

［11］谭中英,等.中国现代中药,2011,13(8):40,47

［12］吴志民,等.中国临床康复,2006,10(19):115

［13］张卿,等.肿瘤,2003,23(3):228

［14］张卿,等.潍坊医学院学报,2002,24(2):94

［15］张占军,等.食品研究与开发,2015,36(5):107

［16］张占军,等.食品研究与开发,2012,33(12):178

［17］罗涛,等.疑难病杂志,2012,11(10):762

［18］李向红,等.中药材,1994,17(11):34

［19］关峰,等.植物生理学报,2014,50(4):382

［20］张占军,等.现代食品科技,2014,30(1):1

［21］张传军,等.食品科学,2011,32(5):119

［22］万京华,等.承德医学院学报,2005,22(3):188

［23］高悦,等.黑龙江畜牧兽医,2016,(19):197

临床报道

［1］谭可安,等.白求恩医科大学学报,1989,15(2):211

［2］侯愚,等.中西医结合杂志,1988,8(5):266

80. 藕节 Ŏu Jié

《药性论》

【异名】 光藕节、藕节巴。

【来源】 为睡莲科植物莲 *Nelumbo nucifera* Gaertn. 的根茎节部。

【原植物】 莲，又名莲花、荷花、芙蓉、菡萏、鞭蓉、水芙蓉、水芝、水芸。

多年生水生草本。根茎横生，肥厚，节间膨大，内有多数纵行通气孔洞，外生须状不定根。节上生叶，露出水面；叶柄着生于叶背中央，粗壮，圆柱形，多刺；叶片圆形，直径 25～90 cm，全缘或稍呈波状，上面粉绿色，下面叶脉从中央射出，有 1～2 次叉状分枝。花单生于花梗顶端，花梗与叶柄等长或稍长，也散生小刺；花直径 10～20 cm，芳香，红色、粉红色或白色；花瓣椭圆形或倒卵形；雄蕊多数，花药条形，花丝细长，着生于托之一；心皮多数埋藏于膨大的花托内，子房椭圆形，花柱极短。花后结"莲蓬"，倒锥形，直径 5～10 cm，有小孔 20～30 个，每孔内含果实 1 枚；坚果椭圆形或卵形，果皮革质，坚硬，熟时黑褐色。种子卵形，或椭圆形，种皮红色或白色。花期 6～8 月，果期 8～10 月(图 80-1)。

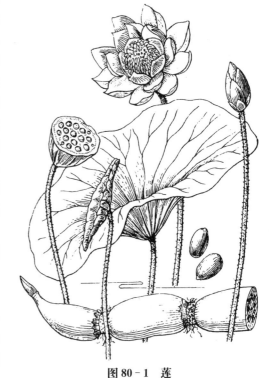

图 80-1 莲

生于水泽、池塘、湖沼或水田内，野生或栽培。分布于全国各地。

本省各地均有栽培。

【栽培】 **生长环境** 喜温暖、喜光，极耐高温和较耐低温，极不耐阴。对土壤的适应性较强，在各种类型的土壤中均能生长，以微酸性且富含有机质的黏壤土为佳，土壤 pH 过低或偏高、土壤质地过于疏散，都会影响莲的生长发育。

繁殖方法 根茎繁殖。选节较粗、顶芽完整、有 2～3 个节的母藕或子藕，随挖、随选、随栽；或先将种藕催芽，芽长 6～9 cm 时栽植。

田间管理 稻田、洼地管水应掌握由浅到深，再由深到浅的原则。移栽前放干田水；移栽后加水深 3～5 cm，以提高水温，促进发芽；未长出浮叶前保持水深 5～10 cm；以后随着气温的上升，植株生长旺盛，水深增到 30～60 cm；结藕时水位应放浅到 10～15 cm，以促进嫩藕成熟。洼地、稻田栽培莲藕需大量施肥，每次追肥前应放浅田水，施入后 3～4 日再灌到原来的深度。

病虫害防治 病害有腐败病、褐斑病，可用 50％甲基托布津 800 倍液、50％代森锰锌可湿性粉剂 800 倍液或 75％百菌清可湿性粉剂 800 倍液喷雾防治。虫害有莲缢管蚜，可用 2.5％功夫乳油 2 000 倍液、10％吡虫啉可湿性粉剂 2 000 倍液喷雾防治。

【采收加工】 秋、冬二季采挖根茎(藕)，切取节部，洗净，晒干，除去须根。

【药材】 藕节 Nelumbinis Rhizomatis Nodus 本省各地均有栽培。

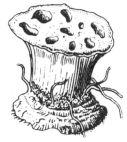

图 80 - 2　藕节药材图

性状鉴别　呈短圆柱形,中部稍膨大,长 2~4 cm,直径约 2 cm。表面灰黄色至灰棕色,有残存的须根和须根痕,偶见暗红棕色的鳞叶残基。两端有残留的藕,表面皱缩有纵纹。质硬,断面有多数类圆形的孔。气微,味微甘、涩(图 80 - 2)。

理化鉴别　取本品粉末 1 g,加稀乙醇 20 ml,超声处理 20 分钟,滤过,取滤液作为供试品溶液。另取藕节对照药材 1 g,同法制成对照药材溶液。再取丙氨酸对照品,加稀乙醇制成每 1 ml 含 0.5 mg 的溶液,作为对照品溶液。按薄层色谱法试验,吸取供试品溶液及对照药材溶液各 10 μl、对照品溶液 2 μl,分别点于同一硅胶 G 薄层板上,以正丁醇-冰醋酸-水(4∶1∶1)为展开剂,展开,取出,晾干,喷以茚三酮试液,在 105℃加热至斑点显色清晰。供试品色谱中,在与对照药材色谱和对照品色谱相应的位置上,显相同颜色的斑点。

品质标志　1. 经验评价　以节部黑褐色、两头白色、干燥、无须根、无泥土者为佳。

2. 含量测定　按水溶性浸出物测定法热浸法测定,含水溶性浸出物不得少于 15.0%。

【成分】　藕节含天冬酰胺(asparagine)及鞣质[1]。

【药理】　1. 止血作用　藕节促凝血筛选研究结果表明,丙酮提取物的乙酸乙酯部位和正丁醇部位能显著缩短出血时间和凝血时间,是其促凝血的有效部位。其促凝血作用是通过内源性凝血途径和外源性凝血途径共同起作用的[1]。有研究表明,藕节制炭后鞣质、钙含量增加,止血作用增强[2]。

2. 抗氧化作用　藕节提取物 LRK 的抗氧化活性高于茶色素 TP、银杏叶提取物 GBE、白葡萄籽提取物 WGE 和红葡萄籽提取物 RGE,而整藕提取物 LR 活性较低,这与总酚类含量高低有关[3]。

3. 减肥、调节血脂、抗糖尿病作用　藕节、藕渣及藕芽对营养性肥胖大鼠的影响实验显示,藕节和藕芽明显减少实验大鼠体重和腹腔内脂肪,此外,藕节还能明显阻止其血胰岛素的升高,提高实验大鼠胰岛素敏感性指数(ISI),改善胰岛素抵抗[4]。

【炮制】　1. 藕节　取原药材,除去杂质,剪去藕头和须根,干燥。

2. 藕节炭　取净藕节置锅内,用武火加热,炒至表面呈焦黑色,内部呈黄褐色,喷淋清水少许,灭尽火星,取出,晾干。

饮片性状　藕节参见"药材"项。藕节炭形如藕节,表面焦黑色。

贮干燥容器内,密闭,置通风干燥处,防潮,防蛀。

【药性】　甘、涩,平。归肝、肺、胃经。

【功能】　散瘀止血。

【主治】　吐血,咯血,尿血,便血,血痢,血崩。

【用法用量】　内服:煎汤,10~30 g;鲜用捣汁,可用 60 g 左右取汁冲服;或入散剂。

【附方】　1. 治卒暴吐血　藕节七个,荷叶顶七个。上同蜜捣细,水二盏,煎八分,去渣温服;或研末蜜调下。(《太平圣惠方》双荷散)

2. 治落马后心胸有积血,唾吐不止　干藕节五两。上件药捣细罗为散,每服以温酒调下三钱,日三四服。(《太平圣惠方》)

3. 治吐衄不止　藕汁、生地黄汁、大蓟汁各三合,生蜜五匙。和匀,每服一小盏,不拘时候(《赤水玄珠》)

4. 治大便下血　藕节晒干,每用七个,和白蜜七茶匙,水二碗,煎一碗服。(《百一附方》)

【临床报道】　1. 治疗鼻出血　用干藕节 125 g 水煎至 3 000 ml,放于凉处,随服冷饮,每日 1 剂,局部用 0.9% 的盐水棉球止血。共治 80 例,病程半年至 5 年。结果痊愈(两年不复发)50 例,有效(偶复发,血量少)22 例,无效 8 例[1]。

2. 治疗鼻息肉　用藕节冰片散(藕节数个,冰片适量,共研末过筛)鼻腔局部外敷或用喷粉器喷入,每次 0.1 mg 左右,每日 3~4 次,10 日为 1 个疗程。共治 37 例,3 疗程后,显效 6 例,有效 24 例,无效 7 例[2]。

3. 治疗咯血　鲜藕节 30~60 g,洗净开水冲洗后榨汁,分早晚 2 次,发作时每日服用,未发作时于每年夏季每周服用 2 次。治疗效果:24 例中发作时治愈 21 例,止血时间 3~10 日,3 例无效,治愈率 87.5%。经每年夏季治疗者,13例1年后治愈,治愈率54.1%;7例2年后治愈,治愈率29.1%;3例3年后治愈,治愈率12.5%;1例无效[3]。

【药论摘录】 1.《药性论》:"冷。捣汁饮,主吐血不止及口鼻并皆治之。"

2.《日华子本草》:"解热毒,消瘀血。"

3.《滇南本草》:"治妇人血崩,冷浊。"

4.《本草纲目》:"涩,平,无毒。能止咳血,唾血,血淋,溺血,下血,血痢,血崩。"

5.《本草汇言》:"消瘀血,止血妄行之药也。邢元璧曰《日华子》治产后血闷腹胀,捣汁,和热童便,有效,盖止中有行散之意。又时珍方治咳血唾血、呕血及便血、溺血、血淋、血崩等证,入四生饮、调营汤中,亦行止互通之妙用也。"

6.《本草纲目拾遗》:"藕节粉,开膈,补腰肾,和血脉,散一切瘀血,生一切新血,产后及吐血者食之尤佳。"

【品种沿革】 集解 1.《名医别录》:"(莲)生汝南池泽。"

2. 宋·顾文荐《船窗夜话》:"孝宗尝患痢,众医不效,德寿忧之。过官,偶见小药局,遣中使询之曰:'汝能治痢否?'曰:'专对科。'遂宣之至。请问得病之由,语以食湖蟹多,故致此疾。遂令诊脉。医曰:'此冷痢也,其法用新米、藕节细研,以热酒调服。'如其法,杵细酒调,数服而愈。德寿乃大喜,就以金杵白赐之,乃命以官,至今呼为'金杵白严防御家',可谓不世之遇。"

3.《本草纲目》:"诸处湖泽陂池皆有之……节生二茎:一为藕荷,其叶贴水,其下旁行生藕也;一为芰荷,其叶出水,其旁茎生花也。其叶清明后生。六七月开花,花有红、白、粉红三色,花心有黄须,蕊长寸余,须内即莲也。"

考证 莲的最早入药为莲子,原名藕实,始载于《神农本草经》,列为上品。据古代本草文献记载,古今来源基本一致。再据江苏地方志记录,江苏省历代多地产莲(藕)。

【地方志】 1. 宋·范成大、汪泰亨等《吴郡志·卷三○·土物下》:"藕:唐苏州进藕,最上者名伤荷藕。伤荷之名,或云叶甘为虫所伤,伤其叶则长其根也。"

2. 宋·史能之《重修毗陵志·卷一三·土产》:"果之属,藕,出破山寺沼中。"

3. 元·脱因、俞希鲁《至顺镇江志·卷四·土产》:"藕:见上注。土产以金坛为胜,夏间花开时所取白花下藕,味尤甘脆而美,胜于常时也。"

4. 元·张铉《至正金陵新志·卷七·物产》:"绣莲藕,出府境。"

5. 明·张峰《海州志·卷二·土产》:"果实,曰藕。"

6. 明·张衮《江阴县志·卷六·土产》:"藕:红莲、白莲皆有之。白者大而甘脆。"

7. 明·沈明臣《通州志·卷四·物产(海门同)》:"水实之属,藕。"

8. 明·申嘉瑞《仪真县志·卷七·食货考》:"凡果蓏,多藕。"

9. 清·何绍章、杨履泰《丹徒县志·卷一七·物产》:"藕同上:芙蕖根也。冬月至春,皆可掘取。土人于六七月即掘而市之,曰花香藕。藕凡三四节,每节生翦长丈余,曰蜜节,生二茎。一为藕荷,其叶贴水,其下旁行生藕。一为芰荷,其叶出水,其旁茎生花。"

参考文献 ▶▶

成分
[1]《全国中草药汇编》编写组. 全国中草药汇编(上册). 北京:人民卫生出版社,1975:691

药理
[1] 曲筱静,等. 食品与生物技术学报,2009,28(2):259
[2] 俞红卫,等. 山东医药工业,2003,22(4):25

[3] Hu M, et al. Food Chem, 2002, 76:327
[4] 潘玲,等. 中药药理与临床,2004,20(2):24

临床报道
[1] 霍锡坚,等. 湖北中医杂志,1994,16(2):3
[2] 何胜恬. 浙江中医学院学报,1998,22(2):23
[3] 许碧华. 福建中医药,2006,37(5):61

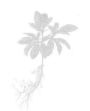

81. 藤梨根 Téng Lí Gēn

《江苏省中药材标准》

【异名】 猕猴梨根、羊桃根。

【来源】 为猕猴桃科植物中华猕猴桃 *Actinidia chinensis* Planch. 的根。

【原植物】 中华猕猴桃,又名猕猴桃、藤梨、羊桃、阳桃、红藤梨、白毛桃、公羊桃、公洋桃、鬼桃、羊桃藤。

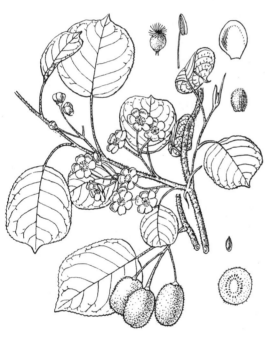

图 81-1 中华猕猴桃

大型落叶藤本。小枝基本无毛或幼嫩时星散地薄被柔软绒毛或茸毛,隔年枝灰褐色,洁净无毛或部分表皮呈污灰色皮屑状,皮孔长圆形至短条形,不显著至很不显著;髓白色至淡褐色,片层状。叶膜质或纸质,卵形、长圆形、阔卵形至近圆形,顶端急短尖,基部圆形至浅心形,等侧或稍不等侧,边缘具繁密的锐锯齿,腹面深绿色,无毛,背面绿色,侧脉腋上有髯毛或连中脉和侧脉下段的两侧沿生少量卷曲柔毛,个别较普遍地被卷曲柔毛,横脉和网状小脉细,不发达,可见或不可见,侧脉稀疏,6~7 对,分权或不分权;叶柄无毛或略被微弱的卷曲柔毛。花序腋生或腋外生,为 1~2 回分枝,1~7 花,或厚或薄地被淡褐色短绒毛,花序柄长 7~10 mm,花柄 8~14 mm,苞片线形;花绿白色或黄绿色,芳香;萼片 4~6 枚,卵圆形至长圆形,边缘较薄,有不甚显著的缘毛,两面薄被粉末状短茸毛,或外面毛较少或近无毛;花瓣 4~6 片,楔状倒卵形或瓢状倒阔卵形,1 花 4 瓣的其中有 1 片二裂至半;花丝丝状,花药黑色或暗紫色,长圆形箭头状;子房瓶状,洁净无毛,花柱长 3.5~4 mm。果圆球形至柱状长圆形,有喙或喙不显著,无毛,无斑点,不具宿存萼片,成熟时绿黄色或紫红色。种子纵径约 2.5 mm(图 81-1)。

生于低山区的山林中,一般多出现于高草灌丛、灌木林或次生疏林中。分布于陕西(南端)、湖北、湖南、河南、安徽、江苏、浙江、江西、福建、广东(北部)和广西(北部)等省。

本省分布于宜兴,有栽培。

【栽培】 **生长环境** 喜温暖湿润、背风向阳环境。以土层深厚、肥沃、疏松的腐殖质土和冲积土为佳,忌黏性重、易渍水及瘠薄的土壤,对土壤的酸碱度要求不严,在酸性及微酸性土壤上生长较好(pH 为 5.5~6.5),在中性偏碱性土壤中生长不良。

繁殖方法 种子繁殖、嫁接繁殖、扦插繁殖。种子繁殖:果熟时取种子埋湿润沙中 1~2 月,2 月下旬至 3 月上旬播种,覆土,盖上稻草,保持土壤湿润。嫁接繁殖:冬季落叶后 20 日至春季萌芽前 15 日采集接穗,竖立插于室内黄沙中保存,2~3 月高接,每隔 7 株留 1 株雄株,每株选留 2~3 个主枝,主枝嫁接部位高度控制在 50 cm 以内,用切接法,每个接穗留 1~2 个壮芽。扦插繁殖:春季选择已经开花站果、无病虫害、生长健壮、表皮光滑、芽眼饱满的 1 年生枝条(雌、雄株枝条要分开),每根插枝一般保留 2~3 节,插枝基部离芽约

1.5 cm 处用刺刀斜切,切面要求光滑,扦插前,插枝基部要用生长激素处理。

田间管理 栽植时雌雄搭配应合理,大果园 8∶1,小果园 6∶1 或 5∶1。落叶期间搭架,选留一个生长旺的蔓为主干,等长到架子高时,选 2～4 个分枝作为永久性的主蔓,在棚面上均匀分布。定期除草、松土、排水、灌水,及时整枝、修剪,调节枝蔓生长。夏、冬季修剪。

病虫害防治 病害有果实熟腐病、根腐病、蒂腐病,可用 50% 的多菌灵 800 倍液或 1∶0.5∶200 倍式波尔多液或 80% 托布津可湿性粉剂 1 000 倍液防治果实熟腐病、蒂腐病,用代森锌 0.5 kg 加水 200 kg 灌根防治根腐病、蒂腐病。虫害有叶蝉、吸果夜蛾、蝙蝠蛾,可用 40% 乐果 1∶1 200 倍液防治叶蝉,用 8% 糖和 1% 醋的水溶液加 0.2% 氟化钠配成的诱杀液挂瓶诱杀吸果夜蛾,用 10% 氯氰菊酯 2 000 倍液防治蝙蝠蛾。

【采收加工】 可全年采挖,洗净,晒干。

【药材】 藤梨根 Actinidiae Chinensis Radix 本省宜兴曾有产。

性状鉴别 呈圆柱形,常弯曲,长短不一,直径 1.5～4 cm,有的有支根残留。表面黄棕色或棕褐色,有抽沟及不规则的纵裂纹和横裂纹,皮部常断裂而露出木部,粗糙。质硬,难折断,断面不平坦,皮部棕褐色,内部有胶丝样物,木部黄棕色,具众多小孔。气微,味淡。

显微鉴别 1. 根横切面 木栓层细胞数列至十余列,其间有石细胞分布,单个散在或 2～4 个切向排列。栓内层狭窄,韧皮部较宽广,细胞多含红棕色色素块;黏液细胞含大量草酸钙针晶。形成层环明显。木质部宽广;导管直径较大,多单个散在;射线细胞 1～4 列,径向延长。薄壁细胞含淀粉粒。

2. 粉末 棕褐色。草酸钙针晶众多,散在或成束存在于大型黏液细胞中。石细胞黄绿色,数个成群或单个散在,多呈类方形、类长方形或类圆形,孔沟明显。木纤维淡黄白色,成束或单个散在,或与射线细胞相连,纤维管胞甚长或呈碎段,具缘纹孔较大,纹孔口斜裂缝状。木栓细胞黄棕色,表面观呈多角形,或与石细胞群相连。导管较大,多破碎,为具缘纹孔导管或网纹导管(图 81 - 2)。

理化鉴别 取本品粉末 2 g,加乙醇 50 ml,超声处理 30 分钟,滤过,滤液蒸干,残渣加甲醇 1 ml 使溶解,作为供试品溶液。另取藤梨根对照药材 2 g,同法制成对照药材溶液。按薄层色谱法试验,吸取上述两种溶液各 3 μl,分别点于同一硅胶 G 薄层板上,以甲苯-乙酸乙酯-甲酸(5∶3∶1)为展开剂,展开,取出,晾干。置紫外光灯(365 nm)下检视。供试品色谱中,在与对照药材色谱相应的位置上,显相同颜色的荧光斑点。

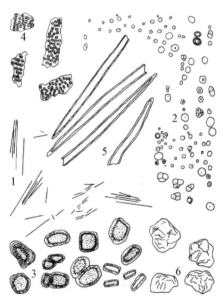

图 81 - 2 藤梨根粉末图
1. 草酸钙针晶 2. 淀粉粒 3. 石细胞
4. 导管碎片 5. 纤维 6. 红棕色团块

品质标志 含量测定 按醇溶性浸出物测定法热浸法测定,用乙醇作溶剂,含醇溶性浸出物不得少于 8.0%。

【成分】 根含五环三萜类化合物:熊果酸(ursolic acid),齐墩果酸(oleanolic acid)[1],3β - O -乙酰乌苏酸,2α -羟基乌苏酸,23 -羟基乌苏酸,蔷薇酸[2],表科罗索酸[3],2β,3β,23 -三羟基乌苏烷- 12 -烯- 28 -酸[4],2α,3α,24 -三羟基乌苏烷- 12 -烯- 28 -酸[5],2α -羟基齐墩果酸[2],2α,3β,19 -三羟基齐墩果烷- 12 -烯- 28 -酸,3β - O -乙酰齐墩果酸[4];黄酮类化合物:(—)-表-阿夫儿茶素,(+)-儿茶素,(+)-阿夫儿茶素[6],表-儿茶素[5],阿福豆苷,紫云英苷,槲皮苷,异槲皮苷,芦丁[7]等;蒽醌类化合物:大黄素,ω -羟基大黄素,大黄素甲醚,大黄素- 8 -甲醚,大黄素酸,大黄素- 8 - β - D -葡萄糖苷[8];甾体类化合物:胡萝卜苷(dancosterol)[1],麦角甾- 4,6,8(14),22 -四烯- 3 -酮[2],β -谷甾醇[8]。此外,还含有猕猴桃酚 A - D[6],琥珀酸(succinic acid)[1]等其他类成分。

【药理】 1. 抗肿瘤作用 不同浓度的中华猕猴桃根乙酸乙酯提取部分作用于人结肠癌 SW480 细胞,能明显抑制 SW480 细胞的增殖,增加细胞内凋亡小体,诱导细胞凋亡,并将细胞周期阻滞于 G_1 期。随着加药浓度的增加,周期相关蛋白 P53 和 P21 表达逐渐增大,周期相关蛋白 Cyclin D1 表达减少。提示中华猕猴桃根乙酸乙酯提取部分可以抑制 SW480 细胞的增殖,该作用可能与其促进 *P53*、*P21* 基因、抑制 *Cyclin D1* 基因表达有关[1]。猕猴桃根多糖体外能抑制人胃癌 SGC-7901 细胞增殖,诱导胃癌细胞凋亡。猕猴桃根多糖激活 p38 途径,进而激活 caspase-9 和 PARP,最终导致细胞死亡,这可能是猕猴桃根多糖诱导胃癌细胞凋亡的分子机制之一[2]。猕猴桃根先用甲醇回流提取,然后用乙酸乙酯、氯仿、正丁醇萃取。氯仿提取物对体外培养的肝癌 Bel-7402 细胞增殖的抑制作用最强,甲醇提取物次之。体内实验证实,氯仿提取物灌胃给药,有效抑制小鼠肝癌模型和人肝癌裸小鼠移植瘤模型的肿瘤生长。提示猕猴桃根提取物有一定的抗肿瘤作用,其活性成分主要存在于极性较小的组分[3]。

2. 保肝作用　猕猴桃根多糖脂质体口服液对四氯化碳(CCl_4)所致小鼠急性肝损伤有显著的保护作用,可显著降低肝损伤模型小鼠血清中谷丙转氨酶(ALT)、谷草转氨酶(AST)含量,有效提高模型小鼠肝组织超氧化物歧化酶(SOD)活力,降低丙二醛(MDA)含量[4]。采用 FTC 法进行体外抗氧化试验,并用 CCl_4 建立小鼠急性肝损伤模型,以猕猴桃根不同极性溶剂的提取物灌胃治疗,发现猕猴桃根经乙酸乙酯萃取部分的抗氧化活性较强,对 CCl_4 造成的急性肝损伤小鼠 ALT、AST 活性升高具有显著的降低作用。提示乙酸乙酯萃取部分对肝脏损伤有保护作用[5]。猕猴桃根的乙醇提取物经乙酸乙酯萃取后,再经大孔树脂(AB-8)柱乙醇梯度洗脱,其中 45%、60% 的乙醇洗脱物对四氯化碳引起的急性肝损伤小鼠血清中的 ALT 和 AST 的活性有显著的降低作用[6]。

3. 抗疲劳、抗氧化作用　猕猴桃根多糖连续灌胃,能延长小鼠常压耐缺氧时间,增加小鼠负重游泳时间。猕猴桃根多糖高剂量组能降低运动后小鼠血清乳酸和血清尿素氮的浓度,中、高剂量组能提高小鼠体内肝糖原的储备量,高剂量组提高肝组织中 SOD 活性,中、高剂量组降低肝组织中 MDA 含量。提示猕猴桃根多糖对小鼠具有抗疲劳和抗氧化作用[7]。

4. 调节免疫作用　小鼠腹腔注射根中所含多糖复合物(ACPS),能加强巨噬细胞的吞噬功能,增加特异花结形成细胞数,对抗环磷酰胺抑制迟发型超敏反应的作用[8]。ACPS 腹腔注射,提高腹腔注射侵袭型大肠埃希菌的 NIH 小鼠的生存率、抗菌抗体水平和巨噬细胞吞噬功能,肝脏内活菌数减少[9]。

5. 其他作用　猕猴桃根的水提醇沉液腹腔注射,对正常体温大鼠及鲜牛奶或角叉菜胶致热模型大鼠有降低体温的作用。水提醇沉液灌胃,可抑制小鼠醋酸扭体、电刺激致痛反应,抑制小鼠巴豆油性耳郭水肿、醋酸所致毛细血管通透性升高及组胺所致大鼠腹腔毛细血管通透性升高、角叉菜胶性足肿及棉球肉芽肿,有镇痛、抗炎作用[10]。猕猴桃根水提醇沉液能抑制家兔及小鼠离体肠自发性收缩,对抗乙酰胆碱、氯化钡和组胺对肠肌的兴奋作用;对抗乙酰胆碱对大鼠离体肠道平滑肌的兴奋作用[11]。从猕猴桃根部提取多糖复合物中华猕猴桃多糖(ACPS-R),检测 ACPS-R 在 MA104 细胞上对轮状病毒(RV)DS-1 株及 SA11 株的抑制作用,发现细胞先感染 RV 后加 ACPS-R,则对 RV 有抑制作用;而先用 ACPS-R 处理细胞后感染病毒,则不能保护细胞免受感染[11]。

【药性】　微甘、涩,凉,小毒。

【功能】　清热解毒,祛风利湿,活血消肿。

【主治】　湿热黄疸,痢疾,消化不良,淋浊,带下,风湿关节痛,水肿,跌打损伤,疮疖,瘰疬结核,胃肠道肿瘤及乳腺癌。

【用法用量】　内服:煎汤,15~60 g;或捣汁饮。

【注意事项】　孕妇慎服。

【附方】　1. 治急性肝炎　猕猴桃根 120 g,红枣 12 枚。水煎当茶饮。(《江西草药》)

2. 治消化不良,呕吐　猕猴桃根 15~30 g。水煎服。(《浙江民间常用草药》)

3. 治淋浊,带下　猕猴桃根 30~60 g,苎麻根等量。酌加水煎,日服 2 次。(《福建民间草药》)

4. 治跌打损伤　鲜猕猴桃根白皮加酒糟或白酒捣烂烘热外敷伤处。同时用猕猴桃根 60~90 g,水煎服。(《浙江民间常用草药》)

5. 治疖肿　鲜猕猴桃根皮捣烂外敷,同时用根 60~90 g,水煎服。(《浙江民间常用草药》)

6. 催乳　洋桃根 30 g,猪蹄 1 只,水炖至肉烂,食肉喝汤。(《安徽中草药》)

【品种沿革】 集解　1.《开宝本草》:"(猕猴桃)生山谷,藤生著树,叶圆有毛,其形似鸡卵大,其皮褐色,经霜始甘美可食。"

2.《本草衍义》:"(猕猴桃)今永兴军南山(今陕西长安以东至华县之地)甚多,食之解实热,过多则令人脏寒泄,十月烂熟,色淡绿,生则极酸,子繁细,其色如芥子,枝条柔弱,高二三丈,多附木而生,浅山傍道则有存者,深山则多为猴所食。"

3.《植物名实图考》:"李时珍解羊桃云,叶大如掌,上绿下白,有毛,似苎麻而团。""枝条有液,亦极黏。"

考证　猕猴桃,首载于《开宝本草》,据以上本草文献及其原书中附图看,与今中华猕猴桃基本相符。猕猴桃入药,古代文献以果实为主,根入药者始见于现代地方草药文献。

参考文献 ►►

成分
［1］石钺,等.中国中药杂志,1992,(1):36
［2］崔莹,等.中国中药杂志,2007,32(16)
［3］陈晓晓,等.中草药,2011,42(5):841
［4］Cheng QL, et al. Chem Biol Interact, 2015,240:1
［5］陈晓晓,等.食品与药品,2011,13(5):180
［6］Chang J, et al. Planta Med, 2005,71(10):955
［7］Zhu WJ, et al. Anticancer Agents MedChem, 2013,13(2):195
［8］姬政,等.药学学报,1985,20(10):778

药理
［1］杨晓丹,等.临床军医杂志,2016,44(1):55

［2］宋文瑛,等.中国中西医结合杂志,2014,34(3):329
［3］楼丽君,等.中华中医药学刊,2009,27(7):1509
［4］朱雨晴,等.中华中医药学刊,2013,31(12):2665
［5］杨艳杰,等.安徽农业科学,2008,36(19):8059
［6］刘国华,等.食品与机械,2009,25(4):60
［7］刘祝祥,等.食品科学,2013,34(13):239
［8］林佩芳,等.中华肿瘤杂志,1988,10(6):441
［9］张菊明,等.中草药,1986,17(9):402
［10］隋艳华,等.贵阳中医学院学报,1991,(1):60
［11］邵传森,等.浙江中医学院学报,1991,15(6):29

第二章

茎木类中药

82. 大血藤 Dà Xiě Téng

《简易草药》

【异名】 血藤、过山龙、红藤、千年健、血竭、见血飞、血通、大活血、黄省藤、红血藤、血木通。

【来源】 为木通科植物大血藤 Sargentodoxa cuneata（Oliv.）Rehd. et Wils. 的藤茎。

【原植物】 大血藤，又名红皮藤、千年健、大活血、五花血藤、山红藤、红血藤、黄省藤、槟郎钻、大血通。

落叶攀援灌木，高达 10 m。茎褐色，圆形，有条纹，光滑无毛。3 出复叶，互生；叶柄长，上面有槽；中间小叶菱状卵形，先端尖，基部楔形，全缘，有柄；两侧小叶较中间者大，斜卵形，先端尖，基部两边不对称，内侧楔形，外侧截形或圆形，几无柄。花单性，雌雄异株，总状花序腋生，下垂，具苞片，花多数，芳香；雄花黄色，花萼 6 片，长圆形，花瓣小，6 片，菱状圆形，雄蕊 6 枚，花丝极短；雌花与雄花同，而有不发育雄蕊 6 枚，子房上位，1 室，有 1 胚珠。浆果卵圆形。种子卵形，黑色，有光泽。花期 3～5 月，果期 8～10 月(图 82 - 1)。

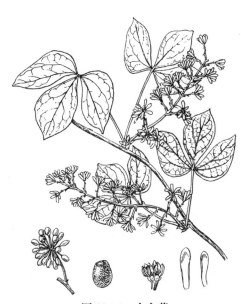

图 82 - 1　大血藤

生于林下、溪边。分布于湖北、四川、江西、河南、江苏、陕西、浙江、安徽、湖南、广西、广东、海南、贵州及云南。

本省分布于宜兴和镇江。

【栽培】 **生长环境** 喜温暖湿润的环境，稍耐寒，性喜阴。以富含腐殖质、排水良好的酸性土壤为佳。

繁殖方法 种子繁殖、压条繁殖、扦插繁殖。种子繁殖：秋季果熟采种，立即秋播，也可种子沙藏至翌年春播种，播种后覆薄土、盖草，保持床面湿润。压条繁殖：在梅雨季节进行水平或波状压条，生根后于翌年春芽萌动前剪离母株，分株移栽。扦插繁殖：春、秋两季均可进行，生根率很高。

田间管理 出苗后分期揭草，做短期遮阴，第二年春季换床移植，搭棚遮阴，并立杆引蔓攀缘。

病虫害防治 病害有根腐病，用 50％多菌灵 1 000 倍液喷淋防治。虫害有小地老虎、金龟子，用 50％辛硫磷颗粒或 40％乐斯本乳油 1 000～2 000 倍液或 75％辛硫磷乳油 1 000 倍液防治。

【采收加工】 秋、冬二季采收，除去侧枝，截段，干燥。

【药材】 大血藤 Sargentodoxae Caulis　本省南部山区(宜兴)曾有产。

性状鉴别 呈圆柱形，略弯曲，长 30～60 cm，直径 1～3 cm。表面灰棕色，粗糙，外皮常呈鳞片状剥落，剥落处显暗红棕色，有的可见膨大的节和略凹陷的枝痕或叶痕。质硬，断面皮部红棕色，有数处向内嵌入木部，木部黄白色，有多数细孔状导管，射线呈放射状排列。气微，味微涩(图 82 - 2)。

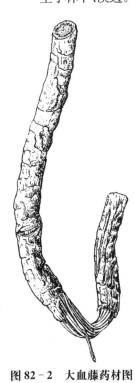

图 82 - 2　大血藤药材图

显微鉴别 茎横切面 木栓层为多列细胞,含棕红色物。皮层石细胞常数个成群,有的含草酸钙方晶。维管束外韧型。韧皮部分泌细胞常切向排列,与筛管群相间隔;有少数石细胞群散在。束内形成层明显。木质部导管多单个散在,类圆形,直径约至 $400\ \mu\mathrm{m}$,周围有木纤维。射线宽广,外侧石细胞较多,有的含数个草酸钙方晶。髓部可见石细胞群。薄壁细胞含棕色或棕红色物(图 82-3)。

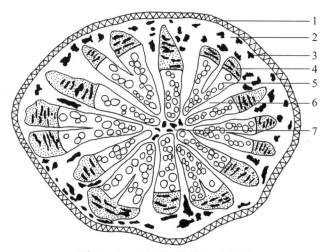

图 82-3 大血藤(茎)横切面简图

1.木栓层 2.皮层 3.石细胞群 4.韧皮部 5.木质部 6.射线 7.髓部

理化鉴别 取本品粗粉 5 g,加甲醇 50 ml,超声处理 30 分钟,滤过,滤液蒸干,残渣加 2%氢氧化钠溶液 10 ml 使溶解,用盐酸调节 pH 至 2,用乙醚振摇提取 3 次,每次 10 ml,合并乙醚液,挥干,残渣加甲醇 2 ml 使溶解,作为供试品溶液。另取大血藤对照药材 5 g,同法制成对照药材溶液。按薄层色谱法试验,吸取上述两种溶液各 2 μl,分别点于同一硅胶 G 薄层板上,以三氯甲烷-丙酮-甲酸(8:1:0.8)为展开剂,展开,取出,晾干,喷以 2%三氯化铁乙醇溶液,分别置日光和紫外光灯(365 nm)下检视。供试品色谱中,在与对照药材色谱相应的位置上,日光下显相同颜色的斑点,紫外光下显相同颜色的荧光斑点。

品质标志 1. 经验评价 以条匀、粗如拇指者为佳。

2. 含量测定 按醇溶性浸出物测定法热浸法测定,用乙醇作溶剂,含醇溶性浸出物不得少于 8.0%。

【成分】 含有苯丙素类化合物:右旋丁香树脂酚二葡萄糖苷(syringaresinol bisglucoside)[1],阿魏酰酪胺(feruloyltyramine),阿魏酸-对羟基苯乙醇酯,3-O-咖啡酰奎宁酸,3-O-咖啡酰奎宁酸甲酯,绿原酸(chlorogenic acid),绿原酸甲酯,绿原酸乙酯,N-(对羟基苯乙基)-阿魏酸酰胺,对-香豆酸-对-羟基苯乙醇酯[2],lyoniresin-4′-yl-β-glucopyranoside[3],五加苷 E_1(eleutheroside E_1)[4],鹅掌楸苷(liriodendrin)[1],无梗五加苷 D(acanthoside D)[5],(+)二氢愈创木脂酸[(+)-dihydroguaiaretic acid][6],野菰苷[7],cuneataside F[3];酚酸类化合物:毛柳苷(salidroside)[1],大血藤苷(sargencuneside)[8],香豆酸-对羟基苯乙醇酯(p-hydroxyphenylethylcoumarate)[2],罗布麻宁(apocynin),香草酸(vanillic acid),原儿茶酸(protocatechuic acid)[2],丁香酸(syringic),1-O-(香草酸)-6-(3″,5″-二-O-甲基-没食子酰基)-β-D-葡萄糖苷,红景天苷元(tyrosol)[9],红景天苷(salidroside)[1],cuneataside A-D,osmanthuside H[4],sargentol[10];三萜类化合物:野蔷薇苷(rosamultin),刺梨苷 F1(kajichigoside F1)[11],崩大碗酸(madasiaticacid)[6];蒽醌类化合物:大黄素(emodin),大黄酚(chrysophanol),大黄素甲醚(physcion)[2]。此外,还含有鞣质类[12]、甾醇[13]、多糖[14]、挥发性油类[15]等成分。

【药理】 1. 抑菌作用 大血藤药液对金黄色葡萄球菌和枯草芽孢杆菌具有抑菌活性。抑菌活性主要与大血藤饮片中总皂苷、总鞣质、游离蒽醌及总绿原酸的含量密切相关[1]。大血藤对大肠埃希菌、肺炎克雷伯杆菌、粪肠球菌、铜绿假单胞菌、金黄色葡萄球菌均有抑菌效果,其中对粪肠球菌和金黄色葡萄球菌的抑菌作用最强[2]。

2. 抗病毒作用　采用 MTT 比色法研究发现,大血藤具有抗病毒活性。此活性可能与大血藤含有抗病毒活性的三萜皂苷类化合物有关[3]。

3. 抗炎作用　大血藤可以延长醋酸致疼痛模型小鼠的痛阈潜伏期,减少扭体次数;抑制二甲苯引起小鼠耳郭肿胀,减轻肿胀度和肿胀率;抑制小鼠肉芽组织增生[4]。大血藤能够抑制佐剂性关节炎大鼠滑膜细胞分泌基质金属蛋白酶 MMP-2、MMP-9,减轻其参与或介导的滑膜组织损害,抑制滑膜炎症的发生,从而阻止关节软骨及骨的损坏,这可能是大血藤保护关节组织、治疗类风湿关节炎的作用途径之一[5]。大血藤可抑制佐剂性关节炎大鼠 TNF-α、IL-6 的异常分泌,从而阻止其免疫性炎症的发展[6]。

4. 抗肿瘤作用　大血藤中绿原酸、N-(对-羟基苯乙基)阿魏酸酰胺对人慢性髓性白血病 K562 细胞有抑制作用,缩合鞣质 B2 对小鼠乳腺癌 tsFT210 细胞和 K562 细胞均显示 G_2/M 期抑制作用[7]。

5. 免疫抑制作用　大血藤水煎剂可显著减轻 DNCB 致敏的小鼠耳部炎症反应的发生,这可能与大血藤通过抑制 T 细胞向效应细胞转化及巨噬细胞的活性来发挥对 DNCB 诱导的迟发型超敏反应的拮抗作用有关[8]。大血藤可以通过影响孕鼠子宫巨噬细胞的数量、分布和亚群,抑制 TNF-α 的分泌,对抗 LPS 所致的小鼠流产[9]。

6. 抗氧化作用　大血藤不同萃取部位有抗氧化活性,正丁醇萃取部位和水部位在 DPPH 自由基清除体系中活性最强,乙酸乙酯部位稍低,三氯甲烷部位抗氧化活性最低[10]。

【炮制】　取原药材,除去杂质,稍浸,洗净,润透,切厚片,干燥。

饮片性状　大血藤参见"药材"项。

贮干燥容器内,置通风干燥处。

【药性】　苦,平。归大肠、肝经。

【功能】　解毒消痈,活血止痛,祛风除湿,杀虫。

【主治】　肠痈,痢疾,乳痈,痛经,经闭,跌打损伤,风湿痹痛,虫积腹痛。

【用法用量】　内服:煎汤,9～15 g;或酒煮、浸酒。外用:适量,捣烂敷患处。

【注意事项】　孕妇慎服。

【附方】　1. 治痛经　红藤、益母草、龙芽草各 9～15 g。水煎服。(《浙江药用植物志》)

2. 治血崩　红藤、仙鹤草、茅根各 15 g。水煎服。(《湖南药物志》)

3. 治跌打损伤　大血藤、骨碎补各适量。共捣烂,敷伤处。(《湖南农村常用中草药手册》)

4. 治风湿性关节炎　红藤 30 g,五加皮、威灵仙藤叶各 15 g。水煎服。(《浙江药用植物志》)

5. 治小儿疳积,蛔虫或蛲虫症　红藤 15 g,或配红石耳 15 g,共研细末,拌红白糖食。(《陕西中草药》)

【临床报道】　1. 治疗瘤型麻风结节反应　红藤 500 g,研粉,制成丸剂,日服 2 次,每次 9 g;或用红藤根 500 g,切片,以白酒 5 000 g 浸泡 10～20 日,每次服 10～20 ml,每日 3 次。分别治疗瘤型麻风结节反应 18 例和 38 例,服药后症状均减轻而渐消失[1]。

2. 治疗早期急性乳腺炎　大血藤 60 g(病重者用 90 g),水煎分 2 次口服。共治疗 24 例,结果治愈 21 例(其中 2～4 日痊愈者 18 例,4～6 日痊愈者 3 例),好转 2 例,无效 1 例。本组有 9 例曾先用抗生素治疗,因疗效不显转服中药,其余病例未用过其他药物和疗法[2]。

3. 治疗急性痛风性关节炎　64 例急性痛风性关节炎患者分为两组,一组给予中药口服,一组口服中药加大血藤颗粒外敷(30 g 大血藤颗粒用凉开水调成糊状,用压舌板均匀涂抹于纱布,涂抹厚度为 0.3～0.5 mm,外敷患处,胶布固定,12 小时更换 1 次),5 日后对比两组治疗效果无明显差异,但是止痛效果大血藤颗粒外敷组改善明显,差异显著[3]。

【品种沿革】　集解　1.《本草图经》:"血藤,生信州,叶如蔢蕳叶,根如大拇指,其色黄,五月采。"

2.《植物名实图考》:"今江西庐山多有之,土名大活血。蔓生,紫茎,一枝三叶,宛如一叶擘分,或半边圆,或有角而方,无定形,光滑厚韧。根长数尺,外紫内白,有菊花心。掘出曝之,紫液津润。浸酒一宿,红艳如血,市医常用之。"

考证　大血藤原名血藤,始见于宋代《本草图经》,据其文字描述及附"信州血藤"图,与现木通科大血藤相似。大血藤之名始见于清代罗思举的《简易草药》。《植物名实图考》所述大血藤形态与其附图特征,也指本种。

参考文献 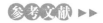 ▶▶

成分

[1] 李珠莲,等. 中草药,1984,15(7):297

[2] 李珠莲,等. 上海医科大学学报,1988,15(1):68

[3] 陈智仙,等. 中草药,2010,41(6):867.

[4] Chang J, Case R. Phenolic glycosides and ionone glycoside fromthe stem of Sargentodoxa cuneata [J]. Phytochemistry, 2005,66(23):2752

[5] 苗抗立,等. 中草药,1995,26(4):171

[6] 韩桂秋,等. 药学学报,1986,21(1):68

[7] Chen ZX, et al. Chin Chem Lett, 2009,20(11):1339

[8] Miao K, et al. CA, 1995,123:79532

[9] 田瑛,等. 药学学报,2005,40(7):628

[10] Damu AG, et al. Heterocycles, 2003,60(7):1645

[11] Ruecker G, et al. Planta Med, 1991,57(5):468

[12] 谢道光,等. 世界科学技术·中医药现代化,2006,8(6):50

[13] 王兆全,等. 中草药,1982,13(3):103

[14] 张鹏,等. 上海医科大学学报,1988,15(3):191

[15] 高玉琼,等. 中成药,2004,26(10):843

药理

[1] 李钧敏,等. 浙江大学学报:(医学版),2006,35(3):273

[2] 王宇歆,等. 中成药,2008,30(8):1230

[3] Guo JP, et al. World J Gastroenterol, 2006, 12(25):4078

[4] 李华,等. 陕西中医,2013,34(10):1427

[5] 付钰,等. 贵州医药,2009,33(12):1097

[6] 付钰. 现代医院,2007,7(9):37

[7] 毛水春,等. 中国药物化学杂志,2004,14(16):326

[8] 李莉,等. 中国免疫学杂志,2009,25(3):223

[9] 王卫华,等. 中国免疫学杂志,2011,27(4):325

[10] 冯改利,等. 陕西中医,2011,32(9):1233

临床报道

[1] 湖南中草药新医疗法展览资料选编,1970:228

[2] 杨中学. 中医杂志,1984,25(8):587

[3] 凌家艳. 中国中医急症,2013,22(6):1036

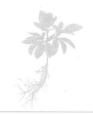

83. 天仙藤 Tiān Xiān Téng

《本草图经》

【异名】 都淋藤、三百两银、兜铃苗、马兜铃藤、青木香藤、长疬藤、香藤。

【来源】 为马兜铃科植物马兜铃 *Aristolochia debilis* Sieb. et Zucc. 的地上部分。

【原植物】 参见"青木香"条。

【采收加工】 秋季采割,除去杂质,晒干。

【药材】 天仙藤 Aristolochiae Herba 本省各地曾有产,均为野生。

性状鉴别 茎呈细长圆柱形,略扭曲,直径1～3 mm;表面黄绿色或淡黄褐色,有纵棱及节,节间不等长;质脆,易折断,断面有数个大小不等的维管束。叶互生,多皱缩、破碎,完整叶片展平后呈三角状狭卵形或三角状宽卵形,基部心形,暗绿色或淡黄褐色,基生叶脉明显,叶柄细长。气清香,味淡。

显微鉴别 茎横切面 表皮细胞类方形,外被角质层。皮层较窄。中柱鞘纤维6～10余层,连接成环带,外侧的纤维壁厚,向内侧逐渐变薄。维管束数个,大小不等。形成层成环。导管类圆形,直径10～170 μm。有髓(图83-1)。

理化鉴别 取本品粉末3 g,加乙醇50 ml,加热回流1小时,滤过,滤液蒸干,残渣加乙醇5 ml使溶解,作为供试品溶液。另取天仙藤对照药材3 g,同法制成对照药材溶液。按薄层色谱法试验,吸取上述两种溶液各5 μl,分别点于同一硅胶G薄层板上,以甲苯-乙酸乙酯-水-甲酸(35:30:1:1)的上层溶液为展开剂,展开,取出,晾干,置紫外光灯(365 nm)下检视。供试品色谱中,在与对照药材色谱相应的位置上,显相同颜色的斑点。

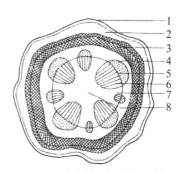

图83-1 马兜铃(茎)横切面简图

1.表皮 2.皮层 3.中柱鞘纤维 4.韧皮部 5.形成层 6.木质部 7.射线 8.髓

品质标志 1. 经验评价 以个大、黄绿色、不破裂者为佳。

2. 含量测定 按水溶性浸出物测定法热浸法测定,含水溶性浸出物不得少于16.0%。按高效液相色谱法测定,含马兜铃酸I($C_{17}H_{11}NO_7$)不得超过0.01%。

【成分】 天仙藤含马兜铃酸(aristolochic acid)D,木兰花碱(magnoflorine)和β-谷甾醇(β-sitosterol)[1]。

【炮制】 取原药材,除去杂质,抢水洗净,润透,切段,干燥,筛去灰屑。

饮片性状 天仙藤参见"药材"项。

贮干燥容器内,置通风干燥处。

【药性】 苦,温。归肝、脾、肾经。

【功能】 行气活血,利水消肿,解毒。

【主治】 疝气痛,胃痛,产后血气腹痛,风湿痹痛,妊娠水肿,蛇虫咬伤。

【用法用量】 内服:煎汤,6～10 g。外用:煎水洗,或捣烂敷。

【注意事项】 诸病属虚损勿用。

【附方】 1. 治产后腹痛不止及一切血气腹痛 天仙藤五两(炒焦),为细末。每服二钱。产后腹痛,用炒生姜,小便和细酒调下;常患血气,用温酒调服。(《妇人良方》天仙藤散)

2. 治毒蛇咬伤,痔疮肿痛　天仙藤鲜品捣烂,敷患处。(《东北常用中药手册》)

3. 治赤流丹肿　天仙藤一两,焙干为末,乳香一钱(研)。上每一钱,温酒下。(《证治准绳》乳香散)

【临床报道】　1. 治疗特发性水肿　天仙藤 30 g,乌药 15 g,苏叶 10 g,冬瓜皮 10 g。治疗特发性水肿 10 例,痊愈(水肿完全消失,伴随症状消失,无自觉不适,精神状态良好)8 例,好转(水肿基本消退,伴随症状大部分消失,精神较前好转)2 例[1]。

2. 过敏性紫癜　青风藤 15 g,首乌藤 20 g,天仙藤 10 g,双钩藤 10 g,桑白皮 15 g,粉丹皮 20 g,水煎服,每日 1 剂,早晚各服 1 次,治疗期间不用肾上腺皮质激素、免疫抑制剂等药物,治疗 28 例过敏性紫癜患者,最短者服药 2 日紫癜开始变浅,并不再起新的紫癜;最长者连续服药 3 周左右新生紫癜变少,服药月余紫癜不再生,并开始逐渐消退。肾性紫癜患者有 61％尿中蛋白及潜血可减少[2]。

【药论摘录】　1.《本草图经》:"味苦,温。微毒。解风劳。"

2.《宝庆本草折衷》:"味苦、辛,平。张松谓:治五劳七伤,山岚瘴疟,骨蒸寒热,口苦舌干,腰膝酸倦,浑身疼痛,四时疫疠。"

3.《本草纲目》:"无毒。流气活血,治心腹痛。"

4.《本草汇言》:"天仙藤,流气活血,治一切诸痛之药也。人身之气,顺则和平,逆则痛闷作矣。如杨氏《直指方》天仙藤治痰注臂痛,气留疝痛瘕聚,奔豚腹痛,产后血气腹痛,他如妊娠水肿,面浮气肿,男子风劳,久嗽不愈,悉以此药治之,无不寝安。盖谓其善于流行血气故也。"

5.《本草求真》:"天仙藤,观书所论主治,止属妊娠子肿及腹痛、风痨等证,而于他证则未及焉。即其所治之理,亦不过因味苦主于疏泄,性温得以通活,故能活血通道,而使水无不利,风无不除,血无不活,痛与肿均无不治故也。"

【品种沿革】　集解　1.《本草图经》:"天仙藤,生江淮及浙东山中……春生苗,蔓延作藤,叶似葛叶,圆而小,有毛白色,四时不凋,根有须。夏日采取根苗,南人用之最多。"

2.《徽州府志》:"天仙藤,其生子状如铃,故名马兜铃。"

考证　天仙藤之名始载于《本草图经》经外草类,并附临江军天仙藤图,《本草纲目》《植物名实图考》均引录于蔓草类,据其文图,似指寻骨风 *Aristolochia mollisima* Hance,而宋代《宝庆本草折衷》、明弘治《徽州府志》、明《广嗣纪要》《医学正印》等书,均有天仙藤即青木香藤或天仙藤子即马兜铃之记载。由此可见,历史上天仙藤之原植物可能存在寻骨风与马兜铃两种。现今江苏地区使用的天仙藤则为马兜铃的马兜铃科植物马兜铃 *Aristolochia debilis* Sieb. et Zucc. 茎叶。

【地方志】　1. 宋·马光祖、周应合《建康志·卷四二·土贡》:"天仙藤,按:《本草》并出溧阳县。"

2. 宋·孙应时、鲍廉《重修琴川志·卷九·叙产》:"药之属,天仙藤、八月取。"

3. 元·张铉《至正金陵新志·卷七·物产》:"天仙藤,按《本草》,并出溧阳州。"

4. 明·张峰《海州志·卷二·土产》:"药材曰天仙藤。"

参考文献

成分
[1] 房圣民,等.中药材,1990,13(6):27

临床报道
[1] 梁锦贞.江西中医药,1997,28(1):59

[2] 张胜荣.北京中医药大学学报,1995,18(5):69

84. 木通 Mù Tōng

《药性论》

【异名】 通草、附支、丁翁、丁父、菖藤、王翁、万年、活血藤。

【来源】 为木通科植物木通 *Akebia quinata*（Thunb.）Decne. 和三叶木通 *Akebia trifoliata*（Thunb.）Koidz. 的藤茎。

【原植物】 1. 木通 又名野木瓜、五叶木通、落霜红。

落叶木质缠绕藤本。全株无毛。幼枝灰绿色，有纵纹。掌状复叶，簇生于短枝顶端；叶柄细长；小叶片5，倒卵形或椭圆形，长3～6 cm，先端圆常微凹至具一细短尖，基部圆形或楔形，全缘。短总状花序腋生，花单性，雌雄同株；花序基部着生1～2朵雌花，上部着生而较细的雄花；花被3片；雄花具雄蕊6个；雌花较雄花大，有离生雌蕊2～13。果肉质，浆果状，长椭圆形，或略呈肾形，两端圆，熟后紫色，柔软，沿腹缝线开裂。种子多数，长卵形而稍扁，黑色或黑褐色。花期4～5月，果熟期8月（图84-1）。

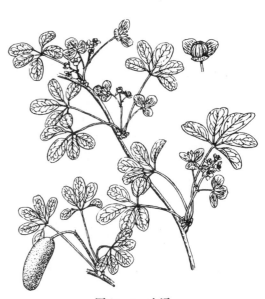

图 84-1 木通

生于山坡、山沟、溪旁等处的乔木与灌木林中。分布于陕西、山东、江苏、安徽、江西、河南、湖北、湖南、广东、四川、贵州等地。

本省山地有分布。

2. 三叶木通 又名八月瓜藤、三叶拿藤、活血藤、甜果木通、八月楂、拿藤、爆肚拿、八月瓜。

落叶木质藤本。茎皮灰褐色，有稀疏的皮孔及小疣点。掌状复叶互生或在短枝上的簇生；小叶片3，纸质或薄革质，卵形至阔卵形，先端通常钝或略凹入，具小凸尖，基部截平或圆形，边缘具波状齿或浅裂；侧脉每边5～6条，与网脉同在两面略凸起。总状花序自短枝上簇生叶中抽出，下部有1～2朵雌花，以上有15～30朵雄花；总花梗纤细；雄花花梗丝状，萼片3，淡紫色，阔椭圆形或椭圆形，雄蕊6，离生，排列为杯状，花丝极短，药室在开花时内弯，退化心皮3，长圆状锥形；雌花花梗稍较雄花的粗，萼片3，紫褐色，近圆形，先端圆而略凹入，开花时广展反折，退化雄蕊6枚或更多，无花丝，心皮3～9枚，离生，圆柱形，柱头头状，具乳凸，橙黄色。果长圆形，直或稍弯，成熟时灰白略带淡紫色。种子极多数，扁卵形，种皮红褐色或黑褐色，稍有光泽。花期4～5月，果期7～8月（图84-2）。

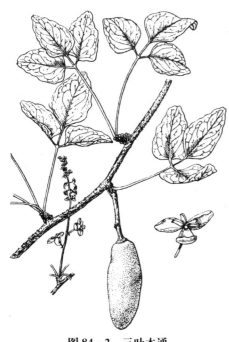

图 84-2 三叶木通

生于山地沟谷边疏林或丘陵灌丛中。分布于河北、山西、山东、河南、陕西南部、甘肃东南部至长江流域各省。

本省分布于宜兴山区。

【栽培】 **生长环境** 喜凉爽湿润的环境，常生于半阴处的林中。以富含腐殖质或土层深厚的冲积土为佳。

繁殖方法 种子繁殖、压条繁殖。种子繁殖：新采收的种子立即与湿沙混合贮藏于室外，次年2～3月播种，开沟条播，施人畜粪水，盖草木灰，盖土。压条繁殖：2～3月，把2年以上的老藤埋到土里，节外即可生根发芽，长成新株，次年2～3月移栽。

田间管理 移栽后3～4年中，每年夏冬季松土，追肥1次。夏季可用人畜粪水，冬可施用农家肥，结合松土，同时把新藤理附到攀援物土。

病虫害防治 病害有炭疽病、角斑病、圆斑病和叶枯病，可用5B的石硫合剂防治炭疽病，可用1：5 600倍的波尔多液防治角斑病、圆斑病，可用托布津600倍液或石硫合剂防治叶枯病。虫害有梢鹰夜蛾、茶黄毒蛾、金龟子、蛀干天牛、白吹绵蚧、蚜虫、红蜘蛛，可用托布津600倍液或1：5 600倍的波尔多液防治。

【采收加工】 秋季采收，截取茎部，除去细枝，阴干。

【药材】 木通 Akebiae Caulis 木通本省连云港、盱眙、江宁、丹徒、句容、溧阳、宜兴、盱眙等地曾有产。三叶木通在宜兴山区曾有产。

性状鉴别 呈圆柱形，常稍扭曲，长30～70 cm，直径0.5～2 cm。表面灰棕色至灰褐色，外皮粗糙而有许多不规则的裂纹或纵沟纹，具突起的皮孔。节部膨大或不明显，具侧枝断痕。体轻，质坚实，不易折断，断面不整齐，皮部较厚，黄棕色，可见淡黄色颗粒状小点，木部黄白色，射线呈放射状排列，髓小或有时中空，黄白色或黄棕色。气微，味微苦而涩（图84-3）。

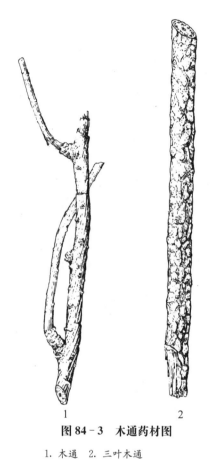

图84-3　木通药材图

1. 木通　2. 三叶木通

显微鉴别 1. 茎横切面　木栓细胞数列，常含有褐色内含物；栓内层细胞含草酸钙小棱晶，含晶细胞壁不规则加厚，弱木化。皮层细胞6～10列，有的亦含数个小棱晶。中柱鞘由含晶纤维束与含晶石细胞群交替排列成连续的浅波浪形环带。维管束16～26个。韧皮部细胞薄壁性。束内形成层明显。木质部导管散孔型。射线明显，其外侧有1～3列含晶石细胞与中柱鞘含晶石细胞相连接；形成层内侧射线细胞壁加厚、木化，具明显单纹孔。髓周细胞圆形，壁厚、木化，有圆形单纹孔，常含1至数个棱晶，中央有少量薄壁细胞，壁不木化（图84-4）。

2. 粉末　浅棕色或棕色。含晶石细胞方形或长方形，胞腔内含1至数个棱晶。中柱鞘纤维细长梭形，直径10～40 μm，胞腔内含密集的小棱晶，周围常可见含晶石细胞。木纤维长梭形，直径8～28 μm，壁增厚，具裂隙状单纹孔或小的具缘纹孔，具缘纹孔导管直径20～110（220）μm。纹孔椭圆形、卵圆形或六边形。

理化鉴别 1. 取本品粗粉1 g，加水10 ml，煮沸2～3分钟，趁热滤过，取滤液置试管中，用力振摇，产生持久性泡沫，加热后泡沫不消失（检查皂苷）。

2. 取本品粉末1 g，加70％甲醇50 ml，超声处理30分钟，滤过，滤液蒸干，残渣加水10 ml使溶解，用乙酸乙酯振摇提取3次，每次10 ml，合并乙酸乙酯液，蒸干，残渣加甲醇1 ml使溶解，作为供试品溶液。另取木通苯乙醇苷B对照品，加甲醇制成每1 ml含1 mg的溶液，

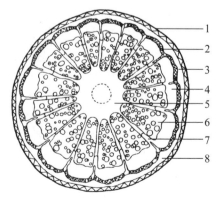

图84-4　木通（茎）横切面简图

1. 木栓层　2. 含晶石细胞群　3. 纤维群　4. 韧皮部　5. 髓　6. 木质部　7. 射线　8. 皮层

作为对照品溶液。按薄层色谱法试验,吸取上述两种溶液各 5 μl,分别点于同一硅胶 G 薄层板上,以三氯甲烷-甲醇-水(30∶10∶1)为展开剂,展开,取出,晾干,喷以 2% 香草醛硫酸溶液,在 105℃ 加热至斑点显色清晰。供试品色谱中,在与对照品色谱相应的位置上,显相同颜色的斑点。

品质标志 1. 经验评价 以条匀、无粗皮、切面黄白色、具放射状纹者为佳。

2. 含量测定 按高效液相色谱法测定,含木通苯乙醇苷 B($C_{23}H_{26}O_{11}$)不得少于 0.15%。

【成分】 1. 木通 藤茎主要含有三萜类化合物:白桦脂醇(betulin)[1],齐墩果酸(oleanolic acid),常春藤皂苷元(hederagenin)[2],木通皂苷(akeboside)Sta、Stb、Stc、Std、Ste、Stf、Stg1、Stg2、Sth、Stj、Stk[3~5]。此外,尚含豆甾醇(stigmasterol),β-谷甾醇(β-sitosterol),胡萝卜苷(daucosterol),肌醇(inositol)[1]。

2. 三叶木通 藤茎中主要含有三萜类化合物:2α,3β-二羟基-30-降齐墩果-12,20(29)-二烯-28-酸[2α,3β-dihydroxy-30-norolean-12,20(29)-dien-28-oic acid],2α,3α-二羟基-30-降齐墩果-12,20(29)-二烯-28-酸[2α,3α-dihydroxy-30-norolean-12,20(29)-dien-28-oic acid],2α,3β,23-三羟基-30-降齐墩果-12,20(21)-二烯-28-酸[2α,3β,23-trihydroxy-30-norolean-12,20(21)-dien-28-oic acid],2α,3β-二羟基齐墩果-12-烯-28-酸[2α,3β-dihydroxyolean-12-en-28-oic acid,2α,3α-dihydroxyolean-12-en-28-oic acid],2α,3β-二羟基羽扇豆烷-20(29)-烯-28-酸[2α,3β-dihydroxylup-20(29)-en-28-oic acid],2α,3α-二羟基羽扇豆烷-20(29)-烯-28-酸[2α,3α-dihydroxylup-20(29)-en-28-oic acid]][6]。

【药理】 1. 利尿作用 兔慢性利尿试验中,每日腹腔给木通醇浸剂 0.5 g/kg,连续给药 5 日,证实有利尿作用,且较肌内注射 0.1 mg/kg 的汞撒利为强[1]。若给兔灌胃,未见利尿作用,而腹腔注射的利尿作用尿量可增加 10.5%,健康人试服则无明显利尿作用[2]。大鼠灌胃三叶木通水提物,大剂量组动物在水负荷 3～6 小时、中剂量组在 4～6 小时、小剂量组 5～6 小时均显示尿量显著增加,与模型组相比,差异显著[3]。

2. 抗菌作用 木通醇浸液(1∶20)在体外对革兰阳性菌及革兰阴性杆菌如痢疾杆菌、伤寒杆菌均有抑制作用[4]。木通水浸剂(1∶5)对堇色毛癣菌也有不同程度的抑菌作用[5,6]。三叶木通水提物对乙型链球菌、痢疾杆菌作用明显,对大肠埃希菌、金黄色葡萄球菌有一定抑菌作用[3]。

3. 抗炎作用 三叶木通水提物能显著抑制小鼠腹腔毛细血管炎性渗出,抑制二甲苯所致小鼠耳郭肿胀[3]。

【炮制】 取原药材,除去杂质,用水稍浸泡,闷润至透,切片,晾干。

饮片性状 木通参见"药材"项。

贮干燥容器内,密闭,置通风干燥处。

【药性】 味苦,性寒。归心、小肠、膀胱经。

【功能】 清热利尿,活血通脉。

【主治】 小便短赤,淋浊,水肿,胸中烦热,咽喉疼痛,口舌生疮,风湿痹痛,乳汁不通,经闭,痛经。

【用法用量】 内服:煎汤,3～6 g;或入丸、散。

【注意事项】 滑精,气弱,津伤口渴及孕妇慎服。

【附方】 1. 治心经有热,唇焦面赤,小便不通 木通、连翘各三钱。水盅半,灯心十茎,煎八分服。(《医宗必读》通心散)

2. 治小儿心热(小肠有火,便赤淋痛,面赤狂躁,口糜舌疮,咬牙口渴) 生地黄、甘草(生)、木通各等分。上同为末,每服三钱,水一盏,入竹叶同煎至五分,食后温服。(《小儿药证直诀》导赤散)

3. 治风热多睡,头痛烦闷 木通二两(锉),粳米二合。上以水二大盏,煮木通取汁一大盏半,去滓,下米煮粥,温食之。(《太平圣惠方》木通粥)

4. 治睾丸炎 木通茎藤 30～60 g,葱适量。水煎熏洗。(《福建药物志》)

5. 治喉咙痛 用木通煎汤服之,或将木通含之,咽津亦得。(《普济方》)

6. 治小儿鼻塞及生息肉 木通(锉)、细辛各半两。上件药捣细罗为散,以棉裹少许,纳鼻中,日三易之。(《太平圣惠方》)

【药论摘录】 1.《神农本草经》:"味辛,平。主去恶虫,除脾胃寒热,通利九窍血脉关节,令人不忘。"

2.《名医别录》:"甘,无毒。疗脾疸常欲眠,心烦,哕出音声,疗耳聋,散痈肿诸结不消,及金疮、恶疮、鼠瘘、踒折、鼽鼻息肉,堕胎,去三虫。"

3.《药性论》:"微寒。主治五淋,利小便,开关格,治人多睡,主水肿浮大,除烦热。"

4.《食疗本草》:"煮饮之,通妇人血气,浓煎三五盏即便通。又除寒热不通之气。消鼠瘘、金疮、踒折,煮汁酿酒妙。"

5.《海药本草》:"主诸瘘疮,喉咙痛及喉痹。"

6.《食性本草》:"主理风热淋疾,小便数急疼,小腹虚满。"

7.《日华子本草》:"安心除烦,止渴退热。治健忘,明耳目,治鼻塞,通小肠,下水,破积聚血块,排脓,治疮疖,止痛,催生下胞,女人血闭,月候不匀,天行时疾,头痛目眩,羸劣,乳结,及下乳。"

8. 李东垣:"《本草》十剂,通可去滞,通草、防己之属是也。夫防己大苦寒,能泻血中湿热之滞,又通大便;通草甘淡,能助西方秋气下降,利小便,专泻气滞也。肺受热邪,津液气化之源绝,则寒水断流;膀胱受湿热,癃闭约缩,小便不通,宜此治之。其症胸中烦热,口燥舌干,咽干大渴引饮,小便淋沥或闭塞不通,胫酸脚热,并宜通草主之。凡气味与之同者,茯苓、泽泻、灯草、猪苓、琥珀、瞿麦、车前子之类,皆可以渗湿利小便,泄其滞气也。""木通下行,泄小肠火,利小便,与琥珀同功,无他药可比。"

9.《本草纲目》:"木通,上能通心清肺,治头痛,利九窍,下能泄湿热,利小便,通大肠,治遍身拘痛。《本经》及《别录》皆不言及利小便治淋之功,甄权、日华子辈始发扬之。盖其能泄丙丁之火,则肺不受邪,能通水道。水源既清,则津液自化,而诸经之湿与热,皆由小便泄去。故古方导赤散用之,亦泻南补北,扶西抑东之意。"

【品种沿革】 集解 《新修本草》:"此物(通草)大者径三寸,每节有二三枝,枝头有五叶,其子长三四寸,核黑穰白,食之甘美。"

考证 木通,原名通草,始载于《神农本草经》,列为中品。《药性论》首先称之为木通。《新修本草》中亦记载为木通科之木通。《本草图经》又载一种"三叶相对"的通草,并附有"兴元府通草"图,为三出复叶,可能即三叶木通。唐代民间又将通脱木称为"通草",于是出现了同名异物现象。为改变这一混淆状况,后世本草如《汤液本草》和《本草品汇精要》等都以木通为名,其所述均为木通科植物。

【地方志】 元·脱因、俞希鲁《至顺镇江志·卷四·土产》:"木通,以上诸品,《本草图经》虽不载本郡所出,然今皆有之,姑叙于此。"

参考文献

成分
[1] 藤田路一,等.药学杂志(日),1974,94(2):189
[2] 川口利一,等.药学杂志(日),1940,60(11):596
[3] 藤田路一,等.药学杂志(日),1974,94(2):194
[4] Higuchi R, et al. Chem Pharm Bull, 1972,20(10):2143
[5] Kumekawa Y, et al. Chem Pharm Bull, 1974,22(10):2294
[6] Mimaki Y, et al. Chem Pharm Bull, 2003,51(8):960

药理
[1] 高应斗,等.中华医学杂志,1955,41(10):963
[2] 北京医学院内科.中华医学杂志,1961,47(1):7
[3] 白梅荣,等.中华中医药学刊,2008,26(4):733
[4] 王嶽,等.植物学报,1953,2(2):312
[5] 曹仁烈,等.中华皮肤科杂志,1957,(4):286
[6] 孙迅,等.中华皮肤科杂志,1958,(3):210

85. 凤仙透骨草 Fèng Xiān Tòu Gǔ Cǎo

《中药材品种论述》

【异名】 透骨草、凤仙梗、凤仙花梗、凤仙花秸、凤仙花杆。

【来源】 为凤仙花科植物凤仙花 *Impatiens balsamina* L. 的茎。

【原植物】 凤仙花,又名指甲花、海纳花、指甲草、凤仙草、金凤花、急性子、桃红。

一年生草本,高 40~100 cm。茎肉质,直立,粗壮。叶互生;叶柄长两侧有数个腺体;叶片披针形,先端长渐尖,基部渐狭,边缘有锐锯齿,侧脉 5~9 对。花梗短,单生或数枚簇生叶腋,密生短柔毛;花大,通常粉红色或杂色,单瓣或重瓣;萼片 2,宽卵形,有疏短柔毛;旗瓣圆,先端凹,有小尖头,背面中肋有龙骨突;翼瓣宽大,有短柄,2 裂,基部裂片近圆形,上部裂片宽斧形,先端 2 浅裂;唇瓣舟形,被疏短柔毛,基部突然延长成细而内弯的距;花药钝。蒴果纺锤形,熟时一触即裂,密生茸毛。种子多数,球形,黑色。花期 7~10 月(图 85-1)。

生于庭院。分布于全国各地,均为栽培。

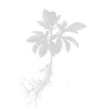

图 85-1 凤仙花

本省各地有栽培。

【栽培】 生长环境 喜阳光,怕湿,耐热不耐寒。以阳光充足、土质湿润、肥沃、疏松及排水良好的土壤为佳,在较贫瘠的土壤中也可生长。

繁殖方法 种子繁殖。3~9 月进行播种,南方 3 月、北方 4 月播种最为适宜,直播,播后保持土壤湿润。

田间管理 出苗后间苗、中耕除草、追肥。

病虫害防治 病害有白粉病、叶斑病、立枯病、轮纹病,可用 50% 基硫菌灵可湿性粉 800 倍液喷洒防治白粉病,用 50% 多菌灵可湿性粉 500 倍液防治叶斑病,75% 百菌清可湿性粉剂 600 倍液或 60% 多福可湿性粉剂 500 倍液防治立枯病、轮纹病。虫害有红天蛾,可人工捕捉灭除,也可用 90% 敌百虫原药或 50% 杀螟松乳油 1 000~1 500 倍液进行防治。

【采收加工】 夏秋间植株生长茂盛时割取地上部分,除去叶及花果,洗净,晒干。

【药材】 凤仙透骨草 Impatientis Balsaminae Caulis 本省盱眙、邳州、灌云、句容、宜兴等地有产。

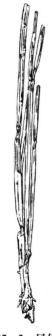

图 85-2 凤仙透骨草药材图

性状鉴别 茎长柱形,有少数分枝,长 30~60 cm,直径 3~8 mm,下端直径可达 2 cm。表面黄棕色至红棕色,干瘪皱缩,具明显的纵沟,节部膨大,叶痕深棕色。体轻质脆,易折断,断面中空,或有白色、膜质髓部。气微,味微酸(图 85-2)。

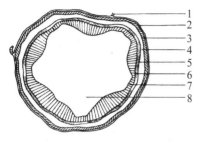

图 85 - 3 凤仙透骨草(茎)横切面简图

1.毛茸 2.表皮 3.厚角组织
4.皮层 5.韧皮部 6.形成层 7.木
质部 8.髓

显微鉴别 1.茎横切面 表皮外被薄的角质层,并有非腺毛。厚角细胞 4~5 列。皮层少数细胞含草酸钙针晶束。内皮层细胞有时有淀粉粒。中柱鞘由 1~3 列薄壁细胞组成。韧皮部狭窄,木质部导管单个散在,髓宽阔,约占茎半径的 2/3,少数细胞含草酸钙针晶(图 85 - 3)。

2.茎表面观 表皮细胞外侧平周壁微显角质纹理;无气孔。非腺毛由 1~8~20 个细胞组成,直径 24~42 μm,有的具短分枝,表面有角质线纹。

理化鉴别 取本品粉末 2 g,加甲醇 25 ml,超声处理 20 分钟,滤过,取滤液作为供试品溶液。另取西河柳对照药材 2 g,同法制成对照药材溶液。按薄层色谱法试验,吸取上述两种溶液各 3 μl,分别点于同一聚酰胺薄膜上,以乙醇-丙酮-甲酸-水(10:6:0.5:5)为展开剂,展开,取出,晾干,喷以 3% 三氯化铝乙醇溶液,置紫外光灯(365 nm)下检视。供试品色谱中,在与对照药材色谱相应的位置上,显相同颜色的荧光斑点。

品质标志 经验评价 以色红棕、不带叶者为佳。

【成分】 茎含黄酮类:槲皮素(quercetin)[1],槲皮素- 3 -葡萄糖苷(quercetin-3-glucoside),山奈酚- 3 -葡萄糖苷(kaempferol-3-glucoside),蹄纹天竺素- 3 -葡萄糖苷(pelargonidim-3-glucoside),矢车菊素- 3 -葡萄糖苷(cyanidin-3-glucoside)及飞燕草素- 3 -葡萄糖苷(delphinidin-3-glucoside)等[2],芦丁(rutin)[3];酚酸类化合物:香草酸(vanillic acid),原儿茶酸(protocatechuic acid)[3]。此外,还含有 2 -甲氧基- 1,4 -萘醌(2-methoxy-1,4-naphthoquinone),七叶内酯(esculetin),大豆脑苷 I(soya-cerebroside I),1,2,4 -三羟基萘- 1,4 -双- β-D -吡喃葡萄糖苷(lawsoniaside)[3]。

地上部分含 impatienol[4]。全株还含黄酮类芹菜素- 4′-O -β-D -呋喃木糖基(1→4)-O -β-D -吡喃葡萄糖苷[apigenin-4′-O -β-D-xylofuranosyl(1→4)-O -β-D-glucopyranoside][5],山奈酚(kaempferol),山奈酚- 3 -葡萄糖-鼠李糖苷(kaempferol-3-glucosyl-rhamnoside)[6]。

【药理】 1.抗微生物作用 凤仙草 35% 乙酸冷浸液对红色毛癣菌、石膏样毛癣菌、白色念珠菌有较强杀灭力能力[1]。凤仙花地上部分 95% 乙醇提取物中的 2 -甲氧基- 1,4 -萘醌(MNQ)抑制 5 种革兰阳性菌、2种革兰阴性菌和 8 种真菌[2]。以牛津杯法测定凤仙透骨草总黄酮提取物对白色念珠菌和犬小孢子菌的抑制作用,取得良好的结果,总黄酮提取物对两种供试菌的生长均有一定的抑制效果,其中对白色念珠菌的抑制效果大于犬小孢子菌[3]。凤仙透骨草 5 种不同萃取部位中,石油醚和二氯甲烷部位对皮肤癣菌和白色念珠菌有明显的抑制作用,石油醚部位作用强度大于二氯甲烷部位,而其他部位没有测出最低抑菌浓度,无明显的抑菌效果[4]。

2.镇痛、抗炎作用 凤仙透骨草水煎液灌胃,抑制醋酸引起的小鼠扭体反应,提高小鼠热板法痛阈,抑制小鼠醋酸引起的腹腔毛细血管通透性升高[5]。

3.其他作用 凤仙地上部分 35% 乙醇提取物中的成分抑制睾酮 5α -还原酶[4]。

4.毒副作用 水煎液给小鼠灌胃的 LD_{50} 为(166±42)g/kg[6]。

【炮制】 取原药材,除去杂质,洗净,稍润,切段,干燥,筛去灰屑。

饮片性状 凤仙透骨草参见"药材"项。

贮干燥容器内,置通风干燥处。

【药性】 苦、辛,温,有小毒。

【功能】 祛风湿,活血止痛,解毒。

【主治】 风湿痹痛,跌打肿痛,闭经,痛经,痈肿,丹毒,鹅掌风,蛇虫咬伤。

【用法用量】 内服:煎汤,3~9 g;或鲜品捣汁。外用:鲜品捣敷,或煎汤熏洗。

【注意事项】 孕妇禁服。

【附方】 1.治风湿性关节痛 透骨草、木瓜各 15 g,威灵仙 12 g,桑枝 30 g。水煎服。(《湖北中草药志》)

2. 治寒湿气袭于经络血脉之中为痛，痛于两臂两股腰背环跳之间　凤仙梗（捣汁）、老姜汁、蒜汁、葱汁、韭汁各等分。熬至此膏滴水成珠，用蓖麻子油同黄蜡收起。每以此膏烘热贴上，追出湿气水液自愈。（《疡医大全》蠲痛五汁膏）

3. 治跌打损伤　透骨草、当归、赤芍各9g。水煎服。如伤处未破，并可用鲜透骨草适量，捣烂敷伤处，1～2小时后，局部皮肤起小疱时，立即除去敷药。（《浙江药用植物志》）

4. 治癣　土大黄、凤仙花梗、枯白矾（水飞）。共捣，麻布包扎，蘸醋擦之。（《疡医大全》）

5. 治鹅掌风　透骨草、一枝黄花各60g。蒸汤温浸患处，每次浸半小时，每日3～5次，连浸7～10日。（《浙江药用植物志》）

【药论摘录】　1.《本草正》："透骨通窍。"

2.《采药书》："合金创，入骨补髓，兼治难产。"

【品种沿革】　集解　1.《救荒本草》："一名凤仙花，一名夹竹桃，又名海蒳，俗名染指甲草，人家园圃多种，今处处有之。苗高二尺许。叶似桃叶而窄，边有细锯齿。开红花，结实类桃样，极小。有子似萝卜子，取之易迸散，俗名急性子。叶味苦，微涩。"

2.《本草正》："（凤仙花）善透骨通窍，故又名透骨草。"

3.《本草纲目拾遗》："凤仙花，一名透骨草，以其性利，能软坚，故有此名。""汪连仕《采药书》：透骨草仿佛马鞭之形，大能软坚。取汁浸龟板能化为水……按凤仙白花者亦名透骨白，追风散气；红花者名透骨红，破血堕胎，亦有透骨之名，非一物也。"

考证　本品原植物形态描述始见于《救荒本草》，名"小桃红"。《本草正》中名"透骨草"。《本草纲目拾遗》中除载"凤仙花，一名透骨草"外，又有透骨草条，记载其性状并言凤仙花有透骨之名，但并非一物。可见，古代已将凤仙花作透骨草使用。由于古代透骨草来源不止一种，今将凤仙花科凤仙称为"凤仙透骨草"，以茎入药。现江苏一带以白凤仙花作本品药用来源，他色者不用，也与《本草纲目拾遗》所载相一致。

参考文献 ▶▶

成分

［1］陈秀梅，等.襄樊职业技术学院学报，2011，10（2）：33

［2］Charles W. Hagen Jr，CA，1966，（64）：16275c

［3］陈秀梅，等.药学与临床研究，2009，17（1）：31

［4］Ishiguro K，et al. Phytother Res. 2000，14（1）：54

［5］Yadava RN，et al. CA，1992，117：230110z

［6］胡喜兰，等.中成药，2003，25（10）：833

药理

［1］危建安，等.中国中医药科技，2001，8（5）：321

［2］Yang X，et al. Phytother Res. 2001，15（8）：676

［3］卞晓霞，等.中医药信息，2015，32（2）：12

［4］顾媛媛，等.时珍医国药，2013，24（2）：481

［5］王璇，等.北京医科大学学报，1998，30（2）：145

［6］Ishiguro K，et al. Phytother Res. 2000，14（1）：54

86. 石楠 Shí Nán

《江苏省中药材标准》

【异名】 风药、栾茶。

【来源】 为蔷薇科植物石楠 *Photinia serratifolia*（*Desf.*）Kalkman 的带叶嫩茎枝。

【原植物】 石楠,又名红树叶、石岩树叶、水红树、山官木、细齿石楠、凿木、猪林子。

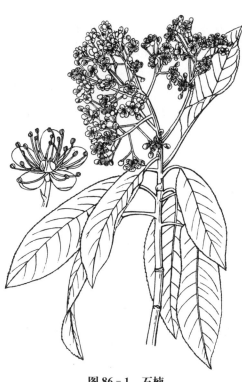

图 86-1　石楠

常绿灌木或小乔木,高 4～6 m,有时可达 12 m。枝褐灰色,无毛;冬芽卵形,鳞片褐色,无毛。叶片革质,长椭圆形、长倒卵形或倒卵状椭圆形,先端尾尖,基部圆形或宽楔形,边缘有疏生具腺细锯齿,近基部全缘;叶柄粗壮,幼时有绒毛,以后无毛。复伞房花序顶生;总花梗和花梗无毛;花密生;萼筒杯状,无毛;萼片阔三角形,先端急尖,无毛;花瓣白色,近圆形,内外两面皆无毛;雄蕊 20,外轮较花瓣长,内轮较花瓣短,花药带紫色;花柱 2,有时为 3,基部合生,柱头头状,子房顶端有柔毛。果实球形,红色,后成褐紫色,有 1 粒种子。种子卵形,棕色,平滑。花期 4～5 月,果期 10 月(图 86-1)。

生于山坡杂木林中。分布于华中及陕西、甘肃、河南、江苏、安徽、浙江、贵州、云南、四川等省。

本省各地有分布。

【栽培】 **生长环境** 喜温暖、湿润气候,喜光稍耐阴,能耐短期 -15℃ 的低温。对土壤要求不严,以肥沃、湿润、土层深厚、排水良好、微酸性的沙质土壤为佳。

繁殖方法 种子繁殖、扦插繁殖。种子繁殖:果熟期采种,采用层积沙藏至翌年春播,开沟条播,覆土浇透水后覆草以保持土壤湿润。扦插繁殖:雨季进行,选当年半木质化的嫩枝,采用平切口剪成插条,长 10～12 cm,带 1 叶 1 芽,剪去 1/3 叶片,扦插深度为插条的 2/3,随剪随进行药剂处理随扦插,扦插完毕后立即浇透水,搭小拱棚,用塑料薄膜覆盖,四周密封,紧贴薄膜再覆盖透光率 50% 的遮阴网。

田间管理 树苗基本出齐时小心揭去覆草,及时浇水,春夏季节追施复合肥和有机肥,入冬后要注意防寒 2～3 年,每年要修剪 1～2 次。

病虫害防治 病害有叶斑病、灰霉病,可用波尔多液 100～150 倍液防治叶斑病,用 50% 代森锌 800 倍液防治灰霉病。虫害有介壳虫、石楠盘粉虱、白粉虱、蛀干害虫,可用 40% 氧化乐果乳油 1 000～2 000 倍液喷洒防治介壳虫,在植株旁布置黄板进行诱杀石楠盘粉虱,用 10% 吡虫啉可湿性粉剂 2 000 倍液防治白粉虱,用 40% 乐果乳油 200～400 倍液防治蛀干害虫。

【采收加工】 5～7 月采收,晒干。

【药材】 石楠 Photiniae Serratifoliae Folium et Cacumen 本省南京、苏州、南通、无锡、常熟、丹徒等地

曾有产。

性状鉴别 茎呈圆柱形,直径 0.4~0.8 cm,有分枝;表面暗灰棕色,有纵皱纹,皮孔呈细点状;质坚脆,易折断,断面皮部薄,暗棕色,木部黄白色,裂片状。叶互生,具柄,长 1~4 cm,上面有一纵槽;叶片长椭圆形或倒卵状椭圆形,长 8~15 cm,宽 2~6 cm;先端尖或突尖,基部近圆形或楔形,边缘具细密的锯齿,齿端棕色,但在幼时及萌芽枝上的叶缘具芒状锯齿;上面棕色或棕绿色,无毛,羽状脉,中脉凹入。下面中脉明显突出。叶片革质而脆。气微,茎微苦,叶微涩。

显微鉴别 1. 茎横切面 木栓层为数列细胞,栓内层窄。皮层细胞类多角形。初生韧皮纤维断续排列成环,次生韧皮部环状。形成层明显。次生木质部细胞放射状排列,射线为 1~2 列薄壁细胞,导管多单生。初生木质部星角状。髓部为类圆形薄壁细胞。有的薄壁细胞含草酸钙方晶或簇晶。

2. 叶横切面 上、下表皮均为 1 列近方形细胞,外侧被角质层。叶肉组织栅状细胞 3~4 列,不通过主脉,海绵组织疏松。中脉向下突出,上、下表皮内侧各有 3~4 列厚角细胞,壁角质化;维管束呈"U"形,中柱鞘纤维与含黄色物质的薄壁细胞相间排列成断续的半球形。中脉部的厚角细胞、薄壁细胞、韧皮部和叶肉组织细胞中含草酸钙棱晶和簇晶(图 86-2)。

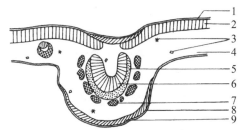

图 86-2 石楠(叶)横切面简图

1. 上表皮 2. 栅栏组织 3. 草酸钙结晶
4. 海绵组织 5. 韧皮部 6. 木质部 7. 纤维群
8. 下表皮 9. 厚角组织

3. 叶表面 上表皮细胞多角形,垂周壁平直,平周壁角质化,无气孔。下表皮细胞稍小,垂周壁平直,气孔稠密,不定式,副卫细胞 4~8 个。

4. 粉末 棕色。纤维众多,无色或淡黄色,多成束,破碎,直径约 13 μm,周围薄壁细胞内含有草酸钙方晶形成晶鞘纤维。草酸钙方晶易察见。草酸钙簇晶,多存于叶肉薄壁细胞内。叶表皮气孔不定式。木薄壁细胞长方形,壁增厚,木化,纹孔明显。导管多为螺纹、梯纹导管。

理化鉴别 1. 取本品粗粉 1 g,加甲醇 10 ml,在水浴上回流提取 1 小时,用滤液做下述试验:①取上述甲醇提取液 1 ml,加镁粉少许,加浓盐酸 4~5 滴,在水浴上加热,即显橙红色(检查黄酮类)。②取上述甲醇提取液 1 ml,置蒸发皿中,在水浴上蒸干,加饱和硼酸丙酮溶液和 10% 枸橼酸溶液各 1 ml,继续蒸干,将残渣在紫外光灯下观察,可见强烈的黄绿色荧光(检查黄酮)。

2. 取本品粉末 0.5 g,置试管中,加水少许,使之湿润。试管加塞,塞与管壁间悬挂一条用苦味酸盐溶液湿润过的滤纸,将试管置 60~70℃ 水浴中加热约 15 分钟,试纸显砖红色(检查氰苷)。

3. 取本品粉末 1 g,加乙醇 10 ml,温浸 30 分钟,滤过,取滤液 2 滴,点于滤纸上,滴加三氯醋酸试剂 1~2 滴,加热至 100℃ 始显浅红色,渐变为淡紫色(检查皂苷)。

4. 取本品粉末 1 g,加乙醇 20 ml,超声 30 分钟,滤过,滤液蒸干,残渣加甲醇 2 ml 使溶解,作为供试品溶液。另取石楠对照药材 1 g,同法制成对照药材溶液。再取熊果酸对照品,加甲醇制成每 1 ml 含 1 mg 的溶液,作为对照品溶液。按薄层色谱法试验,吸取上述三种溶液各 5 μl,分别点于同一硅胶 G 薄层板上,以环己烷-三氯甲烷-乙酸乙酯-甲酸(20:5:8:0.1)为展开剂,展开,取出,晾干,喷以 10% 硫酸乙醇溶液,在 105℃ 加热至斑点显色清晰。供试品色谱中,在与对照药材色谱和对照品色谱相应的位置上,显相同颜色的斑点。

品质标志 1. 经验评价 以枝嫩、条匀、叶完整无碎者为佳。

2. 含量测定 按醇溶性浸出物测定法热浸法测定,用 50% 乙醇作溶剂,含醇溶性浸出物不得少于 23.0%。按高效液相色谱法测定,含齐墩果酸($C_{30}H_{48}O_3$)和熊果酸($C_{30}H_{48}O_3$)的总量不得少于 0.30%。

【成分】 叶含三萜类化合物:齐墩果酸,熊果酸[1],serrulatins A-E[2],$2\alpha,3\beta,11\alpha,13\beta$-tetrahydroxy-12-keto-oleanan-28-oic acid,3β-hydroxy-12-keto-9(11)-ursen-28,13β-olide[3]。此外,还含有叶绿素 a、b 及类胡萝卜素[4],鞣质,樱花苷(sakuranin),山梨醇[5],正烷烃(n-alkane),氢氰酸和苯甲醛[1],挥发油类[6,7]等成分。

【药理】 1. 对心血管的作用 煎剂对离体蛙心、煎剂经淋巴囊给药对在体蛙心或煎剂静脉注射对在体兔心,均有兴奋作用[1]。叶乙醇浸出液能抑制离体蛙心,收缩离体兔耳血管,降低麻醉犬血压[2]。

2. 抗氧化作用 石楠叶红、绿色素对DPPH·清除能力、还原Fe^{3+}能力和清除·OH^-自由基能力的实验证明,石楠叶红、绿色素均具有一定的抗氧化性,且红色素较绿色素显示更高的活性,对DPPH·、·OH^-清除率依次为79.6%、67.1%[3]。

3. 其他作用 叶浸剂在试管内可杀死日本血吸虫尾蚴,也能杀灭钉螺[2]。

4. 毒副作用 叶乙醇浸出液对大鼠毒性较小,60 mg/kg、100 mg/kg分别服药1个月,对生长无影响,肝及脂质代谢亦无改变[2]。

【炮制】 取原药材,除枝梗及杂质,抢水洗净,稍润,切丝或切片,干燥,筛去灰屑。

饮片性状 石楠参见"药材"项。

贮干燥容器内,置通风干燥处。

【药性】 辛、苦,平,小毒。

【功能】 祛风湿,止痒,强筋骨,益肝肾。

【主治】 风湿痹痛,头风头痛,风疹,脚膝痿弱,肾虚腰痛,阳痿,遗精。

【用法用量】 内服:煎汤,3~10 g;或入丸、散。外用:适量,研末撒或吹鼻。

【注意事项】《药性论》:"恶小蓟。"

【附方】 1. 治头风头痛 石楠叶、川芎、白芷各4.5 g。水煎服。(《浙江药用植物志》)

2. 治小儿风瘙瘾疹,皮肤瘙痒 石楠叶二两,川椒半两。以水一大盏,煎至五分,去滓,入消石末半两,白矾末半两搅匀。以绵浸涂肿处,干即更涂之。(《太平圣惠方》)

3. 治鼠瘘 石南、生地黄、茯苓、黄连、雌黄各二两。为散。敷疮上,日再。(《肘后方》)

4. 治咳嗽痰喘 石楠叶研末,装烟斗内燃着当烟吸。(《安徽中草药》)

【临床报道】 治疗桡骨小头骨折:手术拆线后用洗四方中草药(香茅、石南藤、大力王、三叉苦、宽筋藤等各50 g),煎水3 000 ml,趁热先熏患处,温度适宜后外洗,每天2~3次,29例患者术后拍片,均达解剖或近解剖复位,随访半年至3年,平均1.5年,骨折全部愈合,无骨折不愈合或迟缓愈合,无桡骨小头缺血性坏死及骨化性肌炎,无伤口感染,按Metaizeau等的肘关节功能疗效标准,优21例,良7例,可1例[1]。

【药论摘录】 1.《神农本草经》:"味辛、苦。主养肾气、内伤阴衰,利筋骨皮毛。"

2.《名医别录》:"平,有毒。疗脚弱,五脏邪气,除热。"

3.《药性论》:"无毒。主除热,能添肾气。治软脚烦闷疼,杀虫,能逐诸风。""石南虽能养肾,亦令人阴痿。"

4.《食物本草》:"浸酒饮,治头风。"

5.《本草纲目》:"古方为治风痹肾弱要药,今人绝不知用,识者亦少,盖由甄氏《药性论》有令阴痿之说也。殊不知服此药者,能令肾强。嗜欲之人藉此放恣,以致痿弱,归咎于药,良可慨也。"

6.《本草从新》:"祛风通利,是其所长,补肾之说,未可信也。"

7.《医林纂要》:"润肺补肝,壮命门火。"

8.《本草求真》:"石南叶味辛而苦。按辛则有发散之能,苦则具有坚肾之力。若使辛苦而热,则云妇人久服思男,其理或可信矣。然此止属辛苦而性不热,则治止可以言祛风,而补阴之说,亦止因苦坚肾,而肾不泄;因辛散风,而阴不受其蹂躏也。若竟以为补阴滋水,则理已属有碍,而尚可云补火以思男者乎?若果有之,则几类于此者,何莫不为思男之品。而附、桂之雄,又将置于何等矣。"

9.《药性切用》:"祛风坚肾,通利关节。"

10.《草药新纂》:"作强壮药,补肾兴阳。"

【品种沿革】 **集解** 1.《名医别录》:"石南,生华阴山谷。二月、四月采叶,八月采实,阴干。"

2.《本草图经》:"石南,今南北皆有之。生于石上,株极有高大者。江、湖间出者,叶如枇杷叶,有小刺,凌冬不凋。春生白花成簇,秋结细红实。"

3.《本草纲目拾遗》:"栾茶,王文锡《茶谱》云,湘人四月采杨桐汁作饭,则必采石楠芽作茶。乃能去风。"

考证　石楠,原名石南,始载于《神农本草经》,列为下品。"南"字或从木作"楠"。考《本草图经》石南与《本草纲目拾遗》栾茶的形态特征,与今蔷薇科石楠属植物石楠基本一致。

【地方志】　1. 元·脱因、俞希鲁《至顺镇江志·卷四·土产》:"石楠:经霜叶红如染。"

2. 明·张峰《海州志·卷二·土产》:"竹木之类,曰石楠。"

3. 明·张衮《江阴县志·卷六·土产》:"石楠:冬夏常青,开碎白花,结红子。"

4. 明·沈明臣《通州志·卷四·物产(海门同)》:"木之属,石楠。"

5. 清·何绍章、杨履泰《丹徒县志·卷一七·物产》:"石楠,以上诸名亦见《康熙志》。"

参考文献 ▶▶

成分

[1] Shopshire FM, et al. CA, 1976, 85; 30679a

[2] Song YL, et al. Helvetica ChimicaActa, 2008, 91(4): 665

[3] Yaling S, et al. Molecules, 2007, 12(12): 2599

[4] Ketskhoveli EN, et al. Soobshch Akad Nauk Gruz S S R, 1972, 68(2): 413

[5] 江苏省植物研究所, 等. 新华本草纲要(第三册). 上海: 上海科学技术出版社, 1990: 106

[6] Hou J, et al. Food Chemistry, 2007, 103(2): 355

[7] Wei JF, et al. Chemistry of Natural Compounds, 2013, 49(2): 354

药理

[1] 南京药学院药材教研组. 药学学报, 1966, 13(2): 94

[2] 冈崎良明, 等. 日本药理学杂志, 1964, 60(6): 152

[3] 卫强, 等. 化学研究与应用, 2014, 26(12): 1881

临床报道

[1] 杨吉恒. 陕西中医, 2011, 32(12): 1615

87. 石刁柏 Shí Diāo Bǎi

《中药大辞典》

【异名】 芦盦、露笋、龙须菜、芦笋。

【来源】 为百合科植物石刁柏 *Asparagus officinalis* L. 的嫩茎。

【原植物】 石刁柏,又名露笋、小百部、山文竹、芦笋、龙须菜。

多年生直立草本,高可达 1 m。根粗 2～3 mm。茎平滑,上部在后期常俯垂,分枝较柔弱。叶状枝每 3～6 枚成簇,呈近扁的圆柱形,略有钝棱,纤细,常稍弧曲;鳞片状叶基部有刺状短距或近无距。花每 1～4 朵腋生,绿黄色;花梗关节位于上部或近中部;雄花花被长 5～6 mm,花丝中部以下贴生于花被片上;雌花较小,花被长约 3 mm。浆果红色。种子 2～3 颗。花期 5～6 月,果期 9～10 月(图 87-1)。

生于沙质河滩、河岸、草坡、山野阴坡或林下。分布于全国多地,以栽培为主,新疆北部塔城地区有野生。

本省多地有栽培。

【栽培】 生长环境 对气候要求不严,适应范围甚大,寒暖两地均能生长。以富含有机质、表土深厚并常保持湿润的黏质壤土为佳,在壤土及沙质壤土上亦可栽培,黏土及重黏土不宜种植。

繁殖方法 种子繁殖。春季地温达 10℃ 以上时播种,浸种后单粒播种,6～8 个月后可成苗。6 月中旬移栽。

田间管理 苗移栽后浇透水,适时松土保墒,每隔 15～20 日亩追施 1 次复合肥 25 kg。有风害的地方,宜在 7 月上旬在畦上每距 4 m 打木桩高约 3.1 m,在植株两侧用草绳缚于桩上,以防止茎叶倒伏。

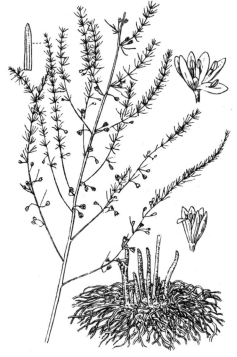

图 87-1 石刁柏

病虫害防治 病害有茎枯病、褐斑病、立枯病、菌核病等,可用 75％百菌清或 50％多菌灵的 500～800 倍液进行喷雾防治。虫害有斜纹夜蛾、地老虎、金针虫等,可用 90％敌百虫晶体 1 000 倍液等防治。

【采收加工】 3～4 月采收嫩茎,洗净,低温干燥。

【药材】 石刁柏 Asparagi Officinalis Cacumen 本省各地均有产。

性状鉴别 略呈长圆条形,长 10～20 cm,直径约 1 cm,常扭曲而干瘪。表面黄白色或略呈浅绿色,有不规则纵沟纹,节处具抱茎的退化成披针形至卵状披针形的膜质鳞片,节间长 1～4 cm。质脆,易折断,断面黄白色,维管束散生,导管孔明显。气微,味微甘。

理化鉴别 取本品粉末 0.5 g,加 50％乙醇 25 ml,超声 15 分钟,滤过,滤液作为供试品溶液。另取天冬酰胺对照品,加水制成每 1 ml 含 0.5 mg 的溶液,作为对照品溶液。按薄层色谱法试验,吸取上述两种溶液各 2 μl,分别点于同一硅胶 G 薄层板上,以苯酚-水(7.5：2.5)为展开剂,展开,取出,晾干,喷以 2％茚三酮乙醇溶液，105℃加热至显色清晰。供试品色谱中，在与对照品色谱相应的位置上，显相同颜色的斑点。

【成分】 嫩茎含皂苷类化合物：$3-O-\{[\beta-D-$吡喃葡萄糖基$(1\rightarrow2)-][\beta-D-$吡喃木糖基$(1\rightarrow4)-\beta-D-$吡喃葡萄糖基$]\}-25S-5\beta-$螺甾烷$-3\beta-$醇$\{3-O-[\beta-D-$glucopyranosyl$(1\rightarrow2)][\beta-D-$xylopyranosyl$(1\rightarrow4)-\beta-D-$glucopyranosyl$]\}-25S-5\beta-$spirostan$-3\beta-ol\}$[1]，芦笋皂（asparagoside）C、D[2]等；木脂素类化合物：$(+)-$nyasol[3]，$3'-$methoxynyasin[3]，syringaresinol$-4',4''-O-$bis$-\beta-D-$glucoside[3]，syringaresinol$-4-O-\beta-D-$glucopyranoside[3]；黄酮类化合物：槲皮素（quercetin）[4]，山奈酚（kaempferol）[4]，山奈素$-4',7-$二甲醚（kaempferol$-4',7-$dimethylether）[5]，芦丁（rutin）[5]，异鼠李素（isorhamnetin）[4]等；酚酸类化合物：咖啡酸（caffeic acid）[6~8]，阿魏酸（ferulic Acid）[5]。此外，还含有芦笋多糖（asparagosin）[9]等糖类[10~13]，氨基酸类[14]及其他类[15~18]成分。

【药理】 1. **抗肿瘤作用** 芦笋（即石刁柏）煎煮浓缩制成的芦笋饮料灌服或腹腔注射，对小鼠肉瘤 S_{180} 生长有明显抑制作用，明显延长艾氏腹水癌小鼠存活天数。芦笋饮料体外对人肝癌细胞株、人胃癌细胞株 MGC803、人白血病细胞株（巨噬细胞型）U937 均有一定抑制作用，对人鼻咽癌细胞株作用不明显。用芦笋饮料处理人胃癌、肝癌细胞 24 小时，再接种于以 ^{60}Co 照射制备的免疫抑制模型小鼠皮下，发现模型小鼠的肿瘤生长明显受到抑制[1]。石刁柏汁作用后，明显抑制结肠癌细胞株 SW620 的生长，使结肠癌 SW620 细胞体积变小、细胞变形，出现凋亡小体等细胞凋亡现象。石刁柏汁刺激下的结肠癌 SW620 细胞中的凋亡相关基因 Bcl -2 表达量下降[2]。芦笋提取液抑制人恶性黑色素瘤细胞株 A375 细胞生长和增殖，诱导 A375 细胞凋亡和坏死[3]。芦笋总皂苷对 S_{180} 和 H_{22} 荷瘤小鼠的肿瘤生长有明显抑制作用，并呈现良好的量效关系[4]。采用人胃癌细胞 MKN45 实体瘤等建立胃癌裸鼠模型，用鲜芦笋混悬液灌胃，对人胃癌细胞 MKN45 裸鼠模型有明显抑制肿瘤生长作用[5]。

采用高效毛细管电泳法分析芦笋多糖对荷瘤小鼠红细胞电泳迁移能力的影响，发现芦笋多糖能减低荷瘤小鼠红细胞的电泳迁移时间，使之更接近正常红细胞，这可能是其抗肿瘤作用机制之一[6]。芦笋多糖能升高肿瘤小鼠红细胞膜 Na^+，$K^+-ATPase$、Ca^{2+}，$Mg^{2+}-ATPase$ 活性，降低肿瘤小鼠红细胞内 Ca^{2+} 浓度，增强红细胞阳离子通道转运活性。芦笋多糖还增强红细胞阴离子通道转运活性，降低肿瘤小鼠红细胞内的 H^+ 浓度，升高红细胞内 pH，维持红细胞酸碱平衡。提示芦笋多糖通过调节肿瘤小鼠红细胞膜离子通道的功能、稳定细胞内环境，从而有助于保护红细胞膜结构、维持红细胞发挥正常功能[7]。芦笋多糖能增加 S_{180} 荷瘤小鼠红细胞膜表面带 3 蛋白、血型糖蛋白 A 的含量，升高 S_{180} 小鼠红细胞膜磷脂含量，降低胆固醇含量，增加 S_{180} 小鼠红细胞膜表面唾液酸含量，提高 S_{180} 小鼠红细胞膜流动性，提示芦笋多糖可以改善 S_{180} 小鼠红细胞膜组分的异常变化，从而保持细胞膜流动性，恢复红细胞的结构和功能[8]。高剂量和中剂量芦笋多糖显著增加 S_{180} 小鼠红细胞补体受体-1（CR1）数量，提高 C3b 受体花环率（RBC$-$C3bRR）和肿瘤红细胞细胞花环率（DTER）。提示芦笋多糖可以改善 S_{180} 小鼠红细胞免疫功能[9]。在抗原激活情况下，小鼠红细胞能够对淋巴细胞的免疫反应发生正向调控作用。正常小鼠红细胞作用下的 CD25 表达量明显高于肿瘤小鼠。芦笋多糖给药组的 S_{180} 荷瘤小鼠红细胞作用下的 CD25 表达量明显高于阴性对照组。在无抗原激活情况下，给药组荷瘤小鼠红细胞同样能够单独对淋巴细胞进行正向调控，使 CD25 表达量升高，但各组表达量低于抗原激活情况下的表达量。提示芦笋多糖通过提高 S_{180} 小鼠红细胞免疫调控功能，增强淋巴细胞免疫反应能力[10]。

2. **抗衰老作用** 饮用芦笋黄酮提取物水溶液，可以提高 D$-$半乳糖致衰老模型小鼠的大脑皮层超氧化物歧化酶（SOD）活性，降低大脑皮层丙二醛（MDA）的含量[11]。芦笋多糖也可显著提高衰老模型小鼠血过氧化氢酶（CAT）、SOD、谷胱甘肽过氧化酶（GSH-PX）活力，显著降低血浆、脑、肝匀浆过氧化脂质（LPO）水平，显著拮抗衰老导致的胸腺、脾脏和脑组织的萎缩[12]。以芦笋多糖水煎剂治疗 D$-$半乳糖致衰老小鼠，减少模型小鼠脑海马 p16 基因的 mRNA 表达[13]，拮抗衰老小鼠胸腺指数的降低，增加 Bcl-2 蛋白表达，降低衰老小鼠胸腺组织中 Fas 蛋白表达水平[14]。

3. **增强免疫功能** 芦笋粗多糖可显著提高正常小鼠腹腔巨噬细胞的吞噬功能，对正常小鼠溶血素及溶血空斑的形成、淋巴细胞的转化也有显著影响[15]。小鼠灌胃芦笋醇提取物,中、高剂量组可显著提高小鼠的脾脏指数和腹腔巨噬细胞的吞噬能力,显著增强淋巴细胞增殖能力,极显著提高血清溶血素含量,并具有剂量依赖性。提示芦笋提取物能增强正常小鼠的非特异性和特异性免疫功能[16]。芦笋下脚料提取物含有总皂苷、总多糖及总游离氨基酸。芦笋下脚料提取物体外对脾淋巴细胞增殖无影响,但对 ConA 诱导的脾淋巴细胞增殖呈低剂量促进、高剂量抑制的作用。提取物口服给药,能提高小鼠碳廓清能力,增强 ConA 诱导的小鼠脾淋巴细胞转化增殖作用,增强免疫功能[17]。

4. 抗疲劳、耐缺氧作用 芦笋乙醇提取物口服给药,显著延长小鼠负重游泳时间,无负重游泳 30 分钟的小鼠血乳酸含量显著下降,血尿素氮(BUN)含量没有显著性变化,肝脏谷胱甘肽过氧化物酶含量显著升高,超氧化物歧化酶含量显著升高,高剂量组丙二醛含量显著下降,小鼠常压密闭存活时间显著延长。注射盐酸异丙肾上腺素后,各剂量组小鼠耗氧量及存活时间均无显著变化。提示芦笋乙醇提取物有明显的抗疲劳作用及一定的耐缺氧作用[18]。

5. 其他作用 芦笋老茎澄清汁连续灌胃,可明显降低链脲佐菌素制备的糖尿病模型大鼠血清中葡萄糖、糖化血清蛋白、总胆固醇和 MDA 含量,显著提高模型鼠的血清胰岛素水平、肝糖原含量、血清 SOD 活性、肝脏 SOD、GSH - Px 和 CAT 的活性[19]。

芦笋汁对正常小鼠骨髓细胞微核、姐妹染色单体交换及精子畸形水平均无明显影响,但可降低环磷酰胺诱导后的小鼠骨髓细胞微核率、姐妹染色单体交换及精子畸形率[20]。

芦笋皮添加入饲料,能使高脂模型大鼠血清总胆固醇(TC)、甘油三酯(TG)含量明显下降,血清高密度脂蛋白胆固醇(HDL - C)水平明显提高,低密度脂蛋白胆固醇(LDL - C)水平明显下降,具有一定的降血脂作用[21]。

不同浓度的芦笋汁给四氯化碳引起的肝脏损伤模型小鼠灌胃,有明显的抗肝组织损伤作用,肝脏中 MDA 的生成降低,SOD 活性升高[22]。

灌胃速溶芦笋粉,能提高小鼠睡眠发生率,协同阈下剂量戊巴比妥钠的催眠作用,缩短小鼠睡眠潜伏期,延长戊巴比妥钠睡眠时间,但无直接改善睡眠作用[23]。

芦笋提取液清除羟基自由基和亚硝酸盐的能力强于清除 DPPH 自由基的能力。一定浓度的芦笋提取液能够有效抑制大鼠小肠 α-葡萄糖苷酶活性[24]。

【药性】 微甘,平。

【功能】 清热利湿,活血散结。

【主治】 肝炎,银屑病,高脂血症,乳腺增生。

【附方】 治乳房小叶增生,乳痛等症 用石刁柏粉制成糖衣片,每片含 0.16 g 或 0.32 g。口服,每次 1.6～2.4 g,每日 2 次。(《全国医药产品大全》芦笋片)

【用法用量】 内服:煎汤,15～30 g。

【临床报道】 1. 治疗银屑病 用生产石刁柏罐头时的下脚料 2 kg,每次加水至药平面,重复煮沸 3 次,将 3 次煎液混合再浓缩至 500 ml,每次服 20 ml,每日 3 次,连服 1 个月为 1 个疗程。共治疗泛发性银屑病 80 例,结果近期总有效率达 90%,其中 13 例痊愈,16 例显效,47 例有效,无效 4 例。大部分病例在治疗 14 日内迅速见效,13 例痊愈者中 6 例于 2 周内治愈。13 例痊愈者经 2 个月至 1 年余随访,8 例复发,但皮损较局限。复发病例再给药仍有效。本药无明显不良反应[1]。

2. 治疗白细胞减少症 取生产芦笋罐头时的下脚料 8 kg,蔗糖 0.2 kg,防腐剂适量,制成 1 000 ml 石刁柏液。每日 3 次,每次 15 ml,30 天为一疗程,共服 3 个疗程。共治 30 例。结果所有治疗病例经 3 个月治疗后自觉症状均有不同程度的改善或消失,治疗前后总体白细胞增加均值具有统计学意义。有 3 例出现恶心感[2]。

参考文献 ▶▶

成分

[1] Shimoyamada M, et al. AgricBiolChem, 1990, 54 (10):2553

[2] Goryanu GM, et al. C A, 1986,104:373q

[3] 黄雪峰,等. 中国药学杂志,2007,42(5):339

[4] Claire L, et al. CA, 1986,105:57925w

［5］黄雪峰,等.中国天然药物,2006,4(3):181

［6］Miller HG, et al. CA, 1992,116:37994s

［7］Fernandez MC, et al. CA, 1992,116:254331c

［8］Yoshida M, et al. CA, 1993,118:190225c

［9］Norio S, et al. CA, 1993,119:91210h

［10］Matthias R, et al. CA, 1989,110:211066d

［11］Forsythe KL, et al. Carbohydr Res, 1989,185(2):315

［12］Forsythe KL, et al. Plant Physiol, 1990,92(4):1014

［13］方幼兰,等.福建师范大学学报(自然科学版),1995,11(2):69

［14］陈继翠,等.中草药,1995(02):108

［15］刘惠文,等.中草药,1999,30(7):501

［16］Ulrich D. CA, 1999,131:43753

［17］Terada K. Biol Pharm Bull, 1999,22(6):561

［18］Terada K, et al. ChemPharmr Bull, 1995,43(4):564

药理

［1］陈利铭,等.中成药,1989,11(5):45

［2］吕欢,等.江苏农业科学,2013,41(8):48

［3］夏俊,等.蚌埠医学院学报,2004,29(2):95

［4］宋擎.食品科学,2010,31(13):273

［5］李良,等.科技广场,2010,(10):91

［6］季宇彬,等.哈尔滨商业大学学报(自然科学版),2006,22(5):1

［7］季宇彬,等.中国食品学报,2014,14(7):27

［8］汲晨锋,等.天津中医药,2009,26(6):479

［9］季宇彬,等.中国药学杂志,2009,44(14):1066

［10］汲晨锋,等.上海中医药大学学报,2010,24(2):68

［11］刘国强,等.科技信息(学术版),2008,(2):119

［12］苗明三,等.中国中药杂志,2004,29(7):673

［13］申梅淑,等.牡丹江医学院学报,2009,30(3):1

［14］申梅淑,等.中国食物与营养,2010,16(3):74

［15］张志远.郑州牧业工程高等专科学校学报,2003,23(2):83

［16］王芳,等.食品与生物技术学报,2013,32(3):324

［17］田颖刚,等.食品科学,2013,34(1):277

［18］田颖刚,等.食品工业科技,2013,34(13):325

［19］赵旌旌,等.天然产物研究与开发,2012,24(4):460,472

［20］汤新慧,等.南京大学学报(自然科学版),2001,37(5):569

［21］冯翠萍,等.山西农业大学学报(自然科学版),2001,21(3):265

［22］汪万英,等.安徽医科大学学报,1997,32(4):23

［23］马淑凤,等.食品工业科技,2012,33(18):359

［24］赵洪军,等.天然产物研究与开发,2011,23(2):356

临床报道

［1］周亚华.临床皮肤科杂志,1981,10(2):98

［2］葛培皋,等.福建医学院学报,1988,22(1):26

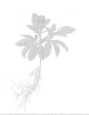

88. 白苏梗 Bái Sū Gěng

《中药形性经验鉴别法》

【来源】 唇形科植物白苏 *Perilla frutescens*(L.)Britt 的茎。

【原植物】 白苏,又名荏苒、紫苏、桂荏、荏、荏子、白紫苏、青苏、鸡苏、苏麻。

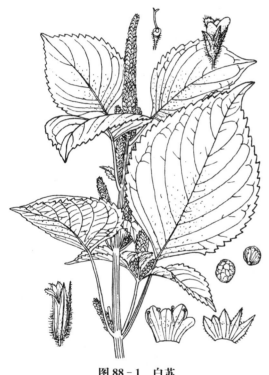

一年生草本,高 0.5～2 m。茎直立,钝四棱形,具四槽,密被长柔毛。叶对生,叶端短尖或突尖,基部圆形或阔楔形,边缘在基部以上有粗锯齿,两面绿色,或紫色,上面被疏柔毛。轮伞花序 2 花,密被长柔毛,偏向一侧的顶生及腋生总状花序;苞片宽卵圆形或近圆形,外被红褐色腺点,边缘膜质;花梗密被柔毛;花萼钟形,下部被长柔毛,夹有黄色腺点,内面喉部有疏柔毛环,结果时增大,萼筒二唇形,上唇宽大,3齿,中齿较小,下唇比上唇稍长,2 齿,齿披针形;花冠通常白色,冠筒短,近二唇形,上唇微缺,下唇 3 裂,中裂片较大;雄蕊 4,一对稍长,离生,插生喉部,花药 2 室;花柱先端 2 浅裂;花盘前方呈指状膨大。小坚果近球形,具网纹。花期 8～11月,果期 8～12 月(图 88 - 1)。

生于山脚路旁和农舍荒地上。分布于全国各地,广泛栽培。

本省各地有分布。

【栽培】 生长环境 喜温暖湿润的气候。以排水良好、疏松肥沃的沙质壤土为佳。

繁殖方法 种子繁殖,有育苗移栽法和直播法。育苗移栽法:4 月上旬撒播或条播,覆薄细土。直播法:4 月上旬至下旬,条播或穴播,播后覆土浇水。

图 88 - 1 白苏

田间管理 播种后保持土壤湿润,苗齐后间苗、中耕、培土、除草、追肥,天旱时注意浇水。

病虫害防治 病害有斑枯病、锈病,可用代森锰锌 70% 胶悬剂干粉喷粉防治斑枯病,可用 25% 粉锈宁 1 000 倍液防治锈病。虫害有银纹夜蛾、卷叶虫,可用 90% 晶体敌百虫 100 倍液防治。

【采收加工】 秋季果实成熟时,割取全草,打下果实,除去杂枝,晒干。

【药材】 白苏梗 Perillae Frutescentis Caulis 本省各地有栽培。

性状鉴别 呈斜长方形,四角钝圆,四边有浅槽;长 8～35 mm,宽 6～20 mm,厚 2～4 mm。表面淡棕色至棕绿色,有细纵纹。切面皮部薄,易剥落;木部类白色至黄白色,射线细密,呈放射状,髓部白色,疏松或脱落。体轻。气微香,味淡。

品质标志 经验评价 以切面色白者为佳。

【成分】 茎中主要含有挥发油类成分,其中相对含量较高的有:芳樟醇(linalool),紫苏醛(perilla aldehyde),紫苏醇(perilla alcohol),反式-丁香烯(*trans*-caryophyllene),α-佛手柑油烯(α-bergamotene),丁

香烯氧化物(caryophyllene oxide),十六烷酸(hexadecanoic acid),亚油酸(linoleic acid)[1]。

【药理】 对生殖系统的作用 白苏梗注射液分别以 0.1 g(生药)/只、0.2 g(生药)/只、0.4 g(生药)/只、0.6(生药)/只给小鼠腹腔注射,连续 4 日,使得动物子宫内膜碳酸酐酶活性增长,随所给剂量的增加而作用增加,与孕酮作用相似[1]。

【炮制】 取原药材,除去杂质,稍浸,润透,切厚片,干燥。

饮片性状 白苏梗参见"药材"项。

贮干燥容器内,置阴凉干燥处。

【药性】 味辛,性温,无毒。入肺、脾二经。

【功能】 顺气消食,止痛,安胎。

【主治】 食滞不化,脘腹胀痛,感冒,胎动不安。

【用法用量】 内服:煎汤,5～10 g。

【品种沿革】 集解 1.《本草经集注》:"荏状如苏,高大白色,不甚香。"

2.《本草图经》:"白苏方茎,圆叶不紫,亦甚香,实亦入药。"

3.《救荒本草》:"荏子,所在有之,生园圃中。苗高一二尺,茎方,叶似薄荷叶,极肥大,开淡紫花,结穗似紫苏穗,其子如黍粒,其枝茎对节生。"

4.《本草纲目》:"紫苏、白苏皆以二三月下种,或宿子在地自生。其茎方,其叶团而尖,四围有巨齿,肥地者面背皆紫,瘠地者面青背紫,其面背皆白者即白苏,乃荏也。"

考证 紫苏、白苏在古代常相提并论。《尔雅》曰:"苏,桂荏。"《名医别录》首载"荏子"一药。《本草经集注》云:"荏状如苏,高大白色。"其后,各家本草经常"苏"与"荏"两药并录。"苏"在宋代就"俗呼为紫苏","荏"指的就应是白苏。《植物名实图考》总结曰:"荏,《别录》中品,白苏也,南方野生,北地多种之,谓之家苏子……李时珍合苏、荏为一,但紫者入药作饮,白者充饥供用,性虽同而用异。"近现代分类学者亦有认为白苏与紫苏差别微细,可认为两者同属一种植物。

白苏在我国分布颇广,《救荒本草》言荏:"所在有之。"《植物名实图考》认为白苏在南方野生多,北方种植多。白苏子入药用早,相比而言,白苏梗入药较晚。

【地方志】 清·何绍章、杨履泰《丹徒县志·卷一七·物产》:"苏,《康熙志》:茎方,叶圆而有尖,四面有刻齿,面背皆紫者,为紫苏,《尔雅》谓之桂荏。其面背皆白者,为白苏,即荏也。"

附注:本品在江苏与紫苏梗同等使用,并通称为"苏梗"。

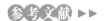 参考文献

成分
[1] 潘炯光,等.中国中药杂志,1992,17(3):164

药理
[1] 王惠玲,等.西安医科大学学报,1990,11(2):121

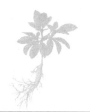

89. 白茄根 Bái Qié Gēn

《江苏省中药材标准》

【来源】 为茄科植物茄 *Solanum melonegena* L. 的根及茎基。

【原植物】 茄,又名矮瓜、吊菜子、茄子、落苏、紫茄、茄子、白茄。

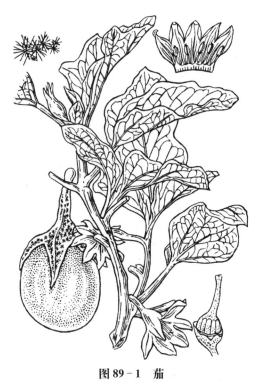

直立分枝草本至亚灌木,高可达 1 m。茎多分枝,被平贴或具短柄的星状绒毛,小枝多为紫色(野生的往往有皮刺),渐老则毛被逐渐脱落。叶大,卵形至长圆状卵形,先端钝,基部不相等,边缘浅波状或深波状圆裂,上下面均被分枝短而平贴的星状绒毛,中脉的毛被与侧脉的相同。能孕花单生,花后常下垂,不孕花蝎尾状与能孕花并出;萼近钟形,外面密被与花梗相似的星状绒毛及小皮刺,萼裂片披针形,先端锐尖,内面疏被星状绒毛;花冠辐状,外面星状毛被较密,内面仅裂片先端疏被星状绒毛,花冠裂片三角形;花药长约为花丝的 3 倍;子房圆形,顶端密被星状毛,中部以下被星状绒毛,柱头浅裂。浆果的形状大小变异极大,白色、红色、紫色等(图 89-1)。

生于土壤肥沃、排水良好的环境中。分布于全国各地,均为栽培。

本省各地有分布。

【栽培】 **生长环境** 喜温、喜光。以富含有机质、土层疏松、排水良好的沙质壤土为佳。

繁殖方法 种子繁殖。栽种前进行浸种、催芽,用 1% 高锰酸钾浸种 30 分钟,经反复冲洗后,放入 55℃ 水中浸种 15 分钟,而后在 20℃ 水中浸泡 24 小时。催芽前用细砂搓掉种皮上的黏液,然后包在湿布里,放在 25～30℃ 处催芽,一般需 5～6 日出芽。播种后浇透水。

图 89-1 茄

田间管理 出苗后定植后定期浇水、追肥,注意整枝打叶。

病虫害防治 病害有黄萎病、细菌性叶斑病,可用 70% 敌克松可湿性粉剂 500 倍液防治黄萎病,用叶叶青可湿性粉剂 50%1 000 倍液防治细菌性叶斑病。虫害有地老虎、28 星瓢虫和红蜘蛛,可用 20% 三氯杀螨醇 800～1 000 倍液或 2.5% 天王星 1 500～2 000 倍液或 35% 清螨 3 000～5 000 倍液进行喷雾防治。

【采收加工】 秋季采收,除去泥沙,干燥。

【药材】 白茄根 Solani Melongenae Radix 本省各地曾有产。

性状鉴别 主根通常不明显;有的略呈短圆锥形,常弯曲,具侧根及多数错综弯曲须根;表面浅灰黄色;质坚实,不易折断,断面黄白色。茎近圆柱形,直径 1～2 cm;表面黄白色至浅灰黄色,有细密的纵皱纹,并散布点状皮孔,可见半月型叶痕及枝条残基;体较轻;质坚硬,断面不平坦,纤维性,黄白色,内壁灰绿色,中央有淡灰绿色髓或呈空洞。气微,味微咸。

显微鉴别 1. 根横切面 木栓层由 2～3 列木栓细胞组成,细胞近方形或长方形,径向延长。皮层薄,薄壁细胞排列紧密,细胞壁多弯曲,含草酸钙砂晶,偶见方晶。韧皮部狭窄,韧皮纤维单个或 2～5 个成群,断续成环;形成层成环;木质部占大部分,导管多成群分布,木射线宽 1～3 列细胞。

2. 茎横切面　木栓细胞 2～3 列,类方形,壁明显增厚,常破碎。厚角细胞 4～6 列,狭长形或扁圆形,壁稍增厚。皮层窄,细胞长圆形。韧皮部纤维少见,形成层环明显;木质部宽广,导管单个散在或数个成群。髓部较小,细胞类圆形,有空隙。

3. 粉末　灰黄色。木栓细胞表面观多角形,数层重叠。薄壁细胞含有众多细小草酸钙砂晶。石细胞单个或数个成群,壁厚薄不一,壁孔和层纹明显。韧皮纤维多断碎,完整者长梭形,一侧壁稍波状弯曲,胞腔宽窄不一,有的胞腔含有草酸钙小方晶。木纤维常与导管并存。导管主要为具缘纹孔导管。草酸钙方晶直径 5～20 μm。

理化鉴别　1. 取本品粉末 10 g,加乙醇 50 ml,加热回流 1 小时,滤过,滤液蒸干,残渣加 5％硫酸溶液使溶解;滤液分置 2 支试管中,一管加碘化铋钾试液 1～2 滴,生成橘红色沉淀;另一管加硅钨酸试液 1～2 滴,生成黄色沉淀。

2. 取本品粉末 5 g,加乙醇 50 ml,加热回流 1 小时,滤过,滤液蒸干,残渣加乙醇 1 ml 使溶解,作为供试品溶液。另取白茄根对照药材 5 g,同法制成对照药材溶液。按薄层色谱法试验,吸取上述两种溶液各 10 μl,分别点于同一硅胶 G 薄层板上,以环己烷-乙酸乙酯(17∶3)为展开剂,展开,取出,晾干,置紫外光灯(365 nm)下检视。供试品色谱中,在与对照药材色谱相应的位置上,显相同颜色的荧光斑点。

品质标志　1. 经验评价　以身干、无细枝叶、色淡黄、无变色者为佳。

2. 含量测定　按醇溶性浸出物测定法热浸法测定,用稀乙醇作溶剂,含醇溶性浸出物不得少于 4.0％。

【成分】　根及茎基中含有生物碱类化合物:N-*trans*-feruloyltyramine,N-*trans*-feruloyloctopamine,N-*trans*-*p*-coumaroyloctopamine,N-*trans*-*p*-coumaroyltyramine[1],N-*cis*-*p*-coumaroyltyramine[2],N-*cis*-feruloyl-3-methoxytyramine,N-*cis*-sinapoyltyramine,N-*cis*-feruloyltyramine,N-*trans*-feruloyl-3-methoxytyra-mine,N-*trans*-sinapoyltyramine,N-*trans*-feroloyl-4-O-methyldopamine,7'-(3',4'-dihydroxyphenyl)-N-[(4-methoxyphenyl)ethyl]propenamide[3],N-caffeoylputrescine,N,N'-dicaffeoylspermidine[4];黄酮类化合物:山柰酚(kaempferol),槲皮素(quercetin),芦丁(rutin)[3];甾体皂苷类化合物:原薯蓣皂苷(protodioscin),原薯蓣皂苷甲基取代物(methyl protodioscin),薯蓣皂苷(dioscin)[5],薯蓣皂苷元(diosgenin)[6];苯丙素类化合物:松脂素(pinoresinol),丁香脂素(syringaresinol),ficusal,6,7-dimethoxycoumarin[7],bergapten,umbelliferone,aesculetin[8],isoscopoletin[1];倍半萜类化合物:solavetivone,lubimin,epi-lubimin[9]。

【药理】　1. 抗炎、镇痛作用　小鼠热板法致痛实验表明,茄根水提液有明显镇痛效果,延长舔足潜伏期。茄根水提液还减少冰醋酸引起的小鼠扭体反应次数,能抑制小鼠扭体反应[1]。茄根水提液能显著抑制角叉菜胶诱导的大鼠足肿胀,茄根水煎剂对于二甲苯所致的小鼠耳郭肿胀具有一定的抑制作用[2]。茄根酸性组分的抗炎机制可能为抑制大鼠牙龈组织中的 TNF-α、IL-6、IL-8 的升高[3],使炎症介质 PGE_2 减少[4]。

2. 调节血脂作用　茄根酸性组分内服,可显著降低高脂血症小鼠的甘油三酯的含量,提高高密度脂蛋白与低密度脂蛋白的比例;而外用时,却可升高血脂浓度,证明茄根对血脂的影响可能与给药途径有关[5]。

3. 降血糖作用　茄根中含有的一种苯丙酰胺衍生物对 α-葡萄糖苷酶具有较强的抑制活性[6]。

4. 对中枢神经系统的作用　茄根水煎剂有一定的镇静催眠作用,可增加戊巴比妥钠所致的小鼠入睡率,对抗尼可刹米引起的惊厥[7]。

5. 其他作用　茄根总生物碱可以延长小鼠凝血时间,还可以缓解脑垂体后叶素引起的家兔心肌缺血[8]。

【炮制】　取原药材,除去杂质及须根,洗净,闷润,切厚片,干燥,筛去灰屑。

饮片性状　白茄根参见"药材"项。

贮干燥容器内,置通风干燥处,防蛀。

【**药性**】 甘辛,寒。

【**功能**】 祛风利湿,清热止血。

【**主治**】 风湿热痹,脚气,血痢,便血,痔血,血淋,妇女阴痒,皮肤瘙痒,冻疮。

【**附方**】 1. 治久痢不止 茄根(烧灰)、石榴皮等分。为末。以沙糖水服之。(《简便单方》)

2. 治牙齿龋痛 ①茄根捣汁,频涂之。②陈茄根烧灰敷之,先以露蜂房煎汤漱过。(《海上名方》)

3. 治女阴挺出 茄根烧存性,为末,油调在纸上,卷筒安入内,一日一上。(《乾坤生意》)

4. 治夏月趾肿,不能行走者 九月收茄根悬檐下,逐日煎汤洗之。(《简便单方》)

5. 治口中生蕈 用醋漱口,以茄母烧灰,飞盐等分,米醋调稀,时时擦之。(《摘元方》)

【**用法用量**】 内服:煎汤,3~6钱;或入散剂。外用:煎水洗、捣汁涂或烧存性研末调敷。

【**临床报道**】 1. 治疗胫腓骨疲劳性骨膜炎 每日取白茄根(干、鲜均可)250 g,煎水熏洗患肢,每次30分钟,3~4次为1个疗程。治疗60例,痊愈39例,占65%;显效16例,占26.7%;好转5例,占8.3%;无效0例。痊愈显效率达到92%[1]。

2. 治疗肩周炎 白茄根15 g,玉芙蓉15 g,南天竹根30 g,白葡萄根30 g,沙氏鹿茸草30 g,星宿莱30 g,将以上药物用清水洗净加猪蹄一个炖服,连服7剂为一疗程,一般的3剂后症状即可获得改善。治疗肩周炎患者58例,全部治愈[2]。

【**药论摘录**】 1.《开宝本草》:"性寒,味甘、微苦。主冻疮,可煮作汤,渍之良。"

2.《日用本草》:"烧灰敷冻疮穿烂处。"

3.《滇南本草》:"性寒,味甘微苦。""行肝气,洗皮肤瘙痒之风、游走引风,祛妇人下阴湿痒,阴浊疮。""根、叶,蒸热治瘫痪。"

8.《本草纲目》:"散血消肿,治血淋,下血,血痢,阴挺,齿匿,口蕈。"

4.《医林纂要》:"辛咸,寒。""散热消肿,治风痹。"

5.《本草逢原》:"白茄根入风湿药,浸酒服。"

6.《分类草药性》:"治风湿筋骨瘫痪,洗痔疮。"

7.《天宝本草》:"去下焦湿热,痰火,脚气。"

8.《岭南采药录》:"有收敛性。治赤白下痢。"

【**品种沿革**】 **集解** 1.《嘉祐本草》:"茄子,一名落苏,处处有之。根及枯茎叶主冻脚疮,可煮作汤,渍之良。苦茄树小有刺,其子以醋磨疗痈肿,根亦作浴汤,生岭南。"

2.《本草图经》:"茄子,旧不著所出州土,云处处有之,今亦然。段成式云:茄者连茎之名,字当革遏反,今呼苦伽,未知所自耳。茄之类有数种:紫茄、黄茄,南北通有之。青水茄、白茄,惟北土多有。入药多用黄茄。其余惟可作菜茄耳。又有一种苦茄,小株有刺,亦入药。江南有一种藤茄,作蔓生,皮薄,似葫芦,亦不闻中药。"

考证 茄在我国古代即有栽培,茄子入本草始见于唐代《本草拾遗》,根入药首见于《开宝本草》。《本草图经》所述特征与现在茄的栽培品种甚多、形态、颜色各异相吻合,其附图特征亦与茄的形态一致。

【**地方志**】 1. 宋·史能之《重修毗陵志·卷一三·土产》:"茄:《酉阳杂俎》云:茄,莲茎之名,当作革遏反。又名昆仑瓜,有紫白二种。"

2. 宋·孙应时、鲍廉《重修琴川志·卷九·叙产》:"蔬之属,茄。"

3. 元·脱因、俞希鲁《至顺镇江志·卷四·土产》:"茄:有紫白二种。《本草》名落苏,《酉阳杂俎》名昆仑瓜。"

4. 明·张峰《海州志·卷二·土产》:"菜之类,曰茄子。"

5. 明·陈文仲《句容县志·卷三·贡办》:"蔬之品,茄瓜。"

6. 明·沈明臣《通州志·卷四·物产(海门同)》:"蔬之属,茄。"

7. 清·何绍章、杨履泰《丹徒县志·卷一七·物产》:"茄:一名落苏(《康熙志》)。按《五代眙子录》作酪酥。有紫白二色。紫者有长有团,白者有团有扁,老则俱黄。一种小如鸟卵,嫩白老黄,名曰天茄,土人植以供玩，不食之也。根入药，用茎，用马溲浸三日，烧存性，点齿即落。"

参考文献 ►►

成分

［1］Yoshihara T, et al. Agric Biol Chem, 1978,42(3):623

［2］Liu XC, et al. Nat Prod Commun, 2011,6(6):851

［3］李云志,等.中国中药杂志,2010,35(4):468

［4］Whitaker BD, et al. J Agric Food Chem, 2003, 51:3448

［5］Chiang HC, et al. JEnzyme Inhib, 1993,7(3):225

［6］Shabana M M, et al. Egypt J Pharm Sci, 1976,16(3):359

［7］Liu XC, et al. Nat Prod Commun, 2011,6(6):851

［8］Il'inskaia L, et al. Prikl Biokhim Mikrobiol, 2000,36(2):214

［9］Yoshihara T, et al. AnnPhytopath Soc Japan, 1988,54(4):453

药理

［1］郑锦,等.大同医学专科学校学报,2005,(3):10

［2］朱曲波,等.中药药理与临床,2003,19(4):26

［3］汪鋆植,等.时珍国医国药,2005,16(9):860

［4］汪鋆植,等.中国民族医药杂志,2007,2(3):59

［5］汪鋆植,等.中国民族医药杂志,2007,2(4):53

［6］Liu XC et al. Nat. Prod. Commun. 2011,6(6):851

［7］白建平,等.大同医学专科学校学报,2000,(3):8

［8］汪鋆植,等.中国中医药科技,1999,6(6):38

临床报道

［1］杨明,等.中国运动医学杂志,2005,24(2):221

［2］马建民.海峡药学,1995,7(2):51

90. 西河柳 Xī Hé Liǔ

《本草汇言》

【异名】 河柳、殷柽、雨师、赤柽木、春柳、三眠柳、雨丝、蜀柳、赤柽柳、山柽柳、柽柳。

【来源】 为柽柳科植物柽柳 *Tamarix chinensis* Lour. 的细嫩枝叶。

【原植物】 柽柳，又名三春柳、西湖杨、观音柳、红筋条、红荆条、垂丝柳、西湖柳、红柳、阴柳、山川柳、赤柽柳。

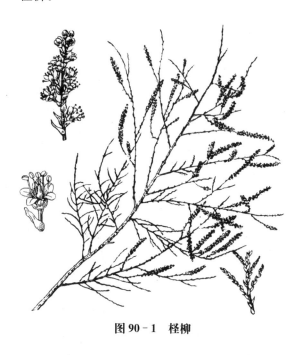

图 90-1 柽柳

落叶灌木或小乔木。枝密生，绿色或带红色，细长，常下垂。叶互生，极小，鳞片状，卵状三角形，顶端渐尖，基部鞘状抱茎，无柄。总状花序集为疏散的圆锥花序；花小，白色至粉红色，苞片三角状；萼片5；花瓣5，花丝较花冠长，花盘10或5裂；子房上位，1室，花柱3。蒴果小。种子先端有丛毛。花期4～9月，果期8～10月（图90-1）。

生于河流冲积平原，海滨、滩头、潮湿盐碱地和沙荒地。分布于辽宁、河北、河南、山东、江苏（北部）、安徽（北部）等省，东部至西南部各省区有栽培。

本省各地有栽培。

【栽培】 **生长环境** 耐高温和严寒，喜光，不耐遮阴。对土壤要求不严格，耐水湿和盐碱，能在含盐量1%的重盐碱地上生长。

繁殖方法 扦插繁殖、种子繁殖。扦插繁殖：春、秋季进行，选长势健壮、无病虫害的植株上直径1 cm的1年生枝条作为插穗，插穗长15 cm，插前用插穗沾ABT生根粉，插后浇透水，秋季扦插苗入冬前应覆土或搭设保温棚越冬。种子繁殖：春季进行，撒播，覆土，保持土壤湿润。

田间管理 栽植的头3年注重水肥管理，及时疏除过密枝、干枯枝、病虫枝和衰老枝，同时将粗大的枝条疏剪掉，以促其多生中小枝条。

病虫害防治 病害有苗木立枯病，可用40%福尔马林加水100倍或1.0%的多菌灵拌种，或用40%福尔马林溶液稀释500倍液防治。虫害有梨剑纹夜蛾、蚜虫，可用敌百虫800～1 000倍液喷洒防治梨剑纹夜蛾，可用40%乐果2 000倍液防治蚜虫。

【采收加工】 夏季花未开时采收，阴干。

【药材】 西河柳 Tamaricis Cacumen 本省苏北地区有产。

性状鉴别 茎枝呈细圆柱形，直径0.5～1.5 mm。表面灰绿色，有多数互生的鳞片状小叶。质脆，易折断。稍粗的枝表面红褐色，叶片常脱落而残留突起的叶基，断面黄白色，中心有髓。气微，味淡（图90-2）。

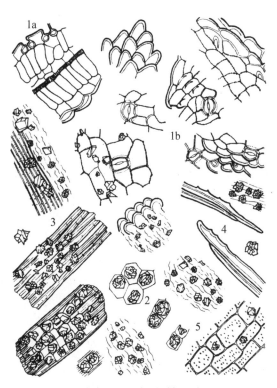

图 90-3　西河柳粉末图

1. 叶表皮细胞及气孔(a. 横断面　b. 表面观)　2. 硫酸钙结晶　3. 纤维　4. 叶柄基部纤维　5. 薄壁细胞

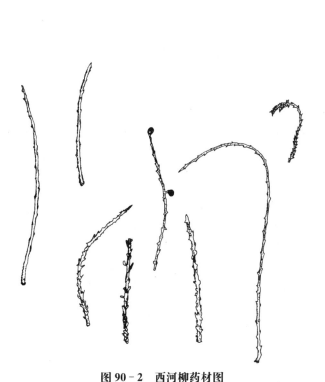

图 90-2　西河柳药材图

显微鉴别　粉末　灰绿色。叶表皮细胞横断面观类方形,外壁增厚并呈乳头状突起。不定式气孔下陷。硫酸钙结晶众多,大多聚集呈簇状,有的棱角明显。纤维多成束,壁稍厚,木化,表面平滑或有刺状突起;有的周围细胞含有硫酸钙结晶,形成晶纤维。可见螺纹导管和具缘纹孔导管(图 90-3)。

理化鉴别　取本品粉末 2 g,加甲醇 25 ml,超声处理 20 分钟,滤过,取滤液作为供试品溶液。另取西河柳对照药材 2 g,同法制成对照药材溶液。按薄层色谱法试验,吸取上述两种溶液各 3 μl,分别点于同一聚酰胺薄膜上,以乙醇-丙酮-甲酸-水(10∶6∶0.5∶5)为展开剂,展开,取出,晾干,喷以 3% 三氯化铝乙醇溶液,置紫外光灯(365 nm)下检视。供试品色谱中,在与对照药材色谱相应的位置上,显相同颜色的荧光斑点。

品质标志　1. 经验评价　以叶多、色绿、枝细嫩者为佳。

2. 含量测定　按水溶性浸出物测定法热浸法测定,含水溶性浸出物不得少于 25.0%。

【成分】　枝叶中含有三萜类化合物:柽柳酮(tamarixone),柽柳醇(tamarixol)[1],isotamarixen[2],白桦脂酸(betulinic acid),2α,3β-二羟基-乌苏-12-烯-28-酸(2α,3β-dihydroxy-urs-12-en-28-oic acid),β-香树脂醇乙酸酯(β-amyrin acetate),12-齐墩果烯-2α,3β,23-三醇(2α,3β,23-trihydroxy-olean-12-ene)[3];黄酮类化合物:3′,4′-二甲基槲皮素[1],山奈酚(kaempferol)[2,3],4′-甲氧基山奈酚(4′-methylkaempferol),4′,7-二甲氧基山奈酚(4′,7-dimethylkaempferol)[2],柽柳素-7-O-β-D-葡萄糖苷(tamarixetin-7-O-β-D-glucoside),柽柳素-3-O-α-L-鼠李糖苷(tamarixetin-3-O-α-L-rhamnoside),芦丁(rutin),5,7,3′,5′-四羟基-6,4′-二甲氧基黄酮(5,7,3′,5′-tetrahydroxy-6,4′-dimethoxyflavone),槲皮素-7,3′,4′-三甲醚(quercetin-7,3′,4′-trimethyl ether),山奈酚-3-O-β-D-葡萄糖醛酸苷(kaempferol-3-O-β-D-glucuronide),芹菜素(apigenin),鼠李柠檬素(rhamnocitrin),槲皮素(quercetin),柽柳素(tamarixetin);酚酸类化合物:柽柳酚(tamarixinol)[1],hexacosyl-3-caffeate,阿魏酸(ferulic acid),3-甲氧基没食子酸甲酯(3-methoxyl methyl gallate)[2]。此外,还含有 matairesinol,去氢骆驼蓬碱(tetepathine)[1]等成分。

【药理】　1. 对呼吸系统的作用　西河柳(柽柳)煎剂 5 g/kg 腹腔注射,对氨水喷雾所致的小鼠咳嗽有明显抑制作用,但小鼠酚红法试验表明无祛痰作用;1 g/kg 腹腔注射,对组胺喷雾所致豚鼠哮喘无明显平喘作用[1]。以组胺使正常豚鼠离体气管致痉,5 分钟后加入柽柳醇提物或水提物 1×10^{-4}g(生药),显示出强大而持久的抗组胺作用,5 分钟内的对抗强度超过 100％[2]。

2. 保肝作用　柽柳的 70％乙醇提取物灌胃给药,对四氯化碳(CCl_4)诱发的急性肝炎小鼠有保肝作用,给药组小鼠的天冬氨酸转氨酶(AST)和丙氨酸转氨酶(ALT)值明显降低,并可减轻 CCl_4 所致肝重的增加,减轻肝组织变性程度[3]。

3. 抗菌作用　柽柳煎剂在体外对肺炎链球菌、甲型链球菌、白色葡萄球菌和流感杆菌有抑制作用[1]。柽柳成分柽柳酮及柽柳醇对耐药性金黄色葡萄球菌有较强的抑制作用[4]。

4. 抗炎作用　西河柳煎剂按高(50 g/kg)、中(25 g/kg)、低(12.5 g/kg)3 个剂量组,给小鼠连续灌胃给药 3～5 日,发现低剂量组无抗炎作用,中、高剂量组均出现非常明显的抗炎作用,均能明显降低小鼠耳郭毛细血管通透性,对抗二甲苯所致的鼠耳化学性炎症[5]。

5. 解热、镇痛作用　西河柳煎剂按 50 g/kg 给小鼠灌胃,在热板实验中显示有明显镇痛作用,并在给药 1 小时后作用最明显。另外,煎剂按 7.5 g/kg 灌胃或 12 g/kg 皮下注射,对人工发热的家兔有一定的退热作用[5]。

6. 抗肿瘤作用　柽柳各萃取部分中,石油醚和乙酸乙酯部分对人肺腺癌细胞株 A-549、小鼠白血病细胞株 P388、人乳腺癌细胞株 MCF7 显示出较强的细胞毒活性。从柽柳石油醚和乙酸乙酯段中分离得到 13 个化合物,采用 MTT 和 SRB 法,对 3 种人体肿瘤细胞株进行体外活性筛选实验,4 种甾体化合物对人肺癌细胞生长抑制率均达到 80％以上,显示有意义的细胞毒活性[6]。

【炮制】　取原药材,除去老枝及杂质,洗净,稍润,切段,稍干,筛去灰屑。

饮片性状　西河柳参见"药材"项。

贮干燥容器内,置通风干燥处。

【药性】　甘、辛,平。归心、肺、胃经。

【功能】　散风,解毒,透疹。

【主治】　麻疹初期,不透不畅,风湿痹痛。

【用法用量】　内服:煎汤,3～6 g。外用:适量,煎汤擦洗。

【品种沿革】　集解　1.《开宝本草》:"生河西沙地,皮赤色,叶细。"

2.《本草图经》:"赤柽木,生河西沙地,皮赤,叶细,即是今所谓柽柳者,又名春柳。"

3.《本草纲目》:"柽柳,小干弱枝,插之易生。赤皮,细叶如丝,婀娜可爱。一年三次作花,花穗长三四寸,水红色如蓼花色。"

考证　本品原名赤柽木,始见于《日华子本草》。《本草图经》载于"柳华"条下,谓之柽柳。结合《本草纲目》形态描述与附图,与古代柽柳今柽柳属(Tamarix)植物基本一致。

【地方志】　1. 宋·史能之《重修毗陵志·卷一三·土产》:"柽:叶细而枝柔,一名西河柳,又名春柳,夏着花,粉红如粟。"

2. 明·张衮《江阴县志·卷六·土产》:"柽:叶细而枝弱。一名西河柳。"

3. 清·何绍章、杨履泰《丹徒县志·卷一七·物产》:"柽:《尔雅》曰河柳,俗呼为观音柳。《群芳谱》云:一名三眠柳。"

参考文献▶▶

成分
[1] 姜岩青,等. 药学学报,1988,23(10):749
[2] 赵磊,等. 中药材,2014,37(1):61
[3] 陈柳生,等. 中草药,2014,45(13):1829

药理
[1] 河北新医大学. 新医学研究,1972,(3):30

[2] 向仁德,等. 中草药,1985,16(2):70
[3] 久保惠子. 国外医学·中医中药分册,1991,13(2):116
[4] 姜岩青,等. 药学学报,1988,23(10):749
[5] 赵润洲,等. 中草药,1995,26(2):85
[6] 王斌,等. 中国药学杂志,2009,44(8):576

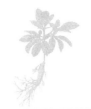

91. 竹茹 Zhú Rú

《本草经集注》

【异名】 竹皮、淡竹皮茹、青竹茹、淡竹茹、麻巴、竹二青、竹子青。

【来源】 为禾本科植物淡竹 *Phyllostachys nigra* (Lodd.) Munro var. *henonis* (Mitf.) Stapf ex Rendle 的茎秆的中间层。

【原植物】 淡竹,又名水竹、甘竹、金竹花、光苦竹、钓鱼竹、白夹竹、如金竹、杜圆竹、斑真竹、荆竹、罗汉竹。

多年生常绿乔木或灌木。秆高 7～18 m,直径 3～10 cm,圆筒形,绿色,无毛,分枝一侧节间有宽纵槽,秆环及箨环均甚隆起。秆箨长于节间,硬纸质,背面无毛或具微毛,稻草色有灰黑色之斑点及条纹;箨耳显著;箨舌发达;箨叶长披针形,鲜绿色,先端渐尖,基部收缩;叶鞘淡绿色或稻草色,无毛;叶舌短,棕色;叶片质薄,狭披针形,先端渐尖,基部收缩为叶柄,边缘一侧平滑,一侧具小锯齿,表面深绿色,无毛,背面较淡,基部具微毛。穗状花序小枝排列成覆瓦状的圆锥花序;花枝有叶,顶生小穗丛 1～3 枚,基部托以 4～6 枚佛焰苞;小穗含 2～3 花,顶端花退化;颖 1 或 2 片,披针形,具微毛;外稃锐尖,表面有微毛;内稃先端有 2 齿,生微毛;鳞被 3～1,或缺如,披针形;雄蕊 3,花丝甚长,悬垂于花外;子房尖卵形,花柱丝状,柱头 3 枚。笋期 4～5 月。花期 10 月至次年 5 月(图 91-1)。

生于山坡、路旁或栽培。分布于长江流域。

本省各地有栽培。

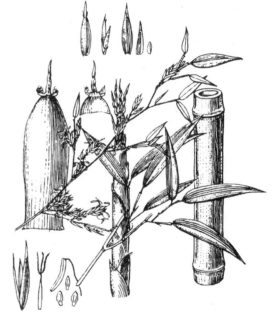

图 91-1 淡竹

【栽培】 **生长环境** 喜温暖潮湿气候,忌严寒及强风。以湿润、肥沃、排水良好中性或微酸性、微碱性的沙质填土为佳,不宜在瘠薄、黏重的土壤上栽种。

繁殖方法 母竹移栽。2 月中旬至 3 月下旬,选择竹竿健壮、节间稠密、分枝矮、枝叶茂盛、竹鞭生长势强、粗壮、鞭芽新鲜、芽饱满新鲜、无病虫害的二年生竹为母竹,挖时应多带鞭根及泥土,不损伤芽孢及须根,切口要砍平,搬运时用稻草包裹。竹梢要切去一部分,留 4～7 丛丫枝,挖穴,将竹栽入穴内,先填入一层细表土或塘泥,立正竹株,覆土分层踏实,并浇透水,培土,并固定竹株。

田间管理 移栽母竹成活后要除草松土。除雨季及冬季外,均要经常浇水,保持土壤湿润。竹喜氮肥,一般追肥 2～3 次,以勤施少施为原则。

病虫害防治 病害有竹锈病,可用波尔多液防治。虫害有竹大象虫,在成虫交尾、产卵期可进行人工捕捉,在幼虫孵化期用 90% 晶体敌百虫 500 倍液喷杀。

【采收加工】 全年均可采制,取新鲜茎,除去外皮,将稍带绿色的中间层刮成丝条,或削成薄片,捆扎成束,阴干。前者称“散竹茹”,后者称“齐竹茹”。

【药材】 竹茹 Bambusae Caulis in Taenias 本省各地曾有产。

性状鉴别 为卷曲成团的不规则丝条或呈长条形薄片状。宽窄厚薄不等,浅绿色、黄绿色或黄白色。纤维性,体轻松,质柔韧,有弹性。气微,味淡。

品质标志 1. 经验评价 以丝细均匀、色黄绿、质柔软、有弹性者为佳。

2. 含量测定 按水溶性浸出物测定法热浸法测定,含水溶性浸出物不得少于 4.0%。

【成分】 淡竹的竹茹含酚性成分:2,5-二甲氧基-对-苯醌(2,5-dimethoxy-p-benzoquinone),对-羟基苯甲醛(p-hydroxybenzaldehyde),丁香醛(syringaldehyde),松柏醛(coniferylaldehyde)[1]。另含对苯二甲酸 2'-羟乙基甲基酯(1,4-benzenedicarboxylic acid 2'-hydroxyethyl methyl ester)[2]。

【药理】 1. 抗菌作用 竹茹粉体外对白色葡萄球菌、枯草杆菌、大肠埃希菌及伤寒杆菌等有较强的抗菌作用[1]。以竹茹为原料,采用超临界二氧化碳萃取技术得到的水相提取物对各种菌有不同程度的抑制作用,对金黄色葡萄球菌、枯草芽孢杆菌、大肠埃希菌和黑曲霉的抑制作用较强[2]。

2. 调节免疫作用 竹茹多糖对免疫低下小鼠和正常小鼠均有显著的免疫促进作用,可显著提高免疫低下小鼠的骨髓有核细胞、外周血白细胞、淋巴细胞(B淋巴细胞)计数,降低其骨髓嗜多染红细胞微核率,显著提高免疫低下小鼠的碳廓清能力、血清溶血素及免疫球蛋白水平,增强其脾淋巴细胞增殖反应和 NK 细胞的杀伤活性,显著上调免疫低下小鼠脾淋巴细胞 Thl/Th2 细胞因子(IL-2、IL-12、TNF-α、INF-γ/IL-4)的分泌水平及其转录因子 T-bet/GATA-3 的 mRNA 表达水平[3]。

3. 其他作用 竹茹提取物能抑制 cAMP 磷酸二酯酶活性[4]。

【炮制】 1. 竹茹 取原药材,除去杂质,揉成小团或切段。

2. 姜竹茹 取净竹茹,加姜汁拌匀,稍闷,压平,置锅内,用文火炒焙至两面黄色焦斑,取出,晾干。每竹茹 100 kg,用生姜 10 kg 或干姜 3 kg。

3. 炒竹茹 先将锅烧热,加入麦麸,炒至冒烟,加入竹茹翻炒至黄色,取出,筛去麦麸,放凉。每竹茹 100 kg,用麦麸 20 kg。

饮片性状 竹茹参见"药材"项。姜竹茹形如竹茹,微具焦斑和姜辣味。炒竹茹形如竹茹,黄绿色,微具焦斑。贮干燥容器内,姜竹茹密闭,置通风干燥处,防霉,防蛀。

【药性】 甘,微寒。归脾、胃、胆经。

【功能】 清热化痰,除烦止呕,安胎凉血。

【主治】 肺热咳嗽,烦热惊悸,胃热呕呃,妊娠恶阻,胎动不安,吐血,衄血,尿血,崩漏。

【用法用量】 内服:煎汤,5～10 g;或入丸、散。外用:适量,熬膏贴。

【注意事项】 寒痰咳喘、胃寒呕逆及脾虚泄泻者禁服。

【附方】 1. 治百日咳 竹茹 9 g,蜂蜜 100 g。竹茹煎水,兑入蜂蜜中,再煮沸服。每日 1 剂,连服 3 剂。(《湖北中草药志》)

2. 治虚烦不可攻 青竹茹二升。上一味,以水四升,煎至三升,去滓,分温五服,徐徐服之。(《外台秘要》引张文仲方)

3. 治妇人乳中虚,烦乱呕逆,安中益气 生竹茹二分,石膏二分,桂枝一分,甘草七分,白薇一分。上五味末之,枣肉和丸弹子大。以饮服一丸,日三夜二。有热者倍白薇,烦喘者加柏实一分。(《金匮要略》竹皮大丸)

4. 治伤暑烦渴不止 竹茹一合(新竹者),甘草一分(锉),乌梅两枚(椎破)。上三味,同用水一盏半,煎取八分,去滓,时时细呷。(《圣济总录》竹茹汤)

5. 治妊娠烦躁口干及胎不安 淡竹茹一两。以水一大盏,煎至六分,去滓。不计时候,徐徐温服。(《太平圣惠方》)

6. 治妊娠心痛 青竹茹一升,羊脂八两,白蜜三两。上三味合煎,食顷服如枣核大三枚,日三。(《千金要方》)

7. 治妇人病未平复,因有所动,致热气上行胸,手足拘急抽搦,如中风状 栝楼根二两,淡竹茹半升。上以水二升半,煮取一升二合,去滓,分作二三服。(《活人书》青竹茹汤)

8. 治小儿痫 青竹茹三两。醋三升,煎一升,去滓,服一合。兼治小儿口噤体热病。(《子母秘录》)

9. 治伤寒鼻衄不止　青竹茹鸡子大一块,生地黄半两(拍碎)。上二味,以水一盏半,煎至八分,去滓,食后温服。(《圣济总录》竹茹汤)

10. 治齿龈间津液,血出不止　生竹茹二两。醋煮含之。(《千金要方》)

11. 治经水不止　青竹茹,炙,为末。每服三钱,水一盏,煎服。(《鳛溪单方选》)

【临床报道】　1. 治疗反流性食管炎　予自拟川楝竹茹三七汤:川楝子10g,竹茹10g,黄芩10g,黄连10g,煅瓦楞子10g,三七8g,甘草6g。每日1剂,水煎取汁200ml,分早晚2次口服;对照组采用口服泮托拉唑和莫沙必利治疗。两组疗程均为8周。结果:治疗组总有效率为92.31%,对照组总有效率为81.67%,两组比较有显著性差异($P < 0.05$)[1]。

2. 治疗妊娠呕吐　予加味苏叶竹茹汤:竹茹10g,黄连6g,苏叶6g,半夏12g,枇杷叶10g,砂仁12g,陈皮12g,生姜3片。水煎服,每日2次,每日1剂,7日为1个疗程。尿酮体化验阳性、酸中毒及电解质紊乱者给予西药补液。共治疗92例,结果一疗程治疗后,治愈69例,两疗程治疗后,治愈23例。其中尿酮体化验阳性22例患者,采用中西医结合疗法,给予补液治疗,有效率100%[2]。

【药论摘录】　1.《名医别录》:"微寒。主呕啘,温气寒热,吐血,崩中,溢筋。"

2.《药性论》:"味甘。止肺痿唾血,鼻衄,治五痔。"

3.《食疗本草》:"主下热壅;淡竹茹,主噎膈。"

4.《本草纲目》:"治伤寒劳复,小儿热痫,妇人胎动;苦竹茹:水煎服,止尿血。蘄竹茹:治劳热。"

5.《医学入门》:"治虚烦不眠,伤寒劳复,阴筋肿缩腹痛,妊娠因惊心痛,小儿痫口噤,体热。"

6.《本草汇言》:"清热化痰,下气止呃。""诸病非因胃热者,勿用。"

7.《本草正》:"治妇人血热崩淋,小儿风热癫痫,痰气喘咳,小水热涩。"

8.《本草经疏》:"竹茹,甘寒解阳明之热,则邪气退而呕啘止矣。甘寒又能凉血清热,故主吐血崩中及女劳复也。"

9.《本草崇原》:"呕啘,吐逆也;温气,热气也。竹茹,竹之脉络也。人身脉络不和,则吐逆而为热矣;脉络不和,则或寒热矣。充肌热肉、澹渗皮毛之血,不循行于脉络,则上吐血而下崩中矣。凡此诸病,竹茹皆能治之,以竹之脉络而通人之脉络也。"

10.《本经逢原》:"竹茹,专清胃府之热,为虚烦烦渴、胃虚呕逆之要药。咳逆唾血,产后虚烦,无不宜之。《金匮》治产后虚烦呕逆,有竹皮大丸。《千金》治产后内虚,烦热短气,有甘竹茹汤;产后虚烦头痛,短气闷乱不解,有淡竹茹汤。内虚用甘以安中,闷乱用淡以清胃,各有至理存焉。其性虽寒而滑,能利窍,可无郁遏客邪之虑。"

【品种沿革】　集解　1.《本草图经》:"篁竹、淡竹、苦竹,《本经》并不载所出州土,今处处有之。竹之类甚多,而入药者惟此三种,人多不能尽别。谨按《竹谱》:字音斤,其竹坚而促节,体圆而质劲,皮白如霜,大者宜刺船,细者可为笛。苦竹有白有紫,甘竹似篁而茂,即淡竹也……淡竹肉薄,节间有粉,南人以烧竹沥者,医家只用此一品,与《竹谱》所说大同小异也。"

2.《本草蒙筌》:"皮茹削去青色,惟取向里黄皮。"

考证　张仲景《金匮要略》载有橘皮竹茹汤和竹皮大丸,是竹茹入药的最早记载。《本草纲目》载有淡竹茹、苦竹茹、篁竹茹。据历代本草书籍图文,古代竹茹来源于多种竹类竿的中间层,与今一致。

参考文献 ▶▶

成分
[1] Nikaido T, et al. Chem Pharm Bull, 1984, 32(2):578
[2] Kwon CH, et al. C A, 1989, 110:141363x

药理
[1] 廖延雄,等. 西北兽医学院校刊, 1953,(4):5
[2] 张建友,等. 食品工业科技, 2011,32(2):151

[3] 曹菊青. 浙江大学(学位论文), 2015:111
[4] Nikaido T, et al. Chem Pharm Bull, 1984, 32(2):578

临床报道
[1] 唐友明. 江西中医药, 2011,42(340):26
[2] 赵旭辉,等. 中医药学报, 2008,36(4):54

92. 灯心草 Dēng Xīn Cǎo

《开宝本草》

【异名】 虎须草、赤须、灯心、灯草、碧玉草、水灯心、铁灯心、虎酒草、曲屎草、秧草。

【来源】 为灯心草科植物灯心草 *Juncus effuses* L. 的茎髓。

【原植物】 灯心草。

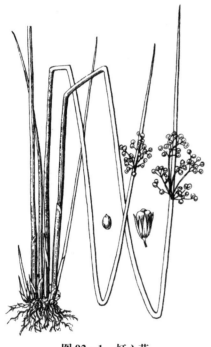

图 92-1 灯心草

多年生草本,高 35～100 cm。根茎横走,具多数须根。茎圆筒状,外具明显条纹,淡绿色。无茎生叶,基部具鞘状叶,长者呈淡赤褐色,短者呈褐色或黑褐色,有光泽。复聚伞花序,假侧生,由多数小花密聚成簇;花淡绿色,具短柄;花被 6,2 轮,裂片披针形,背面被柔毛,边缘膜质,纵脉 2 条;雄蕊 3,较花被短;子房 3 室,花柱不明显,柱头 3 枚。蒴果卵状三棱形或椭圆形,先端钝,淡黄褐色。种子多数,斜卵形。花期 5～6 月,果期 7～8 月(图 92-1)。

生于河边、池旁、水沟,稻田旁、草地及沼泽湿处。分布于全国各地。

本省各地有分布。

【栽培】 **生长环境** 喜湿润环境,耐寒,忌干旱。对土壤条件要求不严,以潮湿、肥沃疏松的土壤为佳。

繁殖方法 种子繁殖。秋季采收成熟种子,直播,覆细土。

田间管理 出苗后间苗、浇水、中耕除草、施肥。

病虫害防治 本品无明显病虫害。

【采收加工】 夏末至秋季割取茎,晒干,取出茎髓,理直,扎成小把。

【药材】 灯心草 Junci Medulla 本省各地曾有产。

性状鉴别 呈细圆柱形,长达 90 cm,直径 0.1～0.3 cm。表面白色或淡黄白色,有细纵纹。体轻,质软,略有弹性,易拉断,断面白色。气微,味淡(图 92-2)。

显微鉴别 1. 茎髓横切面 全部由通气组织组成。每一细胞呈类方形或长方形,具数条分枝,分枝长 8～60 μm,直径 7～20 μm,壁厚约 1.7 μm,相邻细胞的分枝顶端相互衔接,形成网状结构,细胞间隙大多呈三角形,也有类四边形的。

2. 粉末 类白色。全部为星状薄壁细胞,彼此以星芒相接,形成大的三角形或四边形气腔,星芒 4～8,长 5～51 μm,宽 5～12 μm,壁稍厚,有的可见细小纹孔,星芒相接的壁菲薄,有的可见 1～2 个念珠状增厚(图 92-3)。

理化鉴别 取本品粉末 1 g,加甲醇 100 ml,加热回流 1 小时,放冷,滤过,滤液蒸干,残渣用乙醚 2 ml 洗涤,弃去乙醚液,加甲醇 1 ml 使溶解,作为供试品溶液。另取灯心草对照药材 1 g,同法制成对照药材溶液。按薄层色谱法试验,吸取供试品溶液 3～5 μl、对照药材溶液 3 μl,分别点于同一硅胶 G 薄层板上,以环己烷-

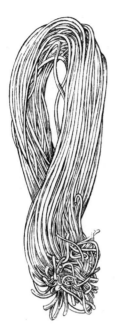

图92-2　灯心草药材图

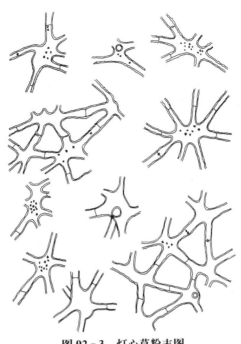

图92-3　灯心草粉末图

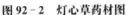

星状薄壁细胞

乙酸乙酯(10:7)为展开剂,展开,取出,晾干,喷以10%磷钼酸乙醇溶液,在105℃加热至斑点显色清晰。供试品色谱中,在与对照药材色谱相应的位置上,显相同颜色的主斑点。

品质标志　1. 经验评价　均以条长,粗壮,色白,有弹性者为好。

2. 含量测定　按醇溶性浸出物测定法热浸法测定,用稀乙醇作溶剂,含醇溶性浸出物不得少于5.0%。

【成分】　茎髓含多种菲类衍生物:灯心草二酚(effusol)[1],去氢灯心草二酚(dehydroeffusol),去氢灯心草醛(dehydroeffusal),去氢-6-甲基灯心草二酚(dehydrojuncusol)[2,3],2-甲氧基-7-羟基-1-甲基-5-乙烯基菲(2-methoxyl-7-hydroxyl-1-methyl-5-vinyl phenanthrene),灯心草素(juncusin),去氢厄弗酚(dehydroeffusol),灯心草酚(juncusol),厄弗酚(effusol),去氢厄弗醛(dehydroeffusal)[4],7-羧基-2-羟基-1-甲基-5-乙烯基-9,10-二氢菲(7-carboxy-2-hydroxy-1-methyl-5-vinyl-9,10-dihydrophenanthrene),2,7-二羟基-1-甲基-5-醛基-9,10二氢菲(2,7-dihydroxy-1-methyl-5-aldehy-de-9,10-dihydrophenanthrene),2,8二羟基-1,7-二甲基-5-乙烯基-9,10二氢菲(2,8-dihydroxy-1,7-dimethyl-5-vinyl-9,10-dihydrophenanthrene),2,8二羟基-1,6-二甲基-5-乙烯基菲(2,8-dihydroxy-1,7-dimethyl-5-vinyl-phenanthrene)[5],2,7-二羟基-5-羟甲基-1-甲基菲(2,7-dihydroxy-5-hydroxymethyl-1-methyl-phenanthrene);还含2,8-二羟基-1,7-二甲基-6-乙烯基-10,11-二氢二苯并[b,f]氧杂庚烷(2,8-dihydroxy-1,7-dimethyl-6-ethenyl-10,11-dihydrodibenz[b,f]-oxepin)[6],α-单-对-香豆酸甘油酯(α-mono-p-coumaroyl glyceride)。

全草含挥发油:芳樟醇(linalool)[7];酮类成分:2-十一烷酮(2-undecanone),2-十三烷酮(2-tridecanone),4-对-庚烯-3-酮(p-menth-4-en-3-one),α-及β-紫罗兰酮(ionone),6,10,14-三甲基-2-十五烷酮(6,10,14-trimethylpentadecan-2-one),α-香附酮(α-cyperone);1,2-二氢-1,5,8-三甲基萘(1,2-dihydro-1,5,8-trimethylnaphthalene),β-甜没药烯(β-bisabolene),β-苯乙醇(β-phenylethyl alcohol),3-羟基-2,5己二酮(3-hydorxy-2,5-hexadione)[8];酚类成分:苯酚(phenol),对-甲基苯酚(p-cresol),丁香油酚(eugenol),二氢猕猴桃内酯(dihydroactinidiolide),香草醛(vanillin),圣草酚(ericdictyol);有机酸类:棕榈酸(palmitic acid),癸酸(capric acid),月桂酸(lauric acid),肉豆蔻酸(myristic acid),硬脂酸(stearic acid),油酸(oleic acid),亚油酸(linoleic acid),咖啡酸(caffeic acid),对羟基苯甲酸(p-hydroxybenzoic acid),阿魏酸

(ferulic acid)以及 $C_{12} \sim C_{24}$ 的烃类[9]。氨基酸类：苯丙氨酸(phenylalanine)，正缬氨酸(valine)，蛋氨酸(methionine)，色氨酸(tryptophan)，β-丙氨酸(β-alanine)[10]和由二分子谷氨酸与一分子缬氨酸组成的三肽(tripeptide)等[11]；糖类：葡萄糖(glucose)，半乳糖(galactose)[10]，阿拉伯聚糖(araban)，芸香糖(rutinose)，木聚糖(xylan)[12]等；黄酮类成分：木犀草素(luteolin)，木犀草素-7-葡萄糖苷(luteolin-7-glucoside)[13]，川陈皮素(nobiletin)，槲皮素(quercetin)[14]，2',5',5,7-四羟基黄酮(2',5',5,7-tetrahydroxyflavane)[15]，毛地黄黄酮-5,3'-二甲酯(luteolin-5,3'-dimethylether)；甾醇类成分：5α-菠菜甾醇(5α-spinasterol)，β-谷甾醇(β-sitosterol)，过氧化麦角甾醇(3β-hydroxy-α,8α-epidiocyergosta-6E,22E-diene)，7-氧代-β-谷甾醇(7-oxo-β-sitosterol)，胡萝卜苷(daucosterol)[16]，24-乙基胆甾醇-4-烯-3-酮(24-ethylcholest-4-en-3-one)，stigmast-4-en-6β-ol-3-one,(24R)-stigmast-4-ene-3-one[17]；酚酸类成分：对香豆酸(p-coumaric acid)，香草酸(vanillic acid)[18]；糖苷类成分：β-谷甾醇葡萄糖苷(β-sitosterol glucoside)[19]，9,10-二氢菲葡萄糖苷(9,10-dihydrophenanthrene glucosides)[20]；对羟基苯甲酸甲酯(methyl p-hydroxybenzoate)等[21]。

【药理】 1. 抗菌作用　以灯心草丙酮提取物、乙醇提取物、乙酸乙酯提取物进行试验，发现乙酸乙酯提取物抗微生物作用最强[1]。灯心草的活性成分具有抗菌活性。在紫外线照射下，其活性成分去氢灯心草二酚对两种金黄色葡萄球菌和白色念珠菌的抑制活性比在黑暗中增加16倍，对枯草芽孢杆菌抑制活性增加8倍。灯心草大部分提取成分具有抗藻类生长的作用[2]。

2. 镇静、催眠作用　灯心草乙醇提取物能够明显减少小鼠自主活动，明显延长阈剂量戊巴比妥那所导致的睡眠时间，有明显的镇静、催眠作用[3]。

3. 抗氧化作用　灯心草中含有大量的菲类化合物，该类化合物均具有一定的抗氧化作用。以生物活性导向分离，从灯心草乙酸乙酯提取液中提取分离的4种化合物，其结构分别属于萜类、黄酮、菲类、芘类。结果表明，菲类化合物显示了与BHT相当的抗氧化活性[4]。

【炮制】 1. 灯心草　取原药材，除去杂质，用手掰成小段；或扎成小把，剪成4～6 cm段。

2. 朱砂拌灯心草　取净灯心草段，喷淋少许清水，加入水飞朱砂，拌至灯心草表面粘匀朱砂为度。每10 kg灯心草，用朱砂0.625 kg。

3. 青黛拌灯心　取灯心草段，喷淋少许清水，加入青黛粉，拌至灯心草表面粘匀青黛为度。每10 kg灯心草，用青黛1.5 kg。

4. 灯心草炭　取净灯心草，扎成小把，置煅锅内，上扣一口径较小的锅，接合处用盐泥封固，在盖锅上压以重物，并贴一条白纸或放数粒大米，以武火加热，煅至纸条或大米呈焦黄色时停火，待锅凉后取出。

饮片性状　灯心草参见"药材"项。朱砂拌灯心草形如灯心草，外表朱红色。青黛拌灯心草形如灯心草，外表深蓝色。灯心草炭表面炭黑色，质轻松，易碎。

贮干燥容器内，密闭，置通风干燥处，灯心草炭散热防止复燃。

【药性】 甘、淡，微寒。归心、肺、小肠、膀胱经。

【功能】 利水通淋，清心降火。

【主治】 热淋，水肿，小便不利，湿热黄疸，心烦不寐，小儿夜啼，喉痹，口舌生疮。

【用法用量】 内服：煎汤，1～3 g，鲜品15～30 g；或入丸、散。治心烦不眠，朱砂拌用。外用：适量，煅存性研末撒；或用鲜品捣烂敷，扎把外擦。

【注意事项】 下焦虚寒，小便失禁者禁服。《本草经疏》："虚脱人不宜用。"

【附方】 1. 治五淋癃闭　灯心草一两，麦门冬、甘草各五钱。浓煎饮。(《方脉正宗》)

2. 治热淋癃　灯心草、车前草、凤尾草各一两。淘米水煎服。(《河南中草药手册》)

3. 治黄疸　灯心草、天胡荽各一两。水煎，加甜酒少许调服。(江西《中草药学》)

4. 治失眠　心烦灯心草18 g。煎汤代茶常服。(《现代实用中药》)

5. 治小儿夜啼　用灯心草烧灰涂乳上与吃。(《宝庆本草折衷》)

6. 治小孩热病抽搐　灯心草120 g，鲜苦桃树二重皮120 g。同杵烂敷头额部、手足心。(《闽东本草》)

7. 治走马喉痹　①灯心(烧灰)、壁蟢窠(烧灰)、枯矾各等分。为细末吹之。(《村居救急方》)②灯心灰

二钱,蓬砂末一钱。吹之。(《本草纲目》)

8. 治吐血　以灯心净碗内烧灰,以物盖之,研为末。每服半钱或一钱,麝香汤调下。(《小儿卫生总微论方》)

9. 治蜈蚣咬　用灯草蘸油点灯,以灯烟熏之。(《卫生易简方》)

10. 治偷针眼　用灯心二寸,蘸香油点之。(《普济方》)

【临床报道】　1. 治疗急性扁桃体炎　取灯心草1根缠上线,将其一端浸入食用油内(约2 cm)取出,用火点燃,迅速点烧手少阳三焦经的角孙穴,一点即起,火灸部位即起微红,一般火灸穴位1次即可,个别的次日可再起灸1次。共治疗316例,其中治愈285例,占90%,无效31例,占9.9%。对于急性扁桃体炎效果显著,对于慢性扁桃体炎虽有疗效,但慢而不显著[1]。

2. 治疗小儿流行性腮腺炎　取灯心草5～10 cm,芝麻油(或花生油)少许,以灯心草的一端0.5～1.0 cm蘸芝麻油,点燃后迅速灸同侧常规消毒耳尖发际处的角孙穴,至出现"啪"的声音为止。隔日1次,治疗4次为1个疗程。经治200例,结果治愈170例,好转26例,无效4例,总有效率为98%,未发现任何不良反应[2]。

3. 治疗甲状腺功能亢进症　将200例甲状腺功能亢进症门诊患者随机分为观察组和对照组,每组100例,观察组采用壮医灯心草灸疗法治疗,对照组采用口服他巴唑治疗。观察两组的临床疗效,15次为1个疗程,共4个疗程观察总疗效、甲状腺激素水平变化。结果两组总有效率(91.0%与79.0%)比较有显著性差异(P＜0.05)[3]。

4. 冬病夏治三伏贴治疗皮肤损伤　将184例三伏贴皮肤损伤患者随机分为观察组和对照组各92例,对照组给予湿润烧伤膏外涂破溃皮肤,观察组给予湿润烧伤膏联合灯心草粉末外涂破溃皮肤,5日后进行效果评价。结果观察组患者治疗总有效率高于对照组(P＜0.05)[4]。

【药论摘录】　1.《开宝本草》:"味甘,寒,无毒。主五淋。"

2.《医学启源》:"通阴窍涩不利,利小水,除水肿、癃闭、五淋。《主治秘要》云:泻肺。"

3.《本草衍义补遗》:"治急喉痹,小儿夜啼。"

4.《本草纲目》:"吴绶:淡,平。""降心火,止血,通气,散肿,止渴。"

5.《本草经疏》:"灯心草,其质轻通,其性寒,味甘淡,故能通利小肠热气,下行从小便出,小肠为心之腑,故亦除心经热也。"

6.《雷公炮制药性解》:"味淡,性寒,无毒。入心、小肠二经。清心定惊,除热利水。"

7.《药品化义》:"灯心,气味俱轻,轻者上浮,专入心肺;性味俱淡,淡能利窍,使上部郁热下行从小便而出。世疑轻淡之物,以为力薄而忽略之,不知轻可去实,淡主于渗,惟此能导心肺之热,自上顺下,通调水道,下输膀胱,其力独胜。""主治咳嗽咽痛,眼赤目昏,暑热便浊。"

8.《本草述》:"灯心草,降心火,通气,为此味专长。心火降,则肺气下行而气通,故曰泻肺。心主血,火降气通,则血和而水源畅矣。小肠以下水分穴,下合膀胱水腑,使气化出焉,故主五淋,利阴窍。阴窍,肝所主也,肺气降则肝气和而阴窍利矣。其治喉痹最捷者,降心火,下肺气,和血散之义也。"

【品种沿革】　集解　1.《开宝本草》:"灯心草生江南泽地,丛生,茎圆细而长直,人将为席。"

2.《本草衍义》:"陕西亦有。蒸熟,干则拆取中心白穰燃灯者,是谓之熟草。又有不蒸,但生干剥取者,为生草。入药宜用生草。"

3.《本草品汇精要》:"灯心草,蒔田泽中,圆细而长直,有干无叶。南人夏秋间采之,剥皮以为蓑衣。其心能燃灯,故名灯心草。"

4.《本草纲目》:"此即龙须之类,但龙须紧小而瓢实,此草稍粗而瓢虚白。"

5.《植物名实图考》:"江西泽畔极多。细茎绿润,夏从茎旁开花如穗,长不及寸,微似莎草花。"

考证　灯心草之名见于《开宝本草》,《本草衍义》《本草品汇精要》等书籍中均有记载,《本草纲目》及《植物名实图考》附有灯心草图。古代本草对灯心草的描述均突出其丛生泽地,茎圆细长直、可燃灯的特征,与现今药用之灯心草是相符合的。

参考文献 ▶▶

成分

［1］Greca MD，et al. Tetra Lett，1992，33(36)：5257

［2］Shima k，et al. Phytochemistry，1991，30(9)：3149

［3］Greca MD，et al. Tetrahedron，1993，49(16)：3425

［4］王杨，等.第十一届全国青年药学工作者最新科研成果
  交流会，2012

［5］王永刚.北京中医药大学(学位论文)，2007

［6］Greca MD，et al. Phytochemistry，1993，34(4)：1182

［7］吴栋，等.中国实用医药，2015，10(14)：288

［8］李红霞，等.中药材，2006，29(11)：1186

［9］Kameoka H，et al. CA，1979，90：69070y

［10］Nikolaeva AG，et al. CA，1975，83：111084p

［11］Virtanen AI. Acta Chem Scand，1958，(12)：787

［12］平尾子之吉.日本植物成分总览(Ⅲ).1956：430

［13］有宗久，等.生药学杂志(日)，1969，23(2)：49

［14］Corsaro MM，et al. Phytochemistry，1994，37(2)：515

［15］单承莺，等.中药材，2008，31(3)：374

［16］李红霞，等.药学学报，2007，42(2)：174

［17］田学军，等.时珍国医国药，2007，18(9)：2121

［18］Zhe JD，et al. Phytochemistry，1996，41(2)：545

［19］Mody NV，et al. J Nat Prod，1982，45(6)：737

［20］Greca MD，et al. Phytochemistry，1995，40(2)：533

［21］单承莺，等.中药材，2008，31(3)：375

药理

［1］Oyaizu M，et al. CA，1991，115：68497r

［2］陈玉，等.天然产物研究与开发，2005，17(4)：505

［3］王衍龙，等.北京中医药大学学报，2006，29(3)：181

［4］陆风，等.中国民族民间医药，2008，8(3)：28

临床报道

［1］陈美秀.新中医，1977，(2)：35

［2］高维水.山西中医，1999，15(1)：54

［3］朱红梅.中国民族医药杂志，2013，3(3)：7

［4］涂长英，等.全科护理，2015，13(16)：1512

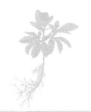

93. 红豆杉 Hóng Dòu Shān

《中国树木学》

【来源】 为红豆杉科植物南方红豆杉 *Taxus mairei*（Lemee et Levl.）S. Y. Hu ex Liu 栽培品的枝叶。

【原植物】 南方红豆杉，又名美丽红豆杉、红榧、紫杉、红豆树、观音杉、杉公子、赤推、榧子木、海罗松、红叶水杉。

乔木，高达 30 m，胸径达 60～100 cm；树皮灰褐色、红褐色或暗褐色，裂成条片脱落；大枝开展，一年生枝绿色或淡黄绿色，秋季变成绿黄色或淡红褐色，二三年生枝黄褐色、淡红褐色或灰褐色；冬芽黄褐色、淡褐色或红褐色，有光泽，芽鳞三角状卵形，背部无脊或有纵脊，脱落或少数宿存于小枝的基部。叶排列成两列，条形，微弯或较直，上部微渐窄，先端常微急尖，稀急尖或渐尖，上面深绿色，有光泽，下面淡黄绿色，有两条气孔带，中脉带上有密生均匀而微小的圆形角质乳头状突起点，常与气孔带同色，稀色较浅。雄球花淡黄色；雄蕊 8～14 枚，花药 4～8。种子生于杯状红色肉质的假种皮中，间或生于近膜质盘状的种托（即未发育成肉质假种皮的珠托）之上，常呈卵圆形，上部渐窄，稀倒卵状，微扁或圆，上部常具二钝棱脊，稀上部三角状具三条钝脊，先端有突起的短钝尖头，种脐近圆形或宽椭圆形，稀三角状圆形。

生于海拔 1 200 m 以下的山地。分布于长江流域以南地区。

本省各地有栽培。

【栽培】 生长环境 耐阴树种，喜温暖湿润的气候。以腐殖质丰富的酸性土壤为佳，肥力较高的黄壤、黄棕壤、中性土、钙质土也能生长。

繁殖方法 种子繁殖、扦插繁殖。种子繁殖：10 月收成熟种子，及时放在水与细沙的混合液中，揉搓除去种子外皮，磨损坚硬的肉种皮，与湿河沙混合贮藏在深坑内，次年 3 月取出于 20～25℃温室催芽，种子"露白"后点播。扦插繁殖：以沙土、锯末、珍珠岩混合基质作扦插土，选择 1～4 年生的木质化实生枝为插条，剪为 10 cm、15 cm 或 30 cm 长的小段，切口平滑，下切口马耳形，2/3 以下去叶，扦插深度 3～5 cm。

田间管理 出苗后除草、追肥，防积水。定植后在冬季中耕除草、培土，施农家肥。

病虫害防治 病害有根腐病、猝倒病、茎腐病、白绢病，可用波尔多液防治根腐病、猝倒病，用多菌灵和甲基托布津可湿性粉剂防治茎腐病，用五氯硝基苯拌黄心土防治白绢病。虫害有叶螨、蚜虫、介壳虫，可用 10％吡虫啉乳剂防治。

【采收加工】 采收 3 年以上生的南方红豆杉枝叶，烘干或晒干。

【药材】 红豆杉 Taxi Mairei Ramulus et Folium 本省苏南地区有产。

性状鉴别 茎呈圆柱形，多分枝，小枝密，互生，黄绿色或黄褐色。叶长条形，黄绿色至黄褐色，长 1.5～3 cm，宽 0.25～0.35 cm。交互对生，排列成羽状。叶先端渐尖，全缘。上面中脉隆起，下面色稍浅，有 2 条黄绿色气孔带。质脆，易折断。气微，味苦而涩。

显微鉴别 1. 茎横切面 表皮为 1 列方形或长方形表皮细胞，有的可见凹陷气孔。外被角质层，黄色，厚约 7 μm。皮层为类圆形薄壁细胞，排列疏松，有树脂道散在；韧皮部为数层扁平的薄壁细胞，充满细小草酸钙砂晶，木质部管胞及射线明显，放射状排列；髓部中空。

2. 粉末 黄绿色至黄褐色。叶上表细胞长方形，充满油滴，无气孔。叶下表皮密布气孔，气孔凹陷，不定式,保卫细胞呈哑铃形。管胞狭长纺锤形,直径 5~13 μm,为螺纹,具缘纹孔和单纹孔管胞,多成束。叶表皮碎片多见,表皮细胞长方形或类多角形,角质层上分布有油滴。叶肉组织内充满草酸钙砂晶及油滴(图 93 - 1)。

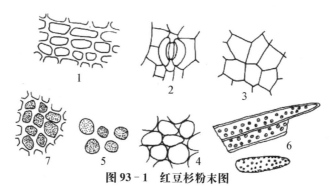

图 93 - 1 红豆杉粉末图

1.表皮细胞 2.气孔 3.薄壁细胞 4.海绵组织碎片 5.色素块
6.管胞 7.转输薄壁细胞

理化鉴别 取本品粉末 3 g,加甲醇 50 ml,超声处理 30 分钟,滤过,滤液挥干,残渣加甲醇 2 ml 使溶解,作为供试品溶液。另取红豆杉对照药材 3 g,同法制成对照药材溶液。再取 10 -脱乙酰巴卡亭Ⅲ对照品,加甲醇制成每 1 ml 含 0.2 mg 的溶液,作为对照品溶液。按薄层色谱法试验,吸取上述溶液各 5 μl,分别点于同一硅胶 G 薄层板上,以二氯甲烷-乙酸乙酯-甲醇(8:12:0.8)为展开剂,展开,取出,晾干。喷以 10% 硫酸溶液,110℃加热至斑点显色清晰。供试品色谱中,在与对照药材及对照品色谱相应位置上,显相同颜色的斑点。

品质标志 1. 经验评价 以叶多、叶色灰绿、枝少者为佳。

2. 含量测定 按水溶性浸出物测定法热浸法测定,含水溶性浸出物不得少于 18.0%。按高效液相色谱法测定,含 10 -脱乙酰巴卡亭Ⅲ($C_{29}H_{36}O_{10}$)不得少于 0.04%。

【成分】 南方红豆杉主要含紫杉烷类化合物:紫杉醇(taxol),2′-乙酰氧基- 7 -表-紫杉醇(2′-acetoxy-7-epi-taxol),(3E, 7E)- 2 T, 10U, 13 T -三乙酰基- 5T,20 -二羟基- 3,8 -断紫杉烷- 3,7,11 -三烯- 9 -酮[(3E, 7E)- 2 T, 10 U, 13 T-triacetoxy-5 T, 20-dihydroxy-3, 8-secotaxa-3, 7, 11-trien-9-one],7 -表-紫杉醇(7-epi-taxol)[1],紫杉烷二萜(19-acetoxytaxigifine)等[2];黄酮类:芦丁(rutin),槲皮素- 3 - O - β -半乳糖苷(quercetin-3-O -β-galactopyranoside),槲皮素 - 3 - O - β - 葡萄糖苷(quercetin-3-O -β-glucoside),槲皮素 3 - O - α - L -鼠李糖苷(quercetin-7-O -α-L-rhamnoside),金丝桃苷(hyperin),山奈酚- 3 - O - β -葡萄糖苷(kaempferol-3-O-β-glucoside),槲皮素(quercetin),芹菜素(apigenin)等[3]。

【药理】 1. 抗肿瘤作用 紫杉醇抗肿瘤作用机理与传统的抗肿瘤药物不同,主要是通过与微管蛋白结合,促进微管蛋白聚合、微管装配,抑制正常微管的生理性解聚,从而达到阻止癌细胞分裂增殖的目的。紫杉醇在体外的抗肿瘤活性强于噻唑呋林、顺铂、依托泊苷、阿霉素等,对多种人肿瘤细胞均有明显的细胞毒作用,如卵巢癌、乳腺癌、肺癌、胃癌、结肠癌、黑色素瘤、白血病、膀胱癌、中枢神经瘤等[1]。紫杉醇可通过影响微管的聚合和解聚的动力学变化,抑制人黑色素瘤细胞的运动性和肿瘤细胞对明胶及层粘连蛋白的黏附性。另外,紫杉醇对肿瘤细胞诱导的血管增生也有明显的抑制作用。南方红豆杉中的多糖成分对 S_{180} 肉瘤、HepA 肝癌、lewis 肺癌均有一定的抑制作用,可显著提高小鼠耐缺氧能力,增强小鼠游泳耐力,提高生命延长率[2]。

2. 增强免疫作用 南方红豆杉中的多糖成分对氢化可的松引起的免疫低下小鼠体液及细胞免疫功能均有促进作用[3]。

【功能】 利水消肿,抗癌。

【主治】 肾炎水肿,癌症。

【用法用量】 多入复方制成胶囊服用,或用其提取物。

【临床报道】　1. 治疗肝癌　将 120 例肝癌患者随机分为两组,治疗组 60 例除按常规化疗方案治疗外,加服复方红豆杉胶囊(南方红豆杉、铁包金、白花蛇舌草等);对照组 60 例按常规化疗方案治疗。结果:两组近期疗效总有效率分别为 81.67% 和 68.33%,治疗组显著优于对照组($P < 0.05$);治疗后两组患者肿瘤面积均有缩小,Karnofsky 评分均有增加,但治疗组更为明显($P < 0.01$)。未发现骨髓抑制及其他不良反应[1]。

2. 治疗老年Ⅲ、Ⅳ期非小细胞肺癌　59 例患者按治疗意愿分为两组,治疗组 33 例,给予复方红豆杉胶囊(南方红豆杉、红参、甘草等)+最佳支持,复方红豆杉胶囊 2 粒,3 次/日,21 日为 1 个疗程,治疗 3 个疗程;对照组 26 例。结果:治疗组有效率为 27.27%,疾病控制率为 75.76%,疾病进展率为 24.24%;无肿瘤进展时间为 10 个月,95% CI 为 8.932~10.462 个月;总生存时间为 12 个月,95% CI 为 9.688~14.403 个月,近期 Karnofsky 评分升高,生活质量改善,无明显不良反应。对照组中位无肿瘤进展时间为 4 个月,95% CI 为 4.119~5.265 个月;总生存时间为 8 个月,95% CI 为 6.859~8.526 个月;近期 Karnofsky 评分降低,生活质量进行性下降[2]。

3. 治疗中晚期恶性肿瘤　给予 42 例中晚期恶性肿瘤患者复方红豆杉胶囊 0.6 g/次,每日 3 次,饭后服。连服 21 日,休息 10 日为 1 个周期,每个患者至少使用 2 个周期。对肺癌有效率为 57.89%,结直肠癌为 16.67%,胃癌为 37.5%,乳腺癌及子宫癌为 75%。总有效率为 45.24%[3]。

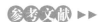 参考文献 ►►

成分

[1] 李俊,等. 广西师范大学学报(自然科学版),2006,24(1):72

[2] Fukushima M, et al. J Nat Prod, 1999,62(1):140

[3] 汤晓,等. 宁波职业技术学院学报,2015,19(6):102

药理

[1] 阮煜,等. 陕西林业科技,2006,(2):1

[2] 韩飞飞. 浙江大学(学位论文),2006

[3] 蔡远榛. 上海中医药大学学报,2015,29(2):59

临床报道

[1] 滕红丽,等. 中医杂志,2006,47(4):277

[2] 贺兼斌,等. 临床医学,2012,32(11):53

[3] 薛忠. 世界中医药,2010,5(5):329

94. 扶芳藤 Fú Fāng Téng

《本草拾遗》

【异名】 滂藤、岩青藤、岩青杠万年青、千斤藤、山百足、对叶肾、土杜仲、藤卫矛、过墙风、攀援丝棉木、坐转藤、爬墙虎、换骨筋。

【来源】 为卫矛科植物扶芳藤 Euonymus fortunei（Turcz.）Hand.-Mazz. 的带叶茎枝。

【原植物】 扶芳藤，又名小藤仲、爬行卫矛。

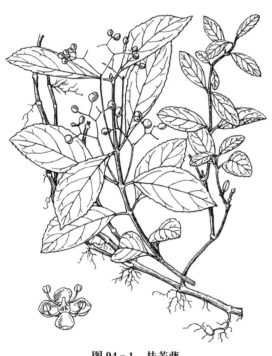

图 94-1 扶芳藤

常绿藤本灌木，高 1 至数米。枝上常生细根并且小瘤状突起。叶薄革质，椭圆形、长方椭圆形或长倒卵形，宽窄变异较大，可窄至近披针形，先端钝或急尖，基部楔形，边缘齿浅不明显，侧脉细微和小脉全不明显。聚伞花序 3～4 次分枝，小聚伞花密集，有花 4～7 朵，分枝中央有单花；花白绿色，4 数；花盘方形；花丝细长，花药圆心形；子房三角锥状，四棱，粗壮明显。蒴果粉红色，果皮光滑，近球状。种子长方椭圆状，棕褐色，假种皮鲜红色，全包种子。花期 6 月，果期 10 月（图 94-1）。

生于山坡丛林中。分布于江苏、浙江、安徽、江西等省。本省各地有分布。

【栽培】 生长环境 喜阴凉湿润的气候。以含腐殖质多而肥沃的沙质壤土为佳。

繁殖方法 扦插繁殖。3 月，硬枝扦插，斜插入土深度为插度的 1/2，浇水，保持温润。插后 40～50 日可以定植。

田间管理 定植后中耕除草，春、秋季各施 1 次有机肥，施肥后结合培土。如种植在无荫蔽的环境时，需搭荫蔽，荫蔽度宜 40%～50%，同时注意灌溉，使土壤经常保持湿润。

病虫害防治 无明显病害。虫害有卷叶蛾，可用 90% 敌百虫可溶性粉剂 800～1 000 倍液或 90% 敌百虫晶体 1 000 倍液防治。

【采收加工】 夏秋季或全年可采，切段晒干。

【药材】 扶芳藤 Euonymi Fortunei Caulis et Folium 本省苏南地区曾有产。

性状鉴别 茎枝呈圆柱形。表面灰绿色，多生细根，并具小瘤状突起。质脆易折，断面黄白色，中空。叶对生，椭圆形，长 2～8 cm，宽 1～4 cm，先端尖或短锐尖，基部宽楔形，边缘有细锯齿，质较厚或稍带革质，上面叶脉稍突起。气微弱，味辛。

显微鉴别 1. 茎横切面 表皮细胞 1 列，椭圆形或类方形。皮层薄壁细胞卵圆形或椭圆形，有的含草酸钙簇晶。韧皮部较发达，射线较明显，射线为 1 列细胞。形成层不明显。木质部发达，导管类圆形或不规则形，多单个存在，较木薄壁细胞稍大，射线明显，射线为 1 列细胞。髓部常中空，薄壁细胞类圆形，有的含草酸钙簇晶。

2. 叶表面　上表皮细胞为多角形,气孔极少见。下表皮细胞呈不规则形,细胞壁略呈念珠状增厚,气孔类圆形,不定式。

3. 粉末　黄绿色或棕黄色。纤维多成束,末端渐尖,直径 9～19 μm,长 160～1175 μm。导管多为螺纹或梯纹,直径 10～30 μm。草酸钙簇晶多见。叶片表皮细胞绿黄色,多破碎,上表皮细胞为多边形,下表皮气孔为类圆形,不定式。淀粉粒众多,单粒或复粒。

理化鉴别　1. 取本品粉末 1 g,加 50% 乙醇 20 ml,超声处理 30 分钟,滤过,取滤液作为供试品溶液。另取卫矛醇对照品,加 50% 乙醇制成每 1 ml 含 1 mg 的溶液,作为对照品溶液。按薄层色谱法试验,吸取供试品溶液 2～5 μl,对照品溶液 5 μl,分别点样与同一硅胶 G 薄层板上,以乙酸乙酯-吡啶-水(6:3.5:1)为展开剂,展开,取出,晾干,喷以高锰酸钾试液,在 100℃ 加热约 3 分钟至斑点显色清晰。供试品色谱中,在与对照品色谱相应的位置上,显相同颜色的斑点。

2. 取本品粉末 5 g,加 50% 乙醇 100 ml,超声处理 30 分钟,滤过,滤液浓缩至约 15 ml,用三氯甲烷 20 ml 振摇提取,分取上层溶液,用乙酸乙酯 20 ml 振摇提取,分取乙酸乙酯液,蒸干,残渣加甲醇 0.5 ml 使溶解,作为供试品溶液。另取扶芳藤对照药材 5 g,同法制成对照药材溶液。按薄层色谱法试验,吸取上述两种溶液各 5 μl,分别点样于同一硅胶 GF$_{254}$ 薄层板上,以二氯甲烷-丙酮-甲酸(10:1:0.5)为展开剂,展开,取出,晾干,用碘蒸气熏 10 分钟,立即置紫外光灯(254 nm)下检视。供试品色谱中,在与对照药材色谱相应的位置上,显相同颜色的主斑点。

品质标志　经验评价　以枝嫩、叶多、叶灰绿色者为佳。

【成分】　全草含三萜类:木栓酮(friedelin),美登木酸(polpunonic acid),绿舒筋酮(mupinensisone),齐墩果酸-12-烯-3,29-二醇(olean-12-ene-3,29-diol)[1],3-O-咖啡酰基白桦酯醇(3-O-caffeoyl betulin),3-O-咖啡酰基羽扇豆醇(3-O-caffeoyl lupeol),表木栓醇(3-epifriedelanol);3,4-二木栓烷-3-酸(3,4-seco-friedelan-3-oic acid)[2],木栓烷(friedelin),异乔木萜醇(isoarborinol)[3],羊齿烯醇(fernenol);黄酮类:3',4',5,7-四羟基二氢黄酮(3',4',5,7-tetrahydroxyflavanone),表儿茶素(L-epicatechin),儿茶素(catechin),没食子儿茶素(gallocatechin),山奈酚 7-O-α-L-吡喃鼠李糖(kaempferol 7-O-α-L-rhamnopyranosyl)等[4];甾体类:β-谷甾醇(β-sitosterol),谷甾醇 β-D-吡喃葡萄糖苷(β-sitosterol 3-O-β-D-glucopyranoside)等[5];生物碱:三尖杉种碱(fortuneine)A、B、C,雷公藤宁碱 E(wilfornine E)等[6];木质素类:刺苞木脂素 A(flagelignaninsA),丁香脂素(syringaresinol)等[7];有机酸类:3-吡啶甲酸(3-pyridine carboxylic acid),丁香酸(syringic acid),没食子酸(gallic acid),原儿茶酸(protocatechuic acid),3,4,5-三羟基苯甲酸(3,4,5-trihydroxybenzoic acid)等;还含卫矛醇(dulcitol)[8],正三十三烷(n-tritritcontance),三十二烷醇(dotriacontanol)[9],1,4-二羟基-2-甲氧基苯(1,4-dihydroxy-2-methoxyl benzene),胡萝卜苷(β-daucosterol)[10],euoverrine A,euovenrrine B,euophelline,euojaponine C,谷氨酸(glutamic acid)[11],脯氨酸(proline),天门冬氨酸(aspartic acid),亮氨酸(leucine)等[12];

种子含前番茄红素(prolycopene)和前-γ-胡萝卜素(pro-γ-carotene)[13],1α,2α,6β,9α,15-五乙酰基-8α-苯甲酰基-六元二氢沉香呋喃酯(1α,2α,6β,9α,15-pentaacetyl-8α-benzyl-dihydroagarofuran-6-esters)等[14]。

【药理】　1. 影响凝血功能　扶芳藤水提液、醇提液灌胃能缩短小鼠凝血时间,提示有止血作用[1]。扶芳藤中剂量(5.0 g/kg)灌胃,能延长小鼠出血时间[2]。

2. 影响免疫功能　扶芳藤水提液、醇提液灌胃后可使小鼠胸腺和脾脏重量明显增加,说明可能提高机体非特异性免疫功能[1]。

3. 对心血管系统的作用　扶芳藤水煎醇沉液可延长心肌缺氧小鼠的存活时间,抑制血栓形成,改善去甲肾上腺素(NA)所致的肠系膜微循环障碍,并可扩张耳郭微血管[3]。扶芳藤中的卫矛醇能对抗垂体后叶素所致的大鼠心肌缺氧[4],增强腹腔对铯的摄取、心肌对铷的摄取,增加心肌营养性血流量,改善营养物质的供应,以减轻局灶性脑缺血后脑细胞损伤。进一步研究揭示,扶芳藤提取物对大鼠急性脑缺血再灌注损伤有保护作用,该作用与其抑制脑组织中 IL-1β 和 TNF-α 的含量有关[5]。扶芳藤有扩张血管、抑制脑缺血急性损伤期脑组织中自由基等多种药理活性作用,且有较强的抗氧化作用[6]。

【药性】 苦、甘,微辛、微温。归肝、脾、肾经。

【功能】 舒筋活络,益肾壮腰,止血消瘀。

【主治】 肾虚腰膝酸痛,半身不遂,风湿痹痛,小儿惊风,咯血,吐血,血崩,月经不调,子宫脱垂,跌打骨折,创伤出血。

【用法用量】 内服:煎汤,15～30 g;或浸酒,或入丸、散。外用:适量,研粉调敷,或捣敷,或煎水熏洗。

【注意事项】 孕妇忌服。

【附方】 1. 治腰肌劳损,关节酸痛 扶芳藤一两,大血藤五钱,梵天花根五钱。水煎,冲红糖、黄酒服。(《浙江民间常用草药》)

2. 治慢性腹泻 扶芳藤一两,白扁豆一荫,红枣十枚。水煎服。(《浙江民间常用草药》)

3. 治咯血 扶芳藤六钱。水煎服。(江西《草药手册》)

4. 治风湿疼痛 扶芳藤泡酒,日服二次。(《文山中草药》)

5. 治骨折(复位后小夹板固定) 扶芳藤鲜叶捣敷患处,一至二天换药一次。(《文山中草药》)

6. 治创伤出血 换骨筋茎皮研粉撒敷。(《云南思茅中草药选》)

【临床报道】 1. 治疗急性胃、十二指肠出血 治疗组 50 例患者用复方白背叶散(白背叶、扶芳藤等),日服 4 次,每次 0.5 g,冷开水送服;对照组 50 例,予甲氰咪胍、止血芳酸或止血敏,重症加去甲肾上腺素。结果:两组分别治愈 46 例及 35 例,显效各 2 例,有效 0 及 5 例,无效 2 及 8 例[1]。

2. 治疗大肠癌术后化疗白细胞减少 观察组患者 48 例,化疗当天给予口服复方扶芳藤合剂(扶芳藤为主药,配合人参、黄芪等),每天 15 ml,每日 2 次;对照组 35 例,化疗当天给予口服利血生、鲨肝醇、维生素 B_4 各 60 mg/d,150 mg/d,60 mg/d,分 3 次服。结果观察组疗效优于对照组($P<0.05$),同时观察组的生活质量也优于对照组($P<0.01$)[2]。

3. 治疗面神经瘫痪 用马鞭草汤(马鞭草 60 g,节节草 60 g,扶芳藤 60 g,仙鹤草 60 g,煎汤取汁,合猪嘴巴上下片 1 付,放少量红糖或盐)治疗 58 例患者,结果面瘫完全纠正 35 例,占 55.7%,面瘫基本纠正,仅留少量眼目闭合不适 19 例,占 21%,无效 4 例占 6.8%,总有效率为 93.2%[3]。

【药论摘录】 1.《本草拾遗》:"味苦,小温,无毒。主一切血,一切气,一切冷,大主风血。以酒浸服。"

2.《药性考》:"行气活血,去冷除风。"

【品种沿革】 集解 《本草纲目》:"生吴郡。藤苗小时如络石,蔓延树木。"

考证 扶芳藤始载于《本草拾遗》。《本草纲目》收入草部蔓草类,《植物名实图考》在"清风藤"条提到扶芳藤。文字描述均较为简单,且无附图,故古今扶芳藤是否一致尚待进一步考证。

【地方志】 宋·范成大、汪泰亨等《吴郡志·卷三〇·土物》:"扶芳:初生缠绕它木,叶圆而厚,夏月取叶火炙香,煮以为饮,色碧绿而香。隋大业五年,吴郡贡二百本入洛京,植之西苑。时尚食直长谢讽造《食经》,具四时饮,春有扶芳饮(《大业杂记》)。"

参考文献 ▶▶

成分

[1] 李鹏,等.中国药学杂志,2000,35(12):847

[2] Katakawa J, et al. Natl Med, 2000,54(1):181

[3] 周小雷,等.现代中药研究与实践,2011,25(3):79

[4] 瞿发林,等.西南国防医药,2002,12(4):349

[5] 欧阳熙林,等.时珍国医国药,2014,25(4):935

[6] 杨颖达.中南民族大学(学位论文),2010

[7] 廖矛川,等.中南民族大学学报(自然科学版),2009,28

(4):51

[8] Plouviev V. CA, 1948,42:8423e

[9] 唐人九,等.华西药学杂志,1989,4(2):76

[10] 瞿发林,等.南京军医学院学报,2001,23(4):221

[11] 潘青华,等.中国农学学报,2005,21(8):204

[12] 朱博,等.右江民族医学院学报,2013,35(1):83

[13] Zechmeister L, et al. CA, 1942,36:58389

[14] 袁晓,等.天然产物研究与开发,1994,6(2):37

药理

［1］朱红梅,等.中国中医药科技,2003,7(3):170

［2］周智,等.广西医学,2011,33(7):810

［3］谢金鲜,等.广西中医药,1999,2(5):51

［4］Liu ZL, et al. Planta Med, 2004,70(4):353

［5］肖艳芬,等.时珍国医国药,2011,22(2):404

［6］李灵,等.中国临床康复,2004,8(28):6258

临床报道

［1］方显明,等.中医药学报,1991,6(4):32

［2］陈黎.广西中医药,2001,24(5):49

［3］彭振声.中国社区医师,2002,(3):36

95. 忍冬藤 Rěn Dōng Téng

《本草经集注》

【异名】　老翁须、金钗股、大薜荔、水杨藤、千金藤、鸳鸯草、鹭鸶藤、忍寒草、通灵草、蜜桶藤、金银花藤、忍冬草、左缠藤、金银藤、金银花杆、过冬藤、甜藤、右篆藤、右旋藤、二花秧、银花秧

【来源】　为忍冬科植物忍冬 *Lonicera japonica* Thunb. 的茎枝。

【原植物】　忍冬。

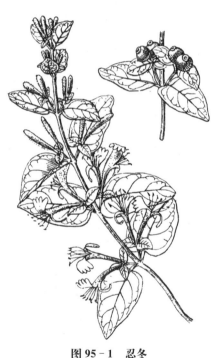

图 95-1　忍冬

多年生半常绿缠绕木质藤本,长达 9 m。茎中空,多分枝,幼枝密被短柔毛和腺毛。叶对生;叶柄密被短柔毛;叶纸质、卵形、长圆状卵形或卵状披针形,先端短尖、渐尖或钝圆,基部圆形或近心形,全缘,两面和边缘均被短柔毛。花成对腋生,芳香,花梗密被短柔毛和腺毛;总花梗通常单生于小枝上部叶腋,与叶柄等长或稍短;苞片 2 枚,叶状,广卵形或椭圆形;小苞片被短毛及腺毛;花萼短小,萼筒 5 齿裂,裂片卵状三角形或长三角形,先端尖,外面和边缘密被毛;花冠唇形,花冠筒细长,外面被短毛和腺毛,上唇 4 裂片先端钝形,下唇带状而反曲,花初开时为白色,2～3 日后变金黄色;雄蕊 5,着生于花冠内面筒口附近,伸出花冠外;雌蕊 1,子房下位,花柱细长,伸出。浆果球形,成熟时蓝黑色,有光泽。花期 4～7 月,果期 6～11 月(图 95-1)。

生于山坡疏林中、灌木丛中、村寨旁、路边等处,亦有栽培。分布于华东、中南、西南及河北、山西、辽宁、陕西、甘肃等省。

本省各地有分布。

【栽培】　生长环境　喜温和湿润气候,喜阳光充足,耐寒、怕涝,适宜生长的温度为 20～30℃,在－17℃以上的气温可以露地安全越冬。对土壤要求不严,耐盐碱。但以土层深厚疏松的腐殖土栽培为宜,低洼易积水地不宜种植。

繁殖方法　种子繁殖或扦插繁殖,以扦插繁殖为主。种子繁殖:4 月播种,将种子在 35～40℃温水中浸泡 24 小时,取出拌 2～3 倍湿沙催芽,等裂口达 30％左右时播种。在畦上按行距 21～22 cm 开沟播种,覆土 1 cm,每 2 日喷水 1 次,10 余日即可出苗,秋后或第 2 年春季移栽。扦插繁殖:可扦插育苗或直接扦插,一般在雨季进行。直接扦插,在夏秋阴雨天气,选健壮无病虫害的 1～2 年生枝条截成 30～35 cm,摘去下部叶子作插条,随剪随用,插前可用 800～1 000 ppm 吲哚乙酸快速浸蘸插条下端,稍晾后扦插。在选好的土地上,按行距 1.6 m、株距 1.5 m 挖穴,穴深 16～18 cm,每穴 5～6 根插条,分散开斜立着埋土内,地上露出 7～10 cm,填土压实。扦插育苗,在 7～8 月间,按行距 23～26 cm 开沟,深 16 cm 左右,株距 2 cm,把插条斜立着放到沟里,填土压实,栽后喷一遍水,以后干旱时,每隔 2 日要浇水 1 次,半个月左右即能生根,第 2 年春季或秋季移栽。

田间管理　每年春季 2～3 月和秋后封冻前,要进行松土、培土工作。每年施肥 1～2 次,与培土同时进行,可用土杂肥和化肥混合使用。每次采花后追肥 1 次,以尿素为主,以增加采花次数。合理修剪整形是提

高金银花产量的有效措施,可根据品种、墩龄、枝条类型等进行,如鸡爪花,主干明显,枝多不着地,冠幅 80～120 cm,剪枝要去顶,清脚丛,打内膛,修剪过长枝、病弱枝、枯枝、向下延伸枝,使枝条成丛直立,主干粗壮,分枝疏密均匀,花墩呈伞形,通风透光好,新枝多,花蕾多。剪枝:一是冬剪,从 12 月至翌年 2 月下旬均可进行;二是生长期剪,是在每次采花后进行,头茬花后第 1 次剪春梢于 6 月上旬进行,第 2 次 7 月下旬二茬花后剪夏梢,第 3 次 9 月上旬三茬花后剪秋梢。每次以轻剪为主。在寒冷地区种植金银花,要保护老枝条越冬。一般在地封冻前,将老枝平卧于地上,上盖蒿草 6～7 cm,草上再盖泥土越冬,次年春萌发前去掉覆盖物。

病虫害防治　病害有褐斑病,可用 70% 甲基硫菌灵可湿性粉剂 800 倍液或 70% 代森锰锌可湿性粉剂 800 倍液或扑海因 1 500～2 000 倍液防治。虫害有圆尾蚜、咖啡虎天牛、尺蠖,可用化学药剂防治圆尾蚜、尺蠖;可用天牛肿腿蜂防治咖啡虎天牛。

【采收加工】　秋、冬二季采割,晒干。

【药材】　忍冬藤 Lonicerae Japonicae Caulis　本省各地均有产。

性状鉴别　呈长圆柱形,多分枝,常缠绕成束,直径 1.5～6 mm。表面棕红色至暗棕色,有的灰绿色,光滑或被茸毛;外皮易剥落。枝上多节,节间长 6～9 cm,有残叶和叶痕。质脆,易折断,断面黄白色,中空。气微,老枝味微苦,嫩枝味淡。

显微鉴别　1. 茎横切面　表皮细胞 1 列;单细胞非腺毛壁厚,有疣状突起;腺毛柄较长。皮层较宽,纤维成环,内侧皮层细胞较小或已产生木栓层。韧皮部较窄,有的射线细胞含草酸钙簇晶;较粗茎的韧皮部有少数纤维。形成层成环。木质部导管散列,木射线宽 1～2 列细胞,有纹孔。髓周细胞壁木化,中央呈空洞(图 95-2)。

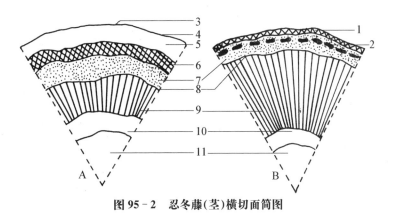

图 95-2　忍冬藤(茎)横切面简图

A. 幼茎　B. 较老的茎

1. 木栓层　2. 纤维束　3. 毛茸　4. 表皮　5. 皮层　6. 中柱鞘纤维　7. 韧皮部　8. 形成层　9. 木质部　10. 髓　11. 空洞

2. **粉末**　浅棕黄色至黄棕色。非腺毛较多,单细胞,多断碎,壁厚,表面有疣状突起。表皮细胞棕黄色至棕红色,表面观类多角形,常有非腺毛脱落后的痕迹,石细胞状。薄壁细胞内含草酸钙簇晶,常排列成行,也有的单个散在,棱角较钝,直径 5～15 μm。

理化鉴别　取本品粉末 1 g,加 50% 甲醇 10 ml,超声处理 30 分钟,滤过,取滤液作为供试品溶液。另取忍冬藤对照药材 1 g,同法制成对照药材溶液。再取马钱苷对照品,加 50% 甲醇制成每 1 ml 含 1 mg 的溶液,作为对照品溶液。按薄层色谱法试验,吸取供试品溶液和对照药材溶液各 10 μl、对照品溶液 5 μl,分别点于同一硅胶 G 薄层板上,以三氯甲烷-甲醇-水(65∶35∶10)10℃ 以下放置的下层溶液为展开剂,展开,取出,晾干,喷以 10% 硫酸乙醇溶液,在 105℃ 加热至斑点显色清晰。供试品色谱中,在与对照药材色谱和对照品色谱相应的位置上,显相同颜色的斑点。

品质标志　1. 经验评价　以表面色棕红、质嫩者为佳。

2. **含量测定**　按醇溶性浸出物测定法热浸法测定,用 50% 乙醇作溶剂,含醇溶性浸出物不得少于 14.0%。

按高效液相色谱法测定,含绿原酸($C_{16}H_{18}O_9$)不得少于0.10％,含马钱苷($C_{17}H_{26}O_{10}$)不得少于0.10％。

【成分】 1. 藤 含绿原酸(chlorogenic acid),异绿原酸(isochlorogenic acid)[1]。

2. 地上部分 含环烯醚萜苷类:马钱子苷(loganin),断马钱子苷半缩醛内酯(vogeloside),断马钱子苷二甲基缩醛(secologanin dimethylacetal),表断马钱子苷半缩醛内酯(epi-vogeloside)[2],当药苷(sweroside)[3];含常春藤皂苷元形成的一糖苷1个,双糖苷2个,三糖苷2个,四糖苷5个[1,4]:如常春藤皂苷元-3-O-α-L-吡喃阿拉伯糖苷(hederagenin-3-O-α-L-arabinopyranoside),常春藤皂苷元-3-O-β-D-吡喃葡萄糖基(1→2)-α-L-吡喃阿拉伯糖苷[hederagenin-3-O-β-D-glucopyranosyl(1→2)-α-L-arabinopyranoside],常春藤皂苷元-3-O-α-L-吡喃阿拉伯糖基-28-O-β-D-吡喃葡萄糖基(1→6)-β-D-吡喃葡萄糖苷[hederagenin-3-O-α-L-arabinopyranosyl-28-O-β-D-glucopyranosyl(1→6)-β-D-glucopyranoside],常春藤皂苷元-3-O-β-D-吡喃葡萄糖基(1→2)-α-L-吡喃阿拉伯糖基-28-O-β-D-吡喃葡萄糖基(1→6)-β-D-吡喃葡萄糖苷[hederagenin-3-O-β-D-glucopyranosyl(1→2)-α-L-arabinopyranosyl-28-O-β-D-glucopyranosyl(1→6)-β-D-glucopyranoside]等;含齐墩果酸型皂苷,双糖苷1个,三糖苷1个,四糖苷2个[5]:如齐墩果酸-3-O-β-D-吡喃葡萄糖基(1→2)-α-L-吡喃阿拉伯糖苷[oleanolic acid-3-O-β-D-glucopyranosyl(1→2)-α-L-arabinopyranoside],齐墩果酸-3-O-α-L-吡喃阿拉伯糖基-28-O-β-D-吡喃葡萄糖基(1→6)-β-D-吡喃葡萄糖苷[oleanolic acid-3-O-α-L-arabinopyranosyl-28-O-β-D-glucopyranosyl(1→6)-β-D-glucopyranoside],齐墩果酸-3-O-β-D-吡喃葡萄糖基(1→2)-α-L-吡喃阿拉伯糖基-28-O-β-D-吡喃葡萄糖基(1→6)-β-D-吡喃葡萄糖苷[oleanolic acid-3-O-β-D-glucopyranosyl(1→2)-α-L-arabinopyranosyl-28-O-β-D-glucopyranosyl(1→6)-β-D-glucopyranoside];黄酮类:槲皮素(quercetin),异槲皮素(isoquercitrin),芦丁(rutin),芹菜素(apigenin),木犀草素-7-O-β-D-吡喃葡萄糖苷(luteolin-7-O-β-D-glucopyranoside),异鼠李素-7-O-β-D-吡喃葡萄糖苷(isorhamietin-7-O-β-D-glucopyranoside),香叶木素-7-O-β-D-吡喃葡萄糖苷(diosmetin-7-O-β-D-glucopyranoside),忍冬苷(lonicerin),黄酮木脂素Hydnocarpin D[6],似梨木双黄酮(ochnaflavone7-O-β-D-glucopyranoside)等[7];有机酸类:绿原酸(chlorogenic acid),异绿原酸(isochlorogenic acid),棕榈酸(palmitic acid),香草酸(vanillic acid),丁香酸(syringic acid),马钱子酸(loganicacid)[8],咖啡酸(caffeic acid),原儿茶酸(protocatechuic acid),灰毡毛忍冬素G(macranthoin G)[6],对羟基肉桂酸甲酯(methyl 4-hydroxycinnamat),咖啡酸乙酯(ethyl caffeate),咖啡酸甲酯(methyl caffeate),阿魏酸(ferulic acid)[9],亚油酸(linoleic acid)等[10];挥发油:芳樟醇(linalool L),丹皮酚(paeonal),苯甲醛(benzaldehyde),壬醛(nonanal),3-乙烯基吡啶(3-ethenylpyridine),正庚醛(n-heptanal),3-羟基-1-辛烯(1-octen-3-ol)等[11];还含肌醇(inositol),葡萄糖(glucose)[12],铁、钡、锰、锌、钛、锶、铜等微量元素[13]。

3. 幼枝 含断氧化马钱子苷(secoxyloganin)[14]。

4. 叶 含黄酮类成分:木犀草素(luteolin)[15],忍冬素(loniceraflavone),3'-甲氧基-5,7,4'-三羟基黄酮(3'-methoxy-5,7,4'-trihydroxyflavone),木犀草素-7-鼠李葡萄糖苷即忍冬苷(luteolin-7-rhamnoglucoside, lonicerin),木犀草素-7-O-双半乳糖苷(luteolin-7-O-digalactoside),忍冬素-6-鼠李葡萄糖苷(loniceraflavone-6-rhamnoglucoside)[16];咖啡酰基奎宁酸类化合物:3,4-O-二咖啡酰基奎宁酸甲酯(3,4-di-O-caffeoyl quinic acid methyl ester),5-O-咖啡酰基奎宁酸甲酯(5-O-caffeoyl quinic acid methyl ester),3,4-O-二咖啡酰基奎宁酸(3,4-di-O-caffeoyl quinic acid),1,3-O-二咖啡酰基奎宁酸(1,3-di-O-caffeoyl quinic acid)等[17];环烯醚萜类:裂环氧化马钱素(secoxylognin),獐芽菜苷(sweoside),裂环马钱素二甲基乙缩醛(secologanin dimethyl acetal),裂环马钱子苷(secologanoside),裂环马钱素(secologanin)等[18];还含异绿原酸及咖啡酸(caffeic acid),香草酸(vanillic acid),喜树次碱(venoterpine)等[19]。

【药理】 1. 保肝、抗氧化作用 忍冬藤多糖具有较强的体外、体内抗氧化能力。忍冬藤多糖的抗氧化能力随着浓度的增加而增强。忍冬藤多糖可显著提高肝损伤小鼠血清和肝脏中SOD、GSH-Px活力,降低MDA含量,清除体内四氯化碳产生的自由基,抑制脂质过氧化产物的产生,减少了自由基与核酸等大分子物质作用的机会,直接或间接地保护DNA,从而防止DNA链断裂和染色体断裂,有效保护了肝细胞免于氧化损伤[1]。

2. 抗肿瘤作用　忍冬藤具有抗肿瘤作用。忍冬藤小鼠体内抑瘤实验及体外杀瘤细胞实验抑瘤率＞30％，IC$_{50}$为 7.31 mg/L，95％的可信限为 4.56～11.71 mg/L[2]。以高压氙灯光照系统为激发光源，以小鼠移植性肿瘤为动物模型，通过对艾氏腹水癌（EAC）细胞的体外实验和对 S$_{180}$ 实体瘤的体内光动力研究，观察发现，忍冬藤的两种提取物对艾氏腹水癌（EAC）细胞都有明显的光动力灭活作用[3]。

【炮制】　取原药材，除去杂质，洗净，稍浸，润软，切厚片或短段，干燥。

饮片性状　忍冬藤参见"药材"项。

贮干燥容器内，置通风干燥处。

【药性】　甘，寒。归心、肺经。

【功能】　清热解毒，通络。

【主治】　温病发热，疮痈肿毒，热毒血痢，风湿热痹。

【用法用量】　内服：煎汤，10～30 g；或入丸、散；或浸酒。外用：适量，煎水熏洗，或熬膏贴，或研末调敷，亦可用鲜品捣敷。

【注意事项】　脾胃虚寒，泄泻不止者禁用。

【附方】　1. 治四时外感、发热口渴，或兼肢体酸痛者　忍冬藤（带叶或花，干者）一两（鲜者三两）。煎汤代茶频饮。（《泉州本草》）

2. 治热毒血痢　忍冬藤浓煎坎。（《太平圣惠方》）

3. 治痈疽发背、肠痈、奶痈、无名肿痛，憎寒壮热，类若伤寒　忍冬草（去梗）、黄芪（去芦）各五两，当归一两二钱，甘草（炙）八两。上为细末，每服二钱，酒一盏半，煎至一盏，若病在上食后服，病在下食前服，少顷再进第二服；留渣外敷。未成脓者内消，已成脓者即溃。（《太平惠民和剂局方》神效托里散）

4. 治一切痈疽　忍冬藤（生取）五两，大甘草节一两。上用水二碗，煎一碗，入无灰好酒一碗，再煎数沸，去滓，分三服，一昼夜用尽，病重昼夜二剂，至大小便通利为度；另用忍冬藤一把烂研，酒少许敷四周。（《外科精要》忍冬酒）

5. 治诸般肿痛，金刃伤疮，恶疮　金银藤四两，吸铁石三钱，香油一斤。熬枯去滓，入黄丹八两，待熬至滴水不散，如常摊用。（《乾坤生意秘韫》忍冬膏）

6. 治恶疮不愈　左缠藤一把。捣烂，入雄黄五分，水二升，瓦罐煎之，以纸封七重，穿一孔，待气出，以疮对孔熏之，三时久，大出黄水后，用生肌药取效。亦治轻粉毒痈。（《余居士选奇方》）

7. 治疮久成漏　忍冬草浸酒常服。（《证治要诀》）

8. 治风湿性关节炎　忍冬藤一两，豨莶草四钱，鸡血藤五钱，老鹤草五钱，白薇四钱，水煎服。（《山东中药》）

9. 治毒草中毒　鲜金银花嫩茎叶适量，用冷开水洗净，嚼细服下。（《上海常用中草药》）

【临床报道】　1. 治疗免疫性不孕　治疗组 47 例口服中药忍冬藤汤（忍冬藤 45 g、黄芪 24 g、甘草 9 g、淫羊藿 15 g），每日 1 剂，水煎服，每月月经净后连服 20 剂为 1 个疗程，共观察 3 个疗程。对照组 47 例用泼尼松 10 mg，维生素 E 0.1 mg，均每天 1 次口服。结果：治疗组受孕 26 例，受孕率为 55.32％；对照组受孕 14 例，受孕率为 29.79％。治疗组受孕例数高于对照组，有显著性差异（$P < 0.05$）[1]。

2. 治疗四肢闭合性骨折　160 例患者均采用在 X 线下复位及夹板固定。对照组 80 例复位固定后即用正红花油，每日 2 次，并口服三七片 0.3 g，每日 3 次。治疗组 80 例在复位固定后，用鲜忍冬藤约 150 g，洗净，碾烂，加冷开水 100 ml 浸泡 1 小时后，取汁滴在骨折部位，每日 2 次。直至骨折达骨性愈合后方停止。结果如下：①消肿时间治疗组（4±2.1）日，对照组（7±2.2）日。②骨折临床愈合时间治疗组（26±3.81）日，对照组（39±3.82）日。③骨性愈合时间：治疗组（52±4.38）日，对照组，（76±5.21）日。两组上 3 项指标对比，均有显著性差异，$P < 0.05$[2]。

3. 治疗儿童疱疹性口腔炎　84 例疱疹性口腔炎患儿随机分为对照组 42 例和治疗组 42 例，对照组用西瓜霜喷剂直接喷雾惠处，7 日为一疗程；治疗组采用口腔炎喷雾剂（蒲公英、忍冬藤、蜂房、皂角刺）对准口腔内患处喷雾，7日为1个疗程。结果：治疗组的总有效率为95.2％，对照组总有效率为73.8％，两组比较，经统计学处理差异有统计学意义（$P < 0.01$）[3]。

4. 治疗糖尿病周围神经病变　92例患者中，对照组42例，治疗组50例。两组患者采用饮食治疗、药物控制血糖，用维生素 B_1、弥可保等药营养神经剂及改善微循环等对症处理。治疗组加用足浴方（透骨草、忍冬藤、鸡血藤各30 g，川芎20 g，牛膝15 g），每日1剂，每次30分钟，每日2次，疗程4周。结果：治疗组显效30例，有效16例，无效4例，总有效率92％；对照组显效10例，有效20例，无效12例，总有效率71.4％。治疗组疗效明显优于对照组，$P < 0.05$[4]。

【药论摘录】　1.《名医别录》："甘，温，无毒。主寒热身肿。"

2.《药性论》："味辛。""主腹胀满，能止气下澼。"

3.《本草拾遗》："小寒。""主热毒血痢水痢。"

4.《履巉岩本草》："治筋骨疼痛。"

5.《滇南本草》："宽中下气，消痰，祛风热，清咽喉热痛。"

6.《本草纲目》："治一切风湿气及诸肿毒，痈疽疥癣，杨梅恶疮，散热解毒。""忍冬茎叶及花功用皆同。昔人称其治风、除胀、解痢为要药，而后世不复知用；后世称其消肿、散毒、治疮为要药，而昔人并未言及，乃知古今之理，万变不同，未可一辙论也。按陈自明《外科精要》云：忍冬酒治痈疽发背，初发便当服此，其效甚奇，胜于红内消。洪迈、沈括诸方所载甚详。"

7.《医学真传》："余每用银花，人多异之，谓非痈毒疮疡，用之何益？夫银花之藤，乃宣通经脉之药也……通经脉而调气血，何病不宜，岂必痈毒而后用之哉。"

8.《本草正义》："忍冬，《别录》称其甘温，实则主治功效，皆以清热解毒见长，必不可以言温。故陈藏器谓为小寒，且明言其非温；甄权则称其味辛，盖惟辛能散，乃以解除热毒，权说是也。今人多用其花，实则花性轻扬，力量甚薄，不如枝蔓之气味俱厚。古人只称忍冬，不言花，则并不用花入药，自可于言外得之。观《纲目》所附诸方，尚是藤叶为多，更是明证。《别录》谓主治寒热身肿，盖亦指寒热痈肿之疮疡而言，与陈自明《外科精要》之忍冬酒、忍冬圆同义，非能泛治一切肿胀。甄权谓治腹胀满，恐有误会；虽味辛能散，而性本寒凉，必非通治胀满之药。甄权又谓能止气下澼，则热毒蕴于肠腑之澼积滞下，此能清之，亦犹陈藏器谓治热毒血痢耳。藏器又谓治水痢，则谓大便自利之水泄，惟热痢或可用之，而脾肾虚惫之自利，非其所宜。濒湖谓治诸肿毒，痈疽疥癣，杨梅诸恶疮，散热解毒。则今人多用其花，寿颐已谓不如藤叶之力厚，且不仅煎剂之必须，即外用煎汤洗涤亦大良。随处都有，取之不竭，真所谓简、便、贱三字毕备之良药也。"

【品种沿革】　集解　1.《本草经集注》："今处处皆有，似藤生，凌冬不凋，故名忍冬。"

2.《新修本草》："此草藤生，绕覆草木上，苗茎赤紫色，宿者有薄白皮膜之，其嫩茎有毛。叶似胡豆，亦上下有毛。花白蕊紫。"

3.《本草纲目》："忍冬在处有之。附树延蔓，茎微紫色，对节生叶。叶似薜荔而青，有涩毛。三四月开花，长寸许，一蒂两花二瓣，一大一小，如半边状，长蕊。花初开者，蕊瓣俱色白，经二三日，则色变黄。新旧相参，黄白相映，故呼金银花，气甚芬芳。"

考证　金银花的原植物忍冬之名始载于《名医别录》，列为上品。据历代本草文献记述及附图，与今忍冬属植物特征相符。

【地方志】　1. 明·申嘉瑞《仪真县志·卷七·食货考》："凡药，多忍冬藤。"

2. 清·何绍章、杨履泰《丹徒县志·卷一七·物产》："金银花，《康熙志》：初开色白，将萎则黄，香亦清烈，其藤左缠，有鸳鸯、鹭鸶诸名，其叶凌冬不凋，故又有忍冬之号。"

参考文献▶▶

成分

[1] 李伯廷. 中草药，1986，17（6）：250

[2] Kawai H, et al. Chem Pharm Bull, 1988,36(9):3664

[3] Lamberto Tomassini, et al. J Nat Prod, 1995,58(11): 1756

[4] 矢原正治，等. 生药学杂志（日），1990,44(4):339

［5］Kawai H，et al. Chem Pharm Bull，1988，36(12)：4769

［6］张聪，等.中国中药杂志，2009，34(23)：3051

［7］马俊利，等.中国药物化学杂志，2009，19(1)：63

［8］贾献慧，等.山东中医杂志，2015，34(8)：641

［9］贾献慧，等.中国实验方剂学杂志，2015，21(5)：69

［10］李会军，等.中药材，2002，25(7)：476

［11］杨迺嘉，等.生物技术，2008，18(3)：53

［12］马荣，等.中国药科大学学报，2010，41(4)：333

［13］吴二喜，等.中草药，1988，19(6)：45

［14］Mehrotra R，et al. J Nat Prod，1988，51(2)：319

［15］赵娜夏，等.中草药，2007，38(12)：1774

［16］王洪新，等.食品与发酵工业，1988，(4)：21

［17］马俊利，等.中国中药杂志，2009，34(18)：2347

［18］马俊利，等.中国实验方剂学杂志，2011，17(9)：121

［19］国友顺一，等.生药杂志(日)，1983，37(3)：294

药理

［1］刘蕾，等.中华中医药杂志，2014，29(6)：1826

［2］李丽萍，等.中药新药与临床药理，2000，11(5)：274

［3］姚存姗，等.中国激光医学杂志，2006，15(6)：361

临床报道

［1］马春亮，等.山东中医杂志，2003，22(7)：407

［2］刘安庆.中国民间疗法，1996(3)：33

［3］梁宏.中国现代药物应用，2011，5(22)：91

［4］龚翠芬，等.陕西中医，2010，31(12)：1606

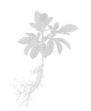

96. 夜交藤 Yè Jiāo Téng

《本经逢源》

【异名】 棋藤、首乌藤。

【来源】 为蓼科植物何首乌 *Polygonum multiflorum* Thunb. 的藤茎。

【原植物】 参见"何首乌"条。

【采收加工】 秋、冬二季采割,除去残叶,捆成把或趁鲜切段,干燥。

【药材】 夜交藤 Polygoni Multiflori Caulis 本省各地曾有产。

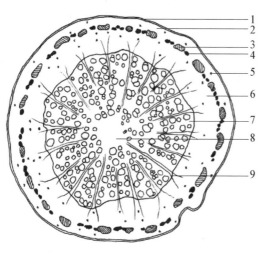

图 96-1 夜交藤(茎)横切面简图

1.木栓层 2.皮层 3.纤维束 4.石细胞群 5.草酸钙簇晶 6.韧皮部 7.木质部 8.髓 9.射线

性状鉴别 呈长圆柱形,稍扭曲,具分枝,长短不一,直径4～7 mm。表面紫红色或紫褐色,粗糙,具扭曲的纵皱纹,节部略膨大,有侧枝痕,外皮菲薄,可剥离。质脆,易折断,断面皮部紫红色,木部黄白色或淡棕色,导管孔明显,髓部疏松,类白色。切段者呈圆柱形的段。外表面紫红色或紫褐色,切面皮部紫红色,木部黄白色或淡棕色,导管孔明显,髓部疏松,类白色。气微,味微苦涩。

显微鉴别 茎横切面 表皮细胞有时残存。木栓细胞3～4列,含棕色色素。皮层较窄。中柱鞘纤维束断续排列成环,纤维壁甚厚,木化;在纤维束间时有石细胞群。韧皮部较宽。形成层成环。木质部导管类圆形,直径约至204 μm,单个散列或数个相聚。髓较小。薄壁细胞含草酸钙簇晶(图96-1)。

理化鉴别 取本品粉末0.25 g,加乙醇50 ml,加热回流1小时,滤过,滤液浓缩至1 ml,作为供试品溶液。另取夜交藤对照药材0.25 g,同法制成对照药材溶液。再取大黄素对照品,加乙醇制成每1 ml含0.5 mg的溶液,作为对照品溶液。按薄层色谱法试验,吸取上述三种溶液各2 μl,分别点于同一硅胶H薄层板上,以石油醚(30～60℃)-甲酸乙酯-甲酸(15：5：1)的上层溶液为展开剂,展开,取出,晾干,置紫外光灯(365 nm)下检视。供试品色谱中,在与对照药材色谱和对照品色谱相应的位置上,显相同颜色的荧光斑点;置氨蒸气中熏后,斑点变为红色。

品质标志 1. 经验评价 以枝条粗壮、均匀、外皮棕红色者为佳。

2. 含量测定 按醇溶性浸出物测定法热浸法测定,用乙醇作溶剂,含醇溶性浸出物不得少于12.0%。按高效液相色谱法测定,含2,3,5,4′-四羟基二苯乙烯-2-O-β-D-葡萄糖苷($C_{20}H_{22}O_9$)不得少于0.20%。

【成分】 藤茎中含蒽醌类:大黄素(emodin),大黄素甲醚(physcion),大黄酚(chry sophanol),大黄酸(rhein),芦荟大黄素(aloeemodin),大黄素甲醚-8-O-β-D-葡萄糖苷(physcion-8-O-β-D-glucoside),蒽苷(anthraglycoisde)A 即是大黄素-8-β-D-葡萄糖苷(emodin-8-β-D-glucopyranoside)[1],ω-羟基大黄素(citreorosein)[2];黄酮类:木犀草素-5-O-木糖苷(lutiolin-5-O-xyloside)[3],芹菜素(apigenin)[4],金丝桃苷

(hyperin)[5];甾体类:胡萝卜苷(daucosterol),β-谷甾醇(β-sitosterol)[6];生物碱:东莨菪素(scopoletin)[7];还含夜交藤乙酰苯苷(polygoacetophenoside)即2,3,4,6-四羟基乙酰苯-3-O-β-D-葡萄糖苷(2,3,4,6-tetrahydroxy acetophenone-3-O-β-D-glucopyranoside)[8],2,3,5,4′-四羟基二苯乙烯-2-O-β-D-葡萄糖苷(2,3,5,4′-tetrahydroxy-stibene-2-O-β-D-glucoside),硬脂酸(stearic acid),新丁香色原酮(noreugenin)[9]。

【药理】　1.镇静、催眠、抗惊厥作用　夜交藤煎剂灌胃9 g/kg,与阈下剂量的戊巴比妥钠20 mg/kg合用,在小鼠转笼法试验中显示有明显协同作用。煎剂20 g/kg灌胃,大鼠睡眠多导图描记法表明能使总睡眠时间延长,主要是慢波睡眠时相延长,异相睡眠期缩短,其即时催眠作用与5 mg/kg的安定基本相似。如果每日灌胃2次,连续3日,则催眠作用更明显,并使慢波睡眠潜伏期明显缩短[1]。夜交藤提取物能减少小鼠的自发活动,明显延长异戊巴比妥钠的睡眠时间,与异戊巴比妥钠阈下催眠剂量合用,具有明显的协同镇静催眠作用,对士的宁所致的小鼠惊厥有抗惊厥作用[2]。

2.调节血脂作用　夜交藤醇提取物4 g/(kg·d),连服10日,能明显降低高脂血症大鼠的血清总胆固醇及三酰甘油含量。醇提取物2 g/(kg·d)连续灌胃4周,于第6周末测定,使高脂血症鹌鹑总胆固醇含量明显降低,高密度脂蛋白/总胆固醇比值极明显升高,主动脉光滑,无斑块形成,肝脏颜色与大小正常,镜下检查主动脉和肝脏也无明显异常[3]。

3.抗菌作用　体外抗菌实验显示,夜交藤对金黄色葡萄球菌、大肠埃希菌、奈瑟卡他球菌、流感杆菌、肺炎链球菌有抑制作用[4]。

4.抗脑缺血再灌注损伤作用　夜交藤提取物对大鼠完全性脑缺血再灌注损伤有保护作用,夜交藤提取物可促进完全性脑缺血模型大鼠血清中SOD的活性升高,调节NOS活性,降低NO及MDA的含量,能显著减轻缺血、缺氧造成的兴奋性氨基酸(EAA)含量增加,抑制EAA所导致的兴奋性神经毒性[5]。

【炮制】　取原药材,拣去杂质,洗净,淋水润透,切厚片或短段,干燥,筛去灰屑。

饮片性状　夜交藤参见"药材"项。

贮干燥容器内,置通风干燥处。

【药性】　甘、微苦,平。归心、肝经。

【功能】　养心安神,祛风,通络。

【主治】　失眠,多梦,血虚身痛,肌肤麻木,风湿痹痛,风疹瘙痒。

【用法用量】　内服:煎汤,10～20 g。外用:适量,煎水洗,或捣烂敷。

【注意事项】　躁狂属实火者慎服。

【附方】　1.治虚烦失眠多梦　夜交藤30 g,珍珠母30 g,丹参9 g。水煎服。(《浙江药用植物志》)

2.治皮肤瘙痒　夜交藤、苍耳子各适量,煎水外洗。(《安徽中草药》)

3.治腋疽　夜交藤、鸡屎藤叶各适量。捣烂,敷患处。

4.治痔疮肿痛　夜交藤、假蒌叶、杉木叶各适量。煎水洗患处。(3～4方出自《广西民间常用草药》)

【临床报道】　1.治疗失眠　夜交藤10 g,当归5 g,放入杯中,先用凉水泡1小时后再反复冲洗2～3次,后注入满杯开水,浸泡约15分钟后开始饮用,一般以午饭和晚饭后饮用为宜,每日更换1次新药,1个月为1个疗程,可根据具体情况加量或减量。治疗失眠82例,2个疗程后睡眠改善的为80例(占92.8%),无效2例(占7.2%)[1]。

2.治疗疥疮　10周岁以上的疥疮患者,用夜交藤200 g,加水1 000 ml浓煎,每日分2次外洗,为1日治疗量;10周岁以下的疥疮患者,用夜交藤100 g加水700 ml,方法同上。治疗疥疮49例,除3例在用夜交藤外洗期间其配合硫黄软膏、疥癣灵治愈,2例未坚持用药而改用其他治疗外,其余44例仅用夜交藤外洗全部治愈[2]。

【药论摘录】　1.《本草纲目》:"风疮疥癣作痒,煎汤洗浴。"

2.《本草再新》:"味苦,性温,无毒。入心、脾二经。""补中气,行经络,通血脉,治劳伤。"

3.《药性集要》:"治不寐、风疮癞。"

4.《本草正义》:"夜交藤,濒湖止称茎叶治风疮疥癣,作浴汤甚效,今以治夜少安寐,盖取其能引阳入阴耳。然不寐之源,亦非一端,苟不知从病源上着想,而惟以此为普通用品,则亦无效。但止堪供佐使之助,因是调和阴阳者,故亦有利无害。"

【品种沿革】 参见"何首乌"。

【地方志】 1. 宋·马光祖、周应合《建康志·卷四二·土贡》:"何首乌,按《本草》,并出溧阳县。"

2. 宋·史能之《重修毗陵志·卷一三·土产》:"何首乌,一名野苗,又名地精,本名交藤,因何姓人服之得名。秋冬取根,赤者雄,白者雌。"

3. 元·脱因、俞希鲁《至顺镇江志·卷四·土产》:"何首乌,本名交藤,因何首乌服而得名。"

4. 清·王祖畲《太仓州志·卷三》:"何首乌,旧名九真藤,至夜则交。"

参考文献 ►►

成分

[1] 刘成基,等. 南京药学院学报,1983,(3):48

[2] 王付荣,等. 中医药学院,2008,36(2):49

[3] 王付荣,等. 江西中医学院学报,2007,19(5):98

[4] 惠婷婷,等. 中药材,2008,31(8):1163

[5] 薛咏梅,等. 云南中医学院学报,2008,31(1):64

[6] 王文晓. 中国现代药物应用,2014,8(18):239

[7] 熊天琦,等. 华西药学杂志,1994,9(4):246

[8] Yoshizaki M, et al. Planta Med, 1987,53(3):273

[9] 陈万生,等. 药学学报,2000,35(12):906

药理

[1] 杨俊业,等. 华西医科大学学报,1990,21(2):175

[2] 刘琼丽,等. 临床和实验医学杂志,2014,13(17):1405

[3] 黄树莲,等. 中草药,1991,22(3):117

[4] 宋毅,等. 华西药学杂志,2003,18(2):112

[5] 刘琼丽,等. 临床和实验医学杂志,2014,13(18):1483

临床报道

[1] 任文里. 中国现代医药科技,2003,3(1):45

[2] 张进安. 北京中医杂志,1992(3):5

97. 油松节 Yóu Sōng Jié

《药材资料汇编》

【异名】 黄松木节、松节、松郎头。

【来源】 为松科植物油松 *Pinus tabulieformis* Carr. 或马尾松 *Pinus massoniana* Lamb. 的瘤状节或分枝节。

【原植物】 1. 油松 又名短叶松、红皮松、短叶马尾松、东北黑松、紫翅油松、巨果油松。

乔木,高达 25 m,胸径可达 1 m 以上。树皮灰褐色或褐灰色,裂成不规则较厚的鳞状块片,裂缝及上部树皮红褐色;枝平展或向下斜展,老树树冠平顶,小枝较粗,褐黄色,无毛,幼时微被白粉;冬芽矩圆形,芽鳞红褐色,边缘有丝状缺裂。针叶 2 针一束,深绿色,粗硬,边缘有细锯齿,两面具气孔线;叶鞘初呈淡褐色,后呈淡黑褐色。雄球花圆柱形,在新枝下部聚生成穗状;球果卵形或圆卵形,有短梗,向下弯垂,成熟前绿色,熟时淡黄色或淡褐黄色,常宿存树上近数年之久;中部种鳞近矩圆状倒卵形,鳞盾肥厚、隆起或微隆起,扁菱形或菱状多角形,横脊显著,鳞脐凸起有尖刺;种子卵圆形或长卵圆形,淡褐色有斑纹;子叶 8～12 枚。花期 4～5 月,球果第 2 年 10 月成熟(图 97‑1)。

我国特有树种,生于海拔 100～2 600 m 地带,多组成单纯林,其垂直分布由东到西、由北到南逐渐增高。分布于吉林南部、辽宁、河北、河南、山东、山西、内蒙古、陕西、甘肃、宁夏、青海及四川等地。

本省分布于新沂、南京和无锡,为引种栽培。

2. 马尾松 又名青松、山松、枞松。

乔木,高达 45 m,胸径 1.5 m。树皮红褐色,下部灰褐色,裂成不规则的鳞状块片;枝平展或斜展,树冠宽塔形或伞形,枝条每年生长一轮,但在广东南部则通常生长两轮,淡黄褐色,无白粉,稀有白粉,无毛;冬芽卵状圆柱形或圆柱形,褐色。针叶 2 针一束,稀 3 针一束,细柔,微扭曲,两面有气孔线,边缘有细锯齿;叶鞘初呈褐色,后渐变成灰黑色,宿存。雄球花淡红褐色,圆柱形,弯垂,聚生于新枝下部苞腋,穗状;雌球花单生或 2～4 个聚生于新枝近顶端,淡紫红色;一年生小球果圆球形或卵圆形,褐色或紫褐色,上部珠鳞的鳞脐具向上直立的短刺,下部珠鳞的鳞脐平钝无刺;球果卵圆形或圆锥状卵圆形,有短梗,下垂,成熟前绿色,熟时栗褐色,陆续脱落;中部种鳞近矩圆状倒卵形,或近长方形;鳞盾菱形,微隆起或平,横脊微明显,鳞脐微凹,无刺,生于干燥环境者常具极短的刺;种子长卵圆形;子叶 5～8 枚。花期 4～5 月,球果第 2 年 10～12 月成熟(图 97‑2)。

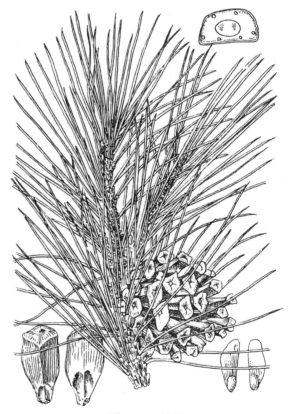

图 97‑1 油松

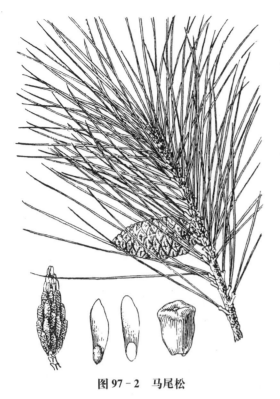

图 97-2 马尾松

在长江下游其垂直生于海拔 700 m 以下,在长江中游生于海拔 1 100～1 200 m 以下,在西部生于海拔 1 500 m 以下。分布于长江中下游各省区。

本省分布于盱眙、六合、仪征、南京市区及苏南各地区,均为栽培。

【栽培】 生长环境 油松喜光、喜干冷气候;以土层深厚、排水良好的酸性、中性或钙质黄土为佳。马尾松喜光、喜温;对土壤要求不严格,喜微酸性土壤,怕水涝,不耐盐碱,在石砾土、沙质土、黏土、山脊和阳坡的冲刷薄地上,以及陡峭的石山岩缝里都能生长。

繁殖方法 种子繁殖。11 月上旬和中旬采收种子,2 月上旬至 3 月上旬播种前将种子用 30℃温水或冷水浸种 12～24 小时、0.5％的硫酸铜溶液浸 4～6 小时或用 0.3％的福尔马林喷洒种子闷 0.5 小时,撒播,覆土盖草。

田间管理 定植后每年合理修枝、抚育间伐。

病虫害防治 1. 油松 病害有针枯病、锈病、针锈病,可用 1∶1 000 倍碱式硫酸铜或 900 倍 70％代森锰锌可湿性粉剂防治针枯病,用 80％代森铵 500 倍液或 50％退菌特 500 倍液防治锈病,可用波美 0.5°石硫合剂防治针锈病。虫害有纵坑切梢小蠹,可用 40％氧化乐果乳油防治。

2. 马尾松 无明显病害。虫害有马尾松毛虫、天牛,可用 50％敌百虫乳剂 1 000～1 500 倍液喷杀马尾松毛虫,5～6 月喷洒杀螟松药液杀灭天牛卵和成虫。

【采收加工】 全年均可采收,锯取后阴干。

【药材】 油松节 Pini Lignum Nodi 本省南京、苏州、盱眙等地曾有产。

性状鉴别 呈扁圆节段状或不规则的块状,长短粗细不一。外表面黄棕色、灰棕色或红棕色,有时带有棕色至黑棕色油斑,或有残存的栓皮。质坚硬。横截面木部淡棕色,心材色稍深,可见明显的年轮环纹,显油性;髓部小,淡黄棕色。纵断面具纵直或扭曲纹理。有松节油香气,味微苦辛。

显微鉴别 粉末 棕黄色。管胞常成束,多断裂,直径 10～81 μm,圆形具缘纹孔明显;具缘纹孔单列于管胞壁,直径近等于管胞直径。射线管胞壁锯齿状增厚,交叉场纹孔窗格状。树脂团块不规则,棕黄色或棕红色。

理化鉴别 取本品挥发油 0.1 ml,加乙酸乙酯 1 ml 使溶解,作为供试品溶液。另取 α-松油醇对照品,加乙酸乙酯制成每 1 ml 含 10 μl 的溶液,作为对照品溶液。按薄层色谱法试验,吸取上述两种溶液各 1 μl,分别点于同一硅胶 G 薄层板上,以石油醚(30～60℃)-乙酸乙酯(17∶3)为展开剂,展开,取出,晾干,喷以香草醛硫酸试液,在 105℃加热至斑点显色清晰。供试品色谱中,在与对照品色谱相应的位置上,显相同颜色的斑点。

品质标志 1. 经验评价 以无栓皮、油性足,具棕红色松节疤者为佳。

2. 含量测定 按挥发油测定法测定,含挥发油不得少于 0.40％(ml/g)。按气相色谱法测定,含 α-蒎烯($C_{10}H_{16}$)不得少于 0.10％。

【成分】 主要含单萜:α-蒎烯(α-pinene),莰烯(camphene),β-蒎烯(β-pinene),苧烯(limonene),柠檬烯(cinene),对伞花烃(4-isopropyltoluene),香叶烯(myreene)[1];倍半萜类[2]:罗汉柏烯(thujopsene),α-芹子烯(α-selinene),海松二烯(pimaradiene)[3],长叶烯(longifolene),长叶蒎烯(longipinene),长叶环烯(longicyclene),石竹烯(carophyllene),α-石竹烯(α-carophyllene),石竹烯氧化物(caryophyllene oxide)[4];萜醇类:α-松油醇(α-terpineol)[5],2-莰醇(borneol),α,α,4-三甲基-3-环己烯-1-甲醇(α,α,4-

trimethylcyclohex-3-en-1-methanol),顺,顺-法尼醇(farnesol),α-红没药醇(α-dragosantol),表-13-泪柏醇(13-epitorrefero),4-萜烯醇(terpinen-4-ol);萜酮类:樟脑(camphor),长叶薄荷酮[(＋)-pulegone],桧樟脑(junipercamphor);还含苯甲醛(benzaldehyde),熊果酸(ursolic acid),异海松酸(isopimaricacid)[6],还含树脂酸等。

【药理】 1. 抗病原微生物作用 在不同提取条件下得到的赤松松针挥发性成分的抑菌作用研究中,无论是预先处理还是感染后给药,都能剂量依赖性地抑制病原体的复制,对大肠埃希菌、蜡状芽孢杆菌、鼠伤寒沙门菌等细菌具有明显的抗菌作用,使病毒生长繁殖受到抑制,降低病毒 RNA 依赖的 RNA 多聚酶活性,显著抑制感染细胞中病毒蛋白的合成,起到保护细胞的作用。油松中的 α-蒎烯、β-蒎烯等成分含量高,具有明显镇痛、消炎、祛痰、镇静、解热和极强的抗菌作用,用以治疗咳嗽、气管炎,作为外用广谱抗菌、消炎药。马尾松水提物及乙醇提取物有很强的抗病毒作用,对大肠埃希菌、肺炎杆菌、金黄色葡萄球菌等病菌引起的动物死亡有明显的对抗作用[1~3]。

2. 抗肿瘤作用 马尾松针叶提取物含有大量的黄酮类化合物和木质素,对 K562、MCF-7、HepG2 癌细胞均有不同程度的抑制作用,能抑制多种肿瘤细胞增殖,木质素类对小鼠自发乳腺癌中细胞增生酶系的活性有抑制作用,可用于抗癌药物的筛选[4~7]。

3. 其他作用 从松节中提取的多糖类物质、热水提取物、酸性提取物都具有免疫活性,具有保护肝脏、降血脂、抗疲劳等多种保健作用。热水提取物能提高 Fc 受体活性,酸性提取物能刺激小鼠离体脾细胞及白细胞 DNA 的合成[8,9]。

【炮制】 取原药材,除去无油木及灰屑,刨成薄片或锯成段或劈成小碎块。

饮片性状 油松节参见"药材"项。

贮干燥容器内,密闭,置阴凉处。

【药性】 苦,温。归肝、肾经。

【功能】 祛风,燥湿,舒筋,活络,止痛。

【主治】 风寒湿痹,历节风痛,转筋挛急,脚痹痿软,鹤膝风,跌打伤痛

【用法用量】 内服:煎汤,10~15 g;或浸酒、醋等。外用:适量,浸酒涂擦,或炒研末调敷。

【注意事项】 阴虚血燥者慎服。

【附方】 1. 治百节风虚,脚痹疼痛 松节十斤(捶碎,以水一石煮取汁五斗,去滓),糯米五斗(炊熟),细曲五斤(捣碎)。上三味拌和,入瓮密封,三七日开,取酒。可温饮一盏,日三。(《太平圣惠方》松节酒)

2. 治大骨节病 松节 7.5 kg,蘑菇 0.75 kg,红花 0.5 kg,加水 50 kg,煮沸至 25 kg,滤过加白酒 5 kg。每次服 20 ml,每日 2 次。(《陕甘宁青中草药选》)

3. 治脚转筋疼痛挛急 松节一两(细锉如米粒),乳香一钱。上件药用银石器内,慢火炒令焦,只留一二分性,出火毒,研细。每服一钱至二钱,热木瓜酒调下。(《孙尚药方》)

4. 治从高坠损,恶血攻心,胸膈烦闷 黄松木节五两,细锉。用童子小便五合,醋五合,于砂盆内以慢火炒,旋滴小便并醋,以尽为度,炒令干,捣细罗为散。每服以童子热小便调下二钱,日三四服。(《太平圣惠方》松节散)

5. 治齿风,疼痛不止 槐白皮、地骨皮各一两,松节一两(锉)。上药,捣筛为散,每用五钱,以浆一(二)中盏,煎五、七沸,热含冷吐。(《太平圣惠方》槐白皮散)

6. 治水田皮炎 松节、艾叶各适量,制成松艾酒精,涂擦患处。(《陕甘宁青中草药选》)

【药论摘录】 1.《名医别录》:"温。主百节久风,风虚,脚痹疼痛。"

2.《日华子本草》:"无毒。治脚软,骨节风。"

3.《宝庆本草折衷》:"主转筋挛急。亦宜酿酒,主历节风。"

4.《本草纲目》:"松节,松之骨也。质坚气劲,故筋骨间风湿诸病宜之。"

5.《本草汇言》:"松节,气温性燥,如足膝筋骨,有风有湿,作痛作酸,痿弱无力者,用之立瘥。""倘情欲斫丧之人,阴虚髓乏,血躁有火者,宜斟酌用之。"

6.《本草述》:"(松脂)有用治历节风者,而松节亦用之,讵知其所用有殊,不可不审。松脂治血中之风,松节则纯乎阳,乃治血中之湿,丹溪言之矣。血中之风,阳中之阴不足,血中之湿,阴中之阳不足也。然(松节)既燥湿矣,何以又云治风,盖血中之湿不化,则风生焉,是为阳虚之风也,《别录》言(疗)虚风者,其有确见哉。"

【地方志】 宋·史能之《重修毗陵志·卷一三·土产》:"木之属,松,其节为松明。"

参考文献 ►►

成分

[1] 段文贵,等. 林产化工通讯,2000,34(4):7

[2] Liang I G, et al. CA, 1983,98:145279f

[3] 董岩,等. 理化检验:化学分册,2003,12(39):718

[4] 张林林. 北京协和医学院(学位论文),2009

[5] 韦志明,等. 理化检验:化学分册,2009,45(1):30

[6] 刘震,等. 林产化学与工业,1994,14(1):21

药理

[1] KIMA Y S, et al. Food Microbiology, 2005(22):37

[2] TAHAR D A B, C R Chimie, et al. 2005(8):1939

[3] YANG VW, et al. International Biodeterioration and Biodegradation, 2007,59:302

[4] Chen JY. Research ofTraditional Chinese Medicine, 1999,15(1):31

[5] 郑晓坷,等. 现代预防医学, 2009,36(9):1749

[6] Lee WY. Food Industry Nutrition, 2001,6(2):13

[7] Kwak CS, et al. Nutr Cancer, 2006,56(2):162

[8] 王加志,等. 中国药师,2007,10(8):816

[9] 毕跃峰,等. 云南中医药学刊,1999,14(2):14

98. 鬼箭羽 Guǐ Jiàn Yǔ

《日华子本草》

【异名】 见肿消、麻药。

【来源】 为卫矛科植物卫矛 *Euonymus alatus*（Thunb.）Sieb. 的木栓翅。

【原植物】 卫矛，又名鬼箭、六月凌、四面锋、蓖箕柴、四棱树、山鸡条子、四面戟。

落叶灌木，植株光滑无毛，高 2～3 m。多分枝。小枝通常四棱形，棱上常具木栓质扁条状翅，翅宽约 1 cm 或更宽。单叶对生；叶柄极短；叶片薄，稍膜质，倒卵形、椭圆形至宽披针形，先端短渐尖或渐尖，边缘有细锯齿，基部楔形或宽楔形，表面深绿色，背面淡绿色。聚伞花序腋生，有花 3～9 朵，花小，两性，淡黄绿色；萼 4 浅裂，裂片半圆形，边缘有不整齐的毛状齿；花瓣 4，近圆形，边缘有时呈微波状；雄蕊 4，花丝短，着生于肥厚方形的花盘上，花盘与子房合生。蒴果椭圆形，绿色或紫色，1～3 室，分离。种子椭圆形或卵形，淡褐色，外被橘红色假种皮。花期 5～6 月，果期 9～10 月（图 98-1）。

生于山野，或栽植于庭园。分布于我国北部、中部、华东以及西南各地。

本省分布于有山地地区。

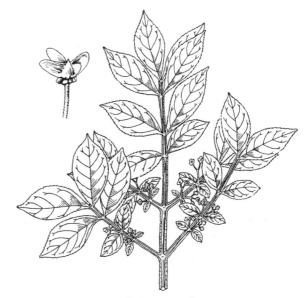

图 98-1 卫矛

【栽培】 **生长环境** 喜光，也稍耐阴。对土壤适应性强，在中性、酸性及石灰性土上均能生长。

繁殖方法 种子繁殖、扦插繁殖。种子繁殖：秋天采种后，日晒脱粒，用草木灰搓去假种皮，洗净阴干，再混沙层积贮藏，第 2 年春天条播，覆薄土盖草保湿。扦插繁殖：6、7 月间选半成熟枝条扦插。

田间管理 播种苗第 2 年分栽后再培育 3～4 年即可出圃定植。扦插苗定植后浇水、施肥；10～11 月中旬，用塑料布覆盖苗木，盖前浇足封冻水；清明节前后根据天气、气温变化情况，在中午时候对幼苗进行放风。

病虫害防治 无明显病害。虫害有球蚜、金龟子、卫矛矢尖盾蚧、卫矛尺蠖，可用 40% 速蚜杀乳油 1 500～2 000 倍液防治球蚜，用含量为 400 亿孢子/克球孢白僵菌 2 500～3 000 倍液防治金龟子，用 40% 啶虫毒（国光必治）乳油 2 000～3 000 倍液防治卫矛矢尖盾蚧，用 2 000 倍液的 45% 高效氯氰菊酯防治卫矛尺蠖。

【采收加工】 全年可采，割取枝条后，除去嫩枝及叶，晒干。或收集其翅状物，晒干。

【药材】 鬼箭羽 Euonymi Lignum Aliformis 本省连云港、灌云、盱眙、句容、宜兴等地有产。

性状鉴别 呈扁平长形薄片，长 5～50 mm，宽 3～10 mm。一侧稍厚，约 2 mm，向外渐薄似刀片。表面灰棕色至黄棕色，微有光泽；具有细密纵直纹理，有的可见横向直凹纹。质轻脆，易折断，断面较平坦，棕黄色。气微，味微涩。

显微鉴别 1. 木栓翅横切面 呈长斜三角形,靠枝条生长的一边宽,向外渐窄,先端钝尖,一边稍偏斜。木栓细胞较大,均径向延长,壁稍厚,可见壁孔,两侧细胞稍短小色深,中央细胞粗大色淡。由内向外多有1～5条由2～3列稍切向延长或类方形的薄壁细胞组成的横带,细胞壁薄,弯曲,近无色,木化并微栓化,边缘处细胞多列。横带内侧木栓细胞多长大,外侧木栓细胞多短小。细胞内偶见草酸钙簇晶,含晶细胞细小,多位于角偶处,簇晶直径 17～34 μm。

2. 粉末 灰褐色。木栓细胞碎片众多,淡黄棕色,细胞类方形或多边形,壁微增厚,有的细胞中含有类白色圆球形块状物。草酸钙簇晶可见,直径 30～50 μm。

理化鉴别 1. 取本品粉末 1 g,加石油醚(60～90℃)10 ml,放置 15 分钟,滤过,滤液点于滤纸上,喷洒 20%磷钼酸乙醇溶液,将滤纸于 90℃烘 2～3 分钟,显蓝色斑点。

2. 取本品粉末 1 g,加 80%甲醇 50 ml,加热回流 1 小时,放冷,滤过,滤液蒸干,残渣加水 10 ml 使溶解,用乙醚振摇提取 2 次,每次 10 ml,弃去乙醚液,水液加稀盐酸 10 ml,置水浴中加热 1 小时,取出,迅速冷却,用乙酸乙酯振摇提取 2 次,每次 20 ml,合并乙酸乙酯液,用水 30 ml 洗涤,弃去水液,乙酸乙酯液蒸干,残渣加甲醇 1 ml 使溶解,作为供试品溶液。另取鬼箭羽对照药材 1 g,依法制成对照药材溶液。再取槲皮素对照品、山奈素对照品,加甲醇制成每 1 ml 各含 0.5 mg 的溶液,作为对照品溶液。按薄层色谱法试验,吸取供试品溶液和对照药材溶液各 5 μl,对照品溶液 2 μl,分别点于同一硅胶 G 薄层板上,以甲苯-甲酸乙酯-甲酸(10∶8∶1)为展开剂,展开,取出,晾干,喷以 3%三氯化铝乙醇溶液,在 105℃加热数分钟,置紫外光灯(365 nm)下检视。供试品色谱中,在与对照药材色谱和对照品色谱相应的位置上,显相同颜色的荧光斑点。

品质标志 1. 经验评价 以纯净、色红褐、无线条、无杂质、干燥者为佳。

2. 含量测定 按醇溶性浸出物测定法热浸法测定,用 70%乙醇作溶剂,含醇溶性浸出物不得少于 7.0%。按高效液相色谱法测定,含槲皮素($C_{15}H_{10}O_7$)和山奈素($C_{15}H_{10}O_6$)的总量不得少于 0.090%。

【成分】 枝含生物碱类:卫矛羰基碱(evorine),卫矛碱(evonymine),雷公藤碱(wilfordine),鬼箭羽碱(alatamine),新鬼箭羽碱(neoalatamine),雷公藤新碱(euonine),雷公藤碱己(wilformine)等[1];黄酮类:槲皮素(quercetin),金丝桃苷(hyperin),槲皮素-3-半乳糖-木糖苷(hibridin)[2],香橙素(aromadendrin),d-儿茶素(d-catechin),去氢双儿茶素 A(dehydrodicatechinA)[3],(2R,3R)-3,5,7,4′-四羟基二氢黄酮[(2R,3R)-3,5,7,4′-tetrahydroxy flavanone],山奈酚(kaempferol),5,7,4′-三羟基二氢黄酮(5,7,4′-trihydroxy flavanone)[4],咖啡因(caffeine),芦丁(rutin)[5],柚皮素(naringetol),橙皮苷(hesperidin),山奈酚-7-O-α-L-鼠李糖苷(kaempferol-7-O-α-L-rhamnoside),山奈酚-7-O-β-D-葡萄糖苷(kaempferol-7-O-β-D-glucoside),槲皮素-7-O-α-L-鼠李糖苷(quercetin-7-O-α-L-rhamnoside),山奈酚-3,7-二-O-α-L-鼠李糖苷(kaempferol-3,7-di-O-α-L-rhamnoside),槲皮素-3,7-二-O-α-L-鼠李糖苷(quercetin-3,7-di-O-α-L-rhamnoside)等[6];甾体类:豆甾-4-烯-3-酮(stigmast-4-ene-3-one),豆甾-4-烯-3,6-二酮(stigmast-4-ene-3,6-dion),6β-羟豆甾-4-烯-3-酮(6β-hydroxy-stigmast-4-ene-3-one),β-谷甾醇(β-sitosterol)[7],胡萝卜苷(daucosterol)等;强心苷类:3-O-α-L-鼠李吡喃糖基-1β,3β,14β-三羟基-△$^{20(22)}$强心甾烯(3-O-α-L-rhanopyranosyl-1β,3β,14β-trihydroxycard-△$^{20(22)}$-enolide),3-O-β-D-葡萄吡喃糖基(1→4)-α-L-鼠李吡喃糖基-1β,3β,14β-三羟基-△$^{20(22)}$强心甾烯[3-O-β-D-glucopyranosyl(1→4)-α-L-rhanopyranosyl-1β,3β,14β-trihydroxycard-△$^{20(22)}$-enolide],3-O-β-D-葡萄吡喃糖基(1→6)-β-D-葡萄吡喃糖基(1→4)-α-L-鼠李吡喃糖基-1β,3β,14β-三羟基-△$^{20(22)}$强心甾烯[3-O-β-D-glucopyranosyl(1→6)-β-D-glucopyranosyl(1→4)-α-L-rhanopyranosyl-1β,3β,14β-trihydroxycard-△$^{20(22)}$-enolide][8,9],11-羰基-β-乳香酸(11-keto-β-boswellic acid),乙酰-11-羰基-β-乳香酸(acetyl-11-keto-β-boswellic acid),桦木酸(betulinic acid)等[10];三萜类:表木栓醇(epifriedelinol),羽扇豆醇(lupeol),3β-羟基-30-降羽扇豆烷-20-酮(3β-hydroxy-30-norlupan-20-one),白桦酯醇(betulin),齐墩果酸(oleanolic acid),雷公藤内酯甲(wilforlideA),木栓醇(friedelinol),木栓酮(friedelin),角鲨烯(squalene)等[11];酚酸类:对羟基苯甲酸(p-hydroxybenzoic acid),3,4-二羟基苯甲酸(protocatechuic acid),3-甲氧基-4-二羟基苯甲酸(4-hydroxy-3-methoxybenzoic acid),3,5-二甲氧基-4-二羟基苯甲酸(3,5-dimethoxy-4-hydroxybenzoic acid)[12],2,4,6-

三甲氧基苯酚(2,4,6-trimethoxyphenol),3,4-二羟基苯甲酸甲酯(methyl-3,4-dihydroxybenzate),2,4-二羟基-3,6-二甲基苯甲酸甲酯(metyl-2,4-dihydroxy-3,6-dimethyl benzoate),2,4-二羟基-6-甲基苯甲酸甲酯(methyl-2,4-dihydroxy-6-methyl benzoate),(+)-松萝酸[(+)-usnic acid],苯甲酸(benzoic acid),2-羟基-4-甲氧基-3,6-二甲基苯甲酸(2-hydroxy-4 methoxy-3,6-dimethyl benzoic acid)等;微量元素:Ca,Mg,P,Fe,Al 等[13,14];还含卫矛醇(dulcitol),正二十八烷醇(n-octacosanol),1,30-三十烷二醇(1,30-triacontanediol),4-甲基-7-甲氧基异萮并呋喃酮(7-methoxy-4-methylphthalide),香草醛(vanillin)[15]。

【药理】 1. 调节血脂、抗动脉粥样硬化作用 鬼箭羽水煎液灌胃,对喂高胆固醇饲料的日本鹌鹑具有一定的调节血脂作用,能降低高密度脂蛋白胆固醇亚类 HDL_3-C 和血浆总胆固醇(TC),升高 HDL_2-C,使 HDL_2-C/HDL_3-C 比值升高,增加卵磷脂胆固醇酰基转移酶(LCAT)活力,从而调节脂质代谢,减轻动脉粥样硬化(AS)病变程度[1]。鬼箭羽水煎部位有明显降低化学性糖尿病小鼠总胆固醇的作用[2]。

2. 抗糖尿病作用 鬼箭羽在降低糖尿病小鼠血糖的同时,可使糖尿病小鼠的高、低切变率下的全血黏度明显下降,使 2 型糖尿病血瘀证大鼠的全血黏度、血浆黏度、红细胞压积指标明显降低[3,4]。本品煎剂提得的成分对正常或四氧嘧啶性糖尿病的家兔有降低血糖、尿糖及增加体重作用。对正常麻醉犬,静脉滴注能引起低血糖及胰岛细胞增殖,胰岛 β 细胞增生,同时有胰岛 α 细胞之萎缩,说明该成分能刺激 β 细胞,调整不正常的代谢过程,加强胰岛素的分泌[5]。鬼箭羽对健康小鼠血糖无明显影响,可能有改善受损伤的 β 细胞的功能或降低机体对胰岛素的抵抗性的作用[6]。鬼箭羽 5 个提取部位对四氧嘧啶性糖尿病小鼠均有显著的降血糖、提高糖耐量作用。其降血糖强度依次为:水煎部分>乙醚、乙酸乙酯萃取后剩余部分>乙醇浸膏的热水不能分散部分>乙醚萃取部分>乙酸乙酯萃取部分[2]。

3. 影响心血管系统 卫矛水提酒沉剂及其粗提物能增加小鼠心肌对[86]铷、[131]铯的摄取,说明卫矛能增加心肌营养性血流量,改善氧和营养物质的供应[7]。卫矛股静脉注射,能增加犬冠状动脉血流量,减少冠状动脉阻力,降低心肌耗氧量,改善心肌缺血状态;股动脉较小剂量注射能扩张末梢血管,降低末梢血管阻力,使血流量增加[8]。鬼箭羽水煎醇提物对兔有增加红细胞变形能力、增加红细胞电泳率、减轻体外血栓重量等作用;在小鼠断头所致脑缺血缺氧状态下,使呼吸次数增加 10%,对维持时间作用不明显;对大鼠离体心脏冠状动脉血流量、心肌收缩幅度与心率无明显影响[9]。

4. 抗肿瘤作用 鬼箭羽的抗肿瘤作用机制包括诱导癌细胞凋亡和逆转肿瘤细胞多药耐药等,其提取物对口腔表皮样癌细胞、人早幼粒白血病细胞、人体肺腺癌上皮细胞系和 HeLa 细胞均有显著的细胞毒性作用,能增强正常小鼠自然杀伤细胞活性和腹腔巨噬细胞 C3b 受体的表达,提高小鼠血清干扰素水平[10~12]。也有研究表明,其作用机制与抑制肿瘤血管形成有关[13,14]。

5. 保护肾脏作用 在高糖条件下,鬼箭羽提取物可以降低肾小管上皮细胞乳酸脱氢酶释放率,降低 N-乙酰-$β$-氨基葡萄糖苷酶活性,提高碱性磷酸酶的活力[15]。

6. 抗氧化作用 鬼箭羽提取物总黄酮具有抑制邻苯三酚自氧化即清除超氧阴离子自由基的能力,从鬼箭羽中分离出的总黄酮、总甾体可显著地抑制 H_2O_2 引起的丙二醇生成,并具有清除超氧阴离子和羟自由基的作用,可防止生物膜的脂质过氧化。总黄酮和总甾体均有良好的清除氧自由基作用,其中总黄酮效果最好,总甾体次之[16,17]。

【炮制】 取原药材,除去杂质,筛去灰屑。

饮片性状 鬼箭羽参见"药材"项。

贮干燥容器内,置通风干燥处。

【药性】 苦、辛,寒。归肝、脾经。

【功能】 破血通经,解毒消肿,杀虫。

【主治】 癥瘕结块,心腹疼痛,闭经,痛经,崩中漏下,产后瘀滞腹痛,恶露不下,产后无乳,疝气,历节痹痛,疮肿,跌打伤痛,虫积腹痛,烫火伤,毒蛇咬伤。风湿痛,干咳感冒。

【用法用量】 内服:煎汤,4~9 g;或泡酒或入丸、散。外用:捣敷或煎汤洗,或研末调敷。

【注意事项】 孕妇、气虚崩漏者禁服。

【附方】 1. 治腹内包块 卫矛6 g,赤芍9 g,红花9 g,赤木3 g。水煎服。(《辽宁常用中草药手册》)

2. 治经闭,瘀血腹痛 鬼箭羽9 g,丹参15 g,赤芍12 g,益母草30 g,香附9 g。水煎服。(《山东中草药手册》)

3. 治月经不调 卫矛茎枝15 g。水煎,兑红糖服。(《湖南药物志》)

4. 治血崩 卫矛10 g,当归10 g,甘草10 g。水煎,日服2次。(《东北药用植物》)

5. 治产后血晕,闷绝欲死 鬼箭羽一两,当归一两(锉,微炒),益母草一两。上件药捣细罗为散。每服不计时候,以童子小便半盏、酒半盏相和,暖过,调下二钱。(《太平圣惠方》鬼箭羽散)

6. 治肾炎 鬼箭羽茎皮60 g。水煎取汁,用药汁打鸡蛋当茶喝。(《河南中草药手册》)

7. 治漆性皮炎 鬼箭羽枝叶适量,加白果叶等量,煎水洗患处。或单用本品枝叶亦可。(《陕西中草药》)

【临床报道】 1. 治疗慢性活动性肝炎 取鬼箭羽6 g,儿童用3 g。多数病例配伍红花10 g。共治21例,均有典型慢性活动性肝炎症状。治疗1~2个月后,显效14例,好转6例,无效1例。18例检测HBsAg,阳性14例,治疗后滴度下降1例,上升2例,无1例转阴[1]。

2. 治疗染发过敏 用鬼箭羽、甘草煎水,内服、外洗治疗因染发引起过敏的患者10例,取得满意效果。用药时间最长8日,最短3日,平均5日治愈[2]。

3. 改善高血压病胰岛素抵抗和微循环 80例高血压患者随机分为治疗组42例与对照组38例,治疗组给予口服复方鬼箭羽汤(由鬼箭羽、葛根、丹参、当归、制大黄、黄连组成)加卡托普利,对照组服用卡托普利,疗程均为6周。两组治疗后比较,治疗组空腹血清胰岛素显著低于对照组($P < 0.05$),胰岛素敏感指数显著高于对照组($P < 0.01$);甲襞微循环的比较亦有显著性差异($P < 0.05$)[3]。

4. 治疗慢性肾炎 慢性肾炎患者36例,每日上午空腹服复方鬼箭羽合剂(鬼箭羽、车前草、益母草、黄芪、山茱萸等)1次,每次150 ml,2周为1个疗程,3个疗程后统计疗效。痊愈17例,好转16例,无效3例,总有效率为91.7%[4]。

5. 治疗葡萄糖耐量减低 将葡萄糖耐量减低的患者80例随机分为治疗组和对照组,每组40例,2组分别给予饮食、运动干预(对照组)和在饮食、运动干预基础上加用复方鬼箭羽制剂(治疗组),方剂为鬼箭羽30 g、黄芪30 g、党参15 g、白术10 g、麦冬15 g、五味子10 g,1剂/日,临床观察为期1个月,分别收集2组治疗前后的空腹血糖值、餐后2小时血糖值,结果治疗组有效32例,无效8例,对照组有效22例,无效18例,与治疗组比较,$P < 0.05$[5]。

【药论摘录】 1.《神农本草经》:"味苦,寒。主女子崩中下血,腹满汗出,除邪,杀鬼毒蛊疰。"

2.《名医别录》:"主中恶腹痛,去白虫,消皮肤风毒肿,令阴中解。"

3.《药性论》:"有小毒。破陈血,能落胎。主中恶腰腹痛及百邪鬼魅。"

4.《日华子本草》:"味甘、涩。""通月经,破癥结,止血崩带下,杀腹藏虫及产后血咬肚痛。"

5.《开宝本草》:"疗妇人血气。"

6.《本草图经》:"疗卒暴心痛。"

7.《本草述》:"鬼箭羽,如《本经》所治似专功于女子之血分矣。又如苏颂所述古方,更似专功于恶疰及中恶气之毒以病于血者也。第方书治女子经闭有牡丹散中入此味,而治男子见晛丸亦用此味,即苏颂所述古方之治,犹未言专治女子也。大抵其功精专于血分,如女子固以血为主,较取效于男子者更为切中耳。苏颂谓疗妇人血气大效,非无据也。"

8.《本经逢原》:"鬼箭,专散恶血,故《本经》有崩中下血之治。《别录》治中恶腹痛,去白虫,消皮肤风毒肿,即腹满汗出之治。今人治贼风历节诸痹,妇人产后血晕,血结聚于胸中,或偏于胁肋少腹者,四物倍归,加鬼箭羽、红花、玄胡索煎服,以其性专破血,力能堕胎。"

【品种沿革】 集解 1.《名医别录》:"生霍山山谷,八月采,阴干。"

2.《本草经集注》:"山野处处有,其茎有三羽状,如箭羽,俗皆呼为鬼箭。而为用甚稀,用之削去皮羽。"

3.《本草衍义》:"所在山谷皆有之,然未尝于平陆地见也。叶绝少,其茎黄褐色,若藁皮,三面如锋刃,人家多燔之遣祟。方家用之亦少。"

4.《本草纲目》:"鬼箭生山石间,小株成丛,春长嫩条,条上四面有羽如箭羽,视之若三羽尔。青叶,状似野茶,对生,味酸涩。三四月开碎花,黄绿色。结实大如冬青子。"

5.《植物名实图考》:"卫矛,即鬼箭羽。湖南俚医谓之六月凌,用治肿毒。"

考证 鬼箭羽以卫矛之名始载于《神农本草经》,列为中品。据历代本草典籍对其形态的描述以及所附之图考,与本种相近。

参考文献 ▶▶

成分

［1］Liao IM, et al. phy to chemistry, 2001,58:1205

［2］申凤玉,等.中草药,1982,13(10):7

［3］陈科,等.中草药,1986,17(3):1

［4］方振峰,等.中国中药杂志,2008,33(12):1422

［5］陈云华,等.中国实验方剂学杂志,2010,16(7):42

［6］巴寅颖,等.中草药,2012,43(2):242

［7］陈科,等.中草药,1983,14(9):1

［8］Takido, et al. Kokui Tokkyo Koho Jn, 1991,(6):9

［9］Susumu Kitanaka, et al. Pharmaceutical Bull, 1996,44(3):615

［10］张蕾,等.中国中药杂志,2015,40(13):2612

［11］刘赟,等.贵州大学(学位论文),2009

［12］郎素梅,等.中国药科大学学报,2003,34(2):128

［13］董陆陆,等.中医药信息,2000,(2):16

［14］吴玉成.药学通报,1984,19(12):36

［15］方振峰,等.中草药,2007,38(6):810

药理

［1］王巍,等.中国中药杂志,1991,16(5):299

［2］齐方,等.中国中医药信息杂志,1998,5(7):19

［3］尚文斌,等.南京中医药大学学报(自然科学版),2000,16(3):166

［4］李路丹,等.中南大学学报(医学版),2011,36(2):128

［5］Yoshikawa H. CA, 1969,70:18809a

［6］郎素梅,等.中国药科大学学报,2003,34(2):128

［7］张为式.药学通报,1981,16(7):3

［8］张为式,等.哈尔滨医科大学学报,1980,14(4):25

［9］翁维良,等.临床中药学.长沙:湖南科学技术出版社,1998:927

［10］高枫,等.中华肿瘤防治杂志,2011,18(7):557

［11］陈锡强,等.山东科学,2010,23(6):34

［12］徐滔,等.华侨大学学报(自然科学版),2009,30(4):359

［13］徐霞飞,等.现代中药研究与实践,2007,21(1):61

［14］叶菁,等.浙江中医药大学学报,2007,31(4):530

［15］姜志华,等.中华中医药杂志,2007(增刊),243

［16］孙学斌,等.植物研究,2007,27(5):619

［17］黄德斌,等.湖北民族学院学报(医学版),2006,23(2):4

临床报道

［1］缪正秋.浙江中医杂志,1985,20(9):397

［2］吴天碧.江西中医药,1999,30(5):58

［3］彭利,等.陕西中医,2007,28(6):677

［4］齐志兰,等.河南预防医学杂志,2000,11(1):64

［5］赵志敏.河北医药,2012,34(23):3658

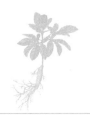

99. 络石藤 Luò Shí Téng

《本草述钩元》

【异名】 石鲮、明石、悬石、云珠、云丹、石蹉、石龙藤、耐冬、石血、白花藤、红对叶肾、对叶藤。

【来源】 为夹竹桃科植物络石 *Trachelospermum jasminoides* (Lindl.)Lem. 的带叶藤茎。

【原植物】 络石,又名石龙藤、耐冬、白花藤、软筋藤、扒墙虎、石鲮、悬石、云花、云英、云丹、云珠。

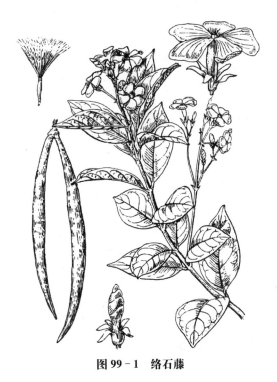

图 99-1 络石藤

常绿木质藤本,长达 10 m,具乳汁。茎赤褐色,圆柱形,有皮孔;小枝被黄色柔毛,老时渐无毛。叶革质或近革质,椭圆形至卵状椭圆形或宽倒卵形;叶面中脉微凹,侧脉扁平,叶背中脉凸起;叶柄短,被短柔毛,老渐无毛;叶柄内和叶腋外腺体钻形。二歧聚伞花序腋生或顶生,花多朵组成圆锥状,与叶等长或较长;花白色,芳香;总花梗被柔毛,老时渐无毛;苞片及小苞片狭披针形;花萼 5 深裂,裂片线状披针形,顶部反卷,基部具 10 枚鳞片状腺体;花蕾顶端钝,花冠筒圆筒形,中部膨大,外面无毛;雄蕊着生在花冠筒中部,腹部粘生在柱头上,花药箭头状,基部具耳,隐藏在花喉内;花盘环状 5 裂与子房等长;子房由 2 个离生心皮组成,无毛,花柱圆柱状,柱头卵圆形,顶端全缘;每心皮有胚珠多颗,着生于 2 个并生的侧膜胎座上。蓇葖果双生,叉开,无毛,线状披针形,向先端渐尖。种子多颗,褐色,线形,顶端具白色绢质种毛。花期 3~7 月,果期 7~12 月(图 99-1)。

生于山野、溪边、路旁、林缘或杂木林中,常缠绕于树上或攀援于墙壁上、岩石上。分布于山东、安徽、江苏、浙江、福建、台湾等地。

本省各地有分布。

【栽培】 **生长环境** 喜温暖、半阴、湿润的环境,耐旱也耐湿。对土壤要求不严,以排水良好的沙壤土为佳。

繁殖方法 压条繁殖。在 2~3 月把老藤分段埋入土中,深 3~4 cm,待至翌年被埋压的部分长出新根时,剪断与老藤的联系,另行移栽。

田间管理 栽土保持湿润,春、秋季各施肥 1 次。

病虫害防治 本品无明显病虫害。

【采收加工】 冬季至次春采割,除去杂质,晒干。

【药材】 络石藤 Trachelospermi Caulis et Folium 本省苏南山区有产。

性状鉴别 茎呈圆柱形,弯曲,多分枝,长短不一,直径 1~5 mm;表面红褐色,有点状皮孔和不定根;质硬,断面淡黄白色,常中空。叶对生,有短柄;展平后叶片呈椭圆形或卵状披针形,长 1~8 cm,宽 0.7~

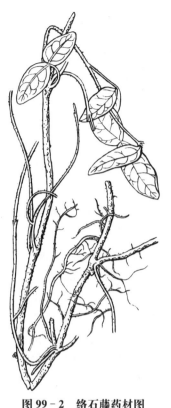

3.5 cm；全缘，略反卷，上表面暗绿色或棕绿色，下表面色较淡；革质。气微，味微苦(图 99 - 2)。

显微鉴别　茎横切面　木栓层为棕红色数列木栓细胞；表面可见单细胞非腺毛，壁厚，具壁疣。木栓层内侧为石细胞环带，木栓层与石细胞环带之间有草酸钙方晶分布。皮层狭窄。韧皮部薄，外侧有非木化的纤维束，断续排列成环。形成层成环。木质部均由木化细胞组成，导管多单个散在。木质部内方尚有形成层和内生韧皮部。髓部木化纤维成束，周围薄壁细胞内含草酸钙方晶。髓部常破裂(图 99 - 3)。

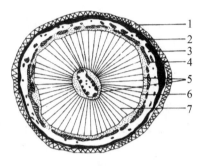

图 99 - 3　络石藤(茎)横切面简图

1.木栓层　2.石细胞　3.皮层　4.纤维束　5.韧皮部和内生韧皮部　6.形成层　7.木质部

图 99 - 2　络石藤药材图

理化鉴别　取本品粉末 1 g，加甲醇 10 ml，超声处理 30 分钟，滤过，取滤液作为供试品溶液。另取络石藤对照药材 1 g，同法制成对照药材溶液。再取络石苷对照品，加甲醇制成每 1 ml 含 2 mg 的溶液，作为对照品溶液。按薄层色谱法试验，吸取上述三种溶液各 20 μl，分别点于同一硅胶 G 薄层板上，以三氯甲烷-甲醇-醋酸(8：1：0.2)为展开剂，展开，取出，晾干，置于碘蒸气中熏至斑点显色清晰。供试品色谱中，在与对照药材色谱和对照品色谱相应的位置上，显相同颜色的斑点。

品质标志　1. 经验评价　以叶多、色绿者为佳。

2. **含量测定**　按高效液相色谱法测定，含络石苷($C_{27}H_{34}O_{12}$)不得少于 0.45%。

【成分】 藤茎含木脂素：牛蒡苷(arctiin)，络石苷(tracheloside)，去甲络石苷(nortracheloside)，络石苷元(trachelogenin)，去甲络石苷元(nortrachelogenin)，去甲络石苷元 - 8 - O - β - D - 葡萄糖苷(nortrachelogenin-8-O -β-D-glucopyranoside)，穗罗汉松树脂酚(matairesinol)，穗罗汉松树脂酚苷(matairesinoside)，橡胶肌醇(dambonitol)[1]，牛蒡苷元(arctigenin)[2]，岩白菜素(bergenin)，柯伊利素 - 7 - O - β - D -葡萄糖苷(chrysoeriol-7-O -β-D-glucoside)，牛蒡子苷元 - 4′ - O - β -龙胆二糖苷(arctigenin-4′-O -β-gentiobioside)，罗汉松树脂酚 - 4′ - O - β -龙胆二糖苷(matairesinol-4′-O -β-gentiobioside)，紫花络石苷元(traxillagenin)，紫花络石苷(traxillaside)，4 -去甲基紫花络石苷元(4-demethyltraxillagenin)[3]等。

茎叶含生物碱：冠狗牙花定碱(coronaridine)，19 -表伏康任碱(19-epivoacangarine)，白坚木辛碱(appaticine)，伏康京碱(voacangine)，狗牙花任碱(conoflorine)[4]，伏康碱(vobasine)，山辣椒碱(tabernaemontanine)，伊波加因碱(ibogaine)[5]，东莨菪素(scopoletin)[6]等。茎叶含黄酮类化合物：芹菜素(apigenin)，芹菜素 - 7 - O -葡萄糖苷(apigenin-7-O-glucoside)[7]，芹菜素 - 7 - O -龙胆二糖苷(apigenin-7-O-gentiobioside)，芹菜素 - 7 - O -新橙皮糖苷(apigenin-7-O-neohesperidoside)，木犀草素(luteolin)[8]，木犀草素 - 7 - O -葡萄糖苷(luteolin-7-O-glucoside)，木犀草素 - 7 - O -龙胆二糖苷(luteolin-7-O-gentiobioside)及木犀草素 - 4′ - O -葡萄糖苷(luteolin-4′-O-glucoside)[9]，4′,5,7 -三羟基 - 3′-甲氧基黄酮(4′,5,7-trihydroxy-3′-methoxyflavone)，槲皮苷(quercitrin)，大豆苷(daidzin)[10]，柚皮苷(namgin)[11]，芹菜素 6,8 -二 - C - β - D -葡萄糖苷(6,8-di-C-β-D-glucopyanosylapigenin)[12]，花旗松素(taxifolin)，山柰酚(kaempferol)，异槲皮苷

(isoquercitrin),异蚊母树苷(isoglucodistylin),紫云英苷(astragalin)等[13]。

全株含三萜类：络石苷 F(trachelosperoside F),络石苷 B－1(trachelosperoside B-1),络石苷 D－1(trachelosperoside D-1),络石苷 E－1(trachelosperoside E-1)[14],β－香树脂醇(β-amyrin),β－香树脂醇乙酸酯(β-amyrinacetate),羽扇豆醇(lupeol),羽扇豆醇乙酸酯(lupeolacetate),奎诺酸-3－O－β－D－吡喃葡萄苷-27－O－β－D－葡萄糖酯(3-O-β-D-glucopyranoisde quinovic acid-27-O-β-D-glucopyranosyl ester),辛可酸-3－O－β－D－吡喃葡萄苷-27-O-D-葡萄糖酯(3-O-β-D-glucopyranosyl cincholic acid-27-O-D-glycopyranosyl ester);甾体类:β－谷甾醇(β-sitosterol),豆甾醇(stigmasterol)及菜油甾醇(campesterol)[15]。还含玫瑰苷(roseoside),淫羊藿苷 B5(icariside),络石紫罗兰酮苷(tracheloionoside),猕猴桃紫罗兰酮苷(actinidioionoside),阿魏酸钠(sodium ferulate),络石内酯苷(trachelinoside),香草酸(vanillic acid)[16]等。

【药理】 1. 抑菌作用 50%络石藤煎剂用平板挖沟法,显示对金黄色葡萄球菌、福氏痢疾杆菌及伤寒杆菌有抑制作用[1]。

2. 抗炎、镇痛作用 络石藤对二甲苯所致耳肿胀、琼脂所致小鼠足肿胀均有一定抑制作用;络石藤可提高小鼠热板致痛的痛阈,对酒石酸锑钾所致小鼠扭体反应也有一定抑制作用[2]。络石藤中含有能抑制巨噬细胞中脂多糖受激炎症应答的化合物,该化合物能降低 NO 的产生[3]。

3. 抗肿瘤作用 经口服给予牛蒡苷,对雌性大鼠乳腺癌发生中促进阶段的抑制率明显高于对照组,而且其抑制率与给药量呈现出量效关系[4]。有研究表明,络石藤抗癌作用可能与木脂素的抗雌激素样作用有关,络石藤的木脂素类化合物在人乳腺癌细胞中显示弱的雌激素作用。小鼠的药理研究表明,络石藤能够减轻或预防乳腺癌等疾病[5,6]。

4. 抗氧化作用 络石藤中黄酮类化合物能够清除自由基,具有抗氧化作用。这类化合物的抗氧化作用主要为与超氧阴离子反应,阻止自由基引发;与诱导氧化的金属离子络合,阻止羟基自由基的生成;刺激具有抗氧化作用的酶,阻止氧化过程[7]。

5. 抗疲劳作用 络石藤中的三萜总皂苷能有效提高机体运动耐力和肌肉收缩力,增加机体的非特异性抵抗力和适应能力等。络石藤三萜总皂苷各剂量组对力竭游泳所致疲劳模型小鼠均有不同程度的抗疲劳作用[8]。

【炮制】 取原药材,除去杂质,洗净,淋水润透,切厚片或短段,干燥,筛去灰屑。

饮片性状 络石藤参见“药材”项。

贮干燥容器内,置通风干燥处。

【药性】 苦、辛,微寒。归心、肝、肾经。

【功能】 通络止痛,凉血,消肿。

【主治】 风湿痹痛,腰膝酸痛,筋脉拘挛,咽喉肿痛,咳嗽喘息,疔疮肿毒,跌打损伤,外伤出血,蛇、犬咬伤。

【用法用量】 内服:煎汤,6～15 g,单味可用至 30 g;浸酒,30～60 g;或入丸、散剂。外用:研末调敷或捣汁涂。

【注意事项】 阳虚畏寒、大便溏薄者禁服。《本草经疏》:“阴脏人畏寒易泄者勿服。”

【附方】 1. 治筋骨挛拳,遍身疼痛,腰膝无力,行动艰难,不拘风寒湿毒,或精亡肝丧,筋骨衰败者,服此即瘥 络石八两(日干,再炒燥),枸杞子、当归各四两。浸酒,日逐饮。(《本草汇言》引《赵德先家抄方》)

2. 治关节炎 络石藤、五加根皮各 30 g,牛膝根 15 g。水煎服,白酒引。(《江西草药》)

3. 治喉痹咽塞,喘息不通,须臾欲绝 络石草二两。切,以水一大升半,煮取一大盏,去滓。细细吃。(《近效方》)

4. 治肺结核 络石藤 30 g,地菍 30 g,猪肺 120 g。同炖。服汤食肺,每日 1 剂。(《江西草药》)

5. 治白癜病病及风恶疮癣 用络石、木连藤取汁,敷疮上。(《普济方》)

6. 治尿血,血淋 络石一两(酒洗),牛膝五钱,山栀仁(韭汁炒焦)二钱。共一剂,煎服立愈。(《何氏济生论》)

7. 治产后病损,不能饮食,腹中有血块,淋沥不尽,赤白带下,天行心闷　用络石煎汁服之。亦浸酒服。(《普济方》)

8. 治妇人频年小产不育　络石八两,当归身、白术各四两,俱醋拌炒。共为末,炼蜜丸梧子大。每早、晚各服三钱,白汤下可全育。(《本草汇言》)

9. 治小便白浊,缘心肾不济,或由酒色,遂至已甚,谓之上淫,盖有虚热而肾不足,故土邪干水　络石、人参、茯苓各二两,龙骨(煅)一两。共为细末。每服二钱,空心米饮下,日二服。(《本草纲目》引《仁存堂方》博金散)

10. 治腹泻　络石藤 60 g,红枣 10 个。水煎服。(《青岛中草药手册》)

11. 治疗痈疖疔疮络　石藤 30 g,乌蔹毒 50 g,葱白 5 根,蜂蜜少许。用法取上药鲜品,兑蜂蜜捣烂如泥敷患处,每日更换 1 次[1]。[《湖南中医杂志》,1990,(2):12]

【临床报道】　1. 治疗痹证　治疗组 50 例口服自拟通痹汤(青风藤、络石藤、羌活、独活等),加外敷自拟痹痛消散剂(雷公藤、乳香、没药);对照组 41 例仅口服通痹汤。结果治疗组与对照组总有效率分别为 94.00％、73.17％,治疗组疗效明显优于对照组疗效($P < 0.05$)[1]。

2. 治疗小儿腹泻　络石藤鲜品 200 g,加水 2 500 ml,煎煮至沸后,用温火维持 15 分钟,去渣留汁,待温,外洗小儿双膝以下。轻者 1 次/日,略重者 2 次/日,早晚分洗。治小儿腹泻患者 200 例,结果:轻者 1 次即愈者 24 例(占 12.00％);重者 2～3 次痊愈者 128 例(占 64.00％);较重者每日 2 次,连续 3～4 日,痊愈者 33 例(占 16.50％);极重者 15 例(占 7.50％),因有脱水现象出现,采用补液的方法治疗最终也都痊愈。总有效率达 100％[2]。

【药论摘录】　1.《神农本草经》:"味苦,温。主风热死肌,痈伤,口干舌焦,痈肿不消,喉舌肿,水浆不下。久服轻身明目,润泽好颜色,不老延年。"

2.《名医别录》:"微寒,无毒。""治大惊入腹,除邪气,养肾,主腰髋痛,坚筋骨,利关节,通神。"

3.《药性论》:"味甘,平。杀孽毒。主治喉痹。"

4.《新修本草》:"疗产后血结大良。""主疗蝮蛇疮,绞取汁洗之;服汁亦去蛇毒心闷。刀斧伤诸疮,封之立差。"

5.《本草拾遗》:"主一切风,变白宜老。"

6.《本草汇言》:"凡服此,能使血脉流通,经络调达,筋骨强利。"

7.《本草经疏》:"入足阳明、手足少阴、足厥阴、少阳经。""络石,禀少阳之令,兼得地之阴气,其味苦,其气温,微寒而无毒。故主风热死肌痈疡,口干舌焦,痈肿不消,喉舌肿,水浆不下,皆苦温通气血,血属阴,阴寒入血而除热之效也。又能除邪气养肾,主腰髋痛,坚筋骨,利关节,疗蛇毒心闷,刀斧伤,捣封立瘥,皆凉血除热之功也。《本经》久服轻身明目,润泽,好颜色,不老延年,陈藏器以为能变白,亦指益阴凉血而言也。"

8.《本草述钩元》:"络石味苦,凌冬不凋,得阴气最厚。六七月采之,是阴中有阳,而非偏于寒者。惟其阴气厚,故治血中热毒;惟其阴中有阳,故就热毒以达清解之用,不至于相逆而奏效。盖如喉痹背痈疔治,原忌寒凉,故此味有专功。至其治白浊,当是益气而又不大寒,正阴中有阳,水火相济之功耳。"

9.《本草正义》:"络石气味,《本经》谓之苦温,盖以隆冬不凋,而功能通经络、活血言之,故以为温。然《本经》主治纯是热证,则非温热可知,故《别录》改作微寒,而《御览》引李当之说,且以为大寒也。此物蔓生而甚坚韧,节节生根,故善走经脉,通达肢节。《本经》主风热死肌,《别录》养肾,主腰髋痛,坚筋,利关节,皆即此义。其治痈肿,喉舌肿,口干舌焦,皆苦寒泄降之功用也。《别录》谓其除邪气,则以邪热而言。凡《本经》《别录》邪气二字,所赅最广,其实各有所主,并非泛辞,读者当以意逆之,自能悟到,不可混作一例看。惟大惊入腹四字,则不甚可解,当付阙疑。""苏恭谓疗产后血结大良,盖以瘀露不通而言,苦泄破瘀,且善通络,是以主之。又谓主蝮蛇疮毒心闷,则清热泄降,固解毒之良药。又谓刀斧伤疮,敷之立瘥,则又外治活血之神丹矣。今用以舒节活络,宣通痹痛甚验。"

【品种沿革】　集解　1.《名医别录》:"生太山川谷,或石山之阴,或高山岩石上,或生人间,正月采。"

2.《新修本草》:"此物生阴湿处,冬夏常青,实黑而圆,其茎蔓延,绕树石侧。"

3.《蜀本草》:"生木石间,凌冬不凋,叶似细橘,蔓延木石之阴,茎节著处即生根须,包络石傍,花白子黑,今所在有。"

4.《本草纲目》:"络石贴石而生,其蔓折之有白汁,其叶小于指头,厚实木强,面青背淡,涩而不光,有尖叶、圆叶二种,功用相同,盖一物也。"

考证 络石藤始载于《神农本草经》,列为上品,据历代本草典籍图文记载,其形态、特征均与本品一致。

【**地方志**】 1.元·脱因、俞希鲁《至顺镇江志·卷四·土产》:"又一种土人呼为木龙,人家亭圃假山中种以为饰,即《本草》所谓络石也,冬夏常青。"

2.清·何绍章、杨履泰《丹徒县志·卷一七·物产》:"络石,帖石而生,其蔓折之有白汁,叶似细橘叶,亦有圆叶者,凌冬不凋,一名耐冬。"

参考文献 ►►

成分

［1］Nishibe S, et al. Phytochemistry, 1972,10:3296

［2］Fujimoto T, et al. C A, 1993,118:160571v

［3］景玲,等.中草药,2012,37(11):1581

［4］Rahman A U, et al. Planta Med, 1987,53(1):57

［5］Rahman A U, et al. Planta Med, 1988,54(4):364

［6］袁珊琴,等.中草药,2010,41(2):179

［7］韩英梅,等.国外医药·植物药分册,2002,17(2):57

［8］李星霞,等.中国药房,2008,19(6):436

［9］Nishibe S, et al. 生药学杂志(日),1987,41(2):116

［10］富乐,等.解放军药学学报,2008,24(4):299

［11］王慧,等.中国医药指南,2012,10(15):93

［12］谭兴起,等.中药材,2010,33(1):58

［13］Sakushima A, et al. Natural Medicine, 2002, 56(3):123

［14］谭兴起,等.中草药,2006,37(2):171

［15］Yun L L, et al. C A, 1982,96:49021d

［16］李昊,等.中南药学,2014,12(5):463

药理

［1］南京药学院《中草药学》编写组. 中草药学(中册). 南京:江苏人民出版社,1976:867

［2］来平凡,等.中医药学刊,2003,21(1):154

［3］Choi J N, et al. Nat Pro Res, 2012,26(24):2340

［4］Massao Hiroae, et al. Cancer Letters, 2000,155:79

［5］西部三省,等.中国民族民间医药,2001,48(1):1

［6］王慧,等.中国医药指南,2012,10(15):93

［7］Elisa T, et al. Food Chem, 2007,104(2):466

［8］谭兴起,等.解放军药学学报,2011,27(2):128

临床报道

［1］王少敏. 现代中医药,2009,29(4):33

［2］邹彩华.中医外治杂志,2001,10(4):48

100. **梗通草** Gěng Tōng Cǎo

《饮片新参》

【**异名**】 白梗通、野通草、气通草、水通草。

【**来源**】 为豆科植物合萌 *Aeschynomene indica* L. 的茎木质部。

【**原植物**】 合萌,又名合明草、田皂角、水松柏、水槐子、水通草。

一年生草本或亚灌木状,茎直立,高 0.3～1 m。茎多分枝,圆柱形,无毛,具小凸点而稍粗糙,小枝绿色。叶具 20～30 对小叶或更多;托叶膜质,卵形至披针形,基部下延成耳状,通常有缺刻或啮蚀状;小叶近无柄,薄纸质,线状长圆形,上面密布腺点,下面稍带白粉,先端钝圆或微凹,具细刺尖头,基部歪斜,全缘;小托叶极小。总状花序比叶短,腋生;小苞片卵状披针形,宿存;花萼膜质,具纵脉纹,无毛;花冠淡黄色,具紫色的纵脉纹,易脱落,旗瓣大,近圆形,基部具极短的瓣柄,翼瓣篦状,龙骨瓣比旗瓣稍短,比翼瓣稍长或近相等;雄蕊二体;子房扁平,线形。荚果线状长圆形,直或弯曲腹缝直,背缝多少呈波状;荚节平滑或中央有小疣凸,不开裂,成熟时逐节脱落。种子黑棕色,肾形。花期 7～8 月,果期 8～10 月(图 100 - 1)。

生于旷野、水田边、溪河边或低湿草丛中。分布于全国各地。

本省各地有分布。

【**栽培**】 **生长环境** 喜温暖,能耐高温、耐阴、耐酸,但抗旱力弱。土壤要求不严,可利用潮湿荒地、塘边或溪河边的湿润处栽培。

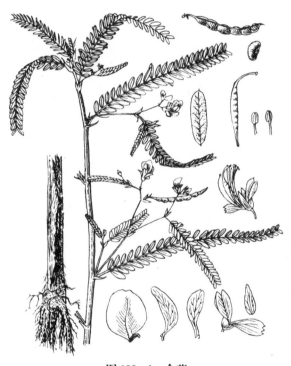

图 100 - 1 合萌

繁殖方法 种子繁殖。播种前用新高脂膜拌种,带壳种子撒播,盖草木灰,经常保持湿润。

田间管理 出苗后间苗、松土除草、合理施肥。

病虫害防治 本品无明显病虫害。

【**采收加工**】 9～10 月采收。连根拔起,除去枝叶、根和茎的顶端部分,剥去茎皮,取髓状的木质部,晒干。

【**药材**】 梗通草 Aeschynomenis Indicae Xylema 本省泰州、句容、苏州、常熟等地曾有产。

性状鉴别 呈圆柱状,上端较细,长达 40 cm,直径 1～3 cm。表面乳白色,平滑,具细密的纵纹,并有皮孔样凹点及枝痕,质轻脆,易折断,断面类白色,不平坦,隐约可见同心性环纹,中央有小孔。气微,味淡(图 100 - 2)。

品质标志 经验评价 以粗壮质软、色白者为佳

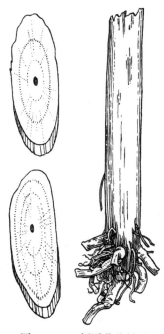

图 100-2 梗通草药材图

【成分】 梗通草种子中含脂肪酸,油醇(oleyl alcohol),液体石蜡(nujols)和甾醇(sterols),$\Delta^{5,7}$-甾醇($\Delta^{5,7}$-sterol),二氢-β-谷甾醇(dihydro-β-sitosterol)等[1]。

【炮制】 取原药材,除去杂质,切厚片。

饮片性状 梗通草参见"药材"项。

贮干燥容器内,置通风干燥处。

【药性】 淡、微苦,凉,平。归肝、膀胱经。

【功能】 清热,利尿,通乳,明目。

【主治】 热淋,小便不利,水肿,乳汁不通,夜盲。

【用法用量】 内服:煎汤,6~15 g。

【注意事项】 《饮片新参》:"溲多者忌用。"

【附方】 治乳汁不通:梗通草6 g。猪蹄汤煎服。(《安徽中草药》)

【药论摘录】 1.《本草正义》:"味淡气清,功用与白通草等。入药功力,殊无轩轾,是可取也。"

2.《饮片新参》:"淡平,微苦。""清化湿热,利水通淋。"

【品种沿革】 集解 1.《本草拾遗》:"生下湿地,叶如四出花,向夜即叶合。"

2.《植物名实图考》:"田皂角,江西、湖南坡阜多有之。丛生绿茎,叶如夜合树叶,极小而密,亦能开合;夏开黄花如豆花;秋结角如绿豆,圆满下垂。土人以其形如皂角树故名。"

考证 合萌以合明草之名首先收载于《本草拾遗》,至《嘉祐本草》收为正品,《植物名实图考》称为"田皂角"。根据历代本草的形态描述与所附绘图,当是今豆科植物合萌 *Aeschynomene indica* L.。

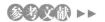参考文献 ►►

成分

[1] Mitsuhashi T, et al. Tokyo Gakugei Daigaku Kiyo Dai-4-Bu, 1972, 24:125

101. 接骨木 Jiē Gǔ Mù

《新修本草》

【异名】 木蒴藋、续骨木、铁骨散、接骨丹、七叶金、透骨草、接骨风、马尿骚、臭芥棵、暖骨树、接骨草、白马桑、大接骨丹、公道老

【来源】 为忍冬科植物接骨木 *Sambucus williamsii* Hance 的茎枝。

【原植物】 接骨木,又名公道老、扦扦活、戳树、蒴树、公道老树、大叶接骨木、大叶蒴藋、舒筋树、樟木树、木蒴藋、续骨草、九节风。

落叶灌木,高达 4 m。茎无棱,多分枝,灰褐色,无毛。叶对生,单数羽状复叶;小叶卵形、椭圆形或卵状披针形,先端渐尖,基部偏斜阔楔形,边缘有较粗锯齿,两面无毛。圆锥花序顶生,密集成卵圆形至长椭圆状卵形;花萼钟形,5 裂,裂片舌状;花冠辐射状,4～5 裂,裂片倒卵形,淡黄色;雄蕊 5 枚,着生于花冠上,较花冠短;雌蕊 1 枚,子房下位,花柱短。浆果鲜红色。花期 4～5 月,果期 7～9 月(图 101 - 1)。

生于林下、灌丛或平原路旁,或栽培于庭园。分布于江苏、安徽、浙江、福建、广东、广西、甘肃、四川、云南等地。

本省各地有分布。

【栽培】 生长环境 适应性较强,对气候要求不严。以肥沃、疏松的土壤为佳。

繁殖方法 扦插繁殖。2 月发芽前,选取生长良好、无病虫害的枝条,剪成 20～25 cm 长的插条,每个留有 3 个小上芽节,最上和最下面的芽节要距剪口 1～1.5 cm,插条的量上一个芽节要露出地面,然后覆土半沟,压紧,再盖细土与畦而齐平。

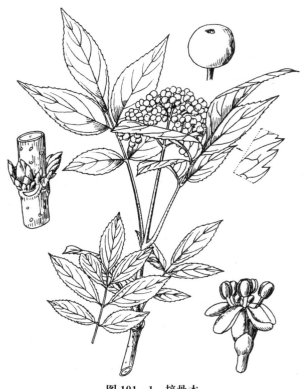

图 101 - 1 接骨木

田间管理 苗高 13～17 cm 时,中耕除草,追肥。移栽后 2～3 年,每年春季和夏季各中耕除草 1 次。

病虫害防治 病害有溃疡病、叶斑病、白粉病,可用 65％代森可湿性粉 1 000 倍液喷洒防治。虫害有透翅蛾、夜蛾、介壳虫,可用 50％杀螟松乳油 1 000 倍液喷杀防治。

【采收加工】 全年可采,鲜用或切段晒干。

【药材】 接骨木 Sambuci Williamsii Ramulus 本省连云港、睢宁、句容、泰兴、南通、宜兴、高邮、宝应等地曾有产。

性状鉴别 茎枝圆柱形,长短不等,直径 5～12 mm。表面绿褐色,有纵条纹及棕黑色点状突起的皮孔,有的皮孔呈纵长椭圆形,长约 1 cm。皮部剥离后呈浅绿色至浅黄棕色。体轻,质硬。加工后的药材为斜向横切片,呈长椭圆形,厚约 3 mm,切面皮部褐色,木部浅黄白色至浅黄褐色,有环状年轮和细密放射状的白

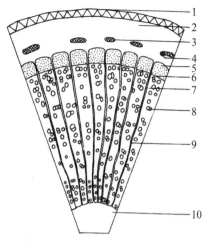

图 101 - 2　接骨木(茎)横切面简图

1. 木栓层　2. 皮层　3. 纤维束
4. 石细胞　5. 韧皮部　6. 形成层　7. 木
质部　8. 导管　9. 射线　10. 髓

色纹理。髓部疏松,海绵状。体轻。气无,味微苦。

　　显微鉴别　茎横切面　木栓层为 10 余列细胞。皮层有呈螺状或网状加厚的细胞群,内侧有纤维束断续排列成环,有时可见石细胞。韧皮部薄壁细胞含红棕色物质,形成层明显,木质部宽广。髓细胞有明显的单纹孔。薄壁细胞含细小的草酸钙砂晶(图 101 - 2)。

　　理化鉴别　取本品粗粉 5 g,加水 50 ml,室温浸泡过夜后,滤过,滤液在 60℃水浴中加热 10 分钟,趁热滤过,取滤液 5 ml 放于小试管中,密塞,强烈振摇,产生强烈而持久的泡沫,持续 10 分钟以上(检查皂苷)。

　　品质标志　经验鉴别　以片完整、黄白色、无杂质者为佳。

　　【成分】　接骨木含苷类:接骨木花色素苷(sambicyanin)[1],花色素葡萄糖苷(cyanidol glucoside)[2],氰醇苷(canogenic glucosides),环烯醚萜苷(iridoid glucoside),莫罗忍冬苷(morroniside)[3]。三萜类:熊果酸(ursolic acid),α-香树脂醇(α-amyrin),棕榈酸蛇麻脂醇酯(lupeol-3-palmitate),齐墩果酸(oleanolic acid)[4],白桦醇(betulin),白桦酸(betulinic acid),印楝素(nimbin),接骨木烷 A(sambucusan A),3-羟基齐墩果酸(3-oxo-oleanolic acid),白桦酸(betulinic acid)[5]等;黄酮类:柚皮素(naringenin),槲皮素(quercetin),山奈酚(kaempferol),山奈酚-3-葡萄糖-半乳糖苷(kaempferol-3-glucosyl-galactoside)[6],葛根素(puerarin)[7]等;甾醇:β-谷甾醇(β-sitosterol),β-谷甾醇-β-D-葡萄糖苷(β-sitosterol-β-D-glucoside),胡萝卜苷(daucosterol),豆甾醇(stigmasterol),蒲公英赛醇(taraxerol)[8]等;木脂素类:erythro-guaiacylglycerol-β-O-4′-sinapylether,1-(4′-hydroxy-3′-methoxyphenyl)-2-[4″-(3-hydroxy-propyl)-2″,6″-dimethoxyphenoxy]propane-1,3-diol,异落叶松树脂醇(isolariciresinol),burselignan,lyoniresinol,5-甲氧基-异落叶松树脂醇(5-methoxy-isolariciresinol),环橄榄树脂素(cycloolivil)[9]等;脂肪酸:三十烷酸(triacontanoic acid)[10],油酸(oleic acid),亚油酸(linoleic acid),亚麻酸(linolenic acid),棕榈酸(palmitic acid),硬脂酸(stearic acid)[11]等;酚酸类:香草醛(vanillin),香草乙酮(acetovanillone),松柏醛(coniferyl aldehyde),丁香醛(syringaldehyde),对羟基苯甲酸(4-hydroxybenzoic acid),对羟基桂皮酸(4-hydroxycinnamic acid),原儿茶酸(protocatechuic acid)[12]等。

　　【药理】　1. 抗骨质疏松、促进骨折愈合作用　以去卵巢的大鼠和小鼠为研究对象,研究接骨木的抗骨质疏松作用。结果表明,接骨木 60%乙醇粗提物三氯甲烷萃取层对模型动物骨密度的修复有显著效果,并且有助于股骨、胫骨的骨增长和骨含量的增加,增加去卵巢小鼠的胫骨骨干的生物力学强度,是促进成骨样细胞株 UMR106 的增殖及分化的有效成分。接骨木提取物能降低卵巢切除后的小鼠的尿钙排泄量和骨更新率,血钙水平增加显著,提示接骨木提取物可以考虑作为绝经后骨质疏松的治疗药物[1]。接骨木茎枝的60%乙醇提取物可以通过抑制骨吸收的过程并刺激骨形成的过程,来提高骨的性能[2]。对接骨木根皮促进骨折愈合的初步药理机制进行研究,观察接骨木对骨折区骨密度(BMD)、骨矿含量(BMC)及骨痂面积及血清钙、磷的影响,结果表明,接骨木根皮中的环烯醚萜和木脂素类成分通过促进胶原合成和无机盐的沉积、提高骨痂质量,达到促进骨折愈合的作用[3]。

　　2. 抗炎、镇痛作用　选用热板法研究发现,服用本药后的小鼠呈安静状态,表明本药对小鼠有镇痛作用,其作用强度优于安乃近,次于吗啡。接骨木茎枝的水提取物对醋酸引发的小鼠扭体反应及小鼠腹腔毛细血管通透性增高都有显著的抑制作用,提示接骨木茎枝有明显的镇痛、抗炎作用[4,5]。

　　3. 其他作用　接骨木对小鼠有显著的利尿作用,对乙型脑炎病毒等有抑制作用[6]。

　　【炮制】　取原药材,除去杂质,粗细分档,洗净,润透,切厚片,干燥。

　　饮片性状　接骨木参见"药材"项。

　　贮干燥容器内,置通风干燥处,防潮,防蛀。

【药性】 甘、苦,平。归肝经。

【功能】 祛风利湿,活血止血。

【主治】 风湿痹痛,痛风,大骨节病,急、慢性肾炎,风疹,跌打损伤,骨折肿痛,外伤出血。

【用法用量】 内服:煎汤,15～30 g;或入丸、散。外用:适量,捣敷或煎汤熏洗;或研末撒。

【注意事项】 孕妇禁服。

【附方】 1. 治风湿性关节炎、痛风 鲜接骨木 120 g,鲜豆腐 120 g。酌加水、黄酒炖服。(江西《草药手册》)

2. 预防麻疹 接骨木 120 g,水煎服,日服 2 次。(《吉林中草药》)

3. 治湿脚气 (欧接骨木)全株 60 g,煎水熏洗。(《湖南药物志》)

4. 治产后心闷,手脚烦热,气力欲绝,血运连心头硬及寒热不禁 接骨木破之如算子一握。以水一升,煎取半升,分温两服。(《产书》)

5. 治漆疮 接骨木茎叶 120 g,煎汤待凉洗患处。(《山西中草药》)

【临床报道】 1. 促进股骨颈骨折愈合 将 58 例股骨颈骨折患者随机分为两组,治疗组 29 例给服复方接骨木胶囊(接骨木、骨碎补、川芎、黄芪等),对照组 29 例予以伤科接骨片(红花、土鳖虫、朱砂、马钱子、三七、自然铜等);两组均以 90 日为 1 个疗程。结果:从骨痂 X 线评定、疼痛改善时间、骨折临床愈合时间、骨痂形成情况等几个方面进行比较,治疗组均优于对照组[1]。

2. 保护动静脉内瘘 将 56 例维持性血液透析患者随机分为观察组和对照组,各 28 例。对照组行常规内瘘护理;在此基础上,观察组采用接骨木水煎剂浸泡动静脉内瘘侧肢体,每次 30 分钟,每日 2 次,共 8 周。结果:观察组动静脉内瘘血管弹性、血流量显著优于对照组,疼痛显著轻于对照组,差异有统计学意义($P <$ 0.05,$P < 0.01$)[2]。

【药论摘录】 1.《新修本草》:"味甘、苦,平,无毒。主折伤,续筋骨,除风痒龋齿。可为浴汤。"

2.《千金翼方》:"打伤瘀血及产妇恶血,一切血不行或不止,并煮汁服。"

3.《新修本草》:"甘苦,平,无毒。主折伤,续筋骨,除风痒、龋齿。可为浴汤。"

4.《本草新编》:"接骨木,入骨节,专续筋接骨,折伤酒吞,风痒汤浴。独用之以接续骨节固奇,然用之生血活血药中,其接骨尤奇,但宜生用为佳。至干木用之,其力减半,炒用又减半也。"

5. 汪连仕《采药书》:"行血败毒,洗一切疮疥、鬼箭风。"

6.《百草镜》:"治跌仆痈肿。"

【品种沿革】 集解 1.《新修本草》:"叶如陆英,花亦相似,但作树高一二丈许,木轻虚无心,研枝插之便生。"

2.《植物名实图考》:"赭茎有节,对叶排比,似接骨草而微短亦宽,面绿,背微黄。"

考证 接骨木始载于《新修本草》,据其所述形态特征,可知即为现今所用之接骨木。《本草图经》及《植物名实图考》卷三十五"接骨木"与卷九"铁骨散"亦均指此种,但《植物名实图考》卷三十八所载"接骨木",从其所述形态及附图来看,则非本种,而是金粟兰科植物。

参考文献 ▶▶

成分

[1] Reichel L, et al. C A, 1977, 87:53517b

[2] Forni G, et al. C A, 1977, 86:29577e

[3] Jensen S R, et al. Phytochemistry, 1974, 13(2):517

[4] 胡荣, 等. 精细化工, 1996, 12(5):463

[5] 许蒙蒙, 等. 中草药, 2013, 44(19):2639

[6] 韩美华. 黑龙江中医药大学(学位论文), 2003

[7] 张开梅, 等. 中国现代中药, 2014, 16(10):870

[8] 杨序娟, 等. 沈阳药科大学学报, 2005, 22(6):449

[9] 欧阳富, 等. 中国中药杂志, 2009, 34(10):1225

[10] 郭学敏, 等. 中草药, 1998, 29(11):727

[11] 胡荣, 等. 吉林林学院学报, 1999, 15(2):113

[12] 杨序娟, 等. 中草药, 2005, 36(11):1604

药理

[1] Xie F, et al. Biol Pharm Bull, 2005, 28(10):1879

[2] Zhang Y, et al. Osteoporosis Int, 2011, 22(2):703

［3］韩华,等.中国药师,2013,16(4):482

［4］胡荣,等.精细化工,1996,13(3):5

［5］刘文斗,等.时珍国药研究,1993,4(1):6

［6］《全国中草药汇编》编写组.全国中草药汇编(上册).北京:人民卫生出版社,1976:738

临床报道

［1］林敏,等.中国中医急症,2010,19(8):1306

［2］赵小培.护理学杂志,2015,30(13):53

102. 接骨草 Jiē Gǔ Cǎo

《本草纲目》

【异名】 陆英、蒴藋、铁篱笆、臭草、苛草、英雄草、走马箭、排风草、八棱麻、落得打、珍珠连、乌鸡腿、水马桑、走马风、顺筋枝、七叶根、水椿皮、七爪阳姜、屎缸杖、掌落根、散血椒、梭草、七叶莲、七叶黄香。

【来源】 为忍冬科植物接骨草 *Sambucus chinensis* Lindl. 的茎叶。

【原植物】 接骨草,又名排风藤、八棱麻、大臭草、秧心草、小接骨丹、大臭草、七叶麻、马鞭三七。

高大草本或半灌木,高 1～2 m。茎有棱条,髓部白色。羽状复叶的托叶叶状或有时退化成蓝色的腺体;小叶 2～3 对,互生或对生,狭卵形,嫩时上面被疏长柔毛,先端长渐尖,基部钝圆,两侧不等,边缘具细锯齿,近基部或中部以下边缘常有 1 或数枚腺齿;顶生小叶卵形或倒卵形,基部楔形,有时与第一对小叶相连,小叶无托叶,基部一对小叶有时有短柄。复伞形花序顶生,大而疏散,总花梗基部托以叶状总苞片,分枝 3～5 出,纤细,被黄色疏柔毛;杯形不孕性花不脱落,可孕性花小;萼筒杯状,萼齿三角形;花冠白色,仅基部联合;花药黄色或紫色;子房 3 室,花柱极短或几无,柱头 3 裂。果实红色,近圆形。核 2～3 粒,卵形,表面有小疣状突起。花期 4～5 月,果熟期 8～9 月(图 102 - 1)。

生于山野林缘、路旁、山坡地。分布于陕西、甘肃、江苏、安徽、浙江等省。

本省分布于泰州、南京、镇江、句容、宜兴、溧阳、无锡、苏州等地。

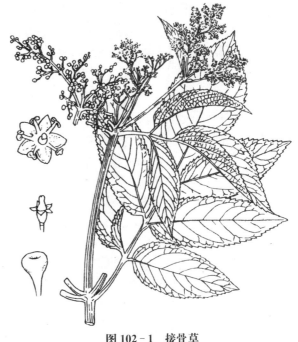

图 102 - 1 接骨草

【栽培】 生长环境 喜较凉爽和湿润的气候,耐寒。一般土壤均可种植,但涝洼地不宜种植。忌高温和连作。

繁殖方法 种子繁殖、分株繁殖。种子繁殖:秋季收种子,开浅沟条播,覆土。分株繁殖:4 月挖取地下茎,切成小段,每段具有 2～3 个芽眼,穴栽。

田间管理 生长期间,注意浇水,保持土壤湿润,并注意清除杂草。

病虫害防治 本品无明显病虫害。

【采收加工】 夏、秋季采收,切段,鲜用或晒干。

【药材】 接骨草 Sambuci Chinensis Caulis et Folium 本省泰县、镇江、句容、宜兴、常熟、溧阳、苏州、南京等地曾有产。

性状鉴别 茎具细纵棱,呈类圆柱形而粗壮,多分枝,直径约 1 cm。表面灰色至灰黑色。幼枝有毛。质脆易断,断面可见淡棕色或白色髓部。羽状复叶,小叶 2～3 对,互生或对生;小叶片纸质,易破碎,多皱缩,展平后呈狭卵形至卵状披针形,先端长渐尖,基部钝圆,两侧不等,边缘有细锯齿。鲜叶片揉之有臭气。气微,味微苦。

显微鉴别 1. **叶表面观** 上表皮细胞多角形,细胞垂周壁平直,有单细胞非腺毛,圆锥形。下表皮细胞不规则形,细胞垂周壁弯曲,气孔为不定式,保卫细胞内壁增厚;有非腺毛及腺毛,腺毛头部单细胞,类圆形,柄部由2~4个细胞组成。

2. **叶横切面** 上表皮细胞呈类方形或长方形,多切向延长;下表皮细胞较小,形状不规则,均外被角质层,中脉处着生单细胞非腺毛。叶内组织为异面型,栅栏组织由1列栅栏细胞组成,呈不规则的短柱状,垂周壁稍弯曲,不通过中脉。海绵组织占较大部分,由4~5列排列疏松的类圆形薄壁细胞组成。在中脉上下表皮内方均有数列厚角组织,细胞类圆形或类多角形。维管束外韧型,木质部导管大小相间排列,微木化;韧皮部呈月牙状,细胞紧密排列,在维管束周围有油细胞散在分布,在油细胞中含大量的油滴,尤以韧皮部下方多见。

3. **茎横切面** 表皮细胞类长方形或类方形,棱线处为类圆形,细胞呈切向延长,外被角质层,有单细胞非腺毛。表皮上方有1列单宁细胞分布,棱线处的表皮下方有板状厚角组织分布,由6~8列厚角细胞组成,细胞较小;皮层较窄,为3~5列薄壁细胞组成,呈长圆形,类圆形;皮层中有油细胞分布,多位于韧皮部的上方;皮层中的单宁细胞单个散在。韧皮部外方有木化的韧皮纤维群,由1~2列韧皮纤维组成,排列成断续的环。维管束外韧型,由大小不等的维管束环状排列,韧皮部为半月形,形成层明显,呈环状排列;木质部均木化,由导管、木纤维、木薄壁细胞及木射线组成,导管由大小两种交互排列,木射线宽广,由6~8列射线细胞组成。髓部宽广,由大小两种薄壁细胞组成,细胞圆形或类圆形,其内含有单个散在的单宁细胞及油细胞。纵切面可见皮层及髓部中的单宁细胞形成长达1~1.3 cm的管状单宁囊。

4. **粉末** 黄绿色。纤维极多,大多呈束,少数散在。木纤维壁较薄,孔沟明显,胞腔大,可见纹孔;韧皮纤维呈梭状,壁厚,胞腔为线形。导管主要为具缘纹孔导管,亦有网纹导管及螺纹导管。木薄壁细胞呈长方形,壁呈连珠状增厚。非腺毛单细胞,圆锥形。腺毛有两种,一种头部为2~4个细胞,柄1~2个细胞;另一种头部为单细胞,柄3~9个细胞。表皮细胞垂周壁弯曲,气孔不定式。淀粉粒较少,多为单粒,椭圆形或类圆形,边缘光滑,脐点点状、星状、短缝状;层纹较明显。

理化鉴别 1. 取本品粉末10 g,以石油醚(60~90℃)提取3次,石油醚层合并,挥去溶剂,加甲醇1 ml溶解,作为供试品溶液。另取乌索酸对照品,加甲醇制成每1 ml含1 mg的溶液,作为对照品溶液。按薄层色谱法试验,吸取供试品液10 μl,乌索酸对照品液2 μl,分别点于同一硅胶G薄层板上,以环己烷-丙酮(3∶1)为展开剂,展开,取出,吹干,喷以10%硫酸乙醇液于105℃烘烤约5分钟。供试品色谱中,在与对照品色谱相应位置上,显相同紫红色斑点。

2. 取本品粉末6 g,加80%乙醇50 ml加热回流1小时,滤过,滤液蒸干,残渣加2 ml甲醇溶解,作为供试品溶液。另取β-谷甾醇对照品,加甲醇制成每1 ml含1 mg的溶液,作为对照品溶液。照薄层色谱法试验,吸取供试品溶液10 μl,对照品溶液5 μl,分别点于同一硅胶G薄层板上,以石油醚-氯仿-醋酸乙酯(5∶8∶2)为展开剂,展开,取出,晾干,喷以10%硫酸乙醇液,于105℃烘至紫红色斑点清晰。供试品色谱中,在与对照品色谱相应位置上,显相同颜色的斑点。

品质标志 经验鉴别 以茎质嫩、叶多、色绿者为佳。

【成分】 接骨草全草含黄酮类:木犀草素(luteolin),槲皮素(quercetin),山奈酚(kaempferol)[1],槲皮素3-O-β-D-木糖基-(1→2)-β-D-半乳糖苷(quercetin-3-O-β-D-xylopyranosyl-(1→2)-β-D-galactopyranosyl),槲皮素-3-O-β-葡萄糖苷(quercetin-3-O-β-glucoside)[2],3-黄酮醇(3-hydroxyflavone)[3],山奈酚-3-O-β-D-吡喃半乳糖苷(kaempferol-3-O-β-D-galactopyranoside),山奈酚-3-O-β-D-吡喃葡萄糖苷(kaempferol-3-O-β-D-glucopyranoside),山奈酚-3-O-(6-乙酰基)-β-D-吡喃半乳糖苷(kaempferol-3-O-(6-actyl)-β-D-galactopyranoside)[4],山奈酚-3-O-β-D-(6-O-乙酰基-葡萄吡喃糖)-7-O-β-D-葡萄吡喃糖苷[kaempferol-3-O-β-D-(6-O-acetyl-glucopyranoside)-7-O-β-D-glucopyranoside],山奈酚-3-O-β-D-葡萄吡喃糖-7-O-β-D-葡萄吡喃糖苷(kaempferol-3-O-β-D-glucopyranoside-7-O-β-D-glucopyranoside)[5]等;二萜类:植醇(phytol)[6]等;三萜类:α-香树脂醇(α-amyrin),熊果酸(ursolic acid),齐墩果酸(oleanolic acid),乌索酸(ursolic acid)[7],鲨烯(squalene),12α,13-二羟基齐墩果-3-氧代-28-酸(12α,13-dihydroxy-olean-3-oxo-28-oic acid),13-羟基齐墩果-3-氧代-28-酸(13-hydroxy-olean-3-oxo-28-oic acid),3-氧代齐墩果酸(3-oxo oleanolic acid),科罗索酸(corosolic acid)[8],3β-香树脂醇乙酸酯(3β-acetoxyolean-12-ene)[9],β-香树脂醇(β-amyrin),α-香树脂醇棕榈酸酯(α-amyrin palmitates)[10]等;挥发油:1-甲氧基-4-(2-烯丙基)苯(1-dimethoxy-4-allylbenzene),苄腈(benzonitrile),2-乙基-1,4-二甲基苯(2-ethyl-1,4-dimethylbenzene),2-甲氧基-3-烯丙基苯酚[2-methoxy-3-(2-propenyl)phenol],4,4-二烯丙基-环己烯-2-烯酮(4,4-diallyl-cyclohex-2-enone),环己烯-1-基-3-丁烯-2-酮(cyclohexen-1-yl-3-buten-2-one),2,3-二甲氧基-甲苯(2,3-dimethoxy-toluene),1-(2,6,6-三甲基-1,3-环己二烯-1-基)-E-2-丁酮[1-(2,6,6-trimethyl-1,3-cyclohexadiene-1-yl)-E-2-butanone],3-甲基-戊酸(3-methylvaleric acid),3-甲基-丁酸(3-methylbutyric acid),8-甲基-7-(1-甲基乙基)-(E,E)-3,5,7-壬三烯-2-酮[8-methyl-7-(1-methylethyl)-(E,E)-3,5,7-nonatrienyl-2-one],3,7-二甲基-1,6-辛二烯-3-醇(linalol),咖啡酸乙酯(caffeic acid ethyl ester),石竹烯(caryophyllene),2-甲氧基-4-乙烯基苯酚(2-methoxy-4-vinylphenol),二十二烷酸(docosanoic acid),二十三烷(tricosane),十四烷酸(myristic acid),二十一烷酸(heneicosanoic acid),亚麻酸甲酯(methyl linolenate)[11]等;苯丙素类:绿原酸(chlorogenic acid),东莨菪素(scopoletin);酚酸类:咖啡酸(caffeic acid),阿魏酸(ferulic acid),对香豆酸(p-coumaric acid)[12]等;甾醇类:β-谷甾醇(β-sitosterol),胡萝卜苷(daucosterol),豆甾醇(stigmasterol),异落叶松脂素(isllariciresinol),油菜素甾醇(brassinosteroids,BR)[13]等。

【药理】 1. 抗肝损伤作用 接骨草(陆英)中的保肝降酶活性部位提取物灌胃,对CCl_4致小鼠急性肝损伤有明显的保护作用,其保肝作用可能与对抗脂质过氧化有关;对D-半乳糖胺盐酸盐致大鼠急性肝损伤和ConA所致小鼠急性肝损伤,亦有明显的保护作用[1]。

2. 抗炎、镇痛作用 接骨草水及醇提物对二甲苯致小鼠耳郭肿胀、醋酸致小鼠扭体及热板致小鼠足痛均有明显的抑制作用。接骨草水煎剂有很好的镇痛作用,但比盐酸曲马多稍弱[2,3]。用不同有机溶剂萃取接骨草醇提取物,发现正丁醇和氯仿部位都能抑制醋酸刺激腹腔黏膜引起的疼痛反应,但前者镇痛效果好于后者[4]。

3. 影响凝血功能等 接骨草全草水煎剂、熊果酸均能延长小鼠出血时间和凝血时间,可能抑制凝血因子、血小板和毛细血管功能,具有较好的抗凝作用[5]。接骨草水煎剂与熊果酸能降低全血黏度、红细胞沉降率值[6]。

4. 其他作用 接骨草(陆英)中的保肝降酶活性部位提取物能增强小鼠非特异性免疫功能,提高正常小鼠单核-巨噬细胞吞噬功能,增加血清中异物清除速率,提高肝脾网状内皮系统吞噬指数[1]。

【炮制】 取原药材,除去杂质,切段,干燥。

饮片性状 接骨草参见"药材"项。

贮干燥容器内,置通风干燥处。

【药性】 甘、微苦,平。归肝经。

【功能】 祛风除湿,舒筋活血。

【主治】 风湿痹痛,中风偏枯,水肿,黄疸,癥积,痢疾,跌打损伤,产后恶露不行,风疹,丹毒,疥癞,扁桃腺炎,乳痈。

【用法用量】 内服:煎汤,9~15 g,鲜品60~120 g。外用:捣敷,或煎水洗,或研末调敷。

【注意事项】 孕妇禁服。

【附方】 1. 治风湿性关节炎 顺筋枝茎枝15~30 g。水煎服。(《青岛中草药手册》)

2. 治偏枯冷痹,缓弱疼重,或腰痛挛脚重痹 蒴藋叶火燎,厚安席上,及热眠上,冷复燎之。冬月取根,春取茎熬,卧之佳。其余薄熨不及蒴藋蒸也。诸处风湿,亦用此法。(《千金要方》)

3. 治卒患肿满(曾有人忽脚趺肿,渐上至膝,足不得践地,诸疗不瘥) 蒴藋茎叶埋热灰中,令极热,以薄肿上,冷又易。一日夜消尽。(《外台秘要》引《备急方》)

4. 治肾炎水肿 陆英全草 30～60 g。水煎服。(《全国中草药汇编》)

5. 治打仆伤损及闪朒骨节 用接骨草叶捣烂罨患处。(《卫生易简方》)

6. 治产后恶露不行 顺筋枝茎或根 30 g。水煎服。(《青岛中草药手册》)

7. 治慢性支气管炎 鲜陆英茎、叶 120 g。水煎 3 次,浓缩,为 1 日量,分 3 次服,10 日为 1 个疗程。(《全国中草药汇编》)

8. 治风瘾疹,百计不差 蒴藋茎叶五斤。细锉,以水五斗,煮至三斗。去滓,看冷热,洗浴。(《太平圣惠方》)

9. 治小儿五色丹 捣蒴藋叶敷之。(《千金要方》)

10. 治疥癣,牛皮癣疮 用陆英叶阴干为末,小油调涂。(《卫生易简方》)

11. 治痈肿恶肉不尽者 蒴藋灰、石灰。上二味各淋取汁,合煎如膏。膏成敷之。食恶肉,亦去黑子。此药过十日后不中用。(《千金要方》)

【临床报道】 1. 治疗急性病毒性肝炎 用陆英冲剂(每包相当于陆英干全草 30 g),成人每次 1 包,每日 3 次,温开水冲服,6 岁以下儿童药量减半。7 日为 1 个疗程,可连续服用 1～4 个疗程。共治疗 302 例,结果:治愈 263 例,显效 22 例,好转 13 例,无效 6 例,总有效率 98%,平均治愈日数 17.4 日。不同类型的病毒性肝炎之间,成人与儿童之间疗效无显著差异。未发现对心、肾等脏器的损害[1]。

2. 治疗急性化脓性扁桃体炎、急性菌痢、多发性疖肿 用陆英注射液(每 1 ml 相当于陆英地上部分 2 g),每次 4 ml,每日 2 次,肌内注射。治疗急性化脓性扁体炎 20 例,全部有效;治疗菌痢 57 例,总有效率为 93%;治疗多发性疖肿 4 例,全部治愈[2]。

3. 治疗多种疼痛 八棱麻全草粉末装入胶囊,每粒 0.3 g。痛时服 2 粒。用于各种手术后切口痛,牙痛,腹痛等 100 例,92 例用药后 15～30 分钟疼痛明显减轻或消失,有效率达 92%[3]。

4. 治疗骨折 陆英酊剂治疗骨折 678 例,能明显升高血清碱性磷酸酶,以药液滴入夹板或石膏下的纱布浸湿为度,成人每次 50 ml(相当于生药 50 g),儿童每次 30 ml(相当于生药 30 g),每日 2～3 次,平均骨性愈合天数 35 日,实验证明,骨折愈合过程均优于对照组[4]。

5. 治疗职业性白细胞减少症 陆英冲剂用于白细胞减少症 40 例,其升高白细胞的总数有效率达 85%,并对头昏、乏力、失眠、多梦等神经衰弱症候群有明显的改善,并可增进食欲[5]。

6. 新生儿黄疸的早期干预 新生儿 510 例随机分为早期干预组 260 例和非早期干预组 250 例,实验组于生后第 1 天常规口服陆英糖浆 5 ml,每隔 8 小时 1 次,口服、必要时给予苯巴比妥片(6 mg,每隔 8 小时 1 次,口服),第 2 天开始胆红素测定,以后每天 8:00～9:00 用同样的方法测定,直至出院,而对照组则不给予早期干预性用药,而在出现黄疸后用药。结果:实验组的黄疸发生率及高疸发生率均低于对照组,两组均有显著性差异($P < 0.01$)[6]。

【药论摘录】 1.《神农本草经》:"味苦,寒。主骨间诸痹,四肢拘挛疼酸,膝寒痛,阴痿,短气不足,脚肿。"

2.《名医别录》:"味酸,温。主风瘙瘾疹,身痒湿痹,可作浴汤。"

3.《药性论》:"味苦、辛,有小毒。能捋风毒,脚气上冲,心烦闷绝,主水气虚肿。风瘙皮肌恶痒,煎取汤入少酒,可俗(浴)之。"

4.《长沙药解》:"味酸,微凉。入足厥阴肝经。行血通经,消瘀化凝。疗水肿,逐湿痹,下癥块,破瘀血,洗隐疹风瘙,敷脚膝肿痛。"

5.《天宝本草》:"洗痣、疮,去毒。"

【品种沿革】 集解 1.《名医别录》:"陆英,生熊耳川谷及冤句,立秋采。"

2.《新修本草》:"此即蒴藋也。后人不识,浪出蒴藋条。此叶似芹及接骨花,三物亦同一类。故芹名水英,此名陆英,接骨树名木英,此三英也,花叶并相似。"

3.《开宝本草》:"苏恭以陆英、蒴藋为一物,今详陆英味苦寒无毒,蒴藋味酸温有毒,既此不同,难谓一种,盖其类尔。"

4.《本草图经》:"陆英生熊耳川谷及冤句。蒴藋不载所出州土,但云生田野,今所在有之。春抽苗,茎有节,节间生枝,叶大似水芹及接骨。春夏采叶,秋冬采根、茎。或云即陆英也。《本经》别立一条,陶隐居亦以为一物,苏恭云《药对》及古方无蒴藋,惟言陆英。明非别物。今注以性味不同,疑非一种,谓其类耳,亦不能细别。再详陆英条不言所用,蒴藋条云用叶根茎盖一物,而所用别物,性味不同何以明之。苏恭云此叶似芹及接骨花,亦类。故芹名水英,此名陆英,接骨名木英,此三英,花叶并相似。"

5.《本草衍义》:"蒴藋与陆英性味及出产皆不同,治疗又别,自是二物,断无疑矣。"

考证 关于《神农本草经》所载陆英与《名医别录》所载蒴藋的异同问题,历代本草学者争议颇多,陶弘景、马志认为两者性味不同,或认为生长环境也不同,应为两种。甄权、苏颂等人认为是同一物。《新修本草》《证类本草》《本草纲目》均认为陆英即蒴藋,本文将陆英与蒴藋合并,并据《本草图经》所载描述及所附"蜀州陆英"图考证,与今忍冬科接骨草形态一致。《植物名实图考》所附陆英图,亦为本种。国内外不少人将本种定为原产东南亚的 *Sambucus javanica* Reinw. ex Bl. 的异名,然而 *S. javanica* 的果实成熟时转为紫黑色或黑色,而本种果实是红色或橘红色的。在我国除云南、四川有少数记载果为黑色外,其余均为红色。因此,据《中国植物志》七十二卷,选用 *S. chinensis* Lindl. 为其学名比较恰当。

参考文献 ▶▶

成分
[1] 李胜华,等.中草药,2011,42(8):1502
[2] 赵湘婷,等.兰州理工大学(学位论文),2014
[3] 蔡凌云,等.凯里学院学报,2010,28(6):62
[4] Zhang TH, et al. Anal Lett, 2010,43(16):2525
[5] 廖琼峰,等.中药材,2006,29(9):916
[6] 马建苹,等.中国实验方剂学杂志,2014,20(21):103
[7] 李爱民,等.贵州科学,2011,29(3):32
[8] 陶佳颐,等.中国中药杂志,2012,37(10):1399
[9] 杨燕军,等.中药材,2004,27(7):491
[10] Inoue T, et al. Yakugaku Zasshi, 1973,93(11):1530
[11] 蒋道松,等.中药材,2003,26(2):102
[12] 姚元枝,等.中成药,2015,37(12):2726
[13] Inoue T, et al. Chem Pharm Bull, 1969,17(1):124

药理
[1] 杨威,等.沈阳药科大学学报,2006,23(8):524
[2] 王文静,等.华西药学杂志,2011,26(3):247
[3] 吴丽霞,等.今日药学,2012,22(8):481
[4] 袁志军,等.中外医疗,2011(36):17
[5] 易增兴,等.宜春学院学报,2011,33(8):77
[6] 黄电波,等.实用临床医学,2012,13(6):10

临床报道
[1] 江西省宜春地区陆英临床研究协作组.中草药通讯,1978,(7):25
[2] 湖北省药品检验所.中草药通讯,1978,(8):23
[3] 湖北省卫生局.中西医结合资料选编,1970:108
[4] 陈昭勇.广东医学 1984,5(4):28
[5] 陈云芳,等.中国工业医学杂志,1989,2(2):51
[6] 李红.中国误诊学杂志,2005,5(2):249

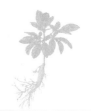

103. 清风藤 Qīng Fēng Téng

《本草图经》

【异名】 青藤、寻风藤、一口两嘴、过山龙、牢钩刺。

【来源】 为清风藤科植物清风藤 *Sabia japonica* Maxim. 的茎叶或根。

【原植物】 清风藤。

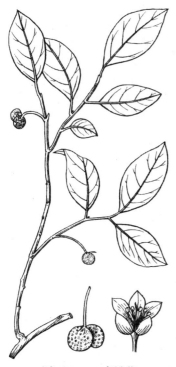

图 103-1 青风藤

落叶攀援木质藤本。老枝紫褐色,常留有木质化成单刺状或双刺状的叶柄基部。单叶互生;被柔毛;叶片近纸质,卵状椭圆形、卵形或阔卵形,叶面中脉有稀疏毛,叶背带白色,脉上被稀疏柔毛。花先叶开放,单生于叶腋,花小,两性;苞片4,倒卵形;花梗长2～4 mm,果时增长至2～2.5 cm;萼片5,近圆形或阔卵形,具缘毛;花瓣5,淡黄绿色,倒卵形或长圆状倒卵形,具脉纹;雄蕊5;花盘杯状,有5裂齿;子房卵形,被细毛。分果爿近圆形或肾形核有明显的中肋,两侧面具蜂窝状凹穴。花期2～3月,果期4～7月(图103-1),直径约5 mm。

生于山谷、林缘灌木林中。分布于江苏、浙江、安徽、福建、江西、广东、广西、贵州。

本省分布于宜兴地区。

【栽培】 **生长环境** 喜阴凉湿润的气候。以含腐殖质多而肥沃的沙质壤土栽培为宜。

繁殖技术 扦插繁殖。春季,硬枝扦插,按行株距6 cm×6 cm斜插于土中,保持湿润。插后45～60日可定植。按行株距250 cm×250 cm开穴,施足基肥后选阴雨天种植。

田间管理 定期除草、松土、施肥。

病虫害防治 本品无明显病虫害。

【采收加工】 5～7月割取藤茎,切段后,晒干。9～11月挖取根部,切片,鲜用或晒干。7～10月采叶,鲜用。

【药材】 清风藤 Sabiae Japonicae Caulis et Folium seu Radix　本省苏南地区曾有产。

性状鉴别 茎呈圆柱形,灰黑色,光滑,外表有纵皱纹及叶柄残基,呈短刺状。断面皮部较薄,灰黑色,木部黄白色。气微,味微苦。

【成分】 含有生物碱类:清风藤碱甲(sabianine A)[1]。

【药理】 抗炎作用　清风藤水提物"风湿可克"高、低剂量对大鼠佐剂性关节炎、甲醛性关节炎和蛋清性关节炎、足肿胀均有明显的消炎作用[1]。

【炮制】 取原药材,除去杂质,洗净,润透,切厚片,干燥。

饮片性状 清风藤参见"药材"项。

贮干燥容器内,置通风干燥处。

【药性】 苦、辛,温。归肝经。

【功能】 祛风利湿,活血解毒。

【主治】 风湿痹痛,鹤膝风,水肿,脚气,跌打肿痛,骨折,深部脓肿,骨髓炎,化脓性关节炎,脊椎炎,疮疡肿毒,皮肤瘙痒。

【用法用量】 内服:煎汤,9～15 g,大剂量 30～60 g;或浸酒。外用:适量,鲜品捣敷,或煎水熏洗。

【附方】 1. 治风湿痹痛 ①青藤根三两,防己一两。咬咀,入酒一瓶,煮饮。(《本草纲目》引《普济方》)②清风藤、寻骨风各 9 g,煎服。或清风藤、虎杖、松节各 9 g,煎服。(《安徽中草药》)

2. 治偏瘫 清风藤、豨莶草各 9 g,煎服。(《安徽中草药》)

3. 治跌打损伤 (清风藤)根 15～30 g,水煎服。或加酒 250 g 浸 1 周,每次 15 ml,每日 3 次。(《湖南药物志》)

4. 治跌打损伤,热疖肿毒 鲜清风藤适量,红糖少许,同捣烂敷伤处,干则更换。(《安徽中草药》)

5. 治深部脓肿,骨髓炎早期,化脓性关节炎,脊椎炎 (清风藤)茎 60 g,猕猴桃根 60 g。水煎,分多次服。(《湖南药物志》)

【临床报道】 治疗类风湿关节炎 治疗组 56 例类风湿关节炎患者,口服清风藤片 40～80 mg/次,每日 3 次,氨甲喋呤每周 1 次,每次 7.5～15 mg,连续应用 3～6 个月;对照组 24 例,单用氨甲喋呤每周 1 次,每次 7.5～15 mg,连续用药 3～6 个月。两组原使用非甾体抗炎药继续使用,至症状缓解后减量或停用。结果:治疗组的总有效率,特别是缓解显效率显著高于对照组;治疗组在缓解关节痛、减轻关节肿胀和缩短晨僵时间等方面优于对照组,$P < 0.05$;治疗组在降低 ESR、CRP 等方面明显优于对照组,$P < 0.05$ [1]。

【药论摘录】 《本草纲目》:"治风湿流注,历节鹤膝,麻痹瘙痒,损伤疮肿,入药酒中用。"

【品种沿革】 集解 1.《本草图经》:"清风藤生天台山中,其苗蔓延木上,四时常有,彼土人采其叶入药,治风有效。"

2.《植物名实图考》:"清风藤,近山处皆有之,罗思举《草药图》云:清风藤又名青藤,其木蔓延木上,四时常青,采茎用。南城县寻风藤即清风藤,蔓延屋上,土人取茎治风湿,云藤以贲缘枫树而出树梢者为真,夺枫树之精液,年深藤老,故治风有殊效,余皆无力。其藤大抵与木莲相类,厚叶木强,藤硬如木,粗可一握,黑子隆起,盖即络石一种,而所缘有异。又《本草拾遗》扶芳藤以枫树上者为佳,恐即一物。清风、扶芳,一音之转,土音大率如此。"

考证 清风藤之名始见于《本草图经》,《本草纲目》与《植物名实图考》均有收录,并有附图,但从以上本草图、文所示特征难以确定为何种植物。现时植物分类学文献中所述之清风藤,均为清风藤科植物清风藤。

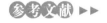 参考文献

成分
[1] 张士善,等. 药学学报,1960,8(4):177
药理
[1] 李瑾翡,等. 中药材,1999,22(9):472

临床报道
[1] 李春芬,等. 首都医药,2002,(4):62

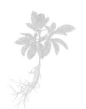

104. 樟木 Zhāng Mù

《本草拾遗》

【异名】 樟材、香樟木、吹风散

【来源】 为樟科植物樟 *Cinnamonum camphora*（L.）Presl 的木材。

【原植物】 樟,又名香樟、芳樟、油樟、樟木、乌樟、瑶人柴、栳樟、臭樟、乌樟。

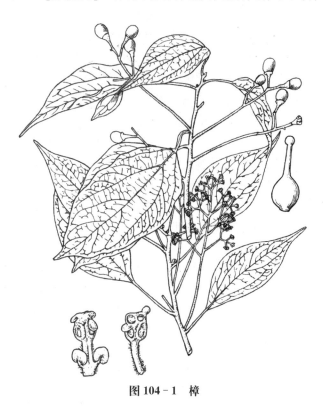

图 104-1 樟

常绿大乔木,高可达 30 m,直径可达 3 m。树冠广卵形;枝、叶及木材均有樟脑气味;树皮黄褐色,有不规则的纵裂;顶芽广卵形或圆球形,鳞片宽卵形或近圆形,外面略被绢状毛;枝条圆柱形,淡褐色,无毛。叶互生,卵状椭圆形,先端急尖,基部宽楔形至近圆形,边缘全缘,软骨质,具离基三出脉;叶柄纤细,腹凹背凸,无毛。圆锥花序腋生,具梗,与各级序轴均无毛或被灰白至黄褐色微柔毛,被毛时往往在节上尤为明显;花绿白或带黄色;花梗无毛;花被筒倒锥形,花被裂片椭圆形;能育雄蕊 9,花丝被短柔毛,退化雄蕊 3,位于最内轮,箭头形,被短柔毛;子房球形,无毛。果卵球形或近球形,紫黑色;果托杯状,顶端截平,基部具纵向沟纹。花期 4～5 月,果期 8～11 月(图 104-1)。

生于向阳山坡或河岸平地。分布于长江以南及西南地区。

本省各地有栽培,苏州和宜兴等地有野生分布。

【栽培】 **生长环境** 喜温暖湿润气候,耐寒性不强。以土层深厚、肥沃的黏壤土或微酸性至中性沙质壤土为佳。

繁殖方法 种子繁殖。繁殖前用温水浸种 12～24 小时,0.5％高锰酸钾消毒 2 小时,沙藏催芽,开沟播种,盖土盖草,保持土壤湿润。

田间管理 2～3 月进行移栽,栽后要遇天旱,要淋水保苗。每年进行中耕除草和追肥。注意修剪树形。

病虫害防治 病害有白粉病、黑斑病,可用波美 0.3～0.5 度的石硫合剂防治白粉病,用 0.5％的高锰酸钾或福尔马林防治黑斑病。虫害有樟蚕、樟叶蜂、樟梢卷叶蛾,可用敌百虫精防治樟蚕,用 90％敌百虫或 50％马拉松乳剂各 2 000 倍液防治樟叶蜂,用 40％乐果乳剂 200～300 倍液防治樟梢卷叶蛾。

【采收加工】 冬季伐树劈碎或锯成块状,晒干或风干。

【药材】 樟木 Cinnamomi Camphorae Lignum 本省苏州太湖东、西洞庭山和宜兴等地曾有产。

性状鉴别 为形状不规则的段或小块。外表红棕色至暗棕色,纹理顺直。横断面可见年轮。质重而硬。有强烈的樟脑香气,味辛有清凉感。

品质标志 经验鉴别 以块大、香气浓郁者为佳。

【成分】　木材含挥发油 3% ～5%，主要成分为樟脑(camphor)，尚含芳樟醇(linalool)，1,8-桉叶素(cineole)，柠檬烯(limonene)，α-松油醇(α-terpineol)，α-蒎烯(α-pinene)，黄樟醚(safrole)，樟烯(camphene)，香荆芥酚(carvacrol)，丁香油酚(eugenol)，甜没药烯(bisabolene)，荜澄茄烯(cadinene)，α-樟脑烯(α-camphorene)，薁(azulene)[1]，莰烯(camphene)[2]，月桂醛(dodecanal)，L-α-松油醇(L-α-terpineol)，松油烯-4-醇(terpinen-4-ol)，环氧化金合欢烯，E-(farnesene epoxide，E-)，顺式-β-金合欢烯(cis-β-farnesene)，α-檀香醇(α-santalol)，α-愈创木烯(α-guaiene)，氧化丁香烯(caryophyllene oxide)，肉豆蔻醛(tetradecanal)，γ-衣兰油烯(γ-muurolene)，γ-芹子烯［selina-3,7(11)-diene］，2-十五烷酮(2-pentadecanone)，菲(phenanthrene)，荧蒽(fluoranthene)，正十六烷酸(n-hexadecanoic acid)，芘(pyrene)[3]等；还含黄樟醚二醇(safrolglycol)，新木姜子碱(norboldine)，牛心果碱(veticaline)[4]等。心材还含环戊烯酮化合物：5-十二烷基-4-羟基-4-甲基-2-环戊烯酮(5-dodecanyl-4-hydroxy-4-methyl-2-cyclopentenone)[5]。

【药理】　镇痛、止咳、平喘作用　樟树茎醇提物灌胃给药，在小鼠热板法和醋酸法实验中显示有显著的镇痛作用，对浓氨水引起的小鼠咳嗽有显著的抑制作用，对磷酸组胺致喘的豚鼠也有显著的平喘作用[1]。

【炮制】　取原材料，锯成寸段，劈成小块。

饮片性状　樟木参见"药材"项。

贮干燥容器内，密闭，置阴凉处。

【药性】　辛，温。归肝、脾经。

【功能】　祛风散寒，温中理气，活血通络。

【主治】　风寒感冒，胃寒胀痛，寒湿吐泻，风湿痹痛，脚气，跌打伤痛，疥癣风痒。

【用法用量】　内服：煎汤，10～20 g；研末，3～6 g；或泡酒饮。外用：适量，煎水洗。

【注意事项】　胃中虚弱者禁用，孕妇忌服。

【附方】　1. 治胃寒胀痛　樟木 15 g，煎水两碗服。(《香港中草药》)

2. 治搅肠痧　陈樟木、陈皮、东壁土等分。水煎去渣，连进三四服即愈。(《卫生易简方》)

3. 治脚气，痰壅呕逆，心胸满闷，不下饮食　樟木一两(涂生姜汁炙令黄)，捣筛为散。每服不计时候，以粥饮调下一钱。(《普济方》樟木散)

4. 治痛风，手足冷痛如虎咬者　樟木屑一斗，以水一担熬沸，以樟木屑置于大桶内，令人坐桶边，放一脚在内，外以草荐一领围之，勿令汤气入眼，恐坏眼，其功甚捷。(《医学正传》)

5. 治腹泻　樟木屑 30 g，放搪瓷茶杯中，沸水冲泡盈杯，焖片刻，候温，1 次饮服。约莫 10 分钟，患者自觉腹中有气转动，即刻腹泻 1 次而顿觉异常轻松，此后未再作泻，随访匝月，病无复发。[《浙江中医杂志》2000,(9):407]

【药论摘录】　1.《本草拾遗》："味辛，温，无毒。主恶气，中恶，心腹痛，鬼注，霍乱腹胀，宿食不消，常吐酸臭水，酒煮服之。亦作浴汤，治脚气，除疥癣风痒。作履，除脚气。"

2.《本草纲目》："霍乱及干霍乱须吐者，以樟木屑煎浓汁吐之，甚良；又中恶卒死者，以樟木烧烟熏之，待苏乃用药，此物辛烈香窜，能去湿气、辟邪恶故也。"

3.《本草再新》："入肝、脾、肺三经。暖血道，利关节，治跌打折骨，气逆血滞，兼能堕胎。"

4.《分类草药性》："治一切气痛，理痹，顺气，并霍乱呕吐。"

【品种沿革】　集解　1.《本草品汇精要》："(樟)木高四五丈，径大丈许，皮如柳而坚实。叶似梨厚大而面青碧，背丹如枫，枝干婆娑荫地。夏开白花，五出若梅。秋结子，至冬成实如榛，褐色而不堪啖，惟可作油燃灯而已。"

2.《本草纲目》："西南处处山谷有之。木高丈余，小叶似楠而尖长，背有黄赤茸毛，四时不凋，夏开细花，结小子。木大者数抱，肌理细而错纵有文，宜于雕刻，气甚芬烈。"

考证　据历代本草典籍所述特征、产地及《植物名实图考》樟图形态，均与现樟科植物樟相一致。

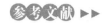参考文献

成分

［1］徐国钧. 药材学. 北京:人民卫生出版社,1963:309

［2］尹小英,等. 江西中医学院学报,2009,21(6):87

［3］潘军. 中药材,2014,37(7):1209

［4］尹小英,等. 中国实验方剂学杂志,2012,18(24):113

［5］Daisuke T, et al. Phytochemistry, 1979,18(3):488

药理

［1］周富强,等. 中医学报,2013,28(12):1849

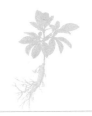

105. 薜荔 BÌ LÌ

《本草拾遗》

【异名】 薜、牡赞、木莲、木莲藤、过水龙、辟荨、石壁莲、木瓜藤、膨泡树、壁石虎、木壁莲、爬墙虎、风不动、彭蜂藤、王不留行、石莲、常春藤、石龙藤、石壁藤、补血王、追骨风、爬岩风、墙脚柱、田螺掩、大鼓藤、抬络藤、老鸦馒头藤、凉粉藤、石绷藤、薜荔络石藤、木隆谷、邦邦老虎藤、乒乓抛藤、爬山虎、巴山虎、乒抛藤、泊壁藤、墙壁藤、有蜂藤、小薜荔、抱树莲。

【来源】 为桑科植物薜荔 *Ficus pumila* Linn. 的茎叶。

【原植物】 薜荔,又名凉粉子、木莲、凉粉果、冰粉子、鬼馒头、木馒头。

常绿攀援灌木,有乳汁。茎灰褐色,多分枝;幼枝有细柔毛,幼时作匍匐状,节上生气生根。不育幼枝的叶小,互生,卵形,基部偏斜,近于无柄;至成长后,枝硬而直立,叶大而厚;托叶卵状三角形,外面被细柔毛,革质;叶片椭四形,先端钝,基部圆形或稍心脏形,全缘,上面近于无毛,下面密生细柔毛,侧脉和网状脉在下面隆起,呈小蜂窝状。隐头花序;花单性,小花多数,着生在肉质花托的内壁上,花托单生于叶腋,有短柄;雄花托长椭圆形;雌花托稍大,倒卵形,表面紫绿色。瘦果细小,棕褐色,果皮薄膜质,表面富黏液。花期5~6月,隐花果成熟期10月(图105-1)。

生山坡树木间或断墙破壁上。分布于陕西、福建、江西、浙江、安徽、江苏、河南、台湾、湖北、湖南、广东、广西、四川、云南、贵州。

本省各地有分布。

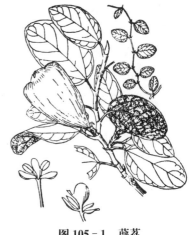

图 105-1 薜荔

【栽培】 生长环境 耐贫瘠,抗干旱。对土壤要求不严格,适应性强,幼株耐阴。

繁殖方法 扦插繁殖。春、夏、秋三季都可扦插,以4月下旬至7月中、下旬较适宜,插条斜插于土内,深度为插条长的1/3,扦插后浇透水,用竹弓支撑盖上薄膜,四周用砖压紧,以利保湿、保温。

田间管理 移植当日或次日为薜荔遮阴,直至9月下旬,可用竹弓支撑遮阴网或搭架盖竹帘、麦秸、芦苇,或用茅草做成阴棚。松土除草,追施稀薄的尿素或复合肥液,进入雨季应及时排除田间积水,干旱时及时灌水。

病虫害防治 本品无明显病虫害。

【采收加工】 4~6月间采取带叶的茎枝,晒干,除去气生根。

【药材】 薜荔 Fici Pumilae Caulis 本省各地曾有产。

性状鉴别 茎圆柱形,节处具成簇状的攀援根及点状突起的根痕。叶互生,长0.6~2.5 cm,椭圆形,全缘,基部偏斜,上面光滑,深绿色,下面浅绿色,有显著突起的网状叶脉,形成许多小凹窝,被细毛。枝质脆或坚韧,断面可见髓部,呈圆点状,偏于一侧。气微,味淡。

显微鉴别 茎横切面 最外为木栓层。皮层的外侧有断续环列的石细胞。韧皮部较薄,外侧有非木化的纤维。形成层成环。木质部全由木化细胞所成,导管类圆形,大而稀少,散列,木射线不明显,在木质部内部尚有内侧形成层和内侧韧皮部。髓部薄壁细胞常破碎,亦可见纤维束散在。

理化鉴别 1. 取本品粉末 2 g,加甲醇 15 ml,超声处理 20 分钟,滤过,取滤液 1 ml,加铁氰化钾-三氯化铁试液数滴,即显墨绿色。

2. 取本品粉末 1 g,加二氯甲烷 5 ml,置 40℃水浴上加热 10 分钟,滤过。取滤液 1 ml 置试管中,沿管壁加醋酐-硫酸(20∶1)数滴,静置,两液交界面显棕色环。

【成分】 叶含脱肠草素(herniarin),香柑内酯(bergapten)[1],内消旋肌醇(mesoinositol),芸香苷(rutin),β-谷甾醇(β-sitosterol),β-香树脂醇乙酸酯(β-amyrinacetate),蒲公英赛醇乙酸酯(taraxeryl acetate)[2],生育酚类化合物 VE-FPL[3]。

地上部分含香豆素类化合物:佛手柑内酯即香柑内酯(bergapten),东莨菪素(scopoletin)等;黄酮类:槲皮素(quercetin),花旗松素(taxifolin),柚皮素(naringenin),染料木素(genistein),芹菜素(apigenin),白杨素(chrysin),5,7,-3′,4′,5′-五羟基黄酮(tricetin),山奈素-3-O-葡萄糖苷(kaempferol-3-O-glucopyranoside),木犀草素(luteolin),7,4′-二甲氧基-5-羟基异黄酮(7,4′-dimethoxy-5-hydroxyisoflavone),5,7,2′,5′-四羟基黄烷酮(5,7,2′,5′-tetrahydroxyflavanone),芦丁(rutin),儿茶素(catechin),异鼠李素-3-葡萄糖苷(isorhamnetin-3-glucoside),表儿茶素(epicatechin)[4],金圣草黄素(chrysoeriol)[5]等;甾醇类化合物:β-谷甾醇(β-sitosterol),蒲公英甾醇(taraxasterol),β-谷甾醇-3-O-β-D-吡喃葡萄糖苷-6′-十五烷酸酯(β-sitosterol-3-O-β-D-glucopyranoside-6′-pentadecanoate),胡萝卜苷(daucosterol),6α-羟基豆甾-4-烯-3-酮(6α-hydroxystigmast-4-ene-3-one),6β-羟基豆甾-4-烯-3-酮(6β-hydroxystigmast-4-ene-3-one),3β-羟基谷甾-5-烯-7-酮(3β-hydroxysitost-5-en-7-one)[5]等;三萜类化合物:β-香树脂醇(β-amyrin),11β-羟基-β-香树脂醇(11β-hydroxy-β-amyrin)[2,3],白桦脂酸(betulinic acid),羽扇豆醇(lupeol),熊果醇(uvaol)[6]等;还含正二十六醇(n-hexacosanol),正二十九醇(n-nonacosanol),正二十八酸(n-octacosanoicacid),正四十醇(n-tetracosanol),5,7,4′-三甲氧基黄烷-3-醇(5,7,4′-trimethoxy flavane-3-ol),β-D-葡萄糖乙醇苷(ethyl-β-D-glucopyranoside)[7]等。

【药理】 1. 抗菌作用 采用纸片法对薜荔的水提液和乙醇提取液进行抑菌药敏试验。结果表明,在枯草芽孢杆菌、大肠埃希菌、金黄色葡萄球菌、变形杆菌、八叠球菌等试验菌中,薜荔的水提液对大肠埃希菌的抑菌效果明显;乙醇提取液对枯草芽孢杆菌的抑菌效果较为显著,而薜荔乙醇水提取液对啤酒酵母、桔青霉、黑曲霉等真菌均无抑制作用[1]。

2. 抗炎作用 在二甲苯致小鼠耳郭肿胀实验中,水提液组和乙酸乙酯提取液组具有较好的抑制炎症作用。提示薜荔抗炎活性有效部位主要富集于水提液和乙酸乙酯提取液[2]。

【药性】 酸,凉。

【功能】 祛风除湿,活血通络,解毒消肿。

【主治】 风湿痹痛,坐骨神经痛,泻痢,尿淋,水肿,疟疾,闭经,产后瘀血腹痛,咽喉肿痛,睾丸炎,漆疮,痈疮肿毒,跌打损伤。

【用法用量】 内服:煎汤,9~15 g(鲜品 60~90 g);捣汁、浸酒或研末。外用:捣汁涂或煎水熏洗。

【附方】 1. 治风湿关节痛 ①薜荔茎、南天竹根各 30 g。水煎服。②小薜荔 60 g,金樱子、南蛇藤、鸡血藤各 9 g。水煎服。《福建药物志》

2. 治坐骨神经痛 ①薜荔茎、柘树根各 30 g,南蛇藤根 9~15 g。水煎服。②小薜荔、木各 60 g。水煎服。《福建药物志》

3. 治手指挛曲 薜荔枝叶梗,每斤加川椒三两,侧柏叶四两。煎浓汁,久洗自然伸直。《解围元薮》舒挛汤

4. 治血淋痛涩 木莲藤叶一握,甘草(炙)一分。日煎服之。《本草纲目》

5. 治水肿 小薜荔、茵陈、白毛藤各 31 g。水煎,酌加冰糖,分早、晚服。《福建药物志》

6. 治疟疾 薜荔茎 60 g,香附、叶下珠各 30 g。水煎服。《福建药物志》

7. 治先兆流产 薜荔鲜枝叶(不结果的幼枝)30 g,荷叶蒂 7 个,苎麻根 3 g。水煎去滓,加鸡蛋 3 个,同煮服。或单用薜荔枝叶亦可。《江西草药》

8. 治呕吐 薜荔藤 30 g。水煎服。(《湖南药物志》)

9. 治发背诸疮痛初起 薜荔二两,金银花三两,生黄芪一两,生甘草二钱。水数碗,煎一碗,渣再煎一剂,(服)即消。(《洞天奥旨》花藤薜荔汤)

10. 治发背 薜荔叶。上一味,不拘多少,阴干,捣罗为散。每服三钱匕,水一盏,煎五、七沸,温服。更用叶煎汤,洗疮甚妙。(《圣济总录》薜荔散方)

11. 治皮破出血 薜荔鲜叶,加白糖,捣敷患处。(《天目山药用植物志》)

12. 治跌打损伤 薜荔茎 60 g,变叶榕根 30 g,酌加酒水煎服;另取茎、叶 1 000 g,酌加酒水煎汤熏洗,或炒焦研末调酒敷伤部。(《福建药物志》)

【临床报道】 治疗寻常疣 先用 75％乙醇局部消毒后,用消毒针头刺破疣稍有出血,后折断鲜薜荔果蒂流出乳汁,滴于患处,出血即止,隔日一次。每次用药都要将疣刺破,方能有效。结果:治疗 10 例均痊愈。用药 2～3 次即枯槁自行脱落,无瘢痕。观察 1 年未见复发[1]。

【药论摘录】 1.《本草拾遗》:"主风血,暖腰脚,变白不衰。"

2.《本草图经》:"叶治背痈,干末服之,下利即愈。"

3.《日华子本草》:"藤汁敷白癜疬疡及风恶疥癣。"

4.《植物名实图考》:"木莲即薜荔,自江而南,皆曰木馒头。俗以其实种子浸汁为凉粉,以解暑。"

【品种沿革】 集解 1.《本草拾遗》:"薜荔蔓缘树木,三五十年渐大,枝叶繁茂,叶圆,长二三寸,厚若石韦,生子似莲房,中有细子,一年一熟,子亦入用,房破血;一名木莲,打破有白汁,停久如漆,采取无时也。"

2.《本草图经》:"薜荔、木莲、络石、石血极相类,但茎叶粗大如藤状。木莲更大如络石,其实若莲房。"

3.《本草纲目》:"木莲延树木垣墙而稍长,正如无花果之生者。六七月,实内空而红,八月后则满腹细子,大如秤子,一子一须。其味微涩,其壳虚轻,乌鸟儿童皆食之。"

4.《植物名实图考》:"按薜荔,李时珍以为即木莲,而《图经》以为一类二种。滇南有一种与木莲绝相类,而叶、实皆略小,其即《图经》所谓薜荔耶?《楚词》:薜荔拍兮蕙绸,冈薜荔兮为帷,皆言其能缘墙壁也。又曰:贯薜荔之落蕊,木莲花极细,词人寓言,未可拘执。而《注》以为香草,不知薜荔殊无气味。释《离骚》者,斤斤于香草美人,拘文牵义,诚无当于格物耳。《山海经》有草荔,状如乌韭而生石上,应是苔类。《汉书·房中歌》:方是香草,非络石蔓延山木者也。"

考证 薜荔始载于《本草拾遗》地锦条下,据历代本草典籍记录,其形态特征与今桑科植物薜荔相符合。

参考文献 ▶▶

成分

[1] Kitajima J, et al. C A, 130:49823

[2] Pistelli L, et al. C A, 132:234345

[3] Consolacion Y, et al. C A, 132:119846

[4] 夏爱军,等.中草药,2015,31(4):333

[5] 肖文琳,等.中成药,2015,37(8):1734

[6] 张峰,等.中草药,2009,40(10):1554

[7] 范明松,等.中草药,2005,36(7):984

药理

[1] 吴文珊,等.福建热作科技,2004,29(2):15

[2] 毛彩霓,中国医学科学,2012,2(13):37

临床报道

[1] 陈根钱.浙江中医学院学报,1986,10(3):28

106. 蝙蝠藤 Biān Fú Téng

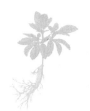

《本草纲目拾遗》

【异名】 青藤、寻风藤、一口两嘴、过山龙、牢钩刺。

【来源】 为防己科植物蝙蝠葛 *Menispermum dauricum* DC. 的藤茎。

【原植物】 参见"北豆根"条。

【采收加工】 春、夏季割取藤茎,切段后,晒干。

【药材】 蝙蝠藤 Menispermi Caulis 本省各地曾有产。

性状鉴别 呈圆柱形,常数枝盘曲卷成束状,直径 2～10 mm;嫩枝表面黄绿色至青棕色,老枝黑棕色,具明显细纵沟,有的可见纵向皮孔;节上有叶痕、侧枝痕或芽痕。质硬而脆,易折断;断面不平坦,灰白色或灰棕色,皮部窄,木部射线呈放射状排列,导管孔洞状,中央有类白色或黄棕色髓。气微,味微苦。

显微鉴别 1. 茎横切面 表皮细胞 1 列,外被黄色角质层。皮层薄,可见散在断续排列的石细胞环,石细胞单个或 3～5 个成群。维管束外韧型;中柱鞘纤维束呈新月形,两纤维束之间由数个至数十个石细胞相连;束内形成层明显,木质部大型导管单个散在,内方亦有纤维束。中央为髓部。

2. 粉末 淡棕黄色。石细胞单个散在,淡黄色,分枝状或不规则形,胞腔较大。中柱鞘纤维多成束,淡黄色,常具分隔。木纤维成束,壁具斜纹孔或交叉纹孔。具缘纹孔导管。草酸钙砂晶细小。淀粉粒单粒或复粒,复粒 2～8 分粒。

理化鉴别 取本品粉末 0.5 g,加乙酸乙酯 15 ml 和浓氨试液 0.5 ml,超声 30 分钟,滤过,滤液蒸干,残渣加乙酸乙酯 1 ml 使溶解,作为供试品溶液。另取清风藤对照药材 0.5 g,同法制成对照药材溶液。按薄层色谱法试验,吸取上述两种溶液各 4 μl,分别点于同一硅胶 G 薄层板上,以三氯甲烷-甲醇-浓氨试液(90∶10∶0.5)为展开剂,展开,取出,晾干,喷以碘化铋钾试液后在日光下检视。供试品色谱中,在与对照药材色谱相应的位置上,显相同颜色的斑点。

品质标志 含量测定 按水溶性浸出物测定法冷浸法测定,含水溶性浸出物不得少于 15.0%。

【成分】 蝙蝠葛含生物碱类成分:粉防己碱(tetrandrine),青藤碱(sinomenine)[1]。

【药性】 味苦,性寒。归肝、肺、大肠经。

【功能】 清热解毒,消肿止痛。

【主治】 腰痛,瘰疬,咽喉肿痛,腹泻痢疾,痔疮肿痛。

【用法用量】 内服:煎汤,9～15 g。外用:适量,捣敷。

【药论摘录】 《本草纲目拾遗》:"治腰痛,瘰疬。"

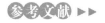 参考文献 ▶▶

成分

[1] Pang Z, et al. CA, 122:322612

拉丁文索引

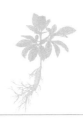

C

D

E

F

G

H

I

中文索引 *

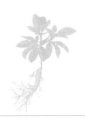

---

* 以下中文名称包括药物正名(条目名)、异名、原植物名,按拼音排序。(正)、(异)、(植),分别代表正名、异名、植物名。

C

图书在版编目(CIP)数据

　江苏中药志.第一卷/陈仁寿,刘训红主编.—南京:江
苏凤凰科学技术出版社,2019.12
　ISBN 978-7-5713-0454-6

　Ⅰ.①江…　Ⅱ.①陈…②刘…　Ⅲ.①中药志-江苏
Ⅳ.①R281.453

　中国版本图书馆 CIP 数据核字(2019)第 127631 号

江苏中药志(第一卷)

主　　　编	陈仁寿　刘训红
责 任 编 辑	钱新艳
责 任 校 对	杜秋宁
责 任 监 制	刘文洋

出 版 发 行	江苏凤凰科学技术出版社
出版社地址	南京市湖南路 1 号 A 楼,邮编:210009
出版社网址	http://www.pspress.cn
照　　排	南京前锦排版服务有限公司
印　　刷	江苏苏中印刷有限公司

开　　本	889mm×1194mm　1/16
印　　张	35.5
插　　页	8
版　　次	2019 年 12 月第 1 版
印　　次	2019 年 12 月第 1 次印刷

标 准 书 号	ISBN 978-7-5713-0454-6
定　　价	220.00 元(精)

图书如有印装质量问题,可随时向我社出版科调换。

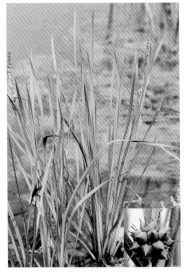

彩图 1-2　黑三棱

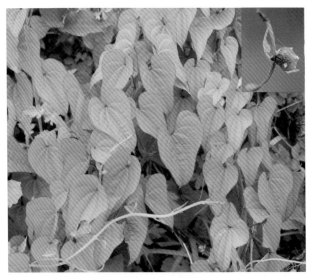

彩图 5-2　薯蓣

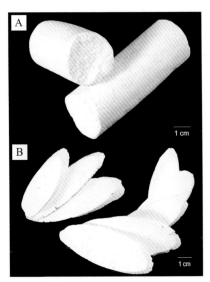

彩图 5-3　山药药材图

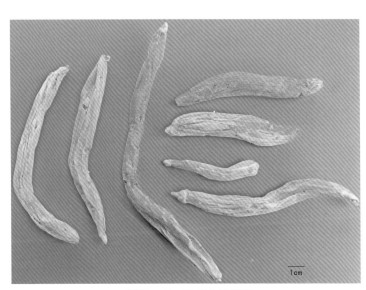

彩图 7-3　天门冬药材图

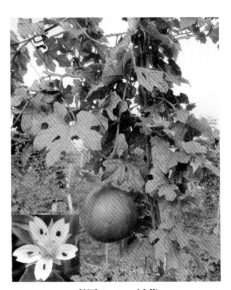

彩图 8-2　栝楼

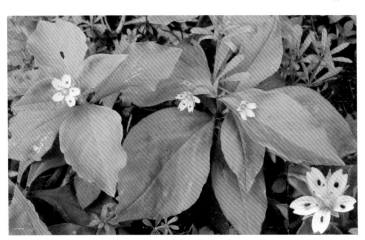

彩图 11-2　孩儿参

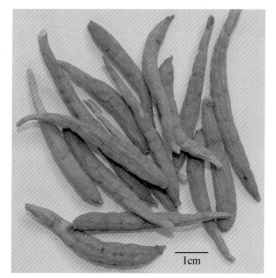

彩图 11-4 太子参药材图

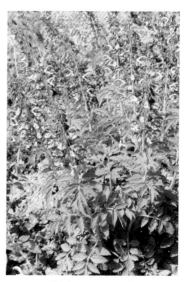

彩图 13-2 丹参

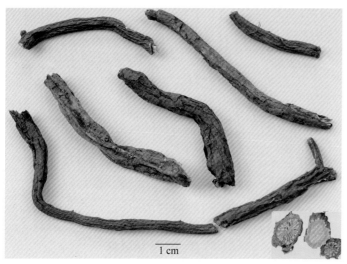

彩图 13-3 丹参药材图

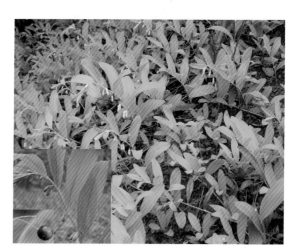

彩图 14-2 玉竹

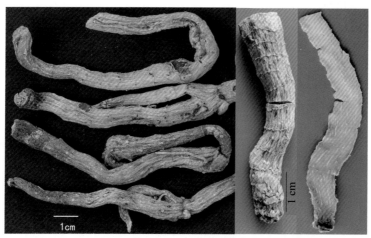

彩图 14-4 玉竹药材图

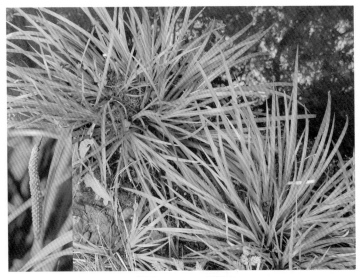

彩图 16-2　石菖蒲

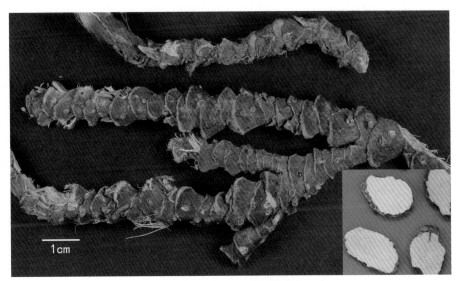

彩图 16-3　石菖蒲药材图

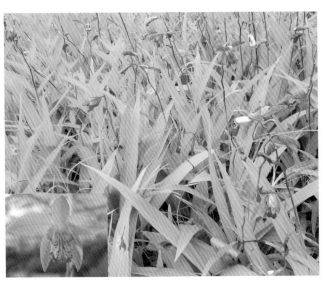

彩图 21-2　白及

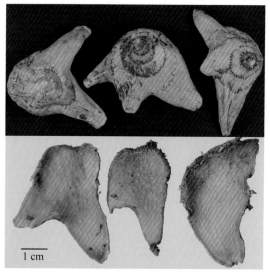

彩图 21 - 4　白及药材图

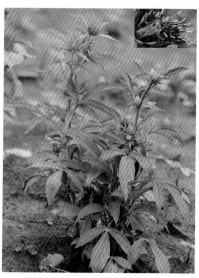

彩图 22 - 2　白术

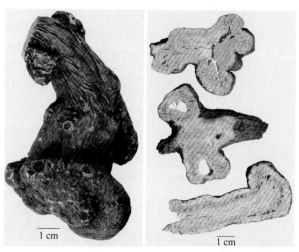

彩图 22 - 4　白术药材图

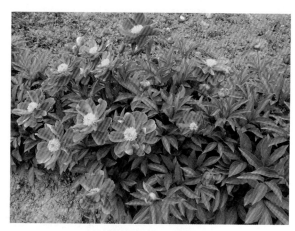

彩图 23 - 2　芍药

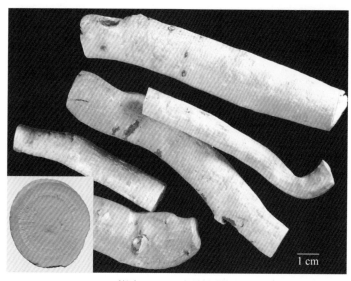

彩图 23 - 4　白芍药材图

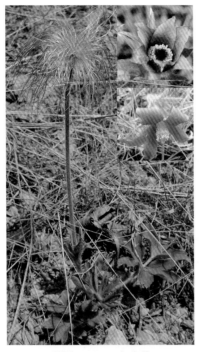

彩图 28 - 2　白头翁

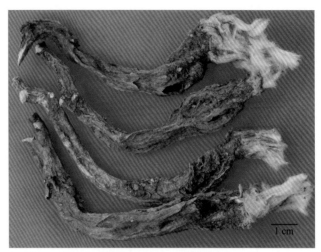

彩图 28 - 4　白头翁药材图

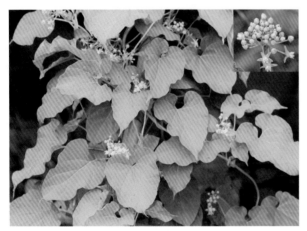

彩图 31 - 2　牛皮消

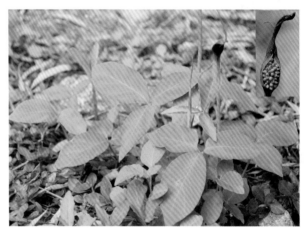

彩图 33 - 2　半夏

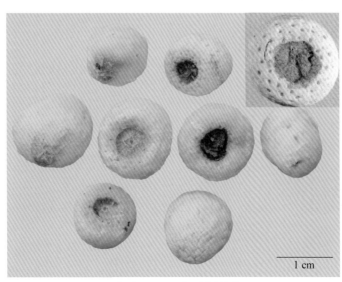

彩图 33 - 4　半夏药材图

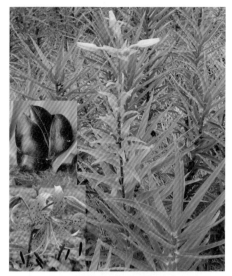

彩图38-2 卷丹

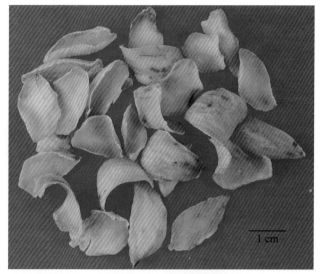

彩图38-4 百合药材图

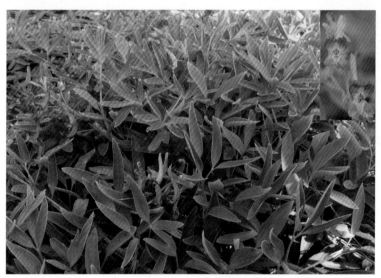

彩图40-2 延胡索

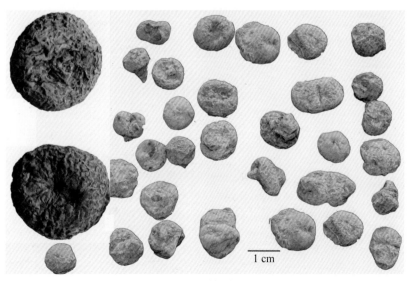

彩图40-4 延胡索药材图

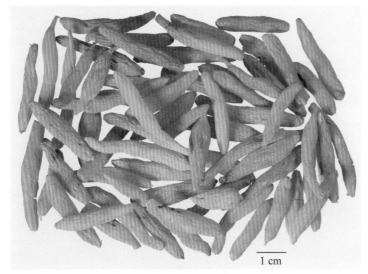

彩图 41 - 3 麦冬

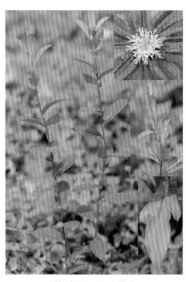

彩图 42 - 2 苍术

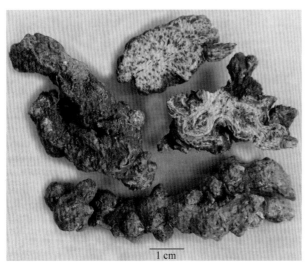

彩图 42 - 4 苍术药材图

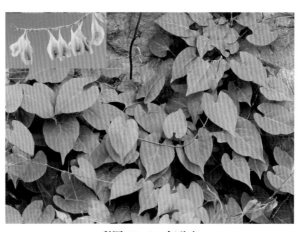

彩图 45 - 2 何首乌

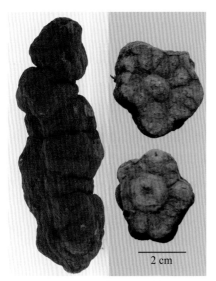

彩图 45 - 4 何首乌药材图

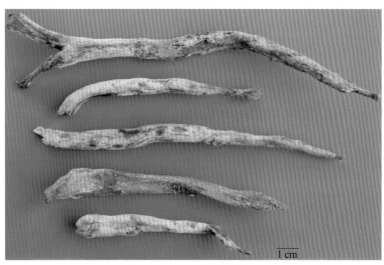

彩图 51 - 3 明党参药材图

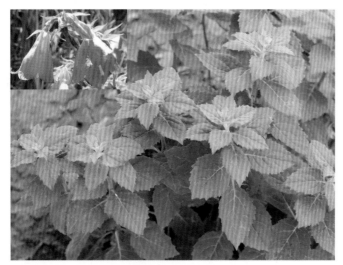

彩图 56-2　沙参

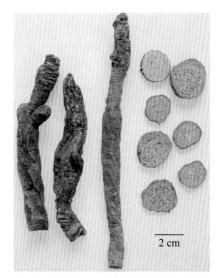

彩图 56-5　南沙参药材图

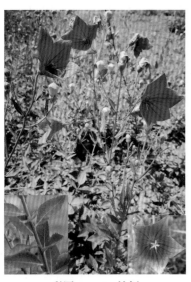

彩图 61-2　桔梗

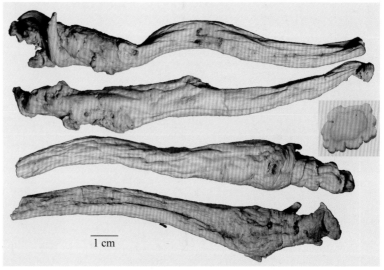

彩图 61-4　桔梗药材图

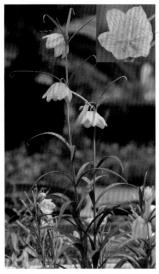

彩图 67-2　浙贝母

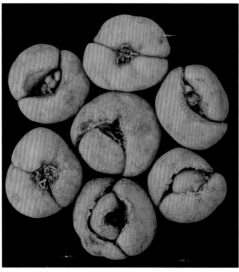

彩图 67-4　浙贝母药材图